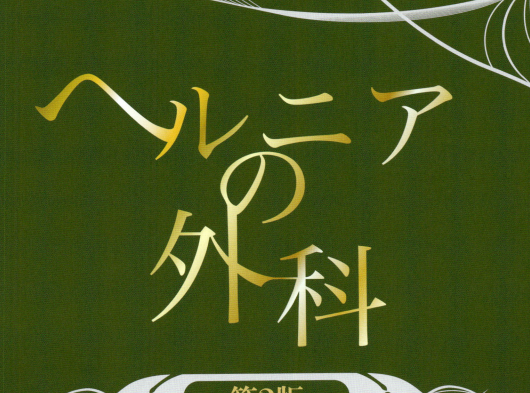

ヘルニアの外科

― 第2版 ―

総編集
柵瀬 信太郎
諏訪 勝仁

南江堂

総編集

柵瀬　信太郎（さくらい　しんたろう）

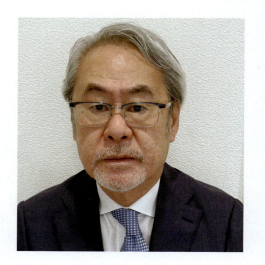

所属・役職
　江東リハビリテーション病院 副院長
　聖路加国際病院外科

専　門
　鼠径・腹壁ヘルニア

略　歴
　昭和51年3月　群馬大学医学部卒業
　昭和51年4月　聖路加国際病院外科レジデント
　昭和57年4月〜58年3月　聖路加国際病院外科チーフレジデント
　平成8年3月　聖路加国際病院外科医長，消化器一般外科医長
　平成25年5月　聖路加国際病院ヘルニアセンター長，消化器・一般外科医長
　平成27年10月　聖路加国際病院ヘルニアセンター長，消化器・一般外科特別顧問
　平成30年1月　江東リハビリテーション病院副院長，聖路加国際病院外科

主な所属学会・役職
　日本ヘルニア学会名誉理事長
　日本外科学会専門医
　日本臨床外科学会評議員
　日本外科系連合学会フェロー会員
　日本消化器外科学会認定医

諏訪　勝仁（すわ　かつひと）

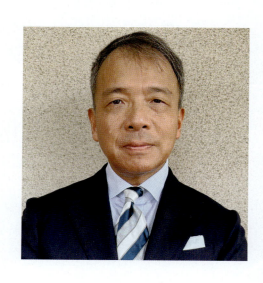

所属・役職
　東京慈恵会医科大学附属第三病院外科 准教授，
　診療副部長

専　門
　大腸肛門疾患，鼠径・腹壁ヘルニア

略　歴
　平成3年　東京慈恵会医科大学卒業
　平成3年　聖路加国際病院外科レジデント
　平成8年　聖路加国際病院外科チーフレジデント
　平成10年　東京慈恵会医科大学外科学講座
　平成11年　東京慈恵会医科大学病理学講座
　平成12年　富士市立中央病院外科
　平成15年　東京慈恵会医科大学附属第三病院外科

主な所属学会・役職
　日本外科学会専門医，指導医
　日本消化器外科学会専門医，指導医
　日本大腸肛門病学会専門医，指導医，評議員
　日本消化器内視鏡学会専門医，指導医
　日本内視鏡外科学会技術認定取得医，評議員
　日本臨床外科学会評議員
　日本ヘルニア学会評議員，理事
　Infection Control Doctor
　Associate Editor of Asian Journal of Endoscopic Surgery

編集者

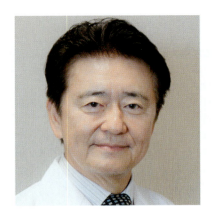

早川　哲史（はやかわ　てつし）

所属・役職
　純正会名豊病院 病院長

専　門
　腹腔鏡下手術，鼠径・腹壁ヘルニア

略　歴
　昭和58年　名古屋市立大学医学部卒業
　平成元年　JA知多厚生病院中央手術室部長
　平成9年　名古屋市立大学第一外科助手
　平成11年　名古屋市立大学第一外科講師
　平成16年　刈谷豊田総合病院外科統括部長，手術室室長
　平成17年　名古屋市立大学医学部臨床教授
　平成17年　刈谷豊田総合病院副院長
　平成27年　刈谷豊田総合病院副院長兼腹腔鏡ヘルニアセンター長
　令和3年　純正会名豊病院病院長

主な所属学会・役職
　日本ヘルニア学会名誉理事長
　日本ヘルニア内視鏡外科手術手技研究会代表世話人
　名古屋市立大学医学部医学博士
　日本外科学会専門医，指導医
　日本消化器外科学会専門医，指導医，消化器がん外科治療認定医
　日本内視鏡外科学会ヘルニア班技術認定審査委員長，技術認定制度委員会委員，教育委員会委員，評議員，技術認定取得医（胃癌：06-GS-121）
　日本臨床外科学会幹事，支部委員会委員，評議員
　日本腹部救急医学会総務委員会委員，教育医，評議員
　日本ヘルニア学会東海地方会常任世話人

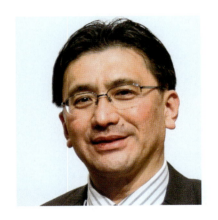

蜂須賀　丈博（はちすか　たけひろ）

所属・役職
　市立四日市病院 副院長，臨床研修部長

専　門
　一般外科，移植外科

略　歴
　昭和59年　名古屋大学医学部卒業
　平成4年　名古屋大学大学院修了（医学博士）
　平成5年　市立四日市病院外科

主な所属学会・役職
　日本ヘルニア学会第4代理事長
　日本外科学会専門医，指導医
　日本消化器外科学会専門医，指導医
　日本臨床腎移植学会専門医

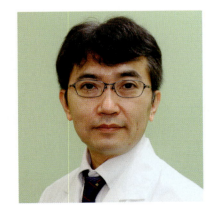

嶋田　元（しまだ　げん）

所属・役職
　聖路加国際病院ヘルニアセンター センター長
　聖路加国際病院消化器・一般外科 医長

専　門
　医療情報学，一般外科，鼠径・腹壁ヘルニア

略　歴
　平成9年　東京医科大学卒業
　平成9年　聖路加国際病院外科
　平成18年　聖路加国際病院消化器・一般外科
　平成18年　聖路加国際病院医療情報センター
　平成25年　聖路加国際病院ヘルニアセンター
　平成26年　聖路加国際大学情報システムセンター

主な所属学会・役職
　日本ヘルニア学会理事
　日本外科学会専門医，指導医
　日本消化器外科学会専門医
　日本内視鏡外科学会評議員，技術認定取得医
　日本クリニカルパス学会理事，パス上級指導医
　日本ヘルニア内視鏡外科手術手技研究会世話人
　東京ヘルニア・アカデミー世話人
　日本病院QI委員会委員
　医療情報技師
　診療情報管理士

編集者

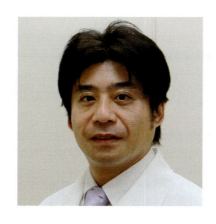

松原　猛人（まつばら　たけと）

所属・役職
聖路加国際病院消化器・一般外科 医長
聖路加国際病院消化器センター 副センター長
聖路加国際病院ヘルニアセンター 医長

専　門
鼠径・腹壁ヘルニア，胃外科

略　歴
平成12年　昭和大学医学部卒業
平成12年　九州大学第二外科入局
平成12年　福岡市民病院外科
平成13年　昭和大学藤が丘病院外科
平成14年　横浜旭中央総合病院外科
平成16年　昭和大学藤が丘病院外科
平成29年　聖路加国際病院消化器・一般外科

主な所属学会・役職
日本外科学会専門医，指導医
日本消化器外科学会専門医，指導医
日本内視鏡外科学会技術認定取得医，評議員
日本ヘルニア学会評議員
日本ヘルニア内視鏡外科手術手技研究会世話人

執筆者（執筆順）

蜂須賀丈博	はちすか　たけひろ	市立四日市病院 副院長
柵瀬信太郎	さくらい　しんたろう	江東リハビリテーション病院 副院長
川原田　陽	かわらだ　よう	斗南病院外科 診療部長
和田　英俊	わだ　ひでとし	島田市立総合医療センター 院長
堀　孝吏	ほり　たかし	寺田病院外科 部長
新保　正貴	しんぼ　まさき	聖路加国際病院泌尿器科 医長
諏訪　勝仁	すわ　かつひと	東京慈恵会医科大学附属第三病院外科 准教授，診療副部長
長浜　雄志	ながはま　たけし	九段坂病院外科 部長
齊藤　昌愛	さいとう　まさよし	北水会記念病院スポーツ整形外科・関節鏡センター長
山本　海介	やまもと　かいすけ	Kenクリニック 院長
Hascilowicz Tomasz	ハシチウォヴィッチ　トマシュ	東京慈恵会医科大学附属第三病院麻酔科 診療部長
勝本富士夫	かつもと　ふじお	勝本外科日帰り手術クリニック 院長
川村　英伸	かわむら　ひでのぶ	岩手県立宮古病院 院長
柳　　健	やなぎ　けん	東京デイサージェリークリニック 院長
嶋田　　元	しまだ　げん	聖路加国際病院ヘルニアセンター センター長
宮崎　恭介	みやざき　きょうすけ	みやざき外科・ヘルニアクリニック 院長
早川　哲史	はやかわ　てつし	純正会名豊病院 病院長
野村　良平	のむら　りょうへい	東北労災病院外科 部長
江口　　徹	えぐち　とおる	原三信病院 副院長
池田　義博	いけだ　よしひろ	岡山そけいヘルニア日帰り手術Gi外科クリニック 院長
早川　俊輔	はやかわ　しゅんすけ	名古屋市立大学大学院医学研究科消化器外科学
松原　猛人	まつばら　たけと	聖路加国際病院ヘルニアセンター 医長
成田　匡大	なりた　まさとお	神戸市立医療センター中央市民病院外科・移植外科 医長

住谷　昌彦	すみたに　まさひこ	東京大学医学部附属病院緩和ケア診療部 部長，准教授
西村　絵美	にしむら　えみ	船橋二和病院 小児外科
長江　逸郎	ながえ　いつろう	東京医科大学消化器・小児外科 客員准教授
嵩原　裕夫	かさはら　ひろお	ハートライフ病院ヘルニアセンター アドバイザー
西原　実	にしはら　みのる	ハートライフ病院 院長，琉球大学医学部 臨床教授（医学）
中野　敢友	なかの　かんゆう	広島市立広島市民病院外科 部長，手術室主任部長
井谷　史嗣	いだに　ひとし	広島市立広島市民病院外科 上席主任部長
島田　長人	しまだ　ながと	相模原中央病院外科 院長補佐
荒木　淳	あらき　じゅん	静岡がんセンター再建・形成外科 医長
中川　雅裕	なかがわ　まさひろ	浜松医科大学形成外科 教授
新井　正徳	あらい　まさとく	日本医科大学付属病院救急診療科 部長
今村　清隆	いまむら　きよたか	四谷メディカルキューブきずの小さな手術センター外科
蛭川　浩史	ひるかわ　ひろし	立川メディカルセンター立川綜合病院外科，副院長
横山　隆秀	よこやま　たかひで	信州上田医療センター外科・消化器外科，副院長
中島紳太郎	なかじま　しんたろう	中島医院 院長
林　豊	はやし　ゆたか	東京医科大学消化器・小児外科 准教授
小丹枝裕二	こにし　ゆうじ	国立病院機構北海道医療センター外科・消化器外科 医長
小村　伸朗	おむら　のぶお	国立病院機構西埼玉中央病院 院長
倉島　庸	くらしま　よう	前 北海道大学消化器外科Ⅱ・クリニカルシミュレーションセンター 准教授
康永　秀生	やすなが　ひでお	東京大学臨床疫学・経済学 教授

第2版序文

『ヘルニアの外科』初版が発刊されてから，早いもので7年が過ぎようとしている．この7年間で外科手術はますます低侵襲化に傾倒し，ロボット支援手術の割合が急増している．これは鼠径部ヘルニア手術においても然りであり，いまや米国では術式選択の議論が「オープン」か「ラパロ」かではなく，「オープン」か「ロボット」かに変わっていると聞く．また，ヘルニア診療における世界の方向性がまとめられ，2018年にInternational guidelinesが公表され，2023年には早くもそのupdateがなされた．

私事であるが，1976年に大学を卒業後聖路加国際病院に入職し，ひたすら一般消化器外科特にヘルニア手術に心血を注いできたが，2018年に第一線を退き後人にバトンを託した．しかし不思議なものである．聞かないようにしよう，見ないようにしようと思っても，日本のヘルニア手術の動向が気になって仕方がない．ラパロやロボット云々ではなく，ヘルニアに対する普遍的な基礎知識，NyhusやCondonをはじめとするヘルニアのパイオニアらが熱弁してきた"ヘルニア嚢に沿った剝離の基本"，"good stuffを用いた筋層修復"がないがしろにされてはいないかと心配になる．また，移りゆくヘルニア診療事情を垣間見て，この『ヘルニアの外科』がすでに時代遅れになってはいないだろうか，と憂慮していた．

そんな時，南江堂から本書改訂の申し出を受けた．出版社も同じ思いを持っていたという．本書は絶版となった米国のヘルニアバイブル"Nyhus & Condon's Hernia"を目標として，ヘルニア手術に携わるすべての外科医のために企画，製作された．Nyhus, Condonに恥じぬよう，各分野のスペシャリストに執筆いただき，押しも押されもせぬ日本のヘルニア学の高書になったものと自負している．この第2版では，7年の間に開発された新たな術式や刷新された分類，ガイドラインなどをすべて盛り込んでいる．また，特に話題になることの多い"術後慢性疼痛"や"ロボット支援手術"，そして"e-TEP法"には大幅にボリュームを割いた．

ヘルニアは一水四見な疾患である．多くは単純で，手術も簡単なことが多いが，時に複雑で治療には困難を極める．また，外科医の知識や技量が不足していると大きな事故を招くことがある．最たる良性疾患であるがゆえに，完璧な治療を求められる．我々はこれに対峙し，克服しなければならない．読者が本書を開いたとき，そこには知りたかった情報が必ず見つかり実臨床に活かせる，そんなバイブルになったらいい，と切に願う．

今回の改訂にあたり，幾度もの編集作業を行った．最後まで協力いただいた南江堂の柣穀智哉氏，宮下直紀氏，毛利聡氏をはじめ，担当者の皆様に心より敬意と感謝の意を表します．

最後に，今回の総編集に多大なる尽力をいただいた，諏訪勝仁先生に心から感謝するとともに，今後もわが国におけるヘルニア学の進歩に大きな貢献をしていかれることを強く信じている，と伝えたい．

令和6年8月

柵瀬　信太郎

追　悼
倉島　庸　先生

　酷暑も峠を越え始めた頃，この『ヘルニアの外科（第2版）』の編集作業は最終段階に入っていた．そんな時，耐え難い悲報にみまわれた．
　本書「ヘルニア手術の教育」の執筆をいただいた倉島　庸　先生が急逝されたのである．あまりの驚きに二の句を継ぐことが出来なかった．そしてその後，打ち寄せる波のように深い悲しみが襲ってきた．

　倉島先生は1997年に秋田大学を卒業後，手稲渓仁会病院勤務を経て2000年に北海道大学第二外科に入局，2009年に米国McGill大学に渡り外科教育の研究に身を投じた．彼の代表的な研究「腹腔鏡下鼠径ヘルニア手術トレーニングプログラムとしてのGOALS-GH」は全世界で高い評価を受け，2018年に報告された"International guidelines for groin hernia management"では日本人の書いた論文として最も多く引用されている．彼は秀逸な臨床医であり，研究者であり，教育者であった．

　私はかねてより日本のヘルニア研究を世界に発信したいと考えており，2022年に日本ヘルニア学会のプロジェクト委員会委員長を拝命した．その時，このプロジェクトを推進するためには倉島先生の力が不可欠であると確信しており，無理を言って委員に加わっていただいた．倉島先生は常に冷静，理知的で，説得力のある意見を述べた．それでいながら，誰も不快にさせず，温厚な笑顔の絶えない人であった．我々は余人に代え難い大切な人を失ってしまった．

　今はただ，心から倉島先生のご冥福を祈りたい．

　　令和6年9月

　　　　　　　　　　　　　　　　　　　　　　　　　　　　　　　　　　　諏訪　勝仁

序文

　私が大学を卒業し，外科医として聖路加国際病院に入職してから，早いもので41年が過ぎた．レジデント時代，多忙な職務に追われる中，手技習得のためにいつも上司の手術を盗み見ていた．日本のがん手術の黎明期を目の当たりにし，複雑で難しい手術をこなせてこそ誇り高き外科医になれると信じていた．しかし，一人の上司との出会いが私の外科医人生を変えてしまった．牧野永城先生である．

　当時，日本では鼠径ヘルニアを学問としてとらえ，手術を緻密に分析して伝承しようとする外科医は少なかった．私はその一人と出会ったのである．牧野先生はアメリカでMcVay先生の弟子から直接手術の指導を受け，日本に"横筋筋膜を用いた鼠径ヘルニア修復の重要性"，"McVay法"，"iliopubic tract repair, preperitoneal approach"を伝えた第一人者であり，鼠径ヘルニア手術のみならず，すべての外科手術に心血を注いでいた．ある日，牧野先生は私に一冊の本を差し出し，読みなさいと言った．Nyhus，Condon共著の『Hernia』である．HarrisonやSabistonは読破したものの，ヘルニアと分厚いハードカバーが不釣り合いな気がして，しばらくは放置していた．とあるヘルニア手術中に理解できなかった鼠径管内の構造を調べるために，その本を初めて開いた．気のないページめくりで読み飛ばしていたが，次第に手に力が入っていた．その本には，これまで気に留めていなかった筋膜や筋肉がどんな意味を持ち，機能を果たしているかが詳細に記されていた．また，Bassini原法やMcVay法での一つ一つの縫合の意味が詳らかにされていたのである．まさに青天の霹靂であった．その後も時間を見つけては朝も夜も読みふけった記憶がある．ここから私と鼠径ヘルニア手術の長いつきあいが始まったのである．

　今回，南江堂から声がけされ制作に当たった本書『ヘルニアの外科』は，まさに私の外科医としての集大成であり，2002年以降改訂されなかった『Hernia』のわが国における後書（高書）ととらえている．鼠径部ヘルニアのみならず，近年注目を浴びている腹壁ヘルニア，横隔膜ヘルニア，食道裂孔ヘルニア，まれなヘルニアまですべての腹部のヘルニアを対象とし，ヘルニアを学ぶすべての医師のために余すことなく網羅するためには想像以上の多くの労力を要した．慣例に従い，歴史，解剖から始まっているが，ヘルニアの生理学，生化学までにも言及し，日本のヘルニア学の将来を見据えた研究の手法，医療の質の評価に終わっている．執筆いただいた先生方は各部門のエキスパートであり，自らの知識や技術を思う存分書き留めていただいたと実感し，心から感謝している．

　執筆者の一人であった内藤稔先生は自らのパートを脱稿いただいた後，他界された．先生は2018年度日本ヘルニア学会学術集会を主宰する立場であった．その無念を悼み，哀悼の意を表したい．

　かつて，ヘルニア手術をsecond-class operationと呼んだ者がいる．ヘルニア手術は決してsecond-class operationではない．外科医の誰もが通る道ではあるが，決して安易な道ではなく，もし軽んずるものならその外科医は大成しないと，私は個人的に感じる．最後に牧野先生が私にくださった言葉を記す．

栅瀬君……アメリカの著名な外科医に，「鼠径ヘルニアの手術を見れば，その外科医の能力が推察できる」と言った人がいるんだ．鼠径ヘルニア手術は一般にとかく簡単なものとして受け取られやすいが，決してそんなものではないよ．今日なおアメリカでは，鼠径ヘルニアが学会でよく取り上げられているのだけれど，鼠径部の解剖についてさえ未だに学者間の意見が一致しない問題があり論争を続けているんだよ．先輩から簡単に教わって，内腹斜筋に糸をかけてこれを鼠径靱帯に縫い付けるといった"鼠径管後壁の補強"を漫然と反復して，鼠径ヘルニア手術に習熟したなどと思ったら大間違いだよ．いわゆる大手術をこなすようになった時，外科医ができ上がるのだという考えがもしあったらそれは間違いではないかと思う．外科医として立つからには，ヘルニアや痔など従来とかく簡単に取り扱われがちだった疾患にもかなり深い造詣を持つべきだと思うよ．

　私が若輩の時分受けた感銘が一人でも多くの外科医に伝わればこれ以上の喜びはない．
　企画・出版に尽力いただき，多くのわがままを聞いてくださった，南江堂の枳殻智哉，毛利聡両氏をはじめ，ご担当者の皆様に心より感謝の意を表します．

　平成 29 年 10 月

栅瀬　信太郎

CONTENTS

第Ⅰ部　鼠径部ヘルニア

A　成人の鼠径部ヘルニア

序　章　鼠径部ヘルニアの歴史，解剖，分類と用語

1. 鼠径部ヘルニア手術の歴史 ……………………………………… ［蜂須賀丈博］　3
2. 鼠径部切開法のための解剖 ……………………………………… ［栅瀬信太郎］　6
3. 腹腔鏡下手術のための解剖 ……………………………………… ［川原田　陽］　33
4. 分類と診療ガイドライン ………………………………………… ［和田　英俊］　46
5. 用　語 ……………………………………………………………… ［堀　　孝吏］　52

第1章　鼠径部ヘルニアにおける基礎医学

1. 疫　学 ……………………………………………………………… ［堀　　孝吏］　56
2. 鼠径ヘルニアの危険因子：前立腺全摘除術との関係を含めて ……… ［新保　正貴］　60
3. 生理学・生化学 …………………………………………………… ［諏訪　勝仁］　65
4. 人工膜の歴史と進化 ……………………………………………… ［諏訪　勝仁］　69

第2章　鼠径部ヘルニアの診断

1. 基本的な診断法と注意すべき鑑別疾患 ………………………… ［長浜　雄志］　74
2. 鼠径部痛症候群（groin pain syndrome） ……………………… ［齊藤　昌愛］　79
   コラム 大腿骨寛骨臼インピンジメント（femoroacetabular impingement：FAI）
   ……………………………………………………………………… ［齊藤　昌愛］　81

第3章　鼠径部ヘルニア（鼠径・大腿ヘルニア）手術

1. 手術適応（watchful waiting を含む） …………………………… ［山本　海介］　86
2. 鼠径部ヘルニア手術の麻酔 …………………………… ［Hascilowicz Tomasz］　89
3. 鼠径部切開法 ……………………………………………………………………　99
   a. 組織縫合法 …………………………………………………… ［栅瀬信太郎］　99
   b. Lichtenstein 法 ……………………………………………… ［勝本富士夫］　121
   c. メッシュプラグ法 …………………………………………… ［蜂須賀丈博］　129
   d. Kugel 法 ……………………………………………………… ［川村　英伸］　134
   e. ONSTEP 法 …………………………………………………… ［柳　　　健］　140
   f. transinguinal preperitoneal repair（TIPP） ……………… ［諏訪　勝仁］　146
   g. 女性鼠径部ヘルニアに対する手術 ………………………… ［嶋田　　元］　152
   h. その他の術式 ………………………………………………… ［宮崎　恭介］　158
4. 腹腔鏡下手術 ……………………………………………………………………　166
   a. 反対側鞘状突起開存，不顕性ヘルニアの定義と手術適応 ……… ［和田　英俊］　166

| | b. TAPP法 | [早川 哲史] | 176 |

b. TAPP法 .... [早川 哲史] 176

コラム 若手エキスパートのTAPP法（高位腹膜切開） .... [野村 良平] 188

c. TEP法 .... [江口 徹] 191

コラム 若手エキスパートのTEP法 .... [池田 義博] 199

5. ロボット支援手術 .... [嶋田 元] 203

6. 周術期合併症 .... [早川 俊輔] 210

第4章 急性非還納性ヘルニア ───────────── [松原 猛人] 217

第5章 鼠径ヘルニア術後慢性疼痛 ─────────────── 224

1. 病因，症状，診断，治療 .... [成田 匡大] 224

2. ペインクリニック的アプローチ .... [住谷 昌彦] 248

B 小児の鼠径ヘルニア

第1章 小児鼠径ヘルニアの疫学・病態・手術適応 ─────── [西村 絵美, 長江 逸郎] 253

第2章 小児鼠径ヘルニア手術 ──────────────────── 256

1. 鼠径部切開法 .... [長江 逸郎, 西村 絵美] 256

2. 腹腔鏡下鼠径ヘルニア根治術（LPEC法）............................ [嵩原 裕夫, 西原 実] 261

第Ⅱ部 腹壁ヘルニア

A 正中腹壁瘢痕ヘルニア

第1章 腹壁再建のための解剖・分類・用語 ──────────── [諏訪 勝仁] 275

第2章 腹壁瘢痕ヘルニアの原因・疫学・予防（創閉鎖法） ─────── [中野 敢友] 287

第3章 腹壁瘢痕ヘルニアの生理学 ──────────────── [松原 猛人] 292

第4章 腹壁瘢痕ヘルニアの手術

1. 手術適応とpatient optimization .... [井谷 史嗣] 295

2. 腹壁切開法 301

   a. 組織縫合法 .... [島田 長人] 301

   b. anterior component separation法 .... [島田 長人] 310

   c. Rives-Stoppa法 .... [嶋田 元] 316

   d. transversus abdominis muscle release（TAR法）.............. [諏訪 勝仁] 321

   e. intraperitoneal onlay mesh repair（IPOM法）................ [井谷 史嗣] 325

   f. 形成外科的再建 .... [荒木 淳, 中川 雅裕] 331

   g. 救急領域における腹壁閉鎖 .... [新井 正徳] 336

3. 腹腔鏡下手術 341

   a. standard IPOM, IPOM-Plus法 .... [諏訪 勝仁] 341

   b. enhanced TEP（e-TEP）法 .... [今村 清隆] 348

コラム 解剖のポイント	349
コラム crossoverの工夫	352
コラム TARがヘルニア門閉鎖に役立つ理由とは	356
コラム これって腸管損傷？	357
コラム どうしたら，より安全に効率的にe-TEP法を行えるか	359

　　c. endoscopic anterior component separation法 ［諏訪　勝仁］ 361
　4. ロボット支援手術 365
　　a. transabdominal transversalis fascial/preperitoneal法 ［嶋田　元］ 365
　　b. transabdominal rectorectus法 ［嶋田　元］ 370
　　c. e-TEP Rives-Stoppa/TAR法 ［松原　猛人］ 375
　　d. transabdominal TAR法 ［松原　猛人］ 382
　5. ハイブリッド手術 388
　　a. mini- or less-open sublay（MILOS）法/eMILOS法 ［松原　猛人］ 388
　　b. e-TEP法 ［嶋田　元］ 393
　6. 術中・術後合併症とその対処法 ［今村　清隆］ 399

B 非正中および特殊な部位の瘢痕ヘルニア ［蛭川　浩史］ 407

C 傍ストーマヘルニア ［諏訪　勝仁］ 417

D 腹壁ヘルニア

第1章 成人の腹壁ヘルニアおよび類似疾患
　1. 臍ヘルニア ［松原　猛人］ 429
　2. 上腹壁ヘルニア（白線ヘルニア） ［嶋田　元］ 435
　3. 腰ヘルニア ［横山　隆秀］ 440
　4. Spigelianヘルニア（半月線ヘルニア） ［中島紳太郎］ 450
　5. 腹直筋離開 ［嶋田　元］ 455

第2章 小児の腹壁ヘルニア
　1. 臍ヘルニア ［林　豊，長江　逸郎］ 460
　2. 臍帯ヘルニア ［林　豊，長江　逸郎］ 467

E loss of domain

第1章 loss of domainの定義・疫学 ［蛭川　浩史］ 471

第2章 loss of domainのマネジメント 477
　1. progressive preoperative pneumoperitoneum（PPP） ［小丹枝裕二］ 477
　2. ボツリヌス毒素注射法 ［蛭川　浩史］ 482

F 食道裂孔ヘルニア・横隔膜ヘルニア ［小村　伸朗］ 487

G その他のヘルニア

第1章 閉鎖孔ヘルニア ［横山　隆秀］ 501

第2章　会陰ヘルニア ――――――――――――――――― ［諏訪　勝仁］ 510

第3章　特殊な内ヘルニア ―――――――――――――――― 516
　1.　子宮広間膜ヘルニア，Douglas窩腹膜欠損ヘルニア ………… ［諏訪　勝仁］ 516
　2.　Petersenヘルニア ………………………………………… ［小村　伸朗］ 520
　3.　傍十二指腸ヘルニア ……………………………………… ［中島紳太郎］ 522
　4.　その他の内ヘルニア ……………………………………… ［小村　伸朗］ 526

Appendix　ヘルニア診療・研究のトピックス

　1.　日帰り手術 ………………………………………………… ［宮崎　恭介］ 535
　2.　精索脂肪腫の取り扱い …………………………………… ［嶋田　　元］ 544
　3.　ヘルニア手術の教育 ……………………………………… ［倉島　　庸］ 549
　4.　ヘルニア研究のための臨床疫学・統計学 ……………… ［康永　秀生］ 555
　5.　ヘルニア診療の評価に用いる調査票 …………………… ［嶋田　　元］ 562

索　引 ………………………………………………………………………………… 567

本書で用いた主な略語

A

ACS：abdominal compartment syndrome. 腹部コンパートメント症候群

AHS：American Hernia Society. 米国ヘルニア学会

APRS：attenuated posterior rectus sheath

ASA-PS：American Society of Anesthesiologists physical status

ASIS：anterior superior iliac spine. 上前腸骨棘

C

CPIP：chronic postoperative inguinal pain. 鼠径部ヘルニア術後慢性疼痛

CS法：component separation technique. コンポーネントセパレーション法

D

DAPT：double antiplatelet treatment. 抗血小板薬二剤併用療法

DCS：damage control surgery

DOAC：direct oral anticoagulant. 直接作用型経口抗凝固薬

E

EAES：European Association of Endoscopic Surgery. 欧州内視鏡外科学会

EHS：European Hernia Society. 欧州ヘルニア学会

eMILOS：endoscopic mini- or less-open sublay

e-TEP：enhanced view totally extraperitoneal repair

EuraHS：European Registry for Abdominal Wall Hernias

G

GFN-FB：genitofemoral nerve femoral branch. 陰部大腿神経大腿枝

GFN-GB：genitofemoral nerve genital branch. 陰部大腿神経陰部枝

I

IAH：intra-abdominal hypertension. 腹腔内圧上昇

IPOM：intraperitoneal onlay mesh repair

J

JHS：Japanese Hernia Society. 日本ヘルニア学会

JSES：Japan Society of Endoscopic Surgery. 日本内視鏡外科学会

L

LIH：large incisional hernia. 巨大腹壁瘢痕ヘルニア

LOD：loss of domain

LPEC：laparoscopic percutaneous extraperitoneal closure

M

MA：multimodal analgesia. 多角的鎮痛管理

MILOP：mini- or less-open preperitoneal repair

MIS：minimally invasive surgery

MPO：myopectineal orifice

MILOS：mini- or less-open sublay

N

NPWT：negative pressure wound therapy. 局所陰圧閉鎖療法

NVB：neurovascular bundle. 神経血管束

P

PIH：postoperative inguinal hernia. 再発鼠径ヘルニア

PPP：progressive preoperative pneumoperitoneum

PSH：parastomal hernia. 傍ストーマヘルニア

R・S

RS法：Rives-Stoppa technique

SIH：sub-xiphoidal incisional hernia. 剣状突起下腹壁瘢痕ヘルニア

SILS：single port laparoscopic surgery. 単孔式腹腔鏡下手術

SSI：surgical site infection. 手術部位感染

T

TAPP：transabdominal preperitoneal repair

TAR：transversus abdominis muscle release

TEP：totally extraperitoneal repair

TIPP：transinguinal preperitoneal repair

V・W

VHWG：Ventral Hernia Working Group

WWS：watchful waiting strategy

第Ⅰ部

鼠径部ヘルニア

第 I 編

感染症概論

A. 成人の鼠径部ヘルニア

序章 鼠径部ヘルニアの歴史, 解剖, 分類と用語

1 鼠径部ヘルニア手術の歴史

[蜂須賀　丈博]

　ヘルニアは体外に突出するため, 古くから疾患として認識されてきた. その証拠に, エジプトの壁画に臍ヘルニアを持つ兵士が描かれている. また, ひとたび嵌頓すると致死的であるため, 早期の治療を必要とする疾患であった. しかし, 18世紀までは, 解剖学的な解明が不十分であり, 治療成績も芳しくはなかった. 19世紀以降, 多くの先人の努力により, 基礎的な鼠径部解剖の理解から手術方法の改良, さらに人工素材の導入といった劇的な進歩がもたらされ, 現在に至っている. 本項では, 目覚ましい進歩を遂げた鼠径部ヘルニア手術の歴史について解説する.

a. 古代〜18世紀

　鼠径部ヘルニアは, 古代より人を死に至らしめる疾患として恐れられてきたが, その原因として古代ローマ時代のGalenusの唱えた「腹膜破裂説」が17世紀までは信じられていた. 中世後期からルネッサンスに入り, ヨーロッパ各地で人体解剖が再開されると, Galenusの解剖学が修正されていく. 1561年イタリアのFallopioは鼠径靱帯, 鼠径輪を発見した. 17世紀に入り, 死体の防腐保存法が確立するに従い, 鼠径部解剖の理解はさらに深化していく. 18世紀末, 腹膜の突起をFennelやNuckが報告し, その後腹膜鞘状突起と呼ばれるようになった (Nuckは女性の突起を報告したため, 現在, 女性の子宮円索に残存した囊胞上の疾患をNuck管囊腫と呼ぶ). また, フランスのWinslowが精巣血管・精管からなる索状物をはじめて「精索」(condon spermatique)と呼び, 現在も広く用いられている.

b. 19世紀

　19世紀初頭, さらに多くの知見が得られ鼠径部解剖は解明されていく. イタリアの解剖学者Camperが鼠径部皮下脂肪層の浅層に存在する膜を記載し, その後深層の膜をScarpaが報告した. これらの進歩を牽引したのが, イギリス人外科医Astley P Cooper (1768〜1841) であり, イギリスの外科黄金時代を築いた偉人である. 彼は, 腹膜の外側に存在する薄い筋膜を世界ではじめて発見し, transversalis fascia (横筋筋膜) と命名した. また, ヘルニアとは, 人体におけるこのバリアの欠損状態 (defect) であることを発表した[1,2]. 彼は, 内鼠径輪と外鼠径輪の構造を解明し, その中間の隙間を「鼠径管」と命名した. 一連の発見により, ヘルニアの原因が腹壁にあるとする「腹壁脆弱説」が誕生した. 彼の研究の偉大さは, あのHalstedをして,「Cooperの本が出版されて以来, どんな種類のヘルニアについても新しい知識はない」とまで言わしめたことからも理解できる. ただし, 麻酔法のないこの時代には, この膜を生体で確認し手術法に取り入れることはできなかった. また, 彼の著作のなかで, 以下の一文はあまりにも有名であり, ヘルニア手術を行う外科医であれば一生心に留め置いておくべきである.

　"no disease of human body, belonging to the province of the surgeon, requires in its treatment a greater combination of accurate anatomical knowledge, with surgical skill, than hernia in all its varieties" (外科医が関わる病気のなかでヘルニア手術ほど正確な解剖学的知識と外科的手技を必要とする疾患は他にない)

　その後, アメリカのMarcyがヘルニア囊の高位結紮術を発表し長く用いられたが, 再発率は高率であった[3].

　19世紀後半に入り, 飛躍的に再発率を下げることになる概念を発表したのがイタリアのEdoardo Bassini (1844〜1924) である. 彼は, 誰もが知るBillroth, Langenbeck, Listerらと交流があったという. 彼は1884年に, 画期的な「後壁補強」という概念を提唱し, それを実際の手術法に取り入れた. いわゆるBassini法である. この方法により, 再発率を著しく低下させ, その後, 全世界に広く知れ渡ることになった[4]. 特に, 北米で瞬く間に広がり, Ferguson法[5], Halsted法[6], Moschcowitz法[7], Shouldice法[8]など多くの変法が生み出されることになった.

c. 20世紀

　20世紀に入り, 主に北米でBassini法の変法が生み出され, 標準手術として普及した. 特にShouldice法は有名で, 北米の第一選択術となった. この時点の問題点は, 横筋筋

膜の解剖であった．つまり，正確に横筋筋膜と鼠径靱帯がどういう関係であるのかわかっておらず，漠然と横筋筋膜が鼠径靱帯につながると考えられていた．この問題を解明したのが，ノースダコタ大学のChester McVay（1911～1987）であった．彼は，1938～1942年の論文で，横筋筋膜が鼠径靱帯ではなく，Cooper靱帯へつながっていることを解剖学的に証明し，横筋筋膜と鼠径靱帯とを縫合し閉鎖することは解剖学的に正しくないと報告した．1948年，横筋筋膜とCooper靱帯とを縫合するMcVay法を開発し，Bassini法に代わる新たな手術手技を確立した[9-11]．この方法は，鼠径部ヘルニアの組織縫合法として現在も行われており，特に感染のある嵌頓症例などでは必須の手術法である．その後，弟子であるCondonによりiliopubic tract repairへと進化していった[12]．

1960年代初めころより，人工物であるメッシュが登場する．組織縫合法では依然10％を超える再発率があり，これを打破すべくメッシュが用いられるようになった．特にメッシュによる修復を進化させたのが，ロサンゼルスのIrving Lichtenstein（1920～2000）である．彼は，Cedar Sinai病院で活躍後，Lichtenstein Hernia Instituteというヘルニアに特化した日帰り手術センターを設立した．彼は，1970年代初めにポリプロピレンメッシュをヘルニア手術に積極的に導入し，1974年大腿ヘルニアに対して，シリンダー型のロールメッシュをプラグと命名し，大腿法で挿入し成功をおさめた[13]．さらに，鼠径ヘルニアに対して全世界で現在も広く行われているLichtenstein法を開発した[14]．これらの経験から，彼は"tension-free repair"という概念をはじめてヘルニア手術に導入し，ヘルニア手術を日帰りで行うスタイルを確立した．著書として有名な"Hernia Repair without Disability, 2nd Edition"（1986）を著し，全く新しいヘルニア治療の普及に努めた[15]．その後，プラグ法は，1988年Gilbert[16]，1993年Rutkowら[17]により改良され世界中に広まった．

一方，全く違った観点からヘルニアの研究がこの時代に進んだ．これは，従来の前方からではなく腹膜前腔からヘルニアを修復しようとする新しい考え方である．1921年にCheatle[18]が，その後Henry[19]が発表していたが，これを大きく進歩させたのが，Lloyd Nyhus（1923～2008）であった．1954年から師匠であるHarkinsとともにワシントン大学外科で腹膜前到達法によるヘルニア手術を研究した[20]．1963年，横切開から鼠径管後壁を露出し，横筋筋膜の欠損をヘルニアのタイプに応じて修復する方法を発表した．その後，イリノイ大学教授となってからもこの方法を継続し，1975年には修復にメッシュを用いるようになり，独自に高い成功率を誇る方法を確立していった[21]．彼の理論的な修復の正しさは広く知られていくことになり，後にStoppa法[22]，Kugel法[23]，腹腔鏡下修復術（TEP[24]，TAPP[25]），ロボット支援ヘルニア修復術[26]へと応用されて大きく広まっていくことになる．また，彼は有名な書物"Hernia"を長きにわたり編纂し，後進の教育

に努めた[27]．

d. わが国における鼠径部ヘルニア手術の歴史

1990年ころまでは，わが国で鼠径部ヘルニア手術にメッシュが用いられることはほとんどなく，大部分の症例が組織縫合法で行われ，わずかにLichtenstein法が行われたのみであった[28]．1991年に初めて腹腔鏡下鼠径部ヘルニア修復術が開始され[29]，メッシュが用いられるようになった．その後，鼠径部切開法にプラグ法[30]，PHS法[31,32]，Kugel法[33]，direct Kugel法が導入され[34]，本格的に鼠径部ヘルニア手術にメッシュが用いられるようになった．また，2005年以降，腹腔鏡手術機器などの飛躍的進歩により，腹腔鏡下鼠径部ヘルニア修復術が大いに広まり，現在では半数近くが腹腔鏡で行われるようになった[35-37]．さらに近年，一部施設でロボット支援ヘルニア修復術が開始され，その有用性が報告され始めた[38,39]．

このような鼠径部ヘルニア手術への外科医の関心の高まりを受け，日本ヘルニア研究会が結成され，2003年東京で第1回日本ヘルニア研究会が開催された．その後，2008年より日本ヘルニア学会に改組し，現在に至っている．これまでに，日本ヘルニア学会鼠径部ヘルニア分類（2006，2009，2021年改訂）の作成と普及[40,41]，『日本ヘルニア学会誌』（2014），『鼠径部ヘルニア診療ガイドライン』（2015），『鼠径部ヘルニア診療ガイドライン2024（第2版）』[42]の発刊などを手掛け，わが国における鼠径部ヘルニア研究の中心的役割を担っている．

●文献

1) Cooper AP: The Anatomy and surgical treatment of inguinal and congenital Hernia, 1804
2) Cooper AP: The anatomy and surgical treatment of crural and umbilical hernia, 1807
3) Marcy HO: The anatomy and surgical treatment of hernia. New York, Appleton, 1892
4) Bassini E: Neue Operation; Method zur Radicakbehandlung der Shenkelhernie. Arch Klin Chir **47**: 1, 1894
5) Ferguson AH: Oblique inguial hernia. typical operation for its radical cure. JAMA **33**: 6, 1899
6) Halsted WS: The cure of the more difficult as well as the simpler iguinal ruptures. Johns Hopkins Hosp. Bull **14**: 208, 1903
7) Moschcowitz AV: Femoral hernia; a new operation for radical cure. New York J Med **7**: 396, 1907
8) Welsh DR, Alexander M: The Shouldice repair. Surg Clin North Am **73**: 451-469, 1993
9) McVay CB, Anson BJ: A fundamental error in current methods of inguinal herniorraphy. Surg Gynecol Obstet **74**: 746, 1942
10) McVay CB: Inguinal and femoral hernioplasty. Arch Surg **57**: 524, 1948
11) McVay CB: The normal and pathologic anatomy of the transversus abdominis muscle in inguinal and femoral hernia. Surg Clin North Am **51**: 1251, 1971
12) Condon RE: Anterior iliopubic tract repair. Hernia 3rd Edition, Philadelphia, Lippincott, p137-153, 1989
13) Lichtenstein IL, Shore JM: Simplified repair of femoral and

recurrent inguinal hernias by a "plug" technique. Am J Surg **128**: 439, 1974

14) Lichtenstein IL et al: The tension-free hernioplasty. Am J Surg **157**: 188-193, 1989

15) Lichtenstein IL: Hernia Repair without Disability, 2nd Ed, 1986

16) Gilbert AI: Sutureless repair of inguinal hernia. Am J Surg **163**: 331, 1992

17) Rutkow IM, Robbins AW："Tension－free" inguinal herniorrhaphy: A preliminary report on the "mesh plug" technique. Surgery **114**: 3-8, 1993

18) Cheatle GL: An operation for the radical cure of inguinal and femoral hernia. Br Med J **2**: 68, 1920

19) Henry AK: operation for a femoral hernia by midline extraperitoneal approach. Lancet **1**: 531, 1936

20) Nyhus LM et al: Clinical experiences with preperitoneal hernia repair for all types of hernia of the groin. Am J Surg **100**: 234, 1960

21) Nyhus LM: Iliopubic tract repair of inguinal and femoral hernia; the posterior (preperitoneal) approach. Surg Clin North Am **73**: 487, 1993

22) Stoppa RE et al: The preperitoneal approach and prosthetic repair of groin hernias. Hernia, 4th Ed, Nyhus LM, Condon RE(eds), Philadelphia, JB Lippincott, p188, 1995

23) Kugel RD: The Kugel repair for groin hernias. The Surgical Clinics of North America "Hernia", Rutkow IM(ed), WB Saunders, p1119, 2003

24) Arregui ME: Laparoscopic preperitoneal herniorrhaphy. Presented at the Society of American Endoscopic Surgeons Annual Meeting, Monterey, CA, April, 1991

25) Phillips EH et al: Laparoscopic preperitoneal inguinal hernia repair without peritoneal incision. Surg Endosc **7**: 159, 1993

26) Ballantyne GH et al: Telerobotic laparoscopic repair of incisional hernias using intraperitoneal prosthetic mesh. JSLS **7**: 7-14, 2003

27) Nyhus L, Codon R: Hernia, 3rd Ed, Lippincott, 1989

28) 渡部和巨：Lichtenstein法―再発を起こさないコツ．臨外 **57**：1051-1056, 2002

29) 山川達郎ほか：腹腔鏡下鼠径ヘルニア修復術の実際―再発防止のための工夫とは？ 日内視鏡外会誌 **1**：323-333，1996

30) Hachisuka T: Femoral hernia repair. Surg Clin North Am **85**: 1189-1205, 2003

31) 柵瀨信太郎：外鼠径ヘルニアに対するBilayer patch法．臨外 **70**：756-769，2015

32) 柵瀨信太郎：内鼠径ヘルニアに対するBilayer patch法．臨外 **70**：882-889，2015

33) 小山　勇ほか：Kugel法．外科治療 **88**：172-179，2003

34) 諏訪勝仁ほか：2つの腹膜前腔ZONEを意識したunderlay法．小児外科 **44**：852-854，2012

35) 江口　徹ほか：腹腔鏡下鼠径ヘルニア修復術：TEP法の最新手術手技．手術 **69**：1539-1548，2015

36) 早川哲史ほか：腹腔鏡下鼠径ヘルニア修復術―さまざまなTAPP（transabdominal preperitoneal repair）．手術 **62**：1681-1689，2008

37) Wada H et al: Laparoscopic transabdominal preperitoneal inguinal hernia repair using needlescopic instruments: a 15-year, single-center experience in 317 patients. Surg Endosc **26**: 1898-1902, 2012

38) Saito T et al: Preliminary results of robotic inguinal hernia repair following its introduction in a single-center trial. Ann Gastroenterol Surg **4**: 441-447, 2020

39) Shimada G et al: The first case of robotic-assisted transabdominal retrorectus repair for incisional hernia in Japan. Asian J Endosc Surg **16**: 305-311, 2023

40) 沖永功太：日本ヘルニア研究会による鼠径部ヘルニアの新分類．日外科系連会誌 **31**：762-763，2006

41) 2021年版鼠径ヘルニア分類(新JHS分類)．〈https://jhs.mas-sys.com/pdf/New_JHS_hernia_classification.pdf〉(2024年5月22日閲覧)

42) 日本ヘルニア学会ガイドライン作成検討委員会(編)：鼠径部ヘルニア診療ガイドライン2024(第2版)，金原出版，2024

A. 成人の鼠径部ヘルニア

序章　鼠径部ヘルニアの歴史，解剖，分類と用語

2　鼠径部切開法のための解剖

［柵瀬　信太郎］

　鼠径部の解剖は，その構造が立体的であること，連続する同一の組織であっても部位により名称が変わること，精巣下降に伴って腹膜鞘状突起，腹壁筋膜群が陰嚢に下降することなどにより難解と思われる．しかし精巣下降やヘルニアにより腹膜や筋膜層群がいかに突出・変形しても，それぞれの相互関係が常に同一に保たれていることを理解すれば，解剖の理解は決して難しくない．

　Hureau（2001年）[1]は"Too often has it been said that all aspect of anatomy has been described. As soon as a new surgical technique appear or new tool of morphological investigation is designed, our level of understanding appears suddenly deficient."と述べているように，鼠径部の解剖も同様で，腹膜前到達法さらには腹腔鏡下手術の発展にしたがって新たな解剖の理解が必要になってきた．

a. 体表から触知できる解剖学的指標（図1）

　恥骨結節は恥骨上縁の外側の突起である．上前腸骨棘（anterior superior iliac spine：ASIS）は腸骨の上前方の突起である．恥骨結節とASISを結ぶ線に位置するのが鼠径靱帯である．鼠径靱帯のほぼ中央部の上方が内鼠径輪，恥骨結節の外上方が外鼠径輪の位置にあたる．

　鼠径靱帯の下方に大腿動脈の拍動を触知するが，その内側が伏在裂孔あるいは卵円窩にあたり，大腿ヘルニアが突出する部位である．

b. 皮下脂肪組織と浅腹筋膜

　皮下脂肪組織内には2層の浅腹筋膜，皮膚側よりCamper筋膜，Scarpa筋膜（図2）がある．前者は脂肪組織が凝集した組織で膜構造としては，はっきりしない．後者は乳白色で無構造の膜組織である．鑷子でつまむと皮膚とともに左右に動き，容易に持ち上がる．2層の浅腹筋膜の間の脂肪組織内に1～2本の浅腹壁動静脈が切開創を横切るように走行する．

　恥骨結節の上外側のScarpa筋膜深部の脂肪組織内に腸骨下腹壁神経（iliohypogastric nerve：IHN）が外腹斜筋腱膜を貫通して分布する．

　腸骨鼠径神経（ilioinguinal nerve：IIN）の枝も，外鼠径輪の外上側部で外腹斜筋腱膜を直接貫通して，切開創を横切って下方に走行する例がある（図3）．

　Scarpa筋膜の内側は白線に固定し，一部は外鼠径輪を越えて陰嚢皮下に分布するDartos筋膜となる．下方は鼠径靱帯を越えて篩状筋膜（cribriform fascia）となる．

c. 無名筋膜

　外腹斜筋，内腹斜筋，腹横筋はそれぞれが外層と内層のinvesting fascia（IF）で覆われる（図4，5）[2,3]．

　外腹斜筋を覆うIF外層が無名筋膜（innominate fascia

図1 体表から触知できる鼠径部の解剖学的指標
内鼠径輪，伏在裂孔は触知できないが，位置を示す．

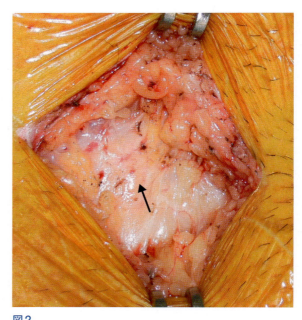

図2
Scarpa筋膜（矢印）．

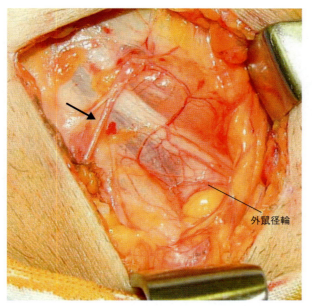

図3
外腹斜筋腱膜は外側で分離し欠損，無名筋膜が覆っている．その欠損部から外鼠径輪の手前で無名筋膜（外腹斜筋腱膜欠損部）を貫通して皮下に脱出する腸骨鼠径神経（矢印）．

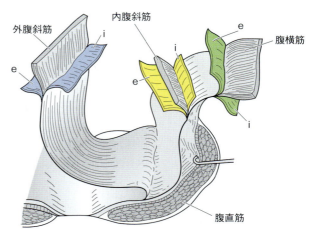

図4
3層の腹壁筋膜はそれぞれが external（e）と internal（i）の investing fasciaで包まれている．
（Anson B, McVay CB: Abdominal wall. Surgical Anatomy, 5th Ed, p 462-545, 1971を参考に作成）

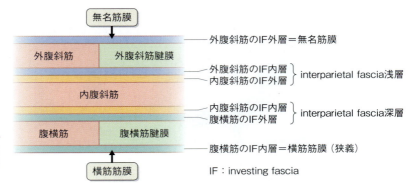

図5
3層の腹壁筋群はそれぞれが2層のIFで覆われる．外腹斜筋のIF内層と内腹斜筋のIF外層は癒合し，interparietal fascia浅層になり，内腹斜筋のIF内層と腹横筋のIF外層は癒合し，interparietal fascia深層になる．腹横筋のIF内層が"横筋筋膜（狭義）"である[2]．

である．透明で無構造の膜組織だが，外鼠径輪の上外側では外腹斜筋腱膜線維と交差する肥厚した線維を形成し，脚間線維（intercrural fiber）と呼ばれる．その最内側部分は精索の前方で半円状の"外鼠径輪"を形成する（図6，7）[2]．外鼠径輪で精索・精巣挙筋（または挙睾筋）を包む精巣挙筋膜（または挙睾筋膜．後述）と癒合して外精筋膜となり，陰嚢まで伸びる．下方は大腿に伸び大腿筋膜あるいは大腿広筋膜となる．大腿筋膜には鼠径靱帯の直下，大腿静脈の前方に孔があいており，伏在裂孔と呼ばれる（図6）．大伏在静脈，浅下腹壁動静脈などが大腿動静脈から分岐して走行する．ここに大腿ヘルニアが突出する．

d. 外腹斜筋，外腹斜筋腱膜，外鼠径輪，鼠径靱帯

外腹斜筋は，肋骨弓と上前腸骨棘を結んだ線より内側では外腹斜筋腱膜となる（図6，8）．外腹斜筋腱膜は白線の外側で内腹斜筋腱膜と癒合し腹直筋前鞘を形成，正中で対側からの腱膜組織と交差して白線を形成する（図4）．

外腹斜筋腱膜は，恥骨結節の外上方で内側脚（medial crus）と外側脚（lateral crus）に分かれて三角形の開放部を形成する（図6，7）．三角形の開放部も"外鼠径輪"と呼ばれる．内側脚は恥骨稜に付着し，外側脚は恥骨結節に付着する．外側脚の一部分は内上方に反転して恥骨結節，腹直筋を覆った後に白線に付着し，反転靱帯（reflected inguinal ligament，またはColles' ligament）と呼ばれる（図9）．さらに，外脚の一部は恥骨結節の外側で扇状に分かれて恥骨上枝に付着し，裂孔靱帯（lacunar ligament，あるいはGimbernat's ligament）と呼ばれる（図9）．

外腹斜筋腱膜の最下端は腱膜が肥厚し，鼠径靱帯と呼ばれる．前方から背側上方に向けて精索を抱え込む棚状の部分は棚状部（shelving portion），その辺縁はshelving edgeと呼ばれる（図9，10）．

shelving edgeはどこにも固定せずに自由縁となっている．背側のiliopubic tractとの間隙は無名筋膜が結合している[2,3]．

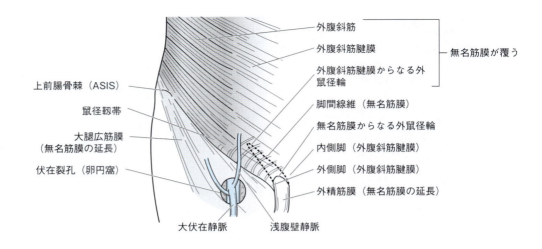

図6　鼠径部浅層の解剖

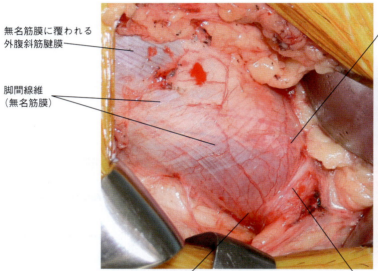
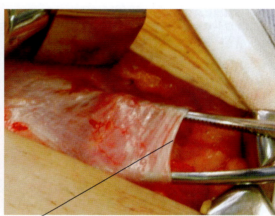

図7　無名筋膜・脚間線維と外腹斜筋腱膜の内側脚と外側脚

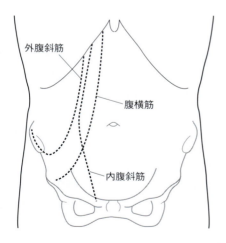

図8
外腹斜筋，内腹斜筋，腹横筋の筋肉から腱膜への移行線（点線）を示す．
(Condon RE: Anatomy of the inguinal region and its relation to groin hernia, Hernia, 4th Ed, p16-53, 1995 より引用)

e. 内腹斜筋，interparietal fascia

　鼠径部の内腹斜筋は腸骨稜の前2/3部，腸腰筋膜，腸骨恥骨弓（iliopectineal arch）から起始する．鼠径靱帯外側2/3と接してはいるが，鼠径靱帯自体から起始したり，停止することはない[3]．

　鼠径部では筋肉性であり，鼠径管上縁を形成した後，深層の腹横筋腱膜と癒合して腹直筋前鞘を形成し，さらに内側で外腹斜筋腱膜と癒合する（図4, 8, 9）．

　鼠径管後壁の上方で筋肉性から腱膜性に移行し，腹横筋腱膜と癒合して恥骨結節に付着する形態は結合腱（conjoined tendon）と呼ばれたが，Condonの剖検によると結合腱は3％しか存在しないとされる[2]．

　外腹斜筋のIF内層と内腹斜筋のIF外層が癒合してinterparietal fascia浅層となり，内腹斜筋やIHNを覆う（図5, 11〜13）[2]．

　内腹斜筋のIF内層と腹横筋のIF外層は癒合してinter-

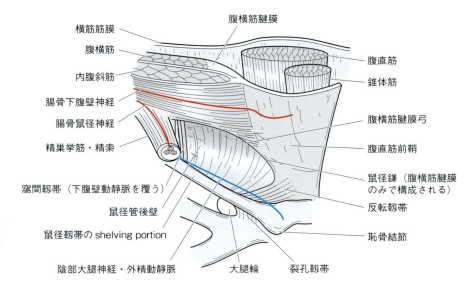

図9 鼠径管後壁周辺の解剖
(Skandalakis JE et al: Embryology and anatomic basis of inguinal herniorrhaphy. Surg Clin North Am **73**: 799-837, 1993 を参考に作成，一部追加)

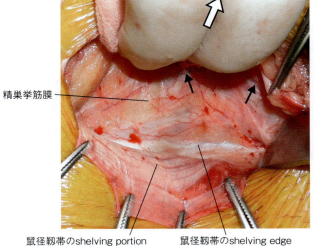

図10 鼠径管のshelving edgeの頭側が精索を覆っている精巣挙筋膜
精巣挙筋膜下にblue line（黒矢印）が透けてみえている．

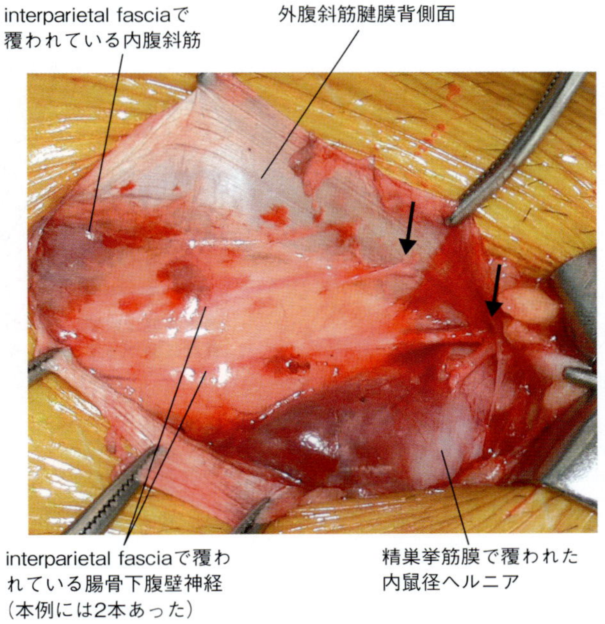

図11 内腹斜筋，腸骨下腹壁神経を覆うinterparietal fascia浅層
黒矢印は2本の腸骨下腹壁神経の外腹斜筋腱膜貫通部を示す．神経の表面には小動脈が伴走していることが多い．

parietal fascia深層となる（図5, 12, 15）[2]．

f. 精巣挙筋・精巣挙筋膜（図9〜15）

　精巣挙筋膜（cremasteric fascia）は，2層のinterparietal fasciaが内腹斜筋下縁の下方で癒合して形成される．精巣挙筋膜は精巣挙筋・精索，IHN，さらに陰部大腿神経陰部枝（genitofemoral nerve genital branch：GFN-GB）と外精動静脈を包みながら，精索を鼠径管後壁に付着させている．
　内鼠径輪の上外側の内腹斜筋束（腹横筋が少量混入する）が精索の前面を覆って伸びて精巣挙筋[4]となる．精巣挙筋は外鼠径輪に近づくにつれ筋線維が分散して精索の後方に広がり，外鼠径輪部では精索の2/3周を包むが，鼠径靱帯や鼠径管後壁には停止しない（図13）[2]．恥骨結節部で精索の全周を包むようになり，一部が恥骨に停止し，精索を固定する．Fruchaud[4]はこの停止部を"pubic fascicle of the cremaster muscle"と称している（図13, 14）．メッシュで恥骨結節を覆うにはpubic fascicle of the cremasteric muscleを切離して精索を恥骨結節から授動する必要がある．この筋束に，鼠径管後壁を貫通する比較的太い血管が含まれていることがある．

g. 腹横筋・腹横筋腱膜と横筋筋膜（図4, 5, 8, 9, 12, 15〜19）

　腹横筋は，腸骨稜，腸腰筋膜，腸骨恥骨弓から起始する．

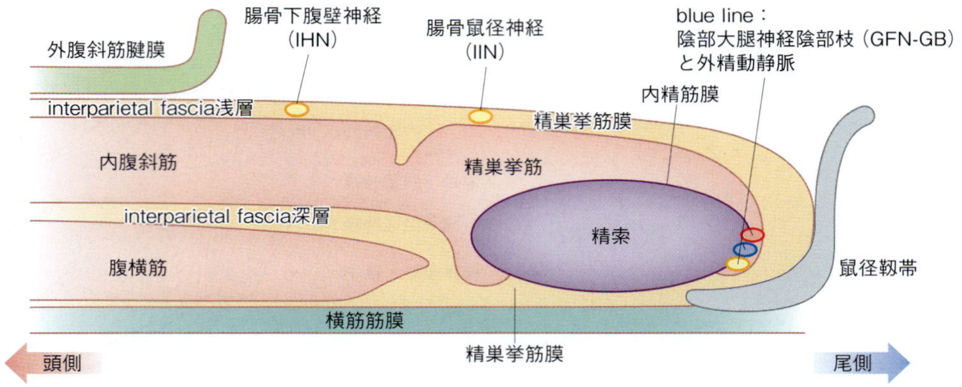

図12 2層のinterparietal fasciaと精巣挙筋膜

精索の内鼠径輪から恥骨結節までの部位は精巣挙筋筋膜により鼠径管後壁に付着するので，この部位で精巣挙筋膜を切開すれば精索・精巣挙筋は鼠径管後壁から容易に授動することができる．

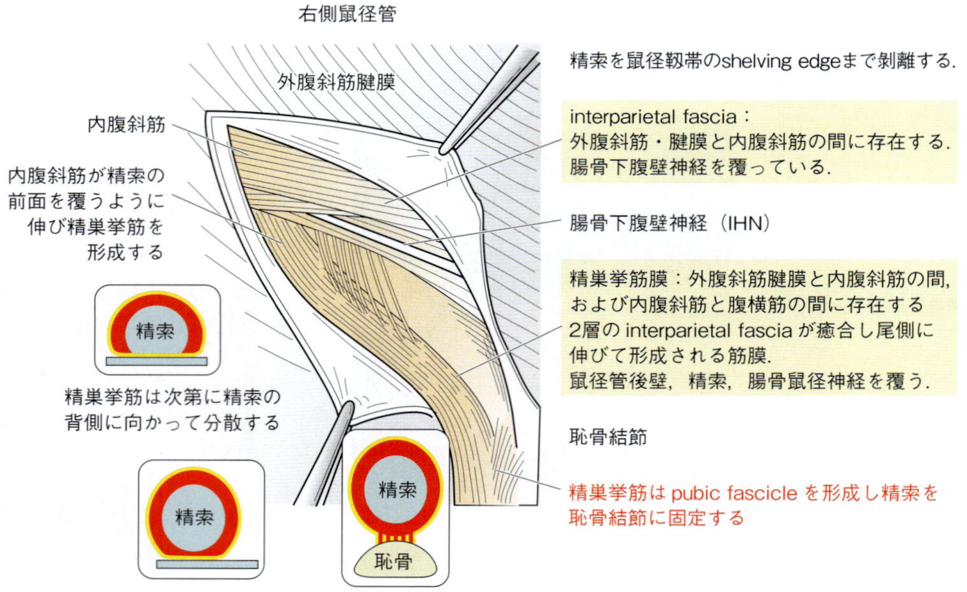

図13 精巣挙筋と精巣挙筋膜の解剖
（Fruchaud H: Anatomie Chirurgicale dses Hernies de L'aine, 1956を参考に作成，一部追加）

- 精索を鼠径靱帯のshelving edgeまで剥離する．
- interparietal fascia：外腹斜筋・腱膜と内腹斜筋の間に存在する．腸骨下腹壁神経を覆っている．
- 腸骨下腹壁神経（IHN）
- 精巣挙筋膜：外腹斜筋腱膜と内腹斜筋の間，および内腹斜筋と腹横筋の間に存在する2層のinterparietal fasciaが癒合し尾側に伸びて形成される筋膜．鼠径管後壁，精索，腸骨鼠径神経を覆う．
- 精巣挙筋はpubic fascicleを形成し精索を恥骨結節に固定する

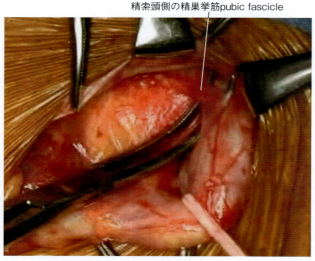

図14 精巣挙筋pubic fascicleの切離
精索を尾側に牽引して，精索頭側の精巣挙筋pubic fascicleを切離する．

鼠径靱帯とは外側1/3部しか接していない．つまり鼠径靱帯の中央1/3部（下腹壁動静脈より外側部）には腹横筋が存在せず内腹斜筋でしか覆われていない（本項「e．内腹斜筋」を参照）．

内鼠径輪を含めたこの部位は，鼠径部の外側三角（lateral triangle of the groin）と呼ばれ，外鼠径ヘルニア，interstitial hernia（内腹斜筋の筋束の欠損部から内腹斜筋と外腹斜筋腱膜の間に突出するするヘルニア）が起こりやすい部位である（図16）[5]．

腹横筋は内鼠径輪の上方付近で腹横筋腱膜に移行する．その最下端は上方に凸の弧状をなし，腹横筋腱膜弓と呼ばれる．Condon[2]の剖検によると，腹横筋腱膜弓の内側の停止部は，恥骨上縁から0.5cm以上上方の腹直筋鞘外縁であったものが75％であり，恥骨上縁やCooper靱帯まで達して停止する例は11％とされる．停止部の外縁は鼠径鎌（falx inguinalis）（腹横筋腱膜のみからなるので，結合腱とは異なる）と呼ばれる（図9，17，18）．

腹横筋・腹横筋腱膜も2層のinterparietal fasciaeで覆

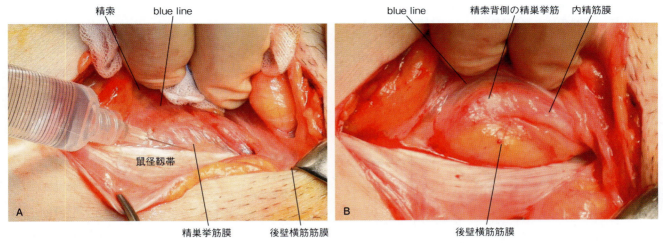

図15
A：精巣挙筋膜下に局所麻酔剤を注入すると，鼠径管後壁横筋筋膜から精索・内精筋膜，blue line が剥離されて浮き上がってゆく．
B：精巣挙筋膜を切開して blue line と内精筋膜（精索）を鼠径管後壁横筋筋膜から剥離している．

われるが，内層は特に横筋筋膜と呼ばれ，鼠径管後壁を形成するとされた（図4，5，9，12，15，17，18）[3]．その後，横筋筋膜は腹腔全体をバッグ状に包むように覆っていると考えられ内腹筋膜（endoabdominal fascia）と呼ばれるようになったが，異論もある[2,3]．

横筋筋膜自体は薄い無構造の膜で，腹圧に対しては全く抵抗力がない．

しかし腹横筋腱膜弓から鼠径管後壁の横筋筋膜（以下，後壁横筋筋膜）への移行の仕方は絶対的なものではなく，境界は明確でない．腹横筋腱膜弓から腱膜線維が疎になって内側斜め下方に向かって後壁横筋筋膜に分布している．さらに下方の iliopubic tract からも腱膜線維が内側斜め上方に向けて分布する[2]．その結果，後壁横筋筋膜はメッシュ状の腱膜線維で補強されているため強度があり，筆者は "attenuated transversus abdominis aponeurosis" の状態と考えている（図17，19）．

鼠径管後壁の外側では横筋筋膜の背側を走行する下腹壁動静脈の外膜線維と横筋筋膜が癒合して靱帯様になっており，窩間靱帯（interfoveolar ligament）あるいは Hesselbach 靱帯と呼ばれる（図9，18）．

h. 横筋筋膜から形成される特殊な部位

1）内鼠径輪，内精筋膜（図1，16〜18，20〜22）

内鼠径輪は窩間靱帯・下腹壁動静脈の外側で横筋筋膜にあいた孔で，腹膜前腔から鼠径管内に精管，精巣動静脈，精管周囲神経叢（自律神経叢），GFN-GB，リンパ管，脂肪組織を通し，外鼠径ヘルニア（L1型）のヘルニア門となる．

上縁は腹横筋腱膜弓，下縁は iliopubic tract，内縁は横筋筋膜の "sling" である．外縁は精索が腹壁を外側から内側に斜めに貫通しているので，腹腔側から観察するとはっきり同定できない（図20，21）．

横筋筋膜は内鼠径輪部で精管，精巣動静脈を包みながら

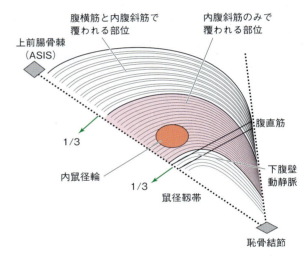

図16 鼠径部の外側三角（lateral triangle of the groin）
下腹壁動静脈より外側を鼠径部の外側三角（lateral triangle of the groin）と呼ぶ．腹横筋が欠如するため内鼠径輪の外側には interstitial hernia が起こりやすい．

鼠径管内に向かい，内側下方に傾斜した円筒形の突出部を形成する．Condon[2] はこの横筋筋膜からなる円筒形の筋膜を内精筋膜と呼び，健常人ではその長さは1cm足らずで精管，精巣動静脈の外膜や脂肪組織に癒合して終わるとしている（図18，21，22）．外鼠径ヘルニア患者では慢性刺激により肥厚，伸展する．

しかし，内精筋膜は後述する腹膜前筋膜で構成されるとの異論もある．

2）横筋筋膜の sling

精索は腹壁を外側から内側に斜めに貫通するので，腹膜前腔から内鼠径輪をみると内縁の横筋筋膜がたるんで二重になり，外上方に開いたU字型の索状の肥厚部を形成し，

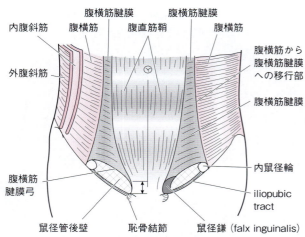

図17 腹横筋腱膜弓，鼠径鎌(falx inguinalis)，鼠径管後壁横筋筋膜

患者右側：腹横筋腱膜弓内側下端が恥骨結節の数mm〜cm頭側の腹直筋鞘外縁に固定する例を示す．多くの症例にみられるタイプ．
患者左側：腹横筋腱膜弓下端が肥厚しCooper靱帯に停止し，鼠径鎌(falx inguinalis)を形成する例を示す．剖検例の11％に観察された［Condon RE: Anatomy of the inguinal region and its relation to groin hernia. In Hernia, Nyhus LM, Condon RE(ed), 4th Ed. J B Lippincott, Philadelphia, p 16-53, 1995］．
鼠径管後壁横筋筋膜には腹横筋腱膜弓，iliopubic tractから腹横筋腱膜線維が分散してメッシュ状に配列し，横筋筋膜を補強している．

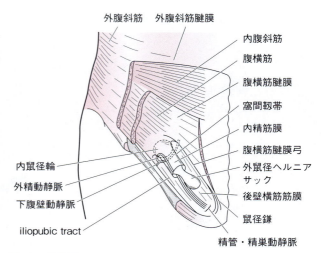

図18 外鼠径ヘルニア
外腹斜筋腱膜，鼠径靱帯，内腹斜筋，内精筋膜の一部，精巣挙筋を切除し，内部構造を示している．

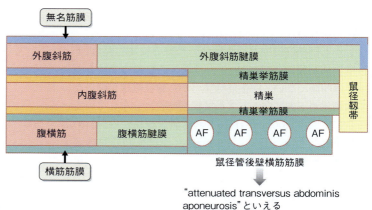

図19 鼠径管後壁
横筋筋膜のなかに腹横筋腱膜線維がメッシュ様に交差し配列して補強されているため強度がある．

AF：腹横筋腱膜とiliopubic tractから分布する腱膜線維．

横筋筋膜のslingと呼ばれる（図20，21）．その上方は上脚または前脚，下方は下脚または後脚と呼ばれる．

3) iliopubic tract，Cooper靱帯

横筋筋膜は鼠径靱帯と接する部位に索状の肥厚部分を形成し，iliopubic tractと呼ばれる（図17，18，20）．ASIS，腸骨稜に発し，腸腰筋上を内側下方に走行し，大腿血管鞘の外側壁を形成する．一部は大腿動静脈の前面を乗り越えながら大腿血管鞘の前壁を形成し，その内側で背側に向けて扇型に広がり（この部位の外側縁は大腿血管鞘の内壁を形成する）恥骨上枝に付着し，Cooper靱帯を形成する．

i. 腹直筋後鞘・弓状線・rectus fascia
（図23〜25）

臍から恥骨上縁の間の位置では，外腹斜筋腱膜，内腹斜筋腱膜，腹横筋腱膜のすべてが腹直筋前鞘を形成し，後鞘は形成されない．その移行部が弓状線であるとされてきた．
Anson, McVay（1940年）[3]は，弓状線下方の後鞘を欠く腹直筋は横筋筋膜が2層に分かれた筋膜により包まれており，この筋膜をrectus fascia（以下，腹直筋筋膜）と呼んだ（図23, 24）．さらに，弓状線の位置，でき方には個人差があり，80％の症例は明瞭な弓状線が臍から恥骨までの上2/3の位置にあるが，内腹斜筋腱膜と腹横筋腱膜のそ

序章　鼠径部ヘルニアの歴史，解剖，分類と用語
2．鼠径部切開法のための解剖

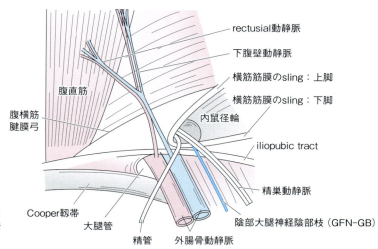

図20　内鼠径輪（右側）：腹膜前腔からみた図
内鼠径輪は横筋筋膜のsling（上脚，下脚）によって内側から抱きかかえられる形になっているので，その内縁は明瞭であるが，外縁はラグラン袖のように明瞭でない．

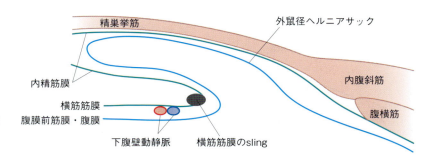

図21　内鼠径輪の断面図
その内縁は横筋筋膜がたるんで二重になり横筋筋膜のslingが形成されることにより明瞭であるが，外縁はラグラン袖のように明瞭でない．

れぞれから異なった位置に2ヵ所の弓状線が形成される例や，腹直筋後鞘の腱膜線維の配列密度が恥骨に近づくにつれ次第に減少し，恥骨上縁やCooper靱帯まで達し弓状線が形成されない例もあるとした（図24）．

腹直筋と腹直筋後鞘の間の腔は腹直筋後腔（posterior rectus spaceあるいはretrorectus space）と呼ばれ，TEP法などで到達される．後述する背側の腹膜前腔とは異なった腔である（図25）．

腹直筋の恥骨への停止部は腱状となりrectus tendonと呼ばれるが，その外縁を包む腹直筋筋膜が靱帯様に肥厚している場合を，特にHenle靱帯と呼ぶ（図26）．Condonの剖検では46％に観察されたとされる[2]．

j. Spigel筋膜（図27）

臍の下方で，腹直筋縁の外側はSpigel線（Spigelian line）あるいは半月線（semilunar line）と呼ばれ，その外側に内腹斜筋腱膜と腹横筋腱膜が癒合により形成された半月状の領域であるSpigel筋膜（Spigelian fascia）がある．実際は筋膜ではなく腱膜なので"Spigelian aponeurosis"と呼ぶべきである[6]．

鼠径部に近づくと，鼠径管後壁や腹直筋後鞘と同じように次第に菲薄化する．この状態を筆者は"attenuated Spigelian aponeurosis"と呼んでいる．腹直筋後腔経路によるTEP法では，腹膜前筋膜深葉に包まれた腹膜を"Spigelian aponeurosis"，"attenuated Spigelien apneurosis"から剝

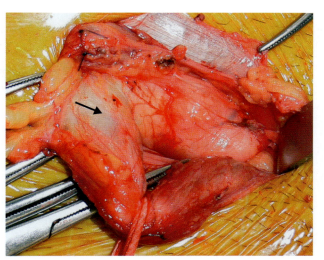

図22
内鼠径輪の頭側で内腹斜筋から精巣挙筋に移行する内側線維を切断すると，内精筋膜（矢印）が露出される．外鼠径ヘルニアサックは内精筋膜のなかに存在する．

離して外側鼠径スペース（lateral inguinal space）に到達する．

k. 鼠径管と精索

鼠径管内には内鼠径輪から外鼠径輪まで，精索（女性では精管・精巣動静脈の代わりに子宮円靱帯）が通過してい

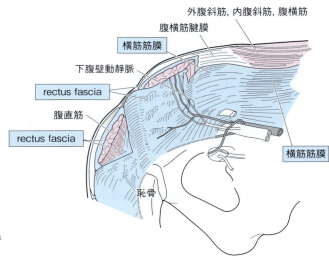

図23 腹直筋筋膜(rectus fascia)と横筋筋膜
(図のみ Anson B, McVay CB: Abdominal wall. Surgical Anatomy, 5th Ed, p 462-545, 1971を参考に作成，一部追加)

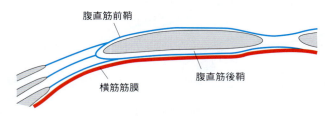

A：弓状線の上方における断面図

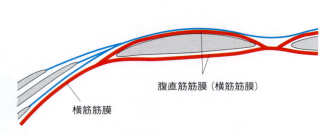

B：弓状線より下方における断面図

C：弓状線の位置の個人差（バリエーション）

図24 McVay：腹直筋鞘と腹直筋筋膜(rectus fascia)
[A, Bは越智淳三(訳)：分冊 解剖学アトラス 運動器 I, 1984より図のみ引用．CはAnson B, McVay CB: Abdominal wall. Surgical Anatomy, 5th Ed, p 462-545, 1971より引用]

る．前壁は外腹斜筋腱膜，上壁は内腹斜筋下縁と腹横筋腱膜，下壁は鼠径靱帯，裂孔靱帯，大腿血管鞘，後壁は後壁横筋筋膜が構成する．鼠径管後壁の範囲とは，上縁は内腹斜筋下縁，内縁は腹直筋鞘外縁，外縁は下腹壁動静脈または窩間靱帯であり，内鼠径ヘルニア(M2型)が突出する部位である(**図9**)．

精索は精巣挙筋膜，精巣挙筋，IIN，内精筋膜，腹膜前筋膜に連続する筋膜(後述，**図62**参照)，精管(女性は子宮円靱帯)，精巣動静脈(精巣静脈は蔓状静脈叢を形成する)，精管周囲神経叢，GFN-GB，リンパ管を含む．外鼠径ヘルニア(L1型)は精索の内精筋膜内に突出してくる．

I. myopectineal orifice と Hesselbach三角

Fruchaud[4]は外鼠径ヘルニア，内鼠径ヘルニア，大腿ヘルニアが起こりうる部位を一括してmyopectineal orifice(MPO)と命名した(**図28**)．

MPOの形は不整な四角形であり，その上縁は腸骨筋膜から腹直筋鞘までの部分の内腹斜筋下縁，下縁はCooper靱帯，外縁は腸骨筋膜，内縁は腹直筋鞘外縁の最下部である．

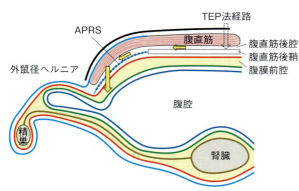

図25　腹直筋後腔と腹腹膜前腔
腹直筋後腔と腹腹膜前腔は異なった腔であり，両者は腹直筋鞘，下方では attenuated posterior rectus sheath（APRS：疎になった腹直筋後鞘線維と横筋筋膜後葉＝腹膜前筋膜浅葉）で分離されている．TEP法における解剖学的重要点の1つである．

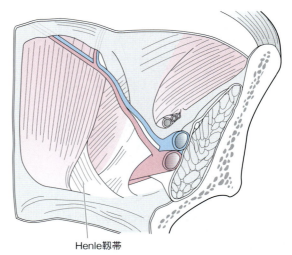

図26　腹直筋筋膜が外側に広がりCooper靱帯に付着するHenle靱帯
（Anson B, McVay CB: Abdominal wall. Surgical Anatomy, 5th Ed, p462-545, 1971 より引用）

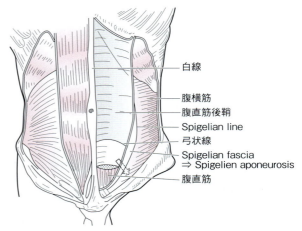

図27　Spigelian fascia
筋膜ではなく腱膜なので"Spigelian aponeurosis"と呼ぶべきであろう．腹直筋後腔経路TEP法の外側鼠径スペースへの到達経路を白矢印で示している．
[Spangen L: Spigelian hernia. Hernia, 3rd Ed. Nyhus LM, Condon RE (eds), p369-379, 1989を参考に作成]

Hesselbach三角は，腹直筋鞘外縁，下腹壁動静脈，鼠径靱帯で囲まれる領域であり，内鼠径ヘルニアが脱出する部位とされてきた（図29）が，1814年にHesselbach自身が定義した範囲はMPOと同様に大腿部も含んでいた[7]．Condon[2]は，その辺縁は①腹直筋鞘と鼠径鎌，②下腹壁動静脈，③Cooper靱帯であるとすべきと指摘した．

m. 欧米における横筋筋膜と腹膜の間の筋膜と腔*の構造

[*：ここで扱う"腔"とは，臓器や脂肪組織などを含む3次元スペースだけでなく，手術や解剖など人為的に"fissile plane"（破れやすい面）や"cleavable space"（剥離可能なスペース）も含める．]

Cooper（1804年，1807年，1827年）[8,9]は，横筋筋膜は external（outer） portion と internal（inner） portion の2層の筋膜からなると指摘した（図30）．internal portion の存在は否定され，近年まで横筋筋膜は一層の external portion からなるとされてきた[10,11]．腹膜と横筋筋膜の間に数層の筋膜が存在するとの複数の指摘はあったが，注目されなかった（表1）．それらの筋膜の性状，腹膜下筋膜（後述する）や腹膜前筋膜（後述する）との一致点・相違点については，コンセンサスは得られていない．以下，私見を含めて述べる．

Tobin（1944年）（図31）[12]は，腎臓は腎筋膜前葉と後葉に包まれ，左右の腎筋膜は正中で結合するとした．2層の腎筋膜は癒合することはなく，間に尿管，精巣動静脈を包んで下方，腸骨窩に伸び，さらに骨盤腔から走行してくる精管も包んで内鼠径輪部から鼠径管内に脱出し，陰嚢まで伸びる（黄色矢印）とした．

Lytle（1945年）（図32）[13]は，鼠径管後壁は2層の筋膜からなるとし，浅層は"transversalis muscle lamina: composed of the conjoined tendon and the transversalis muscle fascia"，深層は"transversalis fascia"と呼び，それぞれに"middle inguinal ring"と"internal inguinal ring"が存在する．下腹壁動静脈はそれら筋膜の間を走行するとした．しかし，Read[10,11]，Mirilasら[14]は，Lytleが用いた名称は誤りであり，浅層は横筋筋膜と internal ring proper あるいは tranversalis ring，深層は腹膜外筋膜（extraperitoneal fascia）あるいは preperitoneal fascia と secondary internal ring，あるいは preperitoneal fascial ring と呼ぶべきとした．

Fowler（1975年）（図33）[15]は後壁横筋筋膜の背側には，浅層の腹膜前筋膜−膜性葉（preperitoneal fascia-membranous layer）と深層の腹膜前筋膜−疎性結合組織葉（preperitoneal fascia-areolar layer）の2葉の腹膜前筋膜があり，2葉の間が腹膜前腔で，精管，精巣動静脈が走行するとした．腹膜前筋膜−膜性葉は横筋筋膜による内鼠径

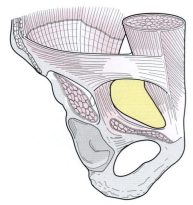

図28 Fruchaudの示したmopectineal orifice
MPOの形は不整な四角形であり，その上縁：腸骨筋膜から腹直筋鞘までの部分の内腹斜筋の下縁，下縁：Cooper靱帯，外縁：iliac fascia（腸骨筋膜）であり，その内縁は腹直筋鞘外縁の最下部．
（Fruchaud H: Anatomie Chirurgicale dses Hernies de L'aine. G.Doin, Paris, 1956を参考に作成）

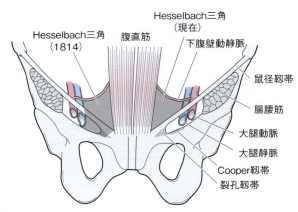

図29 Hesselbach三角
Hesselbach三角の辺縁は①腹直筋，②下腹壁動静脈，③鼠径靱帯とされるが，1814年Hesselbach自身が述べた下縁③はCooper靱帯であり，大腿部を含んでいた．
[Panagoiotis N et al: Supravesical hernia. Hernia, 4th Ed, Nyhus LM, Condon RE（eds），p400-411, 1995より引用]

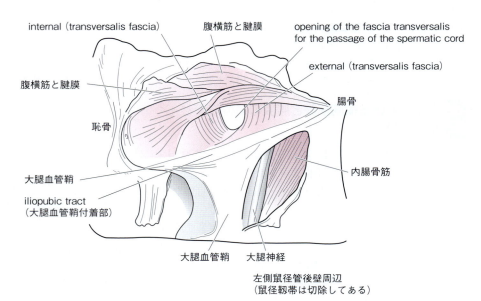

図30 Cooperが記載した2層の横筋筋膜
external transversalis fasciaとinternal transversalis fascia.
（Copper AP: The anatomy and surgical treatment of abdominal hernia, 1827より引用）

輪の上外方背側で"secondary" internal inguinal ringを形成する．下腹壁動静脈は横筋筋膜と腹膜前筋膜膜性葉の間の腔を走行する．
　Read（1992年）（図34, 35）[10, 11]は，鼠径部後壁横筋筋膜，下腹壁動静脈，腹直筋筋膜の背側に1層の筋膜が存在すると指摘した．その筋膜は存在を長い間否定されてきたCooperが指摘した横筋筋膜internal portionであると主張し，"posterior lamina of the transversalis fascia"（以下，横筋筋膜後葉とする）と命名し，横筋筋膜が2層からなることを強調した．下腹壁動静脈は外腸骨動静脈から起始した直後に横筋筋膜後葉を貫通し，鼠径管後壁では横筋筋膜後葉と横筋筋膜前葉（従来の横筋筋膜）の間の腔を走行するとした．
　Diarra，Stoppaら（1997年）（図36～38）[16, 17]は腎筋膜に連続する2層の筋膜は尿管だけでなく精管，精巣動静脈，

精巣などの生殖臓器も包んでいるので，尿生殖筋筋膜（urogenital fascia）と呼ぶべきとした．腸骨窩で後腹膜腔から精管，精巣動静脈などを鞘状に包んだまま内鼠径輪を通って鼠径管内に伸びる部分を"spermatic sheath"とした（以下，Stoppaのspermatic sheath）．内縁は精管であり，外縁は精巣動静脈を越え中腋窩線まで伸びる．
　2層の尿生殖筋筋膜は，前腹壁の背側では，臍を頂点とし両側の内側臍ヒダ（臍動脈の遺残組織）を包む三角形の部位を形成し，umbilico-prevesical fasciaとした．
　内胚葉起源の排泄腔に由来する膀胱と尿膜管遺残組織を含む正中臍ヒダは，中胚葉由来のumbilico-prevesical fasciaには包まれず，腹膜とumbilico-prevesical fasciaの間に位置するとしたが（図36, 37, 39），異論があるところである（後述）．
　Stoppaらは，横筋筋膜とumbilico-prevesical fasciaの

表1 欧米にて横筋筋膜と腹膜の間に存在すると指摘された筋膜

報告者	浅い層	深い層
Tobin(1944)	perirenal fascia-posterior leaf	perirenal fascia-anterior leaf
Fowler(1975)	preperitoneal fascia-membranous layer	preperitoneal fascia-areolar layer
Read(1992)	Cooper's transversalis fascia-posterior lamina	
Stoppa(1997)	A thin fibro-cellular layer, could be considered as Cooper's second lamina	urogenital fascia, spermatic sheath, umbilico-prevesical fascia	urogenital fascia, spermatic sheath, umbilico-prevesical fascia
Arregui(1997)	transversalis fascia-posterior lamina (attenuated posterior rectus sheath)	umbilical prevesicular(previsical) fascia
Mirilas, Slandalakis(2010)	transversalis fascia-posterior lamina?	umbilical prevesical fascia	umbilicovesical fascia (contiguous with the vesical fascia)

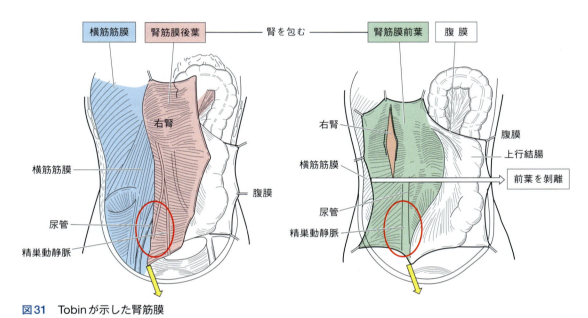

図31 Tobinが示した腎筋膜
(Tobin CE: The renal fascia and its relation to the transversalis fascia. Anat Rec **89**: 295-311, 1944を参考に作成，一部改訂)

間の腔は脂肪組織を豊富に含み，容易に剥離できる腔であり，下腹壁動静脈が腹直筋に向けて走行するとしている．しかし，内側臍ヒダとspermatic sheathの間にはumbilico-prevesical fasciaは存在しないので，この部位の下腹壁動静脈は横筋筋膜と腹膜の間を走行することになる（図37）．Stoppaは，症例によってはumbilico-prevesical fasciaと横筋筋膜の間に薄い蜂窩線維組織層が存在し，これがReadが指摘した横筋筋膜後葉なのかもしれないと述べている．つまりStoppaは横筋筋膜後葉は尿生殖筋膜とは異なった筋膜であると考えていた可能性があるが，残念ながらそれ以上の記載はしていない[17]．

Arregui(1997年)[18]（図40～43）は，下腹部の腹直筋後鞘は症例によっては明瞭な弓状線が形成されずに，腱膜線維の配列密度が次第に減少しながら，数層の筋膜と癒合して恥骨まで達する場合があるとし，この数層の筋膜を"attenuated posterior rectus sheath"（以下，APRS）と呼んだ．APRSは配列が疎になった腹直筋後鞘腱膜線維と，背

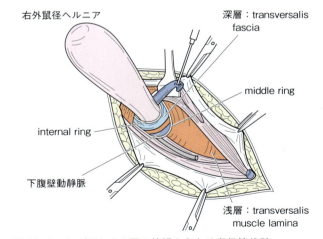

図32 Lytleが示した2層の筋膜からなる鼠径管後壁
(Lytle WJ: Internal inguinal ring. Br J Surg **32**: 441-446, 1945を参考に作成)

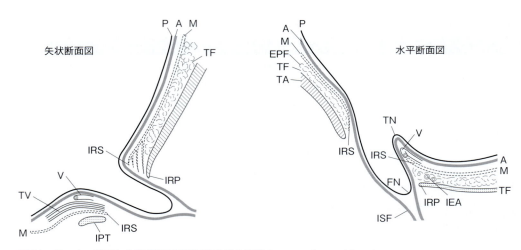

図33 Fowlerが示した鼠径部横筋筋膜背側の2葉のpreperitoneal fascia
横筋筋膜の深層にpreperitoneal fascia-membranous layer, preperitoneal fascia-areolar layerがあり, 精管, 精巣動静脈はそれらの間の腔を走行する. 下腹壁動静脈は横筋筋膜とpreperitoneal fascia-membranous layerの間の腔を走行する.
P: peritoneum, A: preperitoneal fascia-areolar layer, M: preperitoneal fascia-membranous layer, EPF: extraperitoneal fat, TF: transversalis fascia, TA: transversus abdominis muscle, TN: true neck of sac, IRS: secondary internal ring, IRP: internal ring proper, FN: false neck of sac, IEA: inferior epigastric artery, ISF: internal spermatic fascia, V: vas deferens, TV: testicular vessels, IPT: iliopubic tract.
(Fowler R: The applied surgical anatomy of the peritoneal fascia of the groin and the "secondary" internal ring. Aust NZ J Surg **45**: 8-14, 1975 より引用)

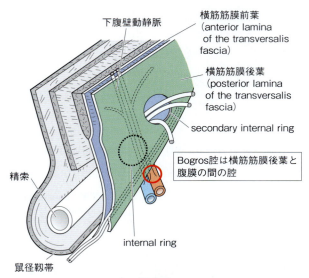

図34 Readが示した横筋筋膜前葉と後葉(右側鼠径部を示す)
○下腹壁動静脈は外腸骨動静脈からの起始部のすぐ末梢で横筋筋膜後葉を貫通するのと指摘.
[Read CR: Anatomy of abdominal herniation: The preperitoneal space. Mastery of Surgery, Nyhus LM et al (eds), p1795-1806, 1997 を参考に作成]

側の横筋筋膜後葉からなる. APRSと腹直筋の間は腹直筋後腔[posterior rectus space(以下, PRS)]であり, 腹直筋の血流を支配する下腹壁動静脈が走行する. PRSと腹膜前腔とは異なった腔であり, PRS経路TEP法ではAPRSを切開あるいはバルーンで破いて腹膜前腔に到達す

る必要がある(図25). Bendavid[19]が指摘した"venous circle"が走行するとした"Bogros腔"(詳細は後述する)は誤りであり, 正しくはPRSが骨盤腔に延長した腔であるとした.

さらに, APRSの背側にはpreperitoneal fasciaであるumbilical prevesicular (preversical) fasciaが存在する. APRSとumbilical prevesicular fasciaの間が腹膜前腔であり, 恥骨背側のRetzius腔に連続する. umbilical prevesicular fasciaは内鼠径輪の背側(lateral inguinal space)で精管, 精巣動静脈, もし外鼠径ヘルニアサックがあればこれも包む円錐状の鞘[conical sheath(以下, Arreguiのspemaric sheath)]を形成し, 鼠径管内に延びてinternal spermatic fasciaとなるとした(図40, 43). Stoppaのspermatic sheath(図36〜38)は, 外鼠径ヘルニアを高位結紮, parietalization of the cord components後に現れる精管・精巣動静脈を鞘状に包む筋膜であり, Arreguiのspermatic sheathとは異なる(図40, 43).

Colborn, Skandalakis(1998年)[20]は, 横筋筋膜後葉の存在は認めるも, 横筋筋膜が2層の筋膜からなるのか, あるいは横筋筋膜後葉は単なる腹膜外結合組織が凝縮した局所的な筋膜であるのかについては, 疑問があるとした(図44).

Mirilas, Skandalakis(2010年)は後腹膜臓器(副腎, 腎, 性腺)や骨盤内腹膜外臓器(膀胱, 下部直腸)は胎生期に腹壁の中間層(intermediate stratum)から発生するとした[14]. 胎生期の腎臓の成長, 上方への移動によって中間層の腹膜外脂肪組織が圧排され, 凝集筋膜(condensation

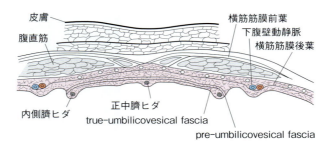

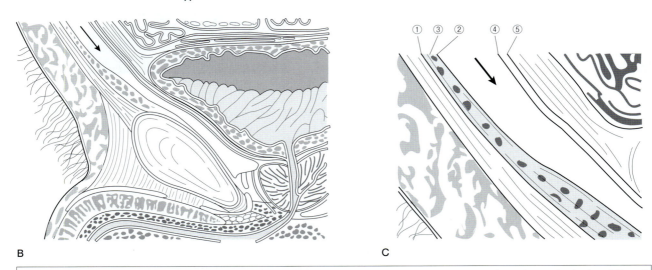

図35 Readによる横筋筋膜前葉と後葉
A：Readの記載した図中にはどこが何を指すかの指示は全く描かれていない．本文中に"umbilicovesical fasciaには pre-とtrueがあり，両者の間が膀胱周囲腔（perivesical space）．The true umbilicovesical fasciaは正中で尿膜（正中臍ヒダ）により際立っている"と記載されている．本文と上記英文解説を参考に柵瀬が名称を図示した．
B：Retzius腔の矢状断面図．Sobottaの図にReadが①線，②線，③領域（①線と②線の間の領域）を追加している．上記記載から，①線が横筋筋膜前葉，②線が横筋筋膜後葉，④が"pre-umbilicovesical fascia"，⑤が"true-umbilicovasical fascia"であると考えられる．
C：左図の拡大図．
[Read CR: Anatomy of abdominal herniation: The preperitoneal space. Mastery of Surgery, Nyhus LM et al(eds), p1795-1806, 1997を参考に作成]

fascia)である腎筋膜が形成される[21]．

腎の下方に延びて尿管，精巣動静脈，精管を包むので泌尿生殖膜となる．

骨盤内でも，膀胱，子宮，直腸などの成長により内面層（inner stratum）から膀胱筋膜（vesical fascia）などの凝集筋膜（condensation fascia）が作られる[14,21]．目的論的にみると膀胱，尿管，直腸などの蠕動運動や膨張に対応できるように，内臓骨盤筋膜（visceral pelvic fascia）が臓器を包み，支持する[21]．

臍の下方の腹膜外腔には，左右の内側臍靱帯の間に2層の筋膜が形成される（図45）．

深層の臍膀胱筋膜（umbilicovesical fascia）あるいは膀胱臍筋膜（vesical umbilical fascia）は正中臍靱帯，内側臍ヒダを包み，膀胱筋膜に連続する．浅層の臍膀胱前筋膜（umbilical prevesical fascia）は横筋筋膜と臍膀胱筋膜の間に位置する腎筋膜に類似する凝集筋膜であり，臍から膀胱の側壁まで伸びる[21]．

鼠径部にも腎筋膜から連続した筋膜が伸び，secondary internal inguinal ringを形成するが，これは横筋筋膜後葉ではないとしている[14]．

1) Bogros腔

Bogros（1823年）[22]（図46）は鼠径部の下腹壁動脈や外腸骨動脈の動脈瘤や外傷に対する鼠径部切開を用いた手術を

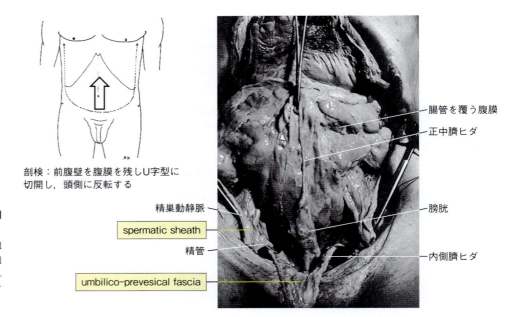

図36 Stoppa の urogenital fascia 尿生殖筋膜
(Stoppa R et al: The retroparietal spermatic sheath— An anatomical structure of surgical interest. Hernia 1: 55-59, 1997 より許諾を得て転載)

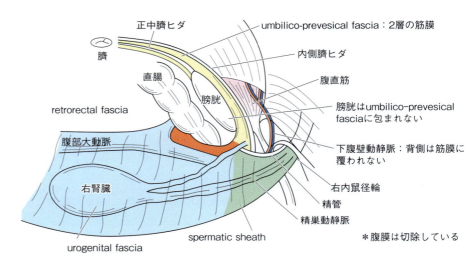

図37 柵瀬によるStoppaの "urogenital fascia 尿生殖筋膜" の図式化

提案し，外腸骨動脈と下腹壁動脈の起始部は疎性結合組織を含む横筋筋膜と腹膜の間に腔が存在することを指摘した．
　Rouvière(1912年)[1]（図47）はBogrosが指摘した腔について「鼠径部腹壁の腹膜は腸骨窩に向かって反転し，凹面の溝を形成する．腹膜，横筋筋膜，腸骨筋膜に囲まれた腹膜前脂肪組織を含む三角形のスペース」とし，Bogros腔と命名した．
　Bendavid(1992年)[19]（図48）は，Bogros腔はRetzius腔が鼠径管後壁背側に延長した腔であり，ここにdeep inferior epigastric vein, iliopubic vein, rectusial vein, suprapubic vein, retropubic veinが形成する静脈サークルが走行すると報告した．
　これに対しRead (1992年)[9]（図34），Colborn, Skandalakis (1998年)[20]（図44），Arregui (1997年)[18]（図40）らは，Bogros腔（Colborn, Skandalakisは"new concept of Bogros"としている[20]）は横筋筋膜後葉と腹膜の間と考えられるので，Bendavidの静脈サークルはBogros腔より

浅い腔に走行するとした．しかし，Stoppa, Diarra(1997年)[17]はBogros腔は，spermatic sheathによって浅い剥離可能な腔 [superficial cleavable space (脂肪組織を含む)] と深部 [deep claevable space (外腸骨動静脈や体性神経を含む)] に分けられるとしている．Bendavidの静脈サークルはBogros腔の浅い剥離可能な腔（superficial cleavable space of Bogros）に走行するといえる．

2) Retzius腔

Retzius(1858年)[23]は以下の所見を報告した（図49）．
① 弓状線の下方の膀胱周囲には膀胱が尿貯留により拡張するために必要な腹膜前腔がある
② この腹膜前腔の内壁は横筋筋膜で裏打ちされており，内部に疎性結合組織を含む
③ この腹膜前腔は前方の腹直筋鞘内につながっている
　この膀胱周囲の腔が明らかな定義がないまま，"Retzius腔"として知られてきた．しかし以下の理由により，少な

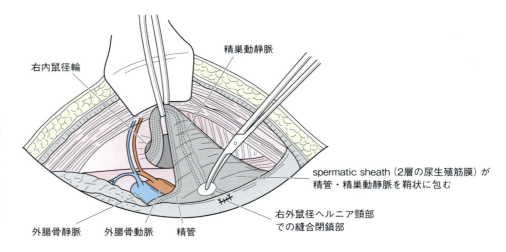

図38 Stoppaのspermatic sheath
下腹部正中切開による腹膜前修復法 Giant Prosthetic Reinforcement of the Visceral Sacにおけるparietalization of the cord components中の右内鼠径部の腹膜前腔.
(Stoppa R et al: The retroparietal spermatic sheath— An anatomical structure of surgical interest. Hernia 1: 55-59, 1997より引用)

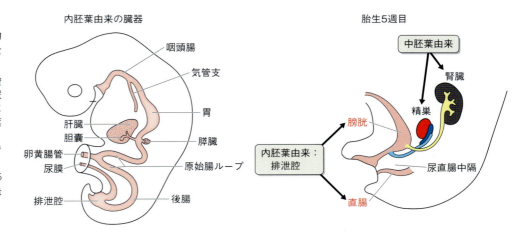

図39 尿生殖器は発生学的には2つの由来からなる
膀胱は胎生4〜7週中に排泄腔が尿直腸中隔により膀胱・尿膜管と直腸に分かれることによって形成されるので内胚葉由来である. しかし, 腎臓・尿管は後腎から発生するので中胚葉由来である.
[安田峯生, 沢野十蔵(訳): 15章: 尿生殖系. ラングマン人発生学, 第7版, p245-279, 1996より引用]

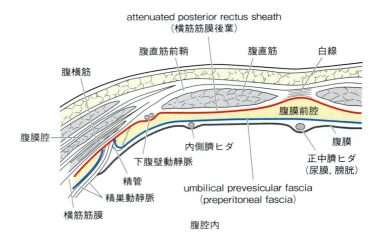

図40 Arregui：鼠径靱帯の高さにおける前腹壁の横断面図（原文を参照し一部改正）
attenuated posterior rectus sheath, umbilical prevesicular fascia. umbilical prevesical fasciaは精管・精巣動静脈, もしあれば外鼠径ヘルニアサックを包む円錐形の鞘を形成する.
(Arregui ME: Surgical anatomy of the preperitoneal fasciae and posterior transversalis fasciae in the inguinal region. Hernia 1: 101-110, 1997を参考に作成, 一部改変)

くとも②③の見解は誤りであると考える.

　Perunkopfの示した解剖図[24]では, "preperitoneal tissue"の背側に膀胱が描かれており, 膀胱を含む腔がRetziusが指摘した"膀胱周囲の腹膜前腔"を指すと考えられるが, 明らかに腹直筋鞘内とはつながっていない（図50）.

　Read（1997年）[11]（図35）は, Retzius腔は横筋筋膜後葉とpre-umbilicovesical fasciaの間であるとした.

　Diarra, Stoppa（1997年）[17]は, Retzius腔は横筋筋膜と膀胱の間の腔であるが, 前述したBogros腔と同様にumbilico-prevesical fasciaによって2つの腔に分けられるとした. 浅い腔は豊富な脂肪組織を含み容易に剥離を行える腔であるが, 深い腔は組織が癒合し, 膀胱と静脈叢を含むので, 剥離は困難かつ危険な腔であるとした.

　Arregui（1997年）[18]（図40, 42）はRetzius腔はattenuated posterior rectus sheathとumbilical prevesicular

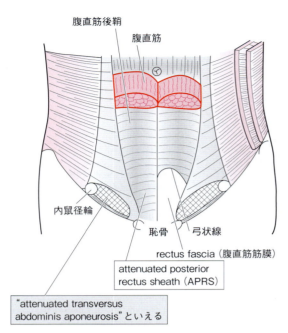

図41　attenuated posterior rectus sheath
Arreguiは，症例によって明瞭な弓状線が形成されずに，腱膜線維の配列密度が恥骨に近づくにつれて徐々に疎になって，後鞘が薄くなる．これを"attenuated posterior rectus sheath"と呼んだ．

fascia(preperitoneal fascia)の間である腹膜前腔に連続するとした．
　Mirilas, Skandalakis[21]は，本文中にはRetzius腔は臍膀胱前筋膜と臍膀胱筋膜の間であると記載しているが，図45で解説されているように，横筋筋膜と臍膀胱前筋膜の間がprevesical(Retzius)spaceであり，臍膀胱前筋膜と臍膀胱筋膜との間はperivesical spaceである，とするのが正しいと考えられる(図45)．

n. わが国における横筋筋膜と腹膜の間の筋膜と腔の構造

　佐藤は，腹壁の層構造を筋層を中心と考えると，外筒と内筒を構成する筋膜成分は対照的に配列すると考えた．2層の皮下筋膜に対応して，腹膜と横筋筋膜の間には腹膜下筋膜深葉(腎筋膜前葉に相当する)と腹膜下筋膜浅葉(腎筋膜後葉に相当する)の2層の筋膜があり，腹腔全体を包んでいると指摘した[25-28](図51，52)．
　腹膜下筋膜は腎の下方で，性腺動静脈筋膜，尿管筋膜，大動静脈筋膜に分離される．性腺動静脈筋膜は，鼠径輪を頂点とし精巣動静脈と精管を2辺とした三角形の精管・精巣動静脈筋膜を形成する．大動静脈筋膜から連続する内腸骨動脈(旧名：下腹動脈)を包む腹膜下筋膜深葉は臍動脈索を包んで膀胱の前方を通過して，臍まで伸びる三角形の膀胱下腹筋膜あるいは臍膀胱前筋膜を形成する(図53，54)．この2葉の筋膜は正中線では内部に尿膜管索を包含

し，その下端は肛門挙筋の上面に達し，膀胱筋膜に連続する．一方，尿管筋膜の腹膜下筋膜深葉は膀胱を包む膀胱筋膜を作るが，上方は消失するので膀胱は腹膜だけで覆われる．膀胱の筋膜といえば膀胱下腹筋膜(臍膀胱前筋膜)を指す場合が多いとしている．筆者は，Stoppaの"umbilico-prevesical fasciaは膀胱を包まない"とする見解(図36，37)は，佐藤の上記見解(図53，54)と大きな違いはないと考える．少なくとも，鼠径部ヘルニア手術においては膀胱下腹筋膜(臍膀胱前筋膜)より背側(深部)の剝離は膀胱損傷，出血の危険を伴うので行ってはならない．
　佐藤は下腹壁動静脈の背側を覆う筋膜の有無については記載していないが，骨盤腹壁の層構成を示す図(図55)には前方壁筋層の背側に腹膜下筋膜浅葉，深葉が描かれている．腹膜下筋膜浅葉が，Readが指摘した横筋筋膜後葉にあたると考えられる．
　筆者は前方到達法の視点から，腹膜下筋膜を"腹膜前筋膜"と呼んでいるので，以下この名称を用いる．基本的には佐藤の考えと同様で，腹膜前筋膜浅葉と深葉が腹腔全体と包むと考えている(図51，56，57)．
　鼠径管後壁，下腹壁動静脈の背側にある筋膜は横筋筋膜後葉[10, 11]，あるいは腹膜前筋膜–膜性層(Fowler)[15]とされてきたが，筆者は腹膜前筋膜浅葉に相当すると考えている．臍膀胱前筋膜は腹膜前筋膜深葉が形成し，膀胱は臍膀胱前筋膜には包まれず(Stoppa，佐藤と同様)，その背側に位置すると考えている(図56，57)．
　古典的な腹膜前腔は，2層の腹膜前筋膜が存在することにより3つのスペースに分かれる(図58)．
　最も浅い横筋筋膜と腹膜前筋膜浅葉の間の腔には，鼠径管後壁の背側では下腹壁動静脈が走行する．中間の腹膜前筋膜浅葉と深葉の間の腔が狭義の腹膜前腔であり，内側臍ヒダの内側ではRetzius腔であり，spermatic sheathの中には精巣動静脈，精管が含まれる．
　最も深い腹膜前筋膜深葉と腹膜の間には，正中では膀胱，正中臍ヒダ(尿膜管遺残組織)，腸骨窩ではparietalization of the cord componentsで剝離される腔である．
　筆者の考えは以下の点が欧米の報告と異なる．

①Stoppa, Diara[17, 18]
- 泌尿生殖膜は腹腔全体を覆わない．vs. 筆者：腹腔全体を覆う．
- umbilico-prevesical fasciaは2層の尿生殖筋膜からなる．vs.筆者：腹膜前筋膜深葉からなる．
- 下腹壁動静脈の背側に筋膜はない．横筋筋膜後葉と考えられる組織が症例によっては観察されることがあるが，泌尿生殖筋膜との関連性は述べていない．vs.筆者：腹膜前筋膜浅葉が背側を覆う．

②Mirilas, Skandalakis[14, 21]
- 胎生期に膀胱，尿管，下部直腸も中間層からが発生するので，それらは同じ筋膜で包まれる．vs.筆者：膀胱，直腸下部は腹膜前筋膜深に包まれない．
- 腎筋膜から連続した筋膜が伸び，secondary internal

序章　鼠径部ヘルニアの歴史，解剖，分類と用語
2．鼠径部切開法のための解剖

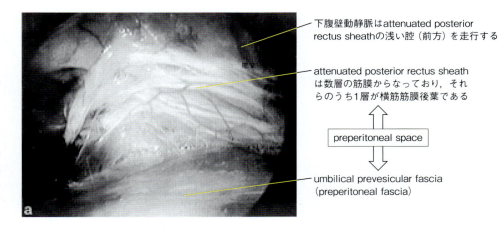

図42　Arreguiの示したattenuated rectus sheath，横筋筋膜後葉
臍下における白線切開によるTEP法の腹膜前腔の所見．
（Arregui ME: Surgical anatomy of the preperitoneal fasciae and posterior transversalis fasciae in the inguinal region. Hernia 1: 101-110, 1997より許諾を得て転載）

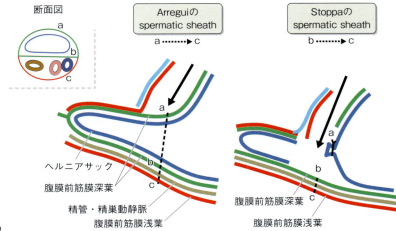

図43　Arreguiのspermatic sheathとStoppaのspermatic sheathの違い

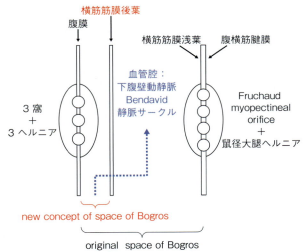

図44　ColbornとSkandalakisの示したoriginal Bogros腔とnew Bogros腔
（Colborn GL, Skandalakis JE: Laparoscopic inguinal anatomy. Hernia 2: 179-191, 1998を参考に作成，一部追加）

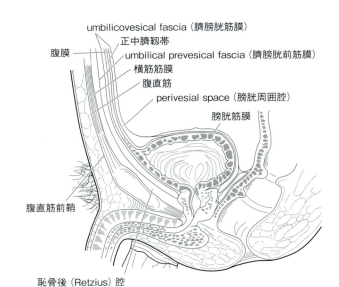

図45　MirilasとSkandalakisの示した下腹部前腹壁の矢状断面図
（Mirilas P, Skandalakis JE: Surgical anatomy of the retroperitoneal spaces part 2: The architecture of the retroperitoneal space. Am Surg 76: 33-42, 2010より引用）

23

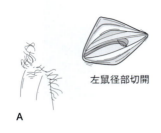

図46 Bogrosの論文
（A：Bendavid R: Special issue: The space of Bogros. Postgraduate General Surgery 6: 1995 より引用）
（B：Fruchaud H: Anatomie Chirurgicale dses Hernies de L'aine. G.Doin, 1956 より引用）

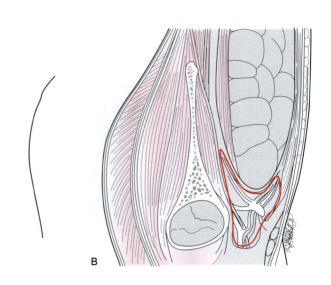

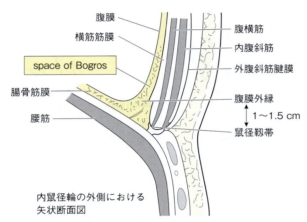

図47 Rouvière（1912年）がBogros腔と命名
「鼠径部腹壁の腹膜は腸骨窩に向かって反転し，凹面の溝を形成する．腹膜の外側は鼠径靱帯の1〜1.5cm頭側の腸骨窩の軟部組織と接触している．腹膜，横筋筋膜，腸骨筋膜に囲まれた腹膜前脂肪組織を含んだ三角形の間隙は"space of Bogros"と呼ばれる」．
[Hureau J: The space of Bogros and interparietoperitoneal spaces. Abdominal Wall Hernias. Bendavid R et al(eds), p 101-106, 2001 より引用]

inguinal ringを形成するが，これは横筋筋膜後葉ではないとしている．vs. 筆者：secondary internal inguinal ringは腹膜前筋膜浅葉＝横筋筋膜後葉からなる．

1）外鼠径ヘルニアの解剖

胎生期における精巣下降の過程を知ると理解しやすい（図59）．

精巣は胎生8週ごろから腎臓付近に発生し，胎生20〜40週に横筋筋膜，腹膜前筋膜浅葉，腹膜前筋膜深葉が腹膜の突出部である腹膜鞘状突起とともに陰嚢部に突出する．横筋筋膜の突出部の辺縁が内鼠径輪であり，次いで精巣が精巣導管体に牽引されるとともに，腹腔，体壁の成長に伴って相対的に下降し，内鼠径輪から脱出して陰嚢底まで下降する．腹膜鞘状突起に起因する多くの成人外鼠径ヘ

ルニアは腹膜前筋膜深葉で包まれている．腹膜前筋膜深葉とその外側を包む腹膜前筋膜浅葉との間には精管，精巣動静脈が走行する．さらにその外側には横筋筋膜に連続する内精筋膜が包んでいる．

外鼠径ヘルニアの矢状断面図（図60），鼠径管後壁の前方での冠状断図（図61），精索の断面図層（図62）を示す．

O. 鼠径部の神経

1）腰神経叢

腰神経叢はT12とL1〜4の腹側枝から形成され，IHN，IIN，陰部大腿神経本幹（GFN-MT），外側大腿皮神経，閉鎖神経，大腿神経が起こる（図63）[29]．

2）鼠径部の末梢神経

鼠径部には頭側から，IHNとIIN，GFN-GBの3本の神経が走行する．神経の走行や本数には異型が多く，互いの間に交通枝があることも少なくない．Al-dabbagh[30]は，教科書どおりの典型例は41.8％に過ぎず，IHN，IINの両者または片方がみつからない（7.3％），神経が4本（2.7％），IINがGFN-GBから分枝（1.8％）などもあったとしている．

以下，断りがなければ典型例について述べ，異型例について加える．

IHNとIINは，根部は共通のL1神経幹（T12の側副枝が合流することもある）から起こり，前者が主幹，後者が側副枝である（図63）．IHNは腰方形筋の前面を下外側に走行し，側腹部で腹横筋を貫通し，腹横筋と内腹斜筋との間を走行した後にASISの2cm程度内側下方で内腹斜筋貫通し，内腹斜筋の表面を透明なinterparietal fascia（neural bedと呼ぶ）で覆われて内側に向けて走行する（図9，11，12）[2]．しかし，内鼠径輪の上方に達してもまだ腹横筋腱膜弓近くの内腹斜筋中に埋没して走行し（Amidは特に"intramuscular part of the IHN"と呼び，この部位の神経損傷をCPIPの原因の1つとして強調している），精索の中央部あたりで内腹斜筋を貫通し表面を走行する異型例が11％あるとされる（図64）[31]．

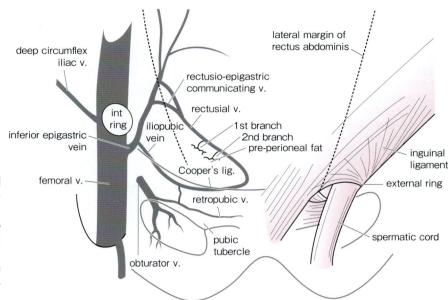

図48 Bendavidが記載した鼠径部背側のBogros腔を走行する静脈サークル

A network composed of the deep inferior epigastric vein, iliopubic vein, rectusial vein, suprapubic vein, retropubic vein.
(Bendavid RA: The space of Bogros and the deep inguinal venous circulation. Surg Gynecol Obstet **174**: 355-358, 1992より引用)

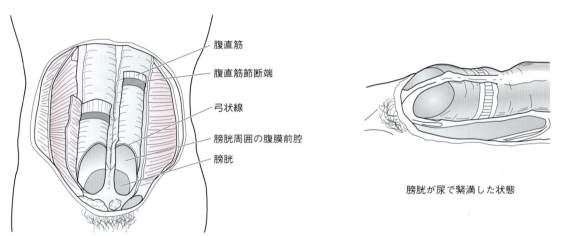

図49 Retziusの"Some remarks on the proper design of the semilunar line of Douglas"
現在はsemilunar line of Douglasはsemicircular line of Douglas（弓状線）に改名されている．
1. 弓状線の尾側で膀胱周囲には膀胱が尿貯留により拡張するために必要な腹膜前腔がある．
2. この腹膜前腔の内壁は横筋筋膜で裏打ちされており，内部に疎性結合組織を含む．
3. この腹膜前腔は前方の腹直筋鞘内とつながっている．
（Retzius AA: Some remarks on the proper design of the semilunar lines of Douglas. Edinburgh Med J **3**: 865-867, 1858より引用）

5％以下ではあるが，内腹斜筋，内腹斜筋腱膜の背側に埋没して走行し，腹直筋鞘外縁付近で貫通するsubaponeurotic courseをとる異型例もあるとされる[31]．

筆者は腹直筋鞘内に入り，正中付近でようやく腹直筋前鞘を貫通し，さらにすぐ内側の正中真近の位置で外腹斜筋腱膜を貫通するsubaponeurotic courseをとる異型例を経験している（図65）．

IINはIHNとほぼ同様にASISの2cm程度内側部で内腹斜筋を貫通し，内腹斜筋の表面をinterparietal fasciaに覆われて内側に走行後，精巣挙筋膜に覆われ精索の前面に付着して走行する（図9，12）．精巣挙筋内に埋没している異型例もまれでない．外鼠径輪から皮下に出て鼠径部皮膚に分布するものが，ときに外鼠径輪に達する手前（外側）で単独で外腹斜筋腱膜を貫通して大腿内側皮膚に分布する異型例もある（図3）．

GFN-MTはL2，L3から起こる．大腰筋の表面を下行し，鼠径靱帯の背側を大腿に向かって走行する陰部大腿神経大腿枝（GFN-FB）と，内鼠径の下方を通過して鼠径管内に向かって走行するGFN-GBに分かれる（図20）．内鼠径輪下方の後壁横筋筋膜を貫通する異型例も5.6％あったとされる[28]．

Amidは，GFN-GBは精索の下方背側で精巣挙筋膜に覆われて外精動静脈と伴走し，外精静脈が術中に青い索状組織として認識されるので，外精動脈とGFN-GBを含めて

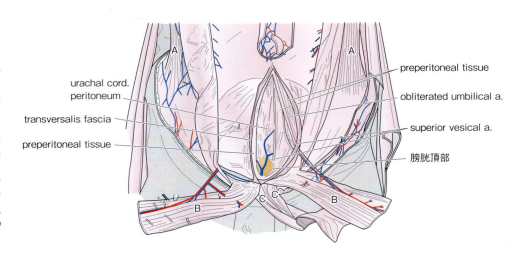

図50 Pernkopfの解剖図
A=外腹斜筋，B=腹直筋，C=錐体筋．
前方側方の腹壁．腹直筋鞘を切開し，腹直筋を下方に反転してある．弓状線尾側で横筋筋膜を切開し，腹膜前脂肪組織と結合組織の一部を切除した．恥骨後腔内に膀胱頂部が認識される．
［Platzer W（ed），Translated by Monsen H: In Pernkopf Anatomy Volume II: Thorax, Abdomen, Extremities, 3rd Ed, p179, 1989 より引用］

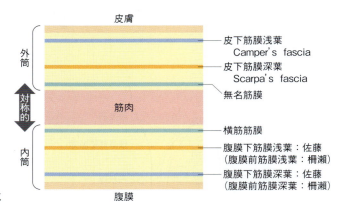

図51 腹壁の層構造：佐藤の理論の図示化

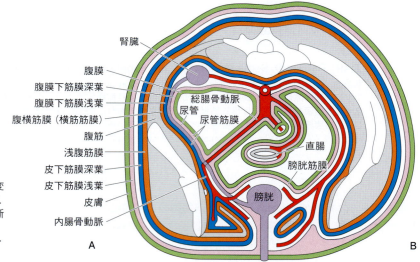

図52 骨盤の層構成を示す断面模型図
A：腹壁の斜横断と骨盤壁の前額断を連続させた変則断面図．尿管と腸骨動脈の通る層間隙を示す．
B：横断面に骨盤隔膜の前額面をはめ込んだ変則断面図．
（佐藤達夫，佐藤健次：泌尿器手術に必要な局所解剖・13骨盤の筋膜．臨泌 43: 576-584, 1989 より引用）

"blue line"と呼んだ（図9，10，12，15）[32]．しかし，Wijsmuller[33]は，"blue line"を呈した例は22％しかなかったとしている．末梢側は94％は外鼠径輪を通過し，陰嚢根部まで到達する[33]．

p. 大腿血管鞘，大腿輪，大腿管（図66）

外腸骨動静脈は大腰筋の前面に沿って後腹膜腔を下行し，腸骨筋内縁の腸恥骨筋膜弓，Cooper靱帯，iliopubic tractに包まれた血管裂孔を通過して大腿動静脈になる．このとき，腸恥骨筋膜弓，Cooper靱帯［この部は恥骨筋膜

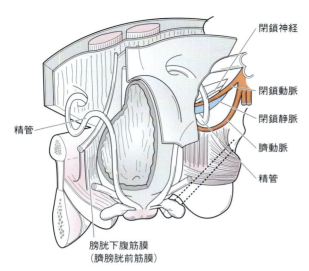

図53 膀胱下腹筋膜
(佐藤達夫：泌尿器手術に必要な局所解剖・14 膀胱と前立腺．臨泌 43: 669-676, 1989 より引用)

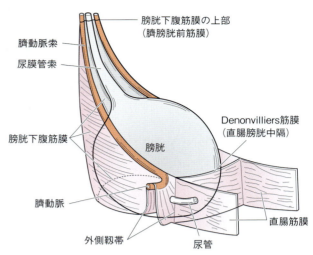

図54 膀胱下腹筋膜とDenonvilliers筋膜
(佐藤達夫：泌尿器手術に必要な局所解剖・18 膀胱と前立腺．臨泌 43: 1039-1048, 1989 より引用)

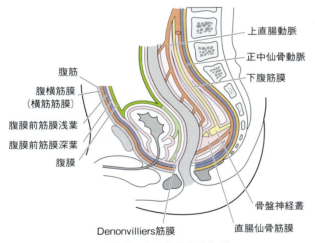

図55 Denonvilliers筋膜，直腸仙骨筋膜など
(佐藤達夫，佐藤健次：泌尿器手術に必要な局所解剖・13 骨盤の筋膜．臨泌 43: 576-584, 1989 より引用)

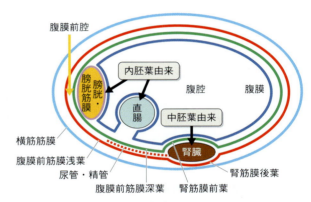

図56 腹膜前筋膜の層構造：柵瀬
腹膜前筋膜は腹腔全体を包む．
腹膜前筋膜浅葉≒横筋筋膜後葉．
腹膜前筋膜深葉≒umbilical prevesical fascia(臍膀胱前筋膜)

(pectineal fascia)の付着部である]，iliopubic tract から横筋筋膜が血管を円筒状に包んで4cmほど延びて，大腿動静脈の外膜に癒合して終わる[2]．この横筋筋膜の筒を大腿血管鞘(femoral sheath)と呼ぶ．大腿血管鞘は3つの区画に分かれており，外側に大腿動脈が，中央に大腿静脈が走行，内側には長さが2cmほどの円錐状のスペースがあり，大腿管(femoral canal)と呼ばれる．大腿管の先端内側壁は大腿からのリンパ管が貫通しており，内部に深鼠径リンパ節(Rosenmüllerリンパ節あるいはCloquetリンパ節)と腹膜前脂肪組織が含まれている．

大腿血管鞘の外側には腸骨筋の表面を大腿神経が走行する．

外腸骨静脈の内側壁，Cooper靭帯，iliopubic tractで囲まれた大腿管の腹腔側の入口が大腿輪(femoral ring)である．

大腿ヘルニアは大腿輪を通って大腿管を下行し，大腿血管鞘の内側で2層の腹膜前筋膜と横筋筋膜を伸展させて，卵円窩(伏在裂孔)に突出する．大腿血管鞘からの大腿ヘルニアの出口を大腿ヘルニア孔(femoral hernia orifice)と呼ぶ．その内側には強靱な裂孔靭帯が位置するため，嵌頓，絞扼はこの部位で起こる(図9)．

q. 腹腔側からみた鼠径部の解剖

下腹部前腹壁を腹腔内から観察すると，腹膜には正中に1本，その外側に左右とも2本づつの縦ヒダがある(図67)．

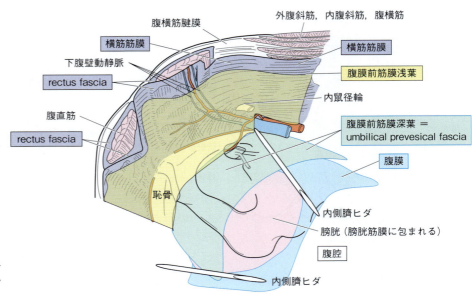

図57 下腹部前腹壁の構造：柵瀬
(Anson B, McVay CB: Abdominal wall. Surgical Anatomy, 5th Ed, p 462-545, 1971を参考に作成，一部追加)

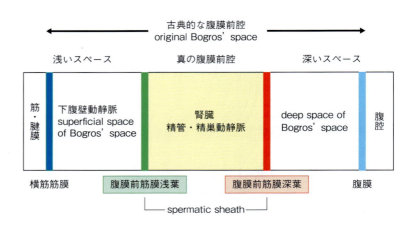

図58 腹膜と横筋筋膜の間のスペース：柵瀬

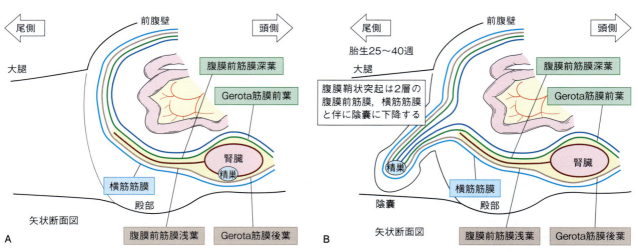

図59
A：胎生期．精巣下降の発生．
B：胎生期．精巣下降と腹膜鞘突起．

序章　鼠径部ヘルニアの歴史，解剖，分類と用語

2．鼠径部切開法のための解剖

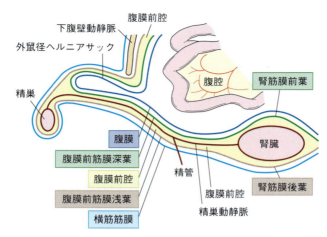

図60　腹膜鞘状突起に由来する外鼠径ヘルニアの筋膜解剖

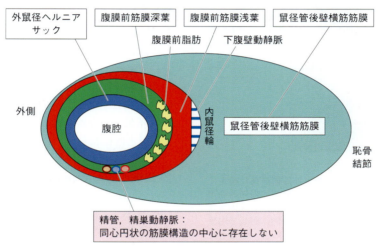

図61　外鼠径ヘルニアの内鼠径輪部の断面図（右側）

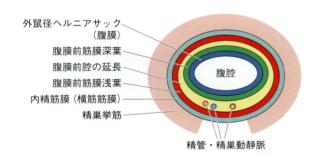

図62　腹膜鞘状突起に由来する外鼠径ヘルニア：精索の断面図

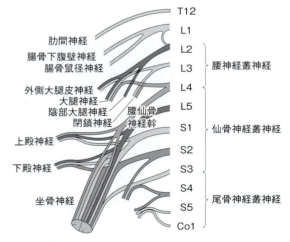

図63　腰仙骨神経叢

（Mirilas P, Skndalakis JE: Surgical anatomy of the retroperitoneal space. Part IV: Retroperitoneal nerves. Am Surg **76**: 253-262, 2010 より引用）

①正中臍ヒダ：正中に位置し，臍と膀胱の頂点を結ぶヒダで，腹膜と腹膜前筋膜深葉都の間のスペースに尿膜管の遺残組織である正中臍索を含む
②内側臍ヒダ：正中臍ヒダの外側に位置し，臍から膀胱の外側に向かう左右一対のヒダで，臍動脈の遺残組織である臍動脈索を含む
③外側臍ヒダ：内側臍ヒダのさらに外側に位置する左右一対のヒダで，下腹壁動静脈を含む
これら5本のヒダの間には片側で3ヵ所の陥凹部がある．

①膀胱上窩：正中臍ヒダと内側臍ヒダの間で，膀胱上ヘルニア（外膀胱上ヘルニアはM1になるが，まれにM2，M3，Fになる．さらにまれに内膀胱上ヘルニアになる）が脱出する
②内側鼠径窩：内側臍ヒダと外側臍ヒダの間で，M2型が脱出する．iliopubic tractの背側が大腿ヘルニアが脱出する部位である（図20参照）
③外側鼠径窩：外側臍ヒダの外側が内鼠径輪部であり，L1型，精索脂肪腫が脱出する

r. 腹膜前腔からみた鼠径部の解剖

腹膜，腹膜前筋膜深葉・浅葉，腹膜前脂肪組織を剥離した後に腹膜前腔からみた腹壁の解剖を図に示す（図20）．

s. 腹腔鏡下手術時に特に注意を要する3ヵ所の領域

1）不運の三角（図68）

内鼠径輪を頂点として内縁は精管，外縁は精巣動静脈，下縁はparietalization of the cord componentsにて剥離した腹膜縁に囲まれた三角形領域である．外腸骨動静脈，GFN-GBが含まれており，前者の損傷による大出血は不幸な結果につながるとの意味で"不運の三角"（triangle of doom）と呼ばれる[20]．

2）疼痛の三角（triangle of pain）（図69）

iliopubic tractの下方，精巣動静脈の外側領域であり，GFN-GB，大腿神経，外側大腿皮神経がiliopubic tractの背側を通過して大腿に走行する[20]．この部位のiliopubic

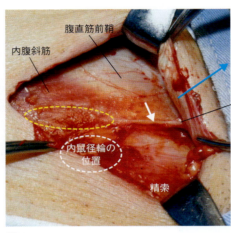

図64
腸骨下腹壁神経（IHN）（白矢印）（右側）が腹直筋前鞘を乗り越えて内側に走行することが認識できる．しかしその外側の内腹斜筋表面（黄色点線丸部位）にはIHNが認識できない．この部位はIHNは内腹斜筋内に埋没して走行している．このような例に対して内鼠径輪の頭側でメッシュ頭側部を内腹斜筋に縫合すると，埋没したINHが損傷される可能性がある．

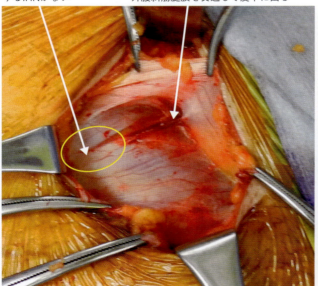
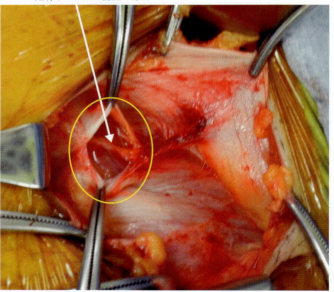

図65 腹直筋前鞘内を走行する腸骨下腹壁神経（IHN）（右側）

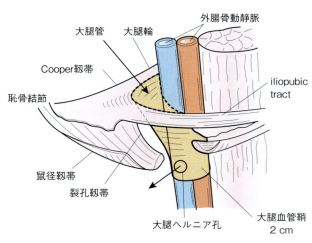

図66 大腿ヘルニアの解剖

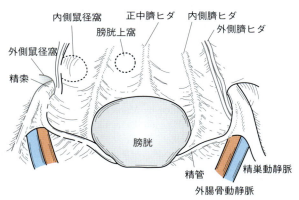

図67 腹腔からみた鼠径部の解剖
(Colborn GL, Skandalakis JE: Laparoscopic inguinal anatomy. Hernia 2: 179-191, 1998 より引用)

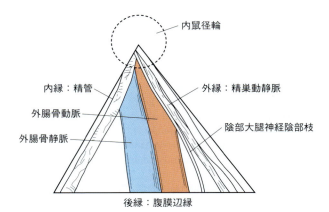

図68 不運の三角
(Colborn GL, Skandalakis JE: Laparoscopic inguinal anatomy. Hernia 2: 179-191, 1998 より引用)

tractにメッシュ固定を行うと神経損傷の危険がある．

3）死冠（図70）

異所性閉鎖動脈が存在すると総腸骨動脈，内外腸骨動脈，閉鎖動脈，下腹壁動脈が環状に交通する[20]．もし異所性閉鎖動脈の存在に気付かず，損傷すると，外腸骨動脈系と内腸骨動脈系の2方向から動脈性出血が起こり，死に至る危険があることから死冠(the circle of death, corona mortis)と呼ばれる．実際には異所性閉鎖静脈が存在する頻度のほうが高い．

● 文献
1) Hureau J: The space of Bogros and interparietoperitoneal spaces. Abdominal Wall Hernias. Bendavid R, Abrahamson J, Arregui ME(eds), Springer, p101-106, 2001
2) Condon RE: Anatomy of the inguinal region and its relation to groin hernia. Hernia, 4th Ed. Nyhus LM, Condon RE(eds), JB Lippincott, p16-53, 1995

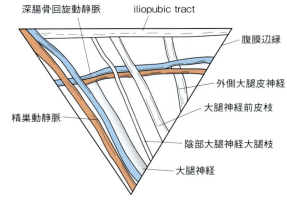

図69 疼痛の三角
(Colborn GL, Skandalakis JE: Laparoscopic inguinal anatomy. Hernia 2: 179-191, 1998 より引用)

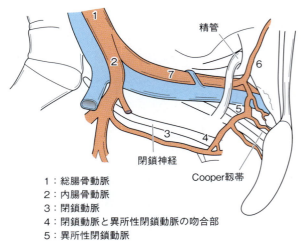

1：総腸骨動脈
2：内腸骨動脈
3：閉鎖動脈
4：閉鎖動脈と異所性閉鎖動脈の吻合部
5：異所性閉鎖動脈
6：下腹壁動脈
7：外腸骨動脈

図70　死冠：異所性閉鎖動脈
(Colborn GL, Skandalakis JE: Laparoscopic inguinal anatomy. Hernia 2: 179-191, 1998 より引用)

3) Anson B, McVay CB: Abdominal wall. Surgical Anatomy, 5th Ed, WB Saunders, p462-545, 1971
4) Fruchaud H: Anatomie Chirurgicale dses Hernies de L'aine. G.Doin, Paris,1956 (Surgical anatomy of hernias of groin. Translated and edited by Bendavid R, Distributed by Pandemonium Books, www.pandenomonium.ca)
5) Gilbert AI et al: The lateral triangle of the groin. Hernia 4: 234-237, 2000
6) Spangen L: Spigelian hernia. Hernia, 3rd Ed, Nyhus LM, Condon RE(eds), p369-379, 1989
7) Panagoiotis N et al: Supravesical hernia. Hernia, 4th Ed, Nyhus LM, Condon RE(eds), JB Lippincott, p400-411, 1995
8) Cooper AP: The anatomy and surgical treatment of inguinal and congenital hernia. Longman, 1804
9) Copper AP: The anatomy and surgical treatment of abdominal hernia. Longman, 1827
10) Read CR: Cooper's posterior lamina of transversalis fascia. Surg Gynecol Obstet 174: 426-434, 1992
11) Read CR: Anatomy of abdominal herniation: The preperitoneal space. Mastery of Surgery, Nyhus LM et al (eds), Little Brown Co, p1795-1806, 1997
12) Tobin CE: The renal fascia and its relation to th transversalis fascia. Anat Rec 89: 295-311, 1944
13) Lytle WJ: Internal inguinal ring. Br J Surg 32: 441-446, 1945
14) Mirilas P et al: Secondary Internal Inguinal Ring and Associated Surgical Planes: Surgical Anatomy, Embryology, Applications. J Am Coll Surg 206: 561-570, 2008
15) Fowler R: The applied surgical anatomy of the peritoneal fascia of the groin and the "secondary" internal ring. Aust NZ J Surg 45: 8-14, 1975
16) Stoppa R et al: The retroparietal spermatic sheath— An anatomical structure of surgical interest. Hernia 1: 55-59, 1977
17) Diarra B et al: About prolongations of the urogenital fascia into the pelvis: An anatomic study and general remarks on the interparietal-peritoneal fasciae. Hernia 1: 191-196, 1997
18) Arregui ME: Surgical anatomy of the preperitoneal fasciae and posterior transversalis fasciae in the inguinal region. Hernia 1: 101-110, 1997
19) Bendavid RA: The space of Bogros and the deep inguinal venous circulation. Surg Gynecol Obstet 174: 355-358, 1992
20) Colborn GL, Skandalakis JE: Laparoscopic inguinal anatomy. Hernia 2: 179-191, 1998
21) Mirilas P, Skandalakis JE: Surgical anatomy of the retroperitoneal spaces part 2: The architecture of the retroperitoneal space. Am Surg 76: 33-42, 2010
22) Bogros JA, translation by Bendavid RA: Essay of surgical anatomy of the iliac region and description of a new procedure for the ligation of the epigstric and external iliac arteries. Special issue: The space of Bogros. Postgraduate General Surgery. Bendavid RA(ed), p4-14, 1995
23) Retzius AA: Some remarks on the proper design of the semilunar lines of Douglas. Edinburgh Med J 3: 865-867, 1858
24) Platzer W(ed), Translated by Monsen H: Pernkopf Anatomy Volume II: Thorax, Abdomen, Extremities, 3rd Ed. Urban & Schwrzenberg, p179, 1989
25) 佐藤達夫：体表における筋膜の層構成の基本設計．医のあゆみ 114: 168-175, 1980
26) 佐藤達夫，佐藤健次：泌尿器手術に必要な局所解剖・13骨盤の筋膜．臨泌 43: 576-584, 1989
27) 佐藤達夫：泌尿器手術に必要な局所解剖・14膀胱と前立腺．臨泌 43: 669-676, 1989
28) 佐藤達夫：泌尿器手術に必要な局所解剖・18膀胱と前立腺．臨泌 43: 1039-1048, 1989
29) Mirilas P, Skndalakis JE: Surgical anatomy of the retroperitoneal space. Part IV: Retroperitoneal nerves. Am Surg 76: 253-262, 2010
30) Al-dabbagh AK: Anatomical variations of the inguinal nerves and risks of injury in 110 hernia repairs. Surg Radiol Anat 24: 102-107, 2002
31) Amid PK, Hiat JR: New Understanding of the Causes and Surgical Treatment of Postherniorrhaphy Inguinodynia and Orchalgia. Am Coll Surg 205: 381-385, 2007
32) Amid PK: Lichtenstein tension-free hernioplasty: its incep

A. 成人の鼠径部ヘルニア

序章 鼠径部ヘルニアの歴史，解剖，分類と用語

3 腹腔鏡下手術のための解剖

[川原田　陽]

　腹腔鏡下鼠径部ヘルニア手術（腹腔内アプローチ：TAPP法，腹膜外アプローチ：TEP法）を行うにあたって必要な解剖知識について解説する．腹腔鏡下手術は，TAPP法とTEP法双方とも腹膜と腹壁の間を剝離してメッシュを展開する空間を作成する手術である．重要なポイントは，①ヘルニアの生じる部位（myopectineal orifice：MPO[1]）とメッシュで被覆すべき範囲の認識，②剝離すべき範囲に存在する損傷してはならない構造物（血管，神経，精管など）の走行，③剝離をスムーズに行うための腹壁の層構造の理解である．手術を安全正確に行うためにも十分な知識をもって望みたい．
　近年，内視鏡の画質の向上により，腹壁の繊細な構造が見えるようになってきた．しかしながら，見えすぎるためかえって混乱を生じる場合もある．手術を行っていくうえでは，再現性をもって視認できて，手術を行ううえで重要なランドマークとなるものを取り上げて手術を組み立てていく必要がある．
　なお，本項におけるThiel固定法遺体（cadaver）の画像は，札幌医科大学解剖学第2講座との共同研究（札幌医科大学倫理委員会　承認番号27-2-50）によって得られたものである．

a. 腹腔側からみた鼠径部の解剖（図1）

1）ヒダ　鼠径窩

　臍部からスコープを挿入し，鼠径部を観察すると以下の"ヒダ"が観察できる．

❶ 正中臍ヒダ

　臍から膀胱頂部につながる正中に存在するヒダである．尿膜管索を含む．

❷ 内側臍ヒダ

　臍から左右の傍正中を通り膀胱の外側に向かう1対のヒダである．胎生期の遺残である臍動脈索を含んでおり，精管の腹壁側を交叉して走行する．TAPP法を行う場合は重要なランドマークであり，この内側には膀胱が存在するので損傷しないように注意しなくてはならない．精管との交叉部は背側の剝離範囲の指標である．また，手技上も内側の剝離を行う際の視野展開に使用する部位として重要な構造物である．ヘルニアが存在する場合は，ヘルニア門に引き込まれて確認しにくくなったり，左右対称ではなくなることがあるので注意が必要である．

❸ 外側臍ヒダ

　内側臍ヒダのさらに外側に存在する左右1対のヒダであり，下腹壁動静脈によって形成されるものであるが，ヒダというほどの膨隆を呈さない場合も多い．

　上記ヒダの間に，以下の鼠径ヘルニアが形成される部位が存在する．

- **膀胱上窩**：正中臍ヒダと内側臍ヒダの間で膀胱上窩へ

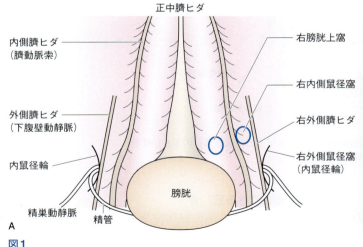
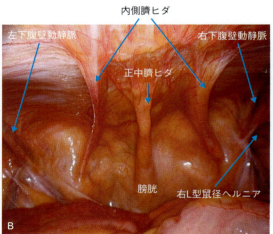

図1
A：シェーマ．
B：実際の腹腔鏡写真（右L型鼠径ヘルニア）．

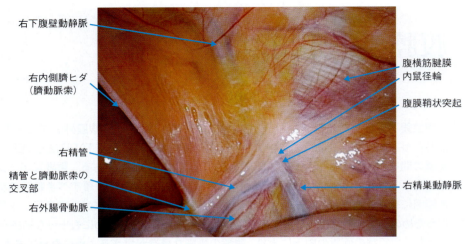

図2 鼠径部腹壁（右側ヘルニアなし）

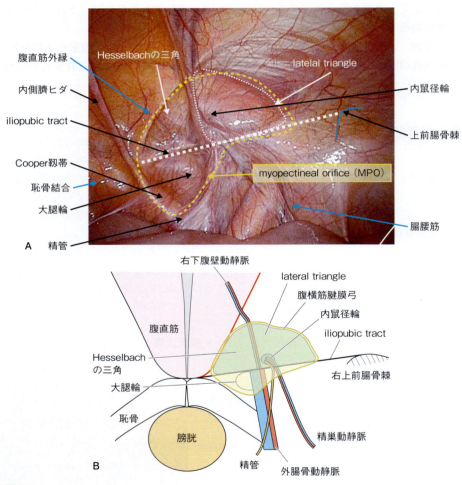

図3
A：鼠径部ヘルニアの脱出部位（右側：腹膜剥離前．ヘルニアなし．腹壁脂肪の少ない症例）．
B：鼠径部ヘルニアの脱出部位（右側）．黄色枠内がMPO．

ルニアが脱出する．
- **内側鼠径窩**：内側臍ヒダと外側臍ヒダの間で，M型ヘルニア（内鼠径ヘルニア）が脱出する．
- **外側鼠径窩**：内鼠径輪の部位に相当しL型ヘルニア（外鼠径ヘルニア）が脱出する．

2）透見できる筋，骨

内鼠径輪の腹側には腹横筋腱膜の一部が透見できる場合が多い（図2）．脂肪の少ない症例では，腹直筋，腸腰筋，恥骨およびiliopubic tractが透見できる場合がある（図3A）．

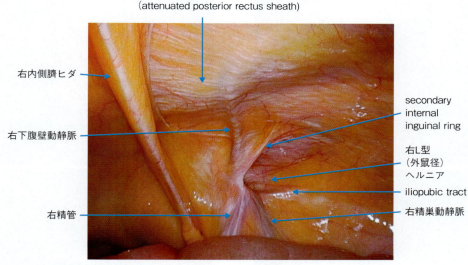

図4 右鼠径部．外鼠径ヘルニア（L型ヘルニア）あり

3）透見できる脈管

下腹壁動静脈が内鼠径輪の内側縁を形成し，精巣動静脈が外背側から，精管が内背側から内鼠径輪に向かって走行し，三角形を形成する．前述したように，精管は臍動脈索の腹膜側を交叉して精囊に向かう．精管の背側に外腸骨血管が走行する（図2）．

4）attenuated posterior rectus sheath, secondary internal inguinal ring（図4）

腹腔内から下腹部の前腹壁を観察すると腹膜下に横走する線維が観察される．これは腹直筋後鞘を形成する腱膜線維が恥骨方向に向かって次第に疎になって消えていくもので，Allegui によって "attenuated posterior rectus sheath" と報告されている[2]．外鼠径ヘルニアでは図4に示すごとくヘルニア門の上縁に庇のような構造物が認められる．これはFowlerの報告した "secondary internal inguinal ring"[3]（後述）により形成されている可能性がある．双方とも腹腔鏡下にヘルニア手術を行っていく際にランドマークとなる構造物である．

b. 鼠径ヘルニアの脱出部位（図2, 3）

腹壁が脆弱で，脂肪組織の少ない症例での所見を図3Aに示す．

1）内鼠径輪

腹側を腹横筋腱膜弓，背側をiliopubic tract，内側を下腹壁動静脈で囲まれる孔であるが，外側の境界は明瞭ではない．精巣動静脈，精管（女性では子宮円索）および陰部大腿神経陰部枝が内鼠径輪を通って鼠径管に出ていく．同部位の腹膜上に鞘状突起が存在するが（図2），外鼠径ヘルニア（L型）の症例ではここより鞘状突起を先進部として腹膜（ヘルニア囊）が脱出する．

2）Hesselbachの三角[4]（図3）

内鼠径ヘルニアが脱出する部位であり，腹直筋外縁，下腹壁動静脈，鼠径靱帯で囲まれる領域である．

3）lateral triangle（外側三角）（図3）

Gilbertらが報告した部位で，下腹壁動静脈の外側で内鼠径輪を含めた鼠径靱帯の中央1/3の部位は腹横筋が存在せず脆弱な部位となり，外鼠径ヘルニア（L型），interstinal herniaが発生する部位とされる[5]．メッシュで修復する場合に十分に被覆されなくてはならない部位である．

4）myopectineal orifice（MPO）[1]（図3）

Fruchaudが報告した鼠径部ヘルニアが脱出する部位で，腹直筋外縁，腹横筋腱膜弓，恥骨櫛（Cooper靱帯），腸骨筋膜で囲まれる領域である．腹腔鏡下ヘルニア手術においては，MPOが十分にマージンをとって被覆されなければならない．

5）大腿輪（図3B）

外腸骨静脈，Cooper靱帯，iliopubic tractで囲まれた部位で，大腿ヘルニア（F型）の脱出部位である．その内側には強靱な裂孔靱帯が存在する．

c. 鼠径ヘルニアの形態（図5）

1）外鼠径ヘルニア（L型）（図5A）

内鼠径輪から脱出する．通常鞘状突起を先進部としているが，時に鞘状突起を先進部としないヘルニア（滑脱型またはde novo型と呼ばれる）（図5B）[6]も存在する．

2）内鼠径ヘルニア（M型）（図5C）

Hesselbach三角から脱出する．

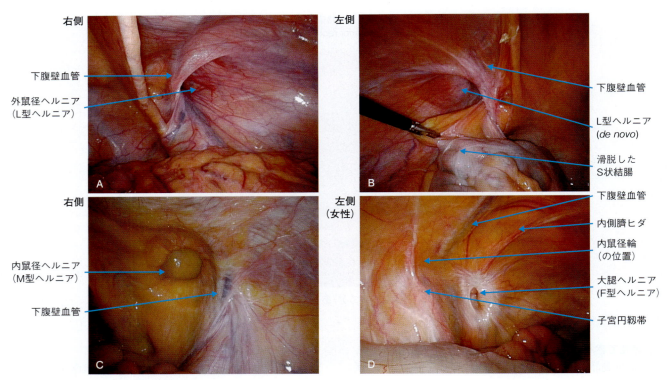

図5 腹腔内から観察した鼠径部ヘルニア

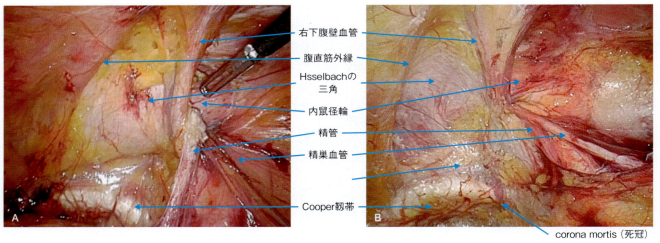

図6 鼠径部腹壁の解剖(右側)
A:TAPP剝離後,B:TEP剝離後

3) 大腿ヘルニア(図5D)

大腿輪から脱出するが,時に腸管や大網など腹腔内臓器が嵌頓している.

d. 腹膜前腔からみた鼠径部腹壁の解剖(図6, 7)

1) 骨・筋

恥骨,恥骨結合,恥骨上枝(Cooper靱帯)が観察できる.Cooper靱帯は恥骨上枝を覆う索状の靱帯である.上前腸骨棘は腹腔内からは筋に覆われているため直接観察はできないが,体表から圧迫することによりその位置を知ることができる.TAPP法/TEP法において,剝離範囲の外側縁の位置を知る際の重要なランドマークとなる.

iliopubic tractは,外側は上前腸骨棘,腸骨稜から起こり腸腰筋と腹横筋の境を内側に走行して大腿血管鞘の腹側壁を形成して恥骨上のCooper靱帯に付着するが,通常のTAPP法/TEP法の剝離後では脂肪組織などが覆っており,特に外側では,明瞭に認識できないことが多い.

❶ 腹横筋,腸腰筋

腹横筋は鼠径靱帯とはその外側1/3しか接しておらず,中央1/3は腹横筋が存在せずに脆弱な部位とされ,lateral triangleと呼ばれるが[5](図3B),通常のTAPP法/TEP法の剝離後では腹壁の脂肪組織に覆われて背側の鼠径靱帯

序章　鼠径部ヘルニアの歴史，解剖，分類と用語
3. 腹腔鏡下手術のための解剖

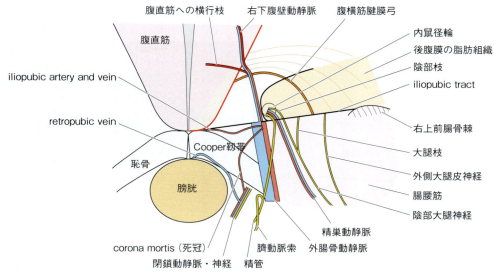

図7　鼠径部腹壁の解剖（右側）と注意すべき血管・神経

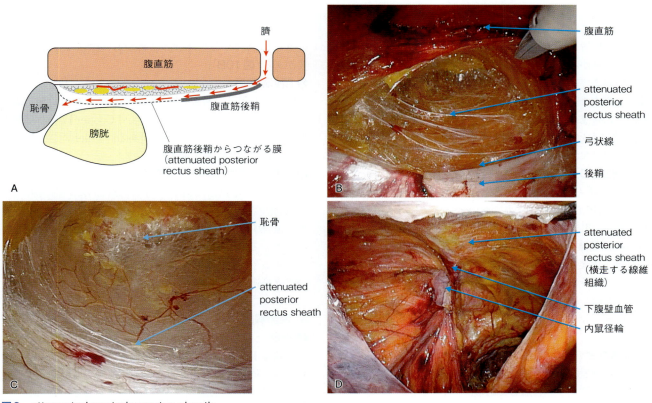

図8　attenuated posterior rectus sheath
A：TEPにおける腹膜外腔の剥離．
B：TEPにおける臍部創から恥骨方向への観察（右側）．
C：TEPにおける観察（右側）．
D：TAPP剥離後における観察（左側）．

に付着する部分は直接見えないことが多い．腸腰筋はiliopubic tractの背側に付着しているが，脂肪の多い症例では，はっきりとは観察できないこともある．

❷腹直筋，腹直筋後鞘，attenuated posterior rectus sheath（図4，8，9）

腹腔鏡下鼠径部ヘルニア手術において，腹直筋の裏面は内側の剥離の際に十分に剥離されていることが必要であり，重要な指標となる（図6A）．左右の腹直筋の間には溝があり，正中まで剥離したことのランドマークとなる．

腹直筋後鞘は，通常のTEP法の際に臍部から腹直筋と後鞘の間を恥骨方向に剥離してスペースを作成する際に重要な指標となる（図8A・B）．後鞘は臍と恥骨の間で弓状

37

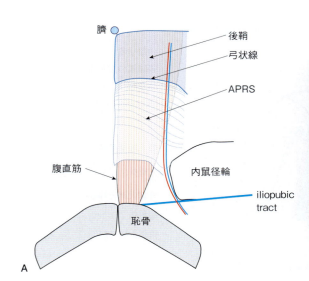
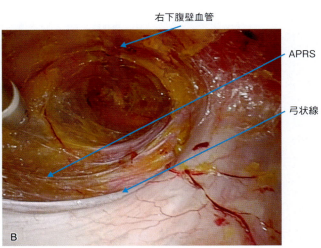

図9
A：後鞘，APRSと弓状線．
B：TEP法における弓状線，APRS（右側）．

線を形成して途切れるとされているが，Anson, McVayは弓状線の位置には個人差があり，弓状線を形成せずに後鞘が恥骨に向かって次第に希薄化する症例や，後鞘が消失せずに恥骨まで続く例があることを報告した．さらに，弓状線より恥骨側の後鞘を欠く部位でも腹直筋筋膜（rectus fascia）に包まれているとした[7]（図9B）．一方Arreguiは，TEP法における観察から，後鞘は弓状線より恥骨側でも次第に疎になりながら横走する腱膜線維となって続いており（図8B・C，9B），これをattenuated posterior rectus sheathと呼んだ[2]．実際にattenuated posterior rectus sheath（APRS）は，TEP法においてほとんどの症例で観察される．TAPP法の場合，attenuated posterior rectus sheathは剝離範囲の腹側で，腹壁側に貼りつく下腹壁血管を覆う横走する線維として認識できる（図8D）．APRSは，腹腔鏡下のヘルニア手術において，腹膜前腔を剝離していく際に，剝離層の深さを知るための重要なランドマークとなる．

2）血管など（図7，10，11）

外腸骨動静脈，下腹壁動静脈は容易に確認できる．以下はその他の注意すべき血管である．

❶ 死冠（corona mortis）：異所性閉鎖動脈（accessory obturator artery）（図7，11）

内腸骨血管系（閉鎖動静脈）と外腸骨血管系の吻合血管であり，恥骨上枝背面を走行する．その形態は多様であり[8]静脈は動脈より存在する頻度が高いとされる[9]．損傷すると止血が困難な場合があるので，手術の際は注意が必要である．

その他，和田らは注意すべき血管としてiliopubic artery and veins，retropubic vein，下腹壁血管から腹直筋への交通枝（図7，10A，11）を指摘している[9]．いずれも術中の損傷には十分に気をつける必要がある．また精管の周囲には小血管（静脈）が取り巻いており［神経（paravasal nerve）も随伴する］，parietalizationの際には注意する必要がある（図10B）．

❷ 閉鎖動静脈

閉鎖動静脈は，通常の鼠径部ヘルニア手術の剝離では露出されることはないが，剝離を恥骨Cooper靱帯の背側に進めすぎると損傷する可能性がある．Thiel固定法遺体で観察した閉鎖動静脈を図12に示す．

❸ 精管，内側臍靱帯，子宮円索

精管は内鼠径輪から出て，内背側に向かい内側臍靱帯（臍動脈索）と交叉する．精管の内側（腹壁側）には臍動脈索から連続する膜様の隔壁があり，内側と外側の剝離層を仕切っている．TAPP法の場合もTEP法の場合も，この隔壁を突破して内外の層を連続させる．この隔壁の詳細については後述する．

3）深部解剖
❶ 神経

腹腔鏡下手術で重要になってくる神経は，陰部大腿神経陰部枝，陰部大腿神経大腿枝，外側大腿皮神経であり，後腹膜の脂肪組織（腹膜前筋膜）の腹壁側を走行している．

陰部大腿神経はL2，3から起こり大腰筋の表面を尾側に向かって走行し，内鼠径輪から鼠径管内に出て行く陰部枝と，iliopubic tractの背側を通って大腿に向かう大腿枝に分かれる．

外側大腿皮神経はL2，3から起こり，やはりiliopubic tractをくぐって大腿外側に分布する．

上記の神経はTAPP法/TEP法の剝離後では後腹膜の脂肪組織に覆われており，直接視認できることは少ないが，メッシュのタッキングを行う際に損傷すると神経痛の原因となるため，その部位をよく理解しておく必要がある[10]．またその走行・分岐にはバリエーションが存在す

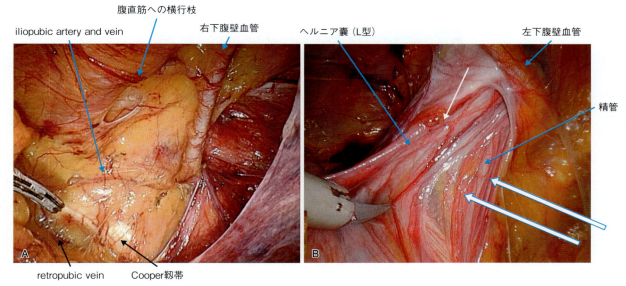

図10 注意すべき血管①
A：TAPP法剝離後（右）．
B：TEP法（左）における精管の周囲の血管（白矢印）．

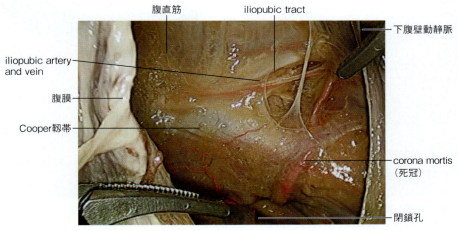

図11 注意すべき血管②
Thiel固定法遺体での所見．右側（血管に色素を充填している）．

るため，注意しなくてはならない[10, 11, 12]．Thiel固定法遺体において観察した神経を図12，13，14に示す．図14の神経1，神経2が異所性に走行する神経である．

閉鎖神経は閉鎖動静脈に伴走しているため，恥骨背側を剝離し過ぎると損傷の危険があり注意が必要である．

❷ 不運の三角，疼痛の三角[13]（図15）

不運の三角（triangle of doom）は，内鼠径輪を頂点として精管，精巣動静脈，剝離した腹膜縁で囲まれる領域であり，外腸骨動静脈，陰部大腿神経陰部枝が含まれており，剝離・タッキングによる固定の際に血管の損傷による大出血と，神経損傷に注意しなければならない部位である．

疼痛の三角（triangle of pain）は，精巣動静脈の外側iliopubic tractの背側の領域であり陰部大腿神経，外側大腿皮神経が走行するため，神経損傷に注意しなくてはならない領域である．不運の三角，疼痛の三角を合わせた領域はメッシュを固定する際にタッキングを行うと慢性疼痛や出血が生じる危険性がありtrapezoid of disasterと呼ばれる注意すべき領域である[9, 14]．

e. 腹腔鏡からみた鼠径部腹壁の層構造（膜様構造）

鼠径部腹壁は立体的で複雑に入り組んでおり，筋と腹膜の間にある構造物に関しては古くから多くの報告がなされている．近年は腹腔鏡の画質の向上により，よく見えていなかったものが"見える"ようになってきている．一方で手術を安全に行っていくには，再現性をもって認識可能であり，手術を行ううえで重要な構造物を取り上げていく必要がある．本項では，まず実際に腹腔鏡で再現性をもって"観察できる構造物"を取り上げたのちに，その解剖学的名称について文献的考察を加えていきたい．

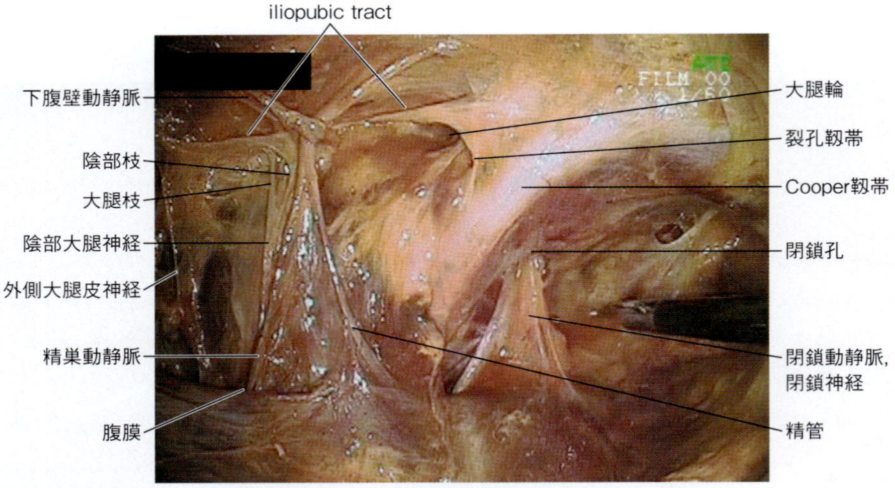

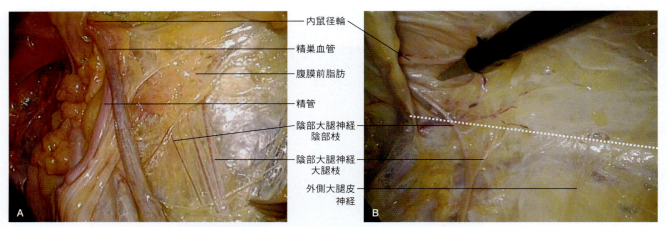

図12 Thiel固定法遺体で観察した閉鎖血管・神経（左側）
（川原田陽ほか：特集 エキスパートが教える鼠径部ヘルニアのすべて 総論 手術に必要な鼠径部の解剖. 腹腔鏡下手術を行ううえで重要な解剖知識. 臨外 71：1189, 2016 より許諾を得て転載）

図13 Thiel固定法遺体で観察した神経（右側）
B：精管と精巣血管は取り除いてある（白点線：iliopubic tract）.

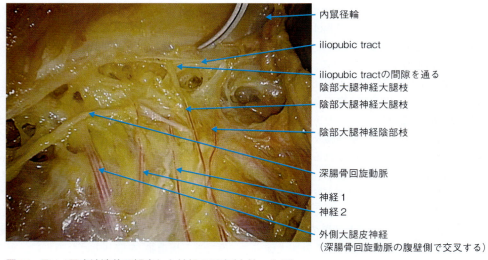

図14 Thiel固定法遺体で観察した神経の写真（女性，左側）

1）内側の剝離層と外側の剝離層

　TAPP法でもTEP法でも，適切な剝離層は外側の層と内側の層に分けることができる．外側の層は腹膜と精管・精巣血管，および腹膜前脂肪組織の間である．内側の層は外側の層より1層腹壁側の深い層である．外側と内側のそれぞれ剝離可能な層を剝離していくと，両者の境界を形成する膜様組織に遭遇する．その境界は精管の内側（腹壁側）から内鼠径輪の内側縁と下腹壁血管の間を通り，腹側では下腹壁血管の外側に向かっており，secondary internal inguinal ringと呼ばれる構造物に一致する可能性がある[3]（図16）．

2）隙間を埋める疎性結合組織

　適切な剝離層には疎性結合組織が存在する．疎性結合組織は通称"アワアワの層"とも呼ばれ，容易に剝離可能な層であり，剝離／切離によってどちらかの面に張り付くと膜のようにみえる．後腹膜の脂肪組織（腹膜前脂肪）を覆う，腹膜前筋膜浅葉，深葉と呼ばれるものも，本体は結合組織であり，脂肪組織の表面に張り付くと膜様にみえる（図17）．

3）TAPP法／TEP法における外側の剝離層の腹壁解剖（図18）

　通常，外側の剝離層はTAPP法とTEP法で同一となる．TAPP法／TEP法における外側の剝離層の深部は主に腹横筋，腸腰筋で構成され，その腹膜側に後腹膜の脂肪組織（腹膜前脂肪層）が覆う．筋とこの脂肪組織の間に陰部大腿神経陰部枝，陰部大腿神経大腿枝，外側大腿皮神経が走行する．この脂肪組織が鼠径管内に伸びて精索脂肪腫を形成することがある．この後腹膜の脂肪組織（腹膜前脂肪）の上を，腎周囲の脂肪組織から連続する腎筋膜前葉と後葉に包まれた精管，精巣動静脈が走行し[15]，内鼠径輪から鼠径管内まで脱出し，さらには陰嚢まで伸びている．Stoppa[16]らはこの精管・精巣動静脈を包む構造をspermatic sheathと命名している（前項「鼠径部切開法のための解剖」を参照）．これらの筋膜は佐藤の指摘した腹膜下筋膜深葉，腹膜下筋膜浅葉[17]に相当すると考えられ，腹腔全体を包んでいると報告されている．実際の腹腔鏡における観察では，浅葉，深葉に相当するものは組織間の結合組織として認識され，剝離操作によって脂肪組織などの組織に張り付くと，膜が覆っているようにみえるものと考えられる．

4）TAPP法における内側の剝離層の腹壁解剖（図18，19）

　TAPP法においては，前述した内外の剝離層の境界にある膜様組織を突破して内側の層に入る．通常は，剝離された腹膜側に膀胱下腹筋膜に覆われた膀胱，臍動脈索が含まれる．腹壁側は薄い脂肪組織を含んだ結合組織が膜様に覆い，腹直筋裏面，Cooper靱帯，Hesselbach三角，恥骨が透見できる．下腹壁動静脈は内鼠径輪の頭側で後鞘また

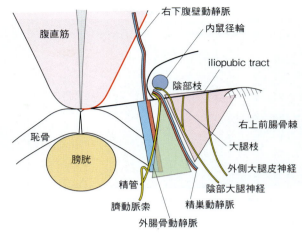

図15　triangle of doom（緑三角），triangle of pain（赤三角）
（川原田晋ほか：特集　エキスパートが教える鼠径部ヘルニアのすべて　総論　手術に必要な鼠径部の解剖．腹腔鏡下手術を行ううえで重要な解剖知識．臨外 71：1190，2016より許諾を得て転載）

はattenuated posterior rectus sheathの横走する線維に覆われる．

5）TEP法における内側の剝離層の腹壁解剖（図20）

　TEP法では，通常の腹直筋と腹直筋後鞘の間から恥骨方向にスペースを作成していく（図8A）．その際，腹直筋と後鞘の間には，下腹壁動静脈の分枝と脂肪組織を含む疎性結合組織の層が存在する[18]（図17，20）．この層は腹直筋を覆う薄い結合組織の層で，この層を腹直筋側に付けるように，恥骨方向に剝離していくと，後鞘はattenuated posterior rectus sheathに連続していくのが観察される．これを底面としてさらに尾側へ剝離を進めると，スムーズに恥骨上縁（正確には恥骨上枝）まで到達する（図8C）．ここで作成された空間（腹直筋後腔）では恥骨の上縁に到達するが，TAPP法における内側の剝離の際のように恥骨の裏面にはまだ到達しない．Thiel固定法遺体を用いた観察によると，TEP法の内側の剝離層で底面をなすattenuated posterior rectus sheathの横走する線維は，恥骨に近づくにつれて内鼠径輪の頭側縁付近の高さで視認できなくなるが，このlayerはさらに恥骨方向に続いており，最終的に恥骨上縁に到達する（図20〜22）．このlayerの1層腹膜側（attenuated posterior rectus sheathの腹膜側）に突破すると，TAPP法における内側の恥骨裏面の層と同一の空間に到達する（図21，22）．

6）TAPP法とTEP法の剝離層の違い

　Thiel固定法遺体における観察から，図22に示すように，上記のTAPP法とTEP法の内側の剝離層を仕切っている構造物はattenuated posterior rectus sheathのlayerであり，さらにそれから恥骨方向に連続する薄い隔壁である．この隔壁は鼠径部では非常に薄いので術中に認識するのは困難であり，臨床的意義は低いが，実際のTEP法では，このlayerを突破してその腹膜側にあるTAPP法の層

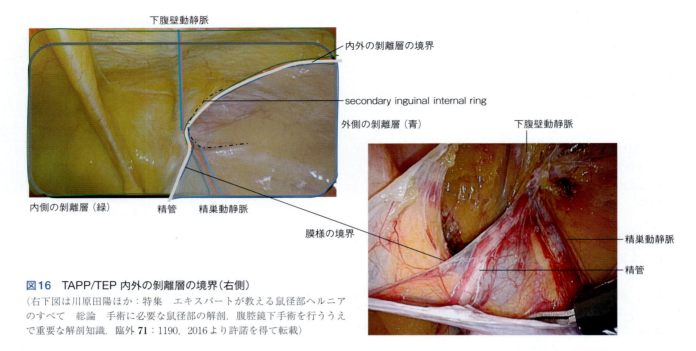

図16 TAPP/TEP 内外の剥離層の境界（右側）
（右下図は川原田陽ほか：特集　エキスパートが教える鼠径部ヘルニアのすべて　総論　手術に必要な鼠径部の解剖．腹腔鏡下手術を行ううえで重要な解剖知識．臨外 71：1190，2016 より許諾を得て転載）

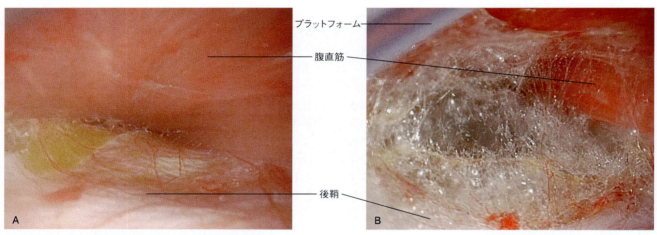

図17 疎性結合組織の層（TEP における腹直筋と後鞘の間の組織）
A：送気前．
B：送気後．

とつなげていると思われる．後鞘〜attenuated posterior rectus sheath から続くこのlayerはその位置，付着部位からしてRead[19]らが横筋筋膜後葉と報告した構造物に相当する可能性があるが，今後の詳細な検証が待たれる．Allegui[2]はこのlayerとその腹膜側のumbilico-prevesical fascia：vesicohypogastric fascia（臍膀胱前筋膜：膀胱下腹筋膜）の間（＝TAPP法において剥離される内側の層）が腹膜前腔であり，Retzius腔に連続するとしている．

7）内側と外側の境界をなす膜様組織の走行

前述のごとく，内側と外側の層の境界は精管の内側縁から下腹壁動静脈の外側縁を通り，内鼠径輪の上縁を通って外側へ向かう（図16）．Thiel固定法遺体でTAPP法／TEP法双方のアプローチを行い，この境界をなす膜様構造を観察したものが図22，23である．TAPP法もTEP法もこの境界をなす膜様組織を突破して内外の層をつなげなくてはならない．

ArreguiはTEP法における観察から，この精管，精巣動静脈，外鼠径ヘルニアサックがあればこれも包む膜様の構造物を指摘しており[2]，その形状から"conical sheath"と報告した．さらにこの構造物は鼠径管内に伸びてinternal spermatic fasciaになると報告した．これを栁瀬[20]は，Stoppaが報告した精管と精巣血管を包むspermatic sheath[13]と区別して"Arreguiのspermatic sheath"と呼んでいる．Fowler[3]は，横筋筋膜と腹膜の間にはpreperitoneal fascia-membranous layerとpreperitoneal fascia-areolar layerが存在し，membranous layerがこのsecondary internal ringを構成するとしたが，この観察される膜様組織はこのmembranous layerとも同一と考えられる[3,9,21]．またArreguiは，この膜様組織は膀胱下腹筋膜

序章　鼠径部ヘルニアの歴史，解剖，分類と用語

3．腹腔鏡下手術のための解剖

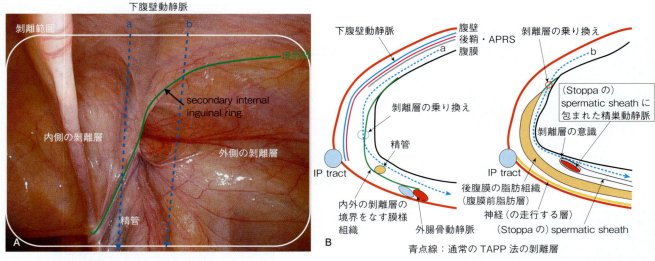

図18 内側の剥離層と外側の剥離層（右側）
A：内側の層と外側の層の境界線．
B：内側の剥離層，外側の剥離層の矢状断面のシェーマ．

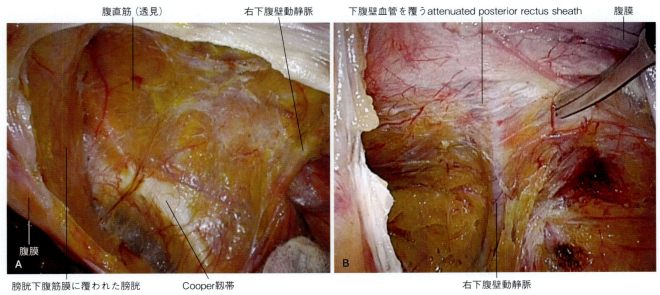

図19 TAPP法における内側の剥離層の腹壁解剖（右側）

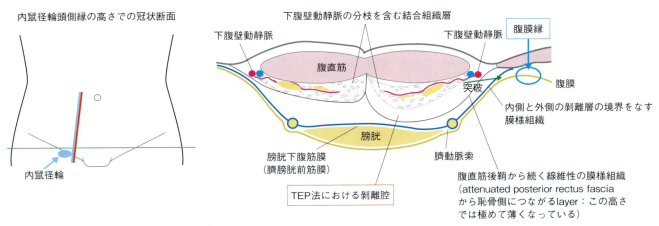

図20 TEP法における内側の剥離層の腹壁解剖

43

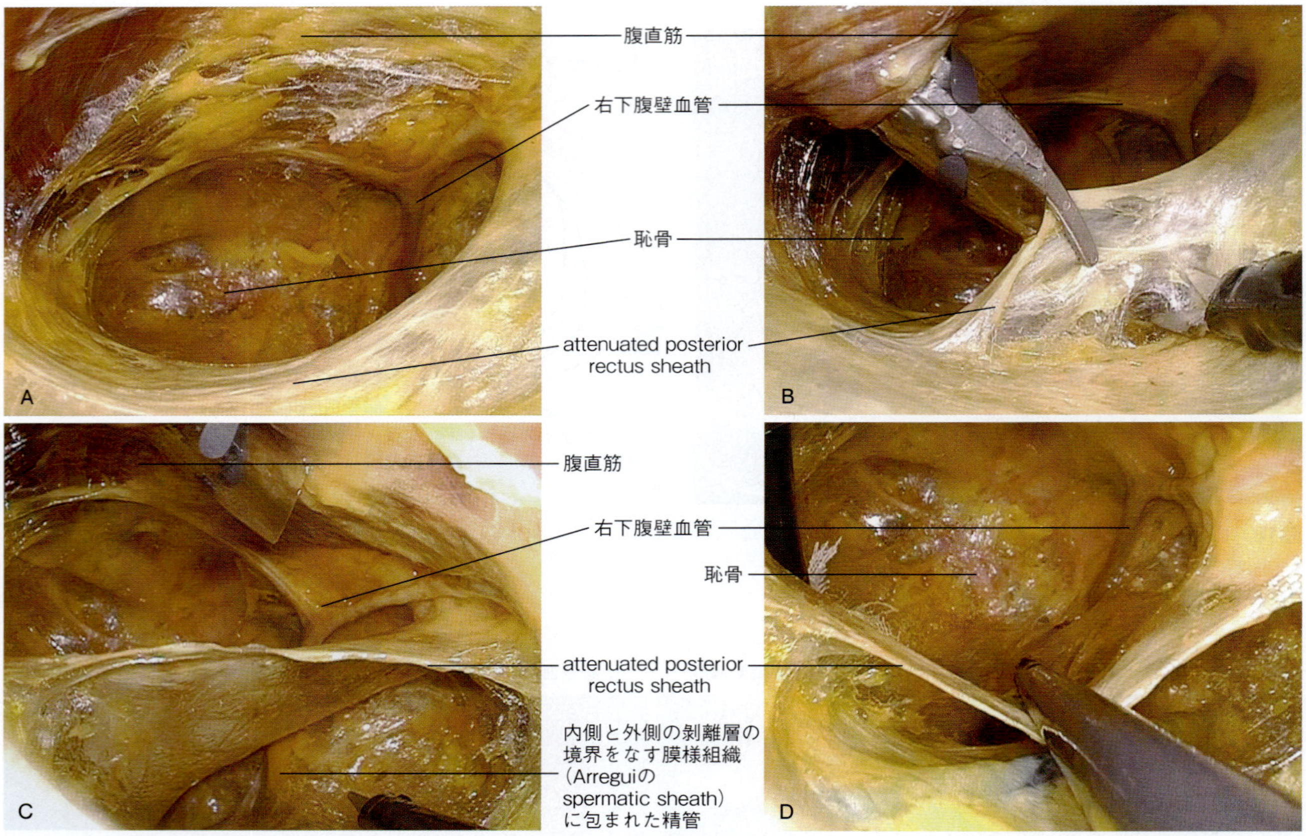

図21 Thiel固定法遺体で観察したTEP法における内側の剝離層の腹壁解剖（右側）
A：通常のTEP法のように恥骨までの空間を作成.
B：attenuated posterior rectus sheathの腹膜側の層を剝離.
C：attenuated posterior rectus sheathを挟んで上の剝離層と下の剝離層.
D：attenuated posterior rectus sheathのlayerは恥骨まで続いている.
（Cは川原田陽ほか：特集　エキスパートが教える鼠径部ヘルニアのすべて　総論　手術に必要な鼠径部の解剖．腹腔鏡下手術を行ううえで重要な解剖知識．臨外 71：1192, 2016より許諾を得て転載）

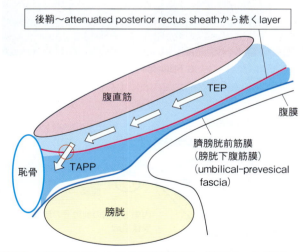

図22　TAPP, TEPにおける剝離層の違い（傍正中，矢状断）
（川原田陽ほか：特集　エキスパートが教える鼠径部ヘルニアのすべて　総論　手術に必要な鼠径部の解剖．腹腔鏡下手術を行ううえで重要な解剖知識．臨外 71：1191, 2016より許諾を得て転載）

が臍動脈索の外側に延びたものであると述べている[22]．

この膜様組織は，再現性をもって認識できるものであり，TAPP法/TEP法において剝離，parietalization，腹膜縁の確保の際などにランドマークとなるものである．

● 文献
1) Fruchaud H: Surgical Anatomy of Hernias of the Groin, Bendavid R(ed), University of Tronto Press, 2006
2) Arregui ME: Surgical anatomy of the preperitoneal fasciae and posterior transversalis fasciae in the inguinal region. Hernia 1: 101-110, 1997
3) Fowler R: The applied surgical anatomy of the peritoneal fascia of the groin and the "secondary internal ring". Aust NZ J Surg 45: 8-14, 1975
4) Tubbs RS et al: Franz Kaspar Hesselbach(1759-1816): anatomist and surgeon. World J Surg 32: 2527-2529, 2008
5) Gilbert AI et al: The lateral triangle of the groin. Hernnia 4: 234-237, 2000
6) 早川哲史ほか：TAPP法(de novo型I型ヘルニアの概念). 消化器外科 39：485-493, 2016
7) Anson BJ et al: Abdominal Wall in Surgical Anatomy, 5th Ed, WB Saunders, p461-545, 1971
8) Rusu MC et al: Anatomical considerations on the corona mor-

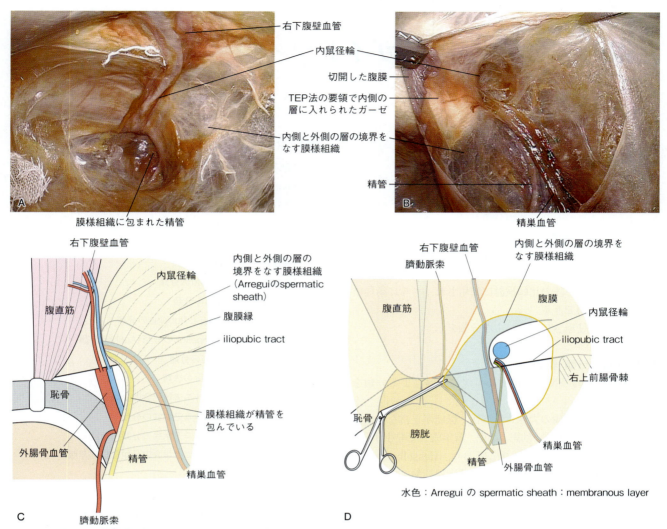

図23 Thiel固定法遺体で観察した内側と外側の境界をなす膜様組織（右側）
A：TEP法の要領で内側の層を剥離したところ．
B：TAPP法の要領で外側の層を剥離したところ．
C：TEP法の視野における内側と外側の層の境界をなす膜様組織（右側）．
D：TAPP法の視野における内側と外側の層の境界をなす膜様組織．
（Dは川原田陽ほか：特集　エキスパートが教える鼠径部ヘルニアのすべて　総論　手術に必要な鼠径部の解剖．腹腔鏡下手術を行ううえで重要な解剖知識．臨外 71：1193，2016 より許諾を得て転載）

tis. Surg Radiol Anat **32**: 17-24, 2010
9) 和田英俊ほか：腹腔鏡下鼠径ヘルニア修復術-鼠径部の解剖．手術 **69**：1521-1528, 2015
10) 成田匡大ほか：腹腔鏡下ヘルニア手術を施行する外科医が知っておくべき神経解剖-術後神経障害性疼痛の発症を減らすために．日鏡外会誌 **24**：473-483, 2019
11) Rosenberger RJ et al: The cutaneous nerves encountered during laparoscopic repair of inguinal hernia : New anatomical findings for the surgeon. Surg Endosc **14**: 731-735, 2000
12) Reinpold W et al: Retroperitoneal anatomy of the iliohypogastric, ilioinguinal, genitofemoral, and lateral femoral cutaneous nerve: Consequences for prevention and treatment of chronic inguinodymia. Hernia **19**: 539-548, 2015
13) Skandalakis JE et al: Testicular atrophy and neuropathy in Herniorrhaphy. Am Surg **62**: 775-782, 1996
14) Seid AS et al: Entrapment neuropathy in laparoscopic herniorrhaphy. Surg Endosc **8**: 1050-1053, 1994
15) Tobin CE: The renal fascia andits relation to the transversalis fascia. Anat Rec **89**: 295-311, 1944
16) Stoppa R et al: The retroparietal spermatic sheath-An anatomical structure of surgical interest. Hernia **1**: 55-59, 1997
17) 佐藤達夫：体表における筋膜の層構成の基本設計．医のあゆみ **114**：168-175, 1980
18) 川原田陽ほか：TEP法．消外 **36**：959-972, 2013
19) Read CR: Cooper's posterior lamina of transversalis. Surg Gynecal Obstet **174**: 426-434, 1992
20) 柵瀬信太郎：鼠径部の局所解剖．手術 **69**：491-523, 2015
21) Mirilas P et al: Surgical anatomy of the retroperitoneal spaces part2 The architecture of the retroperitoneal space. Am Surg **76**: 33-42, 2010
22) Arregui ME: Inguinal Anatomy Laparoscopic View, Jones DB（ed）, Hernia, Lippincott Williams and Wilkins, p149-159, 2013

A. 成人の鼠径部ヘルニア

章　鼠径部ヘルニアの歴史, 解剖, 分類と用語

4 分類と診療ガイドライン

[和田　英俊]

a. 鼠径部ヘルニアの分類

鼠径部ヘルニアは外鼠径ヘルニア，内鼠径ヘルニア，大腿ヘルニアという解剖学的な脱出部位による分類が広く用いられている．しかし，この分類だけでは鼠径部ヘルニアの多様な状態を反映できないため，1950年代からさらに細分化した分類が次々と報告されてきた（表1）[1,2]．

適切な鼠径部ヘルニアの分類は術式選択の指標となり，それぞれの手術方法の比較検討に使用され，さらに術後結果の評価に利用できる．

現在までに使用されてきた主な分類を示す．

1) Nyhusの分類（表2）

1993年に米国のNyhusはヘルニアの形態による分類を報告した[3]．

type 1は内鼠径輪の大きさ，形状，機能が正常な外鼠径ヘルニアである．通常，幼児，小児，若年成人で発生する．ヘルニア門の輪郭ははっきりしており，Hesselbachの三角は正常である．ヘルニア嚢の長さは内鼠径輪末梢から鼠径管中央までいろいろである．

type 2は鼠径管床の破壊はないが，内鼠径輪は開大し形状が歪んだ外鼠径ヘルニアである．ヘルニア嚢を開放して触診してもHesselbachの三角は正常である．ヘルニア嚢は陰嚢まで達しないが，鼠径管全体を占めることはある．

type 3は内鼠径，外鼠径，大腿の3つのサブタイプに分けている．

type 3Aはヘルニアの膨隆が内鼠径輪を通過しない内鼠径ヘルニアである．後壁内側から下腹壁血管までの間で脆弱になった横筋筋膜がヘルニア腫瘤の前方へ外に膨らむ．大小にかかわらず，すべての内鼠径ヘルニアはtype 3Aである．

type 3Bは内鼠径輪が内側に大きく開大し，後壁がある程度破壊された外鼠径ヘルニアである．ヘルニア嚢はしばしば陰嚢まで達する．時々，右側では盲腸，左側ではS状結腸がヘルニア嚢の壁の一部を形成する．これらの滑脱ヘルニアは通常鼠径床の一部を破壊している．下腹壁血管の偏位はなく内鼠径輪が開大していることや，ヘルニア嚢の内鼠径ヘルニアと外鼠径ヘルニアの成分が下腹壁血管をまたぎパンタロンヘルニアを形成することもある．

type 3Cは特殊な後壁の欠損を伴う大腿ヘルニアである．

type 4は再発ヘルニアである．type 4Aは再発内鼠径ヘルニアで，type 4Bは再発外鼠径ヘルニア，type 4Cは再発大腿ヘルニア，type 4Dは再発の併存型ヘルニアである．

表1　鼠径部ヘルニアの分類

1957年	Harkinsの分類
1958年	McVayの分類
1967年	Castenの分類
1970年	HalversonとMcVayの分類
1987年	Lichtensteinの分類
1987年	Gilbertの分類
1992年	Bendavidの分類
1993年	Nyhusの分類
1993年	RutkowとRobbinsの分類
1994年	Schumpelickの分類（Aachen分類）
1998年	Stoppaの分類
1999年	Zollingerの分類
2006年	日本ヘルニア研究会の分類
2004年	欧州ヘルニア学会の分類
2009年	日本ヘルニア学会の分類（改訂）
2021年	日本ヘルニア学会の分類（2021年版）

表2　Nyhusの分類

type 1	内鼠径輪が正常な外鼠径ヘルニア
type 2	内鼠径輪の開大を伴う外鼠径ヘルニア
type 3	鼠径管後壁が脆弱化したヘルニア A　内鼠径ヘルニア B　外鼠径ヘルニア C　大腿ヘルニア
type 4	再発ヘルニア A　内鼠径ヘルニア B　外鼠径ヘルニア C　大腿ヘルニア D　併存型ヘルニア

Nyhusの分類はこれまで米国を中心に広く用いられてきた分類の1つである．

2) 欧州ヘルニア学会（European Hernia Society：EHS）の分類（表3）

2004年のイタリアのカプリ島でのEHSの会議で，鼠径ヘルニアに対して現在使用されている分類の再評価が行われた[4]．一般外科医でも利用できるように分類は簡単で単純であるべきという基本をもとに，初発，再発の鼠径，大腿ヘルニアに対して，当時使用されていた分類を統合することを目標に新しい分類を作成した．

序章　鼠径部ヘルニアの歴史，解剖，分類と用語

4. 分類と診療ガイドライン

表3　EHSの分類

EHS Groin Hernia Classification		ヘルニアが存在しない	P（初発）	R（再発）		ヘルニアの存在を確認せず
		0	1（＜1.5 cm）	2（1.5〜3.0 cm）	3（＞3.0 cm）	X
L（外鼠径ヘルニア）						
M（内鼠径ヘルニア）						
F（大腿ヘルニア）						

(Miserez M et al: The European hernia society groin hernia classification: simple and easy to remember. Hernia **11**: 113-116, 2007 より引用)

　単純で覚えるのが簡単な分類は，解剖学的位置（外鼠径，内鼠径，大腿）とヘルニア門の大きさ（＜1.5，1.5〜3，＞3 cm）だけで分類したAachen分類であった．Aachen分類を基に，さらに単純さと正確性を高めるために少し変更を加えた．Aachen分類ではヘルニア門の大きさは1.5 cmを基準にしたが，第2指の先端の大きさが通常1.5〜2 cmのため，鼠径部切開法では第2指を基準にした．また，内視鏡外科手術用の把持鉗子，剥離鉗子，鋏の柄の長さと同等と報告されているため，腹腔鏡下手術でも使用できる．ヘルニア門の大きさは，1（≦1横指），2（1〜2横指），3（≧2横指）と記載する．たとえば，2.5 cmのヘルニア門であれば，大きさ2のヘルニアである．解剖学的位置はAachen分類と同様で，Lは外鼠径，Mは内鼠径，Fは大腿ヘルニアとした．併存型ヘルニアは，表の中のあてはまる部位にチェックを入れることで異なるヘルニアを表現できるようにした．また，初発ヘルニアや再発ヘルニアの分類は，それぞれ初発（P）や再発（R）を丸で囲むことにした．
　EHSの分類は現在，世界で最も使用される分類になった．

3) 日本ヘルニア学会の分類（図1）
　2006年に日本ヘルニア研究会［2008年日本ヘルニア学会（Japanese Hernia Society：JHS）に改組］は，術中所見によるヘルニア門の位置と大きさを基本に日本独自の分類を提唱し，2009年4月に若干の改訂を加えた[5]．しかし，分類の内容がEHSの分類と大きく異なり，international guidelinesでEHS分類が推奨されたため，JHSは2021年に分類の変更を行った[6]．
　L型は外鼠径ヘルニアで，L1はヘルニア門径が1.5 cm以下（第2指先端で1横指以下），L2はヘルニア門径が1.5 cmより大きく3 cm未満（1横指より大きく2横指未満），L3はヘルニア門径が3 cm以上（2横指以上）である．
　M型は内鼠径ヘルニアで，M1はヘルニア門径が1.5 cm以下，M2はヘルニア門径が1.5 cmより大きく3 cm未満，M3はヘルニア門径が3 cm以上である．
　F型は大腿ヘルニアで，M1はヘルニア門径が1.5 cm以下，M2はヘルニア門径が1.5 cmより大きく3 cm未満，M3はヘルニア門径が3 cm以上である．
　併存型の記載もEHS分類と同様である．
　EHS分類と異なるのは，JHS分類ではinterparietal herniaを特殊型とし，内膀胱上窩ヘルニア，Spigelian

hernia，閉鎖孔ヘルニア，sports herniaを鼠径部ヘルニア分類に含めないことである．
　また，JHS分類ではヘルニア嚢がなく精索脂肪腫，精索水腫または陰嚢水腫，Nuck管水腫，精巣静脈瘤などを認める場合はヘルニア類似病変に分類するが，EHS分類ではヘルニアになった腹膜前脂肪腫や精索脂肪腫はL1にすることを推奨している．
　さらに，EHS分類ではヘルニアが存在しない場合は0，存在を確認しなかった場合はXと分類するが，JHS分類にはこの分類はない．
　2021年版JHS分類は改訂して間もないため，今後の結果の集積によってさらなる発展を望みたい．

b. 診療ガイドライン

　ガイドラインとは，健康に関する重要な課題について医療利用者と提供者の意思決定を支援するために，システマティックレビューによりエビデンスを評価し，メリットとデメリットのバランスを勘案して最適と考えられる推奨を記載したものである．世界では現在までに多くの鼠径部ヘルニアに関するガイドラインが報告されている．
　主なガイドラインについては以下の通りである．

1) Royal College of Surgeons of Englandの成人鼠径部ヘルニアのガイドライン
　成人鼠径ヘルニア治療のガイドラインは，1993年10月にthe Royal College of Surgeons of England（RCSE）によって初めて発行された[7]．ガイドラインが作成された理由は2つあり，1つは1991〜1992年に英国の絞扼性ヘルニアの外科治療の研究で周術期の死亡が多かったこと，もう1つは多くの鼠径ヘルニアの症例で手術までの待機期間が長くなっていたことであり，治療を迅速に行うために英国の保健省がRCSEに依頼した．
　作業部会は1991年8月に召集され，6人の外科医が文献を検討してランク付けをし，ヘルニアの治療に関する草案を作成した．この草案は，1992年7月に25名のthe Association of Surgeons of Great Britain and Irelandの外科医に提出され，ガイドラインとして承認された．
　内容は，手術の適応と治療の緊急性，組織的な周術期管理，ヘルニア手術の手技，局所麻酔，合併症の管理と結果，患者のための情報の6つのカテゴリーから作成されてい

47

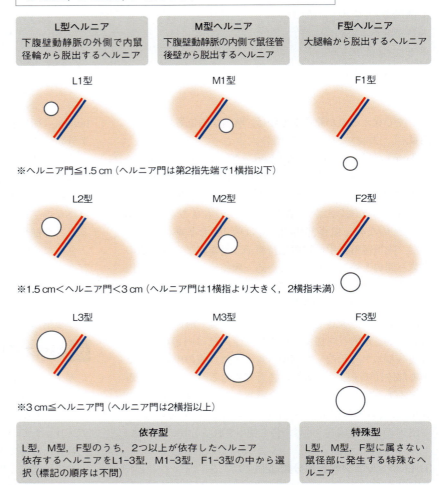

図1　2021年版JHS分類
[日本ヘルニア学会：2021年版鼠径部ヘルニア分類（新JHS分類）．https://jhs.gr.jp/pdf/New_JHS_hernia_classification.pdf より許諾を得て転載]

る．また，待機的手術の30％以上を局所麻酔の日帰り手術で行うことを推奨した．

2) Association of Surgeons of the Netherlandsの鼠径部ヘルニアのガイドライン

2003年にオランダから鼠径ヘルニアの治療に関するガイドラインが発行された[8,9]．オランダの統計学者1名と9名の外科医によって2年以上かけて作成され，この草案はthe Association of Surgeons of the Netherlandsによって承認された．

ガイドラインは，危険因子と予防，診断，治療の適応，治療，日帰り手術，抗菌薬，血栓症予防，トレーニング，麻酔，術後疼痛管理，合併症，費用，アフターケア，および小児鼠径ヘルニアの特有な側面などの20章で構成されている．

推奨された主な内容は，成人患者にはメッシュ手術が推奨される．合併症のない初発鼠径ヘルニアではLichtenstein法が第一選択に推奨される．鼠径部切開法の再発や両側の症例に対しては熟練したチームでは腹腔鏡下手術が適応になる．Lichtenstein法と腹腔鏡下手術以外の手術で十分に比較検討されたものはない．鼠径部切開法では局所麻酔の日帰り手術を推奨する．

小児の鼠径ヘルニアは身体所見で診断することを基本とする．外科医は病歴だけに頼ることなく，ヘルニアの存在を実際に確認することが推奨される．小児鼠径ヘルニアの治療は常に手術治療である．一般に幼児，特に未熟児で嵌頓のリスクが高まるため，年齢が若いほど手術の緊急性が高くなる．反対側の鼠径部のルーチンの検索は必要ないが，両側ヘルニアのリスクが高い患者（未熟児やV-Pドレナージなど），絞扼のリスクが高い患者，そして全身麻酔のリスクが高い患者（未熟児など）は反対側の検索を考慮する．嵌頓ヘルニアが整復できない場合は緊急手術が必要で

あり，小児外科専門の病院への紹介を考慮しなければならない．

このガイドラインの実行性と有効性は，ガイドラインの発行前後でオランダにおいて行われたすべての鼠径ヘルニアの結果を比較検討することで証明できると記載されている．

3) 欧州ヘルニア学会 (European Hernia Society, EHS) の成人鼠径部ヘルニア治療のガイドライン

欧州ヘルニア学会では2009年に成人の鼠径部ヘルニアに関して診断からアフターケアまでの推奨事項を記載したガイドラインを報告した[10]．このガイドラインはEHSの14ヵ国の委員の代表を含む専門の外科医で作成された．

治療の適応において，男性の成人鼠径部ヘルニアで症状が最小限の場合や症状がない場合はwatchful waitingを考慮することが推奨されている (grade A)．また，鼠径部ヘルニアに対してEHS分類の使用を推奨した (grade D)．

治療においては，症状のあるすべての成人男性 (30歳以上) の鼠径部ヘルニアではメッシュを使用した手術を行うべきであり，初発の片側ヘルニアではLichtenstein法と腹腔鏡下鼠径部ヘルニア手術が最もエビデンスのある治療法であると記載されている (grade A)．ただし腹腔鏡手術は外科医が十分に経験のある場合に推奨するという記述がある．さらに，従来の鼠径部切開法の再発では腹腔鏡手術を推奨し，慢性疼痛だけを考えると腹腔鏡下手術は鼠径部切開法より有利であるとされている (grade A)．また，成人男性鼠径部ヘルニアの治療に関する詳細なフローチャートが記載されている．

メッシュに関しては，鼠径部切開tension-free法では非吸収性のフラットメッシュを使用するべきであるとし，light weight/material-reduced/large pore ($>1,000\,\mu$m) のメッシュの使用が術後長期の不快感を減少させると記載されている (grade A)．

腹腔鏡下手術は術後の早期社会復帰が特に重要な症例では考慮することが推奨されている (grade A)．しかし，施設の状況によって鼠径部切開法を行うことも推奨される (grade A)．さらに社会経済的には，活動的な仕事をする人，特に両側ヘルニアでは，腹腔鏡下手術が提案されている (grade A)．

女性ではすべての鼠径部ヘルニアで大腿ヘルニアを除外するべきで，女性のヘルニア手術では腹腔鏡下手術を含めた後腹膜アプローチを考慮するべきであるとされている (grade D)．

術後の抗菌薬は，低リスク患者の鼠径部切開法ではルーチンの使用の適応はない (grade A) が，腹腔鏡手術ではおそらく適応がない (grade B) とされている．

術後の創の局所麻酔は疼痛のコントロールに有効で，鎮痛剤の使用を減少させる (grade A)．

さらに，2014年にガイドラインの改訂版が報告された[11]．

治療の適応において，watchful waitingは高齢者や重大な合併症のある場合に特に考慮することを推奨すると追加された (grade B)．

メッシュの材質では，材料を減少させることは鼠径部切開法の術後1年での慢性疼痛や異物感の点で有効であるが高度な慢性疼痛の発症には差がなく，この利点は腹腔鏡下手術では証明されていないと追加された (level 1B)．

腹腔鏡下手術においては，heavy weight meshを使用したときはTEP法の侵襲的固定は，大きな内鼠径ヘルニア以外避けるべきであり，Lichtenstein法やTAPP法では非侵襲的固定 (フィブリン糊) は1年後の再発率を増加させることなく使用できる (grade B)．

抗菌薬に関しては，創感染低リスクの手術において鼠径部切開法の手術ではルーチンの使用は適応がないが，創感染高リスクの手術 (>5 %) では使用が必要であることが追加された (grade A)．

さらに今後は，後述するInternational Endohernia Society (IEHS) とEuropean Association of Endoscopic Surgery (EAES)，そしてEHSの3つの団体が，合同でガイドラインを作成していくことが記載されている．

4) International Endohernia Society (IEHS) の鼠径部ヘルニアに対するTAPPとTEPのガイドライン

2011年にIEHSは腹腔鏡下鼠径部ヘルニア手術であるTAPP法とTEP法のガイドラインを報告した[12]．2008年より欧州と米国，アジアの腹腔鏡下鼠径部ヘルニア手術の専門家が参加して作成された．

内容は術前処置から，技術的キーポイント，メッシュのサイズ・材料・固定，合併症，スポーツヘルニアまで多岐にわたって14章で構成されている．

推奨度がgrade Aの内容は，カミソリよりクリッパーのほうがsurgical site infectionが減少し，手術の前日でさえ除毛をしたほうがよい．気腹をするために腹腔内に到達する時は極めて注意を払い臓器損傷のリスクに気をつける．特に開腹手術後の患者ではVeress needle法でなく小開腹法で行うべきである．刃のついたトロッカーの使用は避けるべきである．片側ヘルニアの患者には術前診断されていない反対側のヘルニアの可能性と，同時手術の利点と欠点について話しておくべきである．TEP法において腹膜前腔の適切な層をみつけることが困難な時，特に初心者は腹膜前腔のスペースの作成のためにバルーン剝離を考慮するべきである．TAPP法とTEP法は鼠径部切開法の再発ヘルニアに対して組織縫合法やLichtenstein法の代替の手術として好まれ，外科医が十分に熟練していれば推奨される．メッシュの大きさは少なくとも15×10 cmが推奨される．術後の急性疼痛と慢性疼痛，鼠径部の知覚障害の減少のためには，熟練した外科医がいるのであれば腹腔鏡下手術が鼠径部切開法よりよい．以前に腹膜前腔を剝離した患者 (前立腺摘出後，再発ヘルニア) で鼠径部ヘルニアに対して腹膜前修復が必要な患者は，専門施設へ紹介するこ

とを考慮する.

さらに，2015年にlevel 1もしくは2のエビデンスのあるものを中心に改訂が行われた[13].

grade Aは，TEP法において術後の疼痛軽減のために腹膜外のブピバカイン治療を行うべきでない．TAPP法とTEPは鼠径ヘルニア手術の治療手段として許容され，有用な手術である十分な結果が存在する．TEP法において大きな内鼠径ヘルニアを除いたすべてのヘルニアでメッシュを固定しないことを考慮しなければならない．スポーツヘルニアにおいては腹腔鏡下に恥骨後にメッシュを留置する手術を重要な選択肢として考慮しなければならない．難治性スポーツヘルニアの保存的治療として麻酔薬／ステロイド注射に代わって，短期的には腸骨鼠径神経と鼠径靱帯のラジオ波治療を考慮しなければならない．シミュレーション教育は手術治療の改善のためにすべての修練者に利用されるべきである．現時点では，鼠径部ヘルニア手術においてはコンピューターシミュレーターよりトレーニングボックスが好まれている．コストにおいて，リユースのトロッカーや器械の使用，メッシュを固定しないこと，バルーントロッカーを使用しないことを考慮しなければならない．手術の技術と外科医の教育を改善しなければならない．初心者のラーニングカーブを短くするために，シミュレーター教育を導入するべきである．

IEHSのガイドラインは腹腔鏡下鼠径部ヘルニア手術の指標として広く用いられている.

5) European Association of Endoscopic Surgery (EAES)の腹腔鏡下鼠径部ヘルニア手術のコンセンサス

2013年に腹腔鏡下鼠径部ヘルニア手術に対するEAESのコンセンサスカンファレンスの結果が報告された[14]．2012年6月にブリュッセルで開催されたEAES総会における92～164名の外科医の投票と総会終了後7名の外科医の投票の結果が示されている．各項目の文章に対してエビデンスレベル（level of evidence：LoE）と投票の結果による同意の強さ（level of consensus：LoC）が記載されている.

鼠径部ヘルニアの発生因子，診断，手術か経過観察か，腹腔鏡下手術の選択，再発ヘルニア，両側ヘルニア，複雑なヘルニア・若年者・大腿ヘルニア・絞扼性ヘルニア・スポーツヘルニアに対する手術，抗菌薬，手術の手順と手技，合併症，短期的合併症，長期的合併症，術後の検討事項，患者へのアドバイス，経過観察，QOL，手術教育，費用に関する48のstatementに対してLoEとLoCが記載されている.

このコンセンサスは腹腔鏡下鼠径部ヘルニア手術を行う外科医にとって実臨床に役立つ内容になっている.

6) 日本ヘルニア学会の鼠径部ヘルニアのガイドライン

2015年に日本ヘルニア学会が日本初の鼠径部ヘルニアの診療ガイドラインを刊行した[5]．成人31項目と小児9項目で構成されている.

ヘルニアの分類は2009年版JHS分類の使用が推奨されていた（推奨グレードC）.

鼠径部切開法の術式に関しては，欧州ではLichtenstein法が主流であるのに対して日本では多くの術式が行われているため，組織縫合法，Lichtenstein法，plug法，bilayer法，形状記憶リングメッシュを用いた鼠径部切開前方到達法による腹膜前修復法，Kugel法を独立した項目で取り上げているのが特徴である.

2024年にガイドライン改訂第2版が発行されている.

7) 鼠径ヘルニア治療のInternational guidelines

2018年に発表された国際的なガイドラインで，EHS，America Hernia Society，Asia Pacific Hernia Society，Afro Middle East Hernia Society，Australasian Hernia Society，International Endo Hernia Society，European Association for Endoscopic Surgery and Other Interventional Techniquesによって草案は承認されている[15]．HerniaSurge Groupの外科医と疼痛専門の麻酔科医からなるグループが，166のキークエスチョンに対して，2015年1月1日～2015年7月1日にlevel 1の文献を集積し，136のstatementと88のrecommendationに関して討論し作成した．このガイドラインの主な目的は，患者の転帰を改善すること，特に再発率を減少し慢性疼痛を軽減することである.

成人鼠径部ヘルニアの管理，鼠径部ヘルニアの特定の状況，質・研究・グローバルな管理の3つのパートに分かれており，31項目に対してstatementとrecommendationが述べられている．主な内容は以下の通りである.

鼠径部ヘルニアの研究の施行，治療の選択，質の評価の目的でEHS分類を使用することを推奨している（weak）.

Shouldice法は組織縫合法の中では推奨されるが（strong），鼠径部ヘルニアの患者にはメッシュを使用した手術を推奨する（strong）．ただし，三次元のメッシュ（plug-and-patchとbilayer patch）は過剰な異物の使用，後壁の前後に留置する必要性，費用の追加のため推奨されない（strong）.

Lichtenstein法において標準的なフラットメッシュの代わりに他のメッシュを使用することは現在のところ推奨されない（strong）．Lichtenstein法の代わりに鼠径部切開の腹膜前修復法を研究で行うことは推奨される（weak）.

腹腔鏡下手術においてTAPP法とTEP法の結果は同等で，手術は外科医の習熟，教育，経験を基本に選択することを推奨する（strong）.

初発片側鼠径部ヘルニアの男性では，術後疼痛の軽減と慢性疼痛発生の減少のために，外科医が熟練しており十分な資源がある場合は腹腔鏡下手術が推奨される．しかし，Lichtenstein法が第一選択として推奨される患者とヘルニアの状態がある（weak）.

初発両側鼠径部ヘルニアでは，外科医が熟練しており十

分な資源がある場合は腹腔鏡下手術が推奨される（strong）．放射線による骨盤の癒着や骨盤内の手術，腹膜透析を行っている患者は鼠径部切開法が考慮される（strong）．外科医は熟練度，地方や国の資源，患者やヘルニアの状態によって治療を選択することが推奨される（strong）．一般的に受け入れられている手術の中ですべての鼠径部ヘルニアに適応できる手技は存在しないため，外科医や外科施設は選択肢として前方と後方の両方のアプローチを提供することを推奨する（strong）．

TAPP法においては反対側の鼠径部の確認が推奨され，もし術中に反対側の鼠径ヘルニアが発見され術前に同意を得ていれば，同時手術が推奨される（strong）．

このガイドラインは，現在，鼠径部ヘルニアのガイドラインとして最も信頼されているものの1つである．

8) Brazilian Hernia Society の成人鼠径部ヘルニア治療のガイドライン

2019年にthe Brazilian Hernia Societyからガイドラインが報告された[16]．ブラジルのヘルニア外科の専門家が集まり，成人鼠径部ヘルニアの適切な治療のために最も重要な情報を収集し，臨床の経験を加えて治療の手引きを作成した．このガイドライン作成の目的は，ヘルニア外科医の日常診療に必要な事項を要約し，簡潔に，そして臨床的に伝え，意思決定の指針として使用できることである．

内容は，経過観察と手術治療，診断法，手術においてメッシュ使用の有無，術前の検討事項，メッシュを使用しない鼠径部切開法の重要なポイント，メッシュのタイプ，メッシュを使用する鼠径部切開法の重要なポイント，腹腔鏡手術の重要なポイント，メッシュの固定，女性の鼠径部ヘルニアの治療，術後の検討事項とQOL，術後の慢性疼痛の予防と治療で構成されている．エビデンス重視というより，臨床的な内容になっている．

9) 低侵襲アプローチによる小児鼠径部ヘルニア手術の International Pediatric Endosurgery Group のガイドライン

2020年に小児鼠径部ヘルニアに対する腹腔鏡下手術のガイドラインが報告された[17]．2015年にInternational Pediatric Endosurgery Group（IPEG）Evidence-Based Review Committeeが発足し，ガイドラインを作成した．

grade Aの内容は，両側鼠径部ヘルニアの手術時間は腹腔鏡下手術のほうが鼠径部切開法より短い．術後の合併症は鼠径部切開法より腹腔鏡手術のほうが少ない．再発率は腹腔鏡下手術と鼠径部切開法は同等である．

また，腹腔鏡下手術による反対側の鞘状突起遺残の確認と治療はlevel 1のエビデンスはなくgrade Cとなっている．

10) 鼠径部ヘルニア術後慢性疼痛の予防と治療の international guidelines

2011年に鼠径部ヘルニア手術後の慢性疼痛のガイドラインが報告された[18]．鼠径部切開メッシュ法の術後慢性疼痛の報告が散見されるようになり，2007年からワーキンググループが発足され作成された．

定義と用語，鼠径部の神経解剖，ヘルニア術後慢性疼痛の発生率における神経同定の影響，Lichtenstein法後の慢性疼痛発生率における糊と縫合の影響，ヘルニア術後の慢性疼痛発生率の減少のための予防的神経切離，慢性疼痛と精巣痛に対する外科的治療の6項目について記載されている．

●文献

1) Rutkow IM et al: Classification of groin hernia. Prostheses and Abdominal Wall Hernias, Bendavid R (ed), RG. Landes, p106-112, 1994
2) Zollinger RM Jr.: Classification of ventral and groin hernias. Nyhus and Condon's Hernia, 5th Ed, Lippincott Williams & Wilkins, p71-79, 2002
3) Nyhus LM: Individualization of hernia repair: a new era. Surgery 114: 1-2, 1993
4) Miserez M et al：The European hernia society groin hernia classification: simple and easy to remember. Hernia 11: 113-116, 2007
5) 日本ヘルニア学会ホームページ：鼠径部ヘルニア診療ガイドライン2015〈https://jhs.gr.jp/pdf/sokeibuhernia_guideline2015.pdf〉
6) 日本ヘルニア学会ホームページ：新JHS分類（2021）〈https://jhs.gr.jp/pdf/New_JHS_hernia_classification.pdf〉
7) Kingsnorth AN: Hernia surgery: from guidelines to clinical practice. Ann R Coll Surg Engl 91: 273-279, 2009
8) Simons MP: The 'Inguinal Hernia' guideline of the Association of Surgeons of the Netherlands. Ned Tijdschr Geneeskd 147: 2111-2117, 2003 [Article in Dutch]
9) de Lange DH et al: Inguinal hernia surgery in the Netherlands: a baseline study before the introduction of the Dutch Guidelines. Hernia 9: 172-177, 2005
10) Simons MP et al: European Hernia Society guidelines on the treatment of inguinal hernia in adult patients. Hernia 13: 343-403, 2009
11) Miserez M et al: Update with level 1 studies of the European Hernia Society guidelines on the treatment of inguinal hernia in adult patients. Hernia 18: 151-163, 2014
12) Bittner R et al: Guidelines for laparoscopic（TAPP）and endoscopic（TEP）treatment of inguinal Hernia [International Endohernia Society（IEHS）]. Surg Endosc 25: 2773-2843, 2011
13) Bittner R et al: Update of guidelines on laparoscopic（TAPP）and endoscopic（TEP）treatment of inguinal hernia (International Endohernia Society). Surg Endosc 29: 289-321, 2015
14) Poelman MM: EAES consensus development conference on endoscopic repair of groin hernias. Surg Endosc 27: 3505-3519, 2013
15) The HerniaSurge Group：International guidelines for groin hernia management. Hernia 22: 1-165, 2018
16) Claus CMP et al: Guidelines of the Brazilian Hernia Society（BHS）for the management of inguinocrural hernias in adults. Rev Col Bras Cir 46: e20192226, 2019
17) Davies DA et al: The International Pediatric Endosurgery Group evidence-based guideline on minimal access approaches to the Operative Management of Inguinal Hernia in Children. J Laparoendosc Adv Surg Tech A 30: 221-227, 2020
18) Alfieri S et al：International guidelines for prevention and management of post-operative chronic pain following inguinal hernia surgery. Hernia 15: 239-249, 2011

A. 成人の鼠径部ヘルニア

序章 鼠径部ヘルニアの歴史，解剖，分類と用語

5 用 語

[堀 孝吏]

真理を求めることは，医学を科学の一部と考えた場合，非常に重要なことである．一般に科学における真理は，実験に裏付けられた根拠が示され，再現性が認められる場合にその正当性を認められる．外科学は，先人から伝えられた知識の模倣で始まり，その知識に自分の経験を加えることによって進歩を遂げてきた．熟練者ならではの知識を普遍的な知識として共有し伝えていくことが重要である．

一方，その知識が真理とされるためには，科学的な検証が必要である．検証作業は議論することから始まる．議論する場合に最も重要となるのが，事象を表す表現の統一である．使用する用語を定義して事象の共有を簡素化し，的確な議論ができる環境を構築する必要がある．この議論の蓄積が知識の底上げを担い，次の世代の新しい技術を生み出す基礎となる．

Ludwig Josef Johann Wittgensteinは，著書Logisch-Philosophische Abhandlung (Tractatus Logico-Philosophicus)の中で，"Die Grenzen meiner Sprache bedeuten die Grenzen meiner Welt."と記している．直訳すると「私の言語の限界が私の世界の限界を意味する」となるが，ここで彼は「思考は言葉によって成立する」ということを述べており，言葉が持つ根本的な意義を再確認している．経験を普遍的な知識とすることやそれを蓄積・共有・伝達するために，さらにこの知識をもとにして議論・検証を行い発展させていくために，最も重要なことは対象の意味内容を適切に言語化した適切な言葉を使用することである．

a. 学術用語の選定と定義

学術用語には定義が必須であり，一般用語とは区別される必要がある．言葉の指し示す対象にずれがあっては結論が導けない．一義的に単語の意味が規定されている必要があり必然的に一般に用いられる語句より意味する範囲が狭くなると考えられるが，一般に用いる語句と同じ単語を用いた場合にはその区別が難しくなる．記憶や使用の容易さからは一般に用いられる言葉がよいが，学術用語としての定義が一般的な意味と混用されると，議論がかみ合わなかったり誤解を生じたりする．また，言葉(特に漢字)そのものが持つ意味や印象のために誤解が生じる場合もある．わが国では，近代に外国語として入ってきた概念を日本語化し学術用語として使用したが，訳語の不統一や誤訳がさまざまな問題を引き起こしていた．1947年以降，文部省(現文部科学省)の学術奨励審議会を中心に関係学会・協会や国語審議会の協力の下に学術用語の整理・統一が行われ，学術用語集が編纂された[1]．しかし，この学術用語集は，英語とローマ字索引の日本語の対訳集であり，個々の言葉の内容についての記載はなく，もちろん言葉の定義もない．医学分野では現在，文部科学省と日本医学会が共編する『学術用語集　医学編』[2]が独立行政法人 日本学術振興会より2003年11月に発行されている．これは，一般社会の方々を対象にした医学用語，すなわち，新聞など，他分野の学会，法令で使用される19,000語にも及ぶ医学用語を収載した用語集である．また，日本医学会医学用語管理委員会により編纂された『医学用語辞典(英和) 第3版』[3]が2007年に南山堂より出版され，2014年4月からは医学用語辞典Web版 (https://jams.med.or.jp/dic/mdic.html) としても一般公開されている．こちらは医学・医療関係者を対象としており，医学界で広く利用されることを目的としている．ただし，この医学用語事典にも定義は記されていない．

b. 問題点の整理

用語の問題を整理してみると異なるいくつかの要因が認められる．

①事象や対象を表す用語がない：男性の精巣挙筋に相当する組織の女性における呼称など．

②外国語の用語に対応する統一された日本語用語がなかったり，意味が正しく日本語化されていない：double loop hernia, open hernia repair, IPOMなど．

③単一の事象や対象を示す用語が複数存在する：腹腔鏡下と鏡視下，腹膜前腔と腹膜外腔など．

④単一の用語が複数の事象や対象を示し，使用局面において意味が変わる：非還納性と嵌頓，合併症など．

⑤用語の正確な定義がない：鼠径部脂肪腫，鼠径管外と陰嚢の境界，術後漿液腫と陰嚢水腫の区別，鼠径床など．

⑥同一の言葉が専門家と専門家でない者との間で意味合いが異なる：ヘルニアとは外科学では腹部ヘルニアを指すが，一般には椎間板ヘルニアの意味で用いられることが多い．

5. 用 語

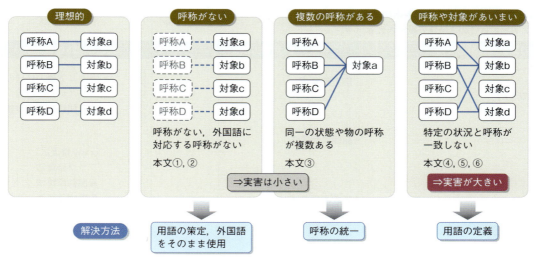

図1 呼称と対象・事象の関係のまとめと解決方法

これらの原因・問題点と解決方法を図式化する（**図1**）．

c. 『鼠径部ヘルニア診療ガイドライン2015』[4]で使用された代表的な用語

2012年，日本ヘルニア学会で用語に関するアンケートが施行され183人から回答を得た．この結果をもとに2012・2013年と2度の日本ヘルニア学会シンポジウムで聴衆を含めた議論が行われ，最終的に同学会用語委員会で議論され決定された．以下，それぞれの用語に関して詳説する．

1)「鼠径ヘルニア」と「鼠径部ヘルニア」

鼠径ヘルニア＝外（間接型）鼠径ヘルニアと内（直接型）鼠径ヘルニア，鼠径部ヘルニア＝鼠径ヘルニア＋大腿ヘルニア，とされた．"鼠径"と"鼠径部"の使用に際しては，紛らわしいという指摘はあったものの，"groin"と"inguinale"に対応する語句として従来から使用されてきた[5]．今回，その正確な使用を広く普及させるために再確認が行われた．

2) 術式呼称の統一

術式は，ヘルニア門への到達法とヘルニア門の修復法に加え，腹腔鏡を用いるのか否かの組み合わせで表現すると理解が容易である．それまで，腹腔鏡を用いない通常切開法の呼称が統一されていなかったため，腹腔鏡を用いない切開法のことを「鼠径部切開法」，メッシュを用いた術式を「メッシュ法」，メッシュを用いない術式を「組織縫合法」とされた．また，ヘルニア門の到達法は，鼠径管を開きヘルニア門に到達する方法を「前方到達法」，鼠径管を開かずかつ腹膜も切開せずにヘルニア門に到達する方法を「腹膜前到達法」，鼠径管は開かず腹膜切開しヘルニア門に到達する方法を「腹腔内到達法」，鼠径管を開かずに大腿ヘルニア門へ到達する方法を「大腿法」とされた．「前方到達法」の「前方」とは，横筋筋膜に対しての位置と考えると理解しやすい．したがって，腹腔鏡を用いた腹膜前到達法による腹膜前修復法は「TEP」を，腹腔鏡を用いた腹腔内到達法による腹膜前修復法は「TAPP」を指す．ガイドラインには記載されてはいないが，「腹膜前修復法」とは腹膜前腔でヘルニア門を修復する方法であり，「腹腔内修復法」は腹腔内でヘルニア門を修復する方法を意味する．いわゆるKugel法とは，鼠径部切開腹膜前到達法によるメッシュ（Kugel patch）を用いた腹膜前修復法，ダイレクトクーゲル法は，鼠径部切開前方到達法によるメッシュ（ダイレクトクーゲルパッチ）を用いた腹膜前修復法となる．Robert E. Condonによると，英語圏でも，preperitonealかextraperitoneumかなどの議論が指摘されている．"preperitoneal"は，そもそもラテン語の接頭語preとギリシャ語のperitoneumの混成語であり異論はあるようであるが，広く医学界で使用されている点やオックスフォード英語辞典にも収載されている点からこの言葉の使用が好まれているとされている[6]．また，腹膜前到達法と腹膜前修復法という言葉が似通っているため，誤用されることが多い．術式名を要素に分け，同じディメンジョンの用語を組み合わせて表現する方法は，かかる誤用の防止の点でも有用であると考える（**表1**）．

3) 再発の定義

小児期のヘルニア治療を含め，鼠径部ヘルニアの手術を行った後の鼠径部ヘルニアは，「再発鼠径部ヘルニア」とされた．

"再発"という言葉の持つ意味が，定義と一致するかについて議論された．前回修復していないヘルニアの出現は"再発"と呼ぶにふさわしくないという考え方もあるが，術中の見落としがあった場合や，前回の手術内容がわからない場合は見極めようがない．また，初回の手術と2度目以降の手術では手術の難易度や成績は大きく異なり，両者は区別されるべきであろう．したがって，一度でも鼠径部へ

53

第Ⅰ部 鼠径部ヘルニア　**A. 成人の鼠径部ヘルニア**

表1 3要素に分けた鼠径部ヘルニア手術術式名
すべてのヘルニア術式はこの3項目で規定される.

Ⅰ）腹腔鏡使用の有無		Ⅱ）到達方法	Ⅲ）修復方法	
鼠径部切開（法）		前方到達法	組織縫合法	ヘルニア嚢の処理のみ ヘルニア門の縫縮 自己組織による後壁補強
腹腔鏡下		腹膜前到達法	メッシュ法	onlay修復法 プラグ修復法 腹膜前修復法 腹腔内修復法
		腹腔内到達法		

ルニアの手術をした後に鼠径部ヘルニアが出現した場合は「再発鼠径部ヘルニア」とし，初回の場合と区別を行うほうが混乱をきたさないと考えられる.

4）再発鼠径部ヘルニア

　再発鼠径部ヘルニアは，「合併症の1つ」と位置づけられた.

　合併症という言葉自体の問題点が以前より国立国語研究所「病院の言葉」委員会において指摘されていた. 普段，「合併」という言葉は，別々の何かと何かが合わさって1つになるという意味で用いられる（企業の合併など）. 一般の人には，この語感から医療用語の「合併症」の意味は想起しにくい. 専門用語としては，症例そのものの持つ原疾患と関係のない他の疾患のことも合併症と呼ばれることがある. 手術前の検討などでも使用されるが，英語圏での表記は"surgical risk"である. さらに，原疾患の進行と深い関係のある病態（ある病気が原因となって起こる別の病気＝余病）も合併症と呼ばれることもある. たとえば，「糖尿病の合併症の1つに，網膜症がある」などの表記である. 治療後に起きた治療と直接関係のない予期しえない病態の意味でも使用されるし（ヘルニア手術後の血栓症など），治療後に起きた治療と関連が深い病態（ヘルニア手術後の血腫など）や治療中のエラーで引き起こされた病態（術野へのガーゼ遺残など）でも使用される. 混同を避ける意味で言葉遣いの工夫が必要であるが，現状ではそうなっておらず，家族などへの説明の際に齟齬が生じ，お互いに不幸な結果をもたらすこともある[7]. 英語圏では，"surgical complications"や"postoperative complications"とわかりやすく明確に表記され，再発鼠径部ヘルニアは"postoperative complications"の1つとされている. EHSガイドラインでは，"late complications were mainly persistent pain and recurrences"と表記されている[8].

5）非還納・嵌頓・絞扼性ヘルニアの定義

　「非還納性ヘルニア」は，還納できないが膨隆以外の症状がない，またはほとんどないもので，緊急の治療を要しな

いもの.「嵌頓ヘルニア」は，膨隆以外の症状を呈し，急に発症した自己還納できないもの，または用手還納後も症状が消失しないもの.「絞扼性ヘルニア」は，嵌頓ヘルニアのうち，血流障害（可逆性，不可逆性問わず）を伴ったものとされた（次項d. ❻も参照）.

　この定義は非常に重要であり，従来さまざまな定義で使用されてきた「非還納性ヘルニア」と「嵌頓ヘルニア」をはじめて明確にした. この2つの言葉の使用に関する混乱は，わが国のみならず諸外国においても同様であり，議論の際に齟齬をきたしてきた. 英語圏においても"irreducible"，"non-reducible"，"incarcerated"の用語の意味は混乱しており，使用局面において説明を要するのが現状である. 一方，EHSガイドラインでは，「Chapter 2. Guidelines 2.1 Indications for Treatment DefinitionsのTable 1 Definitions」でnon-reducibleのうち慢性に経過するものをacreta（癒着性），急性に経過するものをincarcerationとしている[8].「滑脱型ヘルニアでnon-reducibleとなった場合はacretaに入れるのか？ また，strangulatedは，non-reducible（incarcerated）にヘルニア内容の血流障害やイレウス症状を伴ったものと定義しているが，今回の日本語定義との整合性がとれるか？」など完全に満足できるものではなく，やはり問題点が残っている. これら名称は病態の重篤性や治療の緊急性に応じた名称がつけられ，語感からくる誤解が生じない定義がなされるべきであろう.

d. 『鼠径部ヘルニア診療ガイドライン2015』発刊以降に制定されたり議論となっている用語

　ヘルニアに関する用語は，日本ヘルニア学会における学術・用語委員会でも審議され，理事会の承認を経て決定されている. 新たな決定事項は，日本ヘルニア学会ホームページ，会員向け各種情報＞学術・用語のページに公開されている. 以下の用語については，暫定的なものの可能性もあるため，いずれも審議日・理事会決定の日付も明記されている.

❶「transversus abdominis muscle release」の日本語表記

　原則英語表記とするが，どうしても日本語を使用する場合は，「腹横筋リリース」と表現する．

❷ 改変されたものの表記

　2022年8月24日以降は，「新」「旧」といった表現は原則使用せず，末尾に（西暦年号版）と記載する．例：JHS分類（2021年版）など．なおこの表記は決定以降とされ，さかのぼっては使用されないとされている．

❸「ロボヘル」の表記

　「ロボット支援鼠径部ヘルニア修復術」と表記すると，日本内視鏡外科学会（JSES）の内視鏡外科用語集に記載されている．

❹「腹腔鏡手術と腹腔鏡下手術の呼び方」について

　JSESの用語集でどちらでもよいとされているため踏襲する．

❺「腹壁瘢痕ヘルニア修復術において open repair と呼ばれる手術」の呼称について

　「腹壁切開法」で統一する．使用例として，「腹壁切開（腹壁）瘢痕ヘルニア修復術」や「腹壁切開法による腹壁瘢痕ヘルニア修復術」など．

❻「acutely irreducible hernia」「chronically irreducible hernia」「strangulated hernia」の日本語表記と定義について

　2023年10月に，BJS OpenにてUpdate of the international HerniaSurge guidelines for groin hernia management. が公表された．その中のChapter 21. Emergency groin herniaの項で，「acutely irreducible hernia」「chronically irreducible hernia」「strangulated hernia」といった用語の定義が行われ，今後はこれらの用語を使用することが推奨された[9]．この提言は，それまで英語圏では日本語用語のように「嵌頓ヘルニア」，「非還納性ヘルニア」，「絞扼性ヘルニア」の定義がないためにさまざまな用語（irreducible, incarcerated and strangulated groin hernia など）が使用され混乱が生じていた状況を改善するためのものである．わが国においては，鼠径部ヘルニア診療ガイドライン2015にて用語の定義がすでに行われていたわけであるが，世界表記に合わせることも重要とされ，これに伴う日本語表記と定義の変更に関して，日本ヘルニア学会用語委員会で検討が行われるも意見の統一が困難で，最終的には理事会における多数決によって「急性非還納性ヘルニア」「慢性非還納性ヘルニア」「絞扼性ヘルニア」の新しい定義が決定され，使用が推奨されている．「嵌頓ヘルニアという用語の使用は推奨されない」となっているため注意が必要である．詳しくは日本ヘルニア学会ホームページの学術・用語の項〈https://jhs.gr.jp/technical_term.html〉16. ワールドガイドライン改変に伴う嵌頓ヘルニアの取り扱いについて，2024年1月18日　学術用語委員会作成，2024年1月19日　理事会承認）を参照されたい．しかし，これらの用語は今後改訂が行われることも考えられる．したがって，用語に関する最新の情報に留意しておく必要がある．

　ものごとを「知る」ことと「わかる」ことは同じではない．言葉を知っていてもその言葉を理解していなければわかったことにはならないのである．そもそもわれわれは言葉を用いないと，知ることも記憶することも考えることもできない．進歩はこの考えることなしには得られない．用語を正しく理解し用いることは，正しい思考や議論の原点となる．基準となるのは母国語であり，母国語にない概念を取り入れる際には慎重な態度が必要である．なぜなら，生活環境によって言葉の意味するところは異なっており，外来語の意味するところが完全に母国語に翻訳されるとは限らないからである．それではそのまま外来語を使用すればよいのかというと，必ずしもそうではない．なぜなら，通常われわれは母国語で理解し思考するからである．日本は高等教育が母国語（日本語）で可能な数少ない国の1つである．新しいコミュニケーション技術の出現によるグローバリゼーションの規模やスピードの拡大は目覚ましいものがある．海外から押し寄せる多数の概念や言葉を消化する必要がある現在，理解度を増し，誤解を防ぎ，思考や議論の効率やスピードを高めるためにも，日本語におけるツールとしての学術用語の考察・選定はますます重要性を増している．

◉文献

1) 学制百年史　二 学術振興の諸施策　学術情報活動の充実等〈http://www.mext.go.jp/b_menu/hakusho/html/others/detail/1317865.htm〉

2) 文部科学省，日本医学会（編）：学術用語集 医学編（Web版）〈http://jams.med.or.jp/dic/terminology/technicalterm.html〉

3) 日本医学会医学用語管理委員会（編）：医学用語辞典（英和）第3版〈http://jams.med.or.jp/dic/terminology/terminology.html〉

4) 日本ヘルニア学会ホームページ：鼠径部ヘルニア診療ガイドライン2015〈https://jhs.gr.jp/pdf/sokeibuhernia_guideline2015.pdf〉

5) 沖永功太（編）：編集にあたって，鼠径部ヘルニアの手術：解剖と手術手技，へるす出版，2003

6) Nyhus LM et al: Hernia, 4th Ed, Nyhus LM, Condon RE（eds），JB Lippincott, p38, 1995

7) 「病院の言葉」を分かりやすくする提案 国立国語研究所「病院の言葉」委員会〈http://pj.ninjal.ac.jp/byoin/〉

8) Simons MP et al: European Hernia Society guidelines on the treatment of inguinal hernia in adult patients. Hernia **13**: 360, 2009

9) Stabilini C et al: Update of the international HerniaSurge guidelines for groin hernia management. BJS Open **7**: 25-28, 2023

A. 成人の鼠径部ヘルニア

第1章 鼠径部ヘルニアにおける基礎医学

1 疫学

［堀　孝吏］

　ヘルニア手術は，外科医が最もよく遭遇する手術の1つである．わが国において鼠径部ヘルニア手術症例数は年間15万例程度と推計されてきた．ヘルニアの疫学については，海外を含め多くの報告があるものの，あまりにも対象症例や実施施設が多すぎるため詳細な全数調査を行いきれず，正確な数字が得られていないのが現状である．したがって，報告による数字の多様性が認められることは致し方のないことと考える．わが国では平成20（2008）年4月から施行されている「高齢者の医療の確保に関する法律」に基づき，医療費適正化計画の作成，実施および評価のための調査や分析などに用いるデータベースとして，レセプト情報・特定健診等情報データベース（NDB）が厚生労働省により構築されている．本項では，このうち，「NDBオープンデータ」[1]として公表されている第1回（2014年度：2014年4月〜2015年3月）〜第7回（2020年度：2020年4月〜2021年3月）の7年分のデータをもとに集計・解析を行った．NDBオープンデータは，一般に入手可能なわが国の手術データとしては現時点で最大のものであり，初めて通年のほぼ全数調査による解析が可能となった．注意事項としては，個人が特定されるおそれのある10例未満の項目に関しては数字が公表されていないので，若干の誤差を生じる可能性があるが，本項の統計に与える影響はほとんど無視できると考え，公表されていない数に関しては便宜上0とカウントした．もちろん，健康保険を使用していない場合はこの統計に含まれていないため注意が必要である．

a. わが国における消化器一般外科領域における手術症例数の概要

　鼠径部ヘルニア手術・痔核手術・下肢静脈瘤手術・胆嚢摘出術・虫垂切除術は，消化器・一般外科医が遭遇する代表的な手術である．わが国における施行件数の多い手術と手術症例数を示す（表1）．鼠径部ヘルニア手術と痔核手術は100万件（2014年4月〜2021年3月）を超える手術が行われていた．年度別に手術症例数の推移をみてみると，2020年度は症例数の減少がみられる．これは2020年1月15日に初めて国内で確認されたCOVID-19感染症の影響が考えられる（図1）．

b. ヘルニア手術症例数の内訳

　わが国において，2014年4月〜2021年3月の7年間に1,162,345例の腹部ヘルニア手術が行われ，うち998,349例（85.9％）が鼠径ヘルニア手術で，腹壁瘢痕ヘルニア手術は61,519例（5.3％），臍ヘルニア手術は45,353例（3.9％），大腿ヘルニア手術は33,765例（2.9％），閉鎖孔ヘルニア手術は13,747例（1.2％），その他のヘルニア手術は9612例（0.8％）であった（図2）．

表1　施行数が多い代表的な手術（2014年4月〜2021年3月）

手術名	実施件数（例）
鼠径部ヘルニア手術	1,025,924
痔核手術（硬化療法を含む）	1,024,340
下肢静脈瘤手術（硬化療法を含む）	902,958
胆嚢摘出術	882,060
乳腺悪性腫瘍手術	634,656
結腸悪性腫瘍手術	481,472
虫垂切除術	389,494

　一方，Rutkowらの報告によると，米国では年間686,000例のヘルニア手術が施行され，うち500,000例（72.9％）が鼠径ヘルニア手術，臍ヘルニア手術65,000例（9.5％），腹壁瘢痕ヘルニア手術43,000例（6.3％），大腿ヘルニア手術19,000例（2.8％），その他のヘルニア手術59,000例（8.6％）であったと報告されている[2]．

　わが国のほうが，鼠径ヘルニア手術の占める割合が多く，臍ヘルニア手術の割合は米国の半数以下，その他の腹壁ヘルニア手術の割合は1/4以下で圧倒的に少ない．手術割合が異なる原因に関してはさらなる詳細な調査や検討が

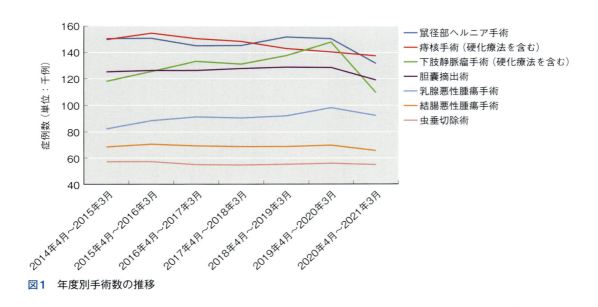

図1　年度別手術数の推移

必要である.

C. 鼠径部ヘルニア手術症例数・腹腔鏡下手術割合の推移

　2014年度からの鼠径部ヘルニア手術症例数の推移をみてみると，2019年度までは多少増減はあるものの15万例程度で大きな変化はないが，2020年はCOVID-19感染症の影響もあり13万例程度と減少し，前年比87.4％（−12.6％）であった（図3）．鼠径部切開法は症例数・割合ともに減少してきており，腹腔鏡下手術の割合は，2011年は8.3％だったものが，2012年は10.6％，2013年は14.7％，2014年度は24.6％と約3倍，2020年度は44.6％と5倍以上に激増していた．2014年度〜2020年度の全期間でも35.5％となっており，手技上の特徴のみならず保険制度（保険点数）の問題とも大きく関係していると考えられる（図4）．また，昨今専門クリニックによる外来手術が宣伝されてはいるが，実際には年々増加してきてはいるものの

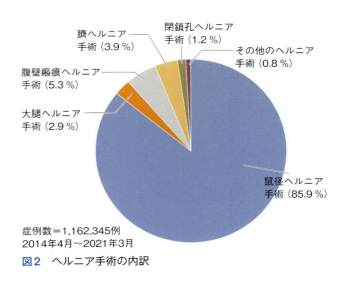

図2　ヘルニア手術の内訳

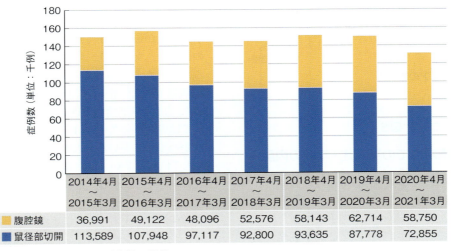

図3　鼠径部ヘルニア手術数の推移

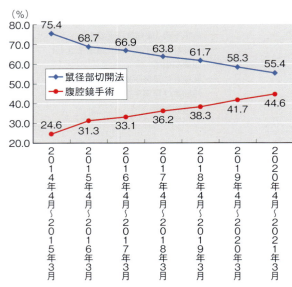

図4　鼠径部ヘルニア手術術式割合の推移

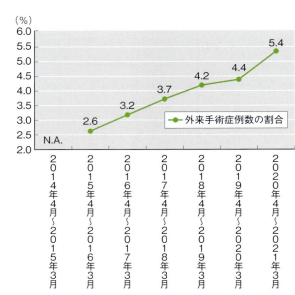

図5　外来手術の割合の推移

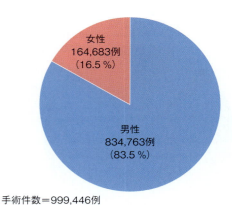

図6　鼠径部ヘルニアの男女割合

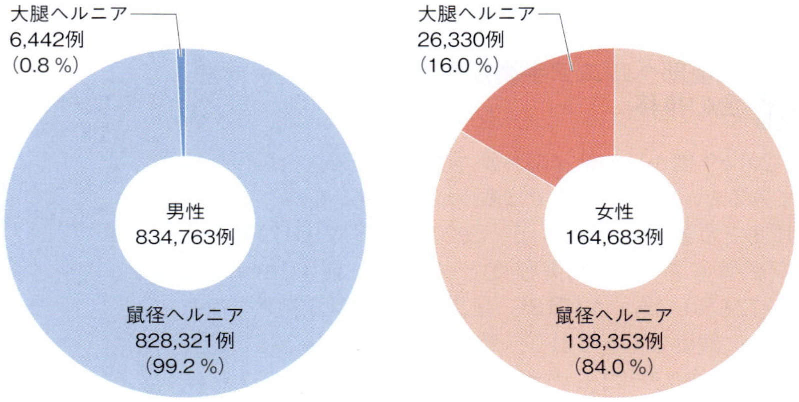

図7　男女別鼠径ヘルニアと大腿ヘルニアの割合

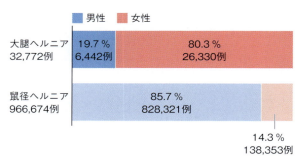

図8　大腿・鼠径ヘルニアの男女比

まだ全体の5％程度である（図5）．

d. ヘルニア手術時点での男女比・年齢の内訳

　鼠径部ヘルニア手術の男女比は，男性834,763例（83.5％），女性164,683例（16.5％）であった（図6）．鼠径部ヘルニア手術に占める大腿ヘルニア手術の割合は男性0.8％，女性16.0％で，女性は男性に比し20倍程度大腿ヘルニア手術の割合が高い（図7）．また，鼠径ヘルニア手術の85.7％が男性，大腿ヘルニア手術の80.3％が女性であった（図8）．

　鼠径ヘルニア，大腿ヘルニア手術時の年齢分布（2014年4月～2021年3月の合計）を示す（図9, 10）．鼠径ヘルニアにおける年齢別手術件数は，男女ともに0～4歳と70～74歳の二峰性の分布を示すが，全体の形は異なっている．手術頻度が最も高かった年齢は，男性は70～74歳であるのに対し，女性は0～4歳で，手術数のピーク年齢が異なるためである．15歳で年齢を区切って手術数をみると，14歳以下は12.3％，15歳以上は87.7％である（図11）．また，14歳以下では男性：女性＝11：9（図12），15歳以上では男性：女性＝7：1であり（図13），14歳以下では男性がわずかに多い程度だが，15歳以上では男性が女性に比し7倍程度多い．これは鼠径ヘルニアが15歳以上の男性に多いことが原因であると考えられる．大腿ヘルニアは男女とも80～84歳をピークとする単峰性の分布を示し，35歳未満での手術は非常にまれであった．

　わが国でヘルニア診療に関する全数調査のデータが一般

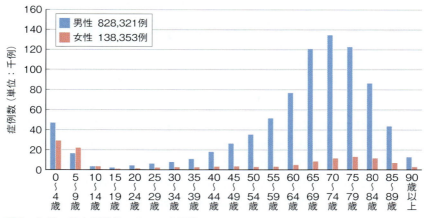

図9 年齢・男女別鼠径ヘルニア症例数

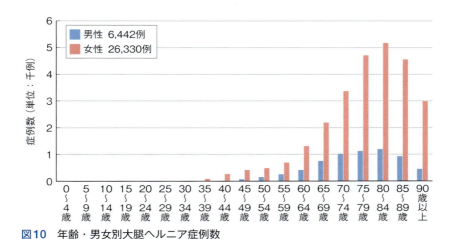

図10 年齢・男女別大腿ヘルニア症例数

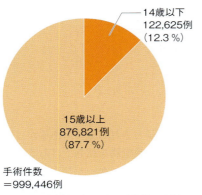

図11 鼠径部ヘルニア手術数の割合

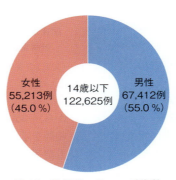

図12 鼠径部ヘルニア手術数（14歳以下，男女比）

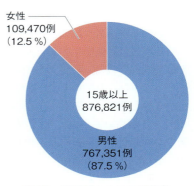

図13 鼠径部ヘルニア手術数（15歳以上，男女比）

に得られるものとしては，今回検討したものが現時点では最も多くの症例を包含している．鼠径ヘルニアのタイプ別分類・危険因子・再発率などまだまだ集計・検討すべき項目は多い．何らかの形で，全数調査のデータの蓄積と有効に活用される仕組みを構築することが重要であり，得られたデータの検討をもとに今後の治療戦略を立てていく必要がある．データは蓄積することが重要ではなく，蓄積したデータの活用こそが重要である．そのためには，蓄積するデータ内容に関して最初によく吟味しておく必要がある．

●文献
1)【NDB】NDBオープンデータ〈https://www.mhlw.go.jp/stf/seisakunitsuite/bunya/0000177182.html〉
2) Rutkow IM et al: Demographic, classificatory, and socioeconomic aspects of hernia repair in the United States. Surg Clin North Am **73**: 413-426, 1993

第Ⅰ部　鼠径部ヘルニア

A. 成人の鼠径部ヘルニア

第 1 章　鼠径部ヘルニアにおける基礎医学

2 ｜ 鼠径ヘルニア発生の危険因子：
前立腺全摘除術との関係を含めて

［新保　正貴］

　成人の原発性鼠径部ヘルニア発生の危険因子として，全般的には男性，加齢，低body mass index（BMI），慢性咳嗽，反対側のヘルニアの既往などが知られている．開腹での前立腺全摘除術は高い発生リスクとして認知されるようになってきたが，ロボット支援前立腺全摘除術においてもわが国では高い発生頻度が報告されている．本項では，一般的なリスクとともに，前立腺全摘除術がどのようにヘルニア発生に関与するかを述べる．

a. 全般的な鼠径部ヘルニア発生の危険因子

　成人の鼠径部ヘルニアの発生には多くの危険因子が指摘されている[1, 2]．これらの危険因子は遺伝的なもの，後天的なもの，介入可能であるもの，介入困難なものも含めて多岐にわたる．おそらく，影響の大小はあるものの，いくつかの要因が複合的に関与すると考えられる．鼠径部ヘルニア手術を受ける生涯リスクは男性で27.2％，女性で2.6％とされる．

1）原発性鼠径部ヘルニア発生の危険因子

　鼠径部ヘルニア発生の危険因子を表1にまとめた．小児鼠径ヘルニアを除けば，鼠径ヘルニアは高齢男性，大腿ヘルニアは女性に多い．鼠径ヘルニアと大腿ヘルニアを比較すると大腿ヘルニアのほうが高齢者に多い．肥満は腹圧上昇による発生の危険因子と考えられることが多いが，BMIの高いほうがリスクは低いと報告されている．片側のヘルニア治療後は対側発生率が上昇するとされる．疫学的検討では慢性的な咳嗽，便秘，ヘルニアの家族歴などが危険因子として挙げられている．

　もう少し詳細にみると，鼠径ヘルニア発生に関連し，エビデンスが高いものは，男性（女性の8〜10倍），女性症例での家族歴[3]，年齢［有病率のピーク：5歳（主に間接型），70〜80歳（主に直接型）][4]，コラーゲン代謝（コラーゲンⅠ型／Ⅲ型比の減少），肥満（体重増加により鼠径ヘルニアの頻度が減少する）[5]，前立腺切除術の既往（特に開腹前立腺全摘除術）（後述）が挙げられる．

　その他，全身におけるMMP-2（マトリックスメタロプロテアーゼ-2）の上昇，Ehlers-Danlos症候群などのまれな膠原病といった，体幹支持組織の異常に起因するものが知られている．また，腹部大動脈瘤もコラーゲン異常が関与するためヘルニアを併存することが多いとされている．

　その他に関連が示唆されるものについては，人種（黒人成人では，鼠径部ヘルニアの発生が有意に少ない），慢性便秘，重量物を持ち上げる作業が多いといった社会的職業的要因，肺疾患（COPDや慢性咳嗽は鼠径部ヘルニア形成のリスクを高める可能性がある）．喫煙は肺疾患との関連

表1　鼠径部ヘルニア発生要因のまとめ

エビデンスレベルの高い発生の危険因子
家族歴
性別
年齢
コラーゲン代謝（コラーゲンⅠ型／Ⅲ型比の減少）
前立腺切除術歴（特に開腹術）
肥満（鼠径ヘルニアの発生率と逆相関）
中程度のエビデンスのある発生の危険因子
原発性ヘルニアタイプ（間接型と直接型ともに両側発生に関連）
全身性MMP-2の上昇
Ehlers-Danlos症候群などの膠原病
発生と関連が示唆される危険因子
人種
慢性便秘
喫煙
社会的職業的要因
COPDや慢性咳嗽などの肺疾患
関連がよくわかっていないもの
肝臓疾患，腎臓疾患，飲酒など

（文献1を参考に作成）

から，ヘルニア発生の危険因子とされるものもあるが，逆相関を示すとするものもある．重量物を持ち上げることにも関連するが，サッカー，アイスホッケー，ラグビーなどの激しい運動がいわゆるスポーツヘルニアの原因となることがある[6]．

　性別，家族歴，コラーゲン代謝，膠原病などは先天的なものであり，介入は困難であるが，適切な体重管理，呼吸器疾患，便秘などは適切な生活指導により介入の余地があると考えられる．また，のちに詳述するが，前立腺全摘除術後症例においては，頻度が上がることが知られており，発生の可能性を説明しておくことが重要である．

2）再発鼠径ヘルニア発生の危険因子

　治療後の再発鼠径ヘルニアに関する危険因子としては，性別（女性が多い），手術経験（少ないと再発頻度が多い），スライディングヘルニアの存在，コラーゲンⅠ型／Ⅲ型比

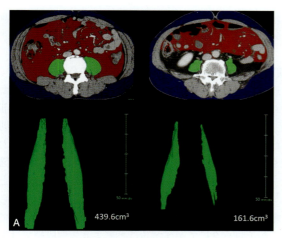 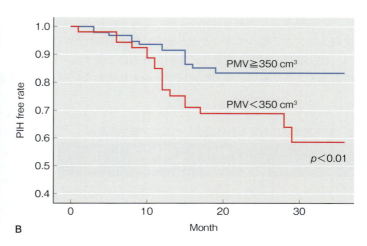

図1 ヘルニア発生と体格の因子の例：低筋肉量の関係
A：画像解析ソフトを用いた大腰筋体積の計測．
B：大腰筋体積の差によるヘルニア発生の経過．
(Otaki T et al: Clinical impact of psoas muscle volume on the development of inguinal hernia after robot-assisted radical prostatectomy. Surg Endosc 35: 3320-3328, 2021 より許諾を得て転載)

の低下，全身性MMPレベルの上昇，肥満などが挙げられている．ヘルニア門サイズ（＜3 cm vs ＞3 cm）と両側性は再発のリスクに影響を与えないことが示されている[4]．

一般的には，不適切な手術が再発鼠径ヘルニアの最も重要な理由でありメッシュのオーバーラップ不足，不適切なメッシュの選択，不適切なメッシュ固定が関与する．

その他，術後早期の血腫形成，緊急手術，1～7杯/週のアルコール摂取（飲酒のない例に比べ頻度を抑制する），加齢，COPD，前立腺切除術，手術部位感染，肝硬変，慢性便秘，家族歴，喫煙なども示唆されているが確固たるデータは少ない．慢性腎臓病，社会階級，職業，労働の強さ，妊娠などの関与は明確にはなっていない．

b. 前立腺全摘除術と鼠径部ヘルニアの関連

1) 発生率

前立腺全摘除術は鼠径部ヘルニア発生の強い危険因子であることが知られており，術後発生率はおよそ12～25％と報告されている[7-11]．一方で，腹腔鏡下前立腺全摘除術を含む低侵襲手術では下腹部正中切開をしないことから，ヘルニア発生の低減が予想されたが，やはり5～15％の発生が認められた[7-9, 12]．さらに，ロボット支援前立腺全摘除術（robot-assisted radical prostatectomy：RARP）でも同様の結果で7.9％（3～20％）[9]との報告がある．しかし，わが国からは症例単位で15～20％と比較的高い発生率が報告されている[13-15]．

2) ヘルニアのタイプ，発生時期，推定される要因

通常，間接ヘルニアがメインであり[7, 8, 10, 13]，2年以内に発生することが多い[7, 16]．発生要因としては，過去には腹部正中切開および開創器による内鼠径輪への影響[11]が想定されてきたが，明確ではなかった．RARPへの移行に伴い，後腹膜アプローチから経腹膜アプローチとなり，内鼠径輪の状態の観察が可能となった．その結果，腹膜鞘状突起の開存[13, 17]，低BMI[11, 13, 16]，喫煙歴[16]，手術経験数[16]も影響するとの報告がある．また，BMIとやや関連する可能性があるが，腸腰筋の筋肉量との関連も示唆されている[15]（図1）．また，右側が多いという報告もある[7, 16]．前立腺全摘除術とヘルニア発生の検討は日本を含めたアジアからの報告が多いが，これは危険因子とされる低BMI（23～24 kg/m²以下）の多いアジア人において問題となるためと推測される．

これらを総合すると，鞘状突起の開存，低BMI・低筋肉量といったもともとの素因に加え，前立腺全摘除術が増悪因子となった可能性がある．

3) 前立腺全摘除術の術式の違い，および各種泌尿器科手術の術式による発生率の違い

では，どのような手術手技がヘルニア発生に関与するのか，その共通点について考えてみたい．泌尿器科手術では経尿道的前立腺切除術（TURP）などの経尿道的手術[18]，会陰式前立腺全摘除術[19]，前立腺肥大症に対する開腹前立腺摘出術（いわゆる内腺のみを摘出する）[18]，膀胱全摘除術[20]などについてヘルニア発生頻度の検討がされている．RARPの時代となり，その操作性の自由度の高さから，近年新たな術式が考案されている[21, 22]．特に膀胱直腸窩のみからアプローチし，Retzius腔を展開しないRetzius sparing RARP（RS-RARP）ではヘルニア発生の頻度を上げないことが報告されている[21]．Hood法は臍動脈索の内側からアプローチを行い，膀胱漿膜面で前立腺へ到達する方法であり，膀胱下腹筋膜の内側でほぼ切除が行われる術式である[22]．本法とヘルニアの発生についての報告はまだないが，内鼠径輪への影響が少なくヘルニア発生の増加がなければ重要な知見となりうる．

これらの術式とヘルニアの関係について表2にまとめ

た．この結果から，広範なRetzius腔の展開や操作がヘルニア発生に大きく関与することがわかる．開腹手術においては，横筋筋膜の損傷と内側への牽引がさらに影響する可能性がある．前立腺切除後の膀胱尿道吻合も精管および腹膜を介して内鼠径輪へ影響することが考えられるが，ヘルニア発生における影響は限定的であることが推測できる．

4）前立腺全摘除術とヘルニア予防術式からみたリスク

上述の通り，前立腺全摘除術後高頻度のヘルニア発生からいくつかの予防術式が考案された．開腹手術では，Fujiiらが，精索の剥離ののち，鞘状突起および精管の剥離・切断を行う予防法を報告した．平均40.6ヵ月の長期観察においても0.9％（4/435例）の発生しか認められなかった（図2）[10]．RARPにおいても，ヘルニア発生が頻発したことから[13-15]改めて予防法が検討されることとなった．Leeらは，鞘状突起開存例において，サージセルをプラグとして詰め，ヘモロックにて遊離することにより短期成績では完全な予防が得られていたが[17]，長期成績では発生例を認め，完全な予防は困難であった[23]．筆者ら，再発時に予期しない癒着を引き起こさないことを目的に，人工物を使用しない方法を行い，一定の予防効果を得ることができた[13, 24]．予防の対象は前立腺全摘除後に多い間接ヘルニアである．方法は，①内鼠径輪内側の腹膜を十分かつ確実に切開／鞘状突起の閉鎖（鞘状突起と腹膜の交通を分離），②精管の十分な遊離／切断，③精索血管を周囲から遊離の

表2 泌尿器領域における各種術式とヘルニア発生の関係

	Retzius展開	膀胱尿道吻合	ヘルニア発生
TURP	なし	なし	→
開腹前立腺摘出術	あり	なし	↑↑
開腹前立腺全摘術	あり	あり	↑↑
会陰式前立腺全摘除術	なし	あり	→
膀胱全摘除術	あり	（なし）	↑↑
LRP	あり	あり	↑↑
RARP	あり	あり	↑
RS-RARP	なし	あり	→
Hood法	（一部あり）	あり	?

TURP：transurethral resection of prostate（経尿道的前立腺切除術），LRP：laparoscopic radical prostatectomy，RARP：robot-assisted radical prostatectomy，RS-RARP：Retzius-sparing RARP

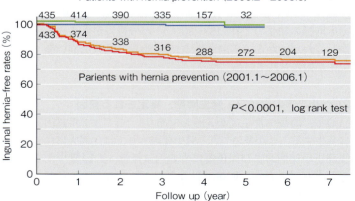

図2 開腹（小切開）前立腺全摘除術におけるヘルニア予防術と治療成績
A：予防術概要．精索を剥離したのち，鞘状突起・精管を結紮，切断する．
B：予防術施行群と非施行群の治療成績．
（Fujii Y et al: The processus vaginalis transection method to prevent postradical prostatectomy inguinal hernia: long term results. Urology 83: 247-252, 2014 より許諾を得て転載）

2. 鼠径ヘルニア発生の危険因子：前立腺全摘除術との関係を含めて

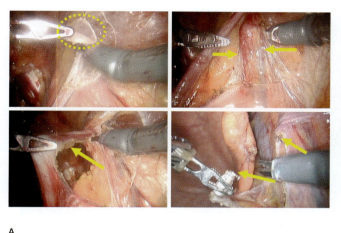
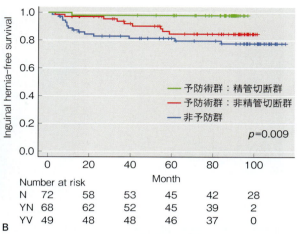

図3 RARPにおける予防術の報告と長期成績
A：予防術概要．鞘状突起を周囲腹膜をくり抜く形で，切断．精索を剥離，精管を切断する．人工物は用いない．
B：ヘルニア発生率の推移．精管切断により長期に発生を抑制．
（Shimbo M et al: Long-term results after robot-assisted radical prostatectomy of a simplified inguinal hernia prevention technique without artificial substance use. Int J Urol 29: 1315-1321, 2022 より許諾を得て一部改変転載）

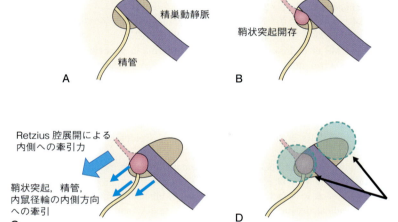

図4 前立腺全摘除後鼠径ヘルニアの発生のイメージ（右）
A：内鼠径輪周囲の図（右）．
B：鞘状突起開存のある場合．
C：Retzius 腔展開による内側への牽引精管，鞘状突起が牽引される．
D：ヘルニア発生の可能性のある部位．内側だけではなく外側の *de novo* 型/sliding hernia の部位にも発症する可能性が想定される．

3点を意識して行った．その結果，2年程度の短期成績では一定の効果が得られたが，長期観察のデータでは3～5年程度で徐々にヘルニア発生を認めていた．さらに因子を解析すると，精管を切断した群では1例の発生（1/49例）のみであり，かつ長期にヘルニア発生が抑制されていた（図3）[24]．精管の剥離が不十分な例では時間の経過とともに再度癒合が発生，内鼠径輪内側の牽引力が残存し，遅発性のヘルニアが発生したものと考えている．
　この所見からは，RARPにおけるヘルニア予防の観点からは，鞘状突起の処理だけでは不十分で精管の切断，精索の剥離も役割を果たしていると考えられた．

5）現時点で考えられる前立腺全摘除術とヘルニアの因果関係：発生要因のポイント（図4）
　上述した知見を考慮すると，前立腺全摘除術においては，①Retzius腔の展開により内鼠径輪内側に牽引力が加

わる，②特に鞘状突起開存例では精管の牽引も加わり，内鼠径輪に力がかかる（図4C），③通常型のヘルニアだけではなく，外側の *de novo* 型/sliding hernia の発生が起こる可能性も想定される[8, 13, 25, 26]．
　鞘状突起の開存が危険因子の1つであるが，形態・程度の分類は明確なものはなく，さらに図5のような無症状ではあるが，高いヘルニア発生が予測されるような症例に対しいかに対処するかについて議論が必要である．また，実際の前立腺全摘除後発生例の（審査）腹腔鏡所見の蓄積が可能となれば，さらに適切なヘルニア発生機序の推定に大きく役立つものと考えられる．前立腺全摘除術という，通常とは異なる状況下ではあるが，発生の解析や，予防術の予後などさらなる鼠径ヘルニア発生機序の理解が進むことが期待される．

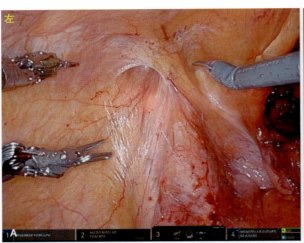 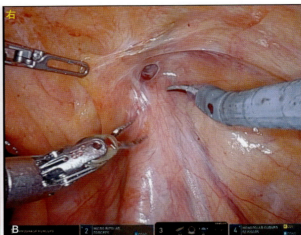

図5 無症状であったがRARP時の明確な内鼠径輪開存例
A：左内鼠径輪．*de novo*型・sliding herniaが予測される形態．
B：右内鼠径輪．通常型のヘルニアが予測される．

● 文献

1) HerniaSurge Group: International guidelines for groin hernia management. Hernia **22**: 1-165, 2018
2) 日本ヘルニア学会ガイドライン作成検討委員会（編）：鼠径部ヘルニア診療ガイドライン2024（第2版），金原出版，2024
3) Liem MS et al: Risk factors for inguinal hernia in women: a case-control study. The Coala Trial Group. Am J Epidemiol **146**: 721-726, 1997
4) Burcharth J et al: Nationwide prevalence of groin hernia repair. PLoS One **8**: e54367, 2013
5) Ruhl CE et al: Everhart JE. Risk factors for inguinal hernia among adults in the US population. Am J Epidemiol **165**: 1154-1161, 2007
6) Caudill P et al: Sports hernias: a systematic literature review. Br J Sports Med **42**: 954-964, 2008
7) Zhu S et al: Risk factors and prevention of inguinal hernia after radical prostatectomy: a systematic review and meta-analysis. J Urol **189**: 884-890, 2013
8) Miyajima A: Inseparable interaction of the prostate and inguinal hernia. Int J Urol **25**: 644-648, 2018
9) Alder R et al: Incidence of inguinal hernia after radical prostatectomy: A systematic review and meta-analysis. J Urol **203**: 265-274, 2020
10) Fujii Y et al: The processus vaginalis transection method to prevent postradical prostatectomy inguinal hernia: long term results. Urology **83**: 247-252, 2014
11) Ichioka K et al: High incidence of inguinal hernia after radical retropubic prostatectomy. Urology **63**: 278-281, 2004
12) Abe T et al: Postoperative inguinal hernia after radical prostatectomy for prostate cancer. Urology **69**: 326-329, 2007
13) Shimbo M et al: Incidence, Risk factors and a novel prevention technique for inguinal hernia after robot-assisted radical prostatectomy. Urol Int **98**: 54-60, 2017
14) Iwamoto H et al: Postoperative inguinal hernia after robotic-assisted radical prostatectomy for prostate cancer: evaluation of risk factors and recommendation of a convenient prophylactic procedure. Cent European J Urol **72**: 418-424, 2019
15) Otaki T et al: Clinical impact of psoas muscle volume on the development of inguinal hernia after robot-assisted radical prostatectomy. Surg Endosc **35**: 3320-3328, 2021
16) Chen HR et al: Robot-assisted radical prostatectomy may induce inguinal hernia within the first 2 years: An 11-year single-surgeon experience of ＞400 cases. Medicine（Baltimore） **97**: e12208, 2018
17) Lee DH et al: A simple procedure to prevent postoperative inguinal hernia after robot-assisted laparoscopic radical prostatectomy: a plugging method of the internal inguinal floor for patients with patent processus vaginalis. J Urol **191**: 468-472, 2014
18) Sekita N et al: Incidence of inguinal hernia after prostate surgery: open radical retropubic prostatectomy versus open simple prostatectomy versus transurethral resection of the prostate. Int J Urol **16**: 110-113, 2009
19) Matsubara A et al: Inguinal hernia after radical perineal prostatectomy: comparison with the retropubic approach. Urology **70**: 1152-1156, 2007
20) Stranne J et al: Inguinal hernia is a common complication in lower midline incision surgery. Hernia **11**: 247-252, 2007
21) Chang KD et al: Anatomical Retzius-space preservation is associated with lower incidence of postoperative inguinal hernia development after robot-assisted radical prostatectomy. Hernia **21**: 555-561, 2017
22) Wagaskar VG et al: Hood technique for robotic radical prostatectomy-preserving periurethral anatomical structures in the space of Retzius and sparing the pouch of Douglas, enabling early return of continence without compromising surgical margin rates. Eur Urol **80**: 213-221, 2021
23) Lee KS et al: Long-term results of the plugging method with regard to the prevention of a postoperative inguinal hernia after robot-assisted laparoscopic prostatectomy: A retrospective study. J Endourol **31**: 1183-1188, 2017
24) Shimbo M et al: Long-term results after robot-assisted radical prostatectomy of a simplified inguinal hernia prevention technique without artificial substance use. Int J Urol **29**: 1315-1321, 2022
25) 早川哲史：*de novo*型Ⅰ型ヘルニアの概念と分類．臨外 **74**：1288-1297，2019
26) Andresen K et al: Sliding inguinal hernia is a risk factor for recurrence. Langenbecks Arch Surg **400**: 101-106, 2015

A. 成人の鼠径部ヘルニア

第1章 鼠径部ヘルニアにおける基礎医学

3 生理学・生化学

[諏訪 勝仁]

鼠径部ヘルニアの発生，病因については小児と成人で異なることが明らかにされてきたが，健常人との前向き比較研究が困難であるため，いまだ明らかでない部分が多い．近年，腹腔鏡下手術の進歩に伴い，観察レベルでの前向きコホート研究が可能になった[1]．

a. 腹膜鞘状突起の遺残・開存（PPV）

小児外鼠径ヘルニアの病因は腹膜鞘状突起の遺残・開存（patent processus vaginalis：PPV）であると考えられている．精巣は後腹膜腔の尿生殖腺（urogenital line）に沿って発生し，妊娠6ヵ月目までに内鼠径輪に到達するよう妊娠中期（16～28週）までに背側へ移動し，妊娠後期の3ヵ月間（28～40週）に精巣は鼠径管を経由し陰嚢へ下降する．この際，右側は左側にわずかに遅れる．精巣下降とは別に，体腔の腹膜は正中線の両側で前腹壁に向かって膨出する．この膨出は精巣導帯の経路にしたがって陰嚢隆起に入り，鞘状突起（processus vaginalis：PV）と呼ばれる．鞘状突起は通常生後1年以内に周縁一部を除き閉塞し，陰嚢内の被膜として働く．精巣下降には2つのphaseがあり，さまざまなホルモンが関与している[2]．transabdominal phaseはinsulin-like hormone 3により，inguinoscrotal phaseはアンドロゲンにより制御されたカルシトニン遺伝子関連ペプチドにより制御され，PV閉鎖にはアンドロゲンが必要とされる．これらの過程の障害が先天性外鼠径ヘルニアの発生原因になると考えられている．小児鼠径ヘルニア手術例の観察では，20～48％に対側のPPVが存在すると報告されており[3-10]，Hallら[10]は，月齢変化（生後8, 49, 72ヵ月，15歳）によりPPVの観察頻度が50％，33％，25％，10％以下と低下すると報告した．また，性差，左右差はなかったとしている．1994～2003年の岡山赤十字病院と岡山大学病院での鼠径ヘルニア年齢別分布を図1に示す[11]．男性では，10歳以下と65～70歳の二峰性のピークを認めたが，女性は10歳以下の単峰性であった．これは小児期のヘルニアの原因がPPVであること，PVの閉鎖によりヘルニア発生が抑制されていることを示唆している．しかし，鼠径ヘルニア修復時の対側PV開存における修復の意義は不明である[12]．

成人鼠径ヘルニアの発生要因は腹腔内圧上昇であると提唱されてきたが[13]，近年では栄養障害，糖尿病，ステロイドの使用，免疫不全などの複合的関与が考えられている[14]．van Veenら[1]はヘルニア以外の疾患で腹腔鏡手術を行った男性560例［平均年齢50（14～89）歳］のうち，71例（12％）にPPVが確認され，平均観察期間5.5年間で観察された52例中6例（12％）が鼠径ヘルニアを発症したと報

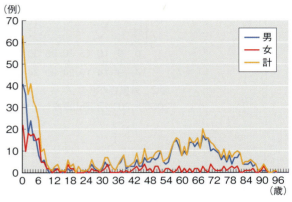

図1 鼠径ヘルニア年齢別分布図
岡山赤十字病院・岡山大学病院：1994～2003年の10年間．

告している．これは初回手術時PVの閉塞が確認された症例の同観察期間後の鼠径ヘルニア発症率3％と比較し4倍であるため，PPVも男性における後天性外鼠径ヘルニア発生の一因であると結論づけている．成人女性の病因については，男性と比較し不明な部分が多いが，Watanabeら[15]は，男女ともに，腹腔鏡下手術時に観察されたPPVが術後3年以内の外鼠径ヘルニア発生のリスクになっている（オッズ比 5.48, 95％信頼区間 1.24～24.21, $p = 0.0222$）と報告している．2005～2014年の岡山医療センターでの調査では，男性は先に述べたような年齢による二峰性の発生分布があるが，女性では外鼠径ヘルニアは単峰性で，内鼠径ヘルニアでわずかに二峰性であった（図2, 3）．Liemら[16]は家族歴と便秘が単独危険因子であると報告しているが，今後の調査が待たれる．

b. 骨盤の解剖

骨盤形状は鼠径ヘルニアの重要な素因の1つと考えられている．アフリカ人はヨーロッパ人よりも外鼠径ヘルニアの罹患率が10倍高く，その理由として次の事柄が考えられている．

❶ 恥骨弓の高さ

左右の上前腸骨棘を結んだ線と，恥骨結節間の距離として計測され，アフリカ人はヨーロッパ人よりも高い．

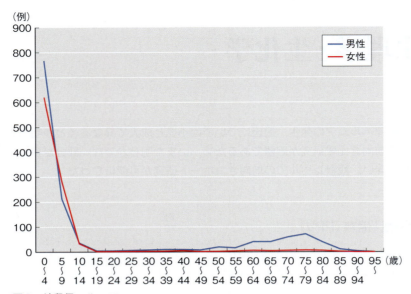

図2 外鼠径ヘルニア
2005～2014年岡山医療センターの2,567病変.

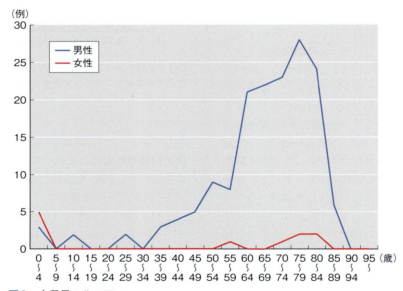

図3 内鼠径ヘルニア
2005～2014年岡山医療センターの2,567病変.

❷ 骨盤の深さ
　ヨーロッパ人の骨盤はアフリカ人の骨盤よりも浅く広い．このため内腹斜筋が鼠径靱帯側面に広く付着し，内鼠径輪を十分に保護している[17]．

❸ Radoievitch's angle
　アフリカ人の骨盤はヨーロッパ人の骨盤よりも小さく狭いため，内腹斜筋による鼠径管の「シャッター機能」が不十分となる．Harissisら[18]のヨーロッパ人を対象にした研究でも，左右の上前腸骨棘を結んだ線と，上前腸骨棘から恥骨結合を結んだ角度(Radoievitch's angle)をヘルニア患者25例とコントロール10例で検討した結果，それぞれ，43.98 ± 5.10°，38.55 ± 3.47°であり，ヘルニア患者で有意に角度が強いことを報告している．

c. コラーゲン代謝異常

　成人鼠径部ヘルニア・腹壁ヘルニア発生にコラーゲン代謝異常が関連すると考えられている[19,20]．ヘルニア患者では，横筋筋膜のコラーゲン，特にⅠ型コラーゲンが減少しており，Ⅰ型/Ⅲ型コラーゲン比が減少する．コラーゲンのⅠ型は主に引っ張り張力を与え，一方Ⅲ型は細い線維からなり，組織改造の一時的なマトリックスであると考えられており，コラーゲン比が"未熟な"Ⅲ型コラーゲンに傾

くと組織の引っ張り張力が失われる．その結果ヘルニアが発症するというものである．これらの変化は，1970年にRead[21]により指摘され，内鼠径ヘルニアを有した患者の鼠径部修復に腹膜前アプローチを行った際に，腹直筋鞘が通常より薄く，「油でつやつやした」感覚があると記述されている．Peacockら[22]は成人鼠径ヘルニア患者の健常側横筋筋膜を生検し，92％に結合組織の減少を認め，鼠径ヘルニアの原因が局所コラーゲン不足に起因することを指摘した．さらに，Read[23]は鼠径ヘルニアは筋膜の局所的な欠陥ではなく，肺気腫やα_1アンチトリプシン不全，骨形成不全症，壊血病，静脈瘤，実験的ニコチン欠乏症などと類似した全身性結合組織の不具合の現れであると報告した．また，鼠径ヘルニア患者の腹直筋鞘の組成を検討した結果，水酸化とリシン酸化酵素活性の障害によるコラーゲン産生能の低下および肺気腫患者と同様に喫煙によって起こる血中プロテアーゼ/アンチプロテアーゼ（α_1アンチトリプシン）インバランスによる全身的なコラーゲン代謝障害が原因であるとし，"metastatic emphysema"という概念を提唱した[24, 25]．電子顕微鏡観測の下ではコラーゲンの超微細構造に差異が存在し，またヒドロキシプロリン量の変化など物理化学的性質にも差異があったため，外鼠径ヘルニアをもつ成人の腱膜における基本的な問題は，コラーゲン分子のヒドロキシル化の異常であると考えられている．ヘルニアの患者の組織サンプルからコラーゲン合成・代謝の変化に関する多数の解析がなされ，内鼠径ヘルニアでは，コラーゲンの水酸化障害により腹直筋鞘が菲薄化したコラーゲン線維の不規則な配列が観察されている[26, 27]．

マトリックスメタロプロテアーゼ（matrix metalloproteinases：MMP）はコラーゲンを変化・改造する能力を有し，コラーゲン代謝には不可欠なパートナーと考えられており，ヘルニア発生への関連が注目されている．Bellonら[28, 29]は，内鼠径ヘルニア患者の線維芽細胞ではMMP-2が過剰に発現していることを示し，さらにMMP-2過剰発現が内鼠径ヘルニアの原因であり年齢とともに増加することを示した．Arenら[30]は，横筋筋膜のMMP-1，MMP-2，MMP-9を評価し，コントロールに比しヘルニア群で有意に高値であることを示した．Antoniouら[31]は，ヘルニア患者におけるMMPの蛋白分解活性とその内因性阻害剤TIMPのインバランスを検討し，ヘルニア患者の組織においてはMMP-9とMMP-2は高値を示し，それを抑制するTIMP（tissue inhibitors of metalloproteinases）-1とTIMP-2はコントロールに比して低値であり，血漿レベルではヘルニア患者で逆にMMP-9とMMP-2は低値であったと報告しており，ヘルニア発症にMMPとTIMPのインバランスが関与しているとした．MMP-2過剰発現は直接ヘルニアの原因であると考えられるが，間接ヘルニア・再発ヘルニア・腹壁瘢痕ヘルニアとMMPの関係は明らかになっていない．MMP-1とMMP-13は再発ヘルニアに関与し，MMP-1は腹壁瘢痕ヘルニアにも関与していると考えられている[32]．

最近のMMP，TIMPと鼠径ヘルニア発生に関するシステマティックレビュー[33]では，MMP-2と内鼠径ヘルニア発生には明らかな相関があり，MMP-1，MMP-2，MMP-9，MMP-12，MMP-13値は鼠径ヘルニア患者の血清および筋膜組織の両方で上昇していると報告している．また一方，TIMP-1は鼠径ヘルニア患者，特に内鼠径ヘルニア患者の組織内で上昇し，横筋筋膜の生検検体においてTIMP-2は減少しており，血清ではTIMP-1の減少とTIMP-2の上昇がみられた．

近年，慢性期のメッシュ組織拒絶反応は，MMP-2の過剰発現が関与していることがわかり，PVDFメッシュとそれを8μg/mgゲンタマイシンでコーティングすることによりMMP-2の過剰発現が抑制され，コラーゲンI型/III型比が保たれたと報告された[34, 35]．また，ドキシサイクリンが，MMP-2やMMP-9の分泌，活性化を抑制したり[36]，テトラサイクリンで処理されたメッシュがタンパク分解を抑えること[37]などもわかっており，今後全身的なMMP阻害療法や特殊なメッシュが登場する可能性がある．

d. ヘルニアの遺伝的側面

外鼠径ヘルニアの発生に遺伝的要因が関連すると考えられているが，その遺伝様式はいまだ議論の余地がある[38]．現時点での仮説としては，不完全浸透の常染色体優性遺伝[39]，性に影響する常染色体優性遺伝[40, 41]，X鎖優性遺伝[42]，ポリジーン遺伝[43, 44]などであるが，定まったものはない．遺伝子では，Co13A1遺伝子変異が家族性動脈瘤やEhlers-Danlos症候群タイプIII・IVに関与することがわかっており[45]，最近の分子生物学的研究では，鼠径ヘルニア患者にいくつかの感受性遺伝子座が存在することが明らかになっている[46, 47]．

● 文献

1) van Veen RN et al: Patent processus vaginalis in the adult as a risk factor for the occurrence of indirect inguinal hernia. Surg Endosc 21: 202-205, 2007
2) Hutson JM et al: Regulation of testicular descent. Pediatr Surg Int 31: 317-325, 2015
3) Holcomb GW et al: Laparoscopic evaluation for a contralateral patent processus vaginalis. J Pediatr Surg 29: 970-973, 1994
4) Holcomb GW et al: Laparoscopic evaluation for contralateral patent processus vaginalis: part II. J Pediatr Surg 31: 1170-1173, 1996
5) Yerkes EB et al: Laparoscopic evaluation for a contralateral patent processus vaginalis: part III. Urology 51: 480-483, 1998
6) Valusek PA et al: Laparoscopic evaluation for contralateral patent processus vaginalis in children with unilateral inguinal hernia. J Laparoendosc Adv Surg Tech A 16: 650-653, 2006
7) Miltenburg DM et al: Meta-analysis of the risk of metachronous hernia in infants and children. Am J Surg 174: 741-744, 1997
8) Eller MM et al: Videolaparoscopy of the contralateral internal inguinal ring via the hernia sac in children with unilateral in-

guinal hernia-initial experience in Brazil, with a meta-analysis. Pediatr Surg Int **18**: 463-469, 2002

9) Lee DG et al: Risk factors for contralateral patent processus vaginalis determined by transinguinal laparoscopic examination. Exp Ther Med **9**: 421-424, 2015

10) Hall NJ et al: Age-related probability of contralateral processus vaginalis patency in children with unilateral inguinal hernia. Pediatr Surg Int **28**: 1085-1088, 2012

11) 内藤　稔, 諏訪勝仁：鼠径部ヘルニアにおける基礎医学, 生理学・生化学. ヘルニアの外科, 南江堂, p48-51, 2017

12) Fraser JD et al: Natural history and consequence of patent processus vaginalis: an interim analysis from a multi-institutional observational study. J Ped Surg **58**: 142-145, 2023

13) Cooper JL et al: Genital oedema in patients treated by continuous ambulatory peritoneal dialysis: an unusual presentation of inguinal hernia. BMJ **286**: 1923-1924, 1983

14) Carbonell JF et al: Risk factors associated with inguinal hernias: a case control study. Eur J Surg **159**: 481-486, 1993

15) Watanabe T et al: Asymptomatic patent processus vaginalis is a risk for developing external inguinal hernia in adults: a prospective cohort study. Ann Med Surg **64**:102258, 2021

16) Liem MS et al: Risk factors for inguinal hernia in women: a case-control study. The Coala Trial Group. Am J Epidemiol **146**: 721-726, 1997

17) Dutta CR et al: The anatomical basis for the inguinal hernia in Ghana. Ghana Med J **8**: 185-186, 1969

18) Harissis HV et al: The role of pelvic bone anatomy in the pathogenesis of inguinal hernia. Chirurgia **109**: 783-787, 2014

19) Jansen PL et al: The biology of hernia formation. Surgery **136**: 1-4, 2004

20) Franz MG: The biology of hernias and the abdominal wall. Hernia **10**: 462-471, 2006

21) Read RC: Attenuation of the rectus sheath in inguinal herniation. Am J Surg **12**: 610-614, 1970

22) Peacock EE et al: Studies on the biology and treatment of recurrent inguinal hernia: Ⅱ. morphological changes. Ann Surg **179**: 567-571, 1974

23) Read RC et al: Inguinal herniation 1777-1977. Am J Surg **136**: 651-654, 1978

24) Cannon DJ et al: Metastatic emphysema. a mechanism for acquiring inguinal herniation. Ann Surg **194**: 270-276, 1981

25) Reed RC: Blood protease/antiprotease imbalance in patients with acquired herniation. Probl Gen Surg **12**: 41-46, 1995

26) Wagh PV et al: Defective collagen synthesis in inguinal herniation. Am J Surg **124**: 819-822, 1972

27) Wagh PV et al: Direct inguinal herniation in men: a disease of collagen. J Surg Res **17**: 425-433, 1974

28) Bellon JM et al: Study of biochemical substrate and role of metalloproteinases in fascia transversalis from hernial processes. Eur J Clin Invest **27**: 510-516, 1997

29) Bellon JM et al: Fibroblasts from the transversalis fascia of young patients with direct inguinal hernias show constitutive MMP-2 overexpression. Ann Surg **233**: 287-291, 2001

30) Aren A et al: Roles of matrix metalloproteinases in the etiology of inguinal hernia. Hernia **15**: 667-671, 2011

31) Antoniou GA et al: Matrix metalloproteinase imbalance in inguinal hernia formation. J Invest Surg **24**: 145-150, 2011

32) Klinge U et al: Synthesis of type I and Ⅲ collagen, expression of fibronectin and matrix metalloproteinases-1 and -13 in hernia sac of patients with inguinal hernia. Int J Surg Investig **1**: 219-227, 1999

33) Bracale U et al: A systematic review on the role of matrix metalloprotainases in the pathogenesis of inguinal hernias. Biomolecules **13**: 1123, 2023

34) Zheng H et al: Recurrent inguinal hernia: disease of the collagen matrix? World J Surg **26**: 401-408, 2002

35) Junge K et al: Improved collagen type I/III ratio at the interface of gentamicin-supplemented polyvinylidenfluoride mesh materials. Langenbecks Arch Surg **392**: 465-471, 2007

36) Binnebösel M et al: Impact of gentamicin-supplemented polyvinylidenfluoride mesh materials on MMP-2 expression and tissue integration in a transgenic mice model. Langenbecks Arch Surg **395**: 413-420, 2010

37) Fiotti N et al: Short term effects of doxycycline on matrix metalloproteinases 2 and 9. Cardiovasc Drugs Ther **23**: 153-159, 2009

38) Acharya MR et al: Chemically modified tetracyclines as inhibitors of matrix metalloproteinases. Drug Resist Updat **7**: 195-208, 2004

39) Welty G et al: Functional impairment and complains following incisional hernia repair with different polypropylene meshes. Hernia **5**: 142-147, 2001

40) Smith MP et al: Familial inguinal hernia. Surgery **57**: 807-812, 1965

41) Morris GE et al: Recurrece rates following local anaesthetic day case inguinal hernia repair by junior surgeons in a DGH. Ann R Coll Surg Engl **69**: 97-99, 1987

42) Weiner ES et al: Hernia survey of the section on survey of the American Academy of Pediatrics. J Pediatr Surg **31**: 1166-1169, 1996

43) Montagu AMF: A case of familial inheritance of oblique inguinal hernia. J Hered **33**: 355-356, 1942

44) Czeizel A et al: A family study of congenial inguinal hernia. Am J Med Genet **4**: 247-254, 1979

45) Sawaguchi S et al: A genetic study on indirect inguinal hernia. Jinrui Idengaku Zasshi **20**: 187-195, 1975

46) Hikino K et al: Susceptibility loci and polygenic architecture highlight population specific and common genetic features in inguinal hernias genetics in inguinal hernias. EBioMedicine **70**: 103532, 2021

47) Yen HC et al: Sex-specific variants associated with adult-onset inguinal hernia in a Taiwanese population. Int J Med Sci **20**: 607-615, 2023

A. 成人の鼠径部ヘルニア

第 ❶ 章　鼠径部ヘルニアにおける基礎医学

4 ｜ 人工膜の歴史と進化

［諏訪　勝仁］

a. 人工膜（prosthesis）の歴史

prosthesisの語源はギリシャ語で"to place before"を意味し，医学用語に置き換えると"身体の欠損を補う人工物"である．prosthesisの構想は，Bassiniの組織縫合法より以前にBillrothが抱いていたと記されている[1]．Bassiniは縫合に絹糸を用いていたが，これがヘルニア術後感染を惹起するとして1894年にHalsted[2]はsilver wireを用いるようになった．同年，Phelps[3]はsilver coilを用いたmodified Bassini repairを報告し，この概念が広まり，1990年にWitzelとGoepelによって歴史上はじめてのsilver filigreeを用いたメッシュが開発された[4]．その後もさまざまな金属を用いたメッシュが開発されたが，外科医にとって扱いづらく，患者にとっては不快なものとして感じられ，現代のプラスティックメッシュの開発に至った．1944年にAquavivaとBounet[5]はナイロンメッシュを報告し，第二次世界大戦中広く使用された．しかし，ナイロンは時間が経つと加水分解され強度を失うため，次世代のメッシュが開発されるようになった．

1955年，Usherは新素材のpolyolefin（Marlex）に着目し，生体への応用のためさまざまな動物実験を行った後，1959年に胸腹壁欠損に対するMarlexメッシュの実用性を報告した[6]．Marlexメッシュの改良型が現在普及するに至ったポリプロピレンである．

そのほか，歴史上重要なメッシュはDacronメッシュ（Mersilene），expanded polytetrafluoroethylene（ePTFE）メッシュである．Dacronメッシュはポリエステルから合成されたもので，Rivesら[7]によって多く使用された．しかし，本メッシュは感染に弱く，また経年変成による破損が報告されてから，ヘルニア修復には不適であるとされた[8]．近年使用されているポリエステルメッシュは改良型である．ePTFEメッシュはテフロンが基となり，1963年に日本人であるOshigeによって強度のある多孔性構造物として開発された．後にGoreが人工血管として市場に送り出し，1980年にSherらによってヘルニアに応用された[9]．ePTFEメッシュは中皮によって速やかに覆われるため，主に腹腔内留置に用いられる．

b. メッシュの合併症

鼠径ヘルニアに用いられるメッシュは，生物学的に不活性なもので手術の成績とは関係ないものと考えられてきたが，1990年代からheavy weightメッシュを用いたヘルニア手術後の合併症が報告されるようになった．

❶ メッシュの収縮

Amid[10]は，フラットメッシュは20％，プラグは75％収縮すると報告しており，収縮によりメッシュの移動やズレが生じると再発の原因となる[11,12]．メッシュは生体内に留置されると，繊維周囲に炎症細胞浸潤が起こり，次第に肉芽が形成される．繊維密度の高いメッシュ（heavy weightメッシュ）ではこの現象が強く，隣り合った繊維周囲の肉芽が互いに癒合し瘢痕板（scar plate）を形成する．そして瘢痕収縮が起こるとメッシュが収縮する．Mandaiらはブタを用いた動物実験で同様の現象を観察している[13]（図1）．

❷ 臓器へのメッシュ癒着など

通常のメッシュは，腸管や実質臓器と接すると癒着する．臓器を巻き込んで癒着すると腸閉塞や穿孔の原因となる[14]．

❸ メッシュ感染

一般に細菌の大きさは1ミクロン（μm）であり，これを殺菌する白血球は12〜14μm，さらに貪食する大細胞や線維芽細胞は50μm程度である．多くのメッシュは，モノフィラメント糸を編んで作られており，網目（pore）が存在する[14]．その大きさは75μm以上であり，totally macroporous prosthesisと呼ばれる．一方，ePTFEメッシュは10μm以下であり，totally microporous prosthesisと呼ばれる．macroporousメッシュに細菌が侵入しても白血球や貪食大細胞により処理されるが，microporousメッシュではこれがうまく行われず，感染に弱くなる．また，microporousメッシュには線維芽細胞も侵入できないので，メッシュが組織に取り込まれない．totally macroporous prosthesisは感染を起こしにくく，感染率は1％程度と低い[10,14]．

❹ 慢性疼痛

メッシュ周囲に起こる過度の炎症反応が神経組織に及ぶことによって発生すると考えられている[15]．

Kingnorth[16]は，メッシュプラグ法の術後1年以降も社会生活に影響する疼痛が16.4％に起こり，20人中1人，5.6％がプラグ除去を余儀なくされたと報告している．Millikan[17]やHuang[18]も同様の報告を行っている．

❺ autoimmune/inflammatory syndrome induced by adjuvants（ASIA, Shoenfeld's syndrome）

2011年にShoenfeldら[19]は，医療用インプラントなど異物を体内に留置することで発症する自己免疫疾患を報告し，autoimmune syndrome induced by adjuvants（ASIA）と命名した．ASIAはメッシュでも報告があ

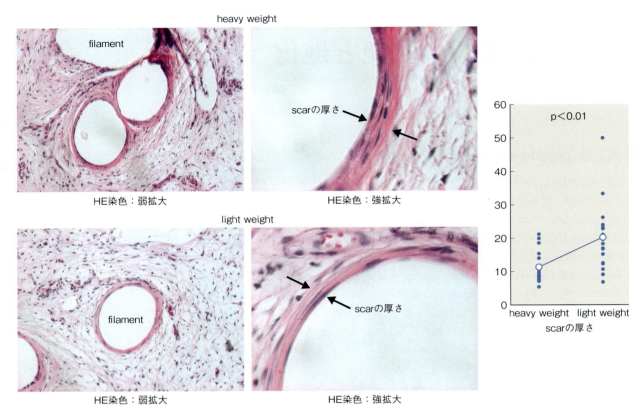

図1　filamentの密度とscar formation
上段はheavy weightメッシュ，下段はlight weightメッシュを3ヵ月留置後のHE染色組織像である．filament周囲のscarは，heavy weightで厚く，light weightで薄い．また，炎症細胞浸潤もlight weightメッシュで軽度である．
(Mandai Y et al: Impact of endoscopic and histological evaluations of two different types of mesh plug for a groin hernia model. Surg Today 41: 1512-1518, 2011 より許諾を得て転載)

り[20]．慢性的倦怠感，関節痛，筋肉痛，発熱，sicca症候，認知症，神経学的症状など多彩な症状が出現する[21]．インプラントの異物反応による肉芽腫性炎症が原因として考えられているが，詳細は不明である．アレルギーの既往患者はASIAのリスクと考えられている．

c. heavy eightからlight weightへ，small poreからlarge poreへ

メッシュ修復術後合併症は主にheavy weightメッシュによるものであり，素材重量を減量したlight weightメッシュが開発された．ここで問題になるのは強度であるが，Klosterhalfen[22]らは，鼠径部ヘルニアにおいては16 N/cmあれば十分であるとしている．Cobbら[23]は，平均腹腔内圧を座位で16.7 mmHg，立位で20 mmHg，咳嗽で107.6 mmHg，ジャンプで171 mmHgであったとしている．一般にlight weightメッシュは抗張力16 N/cmで，筋膜を縫合しない大きなヘルニアでは32 N/cmの抗張力が必要である．heavy-weightメッシュの抗張力は100 N/cm以上を有し，1,000 mmHg以上の腹圧に耐える．この強度は明らかに過剰であり，また腹壁のflexibilityを妨げ，術後の不快感や疼痛の原因となる[14]．Klosterhalfernら[24]は，1995～1999年の5年間，再発や感染で取り出した121例のメッシュについて，light weightメッシュとheavy weightメッシュの病理学的な比較検討を行い，感染の有無にかかわらずlight weightメッシュでHSP-70が高値で，Ki67，TUNELは低値を示した．これはlight-weightメッシュのほうが，メッシュの組織反応が低く（瘢痕形成に至ることが少ない），DNA損傷も少ないことを示している．これらの報告から，鼠径部ヘルニアに用いるメッシュの素材は，heavy weightからlight weightに急速に移行した．ただし，鼠径部ヘルニアに用いるメッシュと腹壁瘢痕ヘルニアで用いるメッシュでは，その必要な強度は異なるので，鼠径部ヘルニアに用いるメッシュをそのまま腹壁瘢痕ヘルニアに用いるべきではない．

重量によるメッシュの分類について，Cobbら[25]はポリプロピレンの重量に着目し，95 g/m^{2}以上をheavy weight，45 g/m^{2}くらいをmid weight，35 g/m^{2}以下をlight weightと分類した．一方，Klostehalfenら[22]は，メッシュのporeサイズに注目し，heavy weightは1 mm未満のsmall pore，light weightは1 mm以上のlarge poreとした．その後，単に質量を軽くしporeサイズを大きくするだけでは軟らかすぎて術野での取り回しが困難であるため，absorbable fiberと組み合わせ，メッシュの形状を維持し操作性を向上させたpartially absorbable light weightメッシュも開発されている.

d. 腹腔内に留置できるメッシュ

2012年4月から腹壁瘢痕ヘルニアに対する腹腔鏡下修復術が保険収載され,腹腔内留置メッシュ,すなわちcompositeメッシュの需要が急速に伸びている.これは,ポリプロピレンなどのメッシュと腸管などの臓器と癒着を起こさないePTFEメッシュやコラーゲン膜・セルロース膜を組み合わせたものである.

e. メッシュの分類

poreサイズによるAmid[10]の分類以来,さまざまな分類がなされてきた.Klingeら[26]はメッシュの分類(**表1**)から手術成績の特徴を検討し,感染および疼痛でメッシュ摘出が必要となるのはclass IIが多いことなどを報告した.現在使用可能な素材別メッシュ一覧を**表2,3**に示す.

f. biologicalメッシュ

感染,汚染環境下でのプラスティック系メッシュ使用は禁忌であり,次世代メッシュとしてbiologicalメッシュが開発され,臨床応用されるようになった.biologicalメッシュはbovine pericardium, porcine small intestinal submucosa, porcine dermis, cadaveric human dermisなど生体由来の素材でできており,細胞成分を除去した細胞外マトリックスから構成される.biologicalメッシュを使用し,細胞外マトリックス内に血管新生や細胞増殖が生じるとメッシュは徐々に退化し,自己筋膜に再構築される.最終的には自己組織と一体化するため感染に強いとされている.

biologicalメッシュには,hexamethylene-diisocyanate(HMDI)による架橋構造化(cross linkage:コラゲナーゼによるコラーゲンの分解を抑制しメッシュの早期分解を遅らせる)を有するものや,γ放射線による滅菌処理や,93～95%がI型コラーゲンで構成されて生体の筋腱膜に同化し,引っ張り張力がメッシュ使用前後で20 Nから33 Nへ65%増強するものなどが報告されている[27, 28].Köckerlingら[29]の鼠径ヘルニアに対するbiologicalメッシュとポリプロピレンメッシュを用いた14の前向き研究のレビューでは,再発率には差はなく,術後疼痛に関してはbiologicalメッシュが優れていると報告されている.しかしながら日本では,biologicalメッシュは,通常のメッシュの約10倍のコストが必要であるなど,薬事承認が難しいのが現状である.

g. 完全吸収型メッシュ

近年,腹壁(瘢痕)ヘルニア修復におけるメッシュとして完全吸収型メッシュが脚光を浴びている.poly-4-hy-droxybutyrane [P4HB] mesh(商品名Phasix™)は吸収性polymer monofilamentで作成されたbiosynthetic meshであり,12～18ヵ月で加水分解される.欧米では腹壁(瘢

表1 Klingeの分類

クラス	特徴
Class I	Large pore meshes
a)	monofilament
b)	multifilament
c)	mixed structure or polymer (e.g. absorbable + non-absorbable)
Class II	Small pore meshes
a)	monofilament
b)	multifilament
c)	mixed structure or polymer
Class III	Meshes with special features
Class IV	Meshes with films
Class V	3D meshes
Class VI	Biologicals
a)	non-cross-linked
b)	cross-linked
c)	special features

(文献26より引用)

痕)ヘルニアへの使用後3年以上の成績報告も散見されており,再発および患者QOLの面で優れていると評価されている[30, 31].2024年現在で日本での販売予定はないが,今後期待が持たれるメッシュである.

●文献

1) Read RC: Milestone in the history of hernia surgery: prosthetic repair. Hernia **8**: 8-14, 2004

2) Halsted WS: Report of twelve cases of complete radical cure of hernia by Halsted's method of over two years standing. silver wire sutures. Johns Hopkins Hosp Bull **V**: 98-99, 1894

3) Phelps AM: A new operation of hernia. N Y Med J **60**: 291-296, 1894

4) Goepel R: Uber die verschliessung von bruchpforten durch einheilung geflocuhtener fertiger silberdrahtnetze. Verh Deutsch Ges Chir **9**: 174-179, 1900

5) Aquaviva D et al: Cure d'une volumineuse eventration par plaque de Crinofil. Extraits Bull Soc Chir de Marseille **17**, 1944

6) Usher FC: A new plastic prosthesis for repairing tissue defects of the chest and abdominal wall. Am J Surg **97**: 629-633, 1959

7) Rives J: Surgical treatment of the inguinal hernia with Dacron patch: principles, indications, technique and results. Int Surg **47**: 360-361, 1967

8) Leber GE et al: Long-term complication associated with prosthetic repair incisional hernias. Arch Surg **133**: 378-382, 1998

9) Sher W et al: Repair of abdominal wall defects: Gore-Tex vs. Marlex graft. Am Surg **46**: 618-623, 1980

10) Amid PK: Classification of biomaterials and their related complications in abdominal wall hernia surgery. Hernia **1**: 15-21, 1997

11) Isemer FE et al: Rutkow PerFix-plug repair for primary and

表2 素材によるメッシュの分類（鼠径部ヘルニア）

素材			鼠径部切開法					腹腔鏡
メッシュ素材	フィラメント構造	その他, 縫製法	Liechtenstein法	ONSTEP法	プラグ法	underlay法	Kugel法	TAPP/TEP法
ポリプロピレン	モノフィラメント	—	BARDメッシュ ソフトメッシュ	オンフレックス（オリジナル）	パーフィックスプラグ ライトパーフィックスプラグ	ダイレクトクーゲルパッチ オンフレックス（モディファイド）PHS	クーゲルパッチ オンフレックス（オリジナル）	3D Max 3D Max LIGHT ソフトメッシュ
		モノクリル（吸収性）	UPM		UPP	UHS		UPM
		チタンコーティング	タイレーンメッシュ		タイレーンプラグ			タイレーンメッシュ
ポリエステル	モノフィラメント	—	バーサテックス					
		マイクログリップ（ポリ乳酸）	プログリップ		パリテックスプラグ			LAPプログリップ
	マルチフィラメント	—						フォールディングメッシュ アナトミカルメッシュ

表3 素材によるメッシュの分類（腹壁瘢痕ヘルニア）

メッシュ素材	フィラメント構造	癒着防止素材	腹膜外（onlay/retromuscular, retrorectus, preperitoneal）	腹腔内（IPOM）			
ポリプロピレン	モノフィラメント	—	BARDメッシュ ソフトメッシュ				
		ePTFE		ベントリオ	コンボジックスLP		
		セプラコーティング		ベントリオST	ベントララライトST	ベントララライトST with Echo2	ベントラレックスST
		チタンコーティング	タイレーンメッシュ				
ポリエステル	モノフィラメント	—	バーサテックス				
		豚コラーゲン		シンボテックス	PCOベントラルパッチ		
	マルチフィラメント	豚コラーゲン	PCO				
ePTFE			デュアルメッシュ				

recurrent inguinal hernias-a prospective study. Surg Technol Int **12**: 129-136, 2004

12) Garavello A et al: Recurrent inguinal hernia after mesh hernioplasty. An emerging problem? Minerva Chir **56**: 547-552, 2001

13) Mandai Y et al: Impact of endoscopic and histological evaluations of two different types of mesh plug for a groin hernia model. Surg Today **41**: 1512-1518, 2011

14) Bendavid R: Complication of groin hernia surgery. Surg Clin North Am **78**: 1089-1103, 1998

15) Aasvang EK et al: Predictive risk factors for post-herniotomy pain. Anesthesiology **112**: 957-969, 2010

16) Kingnorth AN et al: Prospective double-blind randomized study comparing Perfix plug-and-patch with Lichtenstein patch in inguinal hernia repair: one year quality of life results. Hernia **4**: 255-258, 2000

17) Millikan KW: A long-term evaluation of the modified mesh-plug hernioplasty in over 2,000 patients. Hernia **12**: 257-260, 2008

18) Huang CS et al: Prolene hernia system compared with mesh plug technique: a prospective study of short- to mid-term outcomes in primary groin hernia repair. Hernia **9**:167-171, 2005

19) Shoenfeld Y, Agmon-Levin N: 'ASIA'-autoimmune/inflammatory syndrome induced by adjuvants. J Autoimmun **36**: 4-8, 2011

20) Cohen Tervaert JW: Autoinflammatory/autoimmunity syndrome induced by adjuvants (Shoenfeld's syndrome) in patients after a polypropylene mesh implantation. Best Pract Res Clin Rheumatol **32**: 511-520, 2018

21) Cohen Tervaert JW et al: Autoimmune/inflammatory syndrome induced by adjuvants（ASIA）. Autoimmun Rev **22**: 103287

22) Klosterhalfen B et al: The lightweight and large porous mesh concept for hernia repair. Expert Rev Med Devices **2**: 103-117, 2005

23) Cobb WS et al: Normal intraabdominal pressure in healthy adults. J Surg Res **129**: 231-235, 2005

24) Klosterhalfern B et al: Pathology of traditional surgical nets for hernia repair after long-term implantation in humans. Chirurg **71**: 43-51, 2000

25) Cobb WS et al: The argument for lightweight polypropylene mesh in hernia repair. Surg Innov **12**: 63-69, 2005

26) Klinge U et al: Modified classification of surgical meshes for hernia repair based on the analyses of 1,000 explanted meshes. Hernia **16**: 251-258, 2012

27) O'Brien JA et al: Long-term histologic and mechanical results of a Permacol™ abdominal wall explant. Hernia **15**: 211-215, 2011

28) Hammond TM et al: Human in vivo cellular response to a cross-linked acellular collagen implant. Br J Surg **95**: 438-446, 2008

29) Köckerling F et al: Biological meshes for inguinal hernia repair— review of the literature. Front Surg **48**: 1-5, 2015

30) Talwar AA et al: Shifting the goalpost in ventral hernia care: 5-year outcomes after ventral hernia repair with poly-4-hydroxybutyrate mesh. Hernia **26**: 1635-1643, 2022

31) Layer T et al: Incisional hernia repair with a slowly absorbable P4HB mesh: what happens after the mesh disappears? A retrospective longitudinal clinical study. Hernia **27**: 387-394, 2023

第 I 部　鼠径部ヘルニア

A. 成人の鼠径部ヘルニア

第 2 章　鼠径部ヘルニアの診断

1 ｜ 基本的な診断法と注意すべき鑑別疾患

[長浜　雄志]

　鼠径部ヘルニアは立位や腹圧により発生する鼠径部の膨隆や疼痛が主たる症状であり，病歴の聴取や触診を主とした身体診察により，多くの場合，診断可能である．有症状であっても，外来診察の際に身体所見では明らかでないヘルニアに遭遇することもあり，CTや超音波検査を補助的に使用することも有用である．男性はその大半が内・外鼠径ヘルニアであるが，女性では大腿ヘルニアの頻度が高く，閉鎖孔ヘルニアとともに嵌頓，腸閉塞によって初めてヘルニアが明らかになることがあるので注意が必要である．

a. 問診と身体所見

　他の疾患と同様に鼠径部ヘルニアの診断においても丁寧な病歴聴取などの問診と身体所見の確認は重要な要素である[1-3]．

1）問診

　ヘルニアを疑う患者の多くは鼠径部の膨隆や疼痛を主訴として外来を受診する．診療の際には以下の点を聴取する必要がある（**表1**）．

　いつ頃からどのようなタイミング（怒責や長時間の立位保持など）でどのような症状が生じたか，症状は持続的なのか間欠的か，日中の時間帯によって症状の出現に変化が生じるかを確認する．典型的な例では鼠径部の痛みの後時間経過があって鼠径部膨隆が出現する（ヘルニアの進展に伴う腹膜の牽引痛）．また鼠径部膨隆は起床時には認めないが怒責や長時間の立位保持で発症し，徒手整復や安静臥床により軽快する．また随伴症状として嘔吐や腹痛が生じないか膨隆に痛みが伴わないか，自己整復が可能かどうかは治療の緊急性を評価する重要な要素となる．過去の開腹術の既往を聴取することも重要である．前立腺全摘除術後に鼠径ヘルニアが高率に発症することはよく知られており，ほとんどが外鼠径ヘルニア（JHS分類L型）で，腹膜前腔の強い瘢痕化を伴い腹腔鏡下修復術の難度が極めて高くなることは念頭に置くべきである．

　女性の場合には膨隆と月経周期の関連を聴取することも重要で，鼠径部膨隆に月経周期と関連した症状がある場合には内膜症との関連を考慮する必要がある．また，妊娠中の場合には子宮円索静脈瘤の存在も念頭に置く必要がある．一方，高齢女性では大腿ヘルニアや閉鎖孔ヘルニアの頻度も増加するため，開腹手術既往の確認や腸閉塞症状，

表1　問診のポイント

症状	痛みか膨隆か
	整復可能か
	臥床によって改善するか
	起床時に症状があるか
	症状を誘発するきっかけはあるか
	嘔気腹痛の有無
	月経との関連
	妊娠の有無
	その他の随伴症状
既往歴	手術歴
	月経の状況

大腿前内側部痛（Howship-Romberg徴候）の聴取も重要である．

2）身体所見

　まず立位で鼠径部をよく観察したのちに安静時と怒責時の触診を行う．恥骨結合近傍に外鼠径輪が位置するので膨隆の有無，腹圧による変化を確認する．次いで臥位にて同様の診察を行う．この際，鼠径靱帯を確認して大腿ヘルニアを鑑別し，外鼠径輪が開大している場合には示指を鼠径管内に挿入して鼠径管後壁の所見を評価する（**図1**）．内鼠径ヘルニア（JHS分類M型）ではヘルニア門は下腹壁血管の内側にあるため，外鼠径輪（腹直筋外縁）を触診すると真後ろに抜けるような印象となることが多い（**図2A**）．一方，外鼠径ヘルニアでは，ヘルニア門は下腹壁動静脈の外側にあるため，多くの例で内側には正常な鼠径管後壁が存在する．外鼠径輪の触診では奥の組織がしっかり保たれているような印象となる（**図2B**）．ヘルニア内容が陰嚢に達するような大きな外鼠径ヘルニアで下腹壁血管が内側に大きく

74

第2章 鼠径部ヘルニアの診断

1. 基本的な診断法と注意すべき鑑別疾患

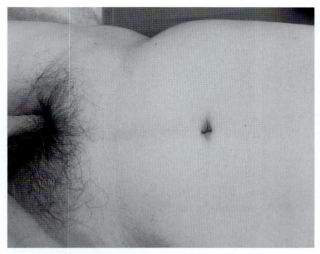

図1　鼠径輪の触診

表2　身体所見のポイント

立位	視診
	安静時触診
	怒責時触診
	整復の可否
	反対側の評価
臥位	安静時触診
	鼠径靱帯の確認
	鼠径管後壁の評価
	怒責時触診
	整復の可否
	手術瘢痕の有無
	超音波検査の追加

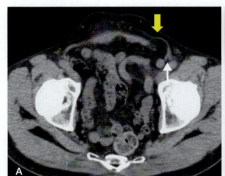 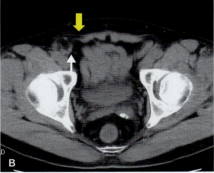 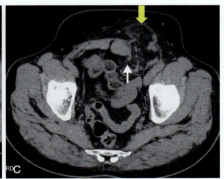

図2　鼠径輪触診と鼠径管後壁の抵抗
白矢印：下腹壁動静脈，黄矢印：手指触診方向
A：内鼠径ヘルニア，B：外鼠径ヘルニア，C：外鼠径ヘルニア（陰嚢到達）．

変位しているような場合，後壁の一部が突出する小さな内鼠径ヘルニアにはこの限りではない（図2C）．

　女性の場合には鼠径輪への示指の挿入は困難なことが多く，内鼠径ヘルニアの頻度が少ないこともあり重要な点は大腿ヘルニアとの鑑別となる．大腿ヘルニアは鼠径靱帯の尾側に突出し，鼠径靱帯を確認することで鼠径ヘルニアとは鑑別可能である．大腿ヘルニアはヘルニア門が靱帯など硬い組織からなり，腸管の嵌頓した場合，容易に腸閉塞をきたすため，高齢女性の腸閉塞では必ず鼠径部の触診を行う必要がある．鼠径管内に小指頭大～母指頭大の弾性を有する腫瘤を触知する場合はNuck管嚢胞を念頭に診療を行う．

　臥位の診察の際には腹部の手術瘢痕を検索し，既往手術の内容を聴取する．必要な場合には身体所見の確認後に超音波検査を行う（表2）．

b. 画像診断

　問診や身体診察は鼠径ヘルニアの診断の中で最も重要な手技であるが，膨隆が外来診察時に明らかでない場合や，痛みや違和感などの愁訴はあるものの膨隆が明らかではない例，病型の絞り込みなどを行う場合には各種画像診断が有用である．現在，主として行われているのは超音波検査（US），腹部CTである．ヘルニオグラフィー（herniography）やMRIは一部の施設において施行されている．以下に各検査法について説明する[1-8]．

1）超音波検査

　超音波検査は外来で簡便に行うことができ，非常に有用なツールとなる．通常，臥位として乳腺や甲状腺の検査に使用する高周波プローブを用いて操作する．恥骨結合近傍で皮膚割線に沿うようにプローブを操作し，鼠径管内を走行する精巣血管を同定する．次いで腹圧をかけてもらい鼠径管内の構造物の動きを観察する．ヘルニア内容が存在する場合には鼠径管内に腸管や大網などの構造物の侵入が認められる．Nuck管嚢胞は外鼠径輪近傍の嚢胞性変化として，精索脂肪腫は鼠径管内の低エコーな腫瘤として描出される．膀胱ヘルニアでは厚みを有した膀胱の陥入像が特徴的なエコー像として描出されるので病態の把握には有用である．内外鼠径ヘルニアの鑑別はヘルニアの基部と下腹壁動脈の位置関係を評価することで行う．下腹壁動脈は大腿

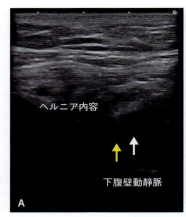
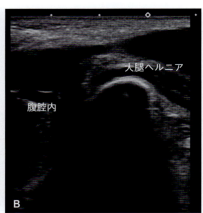

図3 鼠径部ヘルニアの超音波像
A：外鼠径ヘルニア（短軸像）.
B：大腿ヘルニア（長軸像）.

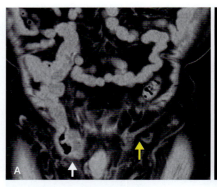
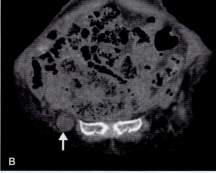
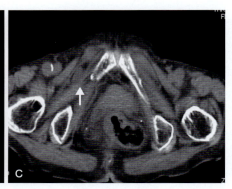

図4 鼠径部ヘルニアのCT像
A：白矢印：内鼠径ヘルニア，黄矢印：外鼠径ヘルニア.
B：白矢印：大腿ヘルニア.
C：白矢印：閉鎖孔ヘルニア.

動静脈のやや内側の浅い位置に円形もしくは楕円形の透亮像が並んだ形で描出され，動脈が拍動することを観察することで同定可能である．ヘルニアが突出している状態ではアーチファクトもあり動静脈の同定はやや困難で，整復された状態で動静脈を同定し，その後，腹圧をかけて動静脈とヘルニアの位置関係を検索するほうがスムーズに診断できる（図3）．超音波画像上，下腹壁動静脈の表面を外〜中側へ滑るように突出するのが外鼠径ヘルニアであり，内側から突き上げるように突出するのが内鼠径ヘルニアであるが，CTと比較すると鑑別は難しいことが多い．

精索静脈瘤や子宮円索静脈瘤は，超音波で観察すると拡張した脈管が集簇するため診断可能で，パワードプラなどの機能を使用するとより正確に診断できる．メッシュやタッカーなどのデバイスも描出可能であり，術後の慢性疼痛の際には愁訴の箇所とメッシュやタッカーなどの関連がないか検索するのにも有用である．

超音波による鼠径部の診断の特徴は，鼠径管内での脈管や軟部組織の状態をリアルタイムに評価できることである．一方で超音波では，腹膜自体の特定は困難で，腹部内臓が嵌入しないような病変に対する感度は必ずしも高くない．

大腿ヘルニアは鼠径靱帯の尾側で大腿血管の内側にヘルニアが描出されるため診断は比較的容易である．非嵌頓例ではヘルニア嚢周囲に腹膜前脂肪を伴い，内部に水分を含んだ嚢胞様構造をとることが多く，リンパ節腫大や嚢胞と診断されている場合もある（図3）．

2）腹部CT

腹部CTも機器の普及に伴い広く行われるようになっている．CTは超音波とは異なり，鼠径管内のダイナミックな評価を行うことはできないが，下腹壁血管や腹直筋などの筋組織など客観的な組織の同定が可能であることから再現性を持った評価が可能である．Kameiらの報告にもあるように胸や大腿部を枕などで支えて下腹部を浮かすような形にして怒責した状態で撮影を行う．可能であれば下腹部で軸位断（axial scan）に加えて冠状断（coronal scan）も作成して評価を行う[11]．通常，軸位断像にてヘルニアを示唆する所見の有無を評価する．次いで腹直筋裏面を走行する下腹壁血管を同定してヘルニア嚢と下腹壁血管の関係を評価して内外鼠径ヘルニアの病型の鑑別を行う．一方，冠状断像で観察すると外鼠径ヘルニアでは下腹壁血管の外側に，内鼠径ヘルニアでは内側に腹壁の突出部を確認することができる（図4）．CTで腸管や大網などの突出が描出されていた場合はヘルニアと診断可能だが，内鼠径ヘルニ

アや滑脱型の外鼠径ヘルニアでは厚い腹膜前脂肪を伴ったヘルニア嚢の突出をきたすことがあり，評価には注意が必要である．また膀胱ヘルニアは嵌頓している場合は容易に診断ができるが，腹圧をかけた時のみ出現するような例では，排尿後にCTを行うと膀胱とともに鼠径輪に引き込まれる後腹膜組織を描出することができる．

大腿ヘルニアは大網の嵌入や腸管が嵌頓して腸閉塞をきたした場合は容易に診断できるが，腹腔内臓器の嵌入がない場合は超音波と同様に囊胞様に描出され，リンパ節腫大などとの鑑別を要する場合がある（図4B）．

閉鎖孔ヘルニアは嵌頓例の報告が近年よくみられるようになった．身体診察では膨隆の触知が困難である閉鎖孔ヘルニアであるが，腸管が嵌頓した場合はCT上内外閉鎖筋間に腫瘤として描出される（図4C）．一方で非嵌頓例の描出は困難で，通常は閉鎖管内への脂肪組織の嵌入としか描出されないため鑑別は困難であり，腸管の嵌頓と自然整復を繰り返して腹膜が肥厚している例や，何らかの原因によって腹水が貯留し，ヘルニア囊内に溜まった例のみが単純CTで描出可能であった．

腹臥位でのCTは再現性に優れた検査であるが，超音波や後述するヘルニオグラフィーと異なり，経時的な観察が行えないという限界がある．高齢者では検査中に腹圧をかけた状態が維持できない例もあり，撮影のタイミングで確実にヘルニアが突出しているか確認ができないまま検査が行われる場合が起こりうる．CTには偽陰性例が含まれることを念頭に置くべきである．

3）MRI

MRIはこれまでに挙げたCTやUSと異なり筋肉や骨，靱帯といった組織に対する詳細な質的評価が可能である．この特色を活かし鼠径ヘルニアと鑑別が問題になるスポーツ選手の鼠径部痛や子宮内膜症，術後慢性疼痛などでもその効果が期待されている．内転筋付着部の炎症性変化や仙腸関節や股関節の変化などに対しても評価が可能である．一方で時間やコスト，検査の簡便性といった問題も有する．MRI診断は将来的にさまざまな可能性が期待されるが，現状診断上の有用性に関する検討はない．

4）ヘルニオグラフィー

ヘルニオグラフィーは腹腔内に造影剤を注入してヘルニアを腹膜の突出像として評価する方法である．1960年代に小児鼠径ヘルニアの対側の評価を行うために臨床導入され，その後，成人のヘルニアの診断にも導入された．

局所麻酔下に静脈留置針などを用いて腹腔内に非イオン性造影剤を50 cc程度注入する．注入後腹臥位半立位として，腹圧をかけてもらいX線透視下に突出状況の観察，撮影を行う．前腹壁にある内側臍ヒダ（臍動脈）外側臍ヒダ（下腹壁動脈）と突出の関係を評価して病型の診断を行う（図5）．腹腔内に造影剤を満たした状態で観察しながら撮影を行うためヘルニアのダイナミックな病態の評価が可能

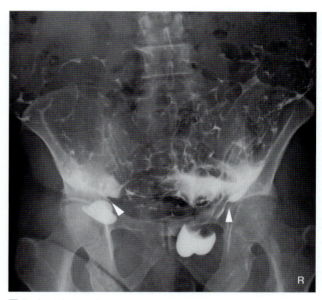

図5 herniography
右：内鼠径ヘルニア．左：外鼠径ヘルニア．
白矢頭：外側臍ヒダ（下腹壁動静脈）．

であること，虚脱したヘルニア嚢であっても造影剤の注入により拡張描出するため，通常のヘルニアだけでなく膨隆を触知できない不顕性ヘルニア（occult hernia）に対しても高い診断能を有することが報告されている[9]．一方で腹腔穿刺に伴う偶発症や，造影剤の使用，X線照射などが侵襲的であると評価され[10]，近年では一部の施設で行われているのみである．

5）国際ガイドライン上の扱い

2018年に刊行された国際ガイドラインでは，身体診察上，明らかな鼠径部膨隆に関しては触診を中心とした身体診察で十分とされている（感度74.5％，特異度96.3％）．さらにUS（感度86％，特異度77％）を補助的に使用することでより確実な診断が可能になると推奨している．一方，疼痛などの症状があっても身体診察で診断が困難なヘルニアに対しては超音波だけでなくCT（感度80％，特異度65％），MRIを併用して鑑別を行っていくことが推奨されている[7]．

C. 注意すべき鑑別診断

鼠径部腫瘤や鼠径部痛を呈する他の疾患はヘルニアの診断にあたり鑑別する必要がある．表3，4に鑑別すべき代表的なものを挙げるが，これらを念頭に丁寧な病歴の聴取，身体所見の確認が必要である[2-4]．

1）鼠径部腫瘤

腫瘤を呈するもののうち大腿動脈瘤や大伏在静脈瘤など血管系の疾患，また鼠径リンパ節腫大などは触診や圧迫による膨隆の消失，可動性などを評価すれば鑑別可能で，超音波検査を併用することでより診断能は向上する．精索脂

表3 鼠径部ヘルニアと鑑別すべき疾患：鼠径部腫瘤

血管疾患	動脈瘤
	大伏在静脈瘤
	門脈体循環シャント
	精索静脈瘤
	子宮円索静脈瘤
リンパ節	リンパ節腫大
腫瘍	悪性リンパ腫
	転移性腫瘍
	脂肪腫
	粉瘤
生殖器関連	停留睾丸
	Nuck管嚢胞
	陰嚢水腫

表4 鼠径部ヘルニアと鑑別すべき疾患：鼠径部痛

泌尿器関連	精巣上体炎
	精巣捻転
	前立腺炎
	精嚢炎
	尿路感染
	尿路結石
婦人科関連	骨盤内炎症
	子宮内膜症
	卵巣，子宮腫瘍
筋骨格関連	内転筋腱炎
	腹直筋腱炎
	股関節障害
	仙腸関節障害
	恥骨結合部炎

肪腫を膨隆として触知する場合があるが，脂肪腫は一般的には疼痛を呈することが少ないとされる．男性では停留睾丸や，左に多い精索静脈瘤，女性ではNuck管嚢胞は鼠径部腫瘤として受診するが，丁寧な触診や陰嚢の診察，場合により超音波検査の併用により鑑別可能である（**表3**）．

2）鼠径部痛

鼠径部痛をきたす疾患には泌尿器科疾患（尿路感染，結石，前立腺炎，精巣捻転，精巣上体炎，精巣炎），婦人科疾患（骨盤内炎症性疾患，子宮卵巣腫瘍など），またスポーツ選手などに発症する腱付着部炎などがあり，それぞれ病歴の聴取，慎重な触診，必要に応じて画像診断の併施により鑑別は可能である（**表4**）．

3）ガイドライン上の扱い

2018年に刊行された国際ガイドライン[7]，2024年に刊行された日本ヘルニア学会の診療ガイドライン[11]では**表3**，**4**に示すような疾患の鑑別が必要であると記載されている．

● 文献

1) Donahue PE: Theoretic aspects of hernia. Hernia, 4th ed, Nyhus LM, Condon RE（eds），JB Lippincott, p73-90, 1995
2) Kingsnorth AN, Leblanc KA: Diagnosis of a lump in the groin in the adult. Management of Abdominal Hernias, 3rd ed, Arnold, p153-163, 2003
3) Smedberg SGG, Spangen L: Occult hernias in the male patient. Abdominal Wall Hernias Principles and Management, Bendavid R et al（eds），Springer-Verlag, p116-120, 2001
4) Hamilton JA: Imaging hernias of the abdominal wall. Abdominal Wall Hernias Principles and Management. Bendavid R et al（eds），Springer-Verlag, p335-340, 2001
5) Pierce RA, Poulose BK: Preoperative Imaging in hernia surgery. Hernia Surgery, Novitsky YW,（ed）Springer International, p23-30, 2016
6) Towfigh S, Shafik Y: Diagnostic considerations in inguinal hernia repair. Textbook of Hernia, Hope WW et al（eds），Springer International, p35-39, 2017
7) Niebuhr H et al: Diagnostic modalities, Chapter3, International guidelines for groin hernia management. The HerniaSurge Group, Hernia **22**: 9-11, 2018
8) Kamei N et al: Prone "computed tomography hernia study" for the diagnosis of inguinal hernia. Surgery Today **49**: p936-941, 2019
9) Robinson A et al: A systematic review and metaanalysis of the role of radiology in the diagnosis of occult inguinal hernia Surg Endosc **27**: 11-18, 2019
10) Piga E et al: Imaging modalities for inguinal hernia diagnosis: a systematic review. Hernia **24**: 917-926, 2020
11) 日本ヘルニア学会ガイドライン作成検討委員会（編）：成人−治療前診断−鑑別診断．鼠径部ヘルニア診療ガイドライン2024（第2版），2024

2. 鼠径部痛症候群(groin pain syndrome)

A. 成人の鼠径部ヘルニア

第 **2** 章　鼠径部ヘルニアの診断

2 鼠径部痛症候群(groin pain syndrome)

［齊藤　昌愛］

　鼠径部ヘルニアの診断において，膨隆をはっきり触れずに画像所見でも鼠径部ヘルニアの存在が明らかでない鼠径部痛は，しばしば診断に難渋する．特にスポーツを行っている患者の鼠径部痛は時に診断が困難であり治療が長期化することが多く，日本に限らず，世界的にその診断と治療に難渋してきた歴史がある．スポーツ選手の鼠径部痛は病態の解明が不十分なこともあり，sportsman's groin , groin discruption, sports hernia, sportsman's hernia, athletic groin, Girmore's groin, athletic pubalgiaなどとさまざまな呼称が使用されてきた．それらの問題を解決することを目的として，2014年にカタールのドーハで，the 1st World Groin Pain Conference in Dohaが開催され，アスリートの鼠径部痛に対して上記のさまざまな呼称は使用せずに，groin pain in athletesという包括的表現を用いてそのまま使用することが推奨された[1]．また，同会議で鼠径部痛の新しい分類(ドーハ分類)が提唱され，鼠径部痛に関連する疾患をドーハ分類にて大別することでアスリートの鼠径部痛をシンプルに理解することが可能になり，同分類を念頭に置いてその診断方法や治療方法を論じていくことが世界的に主流になりつつある．ただし，鼠径部痛の原因を局所から考えて鼠径部痛を分類，治療，最終的に予防するという世界的潮流と異なり，わが国ではアスリートの鼠径部痛の病態は全身の機能障害から局所(鼠径部)の痛みや器質的障害が生じるという，鼠径部痛症候群(groin pain syndrome)という概念が成熟しており，必ずしも一致するものではないことに注意しておきたい．

　本項では，このドーハ会議にて提唱された鼠径部痛の新しい分類について解説するとともに，鼠径部痛症候群の病態および治療についても述べる．

a.　ドーハ分類

　ドーハ会議にて提唱された分類方法は簡潔であり，画像診断を一切含まないことが特徴的である．分類および診断をシンプルにすることを重要視し，圧痛と抵抗時痛を中心とした身体所見による評価を用いて分類している．

〈新たな4つの疾患概念と股関節関連鼠径部痛，その他の鼠径部痛〉[1]
・内転筋関連鼠径部痛(adductor-related groin pain)
・腸腰筋関連鼠径部痛(iliopsoas-related groin pain)
・鼠径部痛関連鼠径部痛※(inguinal-related groin pain)
・恥骨関連鼠径部痛(pubic-related groin pain)
・股関節関連鼠径部痛(hip-related groin pain)
・その他の鼠径部痛(**表1**)

※inguinal-related groin painは"inguinal"，"groin"の日本語訳がともに「鼠径部」が適当なため，鼠径部関連鼠径部痛の呼称を使用している．

1)内転筋関連鼠径部痛
(adductor-related groin pain)
■診断：内転筋の圧痛と抵抗時痛を評価
　長内転筋を中心に内転筋筋復から近位付着部である恥骨までの圧痛を確認する．長・短内転筋，大・小内転筋のほ

表1　ドーハ分類による「その他の鼠径部痛」

筋骨格系以外による鼠径部痛	見落としてはならない鼠径部痛
鼠径／大腿ヘルニア ヘルニア根治術後疼痛 絞扼性神経障害 　・閉鎖神経 　・腸骨鼠径神経 　・陰部大腿神経 　・腸骨下腹神経 関連痛 　・腰椎 　・仙腸関節 骨端症／剝離骨折 　・上前腸骨棘 　・下前腸骨棘 　・恥骨	疲労骨折 　・大腿骨頚部 　・恥骨枝 　・寛骨臼 股関節 　・大腿骨頭すべり症 　・Perthes病 　・大腿骨頭壊死／一過性大腿 　　骨頭萎縮症 　・股関節炎(反応性または感 　　染性) 鼠径部リンパ節腫脹 腹腔内疾患 　・前立腺炎 　・尿路感染 　・腎結石 　・虫垂炎 　・憩室炎 婦人科疾患 脊椎関節症 　・強直性脊椎炎 腫瘍 　・睾丸腫瘍 　・骨腫瘍 　・前立腺癌 　・尿路癌 　・消化管癌 　・軟部組織腫瘍

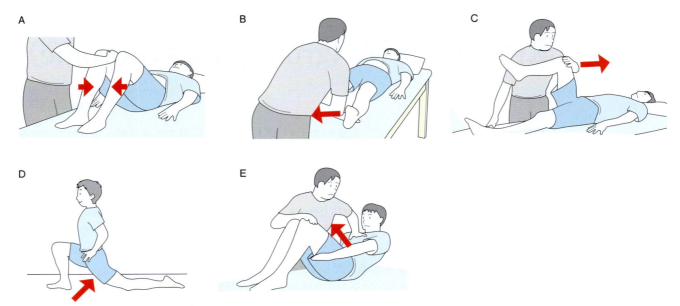

図1 抵抗時痛，ストレッチ痛の評価
A・B：内転筋の抵抗時痛（adductor-related groin pain），C：腸腰筋の抵抗時痛（iliopsoas-related groin pain），D：腸腰筋のストレッチ痛（iliopsoas-related groin pain），E：腹筋動作での抵抗時痛（inguinal-related groin pain）

かに恥骨筋も大腿部から恥骨に付着する筋であり評価が必要である．

内転筋の抵抗時痛は股関節屈曲位および伸展位で行う（図1A・B）．内転筋の抵抗時痛はadductor squeeze testと呼ばれ，検者の拳を絞らせるような形で股関節内転させたり，ボールを使用させたりして検査を行う．抵抗時痛の有無とともに，筋力低下の評価も行うことが望ましい．内転筋の筋力低下や左右の筋力差はアスリート鼠径部痛の発生リスクであると報告されている[2]．アスリートの鼠径部痛の中で最も多い．

2）腸腰筋関連鼠径部（iliopsoas-related groin pain）
■診断：股関節屈曲時の抵抗時痛と股関節伸展（腸腰筋のストレッチ）時の疼痛を評価

股関節屈曲時の抵抗時痛は，股関節屈曲90°位から被検者に股関節を屈曲させて疼痛の誘発を評価している（図1C）．仰臥位にて股関節伸展0°から下肢を挙上させる（SLRT: straight leg raising test肢位）評価方法の報告もあるが，SLRT肢位での抵抗時痛は主に大腿直筋の評価になるため，筆者は股関節90°位での評価を腸腰筋の評価としている（図1C）．股関節伸展（腸腰筋ストレッチ）時の疼痛は，一般に立て膝から片足を一歩前に出し，上体を反らせて評価する（図1D）．

3）鼠径部関連鼠径部痛（inguinal-related groin pain）
■診断：鼠径管（inguinal canal）領域の痛み，鼠径管の圧痛を評価

痛みは鼠径管領域で，鼠径管や鼠径靱帯中央から内側および下腹部の圧痛，腹筋動作（仰臥位からの起き上がり動作）自体，もしくはその腹筋動作の抵抗時痛（図1E），咳嗽／吃逆／Valsalva法など腹圧の上昇などによる疼痛の誘発を評価する．鼠径ヘルニアとの鑑別が最も重要であり，触知可能な鼠径ヘルニアの膨隆が存在しないことが大前提である．従来，呼称されていた，スポーツヘルニア（ドーハ会議以降は使用しないように推奨されている）と呼ばれる疾患はこの鼠径部関連鼠径部痛に含まれる．

4）恥骨関連鼠径部痛（pubic-related groin pain）
■診断：恥骨の圧痛のみをもって評価

恥骨前面の触診は容易であり，恥骨結合の触診だけでなく恥骨枝に沿って圧痛を評価する．恥骨は疲労骨折の好発部位である．難治性鼠径部痛は恥骨関連鼠径部痛に多い．

b. MRI検査の有用性

ドーハ会議では4つの疾患概念の評価をシンプルに圧痛と抵抗時痛にて分類しているが，MRIにて器質的疾患を同定することは，アスリートの鼠径部痛を診断するうえで重要である．内転筋や腸腰筋に信号強度の変化があれば，adductor-relatedやiliopsoas-related groin painの同定が可能であり，恥骨部に骨髄浮腫変化を認めれば，pubic-related groin painが疑われる．最近の研究では，アスリートの鼠径部痛ではMRI検査で90％以上の症例が器質的異常を認めていることがわかっている[3]．また，MRI検査は診断のみならず，治療期間の目安としても有用である．cleft signと呼称される内転筋群の恥骨付着部領域の所見（図2）は，難治性groin painのMRI所見と考えられている[3, 19]．

c. 股関節関連鼠径部痛

鼠径部周囲の疼痛を診察する際は，その疼痛が股関節内由来であるか，股関節外（上記4分類）由来であるか，その両方が原因であるかを常に念頭に置き診察する必要がある．なぜなら，股関節外由来の疼痛である場合は，ほとんどが後述するアスレチックリハビリテーションを用いた保存加療で対応可能なことに対して，股関節内由来の疼痛である場合は，手術加療も選択肢になりうるためである．上記の4つの疾患概念とは違い，股関節関連鼠径部痛（hip-related groin pain）は，症状，身体所見，画像所見，股関節内注射にて総合的に診断を行う．股関節関連鼠径部痛の代表疾患は，大腿骨寛骨臼インピンジメント（femoroacetabular impingement：FAI），股関節唇損傷であり，保存加療に抵抗する場合は股関節鏡視下手術が適応となる．

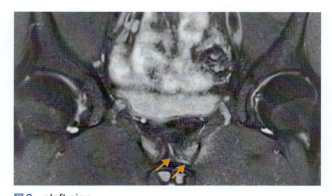

図2 cleft sign
股関節 MRI の STIR 冠状断像．黄矢印の線状の高信号を"cleft sign"と呼称する．

コラム 大腿骨寛骨臼インピンジメント（femoroacetabular impingement：FAI）

股関節関連鼠径部痛の代表疾患であるFAIは，現在整形外科のトピックの1つで，2003年にGanzらによって初めて体系的に示された[4]．非球形の骨頭変形（cam type）や寛骨臼の過剰被覆（pincer type）を背景として，股関節運動中や運動終点において繰り返し接触・衝突（インピンジメント）が起こることによって，股関節唇損傷や軟骨損傷が生じ，股関節痛さらには変形性股関節症を引き起こす病態とされている（図3）．わが国でも，FAIの診断指針が日本股関節学会から2015年に示され[5]，変形性股関節症診療ガイドラインの改訂版においてFAIの章が新設され[6]，診断や治療に関して標準化が図られている．以前まで原因不明とされていたアスリートの鼠径部痛の中にFAIが潜在していることがわかっており，FAIを正確に診断することで治療可能となるアスリートが増えてきた．FAIに対する治療としては，まずは保存加療が施行されるが保存加療に抵抗性の場合は股関節鏡視下手術が行われる．股関節鏡視下手術症例数は欧米を中心に飛躍的に増えてきており，良好な臨床成績が報告されている[7]．

① 身体所見

股関節インピンジメントテストであるFADIR（flexion-adduction-internal-rotation：股関節屈曲内転内旋）test（図4）が，スクリーニングとして最も有用である[8]．大切なことは，FADIR testも含めてこれらの身体所見は感度が高く特異度が低いことが特徴であり[8]，FAIを中心とした股関節関連鼠径部痛を除外するには有用であ

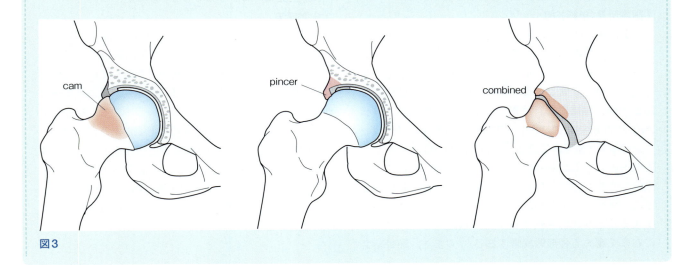

図3

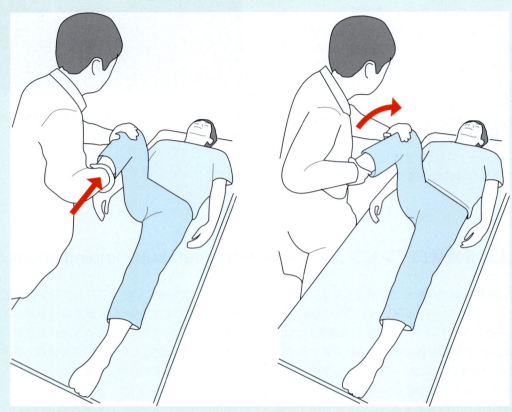

図4 FADIR test
股関節屈曲内転内旋して，痛みが誘発された場合，陽性とする．

るが，これらが陽性であっても必ずしも股関節内鼠径部痛があるわけではないことに注意が必要である．

②画像所見（単純X線）

股関節鏡の最もよい適応かつ変形性股関節症発生リスクとしても重要であるcam変形[9]は，単純X線写真でも十分スクリーニング可能である．cam変形の頻度が高い前上方部を評価できる，45°Dunn view（仰臥位で股関節単純X線撮影を行う形で，股関節屈曲45°，外転20°，内外旋中間位に保持して撮影）が最もよいスクリーニング単純X線写真である[10]（図5A・B・D）．ただし，画像のみのFAIは無症状の患者にも多くみられることを理解しておく必要がある[11]．cam type FAIは特に思春期に大腿骨近位骨端線にスポーツなどの負荷によって発生することが報告されており[12]，無症状のアスリートにも多く認める骨形態異常である[13]．また，恥骨結合の不整像も，アスリートでは症状がなくても股関節の単純X線正面像において認めることが多い．

③注射療法

アスリートの鼠径部痛において疼痛の起源を同定することは難渋することも多い．股関節内鼠径部痛であるFAIは，その周囲に存在する恥骨部や仙腸関節，内転筋などの関節外にも影響を与える可能性があることを十分理解し，それぞれの病態がオーバーラップして存在している可能性も踏まえて診察を行う必要がある[14]．現状，筆者はFAIに疼痛の起源があるかどうかを，問診，身体所見および画像所見だけで確定することはできないと考えており，関節内への局所麻酔薬注射（キシロカインテスト）を行い，症状が改善するかどうかが最も有効な診断方法であると考える[15]．

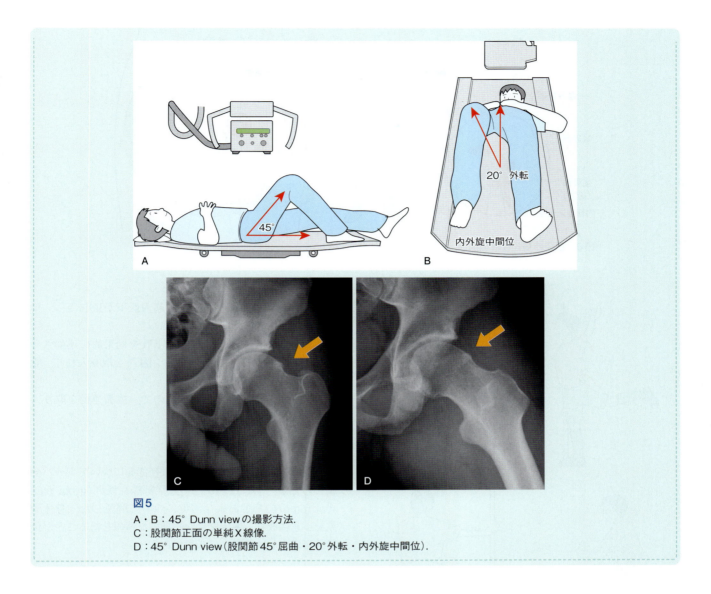

図5
A・B：45° Dunn view の撮影方法．
C：股関節正面の単純X線像．
D：45° Dunn view（股関節45°屈曲・20°外転・内外旋中間位）．

d. わが国における鼠径部痛症候群の歴史

わが国でのアスリートの鼠経部痛治療の第一人者である仁賀らは，1994年以降，慢性化した鼠径部痛に対して，約1/2の症例にスポーツヘルニア手術（鼠径管後壁補強修復術）を行っていた．これらは皮下に膨隆を触れない症例であり，超音波やヘルニオグラフィーで腹圧加圧時に腹膜の膨隆を認める症例もあったが（約3割），術側と非術側で統計学的有意差はなく，スポーツヘルニアの術前確定診断は困難と結論づけられていた[16]．スポーツヘルニア術後成績不良症例の改善方法を模索する中で，鼠径部痛症候群（groin pain syndrome）という概念のもと，全身の機能障害を評価し，アスレチックリハビリテーションによる治療体系を成熟させてきた．その結果，スポーツヘルニア手術を要する症例は徐々に減少し，2001年6月以降はほぼ皆無となったと報告されている[16,17]．さらには，鼠径部痛発生前に機能障害を評価し改善することが，鼠径部痛発生の予防にもなり，さらには鼠径部痛を発生したとしても，難治化せず早期復帰につながることを示した[16,17]．

e. 鼠径部痛症候群の病態（図6）[18]

鼠径部痛は，運動器の基盤である身体機能（可動性，安定性，協調性で分別）に障害が生じることで発生することが考えられている．

以下の機能が低下し，痛みと機能障害の悪循環が生じて症状が慢性化していく．
- 可動性（体幹から股関節周辺の筋や関節の柔軟性）
- 安定性（骨盤を支える筋力）
- 協調性（体幹と下肢の動きが効果的に連動すること）

1）発症の要因

足関節の捻挫，下肢の打撲や肉離れ，腰痛などの何らかの原因で可動性，安定性，協調性に問題が生じたまま，無理をしてプレーを続けると，体幹から股関節周辺の機能障害が生じやすくなる．また，片足で立ってキックを多くするサッカー動作そのものが発症の誘因になる．

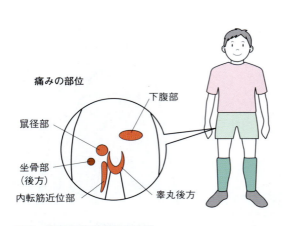

図6 鼠径部痛症候群の病態

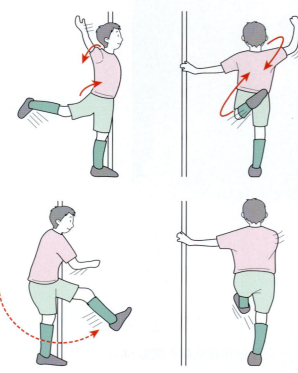

図7 クロスモーション
上肢から体幹の動きと連動して反対の下肢をスイングする．股関節だけでスイングしないことが重要．

2) 治療と予防[18]

　可動性，安定性，協調性の問題を評価し，それを修正するアスレチックリハビリテーションを行う．可動性を改善するマッサージなどの徒手療法，筋力低下に対する筋力訓練，股関節だけ負担が集中しないようにするために上肢から体幹，下肢を効果的に連動させる協調運動の訓練が基本である．

　予防には以下の点が必要である．

- 足関節の捻挫などを受傷したら，体全体のバランスが崩れるので，そのまま無理にプレーを続けない．
- 股関節周辺の柔軟性の低下や筋力低下が生じたら，早めに修正する．
- 運動前の準備運動に体幹から下肢を効果的に連動させる協調運動（クロスモーション：図7）を取り入れて，股関節だけの動作を避ける．
- 特にオフ明けは発症しやすいので，協調運動を取り入れた準備運動を十分に行う．

まとめ

　鼠径部ヘルニアと鑑別すべき鼠径部痛についてドーハ会議での分類，およびわが国の鼠径部痛症候群（groin pain syndrome）の病態および治療について解説した．身体所見を丁寧に取り，臨床所見から詳細な情報を得ることが鼠径部痛の正しい診断には必須である．

●文献

1) Weir A et al: Doha agreement meeting on terminology and definitions in groin pain in athletes. Br J Sports Med **49**: 768-774, 2015
2) Nevin F et al: Adductor squeeze test values and hip joint range of motion in Gaelic football athletes with longstanding groin pain. J Sci Med Sport **17**: 155-159, 2014
3) Saito M et al: The cleft sign may be an independent factor of magnetic resonance imaging findings associated with a delayed return-to-play time in athletes with groin pain. Knee Surg Sports Traumatol Arthrosc **29**: 1474-1482, 2021
4) Ganz R et al: Femoroacetabular impingement: a cause for osteoarthritis of the hip. Clin Orthop Relat Res **417**: 112-120, 2003
5) 日本股関節学会FAIワーキンググループ：大腿骨寛骨臼インピンジメント（FAI）の診断について（日本股関節学会指針）．Hip Joint **41**：1-6，2015
6) 日本整形外科学会診療ガイドライン委員会，変形性股関節症診療ガイドライン策定委員会（編）：変形性股関節症診療ガイドライン2024，第3版，南江堂，2024
7) Curley AJ et al: Patient-reported outcomes improve at 2-year minimum follow-up after hip arthroscopy for femoroacetabular impingement syndrome: a systematic review. Arthroscopy **4**:S0749-8063, 2022

8) Reiman MP et al: Diagnostic accuracy of clinical tests for the diagnosis of hip femoroacetabular impingement/labral tear: a systematic review with meta-analysis. Br J Sports Med **49**: 811, 2015

9) Agricola R et al: Cam impingement causes osteoarthritis of the hip: a nationwide prospective cohort study(CHECK). Ann Rheum Dis **72**: 918-923, 2013

10) Saito M et al: Correlation of alpha angle between various radiographic projections and radial magnetic resonance imaging for cam deformity in femoral head-neck junction. Knee Surg Sports Traumatol Arthrosc **25**: 77-83, 2017

11) Frank JM et al: Prevalence of femoroacetabular impingement imaging findings in asymptomatic volunteers: a systematic review. Arthroscopy **31**: 1199-1204, 2015

12) Pettit M et al: How does the cam morphology develop in athletes? A systematic review and meta-analysis. Osteoarthritis Cartilage **29**: 1117-1129, 2021

13) Fukushima K et al: Prevalence of radiographical findings re-lated to femoroacetabular impingement in professional base-ball players in Japan. J Orthop Sci **21**: 821-825, 2016

14) Saito M et al: Hip arthroscopic management can improve oste-itis pubis and bone marrow edema in competitive soccer play-ers with femoroacetabular impingement. Am J Sports Med **47**: 408-419, 2019

15) Pateder DB et al: Use of fluoroscopically guided intra-articu-lar hip injection in differentiating the pain source in concomi-tant hip and lumbar spine arthritis. Am J Orthop(Belle Mead NJ) **36**: 591-593, 2007

16) 大和幸保ほか：鼡径部痛症候群に対する手術療法(Shouldice変法の経験). 日臨スポーツ医会誌 **23**：751-762, 2006

17) 仁賀定雄：鼠径部痛症候群：治療の変遷と展望を語る. Sportsmed **26**：2-16, 2014

18) 仁賀定雄：股関節周囲・骨盤の痛みとその対応. 無刀流整形外科, 日本医事新報社, p134-147, 2017

19) 齊藤昌愛ほか：MRI所見からみた難治性グロクンペインの病態. MB Orthop **34**：18-24, 2021

A. 成人の鼠径部ヘルニア

第3章 鼠径部ヘルニア（鼠径・大腿ヘルニア）手術

1 手術適応（watchful waitingを含む）

[山本　海介]

　成人鼠径部ヘルニアに自然治癒はなく，治療方針として手術を行うか経過観察を行うかの選択肢のみである．手術適応は，手術から得られる利益が手術で生じる可能性のある危険性を大きく上回る結果となるように決められなければならない．現在までに報告されたエビデンスに基づき適応を4つに分類した．①絶対的適応として，嵌頓および絞扼性ヘルニアに加え嵌頓を繰り返すヘルニア，②積極的適応を非還納性ヘルニアと女性のヘルニア，③準積極的適応を有症状の還納可能なヘルニアとし，④無症状あるいは症状の乏しい還納可能な男性のヘルニアを相対的適応とした．

a. 絶対的適応

1）嵌頓および絞扼性ヘルニア

　嵌頓や絞扼が用手還納しても解除されない場合は，生命の危険があるため緊急手術の適応である[1]．嵌頓ヘルニアとは，膨隆以外の症状を有し，急に発症した自己還納できないもの，または用手還納後も症状の消失しないもの[2]である．絞扼性ヘルニアとは，嵌頓ヘルニアのうち血流障害（可逆性，非可逆性を問わない）を伴ったもの[2]である．

2）嵌頓を繰り返しているヘルニア

　短期間に生じる嵌頓の危険率が高いヘルニアがどのようなものであるかを証明する報告はなくエビデンスに基づくものではないため本項の主旨に反するが，外科医的経験値から判断すると，嵌頓ヘルニアで来院し用手還納後，症状が消失するものの再嵌頓を生じる時間的間隔が短いものや，自己還納が可能であるものの還納が困難を要するものも嵌頓移行の危険が高いことは明白なため，準緊急手術が必要である．

b. 積極的適応

1）非還納性ヘルニア

　非還納性ヘルニアは，還納できないが，膨隆以外の症状がない，またはほとんどなく，治療の緊急性がないもの[2]である．膨隆以外の有症状がないため長期間放置された状態と考えられがちであるが，非還納性ヘルニア48人中44人が痛みを伴っていたという報告[5]もあり，実際は有症状であるにもかかわらず手術を受けることに対する恐怖心や非還納性である状態を他人に見せられない羞恥心から治療を受けていない可能性がある．非還納性ヘルニアの手術適応について明確に示されている報告はなく，非還納性の状態から嵌頓に移行する危険性について示されている報告もないため，積極的な手術適応として文献や成書に記載されているものはないが，腹腔内臓器が腹腔外に常時脱出している状態は極めて異常である．修復が困難となる巨大ヘルニア[6]や緊急手術を要する嵌頓あるいは絞扼性ヘルニアになる前に修復すべきものである点から，本項では積極的適応として分類した．

2）女性のヘルニア

　大腿ヘルニアは，身体所見で鼠径ヘルニアと正確に区別することが困難であり，しばしば女性の鼠径部ヘルニア手術が行われた際にみつけられることがある[7,8]．女性は，大腿ヘルニアであることが男性と比べて4倍多い[9]．スウェーデンとオランダのヘルニアレジストリーからの報告では，大腿ヘルニアの36〜39％が緊急手術であり，鼠径ヘルニアでは5％であった[10,11]．大腿ヘルニアは，鼠径ヘルニアと比べ嵌頓のリスクが高い．女性における大腿ヘルニアの高い発生率とそれに伴う絞扼性ヘルニアとなるリスクから，女性の鼠径部ヘルニアに対しては経過観察を行うのではなく，待機的にヘルニアを手術することが推奨される[9,12]．

c. 準積極的適応

1）有症状の還納可能なヘルニア

　起立時や歩行時などの運動時に不快感や鈍痛などの自覚症状が身体的，精神的，あるいはその両方において生活の質を落としている場合は，積極的に手術を推奨する[2]．現在，報告では，有症状の（症候性）鼠径部ヘルニア患者に対して経過観察とすることが安全かどうかの判断は不可能であり，同様に有症状（症候性）患者の経過観察による嵌頓などの合併症の発生率を調査することは倫理的な問題も生じ

るため不可能である[9]とされている。無症状（無症候性），あるいは症状に乏しい鼠径部ヘルニア患者の長期経過観察を行った報告の中で，手術に移行した理由のほとんどは痛みの増悪によるものであった[3,4]ため，ヨーロッパヘルニア学会のガイドライン[1]やアジア人向けのガイドライン[13]では症候性ヘルニアは待機手術を行うことが低い推奨度で推奨されている。これらを鑑み，本項では準積極的適応として分類する。

d. 相対的適応

1）無症状あるいは症状の乏しい還納可能な男性のヘルニア

鼠径部ヘルニアの手術を予定した699人の患者について，その症状と有病期間について前向きに調査した結果，1/3以上の患者が1年かそれ以上の有病期間を呈し最長期間が65年であった[5]ことから無症状あるいは症状の乏しい鼠径部ヘルニア患者は，全体の1/3程度であると考えられる。このような無症状あるいは症状の乏しい還納可能な男性のヘルニアに対しては，経過観察による戦略（watchful waiting strategy：WWS）[1,9]を考慮すべきである。WWSが提唱される前は，嵌頓や絞扼性ヘルニアなどに移行する可能性を含めた鼠径部ヘルニア患者の自然経過について調査が欠如していたにもかかわらず，治療方針は膨隆以外の症状の有無の如何を問わず嵌頓あるいは絞扼性ヘルニアを予防する目的に手術が選択されてきた。これは，鼠径部ヘルニアの手術は必要以上に行われている場合でも安全で術後合併症が低いためである。最近の研究で，無症状の男性ヘルニアに対する手術は過剰医療の可能性が示唆されている[9]。また，術後2年以上を経過して出現する合併症や，メッシュ法後の11％の患者に慢性疼痛（そのうち1/4以上が中等度～重度の疼痛）が出現していること[14]から，無症候性ヘルニアに対する安易な手術は慎むべきかもしれない。鼠径部ヘルニア手術は，一般外科医によって行われる最多手術の1つである。このため医療経済的に過剰医療について議論することが重要である[9]。この考えから，無症候性男性鼠径部ヘルニアに対するWWSに関する研究[3,4,15-17]が急速に増えている。

症状の乏しいあるいは無症状の鼠径部ヘルニア患者720人を手術群と経過観察群（WW群）に無作為に分けた試験[15]では，術後2年での日常生活に影響を与える痛みとSF-36スコアを使用した身体的側面スコアによって測定された身体機能の変化を主要エンドポイントとし，日常生活に影響を与える痛みがWW群で5.1％，手術群で2.2％であった（p = 0.52）。SF-36スコアは，両群で改善が認められた。1例が2年以内に嵌頓を生じ4.5年後に別の1例が生じた（1.8/1,000人年の相対リスクであった）。手術群からWW群への移行率あるいは，WW群から手術群への移行率（クロスオーバー率）は，術後2年経過時点で，手術群からWW群は17％，WW群から手術群は23％であり両群で高かった。嵌頓の危険率が非常に低いことから，WWS

は安全で受け入れられるものであると結論づけている。合併症，疼痛，身体機能，活動レベル，満足度を評価項目とした二次解析の結果では，WW群で症状が出た患者は，待機的ヘルニア修復術を受けた患者と比べても術後合併症や再発の危険率は高くなかった。さらに，これらの報告を行った同じグループが7年後にクロスオーバー率とその理由，クロスオーバーになるまでの期間の再調査を行ったところ[4]。無作為に分けられた後から7.3年の時点でWW群から手術群に移行したのは50％であった。クロスオーバーまでの期間の中央値は，66歳以上の男性で3.7年，65歳以下で8.3年であった（p = 0.001）。10年後のクロスオーバー率は，Kaplan-Meier解析で68％と推定された。66歳以上の男性患者のほうが，65歳以下の患者よりもクロスオーバー率は高かった（79％ vs 62％）。クロスオーバーとなる主要な理由は，痛みであった（54.1％）。10年の経過観察期間で嵌頓による緊急手術が行われたものが2.4％あったが，死亡率は0であった。また，コストの面でも術後2年経過時において，症状のないあるいは乏しい男性鼠径部ヘルニアに対するWWSが有益である[18]ことが報告されている。これらの研究から，症状が乏しい，あるいは無症状男性に対して，WWSは安全であるが，症状が進行した場合，手術が必要になる可能性があることを説明するべきである。

160人の，55歳以上の臥位あるいは弱い圧迫により容易に還納可能な痛みのない患者を対象とした，手術群と経過観察群に分けた単一施設無作為化比較試験で，術後あるいは経過観察開始後6ヵ月の時点でのSF-36のスコアでは手術群で優位に改善されていた。しかし，12ヵ月の時点では，この差はなくなっており痛みのスコアも同等であった[16]。長期の経過観察の報告[3]では，55歳以上の痛みのない鼠径部ヘルニア患者160人に対し手術群と経過観察群とに分けて無作為に分けて比較検討した結果，経過観察開始から5年の時点で54％，7.5年で72％が手術に移行した。手術群に移行した最多の理由は痛みであり，その中央値は4.6年であった。7.5年の間に2人の患者が緊急手術となった。この研究では，経過観察群の多数が近い将来に手術が必要とされるためWWSはほとんど価値がないと結論づけている。症状の乏しいあるいはない男性鼠径部ヘルニア患者に対する手術群と経過観察群を評価した2つのシステマティックレビュー[17,19]では，待機手術後の合併症発生率および死亡率はそれぞれ8％と0.2～0.5％であり，緊急手術後では32％と4～5.5％であった。死亡率や合併症発生率を増加させる経過観察群に対する危険因子は，年齢が49歳以上，嵌頓症状が出現してから手術までの時間が12時間以上，大腿ヘルニア，腸管が血流障害を伴っていること，ASA-PS class分類[20]が3ないし4である。痛みや生活の質，医療コストについては，2群間に差はなかった。しかし，嵌頓および絞扼性ヘルニアに移行する危険率は低く，WWSは正当化されると結論づけている。後向き試験ではあるが，WWS開始後の臨床的結果についての報告[21]

もある．地域限定的ではあるが，英国で無症状の鼠径部ヘルニア患者を対象としたWWS政策が制定され，WWS政策開始前後1,000人ずつを比較した．政策開始後の期間で緊急ヘルニア手術の発生率が59％上昇し（3.6 vs 5.5％），緊急手術はより多くの有害事象に影響した（4.7 vs 18.5％）．死亡率も0.1％から5.4％に上昇した．しかし，緊急手術が必要とされた患者の既往歴などの詳細は示されておらず，結論は慎重になされるべきである．

症状の乏しい，あるいは無症状の鼠径部ヘルニアの男性におけるWWSの初期の報告は，期待できるものであり，合併症の発生はまれで，短期的には費用対効果が高いと考えられた．しかし，長期的な視点でみると痛みを中心とした症状発現によるクロスオーバー率が高いことから，WWSが最終的に費用対効果に優れているかどうかは，現時点では判断不能である．観察研究では緊急ヘルニア手術は合併症発生率および死亡率の上昇と関連していることが示されているが，残念ながら，どのWWS患者に痛みなどの症状が出現するのか，また合併症が発生するのかを正確に予測することは不可能である．

WWSや手術時期についての強いエビデンスは，現在存在しないものの，緊急手術は合併症発生率や死亡率を増加させるため，症状の乏しいあるいは，ない鼠径部ヘルニア患者には手術しない場合の自然経過や，緊急手術の可能性，時期や危険性について説明することが重要である．

● 文献

1) Simons MP et al：European Hernia Society guidelines on the treatment of inguinal hernia in adult patients. Hernia **13**: 343-403, 2009
2) 日本ヘルニア学会ガイドライン作成検討委員会（編）：鼠径部ヘルニア診療ガイドライン2024（第2版），金原出版，2024
3) Chung L et al: Long term follow-up of patients with a painless inguinal hernia from a randomized clinical trial. Br J Surg **98**: 596-599, 2011
4) Fitzgibbons RJ Jr et al: Long-term results of a randomized controlled trial of a nonoperative strategy（watchful waiting）for men with minimally symptomatic inguinal hernias. Ann Surg **258**: 508-515, 2013
5) Hair A et al: What effect does the duration of an inguinal her-

nia have on patient symptoms? J Am Coll Surg **193**: 125-129, 2001
6) Hodgkinson DJ et al: Scrotal reconstruction for giant inguinal hernias. Surg Clin N Am **64**: 301-313, 1984
7) Schouten N et al: Female "groin" hernia: totally extraperitoneal（TEP）endoscopic repair seems the most appropriate treatment modality. Hernia **16**: 387-392, 2012
8) Putnis S et al: Synchronous femoral hernias diagnosed during endoscopic inguinal hernia repair. Surg Endosc **25**: 3752-3754, 2011
9) The HerniaSurge Group: International guidelines for groin hernia management. Hernia **22**: 1-165, 2018
10) Andresen K et al: Reoperation rates for laparoscopic vs open repair of femoral hernias in Denmark: a nationwide analysis. JAMA Surg **149**: 853-857, 2014
11) Dahlstrand U et al: Emergency femoral hernia repair: a study based on a national register. Ann Surg **249**: 672-676, 2009
12) Miserez M et al: Update with level 1 studies of the European Hernia Society guidelines on the treatment of inguinal hernia in adult patients. Hernia **18**: 151-63, 2014
13) Lomanto D et al: Inguinal hernia repair: Toward Asian guidelines. Asian J Endosc Surg **8**: 16-23, 2015
14) Nienhuijs S et al: Chronic pain after mesh repair of inguinal hernia: a systematic review. Am J Surg **194**: 394-400, 2007
15) Fitzgibbons RJ Jr et al: Watchful waiting vs repair of inguinal hernia in minimally symptomatic men: a randomized clinical trial. JAMA **295**: 285-292, 2006
16) O'Dwyer PJ et al: Observation or operation for patients with an asymptomatic inguinal hernia: a randomized clinical trial. Ann Surg **244**: 167-173, 2006
17) van den Heuvel B et al: Is surgical repair of an asymptomatic groin hernia appropriate? A review. Hernia **15**: 251-259, 2011
18) Stroupe KT et al: Tension-free repair versus watchful waiting for men with asymptomatic or minimally symptomatic inguinal hernias: a cost-effectiveness analysis. J Am Coll Surg **203**: 458-468, 2006
19) Collaboration IT: Operation compared with watchful waiting in elderly male inguinal hernia patients: a review and data analysis. J Am Coll Surg **212**: 251-259, 2011
20) ASA Physical Status Classification System〈https://www.asahq.org/standards-and-guidelines/asa-physical-status-classification-system〉（2024年7月10日閲覧）
21) Hwang M et al: Unintended consequences of policy change to watchful waiting for asymptomatic inguinal hernias. Ann R Coll Surg Engl **96**: 343-347, 2014

2. 鼠径部ヘルニア手術の麻酔

A. 成人の鼠径部ヘルニア

第 **3** 章　鼠径部ヘルニア（鼠径・大腿ヘルニア）手術

2 | 鼠径部ヘルニア手術の麻酔

[Hascilowicz Tomasz]

わが国における鼠径部ヘルニア手術件数は年間約15万件であり，高齢者や，重症併存疾患を有する患者の割合は増加している．「one-fits-all」術式の選択に関しては決定的なコンセンサスがなく，患者背景・外科医の経験などの点で施設ごとにばらつきが大きい．同様に麻酔に関しても，術式に応じた麻酔法を設定するだけではなく，患者背景，麻酔科医の有無，麻酔科医の経験，手術室環境，外科医の経験値，外科医の要求などを考慮しなくてはならない．術式だけではなくエビデンスに基づいた麻酔の知識を持つことが，鼠径部ヘルニア術後合併症の軽減，患者の安全な周術期経過につながる[1]．

a. 鼠径部ヘルニア手術の理想的麻酔管理

メッシュ法など術式の進歩に伴い，成人鼠径ヘルニア修復術の評価法は再発率から術後疼痛に変遷している．主要な179の外科系手術術後と比較すると，鼠径ヘルニア修復術のPOD1の疼痛レベルは123位（鼠径部切開法）と150位（腹腔鏡下法）であった．それぞれの数値評価スケール（numerical rating scale：NRS）は平均4.6と3.67でさほど高くなく，専門的な知識が求められる術後疼痛管理が必須とされる手術ではないと考えられる[2]．しかし，他の外科系手術よりも術後の痛みが少ないと考えられがちな手術であるため，その評価が不十分な可能性が示唆されている[2]．

鼠径ヘルニア修復術に対して理想の麻酔管理方法は以下の条件を満たすことだと考えられる[3]．①不動の状態で手術を行うことに最適な状況を作ること．②周術期（特に術後）の十分な鎮痛が得られること．③合併症を最小限に抑えること．④早期退院を促進し，医療費低減効果を示すこと．実臨床ですべての条件を満たすのは難しいが，できる限り近い状況を目指すことが望ましい．

b. 選択可能な麻酔方法

国際ガイドライン[1]における成人鼠径ヘルニア修復術の術式に応じた麻酔方法は，局所麻酔法，区域麻酔法，脊髄幹麻酔法，全身麻酔となる．だが，それぞれの内容によってさらに選択肢が広がり，混合的なアプローチを考慮する場合もある．加えて，術後疼痛管理としては多角的疼痛管理（multimodal analgesia：MA）が推奨されている[4-6]．

1）局所麻酔法

成人鼠径ヘルニアの修復術は，低侵襲の手術と分類されており，日帰り手術が日本でも普及している．日本ヘルニア学会ガイドラインでも，特に鼠径部切開法（主にLichtenstein法）においては，局所麻酔が最も推奨される麻酔法である[1,5,7]．

成人鼠径ヘルニア修復術用の局所麻酔法は，1900年に

Cushingの報告から始まり[8]，欧州ヘルニア学会ガイドラインにも具体的な方法が記載されている（step-by-step法）[3,8-10]．主に鼠径部切開法手術に対し単独麻酔法として行われているが，海外の限られた施設では，腹腔鏡下手術でも単独の多角的麻酔法の一部として使われている[11]．ほとんどの場合，外科医が行う手技であり，小児患者，病的肥満患者，協力が得られない患者，嵌頓ヘルニア，精神障害のある患者は適応外である[3,10]．

❶ 鼠径部切開法（主にLichtenstein法）に対する局所麻酔法（step-by-step法）（図1，2）

局所麻酔薬（0.357％ロピバカイン単独または1％メピバカイン／リドカインと50：50の混合液）を皮膚切開予定ラインで皮下と皮内にそれぞれ3 mLと10 mL注入する．皮膚切開後，切開が外腹斜筋腱膜に到達したのち，腱膜切開の前に鼠径管内に局所麻酔薬（6〜8 mL）を慎重に注入する．これにより術後慢性疼痛と関連する「3神経」（腸骨下腹神経，腸骨鼠径神経，陰部大腿神経陰部枝）（図1）に局所麻酔薬が確実に効果を発揮できる．必要に応じて，腹膜前腔内，外腹斜筋腱膜下および皮下に局所麻酔薬を0.5〜1 mLずつ追加注入することもある．腹膜牽引時に痛み，不快感が強かった場合，恥骨結節周囲またはヘルニア嚢の頸部・腹膜内面にも麻酔薬を注入する．閉創する前に，術後疼痛管理として外腹斜筋腱膜下および皮下に局所麻酔薬を追加投与する（図2）．

step-by-step法は手術の段階に合わせて各組織層に何回も少量の局所麻酔薬を注入する方法である．局所麻酔薬をゆっくり注入すること，患者とコミュニケーションをとりながら薬剤を注入すること，炭酸水素ナトリウム製剤（例：7％メイロン10 mL）を局所炎症反応による酸を中和する目的で混合麻酔薬に追加することなどにより，注入に伴う不快感を減少できると報告されている[9,12]．

Amidら[9]は，局所麻酔薬として0.5％ブピバカインと1％リドカインの50：50の混合液の使用を推奨していたが，ブピバカインより長時間作用を示すロピバカインが安全面でも優れている．混合液に1％リドカインまたは1％

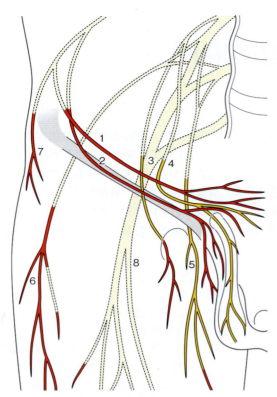

図1　鼠径部と大腿部の神経支配の解剖
1：腸骨下腹神経
2：腸骨鼠径神経
3：陰部大腿神経大腿枝
4：陰部大腿神経陰部枝
5：閉鎖神経
6：外側大腿皮神経
7：腸骨下腹神経外側皮枝
8：大腿神経
（文献3より引用）

メピバカインを使用すると即効作用が得られるが，0.357％ロピバカイン単独でも十分な術中麻酔が得られるという報告もある[13]．局所麻酔薬の選択に関しては，それぞれの利点を考えて使用するべきだが，極量に至らない量でも局所麻酔薬中毒が起こることは念頭に置かなくてはならない．4剤ともに単回投与の場合，患者の体重に対し3 mg/kgが極量とされており，体重50 kgの患者には，1％リドカインは15 mL，0.5％ブピバカインは30 mL，0.375％ロピバカインは40 mLが上限となる．50：50の混合として使用するとそれぞれの半分量になるはずだが，半減期が異なるため，安全性を考慮し3/4の上限量を薬液準備量とすればよい．手術時間が長くなるほど，追加投与回数が多くなる可能性もあるため，希釈する方法もあるが，効果が低くなる可能性もある．高齢の患者においては，麻酔量が少なくても十分な麻酔レベルが得られる可能性がある．局所麻酔を選択する場合は，必ず極量を計算し，それを意識しながらステップごとに過剰投与にならないように注意を払う必要がある．

局所麻酔法のみで鼠径部切開法を行う場合は，麻酔の効果が不完全になることを視野に入れておかなくてはならない．麻酔状況を患者に尋ねながら追加投与するが，それでも痛みが強い場合，鎮痛薬の静脈内投与を考慮する必要がある．術前の不安が強い患者には［慢性疼痛（CPIP）の危険因子］局所麻酔と鎮痛を行うことが推奨される[3, 12, 14]が，深い鎮静は患者とのコミュニケーションを妨げる可能性がある．わが国でよく使用される鎮静薬として，ミダゾラム，プロポフォールまたはデクスメデトミジンが挙げられる．長所・短所は表1に示した通りである．

開腹手術を局所麻酔下で行う場合，手術操作を慎重に進めることが肝要である．特に適切な皮切位置，組織の愛護的な剥離操作，愛護的な鑷子の使用，過剰な牽引を行わないことなどが患者の満足度を左右する．これらの注意でレジデントレベルの術者であっても，上級医が行った手術と同等の患者満足度が得られる[1, 15]．局所麻酔法は手技的には複雑ではないが，違和感・疼痛を伴う操作の前に局所麻酔薬の追加投与，鎮静薬の使用または患者に予告することが必須である．このような患者とのラポールができないと不快感，術後痛，不満を招き，CPIPのリスクにもつながる可能性がある．

❷ 腹腔鏡下手術に対する局所麻酔法

腹腔鏡下手術において，単独術中麻酔として局所麻酔法を行うことは不可能ではないが，患者にとっては気腹の不快感が強い．TAPP法とTEP法を比較すると，TEP法は局所麻酔下で行った症例集積報告[11]があるが，TAPP法に関しては局所麻酔単独で施行した1例の報告があるのみである[16]．このような報告があっても，積極的に局所麻酔法を選択する条件がない限り，単独法は普及しないと思われる．

TAPP法に対する局所麻酔は，全身麻酔と併用で行われるケースが多い．多角的鎮痛管理の懸念として，オピオイド節約効果という意味合いで術後疼痛のコントロールとして行われている．局所麻酔薬を投与するタイミングは，皮切前と閉創時であるが，術中オピオイド使用量の減少のため前者の方が効果的である[17]．どちらのタイミングでも局所麻酔薬を注入する場合は，皮切前に効果発現が早く止血作用を備えるエピネフリン入りの1％リドカインを使用し，閉創時は，術後疼痛管理も考慮し，長期作用のロピバカインまたはレボブピバカインを使用すると，適切な鎮痛効果が得られる．いずれも極量を考慮し，皮内・皮下・筋膜面に分けて局所麻酔薬を注入する．

2）区域麻酔法（末梢神経ブロック）
■体幹部ブロック

成人鼠径ヘルニア修復術に対する体幹部末梢神経ブロックは，主に全身麻酔と併用で術後疼痛管理として行われている．鼠径部切開法に対し鎮静下において神経ブロックで手術を行うことは不可能ではないが，上述の局所麻酔法と比べて体幹部末梢神経ブロックの手技に伴う不快感が大きく，限られた症例でのみ麻酔法の選択肢として考慮される．大きなヘルニア修復術などにおいて，局所麻酔下では

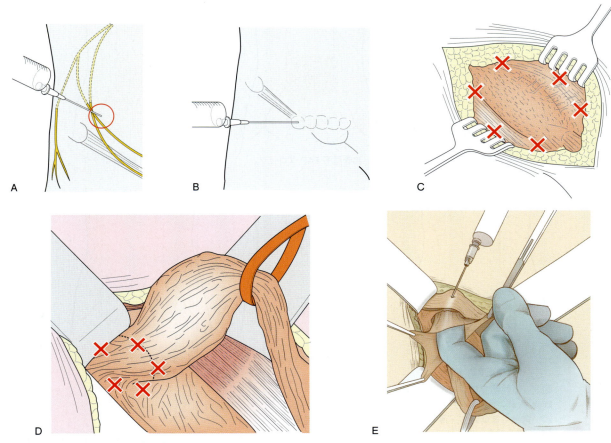

図2 鼠径部切開法に対する局所麻酔法(step-by-step法)
A：神経ブロック(腸骨鼠径神経，腸骨下腹神経)に最適な注射部位：上前腸骨棘よりやや上の内側．
B：皮膚切開予定ラインに沿って局所麻酔薬を少量ずつ注入する(膨潤法)．
C：外腹斜筋腱膜下の局所麻酔薬の注射部位(皮下組織を開創した状態)．
D：精索基部の内鼠径輪での局所麻酔薬の注射部位．
E：ヘルニア嚢の頸部・腹膜内面の局所麻酔薬の注射部位．
(文献3を参考に作成)

困難であり全身麻酔や脊髄幹麻酔が高いリスクを伴う場合，体幹部ブロックは術中・術後疼痛管理として高齢者，血行動態が不安定の患者，抗凝固薬・抗血小板薬の休薬が不可能な患者に考慮すべき麻酔方法である．

成人鼠径ヘルニア手術に対し主に提供できる体幹部末梢神経ブロックには，腹横筋膜面ブロック(transversus abdominis plane block：TAPB)，腹直筋鞘ブロック(rectus sheath block：RSB)，傍脊椎ブロック(paravertebral block：PB)と腸骨鼠径・腸骨下腹神経ブロック(ilioinguinal/iliohypogastric nerve block：II-IHB)がある[18-22]．現在，超音波ガイド併用により，局所麻酔薬の広がりが確認できるようになり，手技に伴う合併症が軽減され，鎮痛効果を得るための局所麻酔薬量を減量できるなど，より施術が簡便になっている．

創部位に応じて神経ブロックの選択が行われるため，各部位の効果範囲を知る必要がある(図3)[18, 19, 22]．鼠径部切開法に対してII-IHB，TAPBおよびPBが行われるのに対し，TEPやTAPPに対してはRSBが有効で，II-IHBの

表1

鎮痛薬	長所	短所
ミダゾラム	即効性(3分) 拮抗薬あり 健忘採用 短い作用時間	呼吸抑制(投与量調整が必要) 舌根沈下(睡眠が得られても，SpO₂低下)
プロポフォール	即効性(3分) 短い作用時間 制吐作用	呼吸抑制(投与量調整が必要) 舌根沈下(睡眠が得られても，SpO₂低下)
デクスメデトミジン	呼吸抑制がまれ	ローディング投与(約10分)が必要

適応はあまりない．超音波ガイド下で行っても，手技の難しさを考えるとRSB，TAPB，II-IHB，PBの順で手技の熟達と経験が求められる．4種類のブロックのうち，効果的であっても便宜上(体位変更・経験の必要性など)PBブロックはほとんど行われていないため，ここでは説明を割

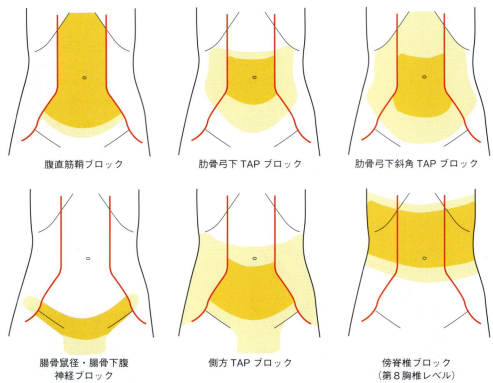

図3 体幹部ブロックでの予測感覚遮断の範囲
両側ブロックを行ったときに，予測される鎮痛範囲．
濃い黄色：ほぼ確実，薄い黄色：不完全になりうる範囲．
（文献18を参考に作成）

愛する．

❶ 鼠径部切開法に対する区域麻酔法

i）腸骨鼠径・腸骨下腹神経ブロック（II-IHB）[18-19, 22-23]

II-IHBは，小児鼠径ヘルニア手術における麻酔および術後疼痛管理でよく取り入れられているが，成人鼠径ヘルニア手術ではあまり普及していない．超音波ガイド下では，神経の走行周囲に確実に局所麻酔薬を投与することにより十分な鎮痛効果が期待できる．

解剖：第1腰神経（L1）または第12胸神経（T12）神経根から始まる腸骨鼠径神経・腸骨下腹神経は，大腰筋を貫通してから内腹斜筋と腹横筋の間を前方に進み，上前腸骨棘の内側で内腹斜筋を貫通し外側に走行する．支配する皮膚知覚範囲は恥骨上部，鼠径部，陰嚢，大腿上内面である．

方法：10～12 MHzリニアプローブを臍と上前腸骨棘を結ぶラインを軸とした上前腸骨棘のすぐ上と内側に当てる．上前腸骨棘の上後方の範囲で，外腹斜筋，内腹斜筋，腹横筋を同定する．可能な場合は，腸骨鼠径・腸骨下腹神経を確認する．同定ができた場合はその周辺まで，不可能であれば内腹斜筋と腹横筋の境界（腹横筋筋膜面上）に局所麻酔薬を注入する．注入の際，極量を考慮する（例：0.375％ロピバカインの場合，10～15 mL）（図4）．

注意点：腸骨鼠径神経，腸骨下腹神経は上前腸骨棘の周辺ですでに内腹斜筋を貫通していることがある．深腸骨回旋動脈に誤って注入しないように，カラードプラで動脈の位置を確認する．他の末梢神経ブロックと同様，鎮痛効果は内臓に及ばないため，術中の腹膜牽引時には疼痛・不快感が生じることもある．このため，II-IHBのみで麻酔，術後疼痛管理を行うことは推奨されていない．

ii）腹横筋膜面ブロック（TAPB）[18-19, 22, 24]

十分な鎮痛を得るためには，超音波ガイド下のTAPBの効果範囲を熟知する必要がある．TAPBは施行部位により，肋骨弓下TAPBと後方TAPBに分けられる．肋弓下TAPBは第7胸神経（T7）から第9胸神経（T9）の範囲（脊髄神経前枝の遮断）をカバーし，後方TAPBは第10胸神経（T10）から第12胸神経／第1腰神経（T12/L1）の範囲をカバーする．後者は鼠径部切開法に相応しいと思われる．どちらも超音波ガイド下で内腹斜筋と腹横筋の間に局所麻酔薬を注入する．

解剖：T7～T11の下位の脊髄神経は肋間神経として最内肋間筋と内肋間筋の間に走行した後，肋骨弓を横切る肋間神経となる．その後，横隔膜の起始部を貫通して内腹斜筋と腹横筋の間に走行する．最終枝は，正中で腹直筋鞘内に入る．T12の末梢枝は同様に内腹斜筋と腹横筋の間に走行し，肋下神経と呼ばれる．L1の末梢枝は，上述のようにII-IH神経として下腹部に分布する．

方法：（超音波ガイド下の後方TAPB）10～12 MHzリニアプローブを中腋窩線上に当て，外腹斜筋，内腹斜筋，腹横筋の3層を描出する．平行法でブロック針を外腹斜筋と

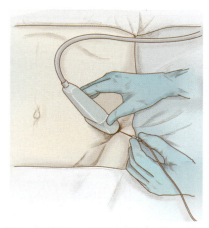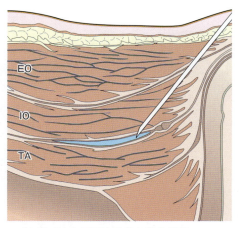

図4　腸骨鼠径・腸骨下腹神経ブロック．プローブの当て方と局所麻酔薬の注入部位
EO：external oblique muscle, IO：internal oblique muscle, TA：transversus abdominis muscle
(文献21を参考に作成)

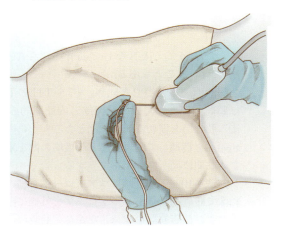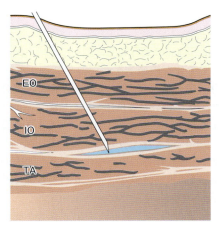

図5　腹横筋膜面ブロック(後方)．プローブの当て方と局所麻酔薬の注入部位
EO：external oblique muscle, IO：internal oblique muscle, TA：transversus abdominis muscle
(文献21を参考に作成)

内腹斜筋間の筋膜と内腹斜筋と腹横筋間の筋膜を貫くときに2回の筋膜貫通感(ポップ)を感じる．超音波ガイド下で，内腹斜筋-腹横筋間の筋膜と腹横筋の筋膜の間に局所麻酔薬を注入する．超音波の画面上，薬液が低エコー域の凸レンズ状として高エコー域の筋膜の内側に広がるのが確認できる(極量を考慮．例：0.375％ロピバカインの15～20 mL)(図5).

注意点：後方TAPBのみで鼠径ヘルニア手術を行うのは難しいが不可能ではない．一般的には全身麻酔に併用するが，執刀前か術直後(麻酔覚醒前)に行うことに関しては，長所と短所がある(表2)．II-IHBと同様に鎮痛効果が内臓に及ばないため，術中の腹膜牽引時には疼痛・不快感が生じることもある．術後疼痛管理においては，持続TAPBとして，末梢神経ブロックカテーテルを留置する方法もある．

❷ 腹腔鏡下手術に対する区域麻酔法

一般的に臍部カメラポートと下腹部の1～2ヵ所のポートはT10～T12の支配範囲になる．腹腔鏡下手術の術後疼痛は臍部創に強く感じられやすいため，その部位に限局

表2

投与のタイミング	長所	短所
術前	・先行鎮痛，術中の筋弛緩作用 ・局所麻酔薬中毒の予防(全身麻酔でカバーされているので) ・術後施行より鎮痛時間が短い	・薬液が漏れる可能性
術後	・術前施行より鎮痛時間が長い ・予想外の切開にも対応できる	・局所麻酔薬中毒の危険性 ・腹横筋膜面の描出が困難

した神経ブロックで鎮痛効果を得ることが重要である．このため，臍レベルで腹直筋鞘ブロックを行い，下腹部のポート創に対して肋骨弓下TAPBを追加することもある．

i) 腹直筋鞘ブロック[18-20, 22-24]

腹直筋鞘ブロック(rectus sheath block：RSB)により知覚遮断される神経は，下位の肋間神経終末枝である．局所麻酔薬を投与する部位は，腹直筋後鞘周辺になる．超音

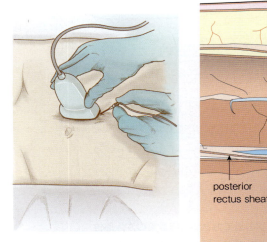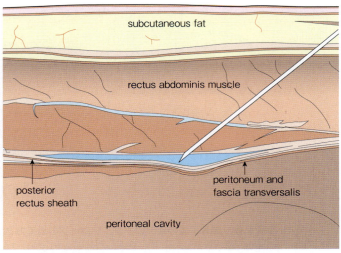

図6　腹直筋鞘ブロック．プローブの当て方（平行法）と局所麻酔薬の注入部位
（文献21を参考に作成）

波ガイド下では，神経の走行周囲に確実に局所麻酔薬を投与できることで十分な鎮痛効果が期待される．主にTEP法では，全身麻酔と併用で行われ，TAPP法の場合は，全身麻酔と肋骨弓下TAPBと併用で施行することが多い．

解剖：下位の肋間神経終末枝（Th7～12）は腹直筋鞘の外側後面から筋鞘内に入り，腹直筋後鞘周辺を通ったのち腹直筋を貫通し，前皮枝として正中に達する．腹直筋鞘は臍下部（弓状線）で腹横筋腱膜が前鞘に移行し後鞘は減衰していく（attenuated posterior rectus sheath）．

方法：5～10 MHzリニアプローブをブロック側の臍傍部に当てる．腹直筋短軸像が描出され，外側にプローブを動かすと腹直筋と腹腔の間に腹直筋後鞘と腹横筋膜による二重層が描出される．腹直筋の外側縁からブロック針を挿入し，腹直筋後鞘周辺に薬液（極量を考慮．例：0.375％ロピバカイン10～15 mL）を注入する．超音波画面上，腹直筋内側部と腹直筋後鞘の間に低エコー域の局所麻酔薬の広がりが観察できる（図6）．

注意点：臍レベルでは腹直筋直下に腹部大動脈が描出されることもあり，ブロック針の穿刺に注意が必要である．腹壁動静脈の誤穿刺も避けなければならない．鎮痛効果が内臓に及ばないため，術中の腹膜牽引時には疼痛・不快感が生じることもある．術後疼痛管理においては，持続RSBとして末梢神経ブロックカテーテルを留置する方法もあり，POD1～2まで（術後疼痛が一番強いと予測される期間）0.375％のロピバカインまたは0.125％のレボブピバカインを4～6 mL/hrにてカテーテルで持続投与するのが一般的である．

ii）肋骨弓下TAPB[18-19, 21-22, 24]

肋骨弓下TAPBでは，T10～T12/L1の遮断範囲が得られる．超音波ガイド下では，神経の走行周囲に確実に局所麻酔薬を投与でき，創部の部位に応じて後方TAPBに範囲を広げることも可能である．正中周辺の創部以外のポート部位にTAPP法に対してRSBと併用で行うことがある．

場合によって，RSBなしで肋骨弓下TAPB（step-down法）だけ行うこともある．

解剖：後方TAPBと同様，T7～T11の下位の脊髄神経は肋間神経として最内肋間筋と内肋間筋の間に走行した後，肋骨弓を横切る肋間神経となる．そののち，横隔膜の起始部を貫通して内腹斜筋と腹横筋の間を走行するため，この筋間に局所麻酔薬を投与する．

方法：10～12 MHzリニアプローブを臍の横に当て，短軸像で腹直筋を描出し，プローブを外側に動かして，半月線および側腹筋群を確認しながら，肋骨弓に平行にした画面で外腹斜筋，内腹斜筋，腹横筋の3層を描出する．平行法でブロック針が外腹斜筋と内腹斜筋間の筋膜と内腹斜筋と腹横筋間の筋膜を貫くときに2回の筋膜貫通感（ポップ）を感じる．超音波ガイド下に，内腹斜筋-腹横筋間の筋膜と腹横筋の筋膜の間に局所麻酔薬の5 mLを注入する．エコーの画面上，薬液が，低エコー性の凸レンズ状として高エコー性の筋膜の内側に広がることが確認できる．その「ポケット」を広げるように肋骨弓に沿って後方にプローブをずらしながら薬液を5 mLずつ追加する（極量を考慮．例：片側に0.375％ロピバカイン合計15～20 mL）（図7）．

注意点：腹壁動静脈の誤穿刺に注意する（同定のためカラードプラ使用が望ましい）．一般的には，全身麻酔に併用するが，執刀前または術直後（麻酔覚醒前）に行うことに関しては，長所と短所がある（表2）．術後疼痛管理においては，持続TAPBとして，末梢神経ブロックカテーテルを留置する方法もあり，POD1-2まで（術後痛が最も強いと予測される期間）0.375％のロピバカインまたは0.125％のレボブピバカインを4～6 mL/hrにてカテーテルで持続投与するのが一般的である．

3）脊髄幹麻酔
❶ 脊髄くも膜下麻酔
脊髄くも膜下麻酔は，鼠径部切開手術による成人鼠径へ

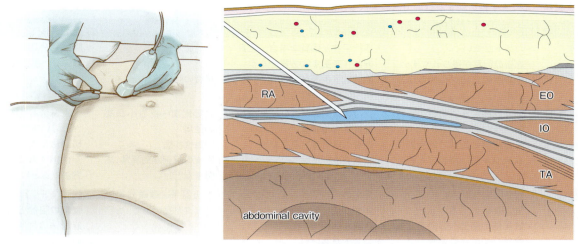

図7 肋骨弓下の腹横筋膜面ブロック．プローブの当て方と局所麻酔薬の注入部位
(RA：rectus abdominis muscle, EO：external oblique muscle, IO：internal oblique muscle, TA：transversus abdominis muscle)
(文献21を参考に作成)

ルニア手術に対しよく行われている方法である．形状や太さなどスパイナル針の開発は進み，穿刺後頭痛(post-spinal headache：PSH)の発生率は減少した．一方，患者の高齢化が進み手技の難易度が高くなり，抗凝固薬・抗血小板薬を服用する患者も増え，幹神経根ブロック(脊髄くも膜下麻酔，硬膜外麻酔)後の硬膜外血腫のリスクが高くなっている[25]．

脊髄くも膜下麻酔では，鎮痛だけでなく筋弛緩効果も得られるので，特に全身麻酔に伴う呼吸器系のリスクが高く，血液変動の許容範囲が狭いと予測される患者においてはよい選択肢となる．

方法：一般的には，腰部脊椎突起のL3/4またはL4/5のレベルで穿刺を行い，髄液の逆流を確認した後，局所麻酔薬を注入する．わが国では，主に0.5％マーカインが使用されており，比重によって効果範囲を体位変更により調整できる高比重と調整の難しい等比重がある．術中，腹膜の牽引に伴う痛み，不快感を取り除く必要があるため，開腹手術における脊髄くも膜下麻酔の効果範囲はT5～6まで及ぶ必要がある．

麻酔効果がT4のレベルまで広がると，心臓の交感神経が遮断される可能性が高くなるため，心拍出量が低い患者，重症大動脈弁狭窄症の患者には本麻酔法は相対禁忌になっている．

❷ 硬膜外麻酔

脊髄くも膜麻酔と比べて，鎮痛効果部位の調整が可能な麻酔方法である．鼠径部切開法，腹腔鏡下手術ともに術中・術後の十分な鎮痛が得られる．術後にカテーテルを留置すれば，さらに優れた術後疼痛管理が可能である．しかし，低侵襲である鼠径ヘルニア手術のリスクとベネフィットを考えると，硬膜外麻酔の使用はリスクの方が上回る可能性がある．特に抗凝固療法中の患者において硬膜外血腫の発生率が約10倍高くなり[25]，神経障害，術後の下肢の痺れ，尿閉などの合併症が起こる可能性もある．このため，硬膜外麻酔下のみで鼠径部切開法手術を施行するケースは少なく，腹腔鏡下手術でも全身麻酔への併用はまれである．

4) 全身麻酔

成人の鼠径部ヘルニア手術において術中の鎮痛，鎮静(＋健忘)，不動の状態を得ることができる．患者の背景，術後合併症，麻酔による侵襲を考えなければ，術者にとって一番快適な麻酔である．モニタリング技術，麻酔管理技術の進歩に伴い，高齢かつ重症な合併症を持つ患者も鼠径ヘルニア手術を受けられるようになったが，全身麻酔が起こしうる影響を考慮すると，本麻酔の安易な選択は好ましくない．

欧米では成人鼠径ヘルニア手術に対し全身麻酔が主に選択されている[26]．デンマークの調査[27]では，57,505件のヘルニア手術において64％が全身麻酔，18％が区域麻酔(脊髄幹麻酔を含む)，18％が局所麻酔下で行われていた．英国，スウェーデン，米国の大きなヘルニアセンターでは鼠径部切開法で主に局所麻酔が選択されているが，腹腔鏡下手術の件数増加につれ，全身麻酔の割合が増えている．

鼠径ヘルニア手術の術式，患者背景に合わせて，全身麻酔の内容(薬剤の選択，量，気道確保の方法など)は調整可能である．それぞれ内容の異なるリスクを伴うため，患者には最低限のリスク状況を説明する必要がある．

成人鼠径ヘルニア手術に対する麻酔方法のまとめは**表3**の通りである．

C. 鼠径ヘルニア手術に対する麻酔法のエビデンス

成人鼠径ヘルニア手術の全術式を網羅する麻酔法を提示するガイドラインはない．鼠径部切開法の麻酔に関しては，システマティックレビューとメタアナリシスが多数存在するが[1,5]，腹腔鏡下手術の麻酔については非常に限定

第Ⅰ部　鼠径部ヘルニア　**A．成人の鼠径部ヘルニア**

表3　成人鼠径ヘルニア手術に対する麻酔方法の選択肢

麻酔方法	利点	欠点	適応外	適応
局所麻酔	・コストが低い ・患者の同意が得られやすい ・全身麻酔に比べ長期のQOLが高い	・手術手技が困難な場合，全身麻酔へ変更する必要がある ・腹腔鏡下手術が難しい ・術中の患者の協力が不可欠	・病的肥満 ・巨大ヘルニア ・患者の強い不安	・腸管部分切除のリスクが少ない鼠径部切開法
脊髄くも膜下麻酔 (硬膜外麻酔)	・全身麻酔に比べ術中の血行動態が安定している ・全身麻酔に比べて呼吸器系リスクが高い患者にも行える	・術後の尿閉率が高い ・硬膜穿刺後頭痛 ・患者の満足度が高くない ・術直後歩行不可	・抗凝固薬・抗血小板薬の使用 ・出血性疾患 ・脊椎の解剖学的異常(高齢者など)	・全身麻酔の施行が制限されている環境(鼠径部切開法に対して最もよく使用されている麻酔方法である)
全身麻酔	・腹壁の筋弛緩効果 ・気道確保 ・鼠径部切開法への変更，腸管部分切除が必要なとき，手術延長が可能	・尿閉の可能性 ・挿管，血行動態変動による合併症 ・コストが高い	・呼吸器系・循環器系のリスクが高い患者	・腹腔鏡下手術(術後疼痛管理の目的として区域麻酔法の併用が望ましい)

的である．腹腔鏡下手術では，下腹部臓器の腹腔鏡下手術の麻酔と同様に扱う傾向にあるが，TEP法では手術侵襲，術中の送気部位が明らかに異なるため，システマティックレビューまたはメタアナリシス以外の研究を参照せざるをえない[11, 16]．

1）鼠径部切開法手術に対する麻酔方法

　2009年の欧州ヘルニア学会ガイドライン[7]をはじめ，2018年の国際ガイドライン[1]では，鼠径部切開法の麻酔に関して，早期術後疼痛のレベル，早期離床，早期退院，コスト面において局所麻酔法は脊髄くも膜下麻酔や全身麻酔より優れていると記述されている．これまでのRCTでは，術中と術後の患者の満足度に関しては局所麻酔と全身麻酔間に有意差がないという報告や[1, 28]，局所麻酔の方が優れているという報告もあり，意見が分かれる[1, 29, 30]．尿閉に関しては，脊髄くも膜下麻酔，全身麻酔と比較し，局所麻酔法が優れた結果を示しており，短期入院，日帰り手術では推奨されている．また，局所麻酔法は脊髄くも膜下麻酔や硬膜外麻酔と比較し，硬膜外血腫，馬尾症候群，感染のリスクが少なく，術後PSHがないため多くの日帰り手術で選択されている[1, 3, 7]．

　鼠径部切開法の麻酔に関しては，PROSPECTガイドライン[5]でも局所麻酔法が推奨されている．PROSPECTとは，独自のエビデンス評価方法による術式別周術期管理(主に術後痛を中心とした)に関するガイドラインであり，患者の背景に応じて，単独または併用でそれぞれの麻酔法を行うことが推奨されており，術後疼痛管理においては多角的鎮痛管理(MA)の概念に基づいた管理が重要であることが明記されている．MAとは，異なる鎮痛薬，鎮痛法を組み合わせることで，各効果部位，副作用のプロファイルを考慮した患者個人に合わせた疼痛管理法である．成人鼠径ヘルニア手術だけでなく，すべての手術の疼痛管理として多くの学会で強く推奨されている[5, 6]．

　結論として，Lichtenstein法を主とした鼠径部切開法に対する麻酔法は，局所麻酔下法で行うことが推奨される(Lichtenstein法以外の鼠径部切開法に対する麻酔法のエビデンスはない)．局所麻酔下法での手術が不可能であれば(禁忌患者，不十分な経験など)，脊髄くも膜下麻酔がよく使用されるが，閉尿のリスクが高くなる(20％まで)[1]．さらに，脊髄くも膜麻酔による合併症のリスクが高い患者においては，硬膜外麻酔が選択される(1回刺し，単回投与)．全身麻酔は最終手段として選ばれる(局所麻酔または脊髄幹麻酔が術中不十分である時も含む)．全身麻酔法の内容として，声帯上器具の使用(気管挿管は避ける)，筋弛緩薬の非使用，短期間作用の麻酔薬(レミフェンタニル，プロポフォール，レミマゾラム)の使用などが併用される．全身麻酔の合併症として，術後の悪心・嘔吐(危険因子のある患者において30％まで発生)[31]，回復室での観察時間の延長，尿閉などが問題となる．全身麻酔は高齢患者でも日帰り手術の麻酔としても安全に施行できるという報告がある[32, 33]．一方，85歳以上の患者におけるヘルニア術後の長期入院と死亡の独立した危険因子は脳血管・循環器系疾患の既往と全身麻酔であるという報告もなされている[33, 34]．

2）腹腔鏡下手術に対する麻酔方法

　全身麻酔下で行われることが一般的である．麻酔による術後経過への影響が明らかでないため，術後アウトカム評価の多くが，麻酔方法ではなく術式によって左右される．鼠径部切開法と腹腔鏡下手術の術後成績を比較した12のRCTのメタアナリシスによると，ヘルニア再発率，慢性疼痛発現率，術後血腫発生率，追加手術の必要性は両群間で有意差がなかった[35]．これらのメタアナリシスでは，麻酔法の選択に関しては考察されていないが，腹腔鏡下手術は全身麻酔下で行われているという前提に基づいた評価と考えられる．

腹腔鏡下手術は全身麻酔のみで施行可能であるが，術後疼痛管理という意味では，全身麻酔と区域麻酔を併用する場合が多い．しかし，併用されている区域麻酔または局所麻酔の有無を比較する研究は少なくエビデンスレベルも低い[36-41]．

TEP法による侵襲の程度はTAPP法と比較し低いため，鎮静下では区域麻酔のみでの手術が可能だという報告がある[11]．全身麻酔と比較して術後合併症が少なく，患者の満足度が高いという結果である[11]が，ルーチンとして全身麻酔と比較して有意に優れているかどうかに関しては，定かでない．また，脊髄くも膜下麻酔，硬膜外麻酔の報告もあるが，全身麻酔と全身麻酔・区域麻酔併用の比較では，非劣性という程度の文献しかない[39]．

TAPP法に対する全身麻酔は一般的に選択されている方法で，局所麻酔・区域麻酔併用で行われるケースが多い．単独と併用（すべての局所麻酔・区域麻酔）における比較研究がなく，併用が有意に優れているとはいえないが，各方法を比較した研究結果によると，全身麻酔単独ではなく，局所麻酔または区域麻酔を併用した方が，特に術後疼痛管理面では有利だという傾向がある[40, 41]．術後遷延性疼痛のリスクが高い患者においては，区域麻酔の併用は考慮されるべき選択肢となる．

❶ 術後合併症（早期，晩期）

鼠径ヘルニア手術後の合併症には麻酔による合併症も含まれる．患者に不快感を与えるものであり，術前から予測，計画をし，術後は早期対応が求められる．麻酔法により，早期に生じるもの（局所麻酔：局所麻酔薬中毒；区域麻酔：局所麻酔薬中毒，神経損傷，血腫；脊髄幹麻酔：尿閉，神経損傷，PSH，硬膜外血腫，感染；全身麻酔：術後悪心嘔吐，意識障害，歯・口唇の損傷，無気肺など）と長期的なもの（硬膜外麻酔による神経損傷など）がある．

しかし，麻酔による合併症の発生頻度は高くなく，合併症を恐れて，リスクの低い麻酔法を選ぶという考え方は正しいとはいえない．不十分な麻酔は患者に不快感や恐怖心を与えることがあるため，確実に実行できる方法を選択することが望ましい．早期対応可能な術後合併症を避けるという理由だけで，不十分になるリスクがある麻酔方法を選択するのは間違いだと筆者は考える．術後の強い痛みは，慢性疼痛の危険因子として挙げられているため，鎮痛が不十分な状況は避けるべきである．また，麻酔法の選択にあたっては患者の意向も考慮すべきである．

❷ 慢性術後鼠径部痛（CPIP）

成人鼠径部ヘルニア術後の長期合併症として患者QOLに大きな障害をもたらす合併症である．術前に患者の14％しかCPIPの可能性について説明を受けておらず[42]，鼠径部切開法手術後患者の18％（0.7〜75％），腹腔鏡下手術後患者の6％（1〜16％）に起こる難治性の合併症である[43]．CPIPの主な危険因子として，若年患者，女性，強い術前疼痛，再発ヘルニア，鼠径部切開法手術，強い術後早期の疼痛が挙げられている[1, 44]．麻酔科医の視点から，

術前にリスクのある患者にはCPIPの可能性について説明し，術中・術後の痛みを最低のレベルに収める麻酔法を選択することが求められる．それを実践するには，周術期の外科医とのコミュニケーションが不可欠である．CPIPが発生したら，早期の多職種的チームアプローチが必要となり，術後疼痛管理チーム（acute pain service：APS）の介入[45]により薬物療法のみならず，場合によっては心理療法，理学療法，外科的介入も必要になる．

❸ よりよいアウトカムを目指すには

鼠径部ヘルニア手術は十分に日帰り手術として施行可能である．しかしながら，相対的に侵襲度が低い手術ではあるものの，患者の高齢化や，それに伴い重症併存疾患を有する症例は増加しており，ルーチン的な対応では不可逆的合併症が起こる危険性がある．手術を受ける患者の背景を重視し周術期管理の観点に立った麻酔科医の専門的な関わりがより重要になっていくと思われる．安全性を満たすには術式変更や麻酔法の選択も考慮の範疇に入れなくてはならない．麻酔の影響も考慮した総合的な術前評価，術中の早期対応，術後管理などにおいて，麻酔科医の関わりが患者のアウトカムに大きく影響してくるため，リスク／ベネフィット分析において外科医と麻酔科医間のコミュニケーションは不可欠である．手術が高い合併症リスクを伴うと予測される症例では，多職種による術前カンファレンスの開催が望ましい．総合的な手術回復強化プログラムへの取り組みも，よりよいアウトカムを目指す1つの方法となる．患者の満足度を高める要因としては，手術の成功だけでなく，早期回復（退院），優れた鎮痛コントロール，最小限の合併症，低コストなどが挙げられる．これらの項目は，ERASプログラム内で総合的な患者報告型アウトカム（patient-reported outcomes）として検討すべきである[46, 47]．

● 文献

1) The Hernia Surge Group: International guidelines for groin hernia management. Hernia 22: 1-165, 2018
2) Gerbershagen HJ et al: Pain intensity on the first day after surgery. Anesthesiology 118: 934-944, 2013
3) Schippers E: 1.8: Anesthesia. Hernia Surgery, Schumpelick V et al (eds), Thieme Publishers, p60-64, 2019
4) Nordin P et al: Local, regional, or general anaesthesia in groin hernia repair: multicentre randomised trial. Lancet 362: 853-858, 2003
5) Coppens S et al: Pain management after open inguinal hernia repair: an updated systematic review and procedure-specific postoperative pain management (PROSPECT/ESRA) recommendations. Acta Anaesth Belg 71: 45-56, 2020
6) Chou R et al: Management of Postoperative Pain: A Clinical Practice Guideline from the American Pain Society, the American Society of Regional Anesthesia and Pain Medicine, and the American Society of Anesthesiologists' Committee on Regional Anesthesia, Executive Committee, and Administrative Council. J Pain 17: 131-157, 2016
7) Simons MP et al: European hernia society guidelines on the treatment of inguinal hernia in adult patients. Hernia 13: 343-403, 2009

8) Cushing HI: The employment of local anaesthesia in the radical cure of certain cases of hernia, with a note upon the nervous anatomy of the inguinal region. Ann Surg **31**: 1-34, 1900

9) Amid PK et al: Local anesthesia for inguinal hernia repair step-by-step procedure. Ann Surg **220**: 735-737, 1994

10) Huntington CR et al: Chapter 8: Anesthetic considerations in inguinal hernia repair. Textbook of Hernia, Hope WH et al (eds), Springer International Publishing, p43-52, 2017

11) Ferzli G et al: The feasibility of laparoscopic extraperitoneal hernia repair under local anesthesia. Surg Endosc **13**: 588-590, 1999

12) 猪狩公宏ほか：鼠径ヘルニア手術における膨潤局所麻酔法と腰椎麻酔法の比較．日臨外会誌 **71**：1708-1713，2010

13) 瀧川拓人ほか：少量の局所麻酔で行う鼠径ヘルニア手術手技．日臨外会誌 **73**：24-28，2012

14) 岡本和浩ほか：Midazolam 併用 0.5 ％ Lidocaine 局所麻酔下鼠径部ヘルニア根治術の検討．日ヘルニア会誌 **6**：3-8，2020

15) Paajanen H et al: Ten-year audit of Lichtenstein hernioplasty under local anaesthesia performed by surgical residents. BMC Surg **10**, 2010

16) Pendurthi TK et al: Laparoscopic bilateral inguinal hernia repair under local anesthesia. Surg Endosc **9**: 197-199, 1995

17) Kehlet H et al: Optimizing anesthesia for inguinal herniorrhaphy: general, regional, or local anesthesia? Anesth Analg **93**: 1367-1369, 2001

18) 中本達夫：15.3章：神経ブロック．臨床麻酔科学書，森田　潔（編），中山書店，p346-363，2022

19) 柴藤明美：第30-32章：腸骨鼠径・腸骨下腹神経ブロック，腹直筋鞘ブロック，腹横筋膜面ブロック．周術期超音波ガイド下神経ブロック，第2版，佐倉伸一（編），真興交易医書出版部，p486-534，2014

20) 北山眞任：2. 体幹ブロック．超音波ガイド下神経ブロック法ポケットマニュアル，第2版，小松　徹ほか（編），克誠堂出版，p85-108，2015

21) 吉田敬之ほか：症例4-7．LiSAコレクション：超音波ガイド下末梢神経ブロック 実践24症例，森本康裕ほか（編），メディカルサイエンスインターナショナル，p81-107，2013

22) Cuyx L et al: Chapter 38: Transversus abdominis plane blocks, Chapter 39: Rectus sheath block. Hadzic's Peripheral Nerve Blocks and Anatomy for Ultrasound-guided Regional Anesthesia, Lopez AM et al (eds), 3rd Ed, McGraw Hill, p367-384, 2022

23) Liu H et al: Chapter 20: Selective regional anesthesia options in surgical subspecialties. Essentials of Regional Anesthesia, Kaye AD et al (eds), Springer Science+Business Media, p525-539, 2011

24) Hadzic A: NYSORA Nerve block manual, NYSORA Inc., p219-258, 2022

25) 日本ペインクリニック学会・日本麻酔科学会・日本区域麻酔学会：抗血栓療法中の区域麻酔・神経ブロックガイドライン，2016〈https://anesth.or.jp/files/pdf/guideline_kouketsusen.pdf〉（2024年6月10日閲覧）

26) Jenkins JT et al: Inguinal hernias. BMJ **336**: 269-272, 2008

27) Kehlet H et al: Anaesthetic practice for groin hernia repair – a nation-wide study in Denmark 1998-2003. Acta Anaesthesiol Scand **49**: 143-146, 2005

28) Joshi GP et al: Evidence-based management of postoperative pain in adults undergoing open inguinal hernia surgery. Br J Surg **99**: 168-185, 2012

29) Ozgun H: Comparison of local, spinal, and general anesthesia for inguinal herniorrhaphy. Eur J Surg **168**: 455-459, 2002

30) Sanjay P et al: Inguinal hernia repair: local or general anaesthesia? Ann R Coll Surg Engl **89**: 497-503, 2007

31) Pierre S et al: Nausea and vomiting after surgery. BJA Education **13**: 28-32, 2013

32) O'Dwyer PJ et al: Local or general anesthesia for open hernia repair: a randomized trial. Ann Surg **237**: 574-579, 2003

33) Bettelli G: Anaesthesia for the elderly outpatient: preoperative assessment and evaluation, anaesthetic technique and postoperative pain management. Curr Opin Anaesthesiol **23**: 726-731, 2010

34) Fleisher LA et al: Inpatient hospital admission and death after outpatient surgery in elderly patients: importance of patient and system characteristics and location of care. Arch Surg **139**: 67-72, 2004

35) Bullen NL et al: Open versus laparoscopic mesh repair of primary unilateral uncomplicated inguinal hernia: a systematic review with meta-analysis and trial sequential analysis. Hernia **23**: 461-472, 2019

36) Chamzin A et al: The effect of intraoperative transversus abdominis plane blocking on postoperative pain after laparoscopic transabdominal pre-peritoneal (TAPP) groin hernia repair. Front Surg **9**: 1-7, 2022

37) Sørenstua M et al: Efficacy of a TAP block versus an anterior QLB for laparoscopic inguinal hernia repair: A randomised controlled trial. Acta Anaesthesiol Scand **67**: 221-229, 2023

38) Takebayashi K et al: Efficacy of transversus abdominis plane block and rectus sheath block in laparoscopic inguinal hernia surgery. Int Surg **100**: 666-671, 2015

39) Ferahman S et al: Comparison of general, epidural and spinal anesthesia in laparoscopic TEP (total extraperitoneal repair) for inguinal hernia. Surg Laparosc Endosc Percutan Tech **31**: 571-577, 2021

40) Zhao XT et al: Transversus abdominis plane block for postoperative analgesia after laparoscopic surgery: a systematic review and meta-analysis. Int J Clin Exp Med **7**: 2966-2975, 2014

41) Arora S et al: Transversus abdominis plane block for laparoscopic inguinal hernia repair: a randomized trial. J Clin Anesth **33**: 357-364, 2016

42) Shiwani MH et al: Variations in the quality of consent for open mesh repair of inguinal hernia. Hernia **13**: 73-76, 2009

43) Reinpold W: Risk factors of chronic pain after inguinal hernia repair: a systematic review. Innov Surg Sci **2**: 61-68, 2017

44) Bjurstrom MF et al: Pain control following inguinal herniorrhaphy: current perspectives. J Pain Res **7**: 277-290, 2014

45) ハシチウォヴィッチ トマシュ：チーム的アプローチを用いた術後疼痛管理システム．日手術医会誌 **43**：169-173，2022

46) Broderick RC et al: A steady stream of knowledge: decreased urinary retention after implementation of ERAS protocols in ambulatory minimally invasive inguinal hernia repair. Surg Endosc **36**: 6742-6750, 2022

47) Wilcox AR et al: Evaluating patient-reported outcomes in inguinal hernia clinical trials. J Surg Res **244**: 430-435, 2019

A. 成人の鼠径部ヘルニア

第 **3** 章 **鼠径部ヘルニア（鼠径・大腿ヘルニア）手術**

3 | 鼠径部切開法

a | 組織縫合法

［柵瀬　信太郎］

本項では19世紀後半の麻酔法，消毒法が確立された以降の成人鼠径ヘルニアに対する組織を用いた修復法について述べる．ヘルニアサックの処理の詳細については割愛する．

a. Bassini以前の術式

19世紀末までは，鼠径ヘルニアに対する手術は敗血症，腹膜炎，出血などによる死亡例が少なくなかったこと，さらにほとんどが再発したことなどにより，痛みが強い患者や嵌頓，絞扼に対する緊急手術しか行われておらず，ヘルニアバンドが主な治療法であった[1-3]．

消毒法，carbodized catgut クロム酸腸線糸を発明したListerの弟子であったMarcyは，1871年に初めて内鼠径輪縫縮を行ったとされた[4-6]．

しかし，後のReadによる分析では，実際は嵌頓内鼠径ヘルニア2例に対する外鼠径輪縫縮を含む手術であったとされる（後述）[1, 4, 6]．

1877年にはListerの弟子Czernyが，外鼠径ヘルニアに対して外鼠径輪からヘルニアサックを引き出し，サックの内反と結紮切除を行い，精索の周囲での外鼠径輪を閉鎖した[1, 7]．

1879年には，やはりListerの弟子Kocherは，外鼠径ヘルニアサックを内反して内鼠径輪外側の外腹斜筋腱膜に小切開を加え，先端をそこに縫合固定した[1, 6, 7]．

外鼠径輪部での修復（再発予防）は，アルコール腐食剤の局所注射などによる二次治癒による瘢痕組織に期待する者（McBurney procedure）もいた[1]．術後に長期の安静，ヘルニアバンド着用を要したが，再発率は術後1年以内で30〜40％，4年以降では100％であったとされる[1, 7]．

1882年，Lucas-Championniere（Listerの弟子）は初めて外腹斜筋腱膜を切開して鼠径管を開放後，鼠径管後壁のひだ形成術を行ったが，1885年まで発表されなかった[1]．

b. Bassini法

Edoardo Bassini（イタリア人）はMarcy，Czerny，Kocherらと同様にListerの弟子であった．Bassiniは，これまで行われてきた一層の瘢痕組織に頼る外鼠径輪の閉塞・修復は精索が通過することによって脆弱化する[1, 7]．さらに，大きな外鼠径ヘルニアでは内鼠径輪，外鼠径輪が大きく開大し，鼠径管が短くなると同時に鼠径管の斜走性が失われ垂直化してしまう．その結果，鼠径ヘルニアの発症を防ぐ生理的シャッター機構または弁様機構が完全に失われてしまうと考えた[1, 7, 8]．

これを解決するには，精索を前外側に転位させた後の新たに形成した鼠径管後壁と前壁により鼠径管の斜走性を復元するとともに内鼠径輪と外鼠径輪を閉塞することにあると確信し，1884年に術後ヘルニアバンド着用が不要な第1例目の根治手術（以後“Bassini原法”とする）を行った[1, 8]（**図1**）．

Bassiniは1887年にジェノヴァでのイタリア外科学会で38患者に対する42例のBassini原法の経験をはじめて報告した．以後この報告を含め1894年までにイタリア語3編，ドイツ語3編（後述するCatterinaによる翻訳），計6編の文献を書いているが，手術件数の増加以外，内容はほぼ同一であった[9-15]．

イタリア語で出版した106頁，4つのカラーイラストを含む本[13]に，手術件数262例，追跡率90％，最長追跡期間4年半で，創感染4％，再発率2.6％と非常に良好な結果を記載した（**図1**）．術後早期離床が可能で，入院期が13〜14日間に短縮，術後ヘルニアバンド着用が不要である，つまり“radical cure”であったとした[8]．1890年にBassiniの弟子であり，7年間手術の助手を務めたCatterinaによりドイツ語に翻訳された結果，欧州に広く知られるようになった[7, 14]．

Bassini原法に対して，Marcyは彼が1881年ロンドンの国際学会で発表した術式からBassiniがヒントを得てBassini原法を考案したと主張，つまり内鼠径輪縫縮，鼠径管の斜走性再建を最初に考案したのは自分（Marcy）であると術式の優先権を主張した[4, 16]．しかし，Readによる詳細な分析の結果，MarcyはBassiniのイタリア語の原文を読んだと推測され，彼が1889年に発行した本の中で，Bassini原法の目的は鼠径管の斜走性の復元にあると初めて言及していた．Bassini原法はBassiniに優先権，独創性があると結論された[4]．

Bassiniは1894年以降も27年間パドヴァで主任教授として活躍していたが，Marcyとの術式の優先権や北米にお

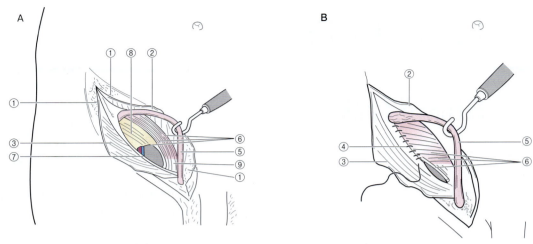

図1 Bassini原法（1889年）Nuovo metodo operativo per la cura dell'ernia inguinale
A：外腹斜筋腱膜の切開．①皮下脂肪組織，②外腹斜筋腱膜切離上片，③外腹斜筋腱膜切離下片，④鼠径靱帯の後縁（ひさし状翻転部辺縁），⑤移動させた精索，⑥triple layer＝内腹斜筋，腹横筋，横筋筋膜，⑦下腹壁動静脈，⑧腹膜前脂肪組織，⑨鼠径鎌．
B：連続縫合による鼠径管後壁再建
内側片：triple layer＝内腹斜筋，腹横筋，横筋筋膜
外側片：横筋筋膜，鼠径靱帯の後縁（ひさし状翻転部辺縁）
（Color Plate XI, XII, XIII, XIV, XV. Bendavid Bookを参考に作成，一部追加）

けるBassini法の変法についての論争に自らの意見を述べることはなかった[7]．

1）Bassini自身によるBassini原法の解説[13]（主にNicoloの翻訳[8]による）（図1）

- 皮膚切開は鼠径から陰嚢まで加える．
- 外腹斜筋を内鼠径輪の外側まで大きく切開する．
- 精索を恥骨結節の上で指先で鈍的に剥離し，遊離・挙上する．
- ヘルニアサックを精索から指先で鈍的に剥離し，ヘルニアサック頸部の剥離を内鼠径輪を越えて腸骨窩の方まで深く行う．
- ヘルニアサックを切開して，内容の有無を確認する．内容があれば腹腔内に戻した後，ヘルニアサックをねじり，中枢側で結紮後，過剰な部分は切除する．結紮部は腸骨窩深くにひとりでに落ち込んでゆく．
- 後壁再建には絹糸の単結節縫合（図1Bでは連続縫合になっている）を用いる．
- 上方は内腹斜筋，腹横筋，横筋筋膜からなるtriple layerの辺縁から2〜3 cm離れた部位に糸針をかける．内側の2針は腹直筋外縁も含む．
- 下方は鼠径靱帯のひさし状翻転部（shelving portion）の背側に結節縫合する．
- 縫合は恥骨結節から外側に向けて5〜7 cm行う[9]．
- 内鼠径輪で精索を上前腸骨棘方向に1 cm圧排し，最後の糸針をかける．
- 後壁補強を終了後に，助手に患者の咽頭を刺激させて強制的に咳をさせて，修復の強度をテストする[7]．

Wantz[9]は，上記のBassiniの記載は古いイタリア語であり，さらには以下に記述するあいまいな点が多かったため，以後の外科医は重要なステップを見逃してしまい，Bassini原法に悪しき改変がなされることにつながったとしている．Bassiniはtriple layerを明らかにする目的で鼠径管後壁を意図的に切開したか否か明確に述べていない．図1AではHesselbach三角の中に鼠径靱帯，腹膜前脂肪組織，下腹壁動静脈が示される．しかしこの様子が鼠径管後壁切開の結果なのか，あるいは長年放置されていた大きな外鼠径ヘルニアで内鼠径輪が大きく開大していたことによる偶然の所見なのかは，認識できない．Wantz[9]は，図1Aで鼠径鎌がtriple layerの内側に描かれているので，少なくとも鼠径管後壁は完全には切開されていないと指摘した．Bassiniは初期には腹横筋の背側の横筋筋膜を露出する目的で鼠径管後壁を意図的に切開しておらず，彼は精索を剥離して内鼠径輪を露出した後に，開大した内鼠径輪を介してtriple layerを剥離したとしている．鼠径ヘルニアに対する手術が一般化し，小さなヘルニアに対しても待機的に手術が行われるようになり，Bassiniは1899年以降にルーチンに意図的に鼠径管後壁切開を開始したに違いないとしている．

一方，Bassini原法が伝わらなかった米国では，1889年にHalstedが独自に開発した初期の術式Halsted I法で鼠径管後壁を切開していた[6,17]．しかし，腹膜前腔の剥離により腸骨静脈の血栓症を併発し，後壁再建を精索の内側で外腹斜筋腱膜，内腹斜筋，腹横筋を1本の針糸で鼠径靱帯に縫着して行っていたが，その運針で膀胱損傷をきたし膀胱瘻を併発した．また，ヘルニアサック結紮後に，内鼠径輪をきつく縫縮する目的で精索の蔓状静脈叢をすべて切除し，精索を鼠径管後壁から剥離，授動して皮下に転位させ

たことも相まって，術後に精巣萎縮が10％，陰嚢水腫が25％に併発した．さらに，術後長期臥床にもかかわらず，Bassiniが重要視した鼠径管の斜走性，valvular mechanismは完全に失われてしまったため再発率は高かった[6, 17]．

Fergusonは"Leave the cord alone, for it is the sacred highway along which travel vital elements indispensable to the perpetuity of our race"と述べ，精索の剥離，授動に反対した[6]．

1903年，HalstedはHalsted II法（Ferguson法とも呼ばれる）では精巣挙筋，蔓状静脈叢を温存し，精索を鼠径管後壁から授動せずに，内腹斜筋，腹横筋を鼠径靱帯に縫着して精索の前方を覆った．結果として内鼠径輪は露出されず，もはや鼠径管後壁がチェックされることもなくなってしまった[9]．

1895年，AndrewsはBassiniが執刀した手術を3回見学した．外腹斜筋切開後に鼠径管後壁は切開せず外腹斜筋腱膜上片，内腹斜筋，腹横筋または結合腱を鼠径靱帯に縫合するヒダ形成術あるいは縫縮術（imbrication or overlapping of layers）をはじめて導入した[1, 6, 9]．

その後も"いわゆるBassini法"と称される，数々の悪しき改変が導入された[17]．

腹膜前腔は到達されなくなり，外鼠径ヘルニアサックの結紮は腸骨窩ではなく，より浅い内鼠径輪の高さで行われるようになり，後壁補強に使用されたBassiniのtriple layerは，術者によっては内腹斜筋のみを鼠径靱帯に縫着するヒダ形成術へと変化した[18]．

その後の研究では，筋肉を腱膜に縫合しても治癒しないとされたばかりか，内腹斜筋，腹横筋と鼠径靱帯の縫合はちぎれ，再発につながると立証された[19]．

また，筋膜や腱膜を切開せずにただ重ね合わせて縫縮するヒダ形成術は良好な治癒は得られず，良好な修復を行うには，それらを一度切開することにより辺縁を新鮮化して線維芽細胞を活性化しなければならないと判明した[20]．

2）1932年にCatterinaの記載したBassini法[21]（図2）（以後，CatterinaのBassini法）

CatterinaはBassiniの手術の助手を7年間務め，パドヴァ大学でBassini原法の講義を担当した．その後ジェノヴァで教授職に就いた[9]．

Catterinaは，鼠径管横筋筋膜を切開せずに，内腹斜筋の背側の"good stuff（「よい組織」とは何を指すのか不明）"をAllis鉗子で把持して鼠径靱帯に縫合するという，一般的なBassini変法に困惑した[3]．さらに，Bassini原法が正しく行われていたにもかかわらず成績が悪いとされていたことに憤慨し，正しいBassini原法を伝えるべく本を出版した[9]．

CatterinaのBassini法は，16のカラーイラストを含んだ術式の詳細なステップが記載された．英語（1934年英国），ドイツ語，フランス語，スペイン語に翻訳されたが，

なぜか欧州のみで出版され，北米（米国，カナダ）で出版されることはなかった．結果的に北米の外科医は，1989年にWantz[9]がSurgery, Gynecology & Obstetrics誌にCatterinaの本を紹介するまで，Bassini原法については知る由もなかった（後述）．

❶ CatterinaのBassini法[9, 21]（図2）

- 皮膚切開は上前腸骨棘，恥骨結節，鼠径靱帯に平行に7〜10 cmの斜切開．
- 外腹斜筋腱腱膜を外鼠径輪の上縁に向けて切開する．その理由は，のちの外腹斜筋腱膜の縫合閉鎖の位置（線）と深部の鼠径管後壁再建の縫合線を一致させないようにするためである．
- 精索をメスホルダーの尾側部を用いて鈍的剥離する（図2A）．
- 外腹斜筋腱膜の上方片の背側を腱膜に沿って（内腹斜筋に沿ってではなく）指先やメスの枝で2〜3 cm鈍的剥離する．
- さらに，精索を外腹斜筋腱膜の下方片，鼠径靱帯内側辺縁まで剥離することが大切である．
- 精索の剥離を外鼠径輪部から開始する：
  ・恥骨結節の前方で，術者の両手の第2指を精索の頭側と尾側から背側に挿入して鈍的に剥離する（図2B）．次いで，精索の背側に置いた指先を内鼠径輪まで滑らせて精索全体を鼠径管後壁から剥離する（図2C）．
  ・精巣挙筋が精索の全周を包んでいない内鼠径輪近くで，ヘルニアサックを精巣挙筋とその他の被覆する組織"other coverings"から剥離する（図2D，E）．
  ・精巣挙筋を切離，結紮する．
    Catterinaは切離，結紮に陰部大腿神経陰部枝や外精動静脈が含まれているか否かをイラストも含めて記載していない．Wantz[9]は，精索が自由かつ過剰に（the cord to be freely and even excessively mobile）授動されているようにイラストに描かれていることを考えると，"他の被覆する組織（other coverings）"には陰部大腿神経陰部枝や外精動静脈が含まれ，精巣挙筋とともに切離されていると考えられる，としている．
- 精索脂肪腫があれば，この時点で切除する．
- 先天的ヘルニアでは，サックを完全に剥離切除することは難しいので勧められない．
- サックを頸部で切離し，内容の有無を確認する．末梢側サックは縦切開し，外反させて放置する．
- 横筋筋膜の露出と切開：
  ・精索を尾側に牽引，ヘルニアサックを外側に牽引することにより，ヘルニア頸部内側で下腹壁動静脈を覆う横筋筋膜を伸展させる（図2F）．
  ・横筋筋膜を内鼠径輪から恥骨結節まで切開する（図2G）．
  ・上方片の横筋筋膜切開縁，腹横筋，内腹斜筋を把持し，腹膜前脂肪組織を辺縁から2〜3 cm剥離する．

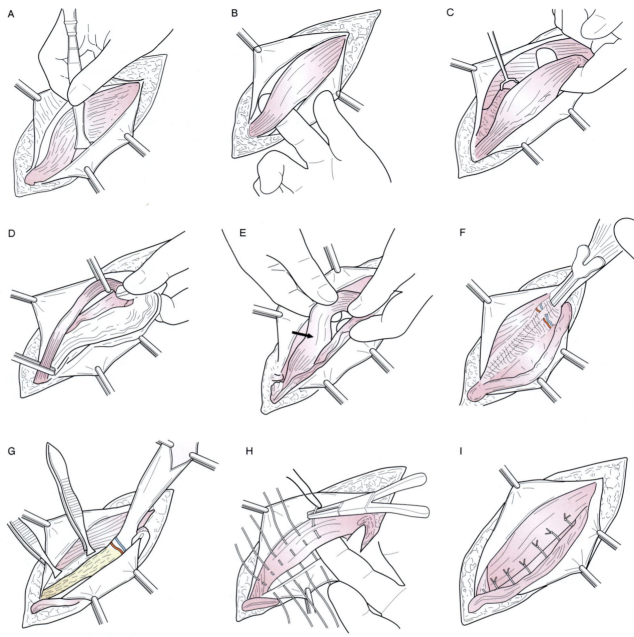

図2 CatterinaのBassini法（1932年）
A：メスホルダーによる精索の剥離．
B：外鼠径輪部で精索の剥離を開始する．
C：精索の背面に指先を入れ，内鼠径輪に向けて滑らせながら精索全体を鈍的に剥離する．
D：精索の頭側で精巣挙筋を切除する．
E：ヘルニアサックを精索から剥離．
F：鼠径管後壁横筋筋膜の露出と切開．
G：ヘルニアサックの切開と内容の還納．腹膜前脂肪組織と下腹壁動静脈の露出．
H：頭側（triple layer）；内腹斜筋，腹横筋，横筋筋膜2回 in and out．尾側；鼠径靱帯（iliopubic tractを含んでいたと考えられている）．
I：縫合終了し，精索を鼠径管内に戻す．
（Color Plate XI,XII,XIII,XIV, XV. Bendavid Bookを参考に作成）

- 横筋筋膜を切開することにより，下腹壁動静脈が露出でき損傷が防止できる．膀胱や腹膜を損傷することなく修復に筋層と横筋筋膜を使用でき，さらに併存する特殊なヘルニアを認識できる．
- ヘルニアサックをねじって，結紮，切断．頸部断端は腹腔側に陥没する．内鼠径ヘルニアは膀胱を損傷しないように注意して単に反転する．
- 第1針目の縫合：
  上方はtriple layer（内腹斜筋，腹横筋，横筋筋膜）と腹直筋外側縁（腱膜が含まれていることも，含まれていない

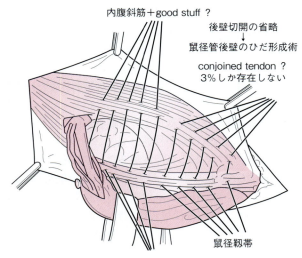

図3 North American Bassini
(Wantz GE: The operation of Bassini as described by Attilio Catterina. Surg Gyneol Obstet 167: 67-80, 1989を参考に作成)

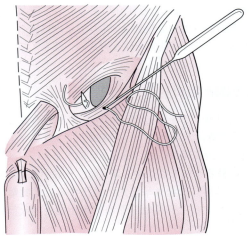

図4 Marcy法
横筋筋膜を明らかに示す目的で腹壁筋層，鼠径靱帯を切除した図である．内鼠径輪下方で横筋筋膜のみに針糸をかけている．
[Griffith CA: The Marcy repair of indirect inguinal hernia: 1870 to the present. Hernia, 3rd Ed, Nyhus LM, Condon RE(ed), p106-118, 1989を参考に作成]

こともある）を辺縁から約2cm離れたところから巾着縫合のようにin and outと2回運針し，下方は恥骨骨膜に縫合すると述べている．しかし，イラスト（Orazio Gaigherの描いた）ではin and out and inしか描かれていない（図2H）．いずれにせよ，triple layerを鼠径靱帯に単に縫い合わせるのではなく，Lember縫合のように内翻させて鼠径靱帯の背側に引き込む．言い換えれば，overlapping（重ね合わせる）or imbilication（ヒダを形成させること）により，接合面積を増加させているのである（図2I）．
- 第2針目以降の縫合：
  - 第1針目の縫合糸から8mmの間隔で外側向けて6～8針かける（図2H・I）．
  - 上方は第1針目と同様，下方は鼠径管横筋筋膜の下方片を持ち上げて反転し，鼠径靱帯にしっかり針糸をかける（図2H・I）．

Catterinaは明確に解説していないが，Wright[3]，Wantz[9]らは，間違いなく大腿血管鞘前壁を形成する部のiliopubic tractも含まれていたであろうとしている．
- 最外側は内鼠径輪を越えて1cm外側まで縫合する[17]．

3) North American Bassini[9]（図3）

Bassini原法が正確に伝わらなかった北米におけるBassini法（以下，North American Bassini法）とは，鼠径管後壁を切開せずに内腹斜筋，conjoined tendon（結合腱．健常人の3％にしか存在しないと後に判明した）を鼠径靱帯（術者によってはiliopubic tractまで含める）に縫合する．鼠径管後壁のヒダ形成あるいは縫縮術とされてきた．

精巣挙筋は切除せず，内鼠径輪も剥離しない，鼠径管後壁も切開しない．そのため術者は，内腹斜筋以外は腹横筋腱膜弓や横筋筋膜に針糸がかかっているか否か判断できず，"good stuff"あるいは"conjoined tendon"と称してはいたが，実際は何を縫合しているのかわからなかったのである（図3）．Coleyに至っては，精索の後方で内腹斜筋を鼠径靱帯に縫合するとしていた[22]．

1953年，ZimmermanはBassiniは鼠径管後壁を切開していたこと，当時の米国で行われていた術式はBassini原法とは異なっていると指摘していたが，注目されなかった．その後，Anson, Condon, Griffith, McVay, Nyhusらが，North American Bassini法の欠点を明らかにし，鼠径管後壁の再建にCooper靱帯またはiliopubic tract，腹横筋腱膜弓を用いることの重要性が強調されるようになった[9]．しかしBassini原法の本質は1989年にWantzにより指摘されるまで理解されなかった．中には後壁切開なしにMcVay法を行う者もいた[9]．

Read[23]，Wantz[9]は，後述するShouldice法は新たに考案されたde novoな術式ではあるが，その原理はBassini原法と全く同じであり，"近代のBassini法"といえるとしている．

c. Marcy法

Listerの第一のアメリカ人の弟子であったMarcyは，1871年にBoston Medical Surgical Journalに発表した"A new use of carbolized catgut ligatures"に「2例の嵌頓ヘルニアに対して内鼠径輪縫縮を初めて行った」と述べていたが[4-6]，Readによると，症例は内鼠径ヘルニアで，ヘルニア門縫縮と記載されてはいるが外腹斜筋腱膜を切開したとは述べていないことから考えると，おそらくは外鼠径輪を縫縮したと推測される[4]．

1892年，Marcyは最初に外鼠径ヘルニアに対するヘルニアサックの高位結紮と横筋筋膜のみを用いた内鼠径輪縫縮の重要性を指摘した[7,16]（図4）．

Griffith[5]は，適応は痩せた若い男性患者，女性（Marcy

第Ⅰ部　鼠径部ヘルニア　　A．成人の鼠径部ヘルニア

の記載），内鼠径輪開大を伴う小児ヘルニア患者であり，中年や高齢者の大きな外鼠径ヘルニアと内鼠径ヘルニアが併存する例では後壁補強を伴う術式の一部として施行するとしている．

［術式の詳細（図5）］

- 精索を剥離・挙上し，精巣挙筋を精索の前面と後方の2ヵ所で精索の方向に沿って切開して上下2つの部分に分離し，内鼠径輪に近い部分を切除する．
- 下方の精巣挙筋を切除する際には，内鼠径輪の5時方向（右側の場合）の精巣挙筋内に走行する外精動静脈を結紮後切離する．外精動静脈の切離断端は内鼠径輪下縁の指標になる．
- 外精動静脈の外側には陰部大腿神経陰部枝が走行するので，温存する（必要に応じて結紮後切離してもよい）．
- 内鼠径輪の露出：
  ・内精筋膜を鋭的に縦切開する．
  ・ヘルニアサックを内精筋膜，精索から剥離する．ヘルニアサックが大きい場合はすべて切除する必要はなく，むしろ危険であるので，適当な部位で切断し，中枢側と末梢側に切断する．
  ・内精筋膜を中枢側に追っていくと内鼠径輪辺縁に達する．
  ・この術式で最も難しいのは，内鼠径輪をいかにしてみつけるかである．ヘルニアサックを切開し，サックの中に示指を挿入して，示指先を前方に押し当てると，内鼠径輪辺縁が確認できる．
  ・内精筋膜を内鼠径輪辺縁に沿って全周性に切離し，内鼠径輪の上方縁を形成している横筋筋膜sling上脚，下縁を形成する横筋筋膜sling下脚を鉗子で把持する．
  ・内鼠径輪の内側辺縁の内側には，下腹壁動静脈を鞘状に包む窩間靱帯（Hesselbach靱帯）があるので，これを鉗子で上内側に牽引すると横筋筋膜sling上脚，下脚（外精動静脈切離断端が目印になる，iliopubic tract，大腿血管鞘前壁に連続している）の確認が容易になる．
  ・横筋筋膜とヘルニア頸部との剥離を，内鼠径輪の全周において内鼠径輪を越えて高位（深部）まで行う（高位剥離）．
  ・下方では，ヘルニアサック頸部に続く腹膜を精管・精巣動静脈から内鼠径輪より高位まで剥離する．
  ・ヘルニアサックより腹腔内に指先を入れ，大腿ヘルニア，内鼠径ヘルニア併存，鼠径管後壁の脆弱性の有無を調べる．
  ・中枢側ヘルニアサックを結紮する．適切に内鼠径輪を縫縮すれば低位結紮で十分であり，高位結紮は不要である（特に滑脱型ヘルニアの場合）．
- 内鼠径輪縫縮（図5）
  North American Bassini法のように，筋腱膜を鼠径靱

帯に縫着すれば同時に内鼠径輪も縫縮できると考えるのは誤りである．どのような組織を鼠径靱帯やCooper靱帯に縫着しようと，内鼠径輪（横筋筋膜）を直接縫縮しなければ外鼠径ヘルニアは再発する可能性が高い．

精索を外側に圧排し，内鼠径輪辺縁の横筋筋膜だけを縫合する．

内鼠径輪縫縮時に鼠径靱帯まで糸針をかけてしまうと，腹横筋収縮時に内鼠径輪が移動（シャッター機構）しない，あるいは縫合がちぎれる可能性があるとされる．

NyhusはGriffithの考えとは異なり，横筋筋膜自体は薄く無構造でヘルニア修復に単独で用いられる組織ではないので，Marcy法は内鼠径輪辺縁の横筋筋膜に混入する腹横筋腱膜線維をともに用いたとするのが正確な記載であると述べている[5]．

内鼠径輪の中央部（12時と6時方向）では横筋筋膜slingの上脚，下脚は，それぞれ横筋筋膜と同一の層として扱える腹横筋腱膜弓，iliopubic tractに接しているので，筆者は躊躇することなくこれらにも針糸をかけている[24]．若年女性の外鼠径ヘルニアに対するMarcy法の実際を図6に示す．

しかし，術後12～15年の長期追跡調査の結果では，再発率が18～34％と高率であるとされている[25, 26]．

d. anterior iliopubic tract repair

preperitoneal approachによる修復術の経験から得られた鼠径部の解剖，iliopubic tractの存在が明らかになってから考案された[27, 28]．

適応は，成人のほとんどすべての外鼠径ヘルニア，内鼠径ヘルニア，小児ヘルニア，憩室型内鼠径ヘルニアには適応がなく，前方到達法による術後再発ヘルニア，滑脱型ヘルニア疑い，大腿ヘルニアには後方アプローチがよいとされる．

［術式の詳細］

1）外鼠径ヘルニアに対して

- 鼠径部切開法にて外腹斜筋腱膜を切開し，鼠径管を開放する．
- 精索を挙上し，精索と鼠径管後壁を連結する精巣挙筋膜の間膜（mesentery）を切離する（図7A）．
- 再発は精索の外側から起こることが多いので，内鼠径輪の外側縁をきちんと露出することが重要である．
- 内鼠径輪の上外側において精巣挙筋を内腹斜筋からの起始部で切断，必要に応じて外精動静脈も切断して精索，外鼠径ヘルニアサックを包む内精筋膜の全周を露出する（図7A～C）．
- 内精筋膜を内鼠径輪の1cm遠位でその全周において切離する．
- 外鼠径ヘルニアサックを剥離，切開し，内容の有無を確認する．ヘルニアサックを横切断し，中枢側ヘルニアサックを内鼠径輪の内側，上方，外側の横筋筋膜か

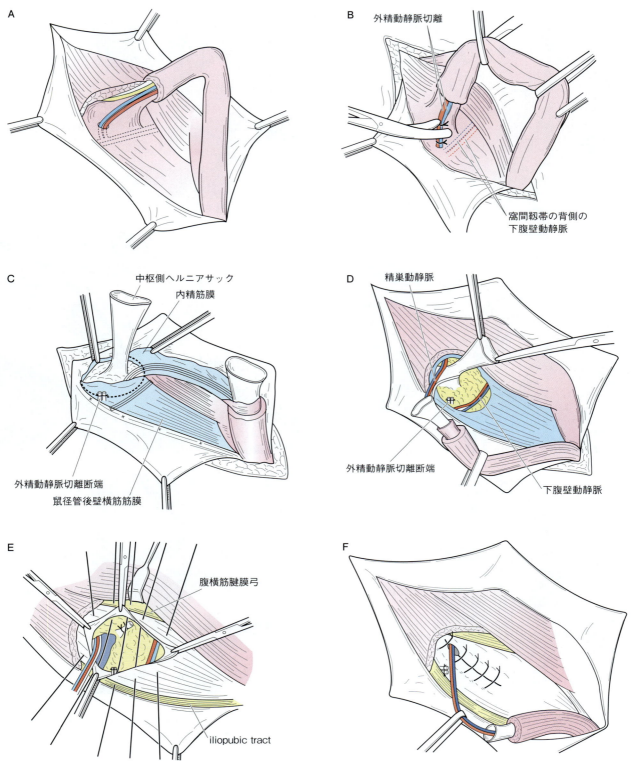

図5 Marcy法
A：精巣挙筋の起始部を切除．
B：外精動静脈の切離．
C：内鼠径輪（点線）に沿って内精筋膜を切離する．
D：内鼠径輪露出．
E：内鼠径輪縫縮．内鼠径輪の横筋筋膜sling上脚・下脚を縫合する．内鼠径輪外側の縫合は，時に行わない．
F：内鼠径輪のvalvular actionの温存．
[柵瀬信太郎，牧野永城：鼠径ヘルニアと大腿ヘルニア．新外科学体系　腹壁・腹膜・イレウスの外科Ⅱ，木本誠二，和田達雄（監），p24-126，1990を参考に作成]

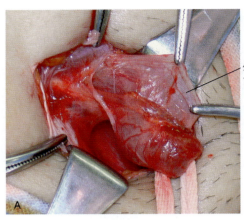
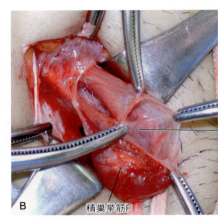
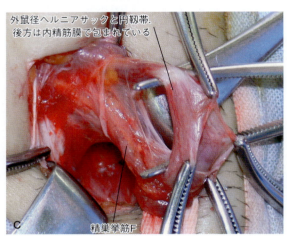
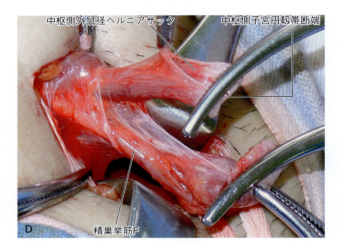
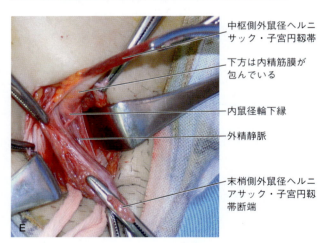
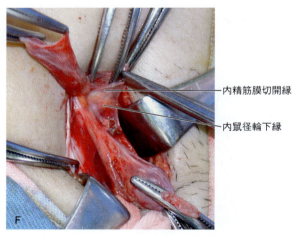

図6 若年女性外鼠径ヘルニア（右）に対するMarcy法（次頁に続く）

A：内腹斜筋に連続する筋肉（男性の精巣挙筋に相当する）．女性では適切な名称がないので，以下"精巣挙筋F"とする．腸骨鼠径神経，陰部大腿神経陰部枝，外精動静脈，リンパ管などを含む．精巣挙筋F・子宮円靱帯の上前方で内精筋膜を切開して外鼠径ヘルニアサックを剥離，把持する．
B：外鼠径ヘルニアサックを切開したところ．
C：内精筋膜で包まれたまま外鼠径ヘルニアサックと子宮円靱帯を精巣挙筋Fから剥離する．
D：外鼠径ヘルニアサック・子宮円靱帯（内精筋膜で包まれている）を切断し，中枢側を内鼠径輪に向かって精巣挙筋Fから剥離する．
E：内精筋膜で包まれた中枢側外鼠径ヘルニアサック・子宮円靱帯を精巣挙筋Fから内鼠径輪下縁に達するまで剥離する．
F：内鼠径輪の2〜3mm程度末梢側で，内精筋膜を内鼠径輪辺縁に沿って円状に切開する．

第3章　鼠径部ヘルニア(鼠径・大腿ヘルニア)手術

3. 鼠径部切開法／a　組織縫合法

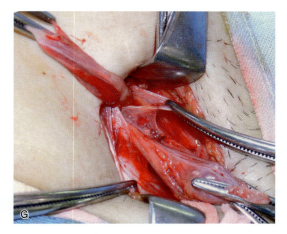

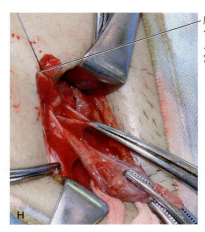

腹膜前筋膜浅葉で包まれたままのヘルニアサックと子宮円靱帯を結紮

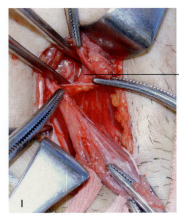

下腹壁動静脈が走行する位置(本例では露出されてはいない)

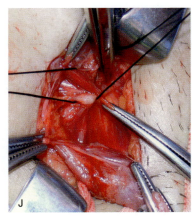

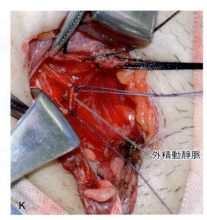

外精動静脈

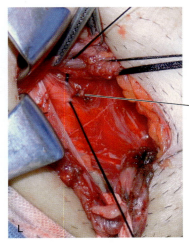

外精動静脈切離断端

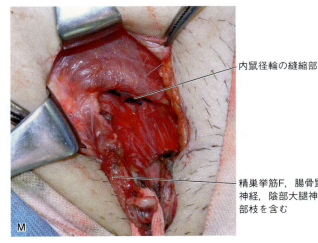

内鼠径輪の縫縮部

精巣挙筋F、腸骨鼠径神経、陰部大腿神経陰部枝を含む

図6　(続き)
G：内鼠径輪内縁を鉗子で把持し内側に牽引すると、内鼠径輪上縁(横筋筋膜sling上脚)、下縁(横筋筋膜sling下脚)の認識が容易になる．
H：中枢側外鼠径ヘルニアサック・子宮円靱帯を結紮する．Marcy法では腹膜前腔に到達する必要がないので、ヘルニアサック頸部で意図的に腹膜前筋膜浅葉を切開する必要はなく、腹膜前筋膜浅葉で包まれたままヘルニアサックを結紮すればよい．
I：中枢側外鼠径ヘルニアサック・子宮円靱帯を、断端を腹腔側に押し込み、内鼠径輪辺縁の横筋筋膜sling上脚・下脚を剥離する．内縁の後方に下腹壁動静脈が走行するので、損傷しないように注意する．
J：横筋筋膜sling上脚・下脚に2針縫合(当時は絹糸、現在は2-0 PDS糸を使用する)を加えた．
K：内鼠径輪縫縮をさらに外側に行う目的で、内鼠径輪の5時方向で、下腹壁動静脈から立ちあがってくる外精動静脈を結紮後切離する．
L：外精動静脈切離断端の外側で内鼠径輪閉鎖縫合を追加する．このとき、さらに外側に走行する陰部大腿神経陰部枝を損傷しないように注意する．この症例では温存しているが、必要となれば外精動静脈とは別に単独で結紮後切離する．切離した場合は、神経断端を、内鼠径輪を縫合閉鎖する糸針に巻き込まないように注意する．
M：Marcy法終了の様子．女性では、陰部大腿神経陰部枝を切離すれば内鼠径輪を完全に縫合閉鎖できる．

107

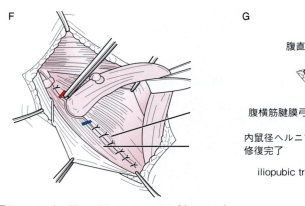
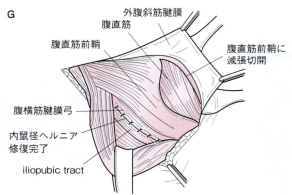

図7 anterior iliopubic tract repair（Condon）
A：精索の間膜（mesentery）の切離．
B：精巣挙筋の切除．
C：内精筋膜の露出．
D：外鼠径ヘルニア．内鼠径輪は開大しているが，鼠径管後壁に脆弱化のない症例に対する内鼠径輪周囲での修復．
E：外鼠径ヘルニア．鼠径管後壁の脆弱化が認められる例，内鼠径ヘルニア併存例（パンタロンヘルニア）に対しては，恥骨結節から内鼠径輪まで後壁補強を加える．
F：iliopubic tract repair終了の様子．内鼠径輪縫縮後に，精索の周囲に鉗子の先が入る程度の余裕を残す．
G：腹直筋前鞘への減張切開．

［Condon RE: Anterior iliopubic tract repair. Hernia, 3rd Ed, Nyhus LM, Condon RE（ed），p137-153, 1989を参考に作成］

ら1cm程度腹膜前腔側まで高位剝離する．下方ではヘルニアサックを精管，精巣動静脈から内鼠径輪レベルより1cmほど高位まで剝離する．

- ヘルニアサックより腹腔内に指先を挿入して，鼠径管後壁を指先で圧迫してその脆弱性の有無を調べる（どの程度引き延ばされるかを調べるのだが，判定は主観的であり明確な基準はない）．さらに，大腿ヘルニアが併存していないことを確認する．
- 中枢側ヘルニアサックを結紮し，断端を腹膜前腔に押し込む．
- 遠位側サックは完全切除する必要はなく，数cm遠位まで縦切開し放置する．
- 内鼠径輪の頭側で内腹斜筋を頭側にめくり上げて，乳白色の腹横筋腱膜弓を確認・触知し，Allis鉗子で把持する．
- 内鼠径輪下縁で，鼠径靱帯を下方に圧排して，iliopubic tractを確認する．

❶ 内鼠径輪は開大しているが，鼠径管後壁に脆弱化がない症例（図7D）

- 精索を内鼠径輪の外側に牽引して，内鼠径輪の上方で腹横筋腱膜弓に糸針（非吸収性縫合糸．当時は絹糸が推奨された）をかけ，次に同一の糸針を内鼠径輪下縁に位置するiliopubic tract（大腿血管鞘の前壁を構成する部分）にかける（図7D）．この時，糸針が鼠径靱帯の腱膜線維に少しかかってもかまわないが，取りすぎるとシャッター機構が障害されるので，避ける．
- さらに5～7mm外側に第2針目を加える．後にこれらの糸を結紮して内鼠径輪の内側を縫縮したときに，内鼠径輪が外腸骨動脈の外側に位置するように（転位するように）内側の縫合を追加する．
- 内鼠径輪外縁（外側三角の一部）が弱い場合には精索を内側に牽引し，精索の外側で内鼠径輪外縁の縫縮を1～3本加える．ただし，この部位では腹横筋は腱膜性（腹横筋腱膜弓）ではなく筋性になっていることが多い．

内鼠径輪外側の縫縮はColey's stitchと呼ばれるが[29]，Coley's stitchはシャッター機構を廃絶し，さらに腹横筋の収縮によって筋肉自体が引きちぎれてしまい，むしろ内鼠径輪を開大させてしまうので用いるべきでないとされる[30]．

❷ 鼠径管後壁の脆弱化が認められる例，内鼠径ヘルニア併存例（パンタロンヘルニア）

- 恥骨結節から内鼠径輪まで後壁補強する（図7E・F）．
- 第1針目は恥骨結節部から開始する．
- 内側は腹直筋外縁，腹横筋腱膜弓，外側は恥骨結節骨膜に針糸をかける（今日では恥骨結節への縫合は慢性術後鼠径部痛の原因の1つとされ，推奨されない）．
- 外側に5～7mm間隔をあけて第2針目以降を順次，上方は腹横筋腱膜弓と下方はCooper靱帯にかける．大腿血管鞘に達したら下方はiliopubic tractに糸針かけ，最後の糸針が内鼠径輪内側の縫縮になる．さらに必要に

応じて内鼠径輪外側の縫合を追加する．
- 内鼠径輪縫縮後に精索の周囲に鉗子の先が入る程度の余裕を残し，精索をきつく締めすぎない．

2）内鼠径ヘルニアに対する手術

- 内鼠径ヘルニアを覆う脆弱化して伸展した横筋筋膜（pseudosac）と腹膜前筋膜浅葉を切除し，腹膜前腔を剝離し，腹横筋腱膜，iliopubic tractを露出する．下腹壁動静脈を損傷しないように注意する．ヘルニアサック正中側は膀胱壁が形成していることが少なくないので，損傷しないように注意する．
- 外鼠径ヘルニアや鞘状突起遺残，大腿ヘルニアが併存しないことを確認する．
- 直視下に上方の腹直筋前鞘外縁，腹横筋腱膜弓，下方のCooper靱帯，iliopubic tract（大腿血管鞘前壁）に針糸をかけ，鼠径管後壁補強と内鼠径輪縫縮を行う（図7E・F）．

3）腹直筋前鞘への減張切開（図7G）

内鼠径ヘルニアに対する後壁補強，外鼠径ヘルニアに対して3針以上の内鼠径輪内側での補強を行った場合には，減張切開が必須である．

- 外腹斜筋腱膜を腹直筋前鞘から白線付近まで剝離する．
- 恥骨結節から3cm上方の腹直筋前鞘に上方に向けて4～5cmの減張切開を加える．
- 腹直筋の背側は腹直筋筋膜（rectus fascia）が覆っているので，ヘルニアが生じる心配はない．

筆者が行っていた，内鼠径輪縫縮と後壁補強を分離して行うanterior iliopubic tract repair（図8），鼠径管後壁を切開して腹横筋腱膜弓を直視下に確認して縫合するanterior iliopubic tract（図9，10）を示す．

e. McVay法（Cooper ligament repair）

鼠径部ヘルニアに対してCooper靱帯を用いたのは，1892年，Ruggiが大腿ヘルニアに対して鼠径靱帯をCooper靱帯に縫合したのが始まりである．1897年，LotheissenがBassini法後の再々発鼠径ヘルニアで鼠径靱帯が破壊されていた症例に対して，結合腱をCooper靱帯に縫合する術式を初めて行ったが，減張切開は加えなかった[31]．

McVayは，腹横筋と横筋筋膜の停止部位は鼠径靱帯ではなくCooper靱帯であるとの解剖所見に基づいて，1942年に内鼠径ヘルニア，大きな外鼠径ヘルニア，大腿ヘルニアに対して，腹横筋腱膜弓・横筋筋膜をCooper靱帯に縫着，transition sutureによって後壁再建と大腿輪縫縮を兼ねて行い，ルーチンに腹直筋前鞘に減張切開を加えるCooper ligament repairを考案した[32]．McVay自身はこの時点でLotheissenの術式を知らなかったとしている[33]．

この術式は正常の解剖学的層構造を再建でき，鼠径部切開組織修復法では唯一myopectineal orificeをすべて閉鎖できる術式である．

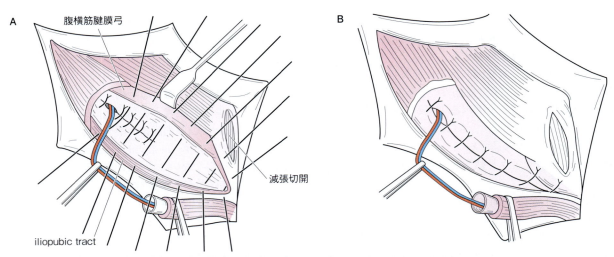

図8 anterior iliopubic tract repair：内鼠径輪縫縮と後壁補強を分離して行う術式（牧野，柵瀬）
A：内鼠径輪縫縮終了後，腹直筋前鞘に減張切開を入れる．腹直筋外縁，腹横筋腱膜弓をiliopubc tractに縫着する．図では単結節縫合であるが，連続縫合でもよい．
B：精管・精巣動静脈がきつく締めつけられずに，周囲に鉗子の先端が入る程度の間隙を保つ．
［柵瀬信太郎，牧野永城：鼠径ヘルニアと大腿ヘルニア．新外科学体系 腹壁・腹膜・イレウスの外科Ⅱ，木本誠二，和田達雄（監），p24-126, 1990を参考に作成］

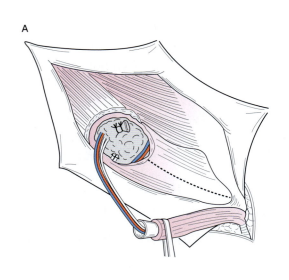

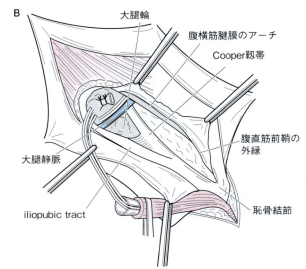

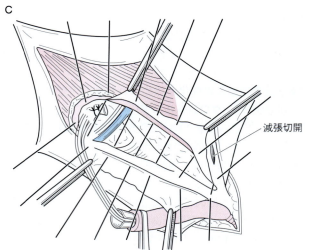

図9 anterior iliopubic tract repair：鼠径管後壁を切開する術式（牧野，柵瀬）
A：外鼠径ヘルニアサックの高位結紮・切除後，鼠径管後壁を内鼠径輪から恥骨結節まで切開して腹膜前腔に到達する．精巣挙筋，外精動静脈は切離している．
B：内側片，外側片の背側を腹膜前脂肪組織から剥離して，iliopubic tract，腹横筋腱膜弓を露出する．
C：内側より，第1針目を内側は腹直筋鞘，外側は恥骨結節骨膜に糸針をかける．以後，外側に向けて，横筋筋膜・腹横筋腱膜弓からiliopubic tractに8 mm間隔で糸針をかける．精管・精巣動静脈を外側に圧排して，その内側に横筋筋膜・腹横筋腱膜弓から大腿血管鞘前壁を形成する部位のiliopubic tractに糸針をかける．さらに，精管・精巣動静脈の外側に針糸を1本加えて，外側の縫縮を追加する．腹直筋前鞘の正中近くに4～5 cmの減張切開を加える．
［柵瀬信太郎，牧野永城：鼠径ヘルニアと大腿ヘルニア．新外科学体系 腹壁・腹膜・イレウスの外科Ⅱ，木本誠二，和田達雄（監），p24-126, 1990を参考に作成］

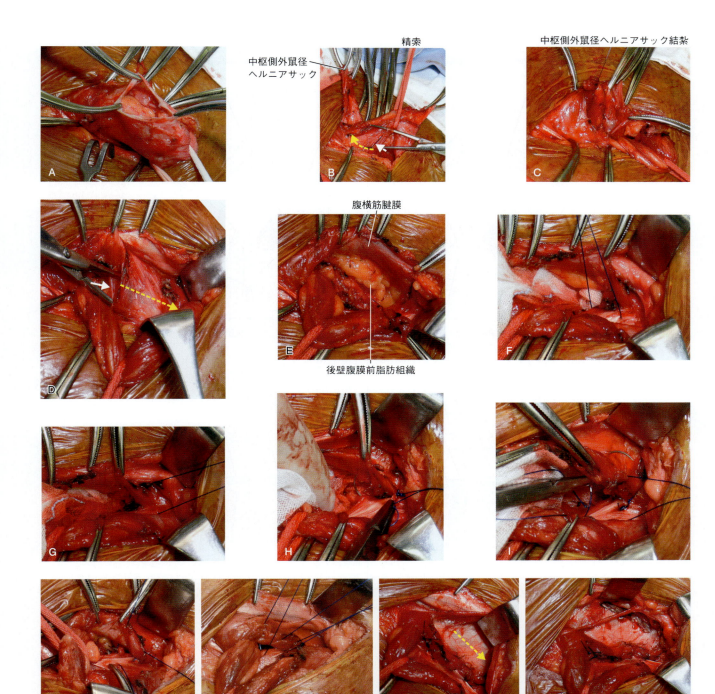

図10 anterior iliopubic tract repair：鼠径管後壁を切開する術式
A：外鼠径ヘルニアI-2（右）．大網絞扼性嵌頓．
B：外精動静脈（白矢印），陰部大腿神経陰部枝（黄色点線矢印）の切離．
C：中枢側ヘルニアサック高位結紮終了．
D：鼠径管後壁の横筋筋膜を切開（黄色点線矢印）．白矢印：下腹壁動静脈
E：腹膜前腔の到達．
F：恥骨結節の外側で鼠径靱帯shelving portion，iliopubic tract，横筋筋膜に針糸をかける．慢性疼痛の原因になる可能性があるので，恥骨結節の骨膜には針糸をかけない．
G：恥骨結節直上の腹直筋前鞘に糸針をかける．
H：鼠径靱帯・iliopubic tract，横筋筋膜への運針．
I：腹横筋腱膜，内腹斜筋への運針．
J：鼠径靱帯・iliopubic tract，横筋筋膜とiliopubic tract・鼠径靱帯の縫合を内鼠径輪に向けて進める．
K：もっとも外側の運針で内鼠径輪を縫縮する．
L：内鼠径輪縫縮，鼠径管後壁の再建終了．腹直筋前鞘の減張切開（黄色点線矢印）．
M：anterior iliopubic tract repair：鼠径管後壁を切開して行う術式の終了後の様子．Bassini原法に類似した術式となる．

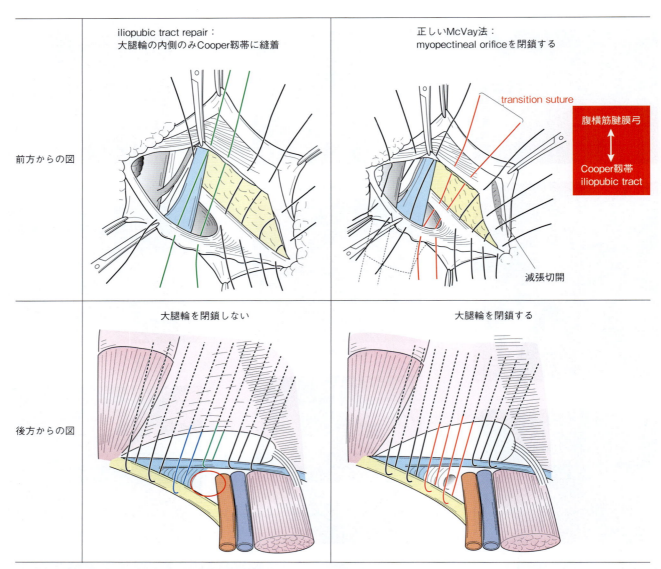

図11 iliopubic tract repairと正しいMcVay法の違い
[柵瀬信太郎，牧野永城：鼠径ヘルニアと大腿ヘルニア．新外科学体系　腹壁・腹膜・イレウスの外科Ⅱ，木本誠二，和田達雄（監），p24-126，1990を参考に作成]

しかし欠点として，侵襲が大きく，縫合に過大な張力がかかり，回復に長期間が必要，すべての活動性復帰に3～4週間を要する．大腿動静脈や腹膜前腔の血管損傷（死冠，iliopubic veinなど）や大腿静脈血栓症の可能性があるなどが挙げられる．

[術式の詳細]

- 脆弱化した鼠径管後壁は切除する．内鼠径ヘルニアサックは切除せず，反転する．
- 後壁再建は，腹横筋・腹横筋腱膜と癒着する横筋筋膜とをCooper靱帯に3mm間隔の単結節縫合で縫着する．
- transition suture移行縫合により，大腿輪部において腹横筋腱膜をCooper靱帯・恥骨筋膜，さらに前方の大腿血管鞘前壁に縫着し，後壁再建と大腿輪閉鎖を同時に行う[32]（図11）．

Rutledgeは，大腿輪を形成する部のCooper靱帯，さらに大腿血管鞘前壁を形成するiliopubic tractに3～4針かけるtransition sutureにより大腿輪の閉鎖を独立して行う変法を推奨している[31]（図12）．筆者は，Cooper靱帯と大腿血管鞘前壁を構成する部のiliopubic tractを直視下に縫合して大腿輪を独立してから，後壁再建を行っていた（図13）．

- transition sutureの外側部では，腹横筋腱膜を大腿血管鞘前壁を形成するiliopubic tractに縫着する．最外側の糸針でKelly鉗子の先がようやく入る程度まで内鼠径輪を縫縮する．
- 精索の外側の縫縮は行わない．
- 腹直筋前鞘に5～7cmの減張切開を加える[31,32]．

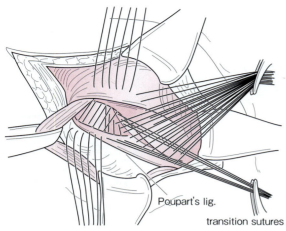

図12 McVay法変法（Rutledge）
恥骨結節より大腿静脈まで，腹横筋腱膜弓をCooper靱帯に縫着する．Cooper靱帯と大腿血管鞘前壁を3～5針のtransition sutureによって縫着して大腿輪を独立して閉鎖する．さらに外側で，腹横筋腱膜を大腿血管鞘前壁に縫着する．
［Rutledge RH: Cooper ligament repair of groin hernias. Mastery of surgery, 3rd Ed, Nyhus LM et al（eds）, p 1817-1825, 1996を参考に作成］

f. Shouldice法

　カナダのShouldiceクリニックのObney，Ryanらは，North American Bassini法（ヒダ形成術）を行っていたが，成績が悪かったことから，1951年よりRyanの発案により，内鼠径輪をしっかり露出するために精巣挙筋の切離を，次いで鼠径管後壁の切開を始めた[9]．
　1953年からは外精動静脈をルーチンに切断するようになり，Glassow, Brown, WelshによりShouldice法の基本が確立した[34]．
　剥離はBassini原法とほぼ同様で，鼠径管後壁修復はiliopubic tract（大腿血管鞘前壁），鼠径靱帯とBassiniのtriple layerとをワイヤーを用いた4層の連続縫合で行った．
　ObneyとRyanはBassini原法のことは知らなかったと述べており，Read[23]，Wantz[9]らは，Shouldice法は新たに考案されたevolved de novo術式ではあるが，現代版Bassini法といえると指摘した．
　Shouldiceクリニックにおける鼠径ヘルニア手術に対する一般的な原則は，①肥満患者に対する術前の体重減少，②前日夜の安定剤の投与，③局所麻酔，④手術当日からの早期離床である[34-36]．

1）術式の詳細[34-36]（図14）

- 皮膚切開は上前腸骨棘の内側，尾側2cmから恥骨結節2cm外側付近までの斜切開で，成書で推奨されている横切開より下方に置く[34]．理由は，再発例では皮膚切開が高すぎたり，小さすぎる例が多いからである[36]．
- 鼠径靱帯の尾側で篩状筋膜（fascia cribriformis）を切開し，鼠径靱帯の下面を遊離し，大腿ヘルニアの有無を

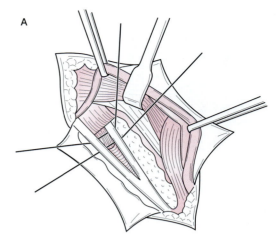

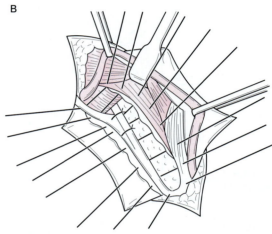

図13 McVay法変法：大腿輪縫縮と後壁再建を分離して行う術式（柵瀬，牧野）
A：大腿静脈内側において，Cooper靱帯と大腿血管鞘前壁を構成する部のiliopubic tractを直視下に縫合し，大腿輪を独立して縫縮する．
B：腹直筋鞘，腹横筋腱膜弓をCooper靱帯，iliopubic tractに縫着して鼠径管後壁を再建する．
（柵瀬信太郎，牧野永城：内鼠径ヘルニア，大腿ヘルニアの手術．外科MOOK 52：50-63，1989を参考に作成）

チェックするとともに，修復時における鼠径靱帯の可動性を得る．
- 外腹斜筋腱膜を外鼠径輪から内鼠径輪の2～4cm外側まで切開する．
- 精巣挙筋前方を，筋線維の方向に沿って内鼠径輪から恥骨結節まで縦切開する．
- 精巣挙筋の外側部を内鼠径輪の下方で結紮後切離する．ここに含まれる外精動静脈，陰部大腿神経陰部枝は別々に結紮後切離する（図14A）．
- 精巣挙筋外側部を恥骨結節部で結紮後切離し，鼠径管内の精巣挙筋を切除する．
　目的は，鼠径管後壁の視野をよくして，内鼠径ヘルニア見逃しを防止するためである．精索を鼠径管後壁から挙上する際に，恥骨結節付近で精索の後方から鼠径管後壁を貫いて走行する血管がある場合がある．再発の好発部位であ

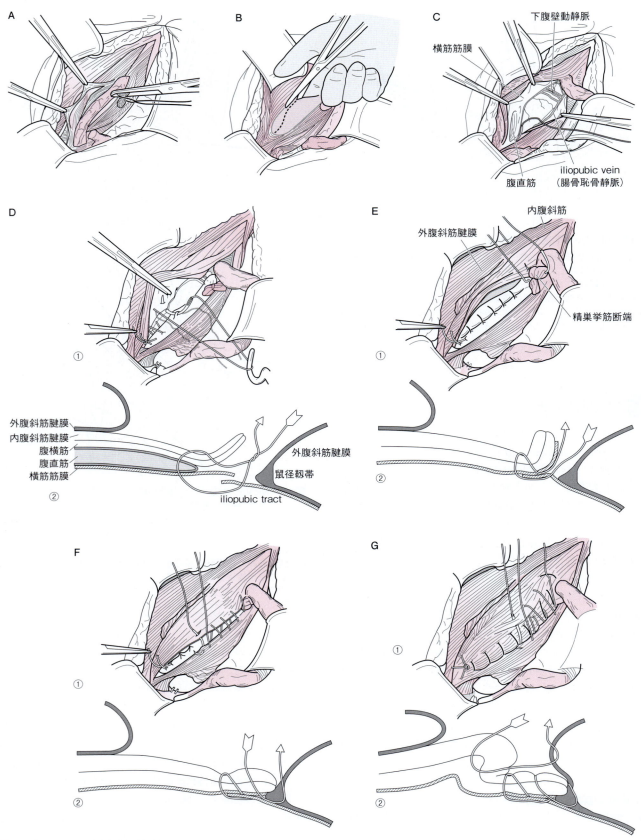

図14　Shouldice法（次頁に続く）

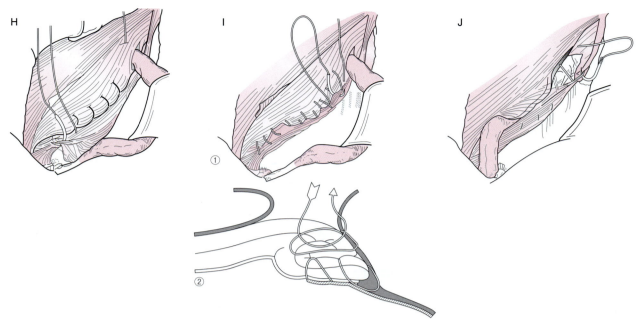

図14 （続き）
A：恥骨結節から内鼠径輪まで，精巣挙筋を精索に沿って縦に切開する．精巣挙筋を切除する；精巣挙筋外側断端，外精動静脈切離断端は別々に結紮後切離する．
B：下腹壁動静脈を損傷しないように注意を払いながら，鼠径管後壁を内鼠径輪から恥骨結節まで切開する．
C：鼠径管後壁切開後の状態．iliopubic vein（腸骨恥骨静脈）の走行と，腹直筋前鞘外縁を含めた第1針目の運針に注目．
D：①第1層目連続縫合．②第1層目連続縫合の断面図．
E：①第1層目縫合の最終運針は，精巣挙筋外側断端にも針糸をかける．②第1層目縫合の断面図．
F：①第2層目連続縫合．第1層目に用いた針糸で，内側片辺縁と鼠径靱帯の縫合を逆に内鼠径輪から恥骨結節に戻る．②第2層目連続縫合の断面図．
G：①第3層目連続縫合．新たな針糸で内鼠径輪から恥骨結節に向けて内腹斜筋を鼠径靱帯に縫合する．②第3層目連続縫合の断面図．
H：第3層目縫合の最終部．
I：①第4層目縫合．②第4層目縫合の断面図．
J：第5層目縫合．
[Bendavid R: The Shouldice method of inguinal henriorrhaphy. Mastery of Surgery, 3rd Ed, Volume II, Nyhus LM et al（eds），p1826-1838, 1997 より引用]

る恥骨結節外側部がよく観察できるように，この血管は結紮後切離する．
- 精巣挙筋の外側断端は，のちに行う後壁再建時に内鼠径輪縫縮に用い，内側断端は術後の精巣下垂を防ぐために外鼠径輪に縫合する．
- ヘルニアサックの高位結紮は不要であり，内鼠径輪より深部までの高位剥離することが重要である．
- 鼠径管後壁の横筋筋膜を内鼠径輪から恥骨結節まで切開する（図14B）．女性では内鼠径ヘルニアは少ないので，後壁をすべて切開する必要はないが，外側1/3だけ切開して大腿ヘルニア併存の有無を調べる．
- 後壁切開時に下腹壁動静脈やiliopubic veinなどのBendavid's vascular circleを損傷しないように注意する（図14C）．
- 内鼠径ヘルニアの場合や外鼠径ヘルニアがない場合は，精索の根部で腹膜縁を確認する．すべての男性では，精索の前方に1.5 cm程度の腹膜の突出があるが，これは外鼠径ヘルニアサックではない[36]．これを精索から数cm剥離する．
- 腹直筋前鞘に減張切開を加える．

2）鼠径管後壁の再建

- 縫合は，縫合部にかかる張力の均等分散化，縫合の間からの再発防止の目的でステンレス縫合糸（32 or 34 G）による連続縫合を用いる．
- 第1層目縫合（図14C〜E）：外側（下方）片の横筋筋膜，iliopubic tract（骨膜には糸をかけない[34]）を，内側（上方）片の腹膜前腔側から腹直筋外縁，内腹斜筋，腹横筋，横筋筋膜に連続マットレス縫合（in-out, out-in）で縫着する．同様の運針を外側に進め，内鼠径輪部で精巣挙筋の外側片切離断端にも針糸をかけて内鼠径輪の内側に巻きつける（図14C）．
- 第2層目縫合（図14F）：同一の糸針で，連続して内鼠径輪から逆に内側（上方）片縁の内腹斜筋，腹横筋を外側（下方）片の鼠径靱帯shelving edgeに縫着，恥骨部で結紮する．
- 第3層目縫合（図14G・H）：2本目の糸針にて，内鼠径輪部から恥骨結節に向けて，内側片の内腹斜筋，腹横筋を外側片の鼠径靱帯の頭側の外腹斜筋腱膜に連続縫合にて縫着する．
- 第4層目縫合（図14I）：同様の糸針で恥骨結節から内鼠

第Ⅰ部　鼠径部ヘルニア　A. 成人の鼠径部ヘルニア

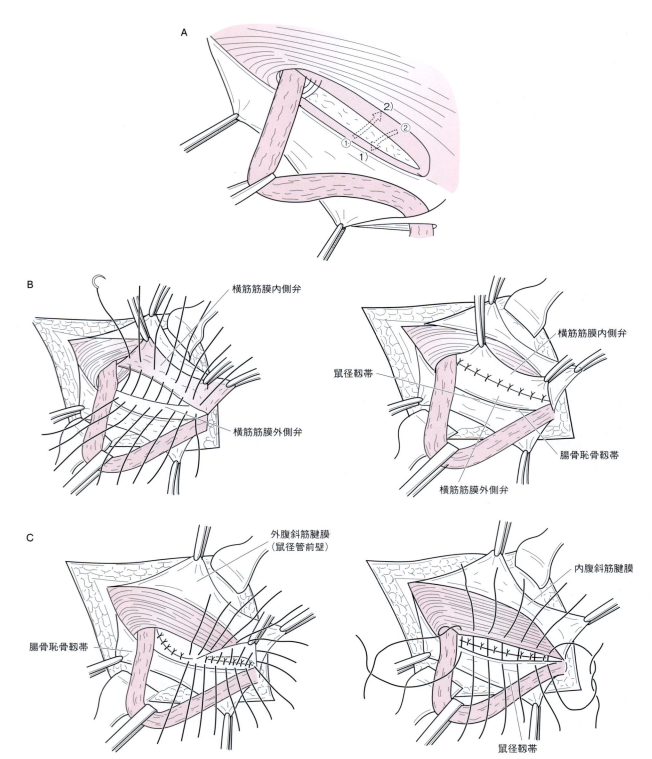

図15　Mizrachy変法（中村）
A：鼠径管後壁横筋筋膜切開．①横筋筋膜外側弁と，②横筋筋膜内側弁の重積法．
B：横筋筋膜外側弁を内側弁の下面に縫着（1st line）．外側弁を確実に腹横筋腱膜弓に結節縫合で縫いつける．
C：横筋筋膜内側弁をiliopubic tractに縫着（2nd line）．内側弁を確実にiliopubic tractに結節縫合で縫いつける．
［中村卓次，長町幸雄：高齢者外そ径ヘルニアの手術（Mizrachy変法）．手術 34: 873-882, 1980を参考に作成］

径輪部に戻る．
- 第5層目縫合（図14J）：精索の前方で外腹斜筋腱膜同士を精索を包むように連続縫合する．
- 精巣挙筋の内側断端を，術後の精巣下垂を防ぐために外鼠径輪に縫合する．

g. Mizrachy法

Shouldice法と同じく横筋筋膜を重積し，その際，鼠径

靱帯ではなくiliopubic tractに絹糸で連続縫合する[37].

中村らは，単結節縫合で行うMizrachy変法を推奨した[38]（図15）.

h. 腹膜前到達法によるiliopubic tract repair

腹膜前達法のコンセプトは1876年にAnnandaleより提唱されたが，彼はヘルニアサックを結紮しただけで，ヘルニア門の縫縮は行わなかった.

1920年，Cheatleが下腹部正中切開，1年後にはPfannenstiel切開による腹膜前到達法，根治的修復法をはじめて考案，Henryにより引き継がれ，Cheatle-Henry法と呼ばれた．当時は一般化されなかったが，Condonによって長い間忘れられていたiliopubic tractの存在・重要性が再認識されるようになり，1960年以降Nyhusによって"The preperitoneal (posterior) approach and iliopubic tract repair"として広く知られるようになり，Nyhus法（鼠径部横切開）とも呼ばれるようになった[1, 7, 16, 17, 37, 38]（図16〜19）.

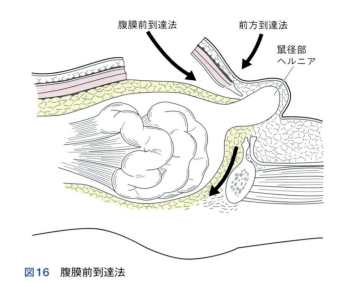

図16　腹膜前到達法

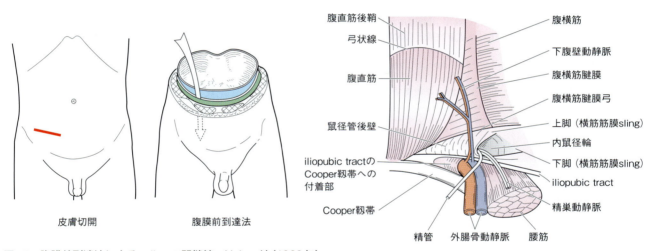

図17　腹膜前到達法によるヘルニア門縫縮：Nyhus法（1960年）
[柵瀬信太郎，牧野永城：鼠径ヘルニアと大腿ヘルニア．新外科学体系　腹壁・腹膜・イレウスの外科Ⅱ，木本誠二，和田達雄（監），p24-126, 1990を参考に作成]

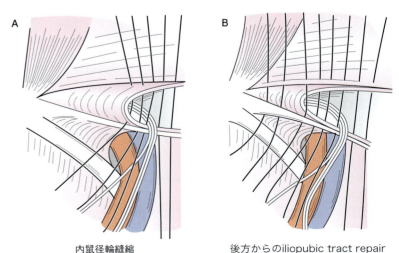

図18　腹膜前到達法によるヘルニア門縫縮：
　　　　Nyhus法（1960年）
A：外鼠径ヘルニア（右側）.
B：内鼠径ヘルニア（右側）.
[柵瀬信太郎，牧野永城：鼠径ヘルニアと大腿ヘルニア．新外科学体系　腹壁・腹膜・イレウスの外科Ⅱ，木本誠二，和田達雄（監），p24-126, 1990を参考に作成]

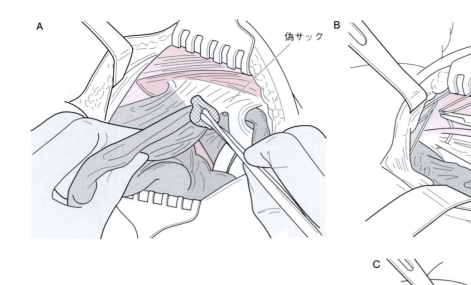

図19 腹膜前到達法によるヘルニア門縫縮：Nyhus法（1960年）
A：内鼠径ヘルニアサックと脆弱化した横筋筋膜との境界線"白線"に沿って剥離する．
B：ヘルニア門上縁の腹横筋腱膜弓を下縁のiliopubic tractに数針の結節縫合で縫着する．
C：精索の外側で横筋筋膜上脚とiliopubic tractを縫着する．
[Nyhus LM: The preperitoneal approach and iliopubic tract repair of inguinal hernia. Hernia, 4th Ed, Nyhus LM, Condon ER(eds), p154-177, 1995より引用]

1995年以降，特に再発例に対してはメッシュ補強を追加している[39,40]（図20）．

1）適応
- 滑脱型外鼠径ヘルニア，内鼠径ヘルニア，大腿ヘルニア，嵌頓ヘルニア．
- 鼠径部切開後の再発ヘルニア（メッシュ補強を要する）

2）術式の詳細
- 鼠径靱帯上方3 cm，恥骨結節上方2横指に横切開を置く．
- 外鼠径輪の位置を確認する．鼠径管内に指先を挿入して内鼠径輪を確認し，そのすぐ上方の高さで腹直筋前鞘に横切開を加える．腹直筋を内側に圧排し，外側の外腹斜筋腱膜，内腹斜筋，腹横筋・腱膜に横切開を延長する．
- 下腹壁動静脈（当初は結紮後切離していた）背側の横筋筋膜を横切開し，腹膜前腔に到達する．
- 鼠径部腹壁を前方に圧排しながら，腹膜を後方に向けて剥離する．
- 外鼠径ヘルニアは，鼠径管より剥離し引き抜く，あるいは切断，中枢側断端は閉鎖する．精管・精巣動静脈を外側に圧排して，横筋筋膜sling上脚と下脚（iliopubic tract）を数針の結節縫合で縫着する．精管・精巣動静脈を内側に牽引し，外側においても同様の縫着を追加する（図18）．
- 内鼠径ヘルニアは，脆弱化した横筋筋膜からなる偽サックから，それらの境界（白線）に沿って剥離する．ヘルニア門上縁の腹横筋腱膜弓を下縁のiliopubic tractに数針の結節縫合で縫着する（図18，19）．
- 大腿ヘルニアでは，外腸骨静脈の内側において，大腿血管鞘前壁を形成するiliopubic tractをCooper靱帯に縫着して，大腿輪を縫縮する．
- 1995年以降は内鼠径ヘルニア，鼠径部切開後の再発ヘルニアでは通常の修復後，メッシュ補強を追加している（図20）．

i. Desarda法

2001年インド人外科医Desardaによって報告されたこの術式は，外腹斜筋腱膜を新しい鼠径管後壁として利用する組織縫合法であり（図21），Shouldice法より簡便で再現性が高い[43]．コラーゲンの病的変性がみられる鼠径ヘルニア患者の外腹斜筋腱膜は補強に信頼性がないとする報告[44]もあるが，近年，Desarda法とLichtenstein法のいくつかのRCTからメタアナリシスも報告されており，再

第3章 鼠径部ヘルニア（鼠径・大腿ヘルニア）手術

3. 鼠径部切開法／a 組織縫合法

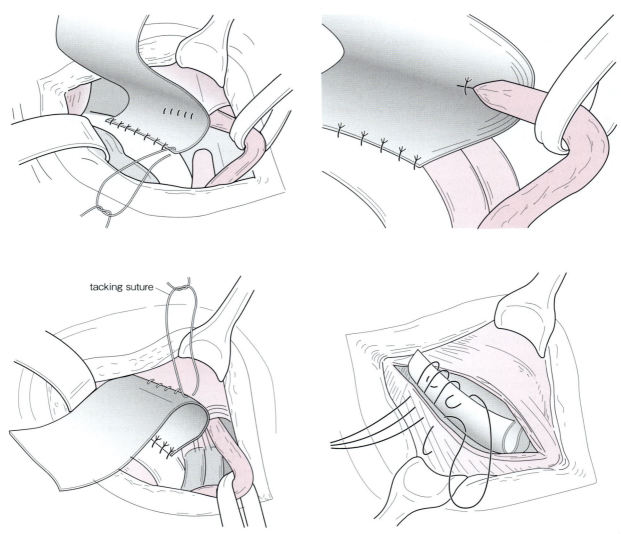

図20 内鼠径ヘルニア，再発ヘルニアに対するメッシュ補強の追加（1955年）
［Nyhus LM: The preperitoneal approach and iliopubic tract repair of inguinal hernia. Hernia, 4th Ed, Nyhus LM, Condon ER(eds), p154-177, 1995 より引用］

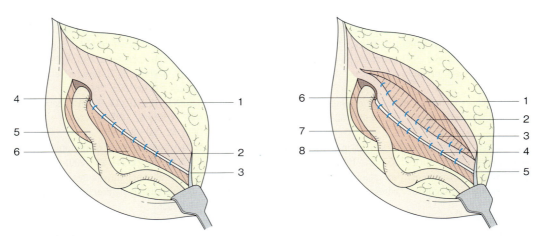

図21 Desarda法
A：鼠径管開放時に切開した外腹斜筋腱膜内側縁と鼠径靱帯との縫合．1：外腹斜筋腱膜内側葉，2：外腹斜筋腱膜と鼠径靱帯の結節縫合，3：恥骨結節，4：内鼠径輪，5：精索，6：外腹斜筋腱膜外側葉．
B：外腹斜筋腱膜内側葉切開およびその外側部と内腹斜筋の縫合．1：外腹斜筋腱膜内側葉をスプリットした内側部，2：内腹斜筋，3：スプリットした外腹斜筋腱膜外側部と内腹斜筋との結節縫合，4：外腹斜筋腱膜と鼠径靱帯の結節縫合，5：恥骨結節，6：内鼠径輪，7：精索，8：外腹斜筋腱膜外側葉．
（文献43を参考に作成）

119

発率や日常生活に復するまでの期間は同等で，外科周術期感染（SSI）や漿液腫発生はDesarda法で低率であると結論づけられている[45]．

● 文献

1) Read RC: The development of inguinal herniorrhaphy. Surg Clin North Am **64**: 185-196, 1984
2) Read RC: Bassini's Operation for Inguinal Herniation. Operative Techniques in General Surgery **1**: 105-115, 1999
3) Wright AJ et al: The Bassini repair and its variants. Nyhus and Condon's Hernia, 5th Ed, Fitzgibbons RJ Jr, Greenburg AG(eds), Lippincott Williams Wilkins, p105-114, 2002
4) Read RC: Marcy's priority in the development of inguinal herniorrhaphy. Surgery **88**: 682-685, 1980
5) Griffith CA: The Marcy repair of indirect inguinal hernia: 1870 to the present. Hernia, 3rd Ed, Nyhus LM, Condon RE(ed), JB Lippincott, p106-118, 1989
6) Devlin HB: General introduction and history of hernia surgery. Management of abdominal hernias, Devlin HB(ed), Butterworths, p1-9, 1988
7) Read RC: Historical survey of the treatment of hernia. Hernia, 3rd Ed, Nyhus LM, Condon RE(ed), JB Lippincott, 1989
8) Nicolo E: Hernia surgery in Italy: How far have we come since Bassini? Nyhus and Condon's Hernia, 5th Ed, Fitzgibbons RJ Jr, Greenburg AG(eds), Lippincott Williams Wilkins, p115-127, 2002
9) Wantz GE: The operation of Bassini as described by Attilio Catterina. Surg Gyneol Obstet **167**: 67-80, 1989
10) Bassini E: Sull cura radical dell'ernia inguinale. Arch Soc Ital d Chir **4**: 380, 1887
11) Bassini E: Nuovo metodo per la cura radical dell'ernia inguinale. Atti d Cong d Ass Med Ital **2**: 179, 1887
12) Bassini E: Sopra 100 casi di cura radical dell'ernia inguinale operata col metodo dell-autore. Arch ed Atti d Soc Ital di Chir **5**: 315-319, 1888
13) Bassini E: Nuovo metodo per la cura radical dell'ernia inguinale. Padua, Prosperini, 1889
14) Bassini E: Ueber de behandlung des listenbruches. Arch f Klin Chir **40**: 429-476, 1890
15) Bassini E: Neue operations-methode zur radical-behandlung der schenkelhernie. Arch Eur Klin Chir **47**: 1-25, 1894
16) Patino JF: A history of the treatment of hernia. Hernia, 4th Ed, Nyhus LM, Condon RE(eds), JB Lippincott, p3-15, 1995
17) Read RC: Herniology: past, present, and future. Hernia **13**: 577-580, 2009
18) Bull WT: Notes on cases of hernia which have relapsed after various operations for radical cure. NY Med J **53**: 615-617, 1891
19) Seelig MG, Chouke KS: A fundamental factors in the recurrence of inguinal hernia. Arch Surg **7**: 553-572, 1923
20) Myers B et al: Inguinal hernia repair: an experimental model in the rat to evaluate the technical factors. Arch Surg **116**: 463-465, 1981
21) Catterina A: L'operazione di Bassini per la Cura Radicale dell' Ernia Inuinale, Bologna, L Cappelli, 1932
22) Coley WB: Review of radical cure hernia during the last half of the century, editorial. Am J Surg **31**: 397-402, 1936
23) Read RC: The centenary of Bassini's contribution to inguinal

hernioplasty. Am J Surg **153**: 324-326, 1987
24) 柵瀬信太郎，牧野永城：鼠径ヘルニアと大腿ヘルニア．新外科学体系　腹壁・腹膜・イレウスの外科Ⅱ，木本誠二，和田達雄（監修），中山書店，p24-126，1990
25) Jess P et al: Long term results of repair of the internal ring for primary inguinal hernia. Eur J Surg **165**: 748-750, 1999
26) Beets GL et al: Longterm follow up(12-15 years)of a randomized controlled trial caoparing Bassini-Stetten, Shouldice, and high ligation with narrowing of the internal ring for primary inguinal hernia repair. J Am Coll Surg **185**: 352-357, 1997
27) Condon RE: Anterior iliopubic tract repair. Hernia, 3rd Ed, Nyhus LM, Condon RE(ed), JB Lippincott, p137-153, 1989
28) Condon RE: Iliopubic tract repair of inguinal hernia: The anterior (Inguinal canal) approach. Mastery of surgery, 3rd Ed, Nyhus LM et al (eds), Little Brown and Company, p1839-1848, 1996
29) Devlin HB: Inguinal hernia in adults. Management of abdominal hernias, Devlin HB, Butterworths, p97-120, 1988
30) Lichtenstein IL et al: The dynamics of wound healing. Surg Gyneol Obstet **130**: 685-690, 1970
31) Rutledge RH: Cooper ligament repair of groin hernias. Mastery of surgery, 3rd Ed, Nyhus LM et al(eds), Little Brown and Company, p1817-1825, 1996
32) McVay CB: Groin hernioplasty: Cooper ligament repair. Hernia, 3rd Ed, Nyhus LM, Condon RE(ed), JB Lippincott, p119-131, 1995
33) McVay CB, Anson BJ: Fundamental error in current methods of inguinal herniorrhaphy. Surg Gynecol Obstet **7**: 746, 1942
34) Shouldice EB: The Shouldice repair for groin hernia. Surg Clin N Am **83**: 1163-1187, 2003
35) Bendavid R: The Shouldice method of inguinal henriorrhaphy. Mastery of surgery, 3rd Ed, Volume II, Nyhus LM et al(eds), Little Brown and Company, p1826-1838, 1997
36) Welsh RJ, Alexander MA: The Shouldice repair. Surg Clin N Am **73**: 451-468, 1993
37) Mizrachy B, Kark AE: The anatomy and repair of the posterior inguinal wall. Surg Gynecol Obstet **137**: 253-258, 1973
38) 中村卓次，長町幸雄：高齢者外そ径ヘルニアの手術（Mizrachy変法）．手術 **34**: 873-882, 1980
39) Nyhus LM: The preperitoneal approach and iliopubic tract repair of inguinal hernia. Hernia, 4th Ed, Nyhus LM, Condon ER(ed), JB Lippincott, p154-177, 1995
40) Nyhus LM: Iliopubic tract repair of inguinal and femoral hernia: The posterior (preperitoneal) Approach. Mastery of surgery, 3rd Ed, Volume II, Nyhus LM et al(eds), Little Brown and Company, p1849-1858, 1997
41) Color Plate XI,XII,XIII,XIV, XV. Bendavid Book
42) 柵瀬信太郎，牧野永城：内鼠径ヘルニア，大腿ヘルニアの手術．外科MOOK **52**：50-63，1989
43) Desarda MP: New method of inguinal hernia repair: a new solution. ANZ Surg **71**: 241-244, 2001
44) Losanoff JE et al: Aponeurosis instead of prosthetic mesh for inguinal hernia repair: neither physiological nor new. Hernia **10**: 198-199, 2006
45) Mohamedahmed AYY et al: Non-mesh Desarda technique versus standard mesh-based Lichtenstein technique for inguinal hernia repair: a systematic review and meta-analysis. World J Surg **44**: 3312-3321, 2020

A. 成人の鼠径部ヘルニア

第 3 章 鼠径部ヘルニア（鼠径・大腿ヘルニア）手術

3 | 鼠径部切開法

b | Lichtenstein 法

[勝本　富士夫]

現代のヘルニア修復術においては，ヘルニアの再発を防ぐためにメッシュを使った "tension-free repair" の概念が流布しているが，それは1986年にLichtensteinにより初めて提唱された[1]．局所麻酔下のsame day surgeryですべての鼠径ヘルニア症例にメッシュを使用し，早期リハビリテーションと早期社会復帰を強調した．2016年のInternational Guidelines for the Groin Hernia Management[2]でも，標準的な flat mesh を使ったLichtenstein法が最も優れた鼠径部切開法として強く推奨された．しかしわが国では施行している施設も少なく，諸外国に比べ極めて普及していない現状がある．筆者は，1998年3月より2022年12月まで7,360件（6,361例，両側999例）のLichtenstein tension-free hernioplasty を施行した．その手技の実際と手術成績向上に向けての考察を提示する．

a. 現代のLichtenstein法

Lichtensteinの後継者のAmidによって原法は改良された[3]．改良点は，①恥骨結節を1.5～2.0 cmオーバーラップさせてのメッシュ留置，②メッシュのサイズを5×10 cmから7×15 cmに拡大，③メッシュをドーム状に敷き，ゆとりを持たせ立位での緊張とメッシュのshrinkageを補う，④内側の連続縫合を結節縫合にし，腸骨下腹神経損傷リスクを軽減，⑤挙睾筋を分けずに，外精動静脈・genital nerveを含む束の背側にメッシュを置き外精動静脈・genital nerveの損傷を回避の5点であった．その後，2004年にはLichtenstein法の発端・進化・原則の論文[4]を発表し，内鼠径輪縫縮やpragmatic neurectomy（後述）を紹介している．

現代では一般的にこの改良法がLichtenstein法とされ，後継者のChen は Amid-modified Lichtenstein 法と文献5)にも記載している．

b. 筆者の考えるLichtenstein法のコンセプト

人間の腹壁の脆弱場所である鼠径部を面で強化する方法で，メッシュは腹圧と外腹斜筋腱膜の緊張圧で挟まれ，大きく Hesselbach 三角をオーバーラップすることで腹圧は緩衝され，脆弱場所は強化される．repairの弱点場所は補強部の端である恥骨頭側と精管・精巣動静脈が通る新しい内鼠径輪部である．面で支えるため，面にかかる弾性コンプライアンスを一定にすることが肝要で，内鼠径輪の縫縮手技や鼠径管後壁の脆弱例に対する横筋筋膜の補強操作（内鼠径ヘルニア修復時の横筋筋膜のinversion）を加えることもそのコンセプトにかなっている．

メッシュは腹圧と外腹斜筋腱膜の緊張圧で挟まれ（inter-muscular graft），また移動するスペースもないためメッシュのmigration/dislodgingはまず起りえない．つまり再発のリスクはとても低い手術法と考えられる．

c. 適応および禁忌

大腿ヘルニアを含め，全ての鼠径部ヘルニアに適応できる．局所麻酔が基本となるため著者はASA-PS Ⅲまで適応を拡大している[6-9]．

特に近年増加している前立腺全摘出手術後の症例を含めた，後腹膜手術既往のある症例や，抗血栓治療症例では第一選択と考えている．大腿ヘルニアに対してもCooper靱帯にメッシュを固定する方法[4, 12-15]で適応となる（後述）．感染を伴った症例では禁忌とする．

d. 麻酔

ヘルニア専門クリニックを開業する以前の勤務医時代は原法[10]に沿って鎮静なしの局所麻酔のみ（1％キシロカインと0.5％マーカイン；1：1）で "same-day" Lichtenstein法を行っていたが，開業後はマスクによる酸素吸入下でディプリフューザー TCIシステム（プロポフォールの目標血中濃度0.6～4.6 µg/mL）による静脈麻酔に局所麻酔を併用したバランス麻酔を行っている．局所麻酔の有用性は多くのメタアナリシスですでに証明されており，局所麻酔がLichtenstein法の基本と考えている．手術は丁寧かつ繊細になり，術中に患者から感覚神経の痛みを教えてもらうこともできる．

巨大鼠径ヘルニアの場合は，気管挿管による全身麻酔で行う．

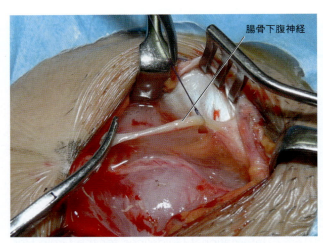

図1 鼠径管開放直後のメッシュ留置に障害となる腸骨下腹神経の摘除

pragmatic neurectomy（4-0 吸収糸による結紮）末梢側は2〜4本に分岐する場合も多い．中枢側は内腹斜筋に埋没させる．

e. 術前管理

前日の夕食後から絶食としている．局所麻酔のため，術前の浣腸・尿道カテーテルの留置も不要である．

f. 手術手技

男子の右間接鼠径ヘルニアと右直接鼠径ヘルニアについて，術者の目線で撮影した術中写真を用いて解説する．ヘルニア嚢の正確な剥離に有用な把持力の強いAdson型鑷子を愛用している．

開創器は，ほとんどの症例でマナセパッソ開創器を使っている．肥満症例にはBeckman開創器を使うこともある．

1）男性の右間接ヘルニア（L2）
❶ 皮膚切開

皮下に10 mL，皮膚内に10 mLの局所麻酔後，恥骨結節から鼠径靱帯に向かうBMI×2.5 mmの皮膚横切開を行う．

BMIが高いと鼠径靱帯により平行（手術は行いやすい）となり，低いとより整容的な横切開となる．電気メスによる鋭的切開を行い，浅腹壁動静脈は4-0 吸収糸で結紮切離する．Scarpa筋膜切開時に，電気メス刺激で疼痛を訴える場合はMayo剪刀で切開する．

❷ 鼠径管の開放

外腹斜筋腱膜下に局所麻酔（20 mL）を注入後，外腹斜筋腱膜を外鼠径輪までその線維方向に切開する．すぐ背側に腸骨鼠径神経が存在することがあるので損傷しないように注意する．外腹斜筋腱膜を頭側，尾側に開き，腱膜ぎりぎりに沿って内側は腹横筋腱膜が外側は鼠径靱帯のshelving edgeがみえるまで十分に剥離する．特に外側は挙睾筋膜と外腹斜筋腱膜とが癒着していることも多く，外精動静脈（blue line）が透見できるまで剥離する．

この時点で，腸骨鼠径神経・腸骨下腹神経を同定し，明らかにメッシュの留置に障害となる腸骨下腹神経は4-0 吸収糸で結紮切離する（pragmatic neurectomy[4, 19]）．その近位断端は内腹斜筋に埋まるところまで十分に剥離し結紮する．3本の感覚神経のoverlapping innervationのため術後のnumbnessはほとんどない[11]（図1）．

❸ 精索のテーピング

外精動静脈（blue line）の背側に5 mL局所麻酔後，挙睾筋膜をblue lineの背側で電気メスで鋭的に切開する．鈍的剥離では外精動静脈を損傷することがある．尾側は恥骨結節を十分に越えて切開し，内側も恥骨結節の腹側のinterparietal fasciaを鋭的に切開すると，容易に精索を一括してテーピングできる．細いため視野を妨げず，後の牽引にも使える血管用テープが有用である．この操作で陰部大腿神経陰部枝の損傷も回避できる．特に再発症例では恥骨結節に沿った腹側の剥離で，精管や血管の損傷が防げる．

❹ ヘルニア嚢の剥離と処理

腸骨鼠径神経の前面内側の精索に5 mL局所麻酔を行い，内腹斜筋の下縁で内精筋膜を挙睾筋の長軸方向に沿って電気メスで鋭的に切開する．さらにその背側の組織（腹膜前筋膜）をモスキート鉗子で把持し，鋭的に剥離していくと，白いヘルニア嚢を確認でき把持できる．ヘルニア嚢ぎりぎりの剥離層を電気メスの先で緻密に剥離していく．

ヘルニア嚢の処理には2通りの方法がある．①小児鼠径ヘルニア手術の場合のように，鼠径管の中間でヘルニア嚢をtransectionする方法と②ヘルニア嚢を完全に剥離する方法である．

初心者の場合や陰嚢型の大きなヘルニアの場合は，精管と内精動静脈の損傷を避けることができるので①の方法が勧められる．陰嚢型ヘルニアの場合，遠位ヘルニア嚢断端からの出血が問題となるが，最近はenergy deviceを使用し防止している．電気メスの先での緻密な剥離に慣れてくれば自然と②の方法になる．特に局所麻酔下で大網がヘルニア内容である場合は，①の方法で大網を還納しようとすると，腹膜の刺激で麻酔の維持が難しくなる場合があるので②の方法が勧められる．

ヘルニア嚢の高位剥離は，L1の場合は内鼠径輪の縫縮は行わないので，腹膜前脂肪が確認できるまでの剥離でよい．

L2・L3の場合は精管と精巣動静脈が内鼠径輪で離れて入っていき，そこを越えて精管の走行が平行から垂直方向に変わっていく箇所まで剥離している．そのほうが精管を愛護する内鼠径輪の縫縮（後述）が容易になる．

LichtensteinとAmidは，ヘルニア嚢は結紮切除せずに後腹膜にinvaginationしているが，筆者は従来の方法に従って，ヘルニア嚢を切開し大腿ヘルニアの存在を診断後3-0プロリン糸で高位結紮している．

結紮の場所は，ヘルニア嚢内側瘢痕部の近位としている（図2）．

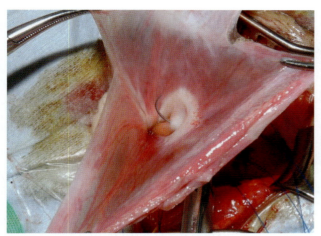

図2　ヘルニア嚢内側の瘢痕の近位で高位結紮

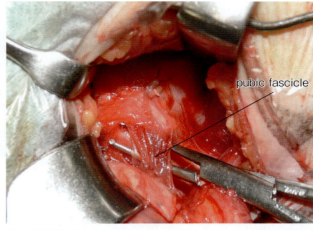

図3　挙睾筋のpubic fascicleの切離をしないと恥骨結節を越えて2 cmのメッシュのオーバーラップはできない

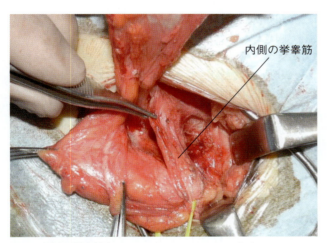

図4　内側の挙睾筋（superior cremaster bundle）

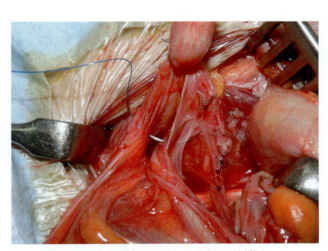

図5　精管が平行から垂直になるところまでの剝離

❺ 術中大腿ヘルニアの診断

ヘルニア嚢を切開し用指的に大腿ヘルニアの存在を診断する．

女性で大腿ヘルニア発症が疑わしい場合は横筋筋膜を切開し，McVay法の要領でCooper靱帯にメッシュを固定する（後述）[4,12-15]．男性の場合は将来の大腿ヘルニア発症のリスクが低いので，経過観察を患者に告げている．

❻ メッシュ留置のスペースの確保

恥骨結節を越えて2 cm以上のspaceを確保する．精巣挙筋のpubic fascicle[16,17]（図3）を4-0吸収糸で結紮切離する場合もある．

L2・L3の場合は内鼠径輪の縫縮を行うので，メッシュを横筋筋膜に沿って敷くためには，内側の挙睾筋と内精筋膜（Lichtensteinのsuperior cremaster bundle[1]，Shouldiceのmedial muscular flap[18]）を切離する必要がある（図4）．

陰囊型などの大きなヘルニアの場合は内精筋膜も厚く肥厚しているので正確な解剖を把握し内精筋膜も鋭的に切開していく．

❼ 内鼠径輪の縫縮

L2・L3や特に再発リスクの高い滑脱ヘルニアの場合は，内鼠径輪の縫縮が再発防止に向けて重要となってくる．精管に近い外側の1針縫合が大切で，前述したように，内鼠径輪を越えて精管の走行が水平から垂直になるまで十分に高位剝離しておくと，横筋筋膜レベルで外精動静脈・陰部大腿神経陰部枝を損傷せずに3-0プロリン糸での連続縫合が容易である（図5）．

ヘルニア嚢は結紮後，切離せずにおくと横筋筋膜レベルの縫縮が行いやすい．この操作は腹腔鏡下ヘルニア修復術では行われない．Lichtenstein法のほうが再発が少ない一因となっていると考える（図6）．

その他の注意点として，内鼠径輪の頭側を腸骨下腹神経が走行するので，entrapmentしないようにすることも重要なポイントである．術後慢性疼痛の予防と管理に対する国際ガイドライン[19]によると，ヘルニア門の頭側平均2.5 cmを腸骨下腹が走行すると記載されている．

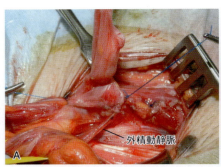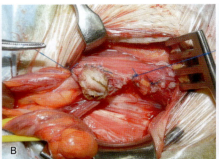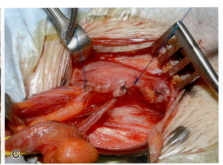

図6　右外鼠径ヘルニア（L2）
外精動静脈を温存して，横筋筋膜と腹膜前筋膜レベルで3-0プロリン糸の連続縫合で内鼠径輪を縫縮

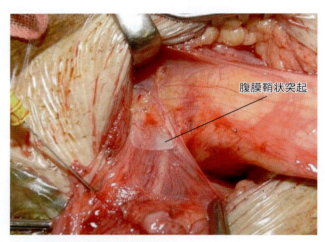

図7　腹膜鞘状突起の同定と剝離

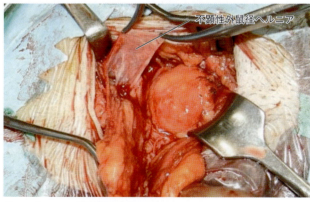

図8　右M3：不顕性外鼠径ヘルニア

起を同定でき，高位剝離を行う（図7）．この操作が，Lichtenstein法の手術手技の中で最も難しい（特に肥満の患者）．

　はっきりとした不顕性の大きな間接鼠径ヘルニアが存在することもよくあり，再発を防ぐための大きなポイントである（図8）．

　次に，腹膜鞘状突起を切開し間接鼠径ヘルニアの場合と同様に用指的に大腿ヘルニアの存在を診断する．腹膜鞘状突起が脆弱な場合は，ヘルニア嚢を切開するかあるいは横筋筋膜に小切開を加えBogros腔から大腿輪を評価する[12]．

　腹膜鞘状突起を閉鎖したのち，開大した横筋筋膜を縫縮する．外鼠径ヘルニアの場合の内鼠径輪縫縮と同様に，精管と外精動静脈を傷つけないように横筋筋膜レベルで縫縮を行うことが大切である．

　この結紮が後壁補強（ヘルニア閉鎖）の外側端となる．

　横筋筋膜を切開する手術操作の紹介が散見されるが，Lichtensteinの記載通りその必要はない．横筋筋膜を鼠径管の縦方向に3-0プロリン糸で連続縫合でinvert（Amidはタバコ縫合）すると後壁はフラットな面となる（図9）．

　その後のメッシュの展開・閉創は間接鼠径ヘルニアの場合と同様である．

❶ メッシュによる再建

　患者個々のサイズに合わせるため，術中に計測してメッシュをカットしている．まず，恥骨結節を越えて尾側2cmの箇所から内鼠径輪までの長さを計測し，それに合わせてflat polypropylene mesh（8×15 cm）にslitを入れwider upper tail（3/4，原法では2/3）とnarrow lower tail（1/4，原法では1/3）を作っている．tailは精索貫通部から5cmを確保して余分のメッシュをcutし，内側端は鼠径管のshapeに合わせてcutする．

　メッシュの固定は足側より始め，恥骨結節を越えて2cm以上を確保して腹直筋前鞘に3-0プロリン糸で固定（骨膜に糸をかけると慢性疼痛の原因となるといわれているので注意する）し，その糸でメッシュの外側端を鼠径靱帯のshelving edgeに内鼠径輪レベルまでlooseに連続縫合する（3〜4 passes）．その際，鼠径靱帯直下に存在する大腿動静脈を損傷しないように鼠径靱帯に浅く運針する．もし損傷した場合は，結紮せずに10分間ほど圧迫すると

2）男性の右直接ヘルニア

　皮膚切開から鼠径管開放までは，男性の間接鼠径ヘルニアの場合と同様である．

　精索のテーピングは，先にヘルニアを覆う横筋筋膜を剝離したのちに，外鼠径ヘルニアの場合と同様に挙筋筋膜を切開しテーピングを行う．

　次に，腹膜鞘状突起の剝離を行う．精索内の精管を同定し内鼠径輪まで剝離したのち，横筋筋膜をモスキート鉗子で把持し内側に牽引する．精管のすぐ外腹側に腹膜鞘状突

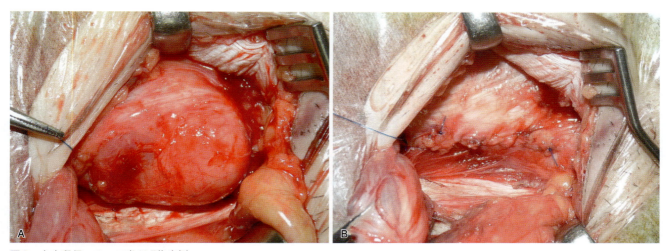

図9　右内鼠径ヘルニア（M3型）症例
横筋筋膜を3-0プロリン糸で連続縫合．heavy weight mesh（Bard Mesh®；107 g/m²）を使用．

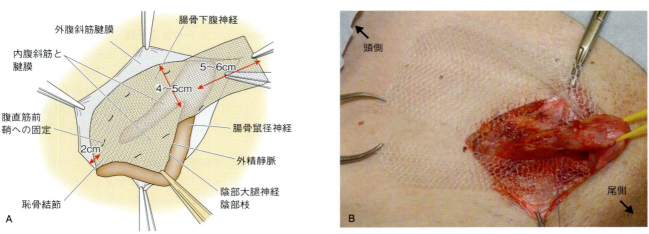

図10　新しい内鼠径輪より外側に5～6cm，内側に4～5cm，恥骨結節を越えて2cmを確保してメッシュを留置（右側写真）

ほとんどは止血される．

　2つのtailの下端を鼠径靱帯に結節縫合しtailを閉じ，あと精索貫通部に向けて2針の結節縫合で2つのtailを閉じる．このとき腸骨鼠径神経を巻き込まないように注意する．内側は内腹斜筋腱膜に3-0プロリン糸で3針looseに結節縫合（air knot）する．内腹斜筋に強く縫合すると，筋肉内の腸骨下腹神経をentrapmentすることがあり，慢性疼痛の原因となる[19]ので注意が必要である．腸骨下腹神経がメッシュの留置を妨げる場合も多いが，そのときはメッシュにslitを入れるかあるいは摘除する（pragmatic neurectomy[4,19]）．最近は後者の場合が多い．

　Amidが推奨するように，十分に広いメッシュを留置し，新しい内鼠径輪より外側に5～6cm，内側に4～5cm，恥骨結節を越えて2cmを確保すれば再発はまず起きない（図10）[4]．

g. 閉創

　止血を確認したのち，外腹斜腱膜を4-0吸収で連続縫合する．皮下はScarpa筋膜を認識して4-0吸収糸で3針結節縫合し，皮下は4-0吸収糸で真皮埋没結節縫合を行う．

h. 術後管理

　ディプリフューザーTCIシステムにより，速やかに覚醒できプロポフォール特有の制吐作用もあってすぐに飲水もでき，術後約1時間程で退院となる．退院後は手術当日のアルコール摂取制限以外に食事・運動制限を含め制限はなく，経口と坐剤より予防的に消炎鎮痛薬を投与している．手術翌日から3日後の間に来院し，IV 3000®（Smith & Nephew）に張り替え入浴可としている．術後の安静は必要ないことを指導し，患者本人ができそうだと思う運動を許可している．通常，外来通院は手術翌日，1週間後に行っている．

i. 術後の職場復帰

　2005年6月～2021年10月のヘルニア手術を終えた働き盛り（25～65歳）の患者に対し，職場復帰日を診療終了日に調査した．軽労働者（592人）；平均2.3日（中間2日），中労働者（741人）；平均3.1日（中間2日），重労働者（159人）；

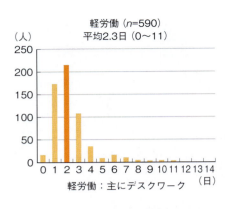
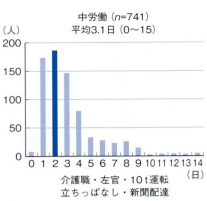
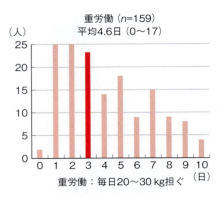

図11　Lichtenstein法術後の職場復帰日
働き盛りヘルニア患者(25〜65歳)の職場復帰日(2005年8月〜2021年10月)

4.6日(中間3日)であった．鼠径部切開法でも局所麻酔を使用すれば，腹腔鏡下ヘルニア修復法に匹敵する術後回復が可能である(図11)．

j. 合併症と再発

1998〜2022年10月まで7,360件のLichtenstein法をほとんど半日入院で施行し，後述する大網からの腹腔内出血以外重篤な合併症はなく感染によるメッシュ除去もなかった．軽度合併症は，皮下感染3例(0.04％)，深部静脈血栓症1例(0.01％)，3ヵ月以上続く中程度の慢性疼痛2例(0.02％)であった．

術直後他院への転送は2例(0.02％)で，頻脈，大網からの腹腔内出血であった．日帰り手術の終了後，他院に再入院となった症例は3例(0.04％)で，脳梗塞，深部静脈血栓症，陰嚢血腫(Child C)であった．自験例の術後再発は9例(0.1％)で，外側三角から1例・L3術後の内鼠径輪からの再発4例・大腿ヘルニア再発4例であった．

k. 手術成績向上に向けて

1) 麻酔について

LichtensteinとAmidは局所麻酔を原則としている[4, 10, 12]．教育的には局所麻酔での修復術は難しいとされているが，麻酔後合併症は少なくなり，術後疼痛も軽減でき，早期回復できる[19]．筆者も諸外国のヘルニア専門施設[Lichtenstein Institute, Shouldice Clinic, ミラノ大学(Campanelli)]の手術を見学・参加する機会を得たが，すべて局所麻酔で手術が行われており，同様に局所麻酔にプロポフォールを併用したバランス麻酔で行っている．術直後6時間程はマーカインのためほとんど痛みがないことから患者本人も術後疼痛に対する不安が払拭されている．そのため腹腔鏡下ヘルニア手術と同等あるいはそれ以上の術後社会復帰が可能となっている(前述)．また，患者の血行動態への影響が極めて少なく，心肺機能や肝腎機能低下患者でも手術が可能となる．脳梗塞や心筋梗塞後で抗血栓治療中・在宅酸素療法中・肝硬変(Child BおよびC)・血液透析中・超高齢(90歳以上)などのハイリスク患者や精神疾患患者(高度認知症・ダウン症・自閉症)にも日帰り手術が可能である[6-9]．

2) Lichtenstein法手術後の再発

Lichtenstein法の再発は，①恥骨結節内側のM型再発，②メッシュの精索貫通部のL型再発，③大腿ヘルニア再発で起こるといわれている．①に対しては十分に広いメッシュを留置し腹圧を支え，恥骨結節を越えて2 cmを確保する．②に対しては横筋筋膜で内鼠径の縫縮を行うことが重要である．

左側はS状結腸が滑脱する症例もあり，この場合，メッシュの固定だけでは下降する圧力を支えきれない．筆者は外精動静脈と陰部大腿神経陰部枝を温存して内鼠径輪縫縮を行っているが，確実に縫縮するにはMarcy原法のように切離してもよい．

②の再発に関してはLichtenstein法開始早期の再発3例と最近の22年後の再発1例を経験したが，縫縮手技を確実にしてからは再発はない．

術前および術中に大腿ヘルニアの存在の有無を必ず診断し，疑わしい場合(特に女性の場合)は横筋筋膜を切開し，McVay法の要領でCooper靱帯にメッシュを固定する(図12)．

この方法はopen tension-free Cooper ligament repair (modified Lichtenstein method)とされているが，Amidの論文[4, 12]に記載されているのでLichtenstein法に含まれると考える．わが国でも金田[13]，菊一[14]，三毛[15]の報告がある．Lichtensteinの6,321例の経験[21]によると，術後大腿ヘルニア再発は4例(0.006％)であり正しい術中診断と処置を行えば極めて少ない．

また，ReadとGilbertによりメッシュと内腹斜筋間に発症したinterstitial recurrence 3例が報告された[22]．それを避けるために新しい内鼠径輪にプラグを挿入する方法もある[23]が，筆者は外精動静脈を温存し，内鼠径輪を連続縫合で縫縮している．

また，内鼠径ヘルニア修復では，腹膜鞘状突起を必ず同定し高位剝離しておくことも重要なポイントである(図

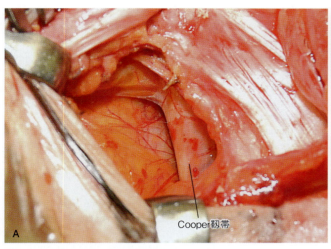 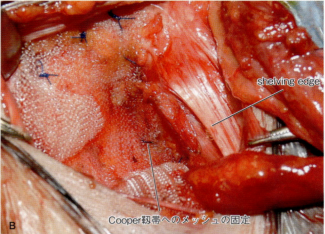

図12　右大腿ヘルニアに対するLichtenstein法

13).

不顕性の大きな間接鼠径ヘルニアが存在することもよくある.

3) 術後慢性疼痛の予防と回避

小児鼠径ヘルニアに対する高位結紮術では，慢性疼痛はありえない．それに準じた手術を行えば慢性疼痛はないこととなる．つまりヘルニア嚢以外の組織をできるだけ損傷しないことである．切離する可能性のある正常組織は，障害となる腸骨下腹神経（pragmatic neurectomy）と挙睾筋の pubic fascicle や内側の挙睾筋束（superior cremaster bundle）だけである．それ以外の正常組織は保存することを心がける必要がある.

術後慢性疼痛（3ヵ月間持続する疼痛）は，自験例では2例のみで1例は短期のペインクリニック受診で，他の1例は自然に軽快している．Amid も 4,000例中1例のみであったと報告している[24].

組織の愛護的手技に加えて鼠径管を走行する3本の感覚神経を entrapment しないようにすることが大切である．メッシュ留置の障害となる腸骨下腹神経は積極的に結紮切離する（pragmatic neurectomy）.

また，前述したように，腸骨下腹神経は内鼠径輪の頭側近くの内腹斜筋内を走行するので，内鼠径輪縫縮の場合，走行を確認することが大切である．メッシュは外腹斜筋腱膜と内腹斜筋の間に置かれ腹圧で挟まれるので"ずれたり""めくれたり"することはほとんどないため，メッシュの固定は loose でよい.

ロボット支援ヘルニア修復術の時代になっても，費用が安く早期回復できる局所麻酔下 Lichtenstein 法はヘルニア外科医にとって必修の手術法であると考える．Lichtenstein 法は，若い外科医に推奨される基本術式でありかつ専門医も十分満足できる手術法である．ポリプロピレンメッシュを正しく使用し，前方の3本の感覚神経の同定と

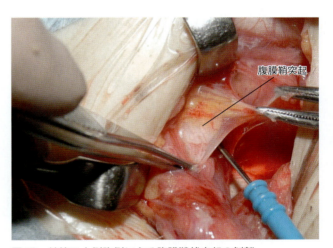

図13　精管の内側腹側にある腹膜鞘状突起の剝離

処理に慣れ，局所解剖に沿った愛護的で緻密な手術手技を行えば，再発や慢性疼痛が最小限であると考えている.

● 文献

1) Lichtenstein IL, Shulman AG: Ambulatory outpatient hernia surgery. Including a new concept, introducing tension-free repair. Int Surg 71: 1-4, 1986
2) HerniaSurge Group : International guidelines for groin hernia management. Hernia 22: 1-165, 2018
3) Amid PK: The Lichtenstein repair in 2002: an overview of causes of recurrence after tension-free hernioplasty. Hernia 7: 13-16, 2003
4) Amid PK: Lichtenstein tension-free hernioplasty: Its inception, evolution, and principles. Hernia 8: 1-7, 2004
5) Chen DC: Invited comment to: "Modification of the Lichtenstein technique of easy reproduction provides better anatomical reconstruction" by Zogbi, Luciano. Hernia 22: 559-560, 2018
6) Katsumoto F: Personal experience of ambulatory groin hernia repair. Hernia 16(Suppl 1): S221, 2012
7) 勝本富士夫：当クリニックでの成人鼠径部ヘルニア日帰り手術の

実際. 福岡臨外医会誌 **35**：7-12，2011
8）勝本富士夫：Lichtenstein法. 成人鼠径部ヘルニア2018，へるす出版，p281-292，2018
9）勝本富士夫：Lichtenstein法，消化器・一般外科におけるCommon Diseaseの手術. 手術 **75**（4）：559-571，2021
10）Amid PK et al: Local anesthesia for inguinal hernia repair step-by-step procedure. Ann Surg **220**: 735-737, 1994
11）Schwaitzberg SD: Lichtenstein-based groin hernia repair. Master Technique in Surgery: Hernia, Jones DB, Walters Kluwer, p17-23, 2013
12）Amid PK: Lichtenstein thesion-free hernioplasty for the repair of primary and recurrent inguinal hernias. Nyhus and Condon's Hernia, 5th Ed, Fitzgibbons RJ Jr, Greenburg AG (eds), Lippincott Williams Wilkins, p149-157, 2002
13）金田悟良ほか：鼠径アプローチによるtension-free術式. 手術 **52**（10）：1435-1441，1998
14）菊一雅弘ほか：Lichtenstein法. 手術 **58**（13）：2101-2106，2004
15）Mike M, Kano N: Femoral hernia of the clinical anatomy and surgical treatment. Surgical Science **4**: 453-458, 2013
16）Fruchaud H: The Surgical Anatomy of Hernias of the Groin, 1956（Translated and Edited by Bendavid R and Cunningham P, distributed by Pandemoium Books）
17）棚瀬信太郎：鼠径部の局所解剖. 手術 **69**（4）：491-524，2015
18）Bendavid R: The Shouldice repair. Nyhus and Condon's Hernia, 5th Ed, Fitzgibbons RJ Jr, Greenburg AG (eds), Lippincott Williams Wilkins, p129-138, 2002
19）Alfieri S et al: International guidline for prevent and management of post-operative chronic pain following inguinal hernia surgery. Hernia **15**: 239-249, 2011
20）Simons MP et al: European Hernia Society guidelines on the treatment of inguinal hernia in adult patients. Hernia **13**: 343-403, 2009
21）Lichtenstein IL: Herniorrhaphy: a personal experience with 6,321 cases. Am J Surg **153**: 553-559, 1987
22）Read RC, Gilbert AI: Interstitial recurrence, with chronic inguinodynia after Lichtenstein herniorrhapy. Hernia **8**: 264-267, 2004
23）Kurzer M et al: The Lichtenstein repair. Surg Clin North Am **78**: 1025-1046, 1998
24）Amid PK et al: Open "Tension-free" repair of inguinal hernias: The Lichtenstein technique. Eur J Surg **162**: 447-453, 1996

A. 成人の鼠径部ヘルニア
第3章 鼠径部ヘルニア（鼠径・大腿ヘルニア）手術
3 鼠径部切開法

c メッシュプラグ法

[蜂須賀　丈博]

　近年，鼠径部ヘルニアに対する鼠径部切開法は，メッシュを用いたtension-free repairが主流となっている．中でもLichtensteinが大腿ヘルニアにはじめて考案したメッシュプラグ法[1]は，その後Gilbert[2]，Rutkow[3]らにより鼠径ヘルニア手術に応用され，簡便で再発率が低いため，1990年代にわが国で大きく普及した術式である．筆も1995年から標準術式としてメッシュプラグ法を導入し，良好な成績を得てきた[4]が，2010年軽量化したプラグが導入され，腹膜前腔を意識した術式に変化した．

a. メッシュプラグ法の原法と当科の方法について

　Rutkowらの間接ヘルニアに対する原法では，PerFix™ Plugが使用されていた．手術手技では，内精筋膜を切開しヘルニア囊を内鼠径輪まで剝離し，腹膜を開放することなくプラグを挿入すると記載されている．プラグの固定に関しては，1～2針緩く縫合固定すればよく，onlayパッチの固定も不要とされている．また，PerFix™ Plugがヘルニア門の大きさに比して大きすぎる場合には内側のペタルを患者個人に応じて切除して使用すると記載されている．
　筆者が現在行っている方法は，原則この原法を踏襲しているが，以下の点で異なっている．
1. 筆者が使用するプラグは，PerFix™ Light Plugである．従来のPerFix™ Plugより50％軽量化したデバイスであり，術後の異物感が劇的に改善している．
2. 軽量化したプラグであるため，腹膜前腔に留置することを徹底した手技を行うため，内精筋膜のみならず，腹膜前筋膜浅葉の全周性切開を徹底している．

　本項では，鼠径ヘルニアに対するメッシュプラグ法の実際の手術手技と，留意すべき点について解説する．

b. メッシュプラグ法における忘れてはならない腹壁解剖

1）鼠径部における横筋筋膜，腹膜前筋膜の解剖（図1，2）

　横筋筋膜と腹膜の間には腹膜前筋膜浅葉，深葉が存在し，その両膜の間がプラグを挿入するべき腹膜前腔である．下腹壁動静脈は横筋筋膜と腹膜前筋膜浅葉の間を走行する．内鼠径輪において，全周性に腹膜前筋膜浅葉を切開し，腹膜前腔を鼠径管中枢側に高位剝離することが再発防

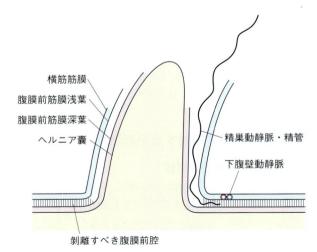

図1　内鼠径輪における膜のシェーマ
（松村卓樹，蜂須賀丈博ほか：plug法．臨外 70: 1262-1267, 2015より許諾を得て転載）

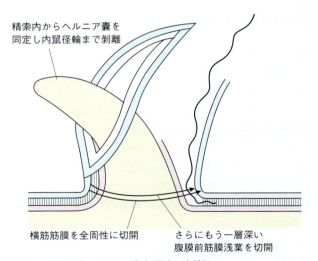

図2　精索内からヘルニア囊を同定，剝離
（松村卓樹，蜂須賀丈博ほか：plug法．臨外 70: 1262-1267, 2015より許諾を得て転載）

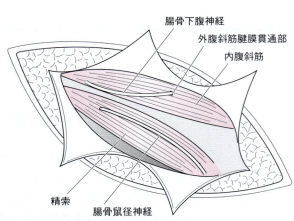

図3 外腹斜筋腱膜を開放したところ
（松村卓樹，蜂須賀丈博ほか：plug法．臨外 70: 1262-1267, 2015 より許諾を得て転載）

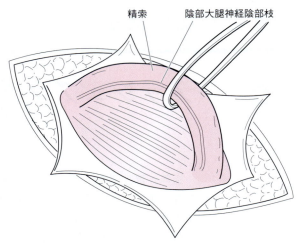

図4 精索のテーピング
（松村卓樹，蜂須賀丈博ほか：plug法．臨外 70: 1262-1267, 2015 より許諾を得て転載）

止において非常に重要である．この2層の膜の剥離が不十分であると，プラグの固定が不完全となり，逸脱や変位による再発の原因となりうる．逆に，剥離が完全であると最小限の固定で十分である．

2) 鼠径部を走行する3つの神経（図3，4）

鼠径部の神経は，以下の3本が走行する．もともと，脊髄から分岐する際は，腹壁の最も腹膜寄りを走行し，前方，ちょうど鼠径部外側に至るあたりから腹壁を貫いてくる．したがって，鼠径部の外側では，腹膜と筋層あたりを走行し，内側から正中にかけて筋層と皮膚の間を走行する．したがって，前方到達法であるメッシュプラグ法では，内鼠径輪から正中側を操作する際，ちょうど神経の走行部位と一致するため，神経の十分な確認と温存が必要である．

鼠径部ヘルニア手術で最も避けるべき合併症は神経痛症（neuralgia）であり，これら3本の神経走行を熟知しなければならない[5]．

❶ 腸骨下腹神経（iliohypogastric nerve）

内腹斜筋表面を前下方に走行し，外鼠径輪のやや頭側で外腹斜筋腱膜を貫通して皮下に出る．外腹斜筋腱膜を把持・剥離する際，付着した神経がないか十分に注意する．onlayパッチを内腹斜筋に逢着する場合は，神経を巻き込む可能性があり，最大の注意を払う必要がある．

❷ 腸骨鼠径神経（ilioinguinal nerve）

精索表面に付着したまま内下方へ走行する．精索を取り巻く内精筋膜を切開，開放する際や，精索内のヘルニア嚢を同定する際の損傷に注意する．

❸ 陰部大腿神経陰部枝（genital branch of genitofemoral nerve）

精索の背面を外精巣静脈（いわゆるblue line）と併走する．精索をテーピングする際に神経を鼠径靱帯側に残すと，onlayパッチ固定による損傷の危険性があるため，必ず精索とともにテーピングすることを心がける．

c. 適応および禁忌

本法は，すべてのタイプの鼠径ヘルニアおよび大腿ヘルニアに適応となる．特に，2021年版鼠径部ヘルニア分類[6]のL型（間接鼠径ヘルニア）およびF型（大腿ヘルニア）は，非常によい適応である．嵌頓を伴う緊急症例においては，腸管穿孔など明らかな感染を伴わない場合には十分適応となる[7]．

一方，腸管穿孔を伴う症例では，他のメッシュを使用する方法と同様に禁忌である．

d. 麻酔法

鼠径部切開法に対しては，従来脊椎麻酔が多く用いられてきたが，入院の短期化，特に日帰り手術の普及に伴い，あまり用いられなくなってきた．筆者は現在，プロポフォール，レミフェンタニルを用いた低用量静脈麻酔と硬膜外麻酔を併用した全身麻酔（マスク換気）で行っている．呼びかければ応答可能であり，必要に応じて腹圧をかけてもらうこともでき，プラグの位置確認に適している．抗血小板薬，抗凝固薬を内服している症例では，硬膜外穿刺に伴う血腫形成が懸念されるため，硬膜外麻酔の代わりに局所麻酔（エピネフリン入り局所麻酔薬）＋静脈麻酔による全身麻酔（マスク換気）で行う．

e. 鼠径ヘルニアに対する手術法

1) 皮膚切開〜鼠径管の開放

恥骨結節から1横指頭側から外側に，皮膚割線に一致する約3〜4cmの皮膚切開を置く．皮下組織，2枚の浅腹筋膜（Camper筋膜，Scarpa筋膜）を切開するが，この2枚の浅腹筋膜の間には浅腹壁動静脈が存在する．この血管は術後血腫の原因となるため，必ず同定し結紮する．外腹斜筋腱膜が現れたら，筋鈎を用いて完全に露出させ，外鼠径輪を確認する．内側脚と外側脚の間に，外腹斜筋腱膜の線維

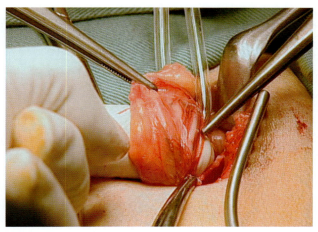

図5
精索テーピング時に指でその最背側のtension（陰部大腿神経陰部枝）を確認する．
（松村卓樹，蜂須賀丈博ほか：plug法．臨外 70: 1262-1267, 2015 より許諾を得て転載）

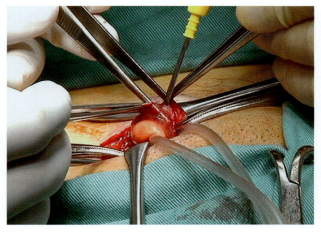

図6
内精筋膜に長軸方向に切開を加え，内部にヘルニア囊を同定する．
（松村卓樹，蜂須賀丈博ほか：plug法．臨外 70: 1262-1267, 2015 より許諾を得て転載）

方向に沿ってメスで切開を加え，ペアンまたはコッヘル鉗子で把持したのち，メッツェンバウム剪刀で線維方向に沿って内鼠径輪付近から外鼠径輪まで切開を広げ，鼠径管前壁を開放する．この際に，鼠径管内から外腹斜筋腱膜を貫通する腸骨下腹神経や，精索前面に付着した腸骨鼠径神経を損傷しないように気をつける．

2）精索のテーピング

次に，型どおり精索の剥離を行う．精索の背側にペアン鉗子を通し，ネラトンカテーテルで牽引する．この操作を乱暴に行うと，内鼠径ヘルニアが合併していた場合にヘルニア囊を損傷する可能性や，後壁の横筋筋膜を破壊する可能性があり，丁寧になるべく恥骨上でペアン鉗子を通すように心がける．このとき，必ず陰部大腿神経陰部枝を同時にテーピングする．この神経はヘルニア術後のneuralgiaの最も大きな原因の1つとされるが，その確認が比較的困難なことが多い．併走する外精静脈（いわゆるblue line）をランドマークとするが，筆者は必ず精索テーピング時に指でその最背側のtensionを確認している（図5）．テーピングが容易に上方へ牽引できる場合は神経を拾っていない可能性が高い．

3）ヘルニア囊の高位剥離

次に，精索内にヘルニア囊の同定を行う．ヘルニア囊は横筋筋膜の連続である内精筋膜に覆われているため，まずは内精筋膜を電気メスで長軸方向に切開を加えたのち，2本の無鉤鑷子を用いて剥離し，内部に存在するヘルニア囊を同定する（図6）．ヘルニア囊は光沢のある膜として確認できる．ヘルニア囊をペアン鉗子で把持し，精管，精巣動静脈を損傷しないよう十分に気をつけながら，内鼠径輪に向かって鋭的に剥離していく（図7）．筆者では原則としてヘルニア囊の開放は行っていないが，巨大なヘルニア囊で

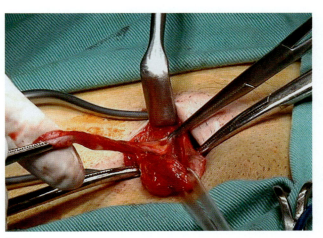

図7
ヘルニア囊を内鼠径輪まで周囲組織（内精筋膜，精管，精巣動静脈など）から剥離する．
（松村卓樹，蜂須賀丈博ほか：plug法．臨外 70: 1262-1267, 2015 より許諾を得て転載）

は横断して切離したほうが操作は容易となる．

4）横筋筋膜および腹膜前筋膜浅葉の全周性剥離

ヘルニア手術において横筋筋膜の全周性切開が重要であることはよく知られているが，さらに1層深部に存在する腹膜前筋膜浅葉を同定し，全周性切開を行うことが非常に重要である．まず，内鼠径輪に達したら，横筋筋膜を全周性に確認する．内精筋膜が切れていない部位に関しては，横筋筋膜から内精筋膜への立ち上がり（内鼠径輪）で短軸方向に切開を加える．横筋筋膜を直ペアン鉗子で把持し，この操作を全周性に行う．この時点で下腹壁動静脈が確認できる．続いて，腹膜からなるヘルニア囊を薄く覆っている腹膜前筋膜浅葉を電気メスで全周性に切開する．すると，先ほどは薄い膜で覆われてみえていた腹膜前脂肪が明らか

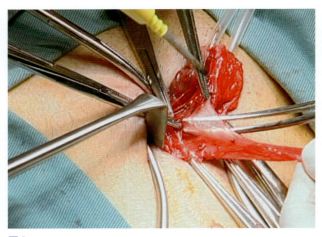

図8
腹膜前筋膜浅葉を全周性に切開した後，横筋筋膜と同時に把持する．
(松村卓樹, 蜂須賀丈博ほか：plug法．臨外 **70**: 1262-1267, 2015 より許諾を得て転載)

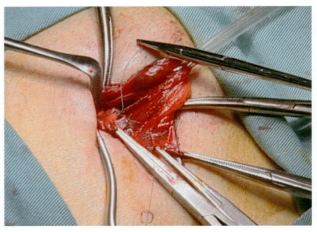

図9
横筋筋膜にプラグを1針緩く固定する．
(松村卓樹, 蜂須賀丈博ほか：plug法．臨外 **70**: 1262-1267, 2015 より許諾を得て転載)

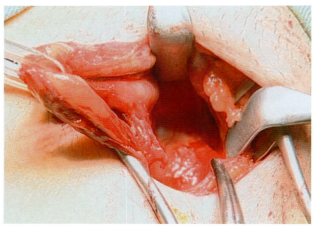

図10
恥骨前面を十分に剥離する．
(松村卓樹, 蜂須賀丈博ほか：plug法．臨外 **70**: 1262-1267, 2015 より許諾を得て転載)

に黄色く飛び出してくるのが確認できる．非常に薄い膜のため気をつけて，曲がりペアン鉗子ですくいながら全周性に切開を加える(図8)．先ほどの直ペアン鉗子で横筋筋膜と同時に把持する．この操作によって，ヘルニア嚢は完全に腹壁の層から分離された状態となる．あとは，指とガーゼを用いて，中枢側のみをなるべく高位まで腹膜前腔を剥離する．腹膜前腔に入っているため，この操作は容易である．メッシュプラグ法では，高位に剥離するのみで，広く水平方向に剥離する必要はない．ヘルニア嚢を把持しているペアン鉗子を内方へ還納してみると，剥離が完全であれば，スムーズに鉗子の根元まで挿入できるが，何か引っかかりを感じるときはまだ剥離が不十分である可能性が高いため，剥離を追加する．

5) プラグ挿入

ここまでで手術の山場は終了しており，あとはプラグを挿入するのみである．プラグの選択は，2010年から，より large pore, light weight な素材からなるライトパーフィックス®プラグを導入した．プラグのサイズは通常Mサイズを用いるが，ヘルニア門の大きなL3型(2021年版鼠径部ヘルニア分類)には，筆者が考案した extra-large サイズを用いる．

選択したプラグの内側ペタルを直ペアン鉗子で把持し，ヘルニアの脱出している方向を考え，正しい方向に挿入する．腹膜前腔にプラグを留置し，ペタルと横筋筋膜，腹膜前筋膜浅葉を1～3針固定する．この際は強く固定する必要はなく，緩く結ぶ"air knot"を実践している(図9)．高位剥離を十分に行っていればプラグが内鼠径輪を裏打ちする形で挿入され，逸脱する可能性は低く，たとえ数mmずれたとしても肉芽形成には影響がなく，ヘルニア再発の原因とはならない．またこの方法により，偶然の神経損傷を防止することが可能である[8]．

6) onlayパッチ留置

onlayパッチの必要性はしばしば議論になるが，内鼠径ヘルニアの予防の観点から必要である．まず恥骨前面を用手的に2横指剥離する(図10)．示指を用いて恥骨と内鼠径輪の距離を測定し，onlayパッチにスリットを入れる．精索を通して，内鼠径輪外側でスリットを1針固定する．精索のテーピングを牽引しながら外腹斜筋腱膜下層にonlayパッチを広げる．内側を恥骨前面から腹横筋腱膜弓まで十分に広げることが重要であり，外側は適切なサイズにトリミングし広げる(図11, 12)．onlayパッチの固定は必要ない．ライトパーフィックス®プラグの高い組織親和性のおかげで，大幅にずれることはなく，onlayパッチが周囲組織と肉芽形成するには十分であり，再発などは認

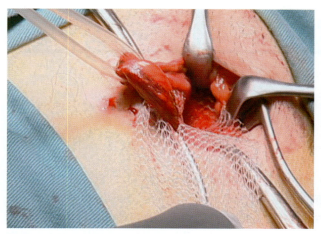

図11
onlayパッチの内側を恥骨前面から腹横筋腱膜弓まで十分に広げる．
（松村卓樹，蜂須賀丈博ほか：plug法．臨外 **70**: 1262-1267, 2015 より許諾を得て転載）

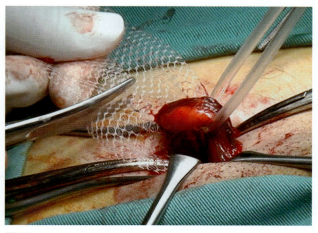

図12
onlayパッチの外側は適切なサイズにトリミングし，外腹斜筋腱膜下層に広げる．
（松村卓樹，蜂須賀丈博ほか：plug法．臨外 **70**: 1262-1267, 2015 より許諾を得て転載）

めていない．固定する場合は，固定自体がneuralgiaの原因となりうることに留意し，神経の確認とair knotを実践するべきである．

7）閉創

外腹斜筋腱膜を吸収糸で連続縫合する．このときにも神経の走行に注意する．外腹斜筋腱膜の縫合はヘルニアの再発とは無関係であり，ここをきつく縫合する必要はない．連続縫合で緩く縫合すれば，たとえ神経を巻き込んだとしても，neuralgiaの原因にならない．浅腹筋膜も同様に1針のみ緩く縫合する．皮下を真皮埋没縫合し，Steri-Strip™で表皮を合わせる．

f. 大腿ヘルニアに対する手術法[4, 9]

大腿法によるアプローチで行う．

皮膚切開は鼠径靱帯の尾側，ヘルニア突出部直上で，皮膚割線に沿って約3 cmの切開を置く．皮下を電気メスで剝離したのち，外腹斜筋腱膜を確認する．この下縁より尾側で恥骨外側に軟らかい腫瘤状のヘルニア嚢を確認する．ヘルニア嚢は脆弱化した横筋筋膜や脂肪に包まれており，これらをfemoral orifice（鼠径靱帯，裂孔靱帯，恥骨筋筋膜で囲まれている孔）と呼ばれる硬い靱帯で囲まれた孔に至るまで十分に剝離する．ただし，外側は大腿静脈とプラグの接触を防ぐために無理に露出しない．ヘルニア嚢頸部のやや末梢側でヘルニア嚢とともに脱出してきた横筋筋膜・腹膜前筋膜浅葉を全周性に切開したのち，筋鉤を挿入して大腿管を開大させ，ヘルニア嚢を還納する．絞扼が疑われる場合は，途中でヘルニア嚢を開放して内容物を確認する．

修復にはライトパーフィックス®プラグのMサイズを用い，内側のペタルを一部切断してfemoral orificeから大腿管内に挿入する．固定は4-0吸収糸で，鼠径靱帯，裂孔靱帯，恥骨筋筋膜と3針行う．外側は大腿静脈があるため固定は行わない．また，針を深くかけすぎると固定時に陰部大腿神経会陰枝などを巻き込む可能性があり，メッシュの固定は，浅くかけ緩く結ぶ．

g. 手術成績

Rutkowは，メッシュプラグ法の結果を詳細に報告している．1989～2003年に直接ヘルニア1,340例，間接ヘルニア2,521例，大腿ヘルニア43例に本法を行ったところ，再発率は，間接ヘルニア1％以下，大腿ヘルニア0％と低率であったが，直接ヘルニアでは2％前後と比較的高率であった[3]．筆者は，大腿ヘルニアに本法を採用し，良好な結果を報告している[9]．本法が，2021年版鼠径部ヘルニア分類のL型，F型に有用であることを裏付けている．

文献

1) Lichtenstein IL, Shore JM: Simplified repair of femoral and recurrent inguinal hernias by a "plug" technique. Am J Surg **128**: 439, 1974
2) Gilbert AI: Sutureless repair of inguinal hernia. Am J Surg **163**: 331, 1992
3) Rutkow IM: The PerFix plug repair for groin hernias. Surg Clin North Am **83**: 1079-1098, 2003
4) Hachisuka T: Femoral hernia repair. Surg Clin North Am **83**: 1189-1205, 2003
5) Bower S et al: Neuralgia after inguinal hernia repair. Am Surg **62**: 664-667, 1996
6) 日本ヘルニア学会：2021年版鼠径部ヘルニア分類（新JHS分類）〈https://jhs.mas-sys.com/pdf/New_JHS_hernia_classification.pdf〉（2024年6月10日閲覧）
7) 梅田晋一ほか：鼠径部嵌頓ヘルニア緊急手術症例の検討．日臨外会誌 **75**：611-615，2014
8) 倉田信彦ほか：鼠径部ヘルニア分類に応じた鼠径ヘルニアの術式選択と最新の術式．手術 **67**：1775-1779，2013
9) 砂川祐輝，蜂須賀丈博：大腿ヘルニア．臨外 **71**：1294-1298，2016

A. 成人の鼠径部ヘルニア

第3章 鼠径部ヘルニア（鼠径・大腿ヘルニア）手術

3 鼠径部切開法

d Kugel法

[川村　英伸]

成人鼠径部ヘルニアに対するunderlay patch法の1つであるKugel法[1]は，鼠径部切開法ながら後方アプローチで腹膜前腔に到達し，筋恥骨孔（myopectineal orifice：MPO）をすべて閉鎖できる．鼠径管を開放しないため慢性疼痛が少なく，再発率が低い[2]という利点がある一方，手技の煩雑さや手術視野の客観性に乏しい[3]という欠点もある．また，腹腔鏡下手術の増加とともに採用施設が徐々に減少してきている[4]．しかし，他の鼠径部切開法と同様にさまざまな麻酔法で施行でき，腹腔鏡下手術より短時間でできる[5]ため，取得すべき術式といえる．術中カメラの使用により，客観的な教育と安全性の向上が得られる可能性がある．

a. 手術適応

筆者は，MPOを閉鎖する術式を第一選択としKugel法のほか，direct Kugel法[6]，TAPP法，TEP法も導入しており，それぞれの利点を考慮した適応を考えている．現在のKugel法の適応は，初発では腹膜前腔手術歴がなく，40歳以上，日本ヘルニア学会（Japanese Hernia Society：JHS）の鼠径部ヘルニア分類（新JHS分類）のL型，M型，F型，併存型のいずれも対象であるが，合併症の多い高齢者ではLichtenstein法などの鼠径部切開法を選択している．両側例，陰嚢腫大型，閉鎖孔ヘルニアは相対適応とし，抗凝固薬内服例，若年女性（生殖可能年齢），前立腺癌などの腹膜前腔手術歴のある症例，腸切除を要する嵌頓ヘルニアは適応外としている．また，再発例はTAPP法を第一選択としているが，メッシュを使用していない従来法の再発の場合のみ，Kugel法の適応を考慮する．

b. 麻酔法

全身麻酔，脊椎麻酔，局所麻酔（鎮静剤併用）など種々の麻酔法を経験したが，麻酔環境が許されるのであれば全身麻酔が最も安全と思われる．2011年より，全身麻酔（気管内挿管またはラリンゲルマスク）に鎮痛，止血，液性剥離効果を狙いtumescent local anesthesia（TLA）を併用した麻酔で行っている．TLA法はエピネフリン含有1％リドカイン 20 mLに生理食塩水40 mLを加えたものを，5〜8 mLずつ腹膜前腔に入れたガーゼに浸し，腹膜，筋膜に膨潤させて使用する．この方法は，Kugel法原法にはなく筆者オリジナルである．

c. Kugel patchの特徴

2層のポリプロピレンメッシュからなる楕円形のパッチで，PET（polyethylene terephthalate）ポリマーの形状記憶リングがメッシュの間に入っている．リングの外側（エプロン部分）にはスリットが入っていて組織の凹凸にフィットしやすい構造になっている．中央にはポケットがあり，指もしくは扁平鉤を入れてパッチが挿入しやすくなっている（図1A・B）．大きさはSサイズと，一回り大きいMサイズがある．通常の場合Sサイズで十分であるが，閉鎖孔ヘルニアや骨盤腔の大きい患者（上前腸骨棘と恥骨結節患側縁を結ぶ距離が12 cm以上）では，Mサイズを選択する場合もある．

d. 額帯灯

Kugel法の手術は，深部の操作が多く無影灯の光が届きにくいため，額帯灯の使用が非常に有用である．筆者は，すべての手術操作を直視下で確認しながら行うことが大切と考えており，軽くて高ルクスLEDライトのコードレス額帯灯を使用している．

e. 手術手技（左側，新JHS分類：L2型の症例）

Kugel法の手術手技は原法に準ずるが，筆者の工夫している部分を加えて説明する．

1）SSI予防

SSI予防のため，手術患者の鼠径部の皮疹の有無や清潔度を事前にチェックし，皮疹がある場合は治療後に手術を行う．皮膚切開部の感染予防のため直径10 cm（円形）の減菌フィルム付きのサージカルドレープを使用している．

2）皮膚切開

術者は患側に立って行う．上前腸骨棘と恥骨結節患側縁を結ぶ直線の中点から1 cm上方で内側と外側が2対1の割合で，皮膚割線に沿って4 cmの皮膚切開を置く（図2）．

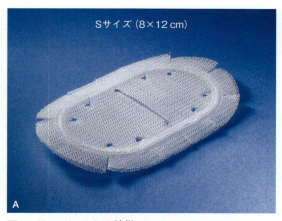

図1 Kugel patchの特徴
A：Kugel patchの外観，B：Kugel patchの構造．

3）腹膜前腔までの到達

外腹斜筋腱膜を線維方向に切開し，内腹斜筋を筋線維に沿って筋鉤で分け，横筋筋膜に達する．これを鑷子でつまみ縦切開すると，下方に腹膜前脂肪がみえる．

4）腹膜前腔の剥離（内側～頭側～外側）

腹膜前脂肪の下方に入るように鑷子で脂肪を剥離すると，腹膜直上に至り粗な結合織の層が出てくる（正しい層でないと，出血しやすく剥がれにくい）．ここが腹膜前腔であり，この層にいかに早く到達できるかがこの手術の最初のポイントとなる．迷ったときは，下腹壁動静脈を探し，その下方に入っているかを確認する（図3）．また，横筋筋膜の切開部分が外側や内側に寄り過ぎると剥離層が混乱する原因となり，横筋筋膜下の剥離部分を変更するのが正しい層へ到達する早道である．

正しい層に入ったら，パッチ（Sサイズ：8×12 cm）の留置部を想定した必要かつ十分な範囲，すなわちMPO（平均8×4 cm）から3 cmのマージンを取った10×14 cmの大きさで，しかも凹凸がないように滑らかな楕円形をイメージして剥離する．まず，内側を剥離し，続いて恥骨側の下方へ恥骨まで一気に剥離を進め，ここにガーゼを1枚入れて，局所麻酔薬をガーゼに5～10 mL染み込ませる．内側下方が最も深くなるように正中まで剥離する．次に，頭側，外側と同じ面で剥離を進め，同部位にガーゼを順次挿入し，局所麻酔薬を注入する．剥離順にガーゼを入れることで剥離範囲の把握と同一剥離面の確保，出血の確認ができる．外側では腹膜前脂肪が厚く，深く入ってしまうことがあるので，腹膜に沿って粗な組織に入ることが次の精巣動静脈をいち早くみつけることにつながる（腹膜を把持するテンションが大事）．

5）精巣動静脈および精管の剥離

外側の剥離をさらに腹膜後方に進めると，薄いspermatic sheathに包まれた精巣動静脈が腹膜に付着しているのがみえる（図4）．このsheathをつかみ腹膜から剥離

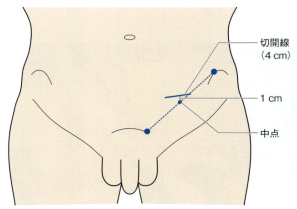

図2 皮膚切開（左側）
上前腸骨棘と恥骨結節患側縁を結ぶ直線の中点から1 cm上方で内側と外側が2：1の割合で皮膚切開を置く．

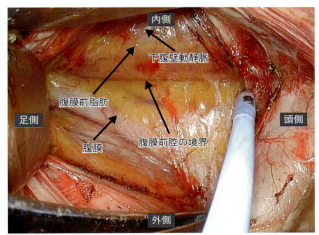

図3 腹膜前腔への到達
下腹壁動静脈の後面（腹膜前脂肪の下方）に粗な結合織があり，ここが腹膜前腔の正しい層である．

し，なるべく後方組織から剥がさないようにparietalization（壁在化）を進めるが，最終的には内鼠径輪から背側の頭側まで4～5 cmの剥離を十分に行う．次に外鼠径ヘル

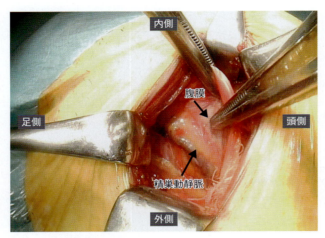

図4 精巣動静脈の確認
腹膜外側後方にspermatic sheathに包まれた精巣動静脈が付着しているのがみえる.

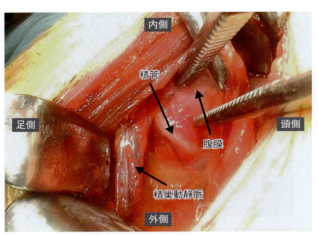

図5 精管の確認
外鼠径ヘルニアの場合,ヘルニア嚢の内側下方に張り付いている精管がみえてくる.

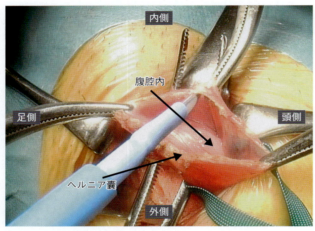

図6 ヘルニア嚢の切離
ヘルニア嚢にペアン鉗子を通し,前方の腹膜を切開し腹腔内を確認する.

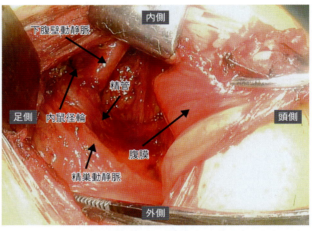

図7 parietalization 終了後
精巣動静脈と精管のparietalizationは,内鼠径輪から頭側まで4～5 cmの剝離を十分行う.

ニアの場合,内鼠径輪の手前,ヘルニア嚢の内側下方に張りついている精管がみえてくる（図5）.この精管を,まとわりついている細い精管動静脈とともに遊離し,parietalizationを行う.経験の少ない術者は血管・精管をテーピングすることを勧めるが,テーピングにより不妊症の原因となる可能性があることは認識しておくべきである.parietalization施行後の部位にもガーゼを挿入,局所麻酔剤を注入する.

6）ヘルニア嚢の処理

精巣動静脈と精管の剝離後,外鼠径ヘルニアの場合,内鼠径輪（下腹壁動静脈の外側）に入るヘルニア嚢が確認できる.ヘルニア嚢が小さい場合（新JHS分類L1型）は,ヘルニア嚢を引き出すことも可能であるが,鼠径管に深く入り込んでいる場合は無理をせず切離する.精巣動静脈,精管を巻き込まないように確認してから,ヘルニア嚢にのみペアン鉗子を通す.前方の腹膜を切開し腹腔内を確認（図6）したのちに全周性に切離（精巣動静脈,精管を巻き込んでいないかもう一度確認後に）し,中枢側断端を吸収糸で縫合閉鎖する.ペアン鉗子で閉鎖した中枢側断端を把持し,精巣動静脈,精管のparietalizationの仕上げ（内鼠径輪から頭側まで4～5 cmの剝離）を確実に行う（図7）.この精巣動静脈と精管のparietalizationが不十分だと,パッチが十分に入らず,ヘルニア再発の原因となる.内鼠径ヘルニアの場合は,多くの場合,ヘルニア嚢に癒着するpseudo-sacが引き出されてくるが,鑷子でpseudosacをつかむと容易に剝がれ,ヘルニア嚢の還納は容易である.大腿ヘルニアも,内鼠径ヘルニア同様に引き出すのは比較的簡単であるが,時に脂肪がはまり込んでいる場合があり,この際はペアン鉗子で脂肪を挟み,順次引き出すと抜けてくる.内鼠径ヘルニアや,大腿ヘルニアで還納されたサックはそのままにする.

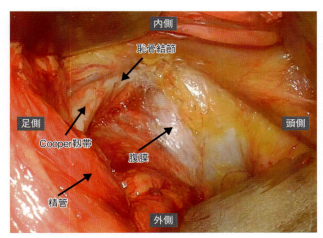

図8 鼠径床側の剥離範囲
鼠径床内側は，Cooper靱帯に続く恥骨正中の接合部まで剥離を行う．

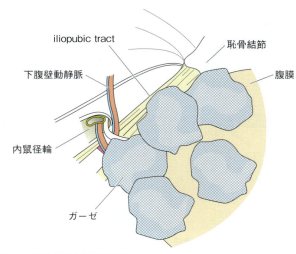

図9 腹膜前腔剥離終了後
腹膜前腔剥離が終了し，すべてのガーゼが挿入された後のイメージ図．

7) 腹膜前腔の剥離（足側～背側）

腹膜前腔剥離の足側（鼠径窩側）は，Cooper靱帯が重要なランドマークとなる．ヘルニア囊の断端または先端をペアン鉗子で把持し，これを持ち上げ鼠径窩側の剥離を外側から内側に進めると，最初の剥離の際置いていたガーゼが出てくる（出てこないと層がずれていることになる）．そして白い帯状のCooper靱帯が出てきたら，さらに下方へ2～3cm剥離を進める．腹膜とCooper靱帯の間の剥離は，挿入したガーゼの上から2～2.5cmの扁平鉤でガーゼとともに腹膜を押し下げ，剥離の境界に適度なtensionをかけると層がわかりやすい．また，この層の剥離の際はCooper靱帯の前面を縦走する閉鎖孔動静脈の恥骨枝（死冠静脈，corona mortis）とCooper靱帯を横走する腸骨恥骨動静脈（iliopubic artery and vein）に注意する[7]（損傷すると思わぬ大出血を起こす）．鼠径窩側の内側は，Cooper靱帯に続く恥骨正中の接合部まで剥離を行う（図8）．挿入したガーゼ4～5枚（図9）をすべて取り出し，腹膜，鼠径床周囲の止血を確認する．これで筋恥骨孔（内鼠径輪，Hesselbach三角，大腿輪）から周囲3cmのパッチを留置する腹膜前腔のスペースが完成する（図10）．

8) Kugel patchの挿入および留置

パッチの挿入前に，腹膜前腔の剥離範囲をチェックし，新JHS分類を再確認する（ヘルニアの種類，ヘルニア門の大きさ，併存型の有無）．腹壁の内側と尾側（下腹壁動静脈の立ち上がるところ）に筋鉤をかけて持ち上げ，3cmの扁平鉤で腹膜を頭側に押し上げ（扁平鉤の先端は恥骨結節の下方），Cooper靱帯の上方および頭側に十分なスペースを確保する．パッチ挿入に伴う腹膜のめくり込みを防ぐため，ヘルニア囊断端をペアン鉗子で把持し，鉗子を創外へ引き出し腹膜に緊張をかけた状態（図11）でパッチを挿入する．パッチのポケットに示指（患側と反対側）を挿入し（パッチは手背側に置く），扁平鉤に指の背を沿わせながら

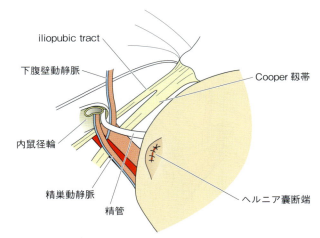

図10 腹膜前腔スペースの完成
腹膜前腔スペース完成のイメージ図．

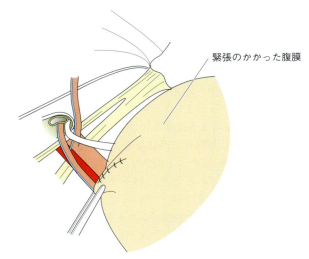

図11 Kugel patch挿入準備
ヘルニア囊断端をペアン鉗子で把持し，鉗子を創外へ引き出し腹膜内側に緊張をかけた状態にする（メッシュ挿入に伴う腹膜のめくり込みを避けるため）．

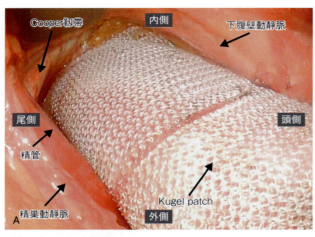
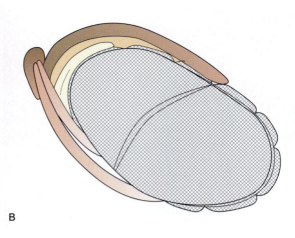

図12　Kugel patchの展開
A：Kugel patch留置後．パッチが尾側に凸になるように展開し，ランドマークに合わせた位置へ調整する．
B：Kugel patch（Aのシェーマ）．パッチのリングがゆがみなく広がっていることが大事．

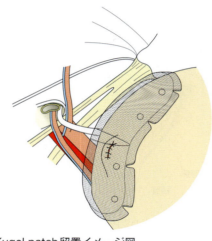

図13　Kugel patch留置イメージ図
パッチの縦軸・横軸の位置，形状記憶リングの広がりなどに注意する．

パッチを頭側に凸にした状態で挿入する．パッチ中央のポケットのスリットが，下腹壁動脈の真下にくるところまで深く入れる（途中，示指の代わりに2cmの扁平鉤をポケットに挿入するとよい）．パッチの長軸は，iliopubic tractに平行になるようにする．頭側に凸の状態のパッチを指で腹膜側に広げ尾側に凸になるようにする．重要なのは，パッチの縦軸（ポケットのスリット）と横軸の位置が上記の正しい位置にあること，パッチの背側のリングがCooper靱帯の下縁まで達していること（MPOを完全に覆っていること），形状記憶リングが楕円形にきれいに腹膜上に広がっていること（リングがねじれていると腹膜前腔剝離が不十分な証拠）の3点である（図12A・B，13）．

9）パッチの固定と閉創

横筋筋膜と創直下のパッチ（外側のリングのやや内側）を1針のみ固定する．内腹斜筋は縫合せず，外腹斜筋腱膜は連続縫合で閉鎖する．浅腹筋膜を数針縫合し，皮膚は埋没縫合で閉鎖し，皮膚用接着剤（リキバンド®）を貼付し手術を終了する．

f. 周術期管理

クリニカルパスを用いた周術期管理をしている．手術前日入院，手術翌日以降希望日の退院（術後第1〜第2病日）を原則とする．抗菌薬は，手術直前に第1世代セフェム系抗菌薬を1回のみ投与している．飲食，歩行は数時間後に可能である．術後1週間後の再来とし，創感染，再発，術後疼痛，seromaなどの有無を確認し，問題なければこの回のみの通院としている．

g. 合併症と再発

2003年4月〜2022年12月に経験した740例793病変，男／女別は642/98例，左／右別（両側）は353/440（53），初発／再発別は762/31病変，平均年齢は67.0±14.0（18〜93）歳であった．合併症は，漿液腫36例（4.5％），感染症4例（0.5％），出血・血腫4例（0.5％），精管・精巣動静脈損傷2例（0.3％），慢性疼痛1例（0.1％）であった．再発（観察期間：9年）は1例（0.1％）であり，文献的に0〜1.9％と報告されている[1, 8-13]が遜色なかった．700例以上の手術成績をまとめた他の文献3編[1, 11, 13]の合併症および再発について比較した（表1）．筆者の報告では精管・精巣動静脈損傷など他の報告にはなかった合併症が認められたほか，感染症や出血の症例が多い傾向があったが，再発は少なかった．

h. Kugel法の教育

ヘッド装着型の手術カメラを利用し，術者目線の視野でモニター画面を見ながら視野を共有することによって教育

表1 合併症および再発の比較

	筆者 $n=793$	Kugel[1] $n=808$	小田[13] $n=2,363$	宮崎[11] $n=821$
漿液腫	36(4.5)		3(0.1)	55(6.7)
感染症	4(0.5)	2(0.2)	1(0.04)	1(0.1)
出血・血腫	4(0.5)		3(0.1)	3(0.4)
慢性疼痛	1(0.1)		1(0.04)	0(0)
膀胱損傷			5(0.2)	
精管・精巣動静脈損傷	2(0.3)			
再発	1(0.1)	5(0.6)	20(0.8)	0(0)

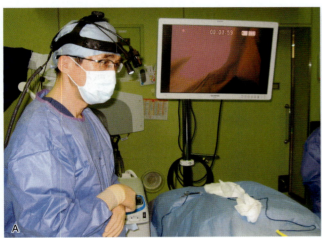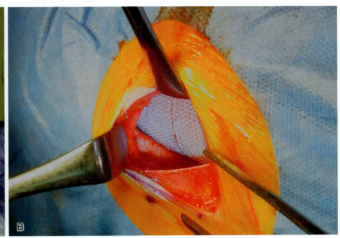

図14 ヘッド装着型の手術カメラによる教育
A：ヘッド装着型カメラを装着したところ（LEDライト付）．術者目線の視野がモニター画面に映し出され，助手と視野が共有できる．
B：術中ビデオ．術中のビデオを録画できる．メッシュ挿入後の画像．

を行うことが可能と考え，試験的に使用した．助手は，モニターで拡大された術野画面をみることができ，腹腔鏡下手術と同様な教育ができると思われた（図14A・B）．今後，カメラぶれの修正やズーム機能などの改良が進むと需要の拡大が見込まれると思われる．

● 文献

1) Kugel RD: Minimally invasive, nonlaparoscopic, preperitoneal, and sutureless, inguinal herniorrhaphy. Am J Surg 178: 298-302, 1999
2) 川村英伸ほか：成人鼠径ヘルニアに対するKugel法の有用性―Mesh-Plug法と比較して．岩手医誌 60：29-35，2008
3) 川村英伸ほか：特集 成人鼠径部ヘルニア2018：Kugel法―神髄と展望．消外 41：302-313，2018
4) 鼠径部ヘルニアに対する内視鏡下手術について：内視鏡外科手術に関するアンケート調査―第16回集計結果報告．日鏡外会誌 25-29，2022
5) 川村英伸ほか：成人鼠径部ヘルニアに対するKugel法およびTAPP法の手術成績．盛岡赤十字病院紀要 25：5-10，2016
6) 川村英伸ほか：消化器・一般外科におけるcommon diseaseの手術 エルステから高難度まで 鼠径部ヘルニア手術 direct Kugel法．手術 75：581-589，2021
7) 三澤健之：特集 イラストで学ぶ解剖学的変異―外科手術アトラス Corona mortis―腹膜前腔（恥骨背側面）剝離を伴う鼠径部ヘルニア手術で注意すべき脈管変異．外科 80：509-516，2018
8) 小山 勇ほか：特集 成人鼠径ヘルニア手術アトラス Kugel法．外科治療 88：172-179，2003
9) Fenoglio ME et al: Inguinal hernia repair: results using an open preperitoneal approach. Hernia 9: 160-161, 2005
10) Van Nieuwenhove Y et al: Open, preperitoneal hernia repair with the Kugel patch: a prospective, multicentre study of 450 repairs. Hernia 11: 9-13, 2007
11) 宮崎恭介：成人鼠径ヘルニアに対するKugel法の治療成績．臨外 65：1565-1570，2010
12) 丹羽英記ほか：外側アプローチによる鼠径ヘルニアに対するKugel法．日臨外会誌 75：18-23，2014
13) 小田 斉：Kugel法手術を行った鼠径部ヘルニア2,363例の経験．日臨外会誌 76：1277-1282，2015

第Ⅰ部　鼠径部ヘルニア

A. 成人の鼠径部ヘルニア

第3章　鼠径部ヘルニア（鼠径・大腿ヘルニア）手術

3　鼠径部切開法

e｜ONSTEP法

［柳　健］

　鼠径ヘルニア修復術は従来，ヘルニア門を横筋筋膜より上層で塞ぐonlay法か，横筋筋膜より下層で塞ぐunderlay法か，もしくはその両方のbilayer法など同じ層で塞ぐ修復法が一般的であったが，ONSTEP法は層をまたぐという，今までの常識を覆す全く新しい概念の修復法である．そのため最初はその手技に違和感を覚えるが，実際に数例行ってみると実に理にかなった方法であることが理解できる．本項ではヘルニア治療を学ぶ若手・中堅外科医に向けてその手術適応と手術手技のポイントを解説する．

a. ONSTEP法の歴史

　ONSTEP法は鼠径ヘルニア修復術の中では比較的歴史が浅い術式であり，同法が世界で初めて行われたのは約10年前である．同法はポルトガルのLourençoとda Costaが2013年に実施したのが最初である[1]．わが国では三澤らが2016年11月に施行したのが第1例目で，その後日本でも徐々に普及傾向にある[2]．筆者の施設ではONSTEP法を2017年より導入し，2022年11月までに2,930病変を経験しているので，現時点での手術適応と手技について詳細に解説する．

b. 手術適応

　筆者の施設では超音波検査により鼠径部ヘルニアの脱出を認め，かつ膨隆や疼痛などの症状を有する18歳以上の患者を日帰り手術適応としており，詳細は既報告のごとくである[3]．ONSTEP法は新しい概念の修復法のため，一般的にはまだ明確な手術適応条件が確立されておらず現時点では以下のような適応条件を設けている．

　①ヘルニア囊内に腹腔内臓器の癒着がなく高位結紮が可能である．②ヘルニア門が大きくない（新JHS分類のL3ではない）．③Hesselbach三角がある程度弱い．④体脂肪率が極端に低くない．⑤男性である．そのほか，前立腺癌術後の症例や再発ヘルニアで腹膜前腔を剝離している症例は適応外となる．

　筆者の施設でこのような適応条件を設けている理由は以下である．

　①高位結紮が必要な理由は横筋筋膜レベルでヘルニア門を塞ぐ手技ではないので，L型の場合は高位結紮なしではonlay部分の脇から脱出する可能性があるからである．なおヘルニア囊が大きい場合は結紮後に切除する．

　②L3を適応外とするのは，自験例でL3に試みた症例が半年後に再発したからである．門が大きい場合はonlay部

分で抑えきれずに脱出する可能性が考えられる．

　③Hesselbach三角がある程度弱いのを条件とするのは，横筋筋膜を切開する手技なので若年で全く正常な横筋筋膜は切開したくないからである．

　④極端な低体脂肪を除外するのはonlay部分の外側のリングが皮下に触れてしまうからである．約半年でリングは溶解し触れなくなるが，その間の不快感を考慮している．

　⑤女性を適応外としているのはONSTEP法の特性に理由がある．同法は精索をまたぐことによりメッシュを固定しているため，精索がない女性はメッシュが固定できず再発率が男性より高いとされている[1]．そのため近年では男性のみを適応とするのが一般的である[4]．

c. ONSTEP法で被覆される範囲

　ONSTEP法は鼠径部ヘルニアに対する鼠径部切開法による修復術で，メッシュの内側を腹膜前腔に，外側を内腹斜筋上に展開する層をまたぐ術式であり，理論的にはdirect Kugel法などのTIPP（transinguinal preperitoneal repair）と同様で鼠径部ヘルニアに関与するすべての筋恥骨孔を閉鎖可能である．Mサイズでもメッシュ内側は大きいので大腿輪および閉鎖孔も被覆できる．ONSTEP法で被覆される範囲とメッシュ留置の層を示す（図1）．

d. 使用するメッシュ

　使用するのはOnFlex™ Mesh（Davol Inc, Warwick, RI, USA）のoriginal typeで，手術を安全に施行するためにそのメッシュの特性を把握しておくことは重要である．以下にメッシュの構造とその特性を示す（図2）．

　①absorbable recoil ring：メッシュの展開操作や適切な留置に役立ち，鼠径部解剖にフィットし24〜32週で吸収される．

　②blue limit line：症例ごとの解剖をもとにトリミング可能な限度ライン．

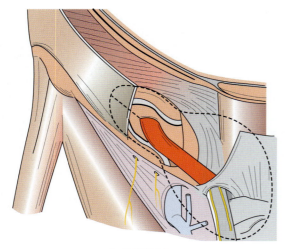

A. 体表側から

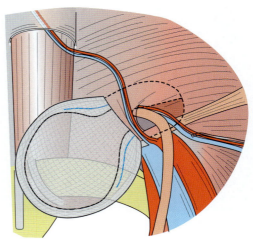

B. 腹腔内側から

図1　ONSTEP法でのメッシュ留置の層

③interrupted point：精索を通すためのスリットやキーホールを作成可能である．

④inguinal notch：ひょうたん型のくびれの部分で外腸骨動静脈に無理なくフィットする．

⑤light weight, large pore mesh：異物量を軽減し，柔軟な瘢痕組織を形成する．

⑥positioning pocket：メッシュの留置を容易にするポケット形状．

以上より，異物量を軽減し腹膜前腔で鼠径部の解剖にフィットするデザインになっているのがこのメッシュの特性である．blue limit lineまでトリミングするか否かは術者の経験および好みによる．

e. 手術手技

皮膚切開は局所麻酔下に恥骨結節から1横指外側，2横指頭側の点より外側へ約2cmの横切開とし鼠径管への経路はすべて前方到達法である（図3）．筆者の施設では日帰り手術なので創を最小限にするが，慣れるまでは4cm程の切開のほうが手術操作は容易である．外腹斜筋腱膜を切開後，外腹斜筋腱膜下を用手的に十分に剝離し内腹斜筋との間に空間を確保しておく．この層に後程メッシュ外側を展開することになるので広範な剝離が必要である（図4）．鼠径管に到達後ヘルニア囊と精索を丁寧に分離し，外鼠径ヘルニアの場合はヘルニア囊を高位結紮する（図5）．ヘルニア囊断端を精索近位の腹膜前腔側に反転したのち，下腹壁動静脈より内側の横筋筋膜に局所麻酔を注入後切開することにより腹膜前腔に到達する（図6）．内鼠径ヘルニアの場合はpseudosac（ヘルニアにより伸ばされた横筋筋膜）を切開・剝離し腹膜前腔に至る（図7）．精索近位では腹膜と精巣動静脈・精管の剝離（parietalization）を横筋筋膜レベルまで行っておくことにより後のL型再発を予防できる（図8）．その後は内・外鼠径ヘルニアとも下腹壁動静脈より内側の腹膜前腔をガーゼや指を用いて180°鈍的に十分

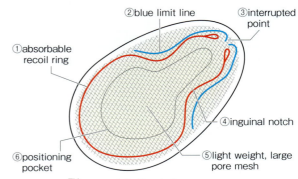

図2　OnFlex™ Mesh各部位の名称

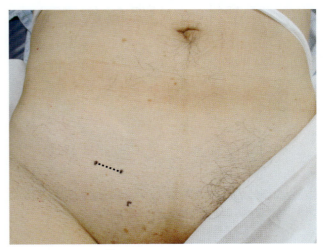

図3　皮膚切開（点線）

に剝離する（図9）．Cooper靱帯側の剝離では死冠を損傷しないように愛護的な操作を心がける必要がある．内側はRetzius腔を恥骨結合の正中を越えるまで剝離することにより膀胱損傷を予防する．メッシュ挿入前にトリミングが必要である．まずはリングの切れ目であるinterrupted

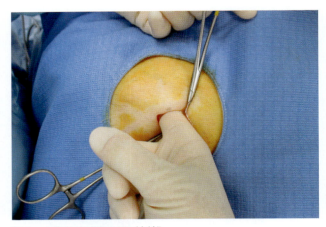

図4　内腹斜筋前面の用手剝離

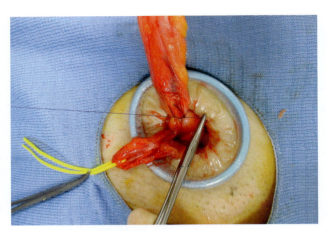

図5　ヘルニア嚢の高位結紮

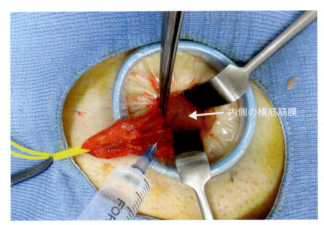

図6　下腹壁動静脈内側の横筋筋膜の切開

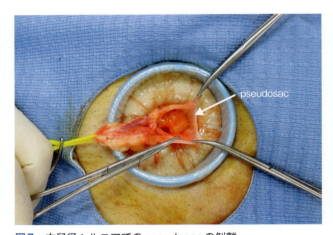

図7　内鼠径ヘルニアでのpseudosacの剝離

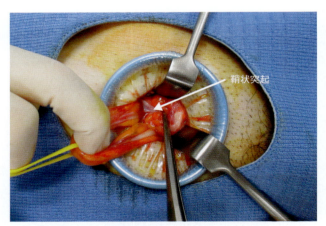

図8　内鼠径ヘルニアでの鞘状突起の剝離

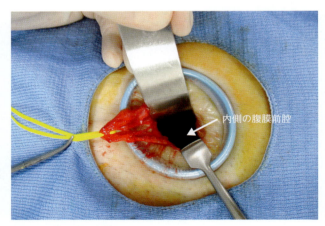

図9　腹膜前腔の剝離

pointからinguinal notchの頂点の位置までスリットを作成し，次にblue limit lineの外側でも両サイドにスリットを作成する（図10）．指もしくは細めの扁平鈎を用いて円錐状にしたメッシュ内側を腹膜前腔に挿入し，腹直筋側とCooper靱帯側に展開する（図11）．展開後はメッシュ内側が腹膜を包み込むように留置されていることを確認する．外鼠径ヘルニアでは結紮したヘルニア嚢を腹膜前腔に反転し，メッシュ外側のスリット部で精索をまたいで3ヵ所縫合する．その際は精索を締めすぎないように持針器が軽く入る程度の余裕を保つ（図12）．メッシュ外側を事前に空間を確保した内腹斜筋上に展開し，メッシュ外側両脇の展開を確認する．腹膜前腔でのメッシュ内側の展開を再確認後，患者自身に腹圧をかけてもらい脱出がないことを確認する（図13）．これでメッシュの留置は完了なので，メッ

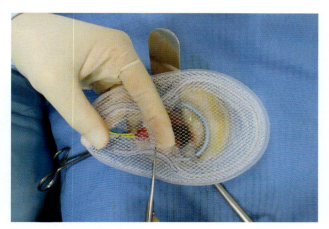

図10 スリットの作成

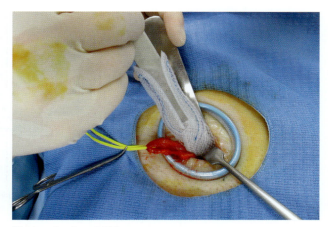

図11 メッシュの挿入

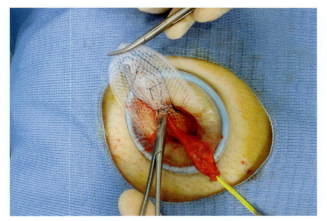

図12 メッシュ外側の固定

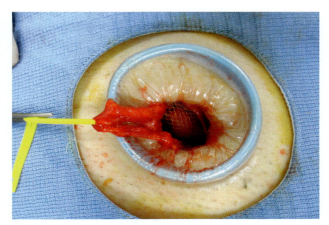

図13 メッシュ展開の完了

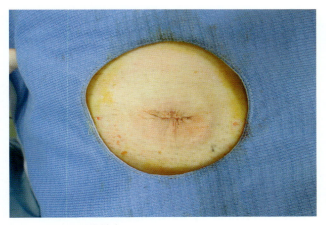

図14 皮膚の埋没縫合

表1 ONSTEP法の手術成績

	数（割合）
日帰り率	1,704（100％）
再発	2（0.12％）
術後合併症	
皮下出血	45（2.6％）
血腫	21（1.2％）
漿液腫	19（1.1％）
創感染	7（0.4％）
メッシュ感染	2（0.1％）
慢性疼痛	0（0％）
腸閉塞	0（0％）
膀胱損傷	0（0％）
合計	94（5.5％）
手術時間（分）	26±8

シュと組織は1針も固定しない．外腹斜筋腱膜を吸収糸で連続縫合し，皮膚を連続水平埋没縫合して終了とする（図14）．

f. 手術成績

ここでは2017年1月〜2020年12月に当院でONSTEP法を施行した1,704病変を集計した結果を示す．1,704病変全例が日帰り手術で可能であった．半年〜1年の観察期間で再発は2例（0.12％）のみで，このうち1例は導入初期にL3型病変に対しONSTEP法を試みた症例であった．合併症は皮下出血45例，血腫21例，漿液腫19例，創感染7例，メッシュ感染2例であったが，血腫と漿液腫に対する穿刺

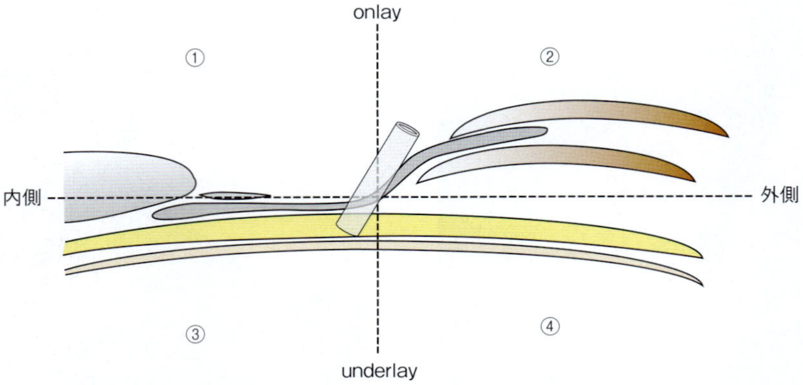

図15　ONSTEP法の理論
① onlay 内側，② onlay 外側，③ underlay 内側，④ underlay 外側.

以外はいずれも保存的に加療可能であった（**表1**）．術後腸閉塞や慢性疼痛および膀胱損傷などの重篤なものは認めなかった．手術時間は 26 ± 8 分であり，同期間における他の腹膜前修復法（transinguinal preperitoneal repair：TIPP）の 34 ± 9 分に比較して短縮された（$p < 0.01$）．2019年までの詳細な治療成績はすでに報告してあるので参照されたい[5]．

g. ONSTEP法の利点

当院の適応条件で2020年にONSTEP法を施行した症例の割合は64.5％であった．つまり鼠径部ヘルニアの約6.5割はONSTEP法で治療可能ということである．ただし当院でも導入当初からこの割合ではなく，最初の2年間はONSTEP法の割合は18.4％であり，症例を重ねることにより徐々にその割合を増やしていき現在に至るという経緯がある．TIPPに比較するとラーニングカーブは早いとされているので比較的導入しやすい術式といえる．ONSTEP法の注目すべき利点は慢性疼痛がないことで，これは原則としてメッシュと組織は1針も固定しないことに起因すると考えられる[1]．Lichtenstein法との無作為化比較試験でも慢性疼痛に関しては同等か，もしくは高度の慢性疼痛がONSTEP法のほうが少ないと報告されている[6]．重篤な合併症がなく安全に治療可能なことは日帰り手術として大きな利点である．同法は再発ヘルニアに対しても施行可能で，特にL型ヘルニア術後のM型再発には有用である．初回手術がメッシュ法でも内側の腹膜前腔に操作が及んでいなければメッシュの留置は比較的簡便である．M型においては腹膜鞘状突起部の腹膜損傷を避けることができるのでONSTEP法の利点が大きい．

h. ONSTEP法の理論

次に，層をまたぐONSTEP法がなぜ合理的なのかを解説したい．ONSTEP法は層をまたぐことによりonlay法の簡便な手技とunderlay法の強固な修復の両方の利点を兼ね備えた修復法になっている．Lichtenstein法を代表とするonlay法は外鼠径ヘルニアの出口である内鼠径輪は処理されているが，鼠径管後壁の脆弱性が恥骨傍に後日生じて内鼠径ヘルニアタイプで再発することが多いと考えられている[7]．さらにメッシュの縫合固定による慢性疼痛のリスクを伴う．また，direct Kugel法を代表とするunderlay法（TIPP）は腹膜前腔外側の剝離（parietalization）が煩雑であり，同部の剝離不十分・メッシュ展開不良による外側からの再発リスクがあるとされる[8]．このことを踏まえて腹壁を4つに分けて考えてみる（**図15①〜④**）．①onlay法の弱みは前述のように内側にあるが，②腹膜前腔外側の剝離が不要でシンプルな手技であるという強みは外側にある．④一方でunderlay法の弱みは外側にあるが，③内鼠径と大腿輪を広く補強し腹圧を利用した理にかなった修復ができるという強みは内側にある．両方の利点を活かそうとすると②と③をつないで「層をまたぐ」必要があり，それがまさにONSTEP法なのである．

i. 導入時のコツ

以下に導入の際のコツをいくつか述べる．

①外腹斜筋下面の剝離時に腸骨下腹神経が引っかかることがあるが，その場合は同神経を切離したほうが術後の疼痛を防げる．

②症例の選択としてはヘルニア門があまり大きくない症例から導入することを推奨する．ヘルニア門が大きい場合（L3型）は内鼠径輪の縫縮を行うか，underlay法にすることを検討したほうがよい．

③ヘルニア囊と精索を剝離する際は陰部大腿神経陰部枝と外精動静脈を温存する．

④大腿輪の部分は内側から確実に剝離しておかないとまれに大腿ヘルニアを見逃す場合がある．

⑤M型の場合，鞘状突起を剝離する際は腹膜を損傷しやすいため注意を要する．同部位に局所麻酔薬か生理食塩水を注入することにより安全に剝離可能である．

⑥内側の横筋筋膜切開部はなるべく下腹壁動静脈寄りにすることによりメッシュが安定する．内側に寄ると「また

ぐ」部位での角度が急になり外側メッシュが立ち上がってしまう．

　⑦メッシュ両脇のスリットを入れるか入れないかは術者の好みだが，スリットを入れたほうがメッシュ外側が安定する．

　⑧メッシュ外側の縫合固定はLichtenstein法のようにメッシュ同士をやや斜めにクロスさせたほうが同部位の再発を予防できる．

　以上が当院でのコツではあるが，同法を導入しながら各施設や術者に適した手技を獲得していただきたい．

　以上，現時点でのONSTEP法に関する知見と手技を解説した．同法はonlay法の簡便な手技とunderlay法の強固な修復の両方を兼ね備えた手技であり，簡便で安全性の高い日帰り手術が可能な修復法といえる．その手術成績は良好であり，外科医にも患者にも利点がある術式である．

●文献
1) Lourenço A et al: The ONSTEP inguinal hernia repair technique: initial clinical experience of 693 patients, in two institutions. Hernia 17: 357-364, 2013
2) 三澤健之ほか：ONSTEP法：ONFLEX™メッシュを用いた新たな鼠径部ヘルニア治療戦略．手術 71：789-796，2017
3) 柳　健ほか：日帰り鼠径ヘルニア修復術．日医大医会誌12：92-94，2016
4) Öberg S et al: Recurrence mechanisms after inguinal hernia repair by the Onstep technique: a case series. Hernia 20: 681-685, 2016
5) Yanagi K et al: Surgical results with the ONSTEP technique using OnFlex mesh for inguinal hernias: case series with treating 986 lesions. Surg Laparosc Endosc Percutan Tech 31: 51-55, 2021
6) Andresen K et al: Short-term outcome after Onstep versus Lichtenstein technique for inguinal hernia repair: results from a randomized clinical trial. Hernia 19: 871-877, 2015
7) 伊藤　契：再発鼠径ヘルニア　鼠径部切開法　再発鼠径ヘルニアの手術治療．消化器外科41：370-380，2018
8) 堀　孝吏：TIPP-SCT法(Polysoft法，ONFLEX法)．手術 76：925-937，2022

第Ⅰ部　鼠径部ヘルニア

A. 成人の鼠径部ヘルニア

第 3 章　鼠径部ヘルニア（鼠径・大腿ヘルニア）手術

3 ｜ 鼠径部切開法

f ｜ transinguinal preperitoneal repair (TIPP)

［諏訪　勝仁］

　鼠径部切開法による腹膜前修復法は1959年にNyhusら[1]によって初めて報告された．本法は①Pascalの法則による優れた修復理論に基づき，②myopectineal orificeを同時に被覆可能で，③鼠径管内にメッシュが留置されないため慢性疼痛を抑制すると考えられていたが，近年まで広く普及しなかった．これは手術手技の煩雑さと，理想的なデバイスが存在しなかったためである．2006年にPérissier[2]は一般外科医になじみの深い鼠径部切開法（前方切開法）で形状記憶リング付きメッシュを用いた腹膜前修復法を報告し，transinguinal preperitoneal repair（TIPP）と命名した．本修復法では，腹膜前腔へのメッシュ留置空間作成がキーポイントである．

a. 手術適応

　腹膜前腔剥離を広く行った前立腺手術，鼠径ヘルニア修復術などの手術既往は適応外と考える．また，出血傾向のある患者や，抗血栓療法中患者への施行については慎重を期する．

b. 解剖用語

　鼠径部の膜構造を腹部の延長としてとらえた柵瀬の解剖理解は非常に重要である（序章「鼠径部切開法のための解剖」の項を参照）．しかし，Stoppa[3]が膜構造の名称を腹部，鼠径部，骨盤内で異なるものとしたように，その構造は複雑である．したがって実際の手術手技では，術野に現れる膜・層構造は，各部位，各操作で必ず観察しうるランドマークをそのステップに沿って認識することが手術を簡便にし，また，教育上も重要である．筆者らのTIPPにおける定型化された腹膜前腔剥離（standardized preperitoneal dissection：SPD）[4, 5]では，外鼠径ヘルニア嚢（腹膜鞘状突起閉鎖部）から cord components を剥離する際，cord components を覆う膜をStoppa[3]が提唱した"retroparietal spermatic sheath-superior layer"（RSS-SL）と呼んでおり，柵瀬のいう腹膜前筋膜深葉に相当する．一方，内鼠径輪内側から狭義の腹膜前腔（腹膜前脂肪織）に到達する際，横筋筋膜（内精筋膜）を切開して下腹壁動静脈の背側に現れる膜をCooper[6]が提唱後にRead[7]によって世に知らしめられた"posterior lamina of transversalis fascia"（PLTF）と呼んでいる．

　SPDは男性の鼠径部ヘルニアに対する技法であるが，女性の鼠径部ヘルニアにおけるTIPPの注意点についても言及する．なお，本項の写真，シェーマはすべて右側外鼠径ヘルニアである．

c. 麻酔法

　筆者らは患者の一般状態によって，ラリンゲルマスクによる全身麻酔および腹横筋筋膜面（transversus abdominis plane：TAP）ブロック，脊髄くも膜下麻酔，局所麻酔を選択している．TAPブロックは腸骨下腹神経，腸骨鼠径神経支配領域をブロックするため，術後早期の鎮痛に有効である．

d. 手術手技

1）TIPP原法

　Périssier[2]の初期報告では，メッシュは14×7.5 cmにトリミングしたポリプロピレンメッシュに形状記憶リングとしてPDS（Ethicon, Johnson & Johnson, Livingston）を編み込んで使用していたが，のちに既製のPolysoft[®] patch（BD, Warwick, RI）を用いるようになった[8]．外鼠径ヘルニアに対しては内鼠径輪から腹膜以前腔剥離を行い（図1），内鼠径ヘルニアに対しては鼠径管後壁を切開し腹膜前腔剥離を行っている（図2）．Périssierは当初TIPP施行時にメッシュに精索を通すためのスリット作成を行っていたが，スリット部が原因と考えられる外鼠径型再発を2例経験し，その後はスリットを入れずparietalization後メッシュを留置している．開放した後壁は縫合閉鎖し，onlay patchは使用していない．

2）筆者らの行うTIPP

　筆者らは全例でダイレクトクーゲルパッチ（BD, Warwick, RI）を用いており，ダイレクトクーゲル法（modified Kugel hernia repair：MKH）と呼んでいる．

　筆者らのSPDはすべての鼠径部ヘルニアに対し，鼠径管後壁を切開することなく内鼠径輪のみからの操作で行う．このため内鼠径輪の視野を重視し，上前腸骨棘と恥骨

3. 鼠径部切開法／f　transinguinal preperitoneal repair(TIPP)

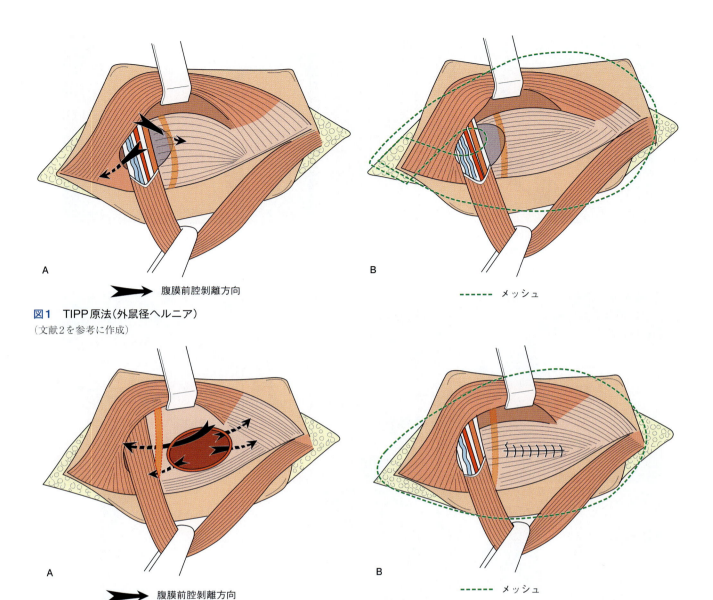

図1　TIPP原法（外鼠径ヘルニア）
（文献2を参考に作成）

図2　TIPP原法（内鼠径ヘルニア）
（文献2を参考に作成）

結節を結んだ中点から恥骨結節1横指頭側に向かう約3～4 cmの皮膚切開で開始する．外腹斜筋腱膜を切開し鼠径管を開放するが，長く腱膜を切開する必要はなく，外鼠径輪の開放は不要である．精索を鼠径靱帯のshelving portionから剝離する際，陰部大腿神経陰部枝が伴走する外精静脈(blue line)を確認し，これを温存するよう鼠径管後壁（横筋筋膜）を露出する．内腹斜筋精巣挙筋移行部を剝離し，精索をネラトンチューブなどで牽引する．

● SPD-stage 1：外鼠径ヘルニア嚢（腹膜）とRSS浅層の剝離，zone 1への空間作成

精索腹側の筋・筋膜層の切開は，ヘルニア嚢確認のため内側のみ行う．腸骨鼠径神経も通常温存できる．外鼠径ヘルニア嚢が存在すれば，これをペアン鉗子などで把持し頭外側に牽引する．精索内の癒着が高度でなければ，鉗子で持ち替えヘルニア嚢を遠位から徐々に引き出すことが可能

である．外鼠径ヘルニア嚢と精管・精巣動静脈を剝離するが，この際，重要な構造物はRSS-SLである．この膜(sheath)は柵瀬のいう腹膜前筋膜深葉に相当し，精管および精巣動静脈の腹側を三角形に覆っている（図3A，点線）．剝離のランドマークは精管である．精管はRSS-SLとRSS-inferior layer (RSS-IL)で形成される"spermatic sheath"の最内側に位置し，ここで膜が腹側に翻転し膜の移行部になる[3]．sheathの最内側部を残しながら，ヘルニア嚢とRSS-SLをできるだけ深部まで剝離する（図3B）．この操作は本術式のstage 1であり，Stoppaの提唱する"parietalization of the cord components"の外側操作である．もし外鼠径ヘルニア嚢が存在しない場合，必ず内鼠径輪内で腹膜鞘状突起閉鎖部を確認し，外鼠径ヘルニア嚢として上記操作を行う．これは外鼠径ヘルニア見逃し防止となるだけでなく，完全なparietalizationに必要な操作であ

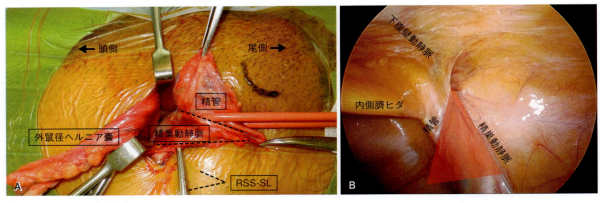

図3
B：腹腔側からみた zone 1 剝離範囲（stage 1）

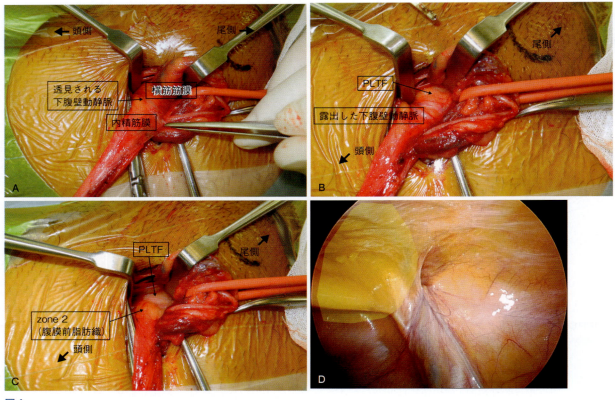

図4
D：腹腔側からみた zone 2 剝離範囲（stage 2）

る．本操作で作成された空間を筆者らは zone 1 と呼んでいる[5]．

❷ SPD-stage 2：下腹壁動静脈背側の薄い膜を切開し，膨張性の脂肪層に剝離空間（zone 2）を作成する

stage 1 は SPD の限られた外頭側の剝離操作であり，SPD の大部分を占める stage 2 に移る．ここで重要な構造物は PLTF である．真の内鼠径輪といわれる "secondary internal ring" はこの筋膜によって形成されていると考えられている[9]．

内鼠径輪内側で横筋筋膜（内精筋膜，図4A）を切開し現れた下腹壁動静脈の外側で，その背側に存在する膜構造が PLTF である（図4B）．PLTF を鋭的に切開すると膨張性の脂肪織が観察される（図4C）．これが腹膜前脂肪織であり，狭義の腹膜前腔である．筆者らはこの層（空間）を zone 2 と呼んでいる[6]．この層は非常に疎な結合織であるため，ガーゼを挿入することで尾側は恥骨後面，内側は腹直筋後面，外側は Cooper 靱帯背側まで容易に剝離可能である（図4D）．小さな内鼠径ヘルニアであればこの剝離操作で十分に腹膜前腔に還納できる．大きなヘルニアであれば脆弱化した横筋筋膜（偽嚢）がヘルニア嚢に付着するので，ヘルニア嚢を内鼠径輪から引き出し，その腹側を腹直筋後面に向かって十分に剝離し偽嚢と分離する必要があ

3. 鼠径部切開法／f transinguinal preperitoneal repair(TIPP)

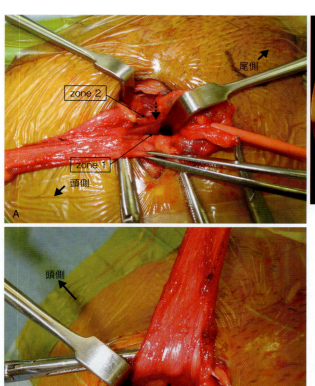

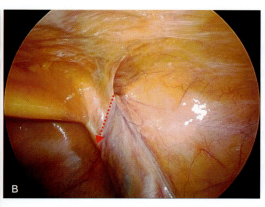

図5
B：腹腔側からみたzone 1, 2間の隔壁切開部位（stage 3）

る．併存大腿ヘルニアの見逃し防止のため，外腸骨静脈内側でCooper靱帯が確認できるよう背側まで剝離する．大腿ヘルニアの場合でもこの層で還納可能である．

❸ SPD-stage 3：zone 1, 2の間にできる線維性結合織（隔壁）を切開する

stage 1と2で創られた剝離空間は異なる層であるため，2空間には線維性結合織が必ず存在する（図5A）．この結合織を切開し（図5B），腹膜（外鼠径ヘルニア嚢）と精索を腹膜前腔深部まで分離することによって真のparietalizationが完了する（図5C）．

❹ SPD-stage 4（図6）：内鼠径輪頭外側での筋層からの腹膜側剝離，RSS外縁を腹壁から剝離

内鼠径輪尾側でstage 3が完了し異なる2空間が統合されたが，この操作は頭外側においても行われなければならない．MKH術後の再発形式としては外鼠径ヘルニアが多く[10]，その防止のためこのstage 4は重要である．しかし，内鼠径輪頭側からlateral triangleにおける筋膜同士の癒合は強く，鼠径部切開法で各筋膜を認識し切開することは困難である．また各筋膜が菲薄であることから腹膜を損傷しやすいため，内腹斜筋，腹横筋に筋鉤をかけ腹側に挙上し，ここにみられる筋群と腹膜側の線維性癒着を剝離しzone 1, 2を交通させる．

❺ メッシュ留置

SPDのすべてのstageが完了したら，メッシュを留置す

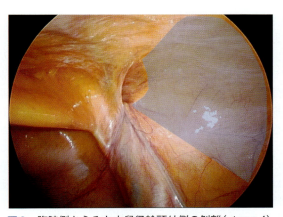

図6　腹腔側からみた内鼠径輪頭外側の剝離（stage 4）

るための空間のサイズ調整を行う．調整の目安は，内側：下腹部正中（腹直筋後面内側縁付近）から恥骨後面まで，外側：Cooper靱帯背側まで，頭側は内腹斜筋・腹横筋群のアーチから外側に筋背面を3〜4 cmの範囲である．虫垂切除術後では筋層と腹膜が強く癒着していることがあり，むやみに剝離すると修復困難な腹膜損傷をきたすことがあるため注意が必要である．

ヘルニア嚢を恥骨背面に還納後，この腹側にガーゼを留置し，その上に柔軟鉤を挿入する．メッシュのポジショニングポケットに患側と対側の示指を挿入し"手巻き寿司状"

149

表1 筆者らによるTIPP手術成績（2005年1月〜2016年12月）

評価項目	725病変
手術時間（分）	38（14〜150）*
術後合併症	16（2.4％）
再発	7（1.2％）
手術から再発までの期間	6ヵ月（2日〜12ヵ月）*
再発型　外鼠径型	6（86％）
内鼠径型	1（14％）
慢性疼痛	29（5％）

*中央値（範囲）

に示指に巻き付ける．メッシュは内側から展開するため，外側，内側の順に巻く．メッシュ挿入の至適角度は，示指と母指で恥骨をしっかり挟める角度である．ガーゼを引き抜くとヘルニア嚢が一緒に脱出することが多いため，確認のうえ改めて恥骨の背側に向かい還納する．鉤を引き抜いたら，メッシュを鼠径靱帯と平行に頭外側に敷き込む．メッシュ長軸方向のたわみは調整しにくいため，鑷子などでしっかり敷き入れることが重要である．こののち，内側，外側の順にメッシュを展開する．十分な空間作成が行われていればメッシュは容易に展開される．

ポジショニングポケットの中央を下腹壁動静脈の背側に，メッシュ面積の2/3が鼠径靱帯内側に，1/3が外側になるよう配置する．

2）女性の鼠径部ヘルニアに対するMKH

男性と異なり，子宮円靱帯の処理が問題となる（「g．女性鼠径部ヘルニアに対する手術」の項を参照）．近年のガイドラインでは[11]，鼠径部切開法においては陰部大腿神経陰部枝温存のため子宮円靱帯の温存が推奨され，腹腔鏡下手術では任意とされているが，最近では靱帯切離による合併症の増加はなく，骨盤機能への悪影響もないと報告されている[12, 13]．子宮円靱帯は腹膜前腔において腹膜との癒着が強く，両者を分離することは困難なことが多い．筆者らは女性に対するMKHの定型化手技として，陰部大腿神経陰部枝およびblue lineと子宮円靱帯を剝離のうえ，円靱帯を切離し腹膜前腔に空間作成を行っている．腹膜前腔剝離の際は，zone 2作成は男性同様であり，zone 1から外側にかけては，切離した円靱帯の背面を剝離する．この際，外腸骨血管やその分枝を損傷せぬよう注意が必要である．

e.　手術成績，ガイドラインにおける位置づけ

2005年1月〜2016年12月に筆者らが行ったMKH手術成績を**表1**に示す．手術時間中央値38分，観察期間中央値39（7〜64）ヵ月で術後合併症2.4％，再発率1.2％であった．手術から再発までの期間中央値は6ヵ月で，外鼠径型が86％と最多であった．慢性疼痛は5％にみられた．

これまでの報告では，TIPPは鼠径部切開法による腹膜前修復法（open preperitoneal repair：OPR）に包括され他術式と比較されることが多く，TIPPのみ（形状記憶リング付きメッシュ使用）での解析は非常に少ない[14-16]．TIPPとLichtenstein法の無作為化比較試験では，慢性疼痛（chronic postoperative inguinal pain：CPIP）は2.5〜7.2％ 3.0 vs.11.1％，再発は0〜1％ vs. 0〜1.5％と両術式に差はみられなかった[16]．

最近のガイドライン[11]では，OPRとしてのLichtenstein法との比較試験を対象としたメタアナリシスから，TIPPのほうが慢性疼痛（CPIP）が少なく（相対危険0.48, 95％信頼区間0.26〜0.89, $p < 0.02$），再発率は同等（相対危険0.18, 95％信頼区間0.36〜1.83, $p = 0.61$）とし，OHRは術後疼痛（急性，慢性）を抑制し，社会復帰を早めると述べられている．一方，鼠径管後壁の前後方ともに剝離操作が行われること，形状記憶リング付きメッシュは異物量が多いこと，高いコストなどを問題点として挙げ，本術式をLichtenstein法のように標準術式として取り扱う場合，あくまでもresearch settingで行うべきであると推奨している．

日本内視鏡外科学会が2年に一度行うアンケート調査[17-22]では，MKHの2008〜2017年における再発率は1％前後であったにもかかわらず，2019年の報告では9％と非常に高率であった．前2年の手術成績に対するアンケートであるため，短期間での再発を示唆している．冒頭に述べたように，本術式のキーポイントは適切な腹膜前腔剝離であり，施行にあたってはその習得が必須である．

●文献

1) Nyhus LM et al: Preperitoneal herniorrhaphy: a preliminary report in fifty patients. West J Surg Obstet **67**: 48-54, 1959
2) Péissier EP: Inguinal hernia: preperitoneal placement of a memory-ring patch by anterior approach. preliminary experience. Hernia **10**: 248-252, 2006
3) Stoppa R et al: The retroparietal spermatic sheath – an anatomical structure of surgical interest. Hernia **1**: 55-59, 1997
4) Suwa K et al: Modified Kugel herniorrhaphy using standardized dissection technique of the preperitoneal space: long-term operative outcome in consecutive 340 patients with inguinal hernia. Hernia **17**: 699-707, 2013
5) 諏訪勝仁ほか：成人（Underlay法）—2つの腹膜前腔ZONEを意識したunderlay法．小児外科 **44**：852-854, 2012
6) Cooper AP: The anatomy and surgical treatment of inguinal and congenital hernia. Longman, 1804
7) Read CR: Cooper's posterior lamina of transversalis fascia. Surg Gynecol Obstet **174**: 426-434, 1992
8) Péissier EP et al: The Polysoft® patch: prospective evaluation of feasibility, postoperative pain and recovery. Hernia **11**: 229-234, 2007
9) Suwa K et al: Recurrent inguinal hernia after tension-free repair. Jikeikai Med J **61**: 1-8, 2014
10) 諏訪勝仁ほか：725修復から学ぶダイレクトクーゲル鼠径部ヘルニア修復術のknack and pitfalls．日ヘルニア会誌 **4**：10-14, 2018
11) The HerniaSurge Group: International guidelines for groin hernia management. Hernia **22**: 1-165, 2018
12) Renshaw S et al: Round ligament management in female pa-

tients undergoing inguinal hernia repair: should we divide or preserve? J Am Coll Surg **234**: 1193-1200, 2022

13) Liu Y et al: Objective follow-up after transection of uterine round ligament during laparoscopic repair of inguinal hernias in women: assessment of safety and long-term outcomes. Surg Endosc **36**: 3798-3804, 2022

14) Koning GG et al: The transinguinal preperitoneal hernia correction vs. Lichtenstein's technique; is TIPP top? Hernia **15**: 19-22, 2011

15) Bökkerink WJV et al: Long-term results from a randomized comparison of open transinguinal preperitoneal hernia repair and the Lichtenstein method（TULIP trial）. Br J Surg **106**: 856-861, 2019

16) Suwa K et al: Single-blind randomized clinical trial of transinguinal preperitoneal repair using self-expanding mesh patch vs. Lichtenstein repair for adult male patients with primary unilateral inguinal hernia. Hernia **25**: 173-181, 2021

17) 日本内視鏡外科学会内視鏡外科手術に関するアンケート調査−第10回集計結果報告，2010

18) 日本内視鏡外科学会内視鏡外科手術に関するアンケート調査−第11回集計結果報告，2012

19) 日本内視鏡外科学会内視鏡外科手術に関するアンケート調査−第12回集計結果報告，2014

20) 日本内視鏡外科学会内視鏡外科手術に関するアンケート調査−第13回集計結果報告，2016

21) 日本内視鏡外科学会内視鏡外科手術に関するアンケート調査−第14回集計結果報告，2018

22) 日本内視鏡外科学会内視鏡外科手術に関するアンケート調査−第15回集計結果報告，2020

第Ⅰ部 鼠径部ヘルニア

A. 成人の鼠径部ヘルニア

第 3 章 鼠径部ヘルニア（鼠径・大腿ヘルニア）手術

3 | 鼠径部切開法

g | 女性鼠径部ヘルニアに対する手術

[嶋田　元]

a. 女性鼠径部ヘルニアの頻度

　鼠径ヘルニアの生涯リスクは男性27.2〜42.5％，女性2.6〜5.8％であり[1,2]，女性の鼠径ヘルニアは男性と比較して頻度は低い（**表1**，**2**）．鼠径ヘルニア手術と大腿ヘルニア手術は97：3と圧倒的に鼠径ヘルニア修復術が多く，鼠径ヘルニア修復術の性差は9：1で男性に多いが，大腿ヘルニア修復術は3：7と女性に多い．鼠径ヘルニア手術は男性では小児期と75〜80歳で二峰性を示すのに対し，女性では20歳以降徐々に増加する傾向がある（**図1**）．大腿ヘルニア手術は男性では生涯を通して徐々に増加し，女性では80〜90歳でピークとなり，全年齢層で男性の頻度

表1 各年齢の生涯にわたる鼠径ヘルニア修復手術入院リスク：各年齢で予測される入院率の割合

年齢（歳）	入院率（%）	
	男性	女性
0〜	27.2	2.6
15〜	23.5	1.9
30〜	22.9	1.7
45〜	21.1	1.5
65〜	13.6	1.0
75〜	8.3	0.7
80〜	5.5	0.4

表2 ミネソタ州オルムステッド郡における年齢，性別，病型別の鼠径部ヘルニア修復術率（1989〜2008年）

	性別	年齢（歳）							計
		18〜29	30〜49	50〜59	60〜69	70〜79	80〜89	90 ＋	
部位									
左	女性[‡]	5.2（11）	9.9（38）	15.9（21）	27.9（24）	46.9（30）	55.9（23）	38.2（5）	16.3（152）
	男性[†]	68.9（142）	90.3（344）	146.3（187）	225.1（178）	253.9（123）	242.6（51）	218.1（8）	119.2（1,033）
	計	36.7（153）	50.0（382）	80.0（208）	122.3（202）	136.2（153）	119.0（74）	77.5（13）	65.9（1,185）
右	女性[‡]	8.0（17）	18.2（70）	18.9（25）	31.3（27）	61.0（39）	75.3（31）	61.1（8）	23.3（217）
	男性[†]	61.6（127）	104.0（396）	198.0（253）	280.7（222）	394.2（191）	285.5（60）	245.4（9）	145.1（1,258）
	計	34.5（144）	60.9（466）	106.9（278）	150.7（249）	204.7（230）	146.3（91）	101.4（17）	82.0（1,475）
型									
直接型	女性[‡]	0.5（1）	1.0（4）	1.5（2）	3.5（3）	14.1（9）	19.4（8）	7.6（1）	3.0（28）
	男性[†]	13.1（27）	52.3（199）	94.7（121）	137.8（109）	140.4（68）	152.2（32）	81.8（3）	64.5（559）
	計	6.7（28）	26.6（203）	47.3（123）	67.8（112）	68.5（77）	64.3（40）	23.9（4）	32.6（587）
大腿	女性[‡]	0.9（2）	7.6（29）	9.1（12）	10.4（9）	21.9（14）	38.9（16）	22.9（3）	9.1（85）
	男性[†]	0.5（1）	0.8（3）	0.8（1）	0.0（0）	6.2（3）	14.3（3）	27.3（1）	1.4（12）
	計	0.7（3）	4.2（32）	5.0（13）	5.4（9）	15.1（17）	30.5（19）	23.9（4）	5.4（97）
間接型	女性[‡]	11.4（24）	17.7（68）	21.9（29）	41.8（36）	59.5（38）	68.0（28）	68.7（9）	24.9（232）
	男性[†]	111.2（229）	125.8（479）	215.2（275）	285.8（226）	398.4（193）	280.7（59）	218.1（8）	169.5（1,469）
	計	60.6（253）	71.5（547）	116.9（304）	158.6（262）	205.6（231）	139.9（87）	101.4（17）	94.6（1,701）
依存型	女性[‡]	0.0（0）	1.0（4）	2.3（3）	1.2（1）	11.0（7）	2.4（1）	0.0（0）	1.7（16）
	男性[†]	3.9（8）	13.1（50）	29.0（37）	74.6（59）	86.7（42）	71.4（15）	54.5（2）	24.6（213）
	計	1.9（8）	7.1（54）	15.4（40）	36.3（60）	43.6（49）	25.7（16）	11.9（2）	12.7（229）

＊データは10万人年当たりの手術率．（　）は症例数
[‡]女性の人年における分母：18〜29＝211,405，30〜49＝383,800，50〜59＝132,316，60〜69＝86,151，70〜79＝63,902，80〜89＝41,178，90以上＝13,100.
[†]男性の人年における分母：18〜29＝206,015，30〜49＝380,768，50〜59＝127,803，60〜69＝79,081，70〜79＝48,449，80〜89＝21,019，90以上＝3,668.
（文献3より引用）

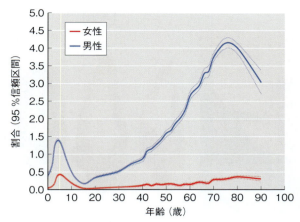

図1 年齢，性別による鼠径ヘルニア手術
（文献3より引用）

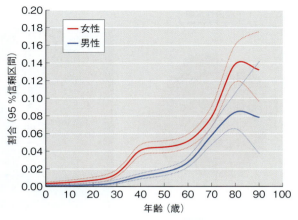

図2 年齢，性別による大腿ヘルニア手術
（文献3より引用）

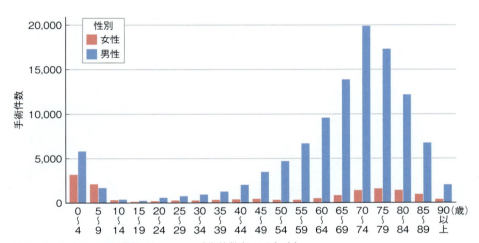

図3 わが国における鼠径ヘルニアの手術件数（2020年度）
（厚生労働省：第7回NDBデータより作成）

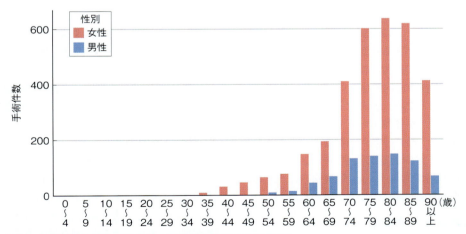

図4 わが国における大腿ヘルニアの手術件数（2020年度）
（厚生労働省：第7回NDBデータより作成）

を上回る（**図2**）[3]．わが国の手術症例でもこの傾向は同様である（**図3**）[4]．

女性の大腿ヘルニアの発生率は23.5〜37％，男性は3％で圧倒的に女性が多い（**図4**）[4-6]．

b. 診断

男性と同様に，女性鼠径部ヘルニアでも鼠径部膨隆と違和感が主症状である．鼠径部リンパ節腫脹，軟部腫瘍，膿

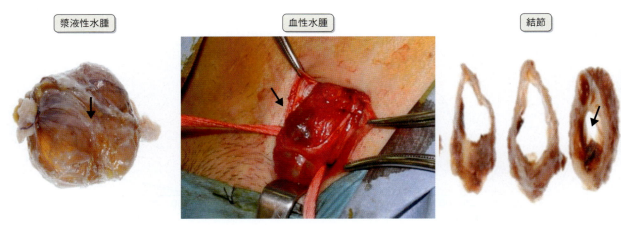

図5 Nuck管嚢胞の形態

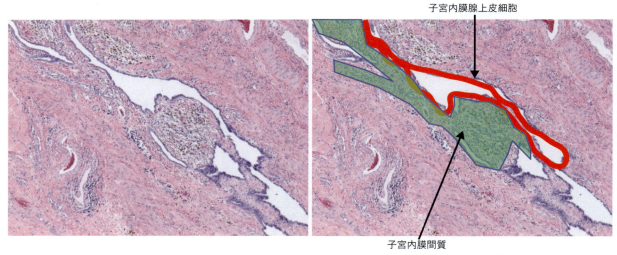

図6 子宮内膜症の病理像

瘍，股関節炎，恥骨骨膜炎などの鑑別のほかに，女性特有の鑑別疾患を考慮する必要がある．膨隆が小さい場合にはValsalva法を用いた立位での超音波検査を行う．若年女性ではNuck管嚢胞や異所性子宮内膜症，妊娠女性では鼠径部静脈瘤などが鑑別疾患となる．膨隆位置が鼠径靱帯の上であれば鼠径ヘルニアで，鼠径靱帯の下であれば大腿ヘルニアと診断可能であるが，時に診断が困難なことがある．Nuck管嚢胞には外性子宮内膜症の合併が少なくなく，MRIでの画像診断が有用である．Nuck管嚢胞内に出血の痕跡がある場合には，子宮内膜症の合併が疑われる．

c 女性特有の考慮すべき病態・状態

1) Nuck管嚢胞

若年女性に比較的多くみられるヘルニア類似疾患にNuck管嚢胞が挙げられる（図5）．Nuck管嚢胞は腹膜鞘状突起が遺残したもので，内鼠径輪を経由し鼠径管内に位置することが多い．Nuck管嚢胞そのものは腫瘤として触知され，完全に還納することは困難である．Nuck管嚢胞の診断は，非還納性であることや，超音波検査で血流がない隔壁を伴う嚢胞が認められることなどで可能なことが多い．半数の症例で子宮内膜症を伴っている（図6）と考えられているため，子宮内膜細胞の手術中の飛散・生着による術後異所性子宮内膜症や，悪性化の可能性も考慮しNuck管嚢胞を含めて完全切除することが望ましい．

2) 外性子宮内膜症

ヘルニアサック内に発生するもの，子宮円靱帯に沿って発生するものと，Nuck管嚢胞内に発生するものなど，さまざまなものがある．通常の鼠径部ヘルニアサックに合併するもの以外は，非還納性鼠径部腫瘤として触知されることが多い．診断にはMRIが有用である．

3) 子宮円靱帯静脈瘤

妊娠に伴う子宮円靱帯静脈瘤は鼠径ヘルニアの鑑別疾患である．診断にはカラードプラ超音波検査により鑑別可能であることと，出産後速やかに改善するため，手術は不要なことが多い．

第3章 鼠径部ヘルニア（鼠径・大腿ヘルニア）手術

3. 鼠径部切開法／g 女性鼠径部ヘルニアに対する手術

表3 初発手術時のヘルニアタイプと再発手術時のヘルニアタイプ

初発ヘルニア手術	再発手術			
	鼠径	大腿	そのほか	合計
女性				
鼠径	105	83	15	203
大腿	12	34	7	53
その他	6	3	2	11
合計	123	120	24	267
男性				
鼠径	1,958	101	139	2,198
大腿	30	10	2	42
その他	53	2	14	69
合計	2,041	113	155	2,309

（文献9より引用）

4) 妊娠中の鼠径ヘルニア

妊婦20,714人のうち，25人（0.12％）が鼠径ヘルニアを併発する[7]が，子宮の増大でヘルニア門が覆われるため，嵌頓ヘルニアとなることはまれである．よって妊娠中はwatchful waitingが推奨されている[8]．産褥期で腹壁が軟らかい状態が改善する出産4週後以降に根治的治療を検討する．

d. 手術適応

男性同様，急性嵌頓で用手還納の非適応例や不能例，絞扼性腸閉塞を疑う場合には緊急手術の適応である．鼠径ヘルニアの緊急手術率は男性で3.0〜5.1％，女性で14.5〜17.0％と報告[9-11]されている．大腿ヘルニアが存在する場合には，緊急手術リスクは男女ともに28.1％，40.6％に増加する．また多くの大腿ヘルニアは高齢女性で嵌頓として発症する[12]．

女性では大腿ヘルニアの頻度が多く，鼠径ヘルニアと大腿ヘルニアの鑑別が時に困難であること，大腿ヘルニアの35〜40％が絞扼性ヘルニアや腸閉塞で発見されること，成人男性の鼠径ヘルニアと異なり成人女性における鼠径ヘルニアの経過観察を行った報告はなく女性に対するwatchful waitingの安全性が証明されていない．

このため妊娠中を除きwatchful waitingは容認されず原則女性の鼠径部ヘルニアは手術適応である[8,13]．

e. 術式および成績

1) 鼠径部ヘルニアに対する術式

6,000例を超える女性鼠径部ヘルニア手術のコホート研究[9]によれば，初回手術の術中所見が鼠径ヘルニアであったときの再発の40.9％が大腿ヘルニア再発である（**表3**）．女性鼠径ヘルニアは年齢にかかわらず大腿ヘルニア再発が多いことから，Marcy法，Lichtenstein法，プラグ法など鼠径ヘルニアのみを対象とした治療方法では不十分な可能性が高く，推奨される術式ではない．男性ではLichten-

表4 男性83,753件のヘルニア手術後の再手術の相対リスク

	n	相対リスク
期間		
1992〜1997	17,400	1
1998〜2003	66,353	0.92（0.83, 1.03）
適応		
待機的手術	79,534	1
緊急手術	4,219	0.98（0.81, 1.19）
再手術		
no	73,096	1
yes	10,657	1.92（1.71, 2.12）
縫合材料		
非吸収糸/メッシュ	78,205	1
PDS, Maxon™	2,618	1.12（0.93, 1.35）
Vicryl, Dexon™	2,930	1.47（1.24, 1.74）
ヘルニアのタイプ		
direct	30,176	1
indirect	44,830	0.52（0.47, 0.57）
大腿	920	0.88（0.64, 1.20）
その他	7,827	0.76（0.66, 0.87）
術式		
Lichtenstein法	35,468	1
Shouldice法	11,557	2.14（1.86, 2.48）
その他の開腹手術	9,394	2.94（2.54, 3.40）
inguinalメッシュ法	5,808	1.65（1.37, 1.99）
preperitonealメッシュ法	1,774	1.99（1.57, 2.52）
プラグ法	11,176	1.63（1.39, 1.91）
TAPP法	2,805	1.61（1.30, 2.01）
TEP法	5,771	1.86（1.56, 2.22）
術後合併症		
no	76,435	1
yes	7,318	1.32（1.16, 1.50）
麻酔の種類		
局所麻酔	12,043	1
領域麻酔	26,094	0.80（0.68, 0.94）
全身麻酔	45,616	0.88（0.75, 1.03）

（文献9より引用）

stein法が最も再発リスクが低いが（**表4**），女性ではTAPP法で有意に再発リスクが低い（**表5**）．40歳未満の女性に対する鼠径ヘルニア術後の大腿ヘルニア再発も報告されており[14]，女性では年齢を問わず大腿ヘルニアの合併があること，大腿ヘルニア再発のリスクが高いことから，女性鼠径部ヘルニアの手術で全例において大腿ヘルニアの確認が必要である[8]．

このため女性の鼠径部ヘルニアに対しては，myopectineal orificeをすべて被覆するメッシュ手術，可能であれば腹腔鏡下手術が望ましい．

手術手技は男性に対する手術手技とほぼ同じである．異なる点は精管と精巣動静脈の代わりに子宮円靱帯があり切離が可能であることである．子宮円靱帯を切離しない場合には剝離層を含め男性に対する術式とほぼ同等である．子

155

表5 女性6,895件のヘルニア手術後の再手術の相対リスク

	n	相対リスク
性別		
男性	83,753	1
女性	6,895	1.30（1.30, 1.49）
期間		
1992〜1997	1,534	1
1998〜2003	5,361	0.86（0.64, 1.16）
適応		
待機的手術	5,733	1
緊急手術	1,162	1.12（0.80, 1.58）
再手術		
no	6,316	1
yes	579	2.61（1.89, 3.61）
縫合材料		
非吸収糸／メッシュ	6,037	1
PDS, Maxon™	354	0.73（0.39, 1.37）
Vicryl, Dexon™	504	1.18（0.76, 1.86）
ヘルニアのタイプ		
direct	1,481	1
indirect	3,411	0.52（0.39, 0.70）
大腿	1,549	0.50（0.35, 0.73）
その他	454	0.78（0.50, 1.23）
術式		
Lichtenstein法	1,339	1
Shouldice法	1,009	1.01（0.66, 1.55）
その他の開腹手術	2,633	0.89（0.61, 1.31）
inguinal メッシュ法	548	1.00（0.60, 1.65）
preperitoneal メッシュ法	181	0.87（0.41, 1.82）
プラグ法	832	0.84（0.52, 1.36）
TAPP法	180	0.31（0.11, 0.88）
TEP法	173	0.41（0.14, 1.15）
術後合併症		
no	6,339	1
yes	556	1.56（1.08, 2.24）
麻酔の種類		
局所麻酔	770	1
領域麻酔	1,966	0.70（0.44, 1.12）
全身麻酔	4,159	0.83（0.54, 1.28）

（文献9より引用）

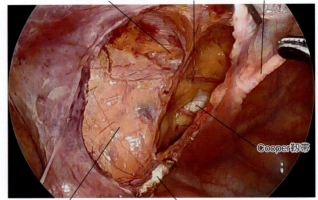

図7　左女性鼠径部：子宮円靱帯切離後

f. 手術中の子宮円靱帯の取り扱い

　子宮円靱帯は子宮外側縁の上部から始まり，子宮広間膜の前葉のすぐ下に接して前下外側を走行し，外腸骨動静脈をまたぎ，内鼠径輪を経由し，鼠径管内を経由して，外鼠径輪を通り，大陰唇の脂肪組織内に放散して終わる．内鼠径輪レベルで陰部大腿神経陰部枝と接して鼠径管内を走行する．時に内鼠径輪よりも近位側で接するともいわれている．

　このため国際ガイドライン[8]では，鼠径部切開法における子宮円靱帯の切離では，陰部大腿神経陰部枝の切離と腸骨鼠径神経の切離のリスクがあること，切離後の過敏症や性生活の愁訴となるような大陰唇の知覚麻痺のリスクは少ないながらあるとされている．このため鼠径部切開法における子宮円靱帯の切離は避けたほうがよいとしている．仮に子宮円靱帯を切離する場合には，腸骨鼠径神経および陰部大腿神経陰部枝の偶発的な切離や損傷に注意する必要がある．一方，腹腔鏡下鼠径ヘルニア修復術では，子宮円靱帯と陰部大腿神経陰部枝が接する内鼠径輪レベルよりも腹腔側での切離が可能であることと，切離することにより尾側方向へのメッシュ展開が容易になることなどから，切離されることが多いとされた（図7）．その後の研究により，切開法であっても，腹腔鏡下であってもロボット支援手術であっても子宮円靱帯の切離により，合併症や再発が増加することはなく，手術後の妊娠・出産に影響がないことが報告された[15, 16]．

●文献

1) Primatesta P, Goldacre MJ: Inguinal hernia repair: incidence of elective and emergency surgery, readmission and mortality. Int J Epidemiol 25: 835-839, 1996
2) Zendejas B et al: Incidence of inguinal hernia repairs in Olmsted County, MN. a population-based study. Ann Surg 257: 520-526, 2013
3) Burcharth J et al: Nationwide prevalence of groin hernia repair. PLoS One 8: e54367, 2013

宮円靱帯を切離し腹膜前腔にメッシュを展開する場合には，剥離層は男性と異なる．男性では精索壁側化（parietalization of the cord component）を行うが，子宮円靱帯を切離し剥離するため子宮円靱帯の腹膜化または臓側化（peritonealization or visceralization of round ligament）となる．このためその背側に位置する陰部大腿神経陰部枝の損傷には十分注意が必要である．Nuck管嚢胞や外性子宮内膜症が疑われる場合には，腹腔鏡下手術では完全切除が困難なことが多く，ハイブリッド法または鼠径部切開メッシュ法が望ましい．

4) 厚生労働省：第7回NDBオープンデータ〈https://www.mhlw.go.jp/stf/seisakunitsuite/bunya/0000177182.html〉

5) Putnis S et al: Synchronous femoral hernias diagnosed during endoscopic inguinal hernia repair. Surg Endosc 25: 3752-3754, 2011

6) Schouten N et al: Female 'groin' hernia: totally extraperitoneal (TEP) endoscopic repair seems the most appropriate treatment modality. Hernia 16: 387-392, 2012

7) Oma E et al: Primary ventral or groin hernia in pregnancy: a cohort study of 20,714 women. Hernia 21: 335-339, 2017

8) HerniaSurge G: International guidelines for groin hernia management. Hernia 22: 1-165, 2018

9) Koch A et al: Prospective evaluation of 6895 groin hernia repairs in women. Br J Surg 92: 1553-1558, 2005

10) Hernández-Irizarry R et al: Trends in emergent inguinal hernia surgery in Olmsted County, MN: a population-based study. Hernia 16: 397-403, 2012

11) Nilsson H et al: Mortality after groin hernia surgery. Ann Surg 245: 656-660, 2007

12) Halgas B et al: Femoral Hernias: Analysis of Preoperative Risk Factors and 30-Day Outcomes of Initial Groin Hernias Using ACS-NSQIP. Am Surg 84: 1455-1461, 2018

13) Fitzgibbons RJ, Jr, Forse RA: Clinical practice. Groin hernias in adults. N Engl J Med 372: 756-763, 2015

14) Mikkelsen T et al: Risk of femoral hernia after inguinal herniorrhaphy. Br J Surg 89: 486-488, 2002

15) Renshaw S et al: Round Ligament Management in Female Patients Undergoing Inguinal Hernia Repair: Should We Divide or Preserve? J Am Coll Surg 234: 1193-1200, 2022

16) Liu Y et al: Objective follow-up after transection of uterine round ligament during laparoscopic repair of inguinal hernias in women: assessment of safety and long-term outcomes. Surg Endosc 36: 3798-3804, 2022

第 I 部　鼠径部ヘルニア

A. 成人の鼠径部ヘルニア

第 3 章　鼠径部ヘルニア（鼠径・大腿ヘルニア）手術

3 ｜ 鼠径部切開法

h ｜ その他の術式

[宮崎　恭介]

　本項では，その他の術式として，bilayer patch法［主に，Ultrapro Hernia System（UHS）法］，Ultrapro plug（UPP）法について解説する.

a. bilayer patch法

　1999年にGilbertら[1]によって開発されたProlene Hernia System（PHS）は，Lichtenstein法に相当するonlay patch，メッシュプラグ法のプラグに相当するconnector，腹膜前修復法に相当するunderlay patchの3つが一体となった立体型ポリプロピレンで，鼠径部ヘルニアが発生する筋恥骨孔を完全に閉鎖する術式である．Gilbertが提唱するbilayer patch法のコンセプトは，Lichtenstein法，メッシュプラグ法，そして腹膜前修復法の利点を1つに凝縮したメッシュを用いることで，一般外科医が行ってもヘルニア専門医と同等の手術成績が得られることであった[2]．しかしながら，PHSはheavy weight meshであり，このheavy weight meshによる鼠径部の違和感，異物感，そして，鼠径部痛が問題となった[3]．この問題を解決すべく10年後の2009年に，PHSと同じ形状の半吸収性light weight meshが開発された．これがUHSである．このUHSを用いたbilayer patch法を行うことで，過剰な瘢痕組織形成を抑え，鼠径部の異物感や痛みが軽減されることが期待された[4]．

1）UHS法の適応

　日本ヘルニア学会の2021年版鼠径部ヘルニア分類（新JHS分類）で，L1型（ヘルニア門≦1.5 cmの間接鼠径ヘルニア）を除く，L型（間接）およびM型（直接）鼠径ヘルニアに適応がある．ただし，腹膜前腔を剥離してunderlay patchを展開する術式のため，腹膜前腔に手術操作が及んだ既往がある症例では非適応である．筆者らは，L1型間接鼠径ヘルニアではメッシュを用いない組織縫合法を，F型大腿ヘルニアでは後述するUPPによる大腿法を行っている[5]．

2）UHSについて

　UHS（Johnson & Johnson社製）を図1に示す．メッシュの性状は非吸収糸のプロリン糸（light weight ポリプロピレン）と吸収糸のモノクリル（poliglecaprone 25）を編み込んだ半吸収性メッシュで，7割のモノクリル部分は約120日後に完全吸収され，3割のプロリン部分のみが体内に残る[4]．このことにより，体内に残る異物量を最小限に抑え，メッシュによる炎症反応を減少させることが期待される．また，プロリン部分はporeサイズが大きなlight weight meshであるため，過剰な瘢痕組織の形成が避けられることが特徴である．さらに，underlay patchの裏面（腹膜側）にはモノクリルのフィルムが貼られているため滑りがよく，腹膜前腔でのunderlay patchの展開が容易になる構造となっている．

　メッシュのサイズはunderlay patchの大きさにより，medium（直径7.5 cm），large（直径10 cm），oval（12 cm × 10 cm）の3種類が用意されている．剥離した腹膜前腔の大きさに合わせてサイズを選択する．onlay patchの大きさは12 cm × 6 cmで共通であり，症例に応じてトリミングして使用する．

3）手術手技

❶ 間接鼠径ヘルニア（右側，L3型）

ⅰ）皮膚から外腹斜筋腱膜までの操作

　皮膚切開は上前腸骨棘と恥骨結節右側縁を結んだ線の中点から内側に，皮膚割線に沿った5〜6 cmの斜切開とする（図2）．Camper筋膜を切開し，浅腹壁動静脈を必ず結紮切離する．Scarpa筋膜を切開し，外腹斜筋腱膜と外鼠径輪を十分に露出する（図3）．外腹斜筋腱膜を切開し，外鼠径輪の内側脚と外側脚を切開し，鼠径管前壁を開放する．

ⅱ）鼠径管内の操作

　内腹斜筋の下縁と精巣挙筋の間を切開し，内鼠径輪の直上に到達する．内腹斜筋から精巣挙筋がきれいに分かれない場合は，内腹斜筋の下縁を切開してもよい．この位置はちょうど，内腹斜筋上を走行する腸骨下腹神経と精巣挙筋上を走行する腸骨鼠径神経の間に相当する（図4）．まず，内鼠径輪の位置で内精筋膜に包まれたヘルニア嚢と精管，精巣動静脈をテーピングする（図5）．次に，内鼠径輪の外側下方で外精巣動静脈と陰部大腿神経陰部枝を同定し，それらを精巣挙筋と腸骨鼠径神経とともにテーピングして，鼠径管後壁の横筋筋膜を恥骨結節まで十分に露出する（図6）[6]．内精筋膜を切開して精管，精巣動静脈を外側に牽引

第3章 鼠径部ヘルニア（鼠径・大腿ヘルニア）手術

3. 鼠径部切開法／h その他の術式

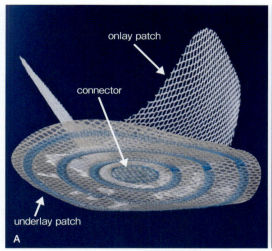

図1 Ultrapro Hernia System（UHS）
A：プロリンとモノクリル．吸収前．
B：プロリン（120日後）．吸収後（70％吸収）．

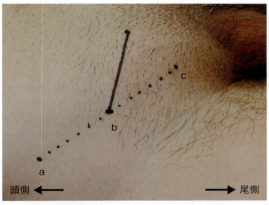

図2 右間接鼠径ヘルニアでの皮膚切開
a：上前腸骨棘，b：中点，c：恥骨結節右側縁

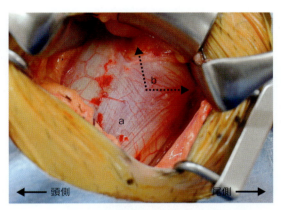

図3 十分に露出された外腹斜筋腱膜と外鼠径輪
a：外腹斜筋腱膜，b：外鼠径輪（点線）

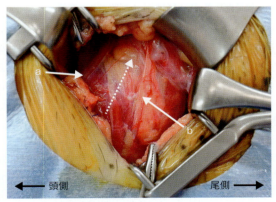

図4 腸骨下腹神経と腸骨鼠径神経の間で，内腹斜筋下縁を切開（点線）
a：腸骨下腹神経，b：腸骨鼠径神経

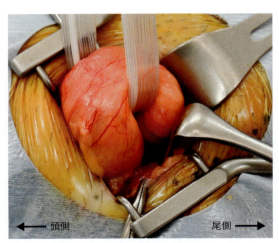

図5 ヘルニア嚢と精管，精巣動静脈のテーピング

159

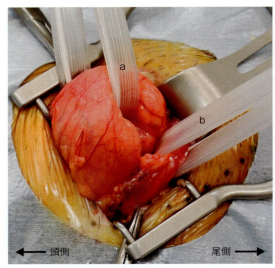

図6　2段階テーピング法
a：ヘルニア嚢と精管，精巣動静脈のテーピング
b：精巣挙筋，腸骨鼠径神経，外精巣動静脈，陰部大腿神経陰部枝のテーピング

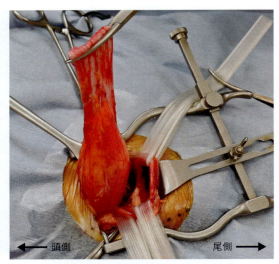

図7　内鼠径輪まで高位剝離されたヘルニア嚢

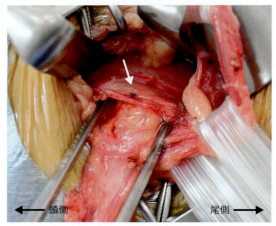

図8　内鼠径輪の内側で下腹壁動静脈（矢印）を同定

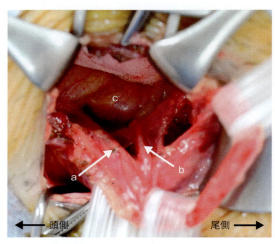

図9　精巣動静脈と精管の腹壁化（parietalization）
a：精巣動静脈，b：精管，c：剝離された腹膜

し，内鼠径輪までヘルニア嚢を全周性に高位剝離する（図7）．

ⅲ）腹膜前腔の操作

内鼠径輪の内側で横筋筋膜から内精筋膜への移行部を切開し，下腹壁動静脈背側の浅葉を切開し腹膜前腔に到達する（図8）．腹膜前腔にガーゼを挿入し，Cooper靱帯から恥骨結合後面にかけて腹膜前腔を剝離する．まずは内鼠径輪の内側で腹膜前腔を確保し，横筋筋膜の全周切開を頭側，尾側，外側へと進めていく．内鼠径輪の外側では，ヘルニア嚢とそれに続く腹膜が精管，精巣動静脈と十分に分離されるまで，内鼠径輪から3〜4 cm背側まで十分に剝離し精管と精巣動静脈の腹壁化（parietalization）を行う（図9）．ヘルニア嚢は開放せずに腹腔側に反転する．腹膜前腔の最終的な剝離範囲は，内側は腹直筋の外側縁の1〜2 cm内側まで（図10），頭側は上前腸骨棘の高さまで，外側は外腸骨静脈の内側縁まで（図11），尾側はCooper靱帯から恥骨結合後面までである（図12）．これらの操作により，筋恥骨孔から起こりうる間接および直接鼠径ヘルニア，そして，大腿ヘルニアの有無をすべて確認することができる．

ⅳ）UHSの挿入と展開

ヘルニア嚢と腹膜前腔の剝離が終了したのち，UHSを挿入する．腹膜前腔の剝離範囲に応じて，メッシュのサイズを選択する．本症例では，underlay patchの直径が10 cmのlargeサイズを選択した．onlay patchを折りたたんで鉗子で把持し，onlay patchと鼠径靱帯が平行になる方向でunderlay patchを内鼠径輪に挿入する（図13）．underlay patchの辺縁を鑷子で把持し，腹直筋方向，恥骨結合方向，Cooper靱帯方向へと順番に展開し，最後に上前腸骨棘方向へ展開する．underlay patchが腹膜前腔

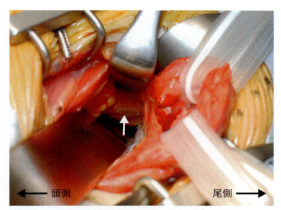

図10 内側は腹直筋外側縁の1～2cm内側（矢印）まで剥離

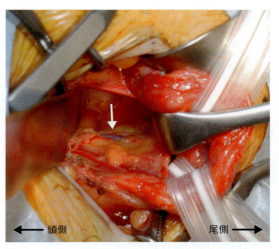

図11 外側は外腸骨静脈の内側縁（矢印）まで剥離

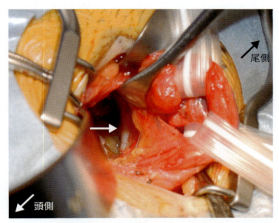

図12 尾側はCooper靱帯から恥骨結合後面（矢印）まで剥離

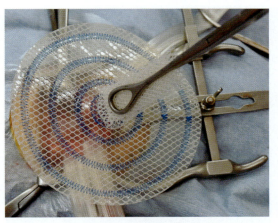

図13 onlay patchを鉗子で把持したUHS
この状態で内鼠径輪に挿入する．

にきれいに展開されると，筋恥骨孔全体がunderlay patchで閉鎖されることになる（図14）．

次に，onlay patchの展開を行う．onlay patchは12×6cmとやや大きいため，鼠径管後壁の広さに応じてトリミングする．精管，精巣動静脈のテーピングと，外精巣動静脈，陰部大腿神経陰部枝，精巣挙筋，腸骨鼠径神経のテーピングを2本とも腹側へ牽引し，鼠径管後壁の横筋筋膜から恥骨結節まで十分に被覆するようにonlay patchの下半分を展開する．onlay patchの外側にスリットを作成して，2本のテーピングを通して3-0バイクリルプラス（Johnson & Johnson社製）でスリット部を1針縫合する（図15）．最後に，onlay patchの上半分を内腹斜筋と外腹斜筋腱膜の間に展開する．onlay patchの縫合固定はしない．UHSの展開が終了したら，患者に強い咳で腹圧をかけてもらい，鼠径部ヘルニア再突出の有無を確認する．

v）閉創

外腹斜筋腱膜は3-0バイクリルプラスで連続縫合閉鎖し，皮膚は4-0バイクリルプラスで真皮水平マットレス連続縫合を行い，皮膚表面接着剤（ダーマボンド：Johnson & Johnson社製）を塗布する[7]．

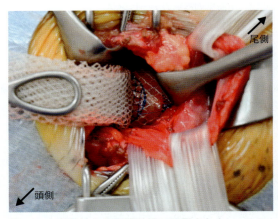

図14 内鼠径輪から腹膜前腔に展開されたunderlay patch

❷ 直接鼠径ヘルニア（右側，M2型）

i）皮膚から外腹斜筋腱膜までの操作

間接鼠径ヘルニアの場合と同様である．

ii）鼠径管内の操作

2段階テーピング，つまり，精管と精巣動静脈のテーピ

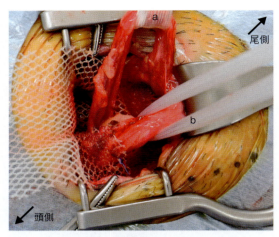

図15 鼠径管後壁に展開されたUHSのonlay patch
a：精管，精巣動静脈のテーピング
b：精巣挙筋，腸骨鼠径神経，外精巣動静脈，陰部大腿神経陰部枝のテーピング

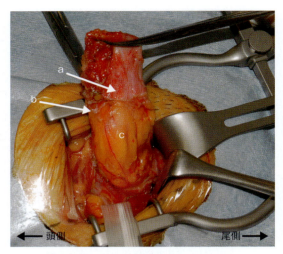

図16 横筋筋膜と腹膜前筋膜浅葉の全周切開
a：横筋筋膜，b：腹膜前筋膜浅葉，c：腹膜前脂肪織

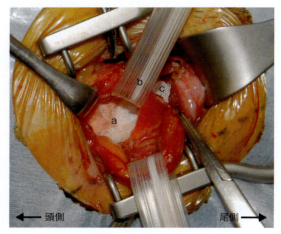

図17 下腹壁動静脈のテーピング
a：内鼠径輪，b：下腹壁動静脈，c：横筋筋膜の切開孔

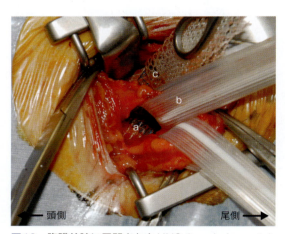

図18 腹膜前腔に展開されたUHSのunderlay patch
a：内鼠径輪，b：下腹壁動静脈，c：横筋筋膜の切開孔

ングと外精巣動静脈，陰部大腿神経陰部枝，精巣挙筋，腸骨鼠径神経のテーピングまでは，間接鼠径ヘルニアの場合と同様である．次に，脆弱化した横筋筋膜を被覆したヘルニア嚢を全周性に高位剥離する．

iii）腹膜前腔の操作

鼠径管後壁の底面より1〜2 cm上で，横筋筋膜と腹膜前筋膜浅葉を全周切開して腹膜前脂肪織を露出し（図16），ヘルニア嚢を腹腔側に反転させてガーゼを1枚，腹膜前腔に挿入する．また，内鼠径輪でも横筋筋膜と腹膜前筋膜浅葉を全周切開し，かつ，腹膜鞘状突起を離断して周囲の腹膜とともに背側に剥離し，精管と精巣動静脈の腹壁化（parietalization）を行う．内鼠径輪から鼠径管後壁の横筋筋膜切開部にテープを通して下腹壁動静脈をテーピングする．内鼠径輪からもガーゼを1枚挿入して，それぞれに挿入されたガーゼを自在鉤で圧排することで2つの剥離層がつながるように腹膜前腔を十分に剥離する（図17）．腹膜前腔の剥離範囲は間接鼠径ヘルニアの場合と同様である．

iv）UHSの挿入と展開

本症例では，underlay patchの直径が10 cmのlargeサイズを選択した．underlay patchを鼠径管後壁の横筋筋膜切開孔に挿入し腹膜前腔に展開する．下腹壁動静脈の外側に位置する内鼠径輪もunderlay patchで閉鎖されていることを確認する（図18）．切開した横筋筋膜は3-0バイクリルプラスで結節縫合閉鎖してconnectorを固定させる．

onlay patchの展開は，間接鼠径ヘルニアの場合と同様である．

v）閉創

間接鼠径ヘルニアの場合と同様である．

b. UPP法

UPP（ultrapro plug）は，UHSと同様に半吸収性light weight meshである．プラグという名称ではあるが，anchorが腹膜前腔で広がり，bodyがヘルニア門に固定され，rimが鼠径管後壁に展開される形状で，広義のbilayer

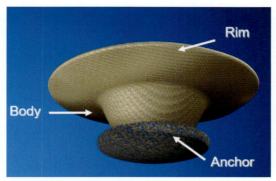

図19　Ultrapro plug（UPP）

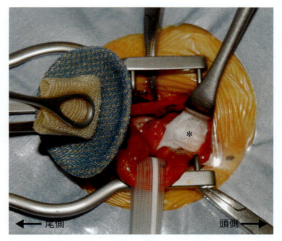

図20　UPPの挿入
＊：内鼠径輪

patchといってよい形状である．

1）UPP法の適応
筆者らは新JHS分類において，主にヘルニア門が比較的小さく，周囲組織に脆弱性を認めない若年者のL2型間接鼠径ヘルニアとF型大腿ヘルニアに使用している．

2）UPPについて
UPP（Johnson & Johnson社製）を図19に示す．メッシュの形状はanchor，body，rimの3つの部分からなる．メッシュの性状はUHSと同様に，非吸収糸のプロリン（light weightポリプロピレン）と吸収糸モノクリル（poliglecaprone 25）を編み込んだ半吸収性メッシュである．8割のモノクリル部分は約120日後に完全吸収され，2割のプロリン部分のみが体内に残る．UHSと同様に，体内に残る異物量を最小限に抑え，メッシュによる炎症反応を減少させることが期待される．
メッシュのサイズはanchorの直径により，small（直径3 cm），medium（直径4 cm），large（直径5 cm）の3種類が用意されている．onlay patchの大きさは12×8 cmで共通であり，症例に応じてトリミングして使用する．

3）手術手技
2つの症例を提示する．
❶**若年男性の間接鼠径ヘルニア（左側，L2型）**
ⅰ）皮膚から外腹斜筋腱膜までの操作
UHSの場合と同様である．
ⅱ）鼠径管内の操作
UHSの場合と同様である．
ⅲ）腹膜前腔の操作
UHSの場合と同様である．
ⅳ）UPPの挿入と展開
ヘルニア嚢と腹膜前腔の剝離が終了したのち，ヘルニア嚢を腹腔側に反転して，UPPを内鼠径輪から挿入する（図20）．anchorを腹膜前腔に展開し，bodyを内鼠径輪に置き，rimを鼠径管後壁から内腹斜筋前面に展開し，メッシュの外側下方にスリットを作成し，ここに精管と精巣動

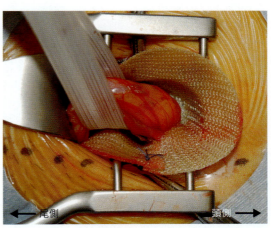

図21　UPPの固定
rimにスリットを作成し，テーピングされた構造物を通して，1針縫合固定する．

静脈のテーピングと外精巣動静脈，陰部大腿神経陰部枝，精巣挙筋，腸骨鼠径神経のテーピングをまとめて通し，3-0バイクリルプラスでスリット部分のみ1針縫合固定する（図21）．そののち，トリミングしたonlay patchを鼠径管後壁から内腹斜筋前面に展開し，メッシュの外側下方にスリットを作成し，ここにテーピングした構造物を通して，スリット部分のみ1針縫合固定する．onlay patchの周囲への縫合固定はせずに，鼠径管後壁から内腹斜筋前面にonlay patchを展開する（図22）．筆者らは，若年者のL2型間接鼠径ヘルニアの場合は，主にanchorが直径5 cmのlargeサイズを選択している．
ⅴ）閉創
UHSの場合と同様である．
❷**高齢女性の大腿ヘルニア（左側，F1型）**
ⅰ）皮膚切開
皮膚切開は鼠径靱帯の下，ヘルニア突出部直上で約3 cmの斜切開とする（図23）．

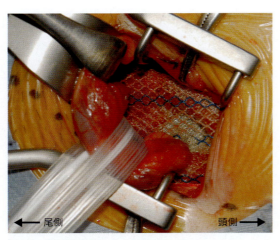

図22 鼠径管後壁から内腹斜筋前面へのonlay patchの展開

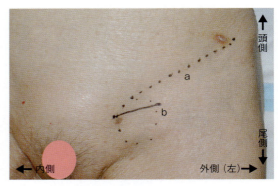

図23 大腿法での皮膚切開
a：鼠径靱帯，b：皮膚切開創

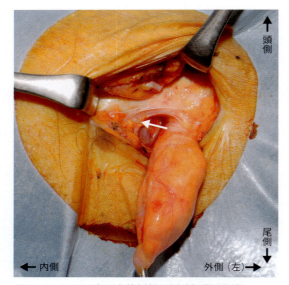

図24 ヘルニア嚢の高位剝離と裂孔靱帯の切離（矢印）

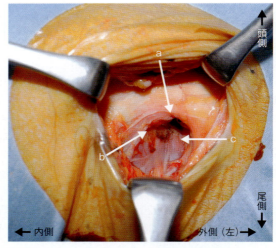

図25 ヘルニア嚢を反転し，腹腔側へ整復する
a：鼠径靱帯，b：裂孔靱帯，c：恥骨筋筋膜

ii）ヘルニア嚢の露出と処理

皮下組織，大腿筋膜を切離すると，脆弱化した横筋筋膜に覆われたヘルニア嚢が露出する．鼠径ヘルニアの場合と同様に，ヘルニア嚢の頸部まで十分に高位剝離を行う．次に，ヘルニア嚢頸部で全周にわたって横筋筋膜を切開し，腹膜前脂肪織を露出させる．さらに，内側の裂孔靱帯を横筋筋膜とともに恥骨方向に切離して大腿管を拡大させる（図24）．この操作によって，ヘルニア嚢頸部の締め付けが解除され，ヘルニア内容が容易に腹腔側に還納される．ヘルニア嚢を反転しガーゼを挿入し，大腿輪周囲の腹膜前腔を剝離する．剝離操作の解剖学的ランドマークは，上方が鼠径靱帯，内側が裂孔靱帯から恥骨，下方が恥骨筋筋膜である（図25）．ただし，外側の大腿静脈はメッシュと直接接しないようにする意味で無理に露出させない．嵌頓例を除いて，ヘルニア嚢の開放はせず，鼠径靱帯を切り上げる操作も必要はない．ヘルニア嚢が還納されると，大腿輪を構成するiliopubic tract，恥骨結節後面，Cooper靱帯，大腿静脈を容易に指で触知することができる．

iii）UPPの選択とトリミング

大腿管腹腔側の開口部である大腿輪の直径は1.5〜3.0 cmとされている[8]．したがって，UPPは，anchorが直径4 cmのmediumサイズを選択している．rimをトリミングしてbodyとanchorのみとする（図26）．

iv）UPPの挿入と固定

トリミングしたUPPを鉗子で把持し，大腿管に挿入する．anchorを腹膜前腔に展開し，bodyを大腿管の出口で広げる．これにより，anchorが腹膜前腔で完全に大腿輪を閉鎖することになる．bodyの開放端を鼠径靱帯，裂孔靱帯，恥骨筋筋膜に3-0バイクリルプラスで5針縫合固定する（図27）．なお，大腿静脈の損傷を避ける意味で，外側の縫合固定は行わない．

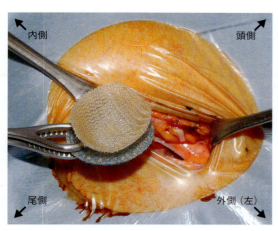

図26 rimをトリミングしたUPP

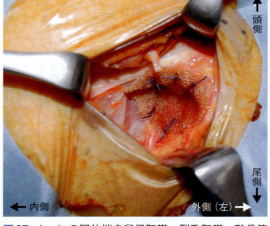

図27 bodyの開放端を鼠径靱帯，裂孔靱帯，恥骨筋筋膜に縫合固定する

ⅴ）閉創

UHSの場合と同様である．

c. UHS法とUPP法について

2018年に発表されたinternational guidelines for groin hernia managementでは，鼠径部に立体型メッシュを使用することは術後疼痛や異物感を引き起こすために推奨されないとされ，bilayer patch法はメッシュプラグ法と同様に今や否定された術式の1つとなった[9]．そのため，2018年以降，日本においてもbilayer patch法の手術数は急速に減ることになった[10]．しかしながら筆者は，PHS法110例とUHS法110例の前向き無作為化比較試験（RCT）を行い，術後1ヵ月目においてUHS法で痛みが有意に少なく，術後3年目でPHS法とUHS法，ともに再発がないことを報告した[11]．半吸収性light weight meshのUHS法では再発率が増加することが懸念されたが，良好な成績であった．bilayer patch法では，腹膜前腔を十分に剝離しunderlay patchを広げ，onlay patchを鼠径管後壁から内腹斜筋前面に展開することによって，再発のない良好な成績を得ることができると考えている．

UPPも半吸収性light weight meshであり，その特徴は先端がanchorというフラットな構造で，腹膜前腔で展開されると腹腔内に突出せず，面としてヘルニア門を閉鎖できることである．HiroseらはUPP法とメッシュプラグ法のRCTを行い，1年後に再発がなく，かつ，異物感がUPP法で有意に少なかったことを報告した[12]．

筆者は2003年以来，メッシュプラグを用いた大腿法を好んで行ってきた[13]．この方法は，大腿管にメッシュプラグを挿入することで大腿輪を閉鎖する最も簡単な大腿ヘルニア修復術である．2012年からはUPPを用いた大腿法を採用し，anchorによる面での大腿輪閉鎖がより確実となった．2019年までに79例のUPPを用いた大腿法を行い，再発がなかったことを報告した[14]．

半吸収性light weight meshであるUHSとUPPを用いた修復術は，international guidelines for groin hernia managementで否定的な術式ではあるが，筆者は，鼠径部切開によるテイラーメード手術の1つとして習得すべき術式であると考えている．

● 文献

1) Gilbert AI et al: A bilayer patch device for inguinal hernia repair. Hernia 3: 161-166, 1999
2) Gilbert AI et al: Combined anterior and posterior inguinal hernia repair: Intermediate recurrence rates with three groups of surgeons. Hernia 8: 203-207, 2004
3) O'Dwyer PJ et al: Randomized clinical trial assessing impact of a lightweight or heavyweight mesh on chronic pain after inguinal hernia repair. Br J Surg 92: 166-170, 2005
4) 宮崎恭介ほか：成人（Ultrapro Hernia System（UHS）法）．小児外科 44：855-859，2012
5) 宮崎恭介：大腿ヘルニア根治術．消化器外科 37：733-736，2014
6) 宮崎恭介：メッシュ法―TIPP法．鼠径部ヘルニアの手術，松本純夫（編），へるす出版，p250-260，2018
7) 宮崎恭介：結び目の目立たない真皮水平マットレス連続縫合．臨外 64：670-671，2009
8) Bendavid R: Femoral pseudo-hernias. Hernia 6: 141-143, 2002
9) The HerniaSurge Group: International guidelines for groin hernia management. Hernia 22: 1-165, 2018
10) 日本内視鏡外科学会：内視鏡外科手術に関するアンケート調査―第16回集計結果報告―．日内視鏡外会誌：25-29，2022
11) Miyazaki K: Prolene Hernia System and Ultrapro Hernia System for primary unilateral inguinal hernia: 3-years outcome of a prospective randomized controlled trial. Hernia 19(Suppl 2): S115, 2015
12) Hirose T et al: Randomized clinical trial comparing lightweight or heavyweight mesh for mesh plug repair of primary inguinal hernia. Hernia 18: 213-219, 2014
13) 宮崎恭介：大腿ヘルニア手術．臨外 61：355-359，2006
14) 宮崎恭介ほか：大腿ヘルニア．消化器外科 43：1111-1119，2020

A. 成人の鼠径部ヘルニア

第3章 鼠径部ヘルニア（鼠径・大腿ヘルニア）手術

4 腹腔鏡下手術

a 反対側鞘状突起開存，不顕性ヘルニアの定義と手術適応

［和田　英俊］

　腹腔鏡下鼠径部ヘルニア手術（主にTAPP法）の利点の1つに，手術中に反対側の鼠径部ヘルニアの有無を確認できることが挙げられる．これによって，反対側に鞘状突起の開存や不顕性ヘルニアを発見することがあるため，腹腔鏡下手術は鼠径部切開法より両側手術が有意に増加すると報告されている[1]．また，鼠径部切開法のヘルニア手術では，片側手術を行った成人男性症例の30％以上で術後に反対側のヘルニアを発症したという報告もある[2]．そのため，international guidelinesでは，TAPP法において反対側の鼠径部を確認することが勧められており，術前に患者の同意を得ている場合は，術中に反対側の鼠径部ヘルニアを発見した際に両側の同時手術を行うことが推奨されている[3]．

　本項では，腹腔鏡下手術で確認される鞘状突起の開存や不顕性ヘルニアについて述べる．

a. 鞘状突起の開存（図1）

　発生学的に精巣は後腹膜の腎臓付近の尿生殖路に沿って発生し，妊娠中期に下降を開始し，妊娠6ヵ月で内鼠径輪に到達する．妊娠後期に腹壁を通過し鼠径管を通って，鞘状突起に沿って下降し陰嚢に達する．鞘状突起は内鼠径輪の内側から鼠径管の前方に沿って伸びる．男性では精管，女性では子宮円靭帯が下腹壁血管の外側前方を曲がって通過する．また，右の精巣は左より下降が遅い．腹膜の突出である鞘状突起は，通常は精巣を覆う部位（精巣固有鞘膜）を除いて出生後に閉鎖するが，鞘状突起の閉鎖が完遂できずに開存している場合は，小児の外鼠径ヘルニアの原因となる[4,5]．

　鞘状突起の開存の発症率は生後2ヵ月で63％であるが，2歳までに一定の率で減少すると報告されている．自然経過では出生後の開存は60％ぐらいであるが，2歳で約20％が閉鎖すると考えられている．また，成人男性の剖検時不顕性症例における鞘状突起の開存率は15～30％と報告されている．このため，2歳以降で，開存している約40％のうち1/2ぐらいが鼠径ヘルニアを発症すると推定される．

　鞘状突起の開存は，ヘルニア嚢とはいえない小さな凹みだけの場合や，ヘルニア嚢となった大きな陥凹がある場合（図1）などがあるが，どのような開存がヘルニアを発症す

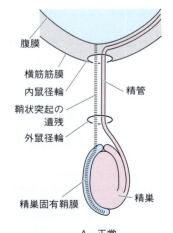
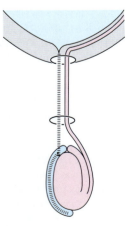
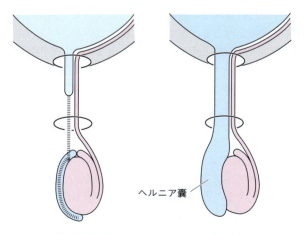

A. 正常（鞘状突起の閉鎖）　　B. 小さな凹みのみ　　C. 細い鞘状突起の開存　　D. 外鼠径ヘルニア

図1　鞘状突起開存のシェーマ

4. 腹腔鏡下手術／a　反対側鞘状突起開存，不顕性ヘルニアの定義と手術適応

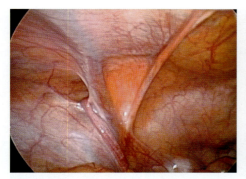

図2　症例1
35歳女性，左外鼠径ヘルニア．

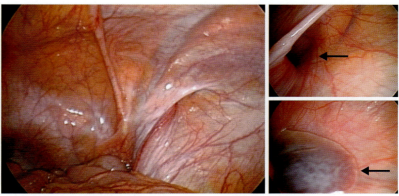

図3　症例1
35歳女性，右鞘状突起の開存（右上，矢印）による外鼠径ヘルニアと子宮内膜症（右下，矢印）．

るかは明らかになっていない．また，現在までに小児における鞘状突起の開存の報告は多いが，成人に関する報告は少ない．

van Wessemによると，599人（男性189人，32％）の鼠径部ヘルニア以外の腹腔鏡下手術で両側の鼠径部を観察したところ，71人（12％）で鞘状突起の開存を認めた[4]．右側が59％で左側が29％，両側が12％で右側が多かった．また，20歳以下での発見率は22％，20～30歳で6％，30～50歳で11％，50歳以上で14％，80歳以上で6％であり，年齢別で有意差はなかった．症状のない鞘状突起の開存は成人でもしばしば存在し，年齢にかかわらず開存率は一定であった．

さらに，van Veenによって，前述の対象患者の経過観察の結果が報告された[5]．337人（男性94人，28％）が平均5.5年経過観察されたが，経過観察できた症例の鞘状突起の開存率は30歳以下が19％，30～40歳14％，40～50歳12％，50～60歳16％，60～70歳15％，70歳以上19％であった．鞘状突起開存群では経過観察中に12％（6/52）で鼠径ヘルニアの手術が行われたが，鞘状突起閉鎖群は3％（8/285）であった．鞘状突起が開存している場合は，閉鎖している場合と比較して5.3年以内に4倍以上の確率で鼠径ヘルニアを発症したため，成人の外鼠径ヘルニアの危険因子と考えられた．また，鞘状突起の開存率に関して男性（31％，29/94）は女性（9％，23/243）の3.44倍で，外鼠径ヘルニアの発症率は男性（4％，4/94）が女性（0.8％，2/243）の5倍であった．

国内からのWatanabeの報告では，腹腔鏡下手術を行った1,008人（男性577人，女性431人）のうち16.8％（男性20.6％，女性11.6％，$p<0.01$）で臨床症状のない鞘状突起の開存を認めた[6]．また鞘状突起の開存は右側55％，左側24％，両側21％であった（$p<0.01$）．年齢別では，20歳未満9.1％，20～39歳15.2％，40～59歳14.7％，60～74歳17.0％，75歳以上19.3％で，年齢による有意差はなかった．術後3年の経過観察をした765人のうち外鼠径ヘルニアを発症したのは8人で，全員男性であった（男性vs.女性，$p=0.0164$）．外鼠径ヘルニアの発症は，鞘状突起開存群で4.8％（5/105），鞘状突起閉鎖群で0.9％（3/332）であった（$p=0.0028$，オッズ比：5.48）．男性で外鼠径ヘルニアを発症した群と発症しなかった群を比較検討すると，鞘状突起の開存（$p=0.0107$），右側の鞘状突起の長さ（18.1 ± 25.3 mm vs. 3.6 ± 10.7 mm，$p=0.0028$），右側の鞘状突起の直径（5.37 ± 5.0 mm vs. 1.53 ± 4.4 mm，$p=0.0028$）で有意差があったが，多変量解析では鞘状突起の開存と右側鞘状突起の長さが有意な関連因子であった．

成人の外鼠径ヘルニアの発生には多くの因子が関与しているが，上記のように鞘状突起の開存が原因の1つであることは間違いない．しかし，現在，どのぐらいの大きさや長さ，どのような形状の鞘状突起の開存がヘルニアを発症するのかは解明されていないため，その手術適応や治療方法は定まっていないのが現状である．

b. さまざまな鞘状突起（症例提示）

症例1：35歳女性，左外鼠径ヘルニア（L2型）（図2）．術中に右内鼠径輪に子宮円靱帯に沿って鼠径管内まで続く陥凹を認め，鞘状突起の開存による外鼠径ヘルニア（L1型）と診断した（図3）．さらに鼠径管内を観察すると黒褐色の液体を含む囊胞を認めたため（図3），腹腔鏡下囊胞摘出術＋内鼠径輪縫縮術を行った．病理検査で囊胞は子宮内膜症と診断された．

症例2：59歳男性，右外鼠径ヘルニア（L2型）（図4）．術中に左内鼠径輪の開大と陥凹を認め，下腹壁血管を越え鼠径管に達する陥凹のため，鞘状突起の開存による左外鼠径ヘルニア（L2型）と診断しTAPP法を行った（図5）．

症例3：87歳男性，左外鼠径ヘルニア（L2型）（図6）．術中，右内鼠径輪の開大と陥凹を認め，陥凹の底部に鼠径管に連続する小さな鞘状突起の開存が存在した．外鼠径ヘルニア（L2型）（図7）と診断しTAPP法を行った．

症例4：56歳男性，左外鼠径ヘルニア（L2型）（図8）．腹腔内を観察すると，右内鼠径輪に鞘状突起の遺残と思われる軽度の陥凹を認めた（図9）．近接して観察したが，陥凹

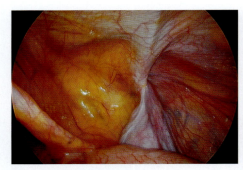

図4 症例2
59歳男性，右外鼠径ヘルニア．

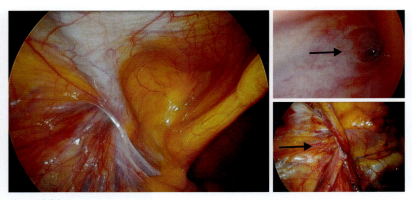

図5 症例2
59歳男性，左鞘状突起の開存（右上，矢印）による外鼠径ヘルニア（右下，矢印）．

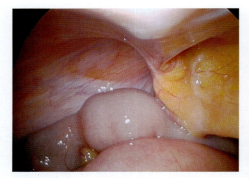

図6 症例3
87歳男性，左外鼠径ヘルニア．

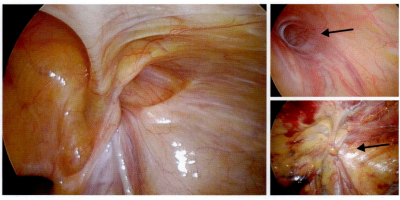

図7 症例3
87歳男性，右鞘状突起の開存（右上，矢印）を伴う外鼠径ヘルニア（右下，矢印）．

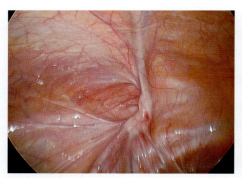

図8 症例4
56歳男性，左外鼠径ヘルニア．

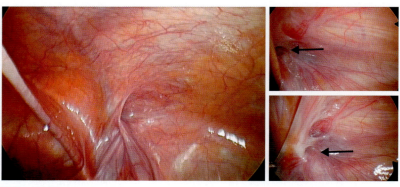

図9 症例4
56歳男性，右鞘状突起の遺残による浅い陥凹（矢印）．

　は下腹壁血管を越えることはなく閉塞しているため（図9），経過観察とした．
　症例5：81歳男性，左外鼠径ヘルニア（L2型）（図10）．右鼠径部を観察すると右内鼠径輪に陥凹を認めた（図11）．近接して観察すると，鞘状突起の開存を認め鼠径管内に連続しているため右外鼠径ヘルニア（L1型）（図11）と診断し，LPEC法を行った．
　症例6：70歳男性，右外鼠径ヘルニア（L2型）（図12）．左鼠径部を観察すると左内鼠径輪は陥凹しており，鼠径管に連続する鞘状突起の開存を認め，左外鼠径ヘルニア（L1）（図13）と診断し，LPEC法を施行した．
　症例7：79歳女性，右は鞘状突起の開存から発症したと考えられる右外鼠径ヘルニア（L1型）（図14）．術中所見で，左も細い鞘状突起が鼠径管に連続していたため左外鼠径ヘルニア（L1型）（図15）と診断し，LPEC法を行った．
　症例8：67歳男性，左外鼠径ヘルニア（L2型）（図16）．術中，右内鼠径輪の開大と陥凹が存在し，鼠径管に連続する細い鞘状突起の開存を認めたため右外鼠径ヘルニア（L2

4. 腹腔鏡下手術／a 反対側鞘状突起開存,不顕性ヘルニアの定義と手術適応

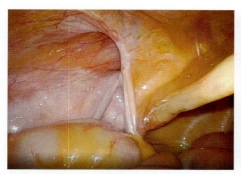

図10 症例5
81歳男性,左外鼠径ヘルニア.

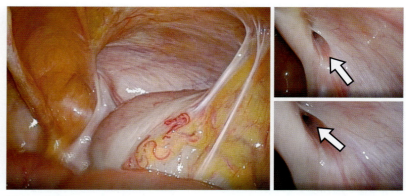

図11 症例5
81歳男性,右鞘状突起の開存(矢印).

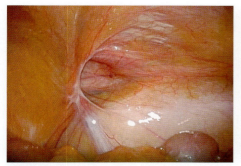

図12 症例6
70歳男性,右外鼠径ヘルニア.

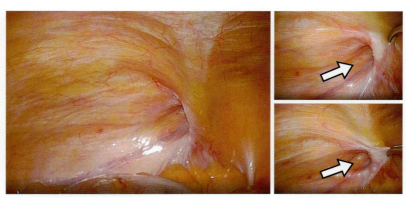

図13 症例6
70歳男性,左鞘状突起の開存による外鼠径ヘルニア.

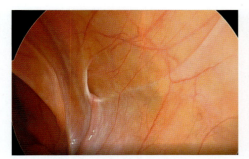

図14 症例7
79歳女性,右外鼠径ヘルニア.

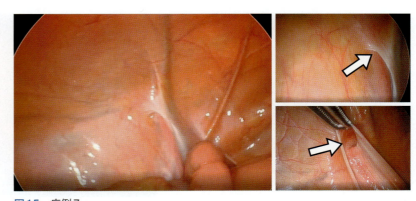

図15 症例7
79歳女性,左鞘状突起の開存(矢印).

型)(図17)と診断し,TAPP法を施行した.
　症例9:60歳男性,右外鼠径ヘルニア(L3型)(図18).左鼠径部を観察すると左内鼠径輪が開大し陥凹を認め,近接すると陥凹の底部に鼠径管に連続する鞘状突起の開存が存在した.左外鼠径ヘルニア(L2型)(図19)と診断し,TAPP法を施行した.
　症例10:96歳女性,左外鼠径ヘルニア(L2型)(図20).右鼠径部を観察すると右内鼠径輪の陥凹を認め(図21),鞘状突起の開存が鼠径管に連続していたため右外鼠径ヘルニア(L1型)と診断し,LPEC法を行った.
　症例1〜10は,現在までにヘルニアの再発や発症を認めていない.

C. 反対側の不顕性ヘルニア

不顕性ヘルニアとは,①鼠径部に全く症状がないにもかかわらず,手術時に偶発的に鼠径部ヘルニアを発見した場

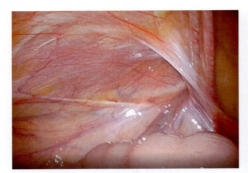

図16　症例8
67歳男性，左外鼠径ヘルニア．

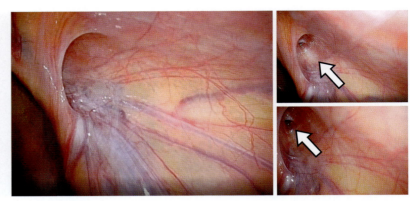

図17　症例8
67歳男性，右鞘状突起の開存（矢印）．

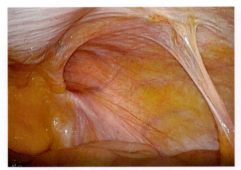

図18　症例9
60歳男性，右外鼠径ヘルニア．

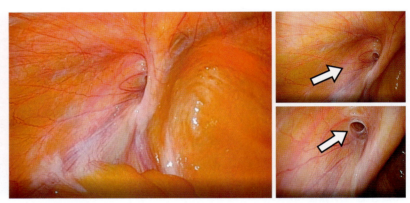

図19　症例9
60歳男性，左鞘状突起の開存による外鼠径ヘルニア（矢印）．

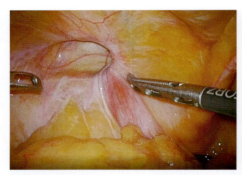

図20　症例10
96歳女性，左外鼠径ヘルニア．

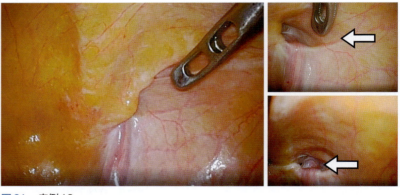

図21　症例10
96歳女性，右鞘状突起の開存による外鼠径ヘルニア（矢印）．

合と，②術前に鼠径部にヘルニアの膨隆を認めないが，疼痛や違和感があるため手術を行うと鼠径部ヘルニアが存在する場合とがある．これらを海外では，occult hernia, incipient hernia, incidental hernia, unsuspected hernia, unexpected hernia, asymptomatic herniaなどと呼んでいる．欧州のHerniaSurge Groupは，occult herniaを症状がなく，身体診察で所見がないヘルニアと定義している[3]．

ここでは，術前に片側の鼠径部ヘルニアと診断したが，術中に腹腔内から反対側のヘルニアを認めた場合の不顕性ヘルニアについて述べる．

これまでの報告では，術前に片側の鼠径部ヘルニアと診断し，手術中に反対側のヘルニアを発見する頻度は11～51%とされている[7,8]．反対側のヘルニアの発見率に大きな差がある原因は，術前の診断能と術中の評価方法が関与していると考えられる．

術前の鼠径部ヘルニアの診断は，通常，身体所見のみで行われることが多く，明らかなヘルニアの膨隆を認める場合は診断に悩むことはない．身体所見には立位と臥位で腹圧をかけることによる視診と触診（陰嚢からの指診）があるが，初期の鼠径部ヘルニアの診断には経験が必要である．

画像検査としては，腹部超音波検査[9]，腹部CT検査[10]，腹部MRI検査[11]，ヘルニオグラフィー[12]などがあり，これらの検査によって術前の診断能が向上することは間違いない．腹部超音波検査による不顕性ヘルニアの予測正診率は85.6％と比較的高いが，検査の熟練度が大きく関与することが報告されている[13]．さらに，身体所見で片側ヘルニアと診断した症例に対して，術前に反対側のヘルニアの可能性を考慮して全例に画像検査を行うことは費用対効果の点で議論の余地がある．

また，TEP法はTAPP法より反対側の鼠径部ヘルニアの発見率が高く，両側の手術を行う症例が多いという報告がある[14]．この原因として，TEP法で反対側の鼠径部の確認を行うと腹膜前腔の剝離によって鼠径床を破壊し，小さな内鼠径ヘルニアや大腿ヘルニアを作成してしまうことが指摘されている．さらに，TEP法で反対側の確認のために健常な鼠径部を剝離すると，将来，反対側のヘルニアの発生を促す可能性や，剝離後の再手術でTEP法が困難になる可能性も指摘されている[15]．そのため，TEP法においても，最初に腹腔内から両側の鼠径部の観察（trans-abdominal diagnostic laparoscopy：TADL）を行ってから手術を行う方法が報告されている[1]．

さらに一番問題な点は，どのくらいの大きさや深さの腹膜の陥凹があるときに鼠径部ヘルニアと診断し，そしてどのような治療を行うのかの指針が全くないことである．

Lalは，不顕性ヘルニアは，術前に診断されていないヘルニアで，外鼠径ヘルニアは内鼠径輪を越えて鼠径管に到達する腹膜の陥凹で，内鼠径ヘルニアは横筋筋膜に明らかな欠損のある腹膜の陥凹と定義しているが，客観的な数値による診断基準は示されていない[16]．

van den Heuvelは，ヘルニア門の直径が3cm以下でヘルニア嚢の深さが2cm以下の場合はヘルニアを発症しないため，これをカットオフ値として初期のヘルニアを定義すると報告している[17]．しかし，この大きさと深さ以下の場合にヘルニアを発症しなかったデータが論文では示されておらず，数値の根拠が不明である．

また，Paajanenはヘルニア門が1cm以上の場合にTAPP法を行うと報告している[18]．この基準に関しても，どのようなヘルニアが将来，症状を発症するのかは不明であり，1cm以上のヘルニア門で手術を行う科学的根拠はなく，過去の手術の報告でカットオフ値を決定することはできないと述べている．

前述したvan den Heuvelは，反対側に明らかな鼠径部ヘルニアを発見した場合は同時に手術を行い，反対側に腹腔内臓器が脱出することはない小さな陥凹の初期の鼠径ヘルニアを発見した場合は経過観察を行った[17]．術前片側ヘルニアと診断し腹腔鏡下手術（TAPP法）を行った1,681人のうち，不顕性ヘルニアを218人（13％）に認め，そのうち89人（5％）を初期のヘルニアと診断し，経過観察を行った．経過観察ができた61人のうち，13人（21％）で鼠径ヘルニアの症状が出現したため手術を行った．初回の手術からヘルニアの症状出現までの期間は平均88（24～210）ヵ月であった．

ThumbeはTAPP法において21人の反対側の不顕性ヘルニア（腹膜の突出）を平均15ヵ月間経過観察したところ，6人（28.6％）で鼠径部ヘルニアを発症した[19]．

また，Parkは症状のない反対側のヘルニアの予防的手術について非無作為化比較試験の6論文1,774人（両側手術978人，症状のある片側手術のみ796人）のメタアナリシスを行った[20]．反対側の同時手術は手術時間と疼痛が増加するが入院期間に有意差はなく，同時手術を行うことで約1/3の患者で再手術を予防できる可能性がある．そのため，リスクより有益性が上回っているため，症状のない反対側の手術を考慮してもよいと報告している．

Dhanamiは片側手術時に診断した反対側の不顕性ヘルニア手術の安全性と有用性を検討した[21]．13編の論文で5,000人の患者を対象とした．平均観察期間は36ヵ月であった．不顕性ヘルニアの発生率は14.6％で，反対側の手術を受けた10.5％が術後合併症を発生した．反対側の手術を行わずに経過観察した患者の29％はヘルニアの症状が出現し待機的手術を行った．この結果をMarkov過程で表すと，1,000人の片側鼠径ヘルニア手術を行った場合，150人が反対側に不顕性ヘルニアを発見される．発見された全員が反対側の手術を行った場合は15人が術後合併症を発症し，105人は必要のない手術を受けることになる．一方，全員が経過観察を行った場合は，45人が将来，手術を必要とする．結論として，待機的な片側ヘルニアの手術中に診断された反対側の不顕性ヘルニアの手術は正当化されないと述べている．

Johansenは欧州ヘルニア学会，米国ヘルニア学会，そしてアジア太平洋ヘルニア学会の会員に反対側の鼠径部ヘルニア治療に関するアンケート調査を行った[22]．640名の回答（回答率26％）のうち506名の有効回答が解析された．術中に反対側の不顕性ヘルニアを認めた場合に予防的手術を行う外科医は54％であった．強いエビデンスはないが，症状のない反対側の予防的手術は費用対効果が高く，長期的には有益な可能性がある．しかし，慢性疼痛や性機能障害などの合併症リスクの増加によって有益性は相殺されるかもしれないと報告している．

以上より，不顕性ヘルニアの診断基準は一定でないが，反対側の鼠径部の陥凹を経過観察すると15～30％でヘルニアを発症する．そこで，将来の再手術の可能性を避けるために同時に両側の手術を行うのか，無症状であれば術後の合併症のリスクや不必要な手術を避けるために経過観察を行うのかを十分に検討する必要がある．少なくとも，腹腔鏡下手術を行う場合は反対側に不顕性ヘルニアを発見し

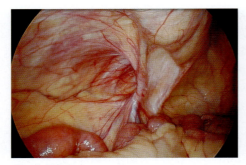

図22　症例11
77歳男性，左外鼠径ヘルニア．

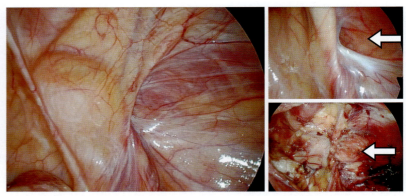

図23　症例11
77歳男性，右内鼠径輪の陥凹（矢印，右上）と不顕性の右外鼠径ヘルニア（矢印，右下）．

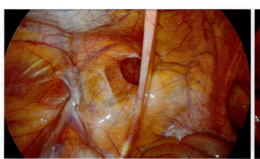

図24　症例12
76歳男性，左内鼠径ヘルニア．

た場合の治療方針について術前に患者と話し合っておくべきである．

筆者らは不顕性ヘルニアの診断基準として，鞘状突起の遺残や内鼠径輪の腹膜の陥凹が下腹壁血管を越えて鼠径管に連続する場合，または明らかに境界のある陥凹を認める内鼠径ヘルニアや大腿ヘルニアが存在する場合に鼠径部ヘルニアと診断し，術前に患者が希望する場合は手術を行っている．ただし，大きさに関して直径5 mm以下の非常に小さな鞘状突起が鼠径管に連続しているときも鼠径部ヘルニアと診断して手術を行うのかは明白でない．また，内鼠径ヘルニアに関しては後壁に限局した陥凹がありヘルニア門の輪郭が明らかな場合はヘルニアと診断できるが，びまん性に緩やかな陥凹がHesselbach三角全体に存在する場合は診断に苦慮することがある．また，大腿輪内の腹膜前脂肪組織を腹腔内に戻すとヘルニアのように陥凹を認めることがあり，大腿ヘルニアを過大に評価する可能性がある．反対側の鼠径部ヘルニアの診断は過剰な手術を行わないように常に慎重であるべきで，腹膜のひきつれや瘢痕，肥厚，そして腹膜前脂肪組織の膨隆や連続性などを参考に注意深く診断する必要がある．

筆者は浜松医科大学第1外科と島田市立総合医療センター外科で1992年8月～2022年11月に，TAPP法による腹腔鏡下鼠径ヘルニア手術を1,237人1,511例に行った．そのうち，術中に反対側の不顕性ヘルニアを発見したのは76人（術前片側ヘルニアと診断した症例のうち6.9％）で，平均年齢69.1歳（30～96歳），男性62例，女性14例であった．年齢別では29歳以下0人（0.0％），30～39歳2人（4.5％），40～49歳4人（4.8％），50～59歳10人（5.9％），60～69歳20人（5.8％），70～79歳22人（5.1％），80～89歳15人（8.9％），90歳以上3人（33.3％）であった．発見部位は，右36例，左40例で，L型→L型（術前片側L型→術中反対側L型発見）42例，L型→M型5例，L型→F型2例，L型→LM型2例，L型→LF型1例，M型→L型1例，M型→M型11例，M型→F型1例，F型→F型5例，LM型→L型1例，LM型→M型2例，LM型→LM型2例，LF型→F型1例であった．反対側の不顕性ヘルニアの発見は左右同型が比較的多く，また大腿ヘルニアの発見が多い傾向があった．

d. 不顕性ヘルニア（症例提示）

症例11：77歳男性，術前診断は左外鼠径ヘルニア（L2型）（図22）．術中，右内鼠径輪にも鼠径管に連続する陥凹を認めたため右外鼠径ヘルニア（L2型）（図23）と診断し，TAPP法を行った．

症例12：76歳男性，術前診断は左内鼠径ヘルニア．術前，右は立位で腹圧をかけても明らかな膨隆はないが，触診で右外鼠径輪に軽い膨隆を認めた．術中，左内鼠径ヘルニア（M1型）（図24）で，右はHesselbach三角と内鼠径輪

4. 腹腔鏡下手術／a　反対側鞘状突起開存，不顕性ヘルニアの定義と手術適応

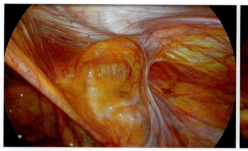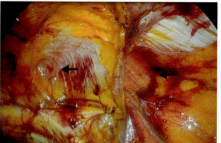

図25　症例12
76歳男性，不顕性の右併存型ヘルニア発見（矢印）．

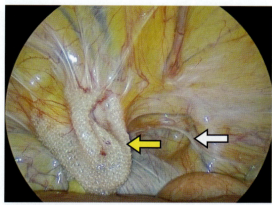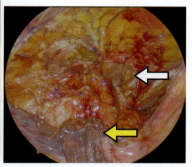

図26　症例13
91歳女性，左大腿ヘルニア再発（白矢印，プラグ：黄矢印）．

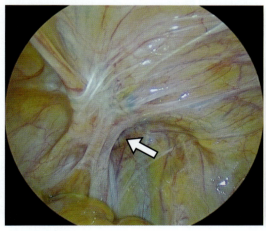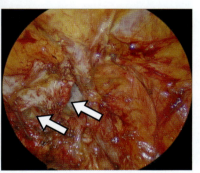

図27　症例13
91歳女性，不顕性の右大腿ヘルニア再発（矢印：ヘルニア門2ヵ所）．

に軽度の陥凹を認め併存型ヘルニア（M1L2型）（図25）と診断し，TAPP法を行った．

症例13：91歳女性，術前診断はメッシュプラグ法術後の左大腿ヘルニア再発．術中，左は大腿ヘルニア再発で（Rec.F3型）（図26），右にも大腿輪の陥凹を認め，右は組織縫合法術後であったため右も大腿ヘルニア再発（Rec.F2型）（図27）と診断した．右もTAPP法を施行し腹膜前腔を剝離するとヘルニア門が2ヵ所存在した．

症例14：74歳男性，術前診断は左内鼠径ヘルニア．右は立位で内鼠径輪付近に軽い膨隆があるが超音波検査でヘルニアを認めない．術中，左内鼠径ヘルニア（M1型）（図28），右は鞘状突起が内鼠径輪の背側外側に存在し，外側鼠径窩には鼠径管に向かわず前方に突出する陥凹を認めた（図29）．右外鼠径ヘルニア（L3型）と診断しTAPP法を行った．

現在，反対側の鼠径部に鞘状突起の開存やヘルニアを疑う陥凹を偶発的に発見した場合に，鼠径部ヘルニアと診断

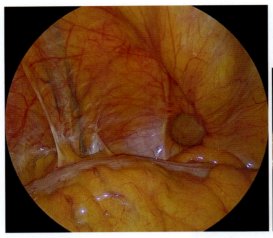
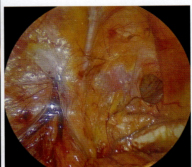

図28 症例14
74歳男性，左内鼠径ヘルニア．

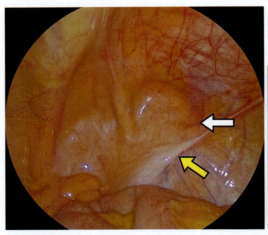
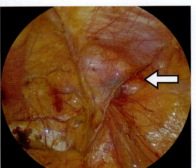

図29 症例14
74歳男性，不顕性の右外鼠径ヘルニア（白矢印，鞘状突起：黄矢印）．

する明確な定義や手術適応の基準はない．今後は反対側の鼠径部に発見した腹膜の陥凹の大きさや深さ，形状などの判定基準を作成して，手術を行う群と経過観察する群を比較検討する大規模な無作為化比較試験を行う必要がある．現在，オランダでTEP法によるocult herniaに対する手術群と経過観察群の大規模な無作為化比較試験が進行中である[23]．

● 文献

1) Koehler RH: Diagnosing the occult contralateral inguinal hernia. Surg Endosc **16**: 512-520, 2002
2) Hay JM et al: Shouldice inguinal hernia repair in the male adult: the gold standard? A multicenter controlled trial in 1578 patients. Ann Surg **222**: 719-727, 1995
3) HerniaSurge Group: International guidelines for groin hernia management. Hernia **22**: 1-165, 2018
4) van Wessem KJ et al: The etiology of indirect inguinal hernias: congenital and/or acquired? Hernia **7**: 76-79, 2003
5) van Veen RN et al: Patent processus vaginalis in the adult as a risk factor for the occurrence of indirect inguinal hernia. Surg Endosc **21**: 202-205, 2007
6) Watanabe T et al: Asymptomatic patent processus vaginalis is a risk for developing external inguinal hernia in adults: A prospective cohort study. Ann Med Surg (Lond) **64**: 102258, 2021
7) Crawford DL et al: Laparoscopy identifies unexpected groin hernias. Am Surg **64**: 976-978, 1998
8) Sayad P et al: Incidence of incipient contralateral hernia during laparoscopic hernia repair. Surg Endosc **14**: 543-545, 2000
9) Light D et al: The role of ultrasound scan in the diagnosis of occult inguinal hernias. Int J Surg **9**: 169-172, 2011
10) Garvey JF: Computed tomography scan diagnosis of occult groin hernia. Hernia **16**: 307-314, 2012
11) van den Berg JC et al: Preoperative and postoperative assessment of laparoscopic inguinal hernia repair by dynamic MRI. Invest Radiol **35**: 695-698, 2000
12) Ward ST et al: Herniography influences the management of patients with suspected occult herniae and patient factors can predict outcome. Hernia **15**: 547-551, 2011
13) Kwee RM et al: Ultrasonography in diagnosing clinically occult groin hernia: systematic review and meta-analysis. Eur Radiol **28**: 4550-4560, 2018

14) Bochkarev V et al: Bilateral laparoscopic inguinal hernia repair in patients with occult contralateral inguinal defects. Surg Endosc **21**: 734-736, 2007

15) Zendejas B et al: Contralateral metachronous inguinal hernias in adults: role for prophylaxis during the TEP repair. Hernia **15**: 403-408, 2011

16) Lal P et al: Is unilateral laparoscopic TEP inguinal hernia repair a job half done? The case for bilateral repair. Surg Endosc **24**: 1737-1745, 2010

17) van den Heuvel B et al: The incidence and natural course of occult inguinal hernias during TAPP repair: repair is beneficial. Surg Endosc **27**: 4142-4146, 2013

18) Paajanen H et al: Incidence of occult inguinal and Spigelian hernias during laparoscopy of other reasons. Surgery **140**: 9-12, 2006

19) Thumbe VK et al: To repair or not to repair incidental defects found on laparoscopic repair of groin hernia: early results of a randomized control trial. Surg Endosc **15**: 47-49, 2001

20) Park JB et al: Should asymptomatic contralateral inguinal hernia be laparoscopically repaired in the adult population as benefits greatly outweigh risks? A systematic review and meta-analysis. Hernia **26**: 999-1007, 2022

21) Dhanani NH: Contralateral exploration and repair of occult inguinal hernias during laparoscopic inguinal hernia repair: systematic review and Markov decision process. BJS Open **5**: zraa020, 2021

22) Johansen N et al: Surgical strategy for contralateral groin management in patients scheduled for unilateral inguinal hernia repair: an international web-based Surveymonkey® Questionnaire: Strategy for Contralateral Groin Management during Inguinal Hernia Repair. Scand J Surg **110**: 368-372, 2021

23) Roos MM et al: Effectiveness of endoscopic totally extraperitoneal (TEP) hernia correction for clinically occult inguinal hernia (EFFECT): study protocol for a randomized controlled trial. Trials **19**: 322, 2018

第 I 部　鼠径部ヘルニア

A. 成人の鼠径部ヘルニア

第 3 章　鼠径部ヘルニア（鼠径・大腿ヘルニア）手術

4 ｜ 腹腔鏡下手術

b ｜ TAPP 法

［早川　哲史］

　鼠径部ヘルニア治療の大原則は，再発がなく，術後疼痛がなく，合併症もなく，早期に社会復帰が可能な術式を行うことである．腹腔鏡下鼠径部ヘルニア修復術は，手術後の疼痛が少なく，社会復帰や仕事復帰が早期に可能であるなどの利点が多数報告されている[1-5]．腹腔鏡下修復術には到達法の異なる TAPP 法（transabdominal preperitoneal approach）と TEP 法（totally extra-peritoneal approach）がある．TAPP 法は腹腔内到達法である．腹腔内からの治療であるため，腹膜切開と縫合閉鎖を必要とするが，腹膜前腔などの剝離範囲を必要最低限に抑えながら修復できる利点がある．TEP 法は臍部切開創から腹膜前腔に到達する腹膜外到達法である．腹膜を切開しない手術ではあるが，症例に関係なく臍部から下腹部全体にかけての広範囲な腹膜前腔の剝離が必要となる．両術式はともに腹膜前修復術であるが，到達法の異なる手術であることから，手術手技は視点を変えて論じる必要がある．

　TAPP 法では，腹腔鏡下手術の中でも特に奥行きの深い鼠径部立体構造を十分に把握し，2D 画像をみながらの手術であることを十分に理解し，TAPP 法独特の腹腔鏡鉗子操作の習熟が必要である．TAPP 法での技術不足や経験不足の術者における手術では，再発率や合併症率は必然的に上昇する[6]．再発や合併症を起こさせない安全な手術手技を求め，TAPP 法においては鼠径部の立体的空間認識と 4 層の筋膜構造の知識が重要である．

a. TAPP 法に必要な鼠径部周囲の腹壁筋膜構造

　鼠径部は発生学的に複雑な層構造が入り組んでおり，剝離される層構造と温存される層構造を認識することが必要である[7]．特殊な *de novo* L 型などの複雑な鼠径部の筋膜構造に対する報告があるが，TAPP 法では基本的な 4 層の筋膜構造を意識することで手術手技が容易になり，理解しやすくなる[8,9]．本項では，腹腔内からみて腹膜，腹膜前筋膜深葉，腹膜前筋膜浅葉，横筋筋膜の 4 層の筋膜構造を認識しながら解説する．近年報告されている腹直筋後床で下腹壁動静脈を覆う，腹壁側に存在する線維組織の attenuated posterior rectus sheath（以下，APRS）は，実際には腹膜前筋膜浅葉とは発生の異なる腹壁層の筋（腱）膜組織と思われる．この 2 層については筆者なりの理論を持ち合わせているが，本項は詳細な解剖の項ではないのでここでは解説はしない．TAPP 法の手術手技を簡便化するために，手術操作上は腹壁側の非常に薄くなっている腹膜前筋膜浅葉と APRS は剝離しにくい一体となっている筋膜構造と考えても TAPP 法の手術操作に支障がないことから，腹壁側では腹膜前筋膜浅葉と一体化した APRS をランドマークとして解説する．

　腹壁上縁に存在する**図1**には最も重要な鼠径部筋膜構造の傍矢状断における解剖を示す．**図2**にはヘルニア門レベ

ルにおける横断面の筋膜構造を示す．ヘルニア門（内鼠径輪）周囲は腹腔内からみると，腹腔側から腹膜，腹膜前筋膜深葉，腹膜前筋膜浅葉，横筋筋膜の順に 4 層の疎性結合組織の膜構造で層状に包まれている．手術時には下腹壁動静脈，精巣動静脈や精管，痛覚神経系などがこの 4 層構造のどの層に位置しているかを認識することが重要である．特に，鼠径部周辺の痛覚神経系を損傷すると術後に頑固な慢性疼痛を発症し，最終的にはメッシュ除去を余儀なくされる症例に遭遇する場合があるので注意が必要である．以下に腹壁解剖と立体構造の重要なポイントを述べる．

1）ポイント1

　TAPP 法が複雑に思われる点の 1 つは，腹腔内からみて腹膜，腹膜前筋膜深葉，腹膜前筋膜浅葉，横筋筋膜の 4 層はそれぞれ別々に，別々のレベルで癒合しながら腹壁側では腹直筋後鞘に向かって強固に融合し，背側では精管や精巣動静脈を包むように癒合は弱くなっていることである．毛細血管網や末梢神経線維などは各筋膜層に沿って広がっていると考えられ，各層の合流癒合部で血管や神経の交通枝が通り抜けると思われる．癒合部位以外のそれぞれの層を可能な限り温存することで，出血が少なく筋膜構造を温存した質の高い手術が可能となる．各層構造は基本的には腹壁側に向かって外側から次第に合流，癒合すると考えら

176

4．腹腔鏡下手術／b　TAPP法

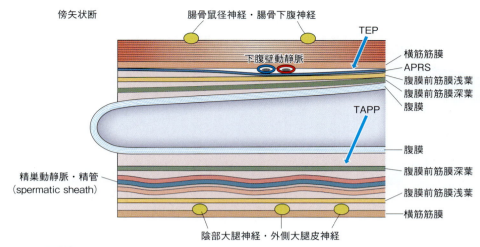

図1　矢状断における鼠径部筋膜構造

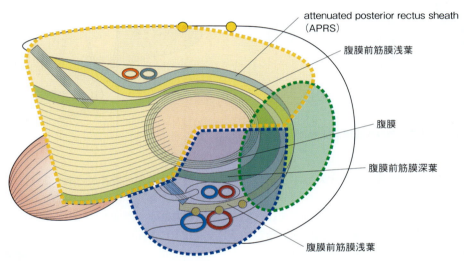

図2　軸位断（横断）における鼠径部筋膜構造

れるが，合流や癒合の高さや位置が個々によって微妙に異なっていることで手術操作の定型化が難しく，若干複雑になる．TAPP法において大切なことは，各筋膜層を完全に温存することが手術に求められているわけではない．この4層構造を意識しながら，術者が各手術場面でどの筋膜層を剝離しているかを認識すれば，手術操作に無駄がなくなり，手術時間は短縮される．結果的に出血が少なく，鼠径部の重要な成分を損傷することがなく，術後疼痛や合併症の少ない質の高い手術が完遂できる．

2）ポイント2

腹膜前筋膜深葉と浅葉の間の層が一般的に腹膜前腔と呼ばれている空間であり，この層に精管と精巣動静脈が位置している．陰部大腿神経，外側大腿皮神経などの痛覚神経は，一般的に浅葉の背側を走行しながら下降していると思われる．ヘルニア門下方の深葉層を絨毯状に背側後面にできる限り広い範囲で温存することで，深葉の背側後面に存在する精管と精巣動静脈などの精索成分や浅葉の背側に位置している痛覚神経系などの重要な組織は完全に温存される．展開されるメッシュが重要な組織に接触しないように腹膜前筋膜深葉を広範囲に壁側化することはparietalization of the cord componentsといわれている．このparietalizationとは，精管や精巣動静脈を遊離や分離することではなく，深葉を壁側化することにより，手術操作中に精索成分や痛覚神経系に触れたり損傷させたりすることがないようにすることである．決して，精管や精巣動静脈をヘルニア囊から遊離する操作ではないことを肝に銘じてほしい．TAPP法では，このparietalization of the cord componentsが精索成分に全く触れることなく可能な手術であり，精管や精巣血管に触れるような操作が行われるようではTAPP手術の意味はない．

3）ポイント3

下腹壁動静脈はほとんど一体化した腹膜前筋膜浅葉・腹壁側筋膜であるAPRSと横筋筋膜の間に存在し，横筋筋膜を通り抜けて腹直筋に分布している．したがって，手術操

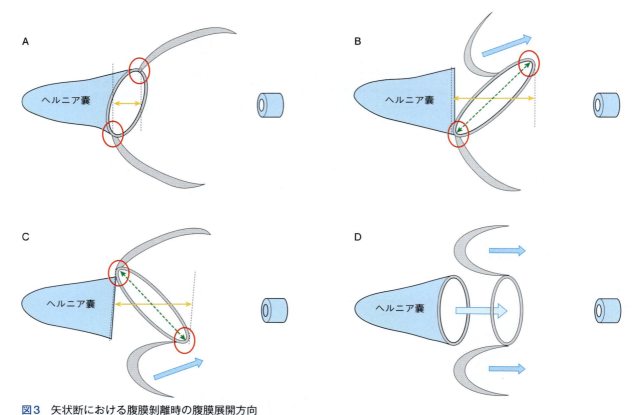

図3　矢状断における腹膜剝離時の腹膜展開方向

作時に少なくともAPRSを腹壁側に温存すれば下腹壁動静脈を損傷することはない．

　Arreguiは，腹腔内から観察される下腹壁動静脈を覆う腹直筋後鞘より連続して横走する線維層をAPRSと報告している[10]．このAPRSが腹膜前筋膜浅葉と同一かどうかは解明されていないが，下腹壁動静脈を覆う線維層があることは間違いない．この線維層を腹壁側に温存することがTAPP法では極めて重要である．前述したように，腹壁側では線維層のAPRSと腹膜前筋膜浅葉とは一体化していることが多く，同一の筋膜構造として手術を進めても問題はない．

❶ TAPP法に重要な鼠径部立体的空間認識

　鼠径部は予想以上に奥行きが深く，上下と左右が前後に捻じれているラグビーボールを捏じったような複雑な立体解剖を有している．当然すべての術者は鼠径部が立体的であることを理解しているが，2D画像をみながら行う内視鏡外科手術の中でも，特にTAPP法は立体的な認識を強く持つ必要がある．手術時にはこの鼠径部の立体構造を十分認識した鉗子操作が必要である．腹膜剝離時の鉗子操作やメッシュの展開方向などは特殊な接線方向や上方腹壁側に向かう鉗子の動きが要求され，TAPP法を短時間で習熟するには，この鼠径部の立体構造を意識した前後方向へのダイナミックな鉗子操作を常にイメージすることが重要である．

　腹側と背側の上下方向の断面で考えてみる．図3Aのように，ヘルニア門周辺の腹壁側と背側を腹腔内からみる

と，腹腔鏡映像で術者が認識するイメージより前後に立体的距離が大きく存在する．つまり，ヘルニア門上縁は手前（頭側）にあり下縁は奥（尾側）にあるため，腹膜剝離時の鉗子操作では画面に対して横方向ではなく前後方向のダイナミックな鉗子の動きが必要となる．図3Bのように上下の腹膜剝離を考えてみると，腹壁側腹膜のみを集中的に剝離しても背側の剝離が不十分であれば，たとえ画面では上下の腹膜が同一平面上にみえても前後の隔たりは大きく，腹膜が容易に引き裂かれるようなこともある．最終的な腹膜閉鎖時に縫合距離が大きくなり，手術時間が延長する．同様に図3Cのように背側のみの腹膜剝離を先行させすぎても，腹壁側の剝離が不十分であれば，隔たりのある腹膜は裂けてしまう．図3Dのように，内鼠径輪周囲の腹膜を上下の腹壁側と背側を交互に剝離し，腹膜切開縁を鉗子にて頭側にダイナミックに牽引し，上下の腹膜が同一平面上となるように円柱状に引き出してくるイメージが重要である．

　左右の腹膜剝離も上下方向と同様に立体的鼠径部解剖を十分に認識する必要がある．図4Aのように，基本的に外側は術者に対して手前（頭側）にあり，内側（膀胱側）は奥行きが深い立体構造となっていることを認識してほしい．内側は膀胱がCooper靱帯から恥骨にかけて固定されており，手前に腹膜を大きく引き出すことはできない．図4Bのように外側剝離ばかりを先行すると，内側の腹膜の可動性が不良なために腹膜は次第に裂ける状況となり，腹膜の切開創は大きく拡大してしまうことが多い．膀胱周囲組織とCooper靱帯から恥骨までの疎な癒合固定を前もって剝

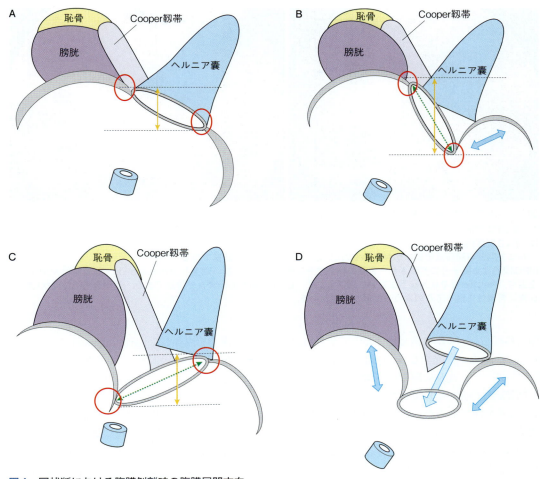

図4 冠状断における腹膜剝離時の腹膜展開方向

離しておくことで，膀胱とともに内側腹膜や臍動脈索は頭側に大きく牽引可能になり，その後の外側剝離が非常に容易になる．逆に，内側剝離ばかりを先行させると図4Cのように外側の腹膜が避けるような状況が起こり，切開創はやはり広がってしまう．膀胱周囲の癒合固定を先行して剝離すると，上下剝離と同様に左右の腹膜剝離面を同一平面上の頭側に牽引できるようになる（図4D）．この時の内側腹膜の牽引時では，内側臍襞（臍動脈索）を牽引することで膀胱全体を大きく展開牽引でき，視野の確保が可能となる[2]．

TAPP法でのメッシュ展開に必要十分な腹膜剝離を行う場合の重要なポイントは，上下，左右の腹膜全体を頭側（手前側）にダイナミックに牽引し，固定されていた腹膜を円柱状に引き出してくるイメージを持つことである．上下の腹膜固定や左右の膀胱の固定や側壁の腹膜固定を同一平面上になるように剝離することを心がけ，頭側（手前側）を剝離しては尾側（奥側）の膀胱周囲の剝離を行い，尾側の固定を遊離した腹膜を頭側に引き出すことで腹膜全体の可動域が大きくなり，腹壁側全面や横面の腹膜剝離が容易になる．与えられた2Dの平面画面に対して左右上下方向に腹膜を牽引展開するのではなく，どの段階で腹膜の固定点を遊離し，いかに奥行きのある前後方向に牽引展開するかが重要である[11]．この概念の詳細についてDVD動画を加えた筆者の書籍で詳述している．ぜひ確認してほしい[12]．

b. 腹膜高位切開とヘルニア門背側腹膜低位環状切開の違い

1993年当時の腹膜切開は高位切開が主流であった．その当時は腹膜縫合技術が未熟であり，ヘルニアステイプラーにより腹膜閉鎖を行っていた．ヘルニアステイプラーの腹膜閉鎖では，腹壁側の腹膜が固定されている高位切開のほうが閉鎖は容易であった．日本の外科医の手術技術の進歩とともに環状切開に移行していった．日本においてヘルニア門の環状切開が普及した理由はもう1つある．高位切開時の腹膜切開では腹壁側の腹膜が深葉と癒合していることがほとんどであり，腹膜のみの剝離を試みても再現性はなく，常に異なった層の切開を行ってしまう可能性が高い．初心者の外科医が再現性のある層構造の剝離を施行することは極めて困難であると思われる．筆者も1993年当時は高位切開から開始し，ヘルニア門上縁の高位環状切開に変更して行った．しかしながら，高位環状切開でもparietalizationを重要視した筋膜層の再現性のある剝離はできないと判断した．

2000年頃よりヘルニア門背側の腹膜切開から開始する

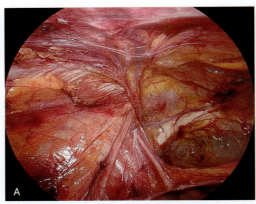
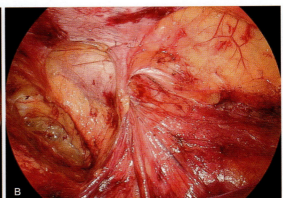

図5　ヘルニア門背側腹膜低位環状切開後の状態
A：左L3型症例.
B：右L3型症例.
ヘルニア門背側腹膜低位環状切開後の左右L3型ヘルニア剥離後の状態である．
MPO周囲は必要十分に剥離され，背側の精索成分に触れることのない確実なparietalization，腹壁側のAPRSの完全温存，Retzius腔では膀胱下腹筋膜に損傷はなく，Cooper靱帯も恥骨まで確認できる．背側腹膜低位環状切開では常に再現性を持ってこのような剥離が可能となる．

背側環状切開に移行し，ヘルニア門背側において全く精索や神経に触れることのない，完全なparietalizationができる術式に至っている[7, 13]．高位切開や高位環状切開では，若い外科医や筋膜融合の強い症例では再現性のある確実なparietalizationは不可能であるが，背側から腹膜を切開する背側環状切開では，どの術者が行っても，どんな症例でも必ず確実で同様なparietalizationができることを感じてほしい．本項では，背側環状切開を中心に述べる．

c. ヘルニア門の背側腹膜低位環状切開法の利点

筆者はこの30年の間に，高位切開から環状切開，そして背側腹膜低位環状切開へと術式を変更してきた．それには多数の手術症例を経験しながら，手術映像から新たに解明されてきた発生学的筋膜構造を理解しながら，以下の利点に従って変更してきた．再発がなく，術後疼痛がなく，合併症のない手術を追い求めて，日本では術式が進化してきたのである．

- 鼠径部発生学的筋膜解剖を理解しながら，筋膜構造を可能な限り破壊しない，定型化された手術手順で手術が進行できる．
- ヘルニア門背側腹膜の切開から開始することで，すべての症例で確実に腹膜のみの切開が開始でき，ヘルニア門背側の深葉以下の筋膜構造が完全温存されることで，背側のparietalizationが確実に完遂でき，背側精索成分や知覚神経系にメッシュが触れることなく広範囲な剥離が可能となる．
- ヘルニア門の背側腹膜切開開始から，ヘルニア嚢の背側腹膜だけを末梢側に切開が可能であり，ヘルニア嚢が剥離開放され，術後水腫が防止できる．
- 腹壁側の腹膜剥離では，高位切開のように何層かの筋膜構造を渡る必要がなく，再現性を持ってAPRSを温存した手術が可能であり，背側では腹壁側と層の異なる深葉を温存したparietalizasionが完成できる．
- 高位切開のようにヘルニア嚢を引き抜く必要がなく，大きなヘルニアでも環状切開により，腹膜縫合ラインは1ヵ所となる．
- ヘルニア門の環状切開ラインは楕円類似の状態となり，腹膜縫合距離が比較的短くなり，縫合閉鎖が容易になる．
- 腹膜縫合閉鎖ラインは臓器と腹膜が融合する背側ラインに存在することとなり，手術後の癒着予防となる．
- 縫合線が背側にあり腹膜にゆとりが持てることから，手術早期の腹壁筋層を動かす体動時には腹膜牽引痛などが緩和され，術後疼痛が予防できる．
- すべての外科医がどの症例でも確実なMPOの剥離とヘルニア門背側のparietalizationが可能となる（図5）．

d. 術前準備と手術体位

1）手術前準備

手術前日午後に入院し，夕食は普通食，前日の下剤を内服するのみで剃毛は行わない．手術室入室直前に必ず排尿させている．胃管，膀胱内留置カテーテルは原則的に留置していない．両側症例や難症例などでは術者の判断で留置している．

筆者は細径鉗子による手術を行っていることから，創痛はほとんどなく，患者の苦痛は尿カテーテル抜去後の排尿痛，胃管挿入後の鼻腔や咽頭痛がほとんどであり，できる限り術後愁訴を少なくしている．

2）手術体位

気管挿管・全身麻酔にて手術を行っている．硬膜外麻酔は使用していない．体位は両手を開いた仰臥位で，麻酔医の患者用スクリーンはできる限り頭側で低い位置に固定する．L字型リヒカ（離被架）を使用し，手術操作の邪魔にならないように手術台の健側に支柱を固定し，術中患側操作

ポートの引き手が当たる場合はL字リヒカの先端位置を若干頭側に移動させている.

両手開きの手台を尾側に若干曲げながら術者は患側反対の肩口に立ち，カメラ助手は術者と同側の手台の尾側に立つ．必要に応じて助手は椅子に腰掛ける．器械出し看護師は基本的には術者の対側に位置している(図6).

❶ トロッカー配置と刺入法

臍上部に5 mm，右中鎖骨線上に5 mm，左中鎖骨線上に3 mmの切開を加え，基本的に5，5，3 mmの3本の細径ポートを当院では使用している．3 mm鉗子がない場合には，5，5，5 mmの細径3ポートがお勧めである．TAPP法導入時では広い視野が得られる10 mm硬性鏡を使用し，メッシュや針を安全に腹腔内に挿入できる12，12，5 mmあるいは12，5，5 mmトロッカーの3孔式手術もお勧めする．手術経験に伴って細径化手術に移行することがよいと思われる．ポート同士の間隔は，可能であれば7 cm以上が理想的である．病変部ヘルニア門が片側の場合には，ヘルニア門に対して硬性鏡を中心軸にした二等辺三角形となるように対称的な位置にポートを挿入すると鉗子操作性が向上する．腹腔内診断で両側病変が確認された場合では，左右ともに同じ臍の高さで中鎖骨線上にポートを挿入する．体型の小さな症例では，若干両側ポート挿入位置を外側に置くと操作が容易となる(図7).

第1ポートの挿入は5 mm硬性鏡を使用したオプティカル法にて，浅腹筋膜，筋膜，腹膜前脂肪層，腹膜の通過を確認しながら挿入している(図8).

手術台の高さは重要である．左右操作ポートの位置と術者の肘の位置が同程度の高さになるまで手術台を上げると腹壁側上方への手術操作は容易となる．背側方向の鉗子操作が中心となる腹膜閉鎖時には手術台を適正な位置まで下げるようにしている．手術台の高さは術者が自由に変えることができる．手術中にできる操作はすべて駆使し，常に鉗子操作しやすい状態を作り出すことが，上級者・指導者としての術者へと成長するのである.

❷ 立体的認識を重要視した手術手順(右側ヘルニア)

ⅰ) ステップ1(ヘルニア門の背側環状切開・離断)

右側病変での最初の腹膜切開は，ヘルニア門背側腹膜の切開から開始する背側環状切開を行っている．ヘルニア門の背側外側で精巣動静脈のすぐ外側の位置で，腹膜のみの切開から開始する(図9)．この精巣動静脈外側の位置では，腹膜と腹膜前筋膜深葉の筋膜構造は癒合していないの

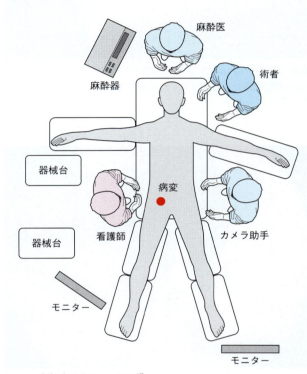

図6 手術時のセッティング
[早川哲史：16章 鼠径ヘルニアの手術 A．腹腔鏡下鼠径ヘルニア修復術：TAPP法，クリックしながら身に付く内視鏡下手術マスターガイド，木村泰三，森 俊幸(編)，p204，2015より引用]

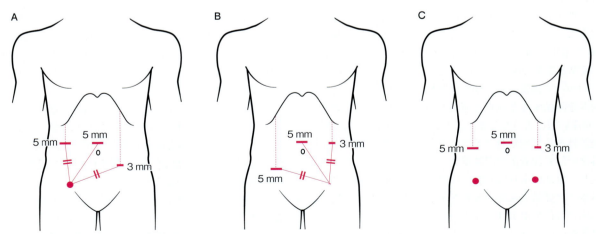

図7 手術操作時のポート配置
[早川哲史：16章 鼠径ヘルニアの手術 A．腹腔鏡下鼠径ヘルニア修復術：TAPP法，クリックしながら身に付く内視鏡下手術マスターガイド，木村泰三，森 俊幸(編)，p205，2015より引用]

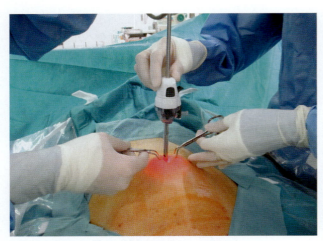

図8　オプティカル法による第1ポートの挿入
5mmの切開創からのオプティカル法にて第1トロッカーを穿刺している．

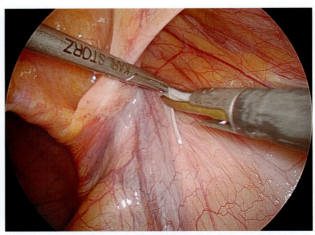

図9　ヘルニア門背側からの腹膜切開
精巣動静脈のやや外側で，腹膜と深葉が癒合していない部位の腹膜のみの切開から開始する．

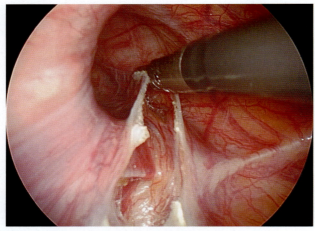

図10　ヘルニア門背側腹膜を尾側に切開
ヘルニア嚢の先端に向かって，3時方向に向かって腹膜のみ切開を入れる．外鼠径輪の先まで切開を入れると腹膜の展開が容易になる．

で，parietalization of the cord componentsを完全に施行できる．理想とする深葉の前面に必ず到達することができるのである．ヘルニア嚢に沿って，少なくとも外鼠径輪の位置まで末梢へ向かって腹膜にスリットを入れる（図10）．腹膜と深葉の融合がないことから，ヘルニア嚢の末梢側に向かって腹膜のみの切開は容易に可能である．外側から切開を開始すると腹膜と深葉を同時切開する場合が多く，一層深い層に入ってしまうことから注意が必要である．

鼠径管外タイプや陰嚢タイプの大きなヘルニア嚢は，鼠径管外まで超音波凝固切開装置にてスリットを入れるように開放し，可能であれば陰嚢を体外から手で持ち上げ翻転してヘルニア嚢最先端部の腹膜を十字切開すると，術後の水腫形成の合併症がより少なくなる．

外鼠径輪に向かうにつれてヘルニア嚢の腹膜と深葉の筋膜は徐々に癒合していくので，末梢側では腹膜と深葉を同時に切離することになる．ヘルニア嚢の下方（背側）に精索があることから，スリットを入れる方向は精巣血管の外側から開始し，ヘルニア嚢の陰嚢に向かって4時から2時の腹壁側上方方向に切開することが精索や血管を損傷することなく安全である．

このヘルニア門背側の腹膜切開を外鼠径輪末梢までスリットを連続させることで，術後水腫予防以外にヘルニア嚢先端の外鼠径輪周囲の腹膜固定を解除することができ，内鼠径輪周囲の腹膜全体の可動性を良好にすることができる．外鼠経輪周囲のヘルニア嚢とヘルニア門周囲の腹膜の可動性の増加により，手術操作時に腹膜の頭側方向への牽引展開が容易になり，その後の手術操作が容易になる．この初期段階においてヘルニア門背側でヘルニア嚢にスリットを入れる操作は，その後の腹膜の不必要な損傷を防止でき，非常に重要な操作であると認識している．腹膜の頭側方向への牽引展開操作により，ヘルニア嚢内の外側壁腹膜剥範囲に十分な余剰ができ，ヘルニア嚢の外側側壁が腹腔内に牽引されながら剥離される．腹膜にゆとりが生まれることで，背側の確実なparietalizationが可能となり，終了時の腹膜閉鎖が容易になる．上級者は常に最終の腹膜閉鎖後の完成図を想定し，手術開始時から最終の完成状況に向かって手術を進めている．この先をみながら手術を進めていくことで無駄な手術操作が減少し，手術時間は短縮されていくのである．

剥離した腹膜のみを把持しながら腹膜前筋膜の深葉を背側に残すように厚手の剥離用トロックスガーゼを使用して，丁寧に腹膜のみを鈍的剥離しながらparietalization of the cord componentsを行う（図11）．この鈍的剥離は厚手の折り合わせているガーゼで行う必要があり，1枚の薄いガーゼでの剥離ではヘルニア門周囲の筋膜層を破ってしまう可能性がある．5mmポートから挿入可能であり，ガーゼを4枚縫い合わせているトロックスガーゼの使用をお勧めする．

内側縁（正中側）は，必ず内側臍襞を一度牽引して精管が

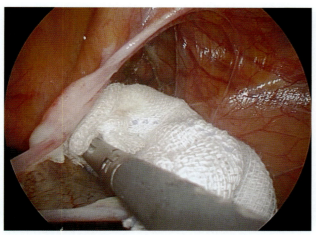

図11 深葉温存しながらのトロックスガーゼ剝離
厚手のトロックスガーゼの使用により，筋膜構造を愛護的に壁側化できる．内側の精管が確認できる位置まで腹膜のみを剝離する．

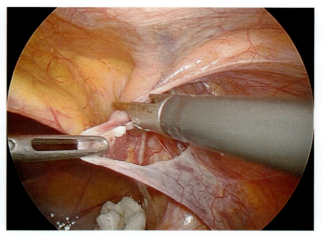

図12 精管内側にて腹膜深葉の同時切開
精管を確認後，その内側上方にて癒合した腹膜と深葉を同時に切開する．

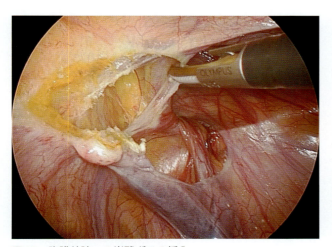

図13 腹膜前腔への炭酸ガスの挿入
腹膜と深葉の癒合面を切開すると腹膜前腔に入り，アワアワの血管のない疎性結合組織の中に入る．

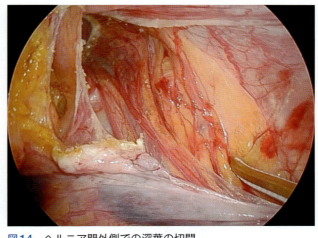

図14 ヘルニア門外側での深葉の切開
腹腔内からヘルニア門に向かって外側から上縁，内側の精管の位置までは，ほとんどの症例で腹膜と深葉は癒合している．

透見できる位置を確認する．精管の上方（腹壁側）では腹膜と腹膜前筋膜深葉は癒合して腹腔側に広がっている．精管の上方で一枚に癒合した腹膜，深葉を同時に切開・開放するとアワアワの白い疎性結合組織の腹膜前腔に入る（図12）．内側臍襞の内側（中央側）で腹膜・深葉の同時切開を開始すると膀胱損傷を引き起こす可能性を伴うため，必ず内側臍襞の外側で下腹壁動静脈との間の腹膜と深葉を切開して腹膜前腔に入ることが重要である（図13）．前述したように，内側では精管より腹壁側に位置するヘルニア門の上縁の腹膜は，ほとんどの症例で腹膜と腹膜前筋膜深葉は癒合して1枚の層構造になっている．ヘルニア門上縁腹壁側から外側の側腹部まで連続する腹膜と深葉は癒合して1枚の層構造となっていると考えたほうがよい．人によって異なるが，ヘルニア門に向かって内側は精管上方から外側は4時の位置までの上方は，腹膜と深葉はほとんどの症例で合流か癒合していることから，剝離は困難と考えたほう

がよい（図2, 14）．つまり，高位切開やヘルニア門上縁の高位環状切開では，腹膜と筋膜構造の融合形態が個々の症例で異なっており，誰でも再現性のある剝離層に到達することができない可能性がある．この概念をしっかり理解することで，ヘルニア門周囲の腹膜剝離時の層を大切にした手術の第一歩が始まる．

下方から剝離した腹膜と融合していく腹膜前筋膜深葉とを同時に5mm超音波凝固切開装置を使用してヘルニア門上縁の環状切開を行いながら，内側の腹膜前腔開放部と連続させる（図15）．つまり，腹膜と深葉はヘルニア門に対して5時の位置から融合している場合が多く，この融合の高さは個々によって異なっている．このとき重要なのは，できる限り腹壁側に浅葉とほぼ一体化しているAPRSを意識して温存するように心がけることである．浅葉とほぼ一体化したAPRSを温存していれば，APRSの腹膜側に位置する下腹壁血管を損傷することはない．腹膜と融合して

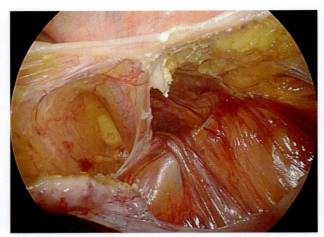

図15 ヘルニア門環状切開後の腹壁側は腹膜と深葉が同時切開されている

背側は深葉が温存され，内側の腹膜前腔と外側は同じ層構造の領域で切開される．つまり，腹膜と深葉はこの範囲では同時に切開されている．

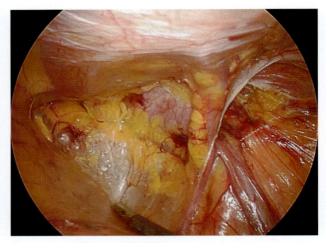

図16 parietalization後の状態

鼠径部が完全に剥離された状況を示す．腹壁側はAPRSが温存され，背側はparietalizationができている．腹直筋外側縁，腱膜弓が確実に確認できる状況まで剥離することが重要である．

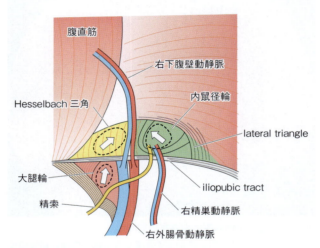

図17 腹腔内からみた鼠径部解剖

いないことから，ヘルニア門背側の深葉の剥離は比較的容易であるので，背側の深葉は極力温存するように努めることとする．この深葉を温存して剥離することが正確な壁在化（parietalization of the cord components）となる（図2）．背側は腹膜のみを環状切開し，腹壁側は腹膜と深葉を同時切開して環状切開を完成させることをしっかり意識してほしい．この概念が背側環状切開の最も重要なポイントとなる．

ⅱ）ステップ2（腹膜剥離）

ヘルニア嚢はヘルニア門が環状切開された時点で原則的にすべて離断されたことになる．腹膜剥離はヘルニア門の外側三角，上前腸骨棘まで十分剥離する．内側は膀胱下腹筋膜を膀胱側につけながら腹膜前腔を剥離し，浅葉に包まれたままのCooper靱帯，iliopubic tract，恥骨，腹横筋腱膜弓が腹直筋に合流する地点を必ず確認し，Hesselbach三角を確実に認識する．myopectineal orifice（MPO）の概

念は非常に重要である．MPOは腹直筋外縁，腹横筋腱膜弓，Cooper靱帯，腸骨筋膜で囲まれる部位であり，外鼠径ヘルニア（L型）が脱出する内鼠径輪，内鼠径ヘルニア（M型）が脱出するHesselbach三角，大腿ヘルニア（F型）が脱出する大腿輪のすべてを含んでいる（図17）．MPOから3 cm以上剥離することが重要である．特に，M型ヘルニアではこの剥離が不十分であると再発をきたす．少し注意が必要な点がある．Cooper靱帯より背側には閉鎖神経があり，閉鎖神経までの剥離は必要なく過剰と思われる．背側剥離はCooper靱帯より1.5 cm程度の必要十分な距離までとし，メッシュが確実に固定できる程度の背側剥離で十分である．

ヘルニア門上縁腹壁側の腹膜剥離が難しいとの意見があるが，腹壁側浅葉とほぼ一体化しているAPRSを損傷せずに連続層として温存することが非常に重要である．膜構造を重要視した手術操作が行われていれば腹膜剥離操作は容易となる．膜構造が破壊されてしまうと不必要な出血が多くなり，腹膜展開の自由度も制限され，結果的に手術時間は延長する．TAPP法とTEP法では，この浅葉と一体化しているAPRSの層を前後にアプローチすることとなる．TAPP法では腹腔側から腹壁側に向かって浅葉と一体化したAPRSを温存することとなり，TEP法では腹壁側から腹腔側に向かって浅葉と一体化したAPRSを温存することとなる．この概念をしっかり認識することは重要である（図18）．

❸ 左側病変

左側病変では，内側臍靱帯を精管が乗り越える部位で臍動脈索を頭側に牽引しながら，下腹壁動静脈の内側，精管の腹壁側，臍動脈索の外側の位置で腹膜と深葉を同時切開して腹膜前腔に到達する．腹膜と深葉を同時切開することで，腹膜前腔に最初に到達する内側アプローチを行っている（図19）．左側の剥離手順は，腹膜前腔から腹膜前筋膜

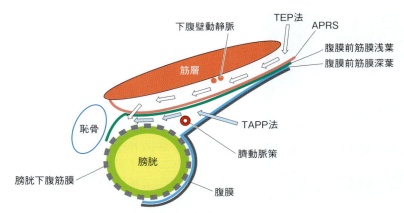

図18 TAPP法とTEP法の剝離層の相違

深葉を認識しながら精管を背側に落とす層に入り，parietalization of the cord componentsを行いつつヘルニア嚢の背側腹膜を剝離する．ヘルニア門下方(背側)は腹膜のみ9時の位置までを切離する．その後，ヘルニア門上縁腹側では融合している腹膜前筋膜深葉と腹膜を同時に凝固切開し，ヘルニア門を円周状に環状切開し，ヘルニア嚢を離断する．この環状切開の概念は右側も左側も同様である．右側同様にヘルニア門の背側環状切開を優先させる意識が非常に重要となる．その後の剝離などの手術手技操作，剝離層なども基本的に右側と同様である．腹腔鏡下手術手技における基本的操作を重要視し，常にエネルギーデバイスは右手で操作し，左手操作を行わないように若い外科医には指導している．優位鉗子側である右手操作を重要視して，右側ヘルニアは外側アプローチ，左側ヘルニアは内側アプローチを原則としている．

文章だけでは手術手技についての立体的手術操作や詳細な内容は理解しにくい．すべての種類の鼠径部ヘルニア手術法が詳細に解説されている動画付きの書籍も出版されているので，参考にしてほしい[12]．

❹ メッシュの展開・固定，腹膜閉鎖

ⅰ) メッシュの展開・固定

腹腔鏡用のほとんどのメッシュは5mm細径トロッカーから挿入できる．筆者は5mmトロッカーから挿入可能なすべてのメッシュを使用しているが，メッシュの種類によって操作性や操作方法は異なる．本項では各社のメッシュについての詳細を述べることはしないが，重要なポイントはそれぞれのメッシュに合った必要十分な腹膜剝離を行うことである．

今回はメディカルリーダーズ社のタイレーンメッシュを使用した展開方法を示す．このメッシュはカットが可能であるので，症例の体型やヘルニアの大きさによってメッシュをテーラードに形成可能である．タイレーンメッシュはチタンが共有結合されており，イオン化により濡れたガーゼのように，腹壁に少し接着する素材となっている．メッシュを生理食塩水で濡らせたのちに，メッシュを内側に二重に織り込み，3mm鉗子で挿入するか，反対側の

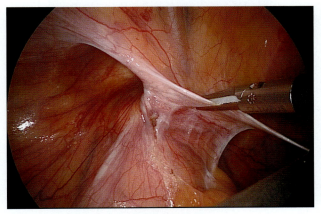

図19 精管内側で腹膜と深葉を同時切開
左側では腹膜と深葉を同時切開する内側アプローチにて，まず腹膜前腔に入ってから手術操作を開始している．

5mmポートより引き込みで容易に腹腔内に挿入できる．細径鉗子による手術には最適のメッシュである(図20)．

十分な剝離後にMPOを測定し，MPOから確実に3cm以上被覆できるようなメッシュを作成して，挿入する．特に，M型では内側(腹直筋側)を十分剝離し，ヘルニア門より確実に3cmはメッシュを展開して固定することが再発予防として非常に重要である．鼠径部は腹膜側に凸の状態で広がるドーム状になっている．メッシュの展開時には，腹腔内より外に凸に広がっている腹壁に対して，上方のメッシュを前方手前に引き出しながら中央を鉗子で押し込む操作で展開が容易になる．

最終的なメッシュ展開層は，ヘルニア門上縁と下腹壁動静脈内側では腹膜と腹膜前筋膜深葉が合流しているので，深葉と浅葉と一体化したAPRSとの間の腹膜前腔に位置させ，ヘルニア門下縁では，腹膜と腹膜前筋膜深葉の間に位置させることになる(図2, 3)．これが膜構造を理解し，膜を温存した最適なメッシュの展開層と思われる．

メッシュの固定位置はCooper靱帯，恥骨上腹直筋後床の最上縁，外側は腹横筋腱膜弓の頭側でメッシュの最外側上縁頭側，ヘルニア門頭側上縁の4ヵ所を少なくとも固定

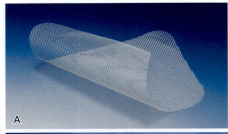
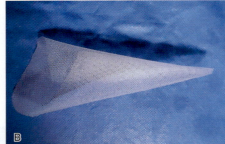
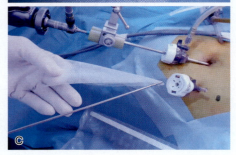

図20　タイレーンメッシュの5 mmへの挿入法

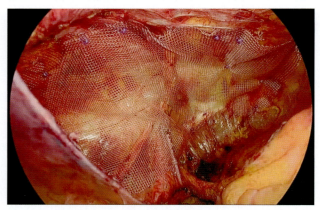

図21　MPOにメッシュが完全に展開された状態

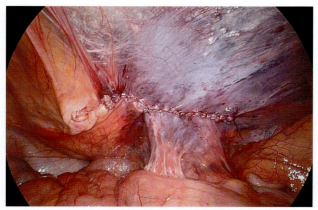

図22　確実に細かく腹膜閉鎖されている状況

している．半吸収性メッシュの場合は，将来的にメッシュが薄くなることでスリップする再発を危惧して，大きなヘルニア門を有する鼠径部ヘルニアの場合には必ず必要十分な固定を行うことが必要と思われる．腱膜弓と腹直筋の融合面より必ず3 cm内側（正中側）までメッシュで補強されていることが重要である（図21）．

iliopubic tractの背側には，陰部大腿神経の陰部枝や大腿外側皮神経などの痛覚神経が存在する．メッシュの固定時にステイプルによる神経の巻き込み損傷が危惧され，それによる術後疼痛を惹起することが考えられる．腹腔鏡下手術ではその領域へのステイプル固定は禁忌である．メッシュの背側よりめくり上がりを防止する目的で，ヘルニア門背側組織と吸収糸にてメッシュを固定することも避けるべきと思われる．糸を締め込まないair knot結紮を行っても，神経をメッシュ側に引き込みながら瘢痕硬縮する可能性があり，遅発性疼痛が危惧される．一般的なメッシュの固定時には吸収性のステイプラーを使用している．

ⅱ）腹膜閉鎖

腹膜閉鎖は，腹腔内で光らない黒針の4-0 PDS糸による連続縫合を行っている．最初に上部腹膜と下部腹膜の中央を1針結節縫合し，壁側の腹膜と背側の腹膜の前後のずれを合わせるようにしている．画面で見た上腹部を剝離した腹膜と背側を剝離した腹膜は大きく前後にズレており，上腹部腹膜は手前にあり，背側腹膜は尾側に位置することをしっかり認識することが大切である．中央のステイスチャーはその前後のズレを補正することができ，その後の腹膜の連続縫合を容易にする．連続縫合は左右共に中央の恥骨側より開始し，確実に隙間なく連続に縫合している．正中の中央側は剝離範囲が広くて深いことから，縫合時に腹膜閉鎖が不十分になる可能性がある．ポケット状の隙間のスリットに腸管が落ち込む重篤な腸閉塞が報告されており，正中側内側の確実な腹膜閉鎖が必要であることから内側より連続縫合している（図22）．

ⅲ）腹腔内の抜気とトロッカー創の処置

閉腹時には腹腔内炭酸ガスを十分除去する必要がある．特に，ヘルニア門の大きな鼠径部ヘルニアに対しては，メッシュ移動を防止する目的で十分に炭酸ガス脱気を行ってからポートを抜去している．

患側の皮膚表面よりメッシュを固定した位置の上前腸骨棘から鼠径管直上を，両掌で軽く圧迫するようにしながら麻酔用気管挿管チューブを抜管する（図23）．抜管時のファイティングによる腹壁の大きな挙上や炭酸ガス残気が原因で腹腔内圧が高まり，その一瞬の内圧上昇や筋層の持ち上がりにより，メッシュを固定したタッカーが外れることもある．抜管時に固定できていない背側メッシュが尾側に移動することや反転することも防止できる．

10 mmトロッカーを使用した場合は，刺入部の腹壁筋膜は前床縫合のみ2-0強強彎吸収糸で1針縫合する．5 mmトロッカー孔の筋膜は原則閉鎖していない．5-0吸収糸にてトロッカー孔の皮下のみ埋没縫合を行い，皮膚接

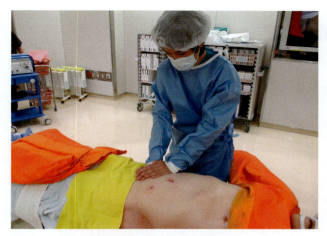

図23 メッシュ展開部を心を込めて圧迫する
腹腔内に炭酸ガスが遺残すると抜管時に腹壁が持ち上げられ，メッシュが上方に移動する可能性がある．気道吸引時や抜管時には腹壁が持ち上がらないように両手で圧迫している．

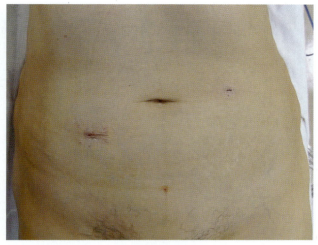

図24 細径鉗子による手術後の腹部創
手術後の腹部写真．創痛はほとんどなく，傷跡も残らない．

着剤ダーマボンドで固定している．ダーマボンドの使用により，術後消毒は不要，術当日より全く運動制限なく，入浴も可能である（図24）．

　腹腔鏡下ヘルニア修復術のTAPP法の術式を示したが，鼠径部の解剖を十分理解したうえでMPO周囲を必要かつ十分に剝離し，確実なメッシュ展開・固定を行い，再発のない質の高い手術を追求していただきたい．

● 文献

1) Memon MA et al: Meta-analysis of randomized clinical trials comparing open and laparoscopic inguinal hernia repair. Br J Surg 90: 1479-1492, 2003
2) Schmedt CG et al: Comparison of endoscopic procedures vs Lichtenstein and other open mesh techniques for inguinal hernia repair: a meta-analysis of randomized trials. Surg Endosc 19: 188-199, 2005
3) Bittner R et al: Comparison of endoscopic techniques vs Shouldice and other open nonmesh techniques for inguinal hernia repair. Surg Endosc 19: 605-615, 2005
4) Kuhry E et al: Open or endoscopic total extraperitoneal inguinal hernia reair? A systematic review. Surg Endosc 21: 161-166, 2007
5) 早川哲史：腹腔鏡下鼠径部ヘルニア修復術—TAPP．日医師会誌 152：867-870, 2023
6) Li J et al: Comparison of ope and laparoscopic preperitneal repair of groin hernia. Surg Endsc 23: 4702-4710, 2013
7) 早川哲史ほか：腹腔鏡下鼠径ヘルニア修復術—さまざまなTAPP（transabdominal preperitoniar repair）法．手術 62：1681-1689, 2008
8) 早川哲史：再発鼠径部ヘルニア（TAPP法）．臨外 10：1287-1292, 2016
9) 早川哲史：TAPP法（de novo型Ⅰ型ヘルニアの概念）．消外 389：485-493, 2016
10) Arregui ME: Surgical anatomy of the preperitoneal fasciae and posterior transversalis fasciae in the inguinal region. Hernia 1: 101-110, 1997
11) 早川哲史：腹腔鏡下鼠径ヘルニア修復術（TAPP法）．臨外 70：1514-1522, 2015
12) 早川哲史：動画で分かる腹腔鏡下鼠径部ヘルニア修復術—TAPP法のすべて［解説DVD2枚付］・5000例以上の経験に基づいた早川理論の集大成，金原出版，2022
13) 早川哲史ほか：超細径鉗子を使用した術後疼痛をほとんど認めない腹腔鏡下鼠径ヘルニア修復術．手術 58：557-562, 2004

コラム　若手エキスパートのTAPP法（高位腹膜切開）

[野村　良平]

TAPP法における高位腹膜切開の手技について外鼠径ヘルニアを例として述べる．

1）高位腹膜切開のメリット
①内鼠径輪に結腸などの癒着がある症例でも剥離が不要．
②滑脱型のヘルニアでも手技に迷わない．
③腹側の腹膜が術野を妨げない．
④手技的にやや煩雑な腹側方向の剥離が不要であり，切開部位から背側方向への一方向への剥離のみでよい．
⑤ヘルニア嚢は全抜去（あるいは遠位での離断）となるため腹膜の欠損がなく，縫合閉鎖に緊張がかからない．
⑥高位での縫合となるため他臓器の影響を受けず腹膜閉鎖のトラブルがない．
⑦ヘルニア嚢を全抜去するため精索脂肪腫の見落としがない．

2）手術手順
①セッティング
全身麻酔下で体位は仰臥位，頭低位・患側高位とする．術者は患側の反対に立ち，カメラ助手は術者の頭側に立つ．

②トロッカー挿入と気腹
臍上部にカメラポートを設置する．気腹圧は10 mmHgとしている．カメラポートと同じ高さで左右に5 mmトロッカーを挿入する．

③高位腹膜切開（図1A・B）
ヘルニア門の頭側約3 cmの部位で外側三角の外側から内側臍ヒダの脂肪と腹壁の境界まで切開する．内側はやや上に切り上げる．外側の切開を大きくすればのちの剥離が容易である．

④膀胱前腔の剥離およびCooper靱帯の露出（図2）
内側臍ヒダを頭側に牽引すると粗な結合織が明らかとなり，これを鋭的に切離すると膀胱前腔に入る．さらに剥離を進めるとCooper靱帯に至る（図2）．

⑤精巣血管・精管の剥離（図3）
腹膜下で剥離が容易な外側三角後方から行う．外側から正中に進めて精巣血管・精管と腹膜の間を剥離する（図3A）．容易に精巣血管の体表側に入ってしまうので，腹膜に沿った剥離を心がけることである．腹膜に沿った剥離を内側からも行うと精管を露出しやすい（図3B）．ヘルニア嚢と精巣血管・精管の間に孔を開けるとヘルニア嚢の全周確保となる．

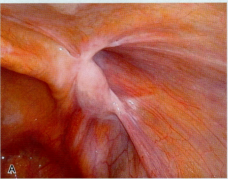

図1　高位腹膜切開
ヘルニア門の頭側3 cmの部位を大きく切開する．

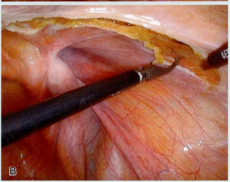

図2　膀胱前腔の剥離とCooper靱帯の露出
解剖学的ランドマークを確認する．

⑥ヘルニア嚢の抜去（図4A・B・C）
ヘルニア嚢と精巣血管・精管との剥離を末梢に追求するとサックの全抜去が可能である．陰嚢型などでは全抜去にこだわると精巣上体炎のリスクがあるため可及的遠位で離断する．

コラム：若手エキスパートのTAPP法（高位腹膜切開）

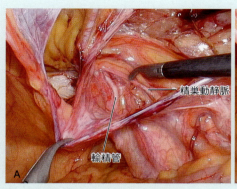

図3　ヘルニア嚢と輸精管の剥離
外側および内側からのヘルニア嚢と精管の剥離.

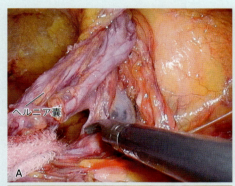
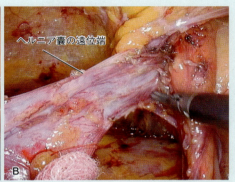
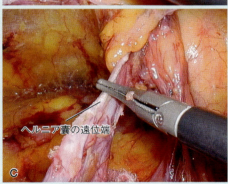

図4　ヘルニア嚢の抜去
A：ヘルニア嚢の全周確保.
B：盲端まで剥離.
C：ヘルニア嚢の全抜去.

⑦parietalizationと鼠径床の剥離（図5）

　精巣血管・精管と腹膜の間を十分剥離する．精管の剥離は内側臍動脈と交差する部位まで行う．myopectineal orifice（MPO）を十分に覆うメッシュを展開するためには鼠径床の十分な剥離を要する（図5A）．腹側は縫い代があればよい．剥離の際には神経・血管・精管が結合織で薄く覆われた状態で剥離するようにする．メッシュと直接接触すると術後の疼痛や違和感の原因となる可能性があるためである．

　剥離の範囲についてはMPOより最低でも3cm以上行う．L3型や滑脱型のヘルニアでは後方のメッシュのめくれによる再発が危惧される．精索脂肪腫があれば後腹膜の脂肪とともに除去する（図5B・C）．

⑧メッシュの展開と固定（図6）

　メッシュは十分大きなものを鼠径床にたわみなく展開する（図6A）．メッシュ展開が十分なようでも背側の腹膜を持ち上げるとメッシュもめくれるようであれば剥離が不十分である．

　タッカーによる固定はCooper靱帯上方・腹直筋・腹横筋の3ヵ所に行い適宜追加する（図6B・C）．

⑨腹膜閉鎖（図7）〜閉創

　高位腹膜切開では腹膜欠損はないかあるいはサックの遠位離断部のみである．腹膜縫合に緊張がかからず，閉鎖は容易である．遠位離断部は必要であれば縫合閉鎖す

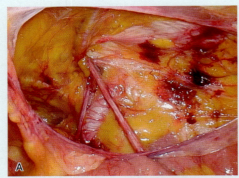
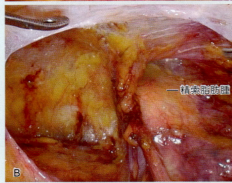
精索脂肪腫
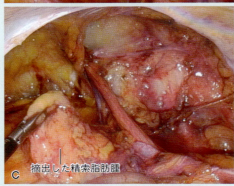
摘出した精索脂肪腫

図5 鼠径床の剝離
A：鼠径床の剝離終了．
B：後腹膜から続き鼠径管内に及ぶ精索脂肪腫を認める．
C：精索脂肪腫除去後．画面左の鉗子に摘出した脂肪腫がある．

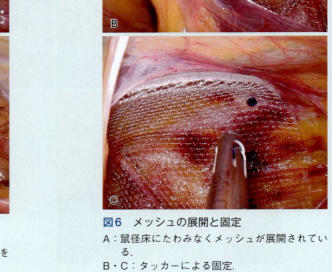

図6 メッシュの展開と固定
A：鼠径床にたわみなくメッシュが展開されている．
B・C：タッカーによる固定．

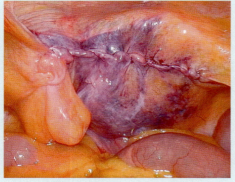

図7 腹膜閉鎖
高位腹膜切開では腹膜の欠損がないために緊張がかからない．

る．
　腹膜閉鎖は外側から内側へ向けて連続縫合で行う．ポート抜去，閉創し手術終了する．

4. 腹腔鏡下手術／c TEP法

A. 成人の鼠径部ヘルニア

第3章　鼠径部ヘルニア（鼠径・大腿ヘルニア）手術

4 ｜ 腹腔鏡下手術

c ｜ TEP法

［江口　徹］

　成人鼠径部ヘルニアに対する腹腔鏡下手術には，TAPP法（transabdominal preperitoneal approach，腹腔鏡を用いた腹腔内到達法による腹膜前修復術）とTEP法（totally extra-peritoneal approach，腹腔鏡を用いた腹膜前到達法による腹膜前修復術）があり，アプローチ方法の違いによる異なった特徴がある[1]．そもそも，鼠径部ヘルニアは腹壁の脆弱性に由来する疾患で，腹腔内臓器の異常は二次的なものである．このため手術操作が腹壁内で完結するTEP法は極めて合理的である[2]．さらに，腹腔内から操作するTAPP法では腹腔内臓器損傷，腸管の癒着，瘻孔形成や腸閉塞などの術中・術後合併症が危惧されるが，TEP法はその危険性もなく，腹膜縫合も不要であるため手術時間も短く，ヨーロッパを中心とした海外では広く普及している．しかしながら，わが国では，腹膜外腔への到達法の標準化，腹膜外腔の難解な解剖の解明，間接ヘルニア囊の処理法などの技術的な多くの課題が普及の妨げとなっている[3,4]．

a. 手術適応

　鼠径ヘルニア修復術では，その病態に応じて術式を使い分けることが推奨される．たとえば腹膜前腔が強く癒着している症例では，腹膜前修復法を避け，鼠径部切開法が適応とされる[5]．TEP法の手術適応を考える場合，その利点を最大限に生かせる症例を選択すべきである．表1にTEP法の手術適応を示す．患者の全身状態（患者因子），鼠径ヘルニアの状況（ヘルニア因子），術者やその施設の習熟度（術者因子）を総合的に評価し，客観的に個別化した治

表1　TEP法の手術適応

	患者因子，ヘルニア因子	理由，根拠
積極的適応	両側例	手術創が小さい．手術時間が短い．術後早期痛が軽い．
	再発例（前回手術が鼠径部切開法で組織縫合法，Lichtenstein法）	鼠径部切開法に比べて再々発率が低い．前回手術の癒着や瘢痕がない．
	女性（閉経後）	大腿ヘルニアでの再発が多い．
相対的適応	初発男性	術後早期痛が軽い．慢性疼痛が少ない．早期社会復帰が可能
	再発例（前回手術が鼠径部切開法でプラグ法）	鼠径部切開法に比べて再々発率が低い．腹膜欠損の処理が必要
	腹部手術既往例（膀胱・前立腺手術を除いた，消化管手術や対側鼠径部ヘルニア修復術などの手術既往）	TAP法に比べて腹腔内癒着の関与がない．
	抗凝固療法（休薬できる症例）	血栓性疾患の危険性についてインフォームドコンセントが必要
相対的禁忌	嵌頓，非還納性ヘルニア	審査腹腔鏡，腹腔内操作を併用すればTEP法も可能
	巨大・陰囊ヘルニア	手術時間が長い．血腫や漿水腫の発生率が高い．
禁忌	易感染性疾患の罹患例	メッシュ感染の危険性
	骨盤内手術を予定されている患者	骨盤内手術操作への支障．続発性メッシュ感染の恐れ
	安全に全身麻酔が行えないような合併症を持つ患者	局所麻酔下でも行える鼠径部切開法が第一選択
	抗凝固療法中（ヘパリン置換中も含む）	術中止血が困難．術後，重篤な出血の可能性
	妊娠中もしくは将来，妊娠の可能性のある女性	メッシュの安全性が確保できていない．
	絞扼性ヘルニア，局所感染	メッシュ感染の危険性
	膀胱・前立腺手術既往	高度な腹膜前腔の癒着
	再発例（前回手術が腹膜前修復法）	高度な腹膜前腔の癒着

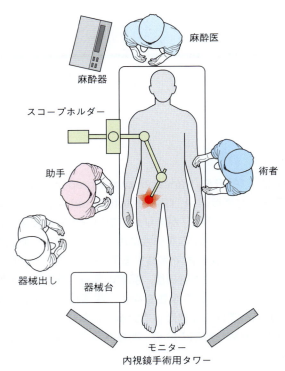

図1　手術室の配置

療オプションを決めることが肝要である[6]．

b. 術前準備

1) インフォームドコンセント
　患者には，TEP法の利点だけでなく再発率や術中損傷，術後合併症について頻度，対処法も含めて説明する．TEP法は気腹に起因する心肺機能障害は軽度であるが，腹膜前腔の気嚢により呼吸性アシドーシスや皮下気腫，空気塞栓の可能性がある．

2) 機器，器具と材料
　TEP法では30°斜視鏡かフレキシブル腹腔鏡で高解像度なものを使用する．3D腹腔鏡は，立体構造の認識に優れるため，特に剝離操作，メッシュの展開，縫合操作が容易となり，ラーニングカーブの短縮に寄与する．
　腹膜の切開，腹膜前腔の剝離にはモノポーラー電気メスを接続した鋏，ヘラやフックを用いる．超音波凝固切開装置を使用する場合は，操作腔が狭いのでミストの処理が難しくなる．
　メッシュはさまざまなものが市販されているが，その特徴をよく理解し，使用法を習熟しておく[7]．
　メッシュのサイズは，患者の体型のほか，ヘルニア門の大きさや位置に合わせた必要十分なものとする．隙間からの再発が報告されており，slitやkeyholeは用いるべきではない．
　欧米のガイドライン[6]では，TEP法でのメッシュ固定はヘルニア門の大きな症例に限って推奨されているが，わが国では多くの施設で普遍的に行われている．ねじ式タッカーを用いることが多いが，術後の慢性疼痛予防を期待して吸収されるものが用いられる．また，金属タッカーの迷入や癒着による遅発性腸閉塞の報告もあり，注意を要する．
　トロッカーや鉗子は通常の腹腔鏡下外科手術に用いられるものも使用できるが，鉗子長の短いもののほうが使いやすい．

3) 麻酔とセットアップ
　麻酔専門医による全身麻酔下に行う．ラリンゲルマスクエアウェイの使用，ブロック麻酔の併用は良好な成績をもたらす．
　臍処置はきちんと行い，経鼻胃管は使用しない．手術時間が長くなることが想定されるときは，麻酔導入後に経尿道膀胱内留置カテーテルを入れ，覚醒前に抜去している．
　体位は両上肢を体幹につけた仰臥位で行う．点滴ルート確保が困難な症例では，患部の上肢を90°開いて手台に乗せる．
　モニターは足側に置き，術者は処置する患部の反対側に，カメラ助手はどちら側でもやりやすい方に，器械出し係は患者の右側の足側に立つ．スコープホルダーを用いる場合は患部の反対側に立てるが，両側例の場合は患者の右側に立てる（図1）．
　気腹は炭酸ガス（CO_2）を用い，気腹圧は8〜10 mmHgとしている．適宜，Trendelenburg位とすれば，腹膜前腔が広がる．

c. 手術手技

1) 腹膜前腔の到達・拡張
　臍下皮膚に横切開を置き，患側の腹直筋前鞘を縦切開後，腹直筋を外側に圧排し，白く艶のある腹直筋後鞘を露出する（図2）．白線を越えないように行えば，異時性の対側ヘルニアのTEP法においても瘢痕組織に妨げられることがない．引き続き，腹直筋後鞘と腹直筋の間を足側に向かって，直視下に剝離する．その際，腹直筋筋膜と下腹壁動静脈の分枝を腹直筋側に付ける．両側例に対する同時手術では，大きなヘルニア，間接ヘルニア，再発など，手術操作が困難なほうの腹直筋後鞘よりアプローチする．
　腹直筋後鞘の剝離を行ったのち，10/12 mmのオプティカルビュートロッカーに腹腔鏡を装着し，後鞘の上を滑らせながら，鏡視下に腹膜前腔の層を確認しながら恥骨付近まで剝離を進める．CO_2送気により腹膜前腔の疎な結合織層が広がり，下腹部正中に5 mmトロッカーを挿入する空間を確保することができる．このオプティカル法は盲目的操作を行わず，術者の意図した層での剝離が可能である（図3）[3,4]．カフ（バルーン）付オプティカルビュートロッカーを用いれば，2 ndポートの挿入が容易となるうえ，カメラの出し入れ時の汚染が予防できる．10/12 mmポートを用いれば，高画質や3Dの腹腔鏡に対応でき，コーティングされた厚めのメッシュや形状記憶型メッシュなど

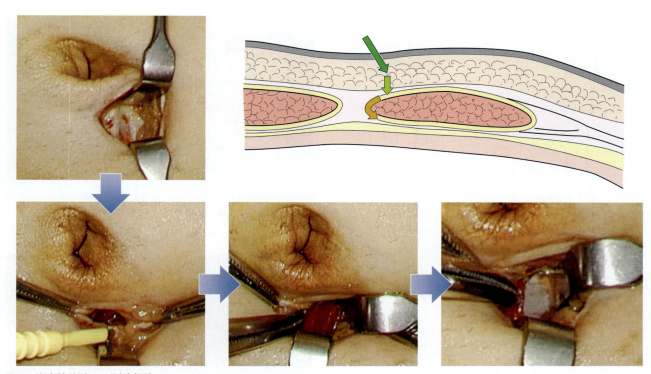

図2　腹直筋後腔への到達経路
患側の腹直筋前鞘を縦切開．腹直筋を外側に圧排．後鞘の前面を経由して腹膜前腔に到達する．

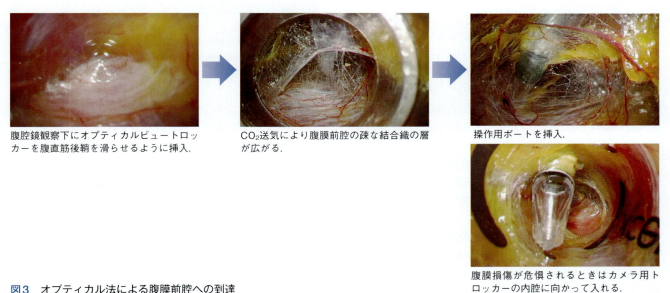

腹腔鏡観察下にオプティカルビュートロッカーを腹直筋後鞘を滑らせるように挿入．

CO_2送気により腹膜前腔の疎な結合織の層が広がる．

操作用ポートを挿入．

腹膜損傷が危惧されるときはカメラ用トロッカーの内腔に向かって入れる．

図3　オプティカル法による腹膜前腔への到達

も変形や損傷なく導入できる．

2）操作用トロッカー挿入

下腹部正中に5 mmトロッカーを2本挿入する．片側でも両側でも手技を標準化するため，正中より移動させない．鉗子操作性を確保するため5 cm間隔としているが，体格の小さな患者では，尾側のトロッカーがメッシュ展開の障害にならないように，トロッカー間隔をより狭くすることも必要となる（図4）[3,4]．

3）腹膜前腔の剝離，ヘルニア囊の処理

TEP法の場合，カメラと鉗子の関係は偏軸性となり，triangular formationを維持することは難しい．

腹膜は気腹圧にて背側に圧排されているので，TAPP法のように常に非優位鉗子で腹膜を牽引する必要がなく，2本の鉗子を自在に用いることができ，剝離方向も順行性なので，繊細な操作が可能である．

腹膜前腔の剝離は，脂肪層，細血管網の間の疎な結合織が気囊により伸展されているので，そこを鋭的，鈍的に行

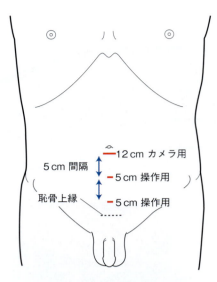

図4 TEP法：トロッカーの位置

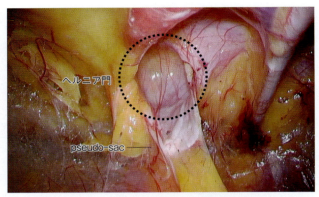

図5 TEP法：直接(内)鼠径ヘルニア(新JHS分類M2型)

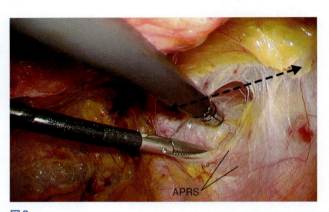

図6
腹直筋筋膜と後鞘の間の剥離層を尾側に向かって延ばしていくと，attenuated posterior rectus sheath(APRS)と横筋筋膜が融合し，腹横筋腱膜に連続する．ここ(点線)を切開し腹膜前腔のアワアワの層に入る．

う．正しい層であればほぼ出血のないスムーズな操作が可能となる．

　まず，正中部において腹直筋後鞘から連続するattenuated posterior rectus sheath(APRS)[8]，膀胱下腹筋膜の腹壁側で剥離し，膀胱損傷を避けつつ尾側に剥離を進め，疎性結合織越しにランドマークである恥骨結節部を確認する．

　ここで，頭側に戻り，臍下部で腹直筋後鞘，APRSを外側に向けて露出し，操作腔を広げ，視野をよくする．

　下腹壁動静脈を中枢に向かって剥離し，外腸骨動静脈からの分岐部付近まで露出する．

　恥骨結節部より外側に向かって腹直筋外縁，その内側の腹横筋腱膜，腸骨恥骨靱帯，Cooper靱帯を患側全体に渡り剥離するが，壁側の脂肪を含んだ疎性結合織層が残るように行う．直接ヘルニアの場合，Hesselbach三角部へ向かって腹膜前脂肪層が引っ張られ，それに連続して偽ヘルニア嚢(pseudosac)が認められる．ヘルニア嚢の剥離を腹壁側の疎性結合織，血管脂肪層を残す層で行えば，血流やリンパ流が保持され，術後の漿液腫の発生を減少できる(図5)．

　ヘルニア嚢がない，もしくは処理が終われば，腹膜前腔の内側部といえる腔が広がり，APRS，横筋筋膜や腹膜前筋膜が癒合した，いわゆる衝立状膜が，その外側で腹横筋腱膜に連続している．ここを突破して(図6)腹膜前腔のアワアワの疎性結合織の層に入り，最重要ランドマークである腹膜縁を求める．突破する場所は，内鼠径輪付近の下腹壁動静脈の外側を鈍的，鋭的に突破する方法や弓状線のやや尾側のAPRSの外縁を切離して行う方法，これらを両方から行う方法が報告されている．

　間接(外)鼠径ヘルニアでは，腹膜縁が鼠径管に向かって伸びている．ヘルニア嚢(腹膜)の表面を筒状に覆っている腹膜前筋膜を擦り取るように嚢のみを剥離すれば，内精動静脈と精管はspermatic sheathに包まれたまま背側に残る(図7)．ヘルニア嚢の先端は精索に固定されているので，内鼠径輪のレベルでヘルニア嚢長軸に直角に嚢を回転させることができるので，ここを剥離すれば(rolling technique)，大きなヘルニア嚢でも最短距離で全周を剥離できる(図8)．ヘルニア嚢は全剥離にこだわらず，背側がトンネリングできた部位で吸収糸で結紮し切断する．ヘルニア嚢の遠位側は開放のまま放置する．

　間接ヘルニアの場合だけでなく，直接ヘルニアでも腹膜の高位剥離(parietalization)を十分に行う．その際，腹膜鞘状突起の遺残が確認できれば切断する．parietalizationを行う際，神経が走行している後腹膜脂肪層の表面に，光沢のある疎性結合織の膜状層を残すことを意識して行い，神経損傷を避ける．剥離範囲は，iliopubic tractより背側に4～5cmまでを目安としているが，精管と臍動脈索の

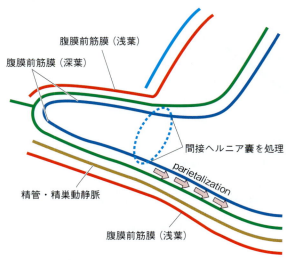

図7 ヘルニア嚢処理後のparietalization
(柵瀬信太郎：手術増刊　最新 アッペ・ヘモ・ヘルニア・下肢バリックス，改訂第3版，2015を参考に作成)

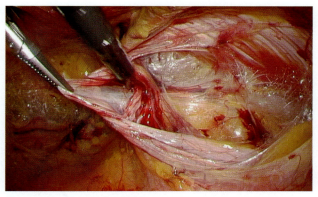

図8　間接ヘルニア嚢の剥離
精管，内精動静脈は腹膜前筋膜(spermatic sheath)に包まれたまま，背側に落ちる．

交差部も目安となる．
　女性の場合は子宮円索が内鼠径輪から脱出しているが，円索と腹膜は一体であるので，ヘルニア嚢と一緒に結紮し切離する．また，女性の再発例の半分以上が大腿ヘルニアとされているので，大腿輪の十分な剥離を行い確実にメッシュで覆う．

4）メッシュの挿入と展開，固定

　ヘルニア門の大きさ，鼠径床の横径を測定し，適切な大きさのメッシュを用いる．径10/12 mmトロッカーから操作腔内に導入し，myopectineal orifice全体に加えて，ヘルニア門より3 cm以上オーバーラップするようにメッシュを展開する．大きなヘルニア門のある症例では，protrusionや再発予防のためheavy weightメッシュを使用することや，light weightメッシュであれば十分な固定とオーバーラップをすることが推奨されている[9]．メッシュの縁が腹膜縁に乗っている場合は剥離を追加する．
　メッシュは腹直筋，腹横筋腱膜，Cooper靱帯に数ヵ所，タッカーで固定する（図9）．iliopubic tractの背側には痛覚神経が存在するため，固定は禁忌である．下腹壁動静脈や死冠，Cooper靱帯を横切る静脈に注意し出血を避ける．Cooper靱帯への固定の際，メッシュを鉗子でしっかり押さえ，メッシュが捩れないようにする．そこ以外は，タッカーが腹壁に直角に打ち込まれるように腹壁越しにcounter-pushを行うが，タッカー先端が触知できればiliopubic tractより頭側であることも確認できる．self-grippingはmicro-gripによりすべての面で腹壁に固定されるため，固定具は不要である．

5）腹腔内の脱気，トロッカー挿入部閉鎖，皮膚閉鎖

　ヘルニア嚢処理部を内鼠径輪に向けて引っ張り，メッシュ下縁が浮き上がらないことを，再度，確認する．

体位を頭高位とし，気囊圧を3～4 mmHgへ下げ，腹膜がメッシュに覆いかぶさるように膨隆していくことを観察する．
　低い気囊圧下にトロッカー抜去部から出血していないことを確認する．
　10/12 mmトロッカー部の腹直筋前鞘は吸収糸で縫合閉鎖し，5 mmトロッカー部は皮膚接合のみとしている．4-0吸収糸による真皮縫合後，ダーマボンド（エチコン社）で皮膚を接着する．サージカルテープと防水シール（OPSITEやAV3000）を使用することもある．

d. ピットフォールとその対策

1）間接ヘルニア嚢の剥離困難

　大きなヘルニア嚢，嚢と腹膜前筋膜，精管の癒着，滑脱型（いわゆるde novo型）などが原因で，抜去法でも環状剥離・切離法でも，腹膜穿孔や精管，内精血管損傷，出血をきたしたり，triangle of pain（疼痛の三角）において後腹膜側の脂肪層を破壊したりすることがある．外側への突破の前にヘルニア嚢の内側で精管の走行を確認し剥離を行っておくほか，APRS，腹直筋後鞘を外側付着部付近で頭側に切開したうえで外側腹膜縁を十分に遊離し，ヘルニア嚢の可動性を増したうえで全周剥離を行う．慎重・丁寧に層を意識した剥離を行い，ヘルニア嚢のみをspermatic sheathから引き抜くことを心がけ，数多くの経験を積むことが肝要である．

2）腹膜穿孔

　腹膜穿孔により気腹になると操作空間が狭くなり操作が困難になる．その場合，腹壁癒着が最も少ないとされるPalmer's point[10]で，気腹針やエラスター針を腹腔内へ刺入し脱気する（図10）．その後，穿孔部腹膜を鉗子で把持し，捩じり，その根元を体外結紮し閉鎖する．

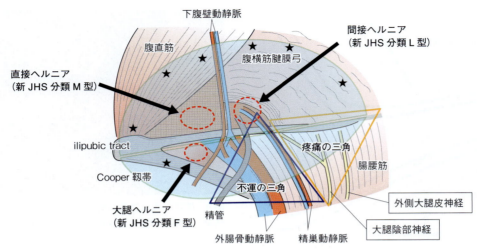

図9　メッシュの配置とタッカーによる固定

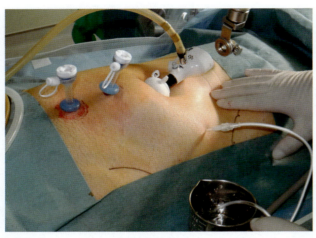

図10
Palmer's pointで腹壁を穿刺し，脱気．

3）非還納性ヘルニア

　ヘルニア囊が異常に太く，大網や腸管が透見されることもある．まず，ヘルニア囊の抜去を試みる．できない場合は，周囲の剝離を終えたのち，ヘルニア囊の末梢で小切開を行う．ヘルニア内容により気密性が比較的保たれるので，大網や腸管の癒着剝離が可能である．

4）血管損傷

　下腹壁動静脈の筋肉枝が本管から引き抜け出血したときや，癒着が強く剝離困難な場合は，クリッピングして切断，止血する．腹直筋の血行障害をきたすことはない．
　精巣動静脈を損傷し止血困難な場合，クリッピングしてもよい．このレベルで精巣動静脈を遮断しても，鼠径管以遠での側副血行により精巣梗塞や萎縮をきたすことはまれである．

5）両側鼠径ヘルニア

　対側へのクロスオーバー後，剝離層が深く腹膜に近くなり，腹膜損傷が起こりやすい．両側例では剝離空間が広くなることでメッシュのmigrationが起こりやすいので，固定を確実に行う．メッシュが中央で1〜2cmオーバーラップするように設置する．

e. 術後管理

　術直前に経口もしくは経静脈的に抗菌薬を使用し，術後は投与していない．
　異常がなければ3時間後に坐位で水分摂取させ，問題がなければ食事を開始する．手術創の定期的消毒は不要で，術当日より日常動作に制限はまったくなく，シャワー浴も可能である．
　日帰り手術はTEP法の利点が最大限に生かせるので積極的に適応としているが，周術期管理に慣れた日帰り手術コーディネーターのいる施設で行うことが望ましい．
　異物を用いた手術であるので，厳格な感染管理と再発チェックのため，術後1年目に電話再診を行う．

f. 合併症・再発

　TEP法特有の合併症といわれるものはない．精巣関連合併症や慢性疼痛の発生率はTEP法において最も低いとされている．
　TEP法の再発率は長期の経過観察でもTAPP法や鼠径部切開法，特にLichtenstein法と変わらないとされている．ただし，ラーニングカーブが長く，その間の再発や重大な合併症が多いことが報告されている．また，外科医としての経験年数だけでなく，個々の外科医での再発率の偏りが多く報告されており，Eklandらの多機関共同無作為化比較試験では，試験に参加した22人の外科医のうち3人が全体の57％の再発を起こしていたとされる[11]．TEP法での再発を防ぐためには，個々の外科医の手術手順の理解と手技の正確な施行が重要である．

g. 今後の展望

1) reduced port surgery
近年，内視鏡外科手術の進歩により，侵襲性と整容性の両面で，手術の質のいっそうの向上が求められている．

❶ needle-scopic surgery（細径化手術）
腹壁破壊を最小化することで，術後疼痛の緩和，整容性の向上が可能である．

これまでTEP法では，腹膜前腔への到達に12 mmポートが用いられてきたが，5 mmオプティカルトロッカーにカメラを装着したものを小皮切部に直接穿刺し，鏡視下に腹膜前腔に容易に達することができる．さらに，メッシュの挿入・固定法を工夫すれば，他は径3 mmの細径器具を用いて手術を完遂できる（図11）．

❷ single incisional laparoscopic surgery（SILS，単孔式手術）
臍部の皮膚切開から，本項にて述べたような方法で腹直筋後腔に入り，プラットホームを設置し，グローブ法やEZアクセスを用いたマルチポート法で行う術式である[12]．

triangulationの確保が難しくinline visionとなりがちで，術中器械の干渉など技術的難点があるが，TEP法では腹膜縫合が不要なため比較的普及している．SILSの際，術後早期の疼痛が強いことが知られており，局所麻酔やブロック麻酔の併用が行われている．

2) ロボット支援鼠径部ヘルニア修復術
da VinciやHINOTORIなどの手術支援ロボットの鼠径部ヘルニア修復術への応用は海外を中心に始まっている．しかしながら，ロボットは非常に高価でありランニングコストも高い．またトロッカーが比較的太く，手術時間も長くなるなど，患者側や施設側にとってデメリットも多い．メリットとしては，合併症の減少やlearning curveの短縮，さらに外科医の身体的負担の軽減などが挙げられ，自由診療制である米国を中心に数多く施行されている．わが国では，2024年時点では保険適用外であるが，自由診療として導入している施設も多く，今後，保険収載されれば普及していく可能性もある．

ロボット支援鼠径部ヘルニア手術の多くはTAPP法の応用であるが，新しい機種の開発によりTEP法への応用も期待されている．

わが国では成人鼠径ヘルニアの手術として，鼠径部切開法に加えてTEP法もTAPP法も受け入れられているが，すでにさまざまなエビデンスが揃ってきており，病状や施設に応じた術式選択の必要がある．そのためには，外科医はTEP法，TAPP法，鼠径部切開法でも同じように知識と技術を磨くべきである．TEP法の術野を経験することは鼠径床の解剖の理解を深め，他の術式にも役立つ．このことは外科修練医にとどまらず指導医においても当てはまるものと思われる．

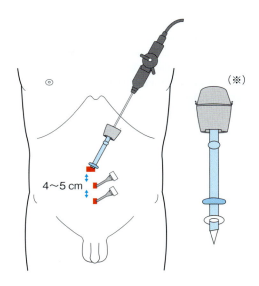

◆ カメラ付きの5 mmオプティカルトロッカー（※）
　＋
　5 mmフレキシブルスコープ

◆ 3 mmトロッカー×2
　正中，4 cm間隔

図11　needle-scopic surgeryによるTEP法
TEP法は縫合操作がないので，SILSに適合するといわれているが，筆者は痛みが緩和され整容性も高いneedle scopic surgeryを行っている．
5 mmポートを腹腔鏡下に直接刺して，腹膜前腔に入り，3 mmポート2本で剝離操作，メッシュの展開配置を行う．

TEP法は，鼠径部の層構造を拡大しながら確認でき，腹腔鏡下手術のsmall incision and wide/expansion viewである利点を十分に発揮でき，不必要な腹腔内操作を排除した術式であり，その完成度も高い．本項では，TEP法を安全でスピーディーに遂行するための手術手順に加えて，ピットフォールや合併症の予防と対策についても述べた．これからのTEP法のさらなる普及に少しでも貢献できれば幸いである．

● 文献
1) 藤井　圭ほか：TEP法．手術 **74**：179-188, 2020
2) Toma H et al: A 10-year experience of totally extraperitoneal endoscopic repair for adult inguinal hernia. Surg Today **45**: 1417-1420, 2015
3) 江口　徹ほか：鼠径部ヘルニア修復術（内視鏡下）．消外 **43**：1091-1109, 2020
4) 江口　徹ほか：成人鼠径部ヘルニア．臨と研 **99**：703-712, 2022
5) Kocherling F et al: TEP versus Lichtenstein: Which technique is better for the repair of primary unilateral inguinal hernias in men? Surg Endosc **30**: 3304-3313, 2016
6) The HerniaSurge Group: International guidelines for groin hernia management. Hernia **22**: 1-165, 2018
7) 藤井　圭，江口　徹：シート固定法．内視鏡外科手術—役立つテクニック100．医学書院，p229-231, 2020
8) Arregui ME: Surgical anatomy of the peritoneal fasciae and posterior tranversalis fasciae in the inguinal region. Hernia **1**: 101-110, 1997

9）Akolekar D et al: Comparison of recurrence with lightweight composite polypropylene mesh and heavyweight mesh in laparoscopic totally extraperitoneal inguinal hernia repair: an audit of 1,232 repairs. Hernia **12**: 39-43, 2008

10）Tufek I et al: Primary left upper quadrant(Palmer's point)access for laparoscopic radical prostatectomy. Urol J **7**: 152-156, 2010

11）Eklund AS et al: Low recurrence rate after laparoscopic (TEP) and open (Lichtenstein) inguinal hernia repair: a randomized, multicenter trial wit h 5-year follow-up. Ann Surg **249**: 33-38, 2009

12）朝蔭直樹：1. 腹腔鏡下手術―TEP法―単孔式（TAPP法は除く）. 鼠径部ヘルニアの手術, 沖永功太（監）, へるす出版, p174-187, 2018

コラム　若手エキスパートのTEP法

[池田　義博]

　成人鼠径部ヘルニアに対する鏡視下手術の1つであるTEP法は，腹壁内のみで全操作を完了する術式である．鼠径ヘルニアが腹壁疾患である以上，最も理にかなった術式と考える．当院ではこのTEP法をSILS（single incision laparoscopic surgery）手技で行っている．加えて，腹膜前腔開放に際し，教科書的な下腹壁動静脈根部からのルートではなく，弓状線近傍のattenuated posterior rectus sheath（APRS）に小孔を開けてアプローチする新たなルート（pinching methodと呼んでいる）を提案している．

1）体位，麻酔，器具の配置

　全身麻酔下に仰臥位とし，両上肢は体幹に沿って固定する．送気開始時頭低位とする．

　モニターは患者足元に置き，術者は健側，カメラ助手は患側に立つ．

　術中は膨潤麻酔を併用し，安全で術後の痛みをできる限り軽減するよう努めている．

2）手術器具，材料

　腹腔鏡は5 mmフレキシブルタイプのLTF-S190-5®（OLYMPUS）を使用している．術中操作は，5 mm鋸歯型有窓把持鉗子（STRYKER）と，エネルギーデバイスとしてBiSect®とBiClamp®（アムコ）を用いている．

　プラットフォームにはラッププロテクター・ミニミニ®（八光），5 mmイエローポートプラス®（アムコ）3本，10 mmハイブリッドトロッカースレッド付き®（ビーブラウン），サイズ6.5手術用グローブを使用する．メッシュは3D Maxスタンダードタイプ®（Bard）Lサイズを使用し，メッシュ固定は基本的に行っていない．

　膨潤麻酔薬の注入にはイントロデューサーシステムのダイレーター®（クリエートメディック）を使用する．

3）膨潤麻酔

　局所麻酔薬希釈液（以下，膨潤液）の組成は生理食塩水160 mL，キシロカイン1％エピレナミン含有20 mL，0.75％アナペイン20 mLを混和したものとする．

4）臍切開と腹膜前腔アプローチ

　腹直筋後鞘前アプローチを採用している．このアプローチでは後鞘を視野の背側に常に同定しながら腹直筋後腔をCooper靱帯まで開放できるため腹膜損傷を回避できる．

　臍周囲に膨潤液20 mLを注入後，臍窩内を縦切開して皮下を剝離し，臍輪を確認する．臍輪のレベルで患側皮下脂肪織を切開剝離し，患側の腹直筋前鞘表面を露出する．ここで前鞘を穿刺し，膨潤液を5 mL注入する．

できるだけ患側よりの前鞘を縦切開し腹直筋を確認．腹直筋は鈍的に剝離圧排し，最初のランドマークである腹直筋後鞘を確認する．示指を挿入し腹直筋の裏を慎重に鈍的に剝離し，ラッププロテクター・ミニミニ®を挿入する．

5）腹直筋後腔の拡張

　当院はグローブ法を採用している．グローブの第1指をラッププロテクターに装着する．5 mmトロッカーは第2，4，5指に，10 mmトロッカーは手首に挿入固定する．第2，4，5指のトロッカーにスコープと鉗子類を挿入し，手首のトロッカーは送気とメッシュ挿入時に利用する．

　腹直筋後腔はBiSect®とBiClamp®を腹側背側，左右に動かすことで簡単に剝離できる．途中の小血管は適宜止血切離しておく．

　剝離を尾側に進めると後鞘が弓状線を形成し，次第に薄くなる膜として認識される．これをAPRSと呼ぶ．このAPRSを背側に穿破することでRetzius腔に至る．

6）Retzius腔の開放，M型ヘルニアの処理

　疎性結合織で満たされたRetzius腔は容易に鈍的に剝離可能で，第2のランドマークである恥骨結合を確認する．恥骨結合から外側に次のランドマークであるCooper靱帯を確認する．不用意に表面の脂肪織を剝離すると死冠（corona mortis）を損傷し出血の危険があるため，Cooper靱帯は疎性結合織を通して確認する程度の剝離にとどめている．

　M型ヘルニアの場合は，Hesselbach三角に偽囊（pseudo sac）が視認できる．pseudo sacの剝離操作は多くは容易であるが，症例によっては薄い腹膜がpseudo sacと癒着し，粗暴な操作で容易に穿孔するため愛護的操作が必要である．

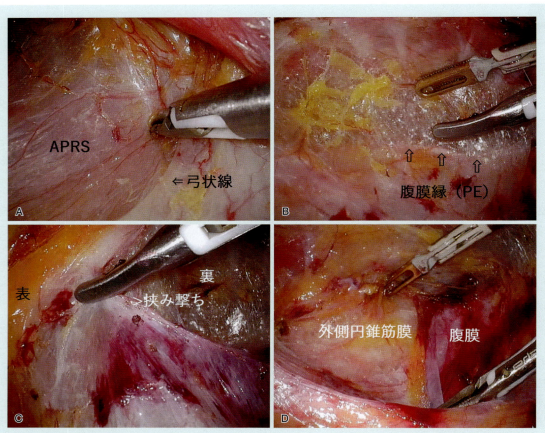

図1　pinching method（右）
A：弓状線足側下腹壁動静脈外側のAPRSに小孔を開ける．
B：上前腸骨棘触知部で腹膜縁（PE）を同定．
C：表と裏から挟み撃ちで腹膜損傷なく腹膜前腔を開放．
D：腹膜は一層外側にある外側円錐筋膜との間を剝離．

7）pinching method（腹膜前腔への新たなアプローチ法）と腹膜前腔開放

　Retzius腔の外側に，第4のランドマークである外腸骨動静脈から分岐する下腹壁動静脈を同定できる．TEP法における腹膜前腔へのアプローチは，教科書的には，この下腹壁動静脈根部で外側に開放することになっている．

　しかし，この部位はTEP法において操作に難渋するポイントの1つである．病悩期間が長い例や大きなヘルニア嚢を有する例では，この精索を包むspermatic sheath内側は肥厚や癒着が高度であることが多い．ここをやみくもに腹膜前腔に向けて穿破するとヘルニア嚢（sac）を損傷する場合がある．

　このリスクを回避したいと考案したアプローチ方法がpinching methodである．前述のRetzius腔開放ののち，APRSは正中では切離されているが，外側では下腹壁動静脈の背側に残存している．

　下腹壁動静脈とAPRSの間を外側に向け剝離していくと下腹壁動静脈は腹壁側に付着し間隙が生まれる．

　この操作で弓状線尾側，下腹壁動静脈外側にAPRSを広く同定することができる．

　このAPRSの弓状線やや尾側，下腹壁動静脈レベルよりやや外側にBiSect®で鈍的に小孔を開ける（図1A）．

　このAPRSと直下の腹膜の間には必ず間隙がある．また下腹壁動静脈根部と違い肥厚や癒着は存在しない．

　小孔が開くと膨潤液をAPRSと腹膜の間隙に25 mL圧入する．この操作は，APRSと腹膜の間隙をより安全に確保するためである．

　膨潤液で満たされた両者の間隙をBiSect®で下腹壁動静脈根部方向に向けAPRSを切開していく．

　根部まで到達すると，次に第5のランドマークである上前腸骨棘に向けAPRSを同様に切開する．

　2方向にAPRSを切開すると，腹膜前腔（Bogros腔）に入り，背側の疎性結合織の中に腹膜縁（peritoneal edge）が同定される（図1B）．

　APRS切開面に腹膜を広く視認しながら腹膜前腔を内鼠径輪方向に開放していく．先に開放しているRetzius腔（表）と腹膜前腔を外側から内側に腹膜を背側に落としながら剝離する操作（裏）で表裏から挟み撃ち（pinching）することで安全に腹膜前腔を開放できる（図1C）．

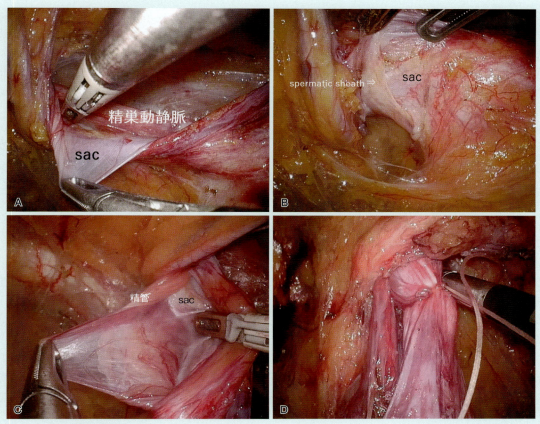

図2 ヘルニア嚢処理(右)
A：外側のrolling method. sacを精索から引き算.
B：spermatic sheathとsacの走行を見極める.
C：内側のrolling method. 腹膜のラインを同定.
D：体外結紮1回で緩まないGi-m knot.

　腹膜縁の外側に膨潤液を25 mL圧入する．腹壁と腹膜の間には脂肪層を認めるが，この脂肪層は腹壁に付ける層で剥離を背側に進める．ここで腹膜の外側に一層再現性のある膜組織(外側円錐筋膜と考える)を認め(図1D)，この膜と腹膜の間を剥離することで，腹膜と精巣動静脈に直接アプローチできる．

　腹膜前腔を十分開放したのち，外側三角の背側に膨潤液を50 mL注入する．この部位への注入は，この後の操作である腹膜縁の背側方向の剥離をより安全で容易に行うことと，疼痛の三角(triangle of pain)への局所麻酔薬の注入で術後疼痛を軽減させる狙いがある．

8) ヘルニア嚢の処理とparietalization

　膨潤液注入により，腹膜前腔の脂肪織を含んだ疎性結合織は膨化しゼラチン様にみえる．腹膜縁を外側で同定把持し，これを覆う脂肪織，疎性結合織を腹壁側に残しながら内鼠径輪方向に向かう．腹膜縁の背側方向への剥離は容易であるが，この部位では腹膜は薄く，強く牽引すると破れ，気腹となるため注意を要する．

　L型ヘルニアの場合は，腹膜前腔に進入した際に同定した腹膜縁から連続したsacを確認する．

　sacは精索から引き算の感覚で剥離する．まず外側から背側方向に回り込むように剥離する．sacのより奥(背側から内側)を交互に把持し直し，引き上げながら疎性結合織をsacから外すイメージで剥離すること(外側のrolling method)(図2A)がポイントである．sacを外側から背側に剥離を進めると，まず精巣動静脈，次に精管を透見できる．外側からのrolling methodはここまでで十分である．

　次に内側からアプローチする．spermatic sheath内側は症例によっては高度に肥厚し，sacとsheathの癒着が強い場合も多い．ここでのポイントはspermatic sheathの線維とsacの線維の走行が直交している点である(図2B)．線維の方向をしっかり見極め，spermatic sheathのみを把持し鈍的に裂くとsacのみが露出する．精管と精管周囲の小血管を愛護的に内側に牽引するとsacの内側縁がラインとして同定できる．このラインを把持し背側外側に牽引しながらsacを精索から剥離する(内側のrolling method)(図2C)．外側から剥離した層と内側からの層をつなげるとsacが全周性に精索から

剥離される．この層を内鼠径輪方向に延長し可能な限り sacは完全剥離している．

しかし，L3型症例やsacが末梢で強固に癒着している症例では完全剥離は困難である．その場合は，sacを途中で結紮し，末梢側を切離しsac処理とする．

この結紮も工夫し，1回の体外結紮で緩まない結紮（Gi-m knotと名付けている）で処理している（図2D）．

M型ヘルニアの場合は，外側で腹膜縁を同定したのち，内鼠径輪方向に追求し，脱出がないことを確認する．この際，索状物として確認される鞘状突起を切離する．

女性の場合は，子宮円索とsacの剥離は困難な場合が多い．剥離にこだわると穿孔，気腹になるためできるだけ末梢でsacと円索を一緒にGi-m knotで結紮切離している．

sacの処理が終了したのち，内側は恥骨結合，腹直筋が十分確認できるまで，外側は上前腸骨棘まで剥離できているかを確認する．背側の腹膜剥離は内側で精管が膀胱背側方向へ屈曲する部位と，外側で上前腸骨棘を触知したレベルを結んだラインよりも手前まで剥離できているか確認する．

9）メッシュの展開と固定

メッシュは，myopectineal orifice（MPO）を十分覆うことが重要である．まずメッシュ外側端を把持し，最外側まで挿入する．次いでメッシュ中央部の上側を把持し腹側に持ち上げると同時に，メッシュ下部を足側に押す．形状付加型のメッシュのため，この操作でほぼMPOを覆うように展開できる．微調整として内側が恥骨結合付近に，背側がCooper靱帯下縁，閉鎖孔までカバーできるよう腹側背側の至適位置を確認する．

メッシュの位置を決めたのち，剥離したヘルニア嚢を把持し牽引する．この操作でメッシュがめくれる場合は背側の腹膜剥離が不十分と判断し，剥離操作を追加する．

メッシュ固定のタッキングは施行していない．15×10cmのメッシュが展開できる必要十分な範囲のみの剥離であれば，メッシュは術後に迷走することはなく，脱気後には腹壁内に完全に固定されると考えている．

例外として，剥離範囲が広い両側症例，メッシュのバルジングが危惧される巨大なL3型症例，巨大なM3型症例では固定が必要と考えている．その際はCooper靱帯，腹直筋，腹横筋へ3ヵ所タッキング固定する．

なお下腹壁動静脈外側，iliopubic tract背側へのタッキングは禁忌である．

10）脱気から閉創

止血を確認した後，膨潤液55mLをRetzius腔・腹膜前腔へ散布する．

剥離したsacを把持し，メッシュの背側がめくれ上がらないことを確認しながら脱気する．

腹直筋前鞘の切開孔を2-0吸収糸で縫合閉鎖する．臍は吸収糸で皮下埋没縫合する．臍周囲に膨潤液20mLを注入し，臍部の疼痛緩和を図る．臍窩に綿球を詰め，フィルム状被覆材で覆う．最後にフィルム表面から臍窩を穿刺吸引することで綿球が臍窩をより圧迫するようにしている．

膨潤麻酔併用のSILS-TEP法について解説した．腹壁疾患である鼠径部ヘルニアを腹壁内操作のみで完結できる術式である．

解剖学的知識と，基本に忠実な手術操作を習得すると，SILS-TEP法は時代のニーズに応えることができる術式であると考える．

A. 成人の鼠径部ヘルニア

第3章 鼠径部ヘルニア（鼠径・大腿ヘルニア）手術

5 ロボット支援手術

［嶋田 元］

2000年にロボット支援プラットフォームが米国FDAに承認されて以降，多くの領域でロボット支援手術が日常診療に利用されている．2000年にわが国初のロボット支援鼠径ヘルニア修復術の報告[1]がなされたが，薬事法の承認が見送られ日常診療として継続されることはなかった．2016年ころより，自由診療の枠組みで鼠径部ヘルニアに対するロボット支援手術を行う施設が増加してきている．

a. ロボット手術プラットフォームの特徴

2023年時点でさまざまなロボット支援プラットフォームが導入されているが，本項では最もシェアの高いda Vinci Surgical Platform（dVSS）Xiについて述べる．ペイシェントカート，ビジョンカート，サージョンコンソールの3つのコンポーネントで構成される．ペイシェントカートにはブームに4つのロボットアームが装着されている．高精細3Dカメラ，モーションスケール，高いエルゴノミクスなどの特徴があるが，触覚はなく視覚による操作が求められる．カニューラ（ポート）にアームを装着することでサージョンコンソールからカメラ・鉗子操作が可能となる．

ロボットカニューラのリモートセンター位置を支点にアーム・鉗子が動く設計となっており，この部位を腹壁に配置することで腹壁破壊が最小限となる．一方，リモートセンターからカニューラ先端までは一定の距離があり，この距離分カメラ・鉗子とも対象物に近接すること，体内と体外でアームは逆の動きをすること，リモートセンターから5cm以内は鉗子操作ができない絶対領域であることが大きな特徴である．腹壁手術の場合にはアームやカニューラが腹壁に近接し，顔面や肋骨弓に当たることがあるため十分に注意する．以上の理由から通常の腹腔鏡下手術よりも離れた位置にポート配置する施設が多い．

b. ポート配置

手術対象から15～20cm離れた位置で一直線上に8～10cm間隔でポート配置することでロボットアームの干渉が少なくなるように設計されている．鼠径部ヘルニア修復術では通常3ポートで行われる．鼠径部ヘルニアの剝離範囲は対象が片側では下腹部正中から上前腸骨棘に及ぶ．このため，健側ロボット鉗子とカメラが腹腔内で干渉する可能性があること，健側のポート位置と剝離範囲が近接しやすいことから，健側を1～2cm尾側に，患側を1～2cm頭側に配置すると干渉が少なくなる（図1）．ポート位置を頭側に位置するとポートが肋骨弓に干渉しやすくなる．このためポート位置を腹側に牽引固定する，体位を前腹壁伸展位とするなどの対応策がある（図2）．

ロールインは左右どちらからでも可能である．スコープ

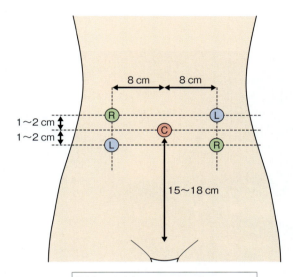

［臍部～上腹部カメラポート］
・恥骨結節から頭側に15～18cm

［側腹部8mmポート］
・ポート間距離：8cm
・患側：1～2cm↑，健側：1～2cm↓
・両側ヘルニアでは両側とも1～2cm↑

図1 ポート配置

は0°または30°があり，右手にモノポーラカーブドシザーズまたはメリーランドバイポーラ，左手に把持鉗子を用いて剝離することが多い．術者の好み，ヘルニアの位置，修復に用いるメッシュの種類・サイズにより腹膜切開位置は異なる．一般に腹膜高位切開の特徴は良好な視野が確保されることとヘルニア囊全抜去が可能であることで，腹膜環状切開の特徴は精管・精巣動静脈の剝離が先行することである．

c. 腹膜切開と剝離

縦10cm×横15cmのメッシュを展開することを想定し，iliopubic tractの4.5～5cm腹側に腹膜切開を置く（図3）．

下腹壁動静脈より内側ではattenuated posterior rectus sheath（APRS）と膀胱下腹筋膜間でCooper靱帯背側2cm程度まで剝離を進める．下腹壁動静脈外側でsecondary

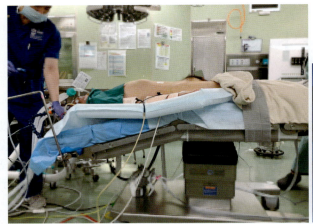
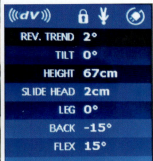

図2 患者体位
前腹壁伸展位．やや頭低位．

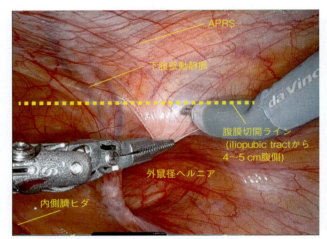

図3 腹膜切開ライン

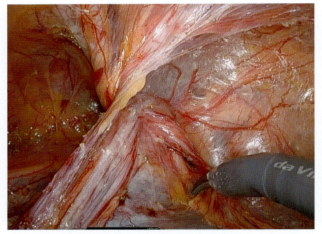

図4 精巣動静脈の剥離

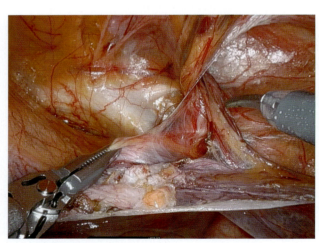

図5 精管の剥離

internal ringの頭側を切開する．この層で精索の外側から剥離を進めると精巣動静脈の背側での剥離となるため，精巣動静脈を確認し精巣動静脈の脂肪組織と腹膜を被覆する薄い筋膜を切離し意図的に腹膜と精巣動静脈周囲脂肪組織との間を剥離する（図4）．このとき切離する薄い筋膜を精巣動静脈に沿って広く切離すると，その後の操作が容易となる．

外側から精巣動静脈を腹膜より剥離し精管を同定する．外背側からの精管の同定が困難な場合にはsecondary internal ringの頭側切離線を内側に延長する．secondary internal ringの肥厚が薄ければ精管は容易に同定可能であるため，精管と腹膜の間で剥離を進め，外側からの剥離とつなげる（図5）．精管周囲には並走する毛細血管や骨盤からの自律神経であるperivasal nerveを認める．perivasal nerveの損傷は陰嚢痛の原因になるため，中途半端な熱損傷は避け完全温存またはpragmatic neurectomyを考慮する．

ヘルニア嚢の大きさや周辺の癒着の程度によりヘルニア嚢を全抜去するか環状切開を追加する（図6）．この部位での環状切開の縫合閉鎖は容易であるため，TEP法のような縫合糸による結紮とヘルニア嚢の切離は不要である．精管・精巣動静脈を温存したうえで腹膜環状切開を追加する．

ヘルニア嚢を抜去する場合には，精巣動静脈と腹膜の剥離の際に切離した薄い筋膜をヘルニア嚢の頭側で切離する（図7）．この際，secondary internal ringとこの筋膜の間にわずかに脂肪組織を認めることがある．この脂肪組織を含めて薄い筋膜を切離するとヘルニア嚢は容易に腹腔内に

第3章　鼠径部ヘルニア（鼠径・大腿ヘルニア）手術

5. ロボット支援手術

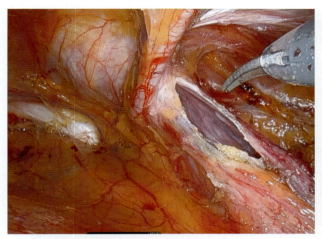

図6　環状切開を追加する場合（別症例）

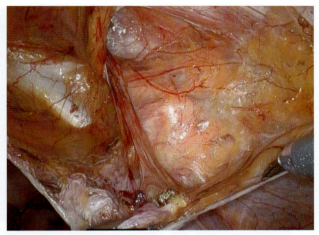

図7　ヘルニア嚢全抜去

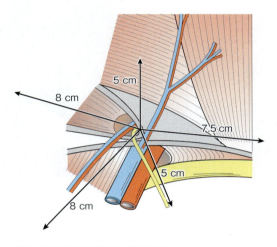

図8　至適剥離範囲（左側の場合）

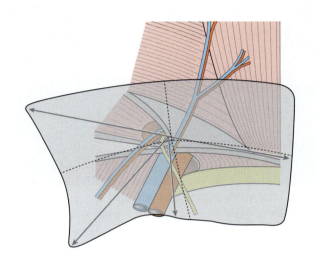

牽引可能となる．ヘルニア嚢に付着する脂肪組織および血管を適宜切離しヘルニア嚢のみの剥離を進める．強いヘルニア嚢の牽引は鼠径管内の精管や精巣動静脈の反転牽引の原因となり意図せぬ精管損傷や血管損傷をきたすため，必ず腹膜のみを剥離するよう心がける．精管，精巣動静脈の損傷リスクがあると判断した場合には環状切開に切り替える．

d. 至適剥離範囲

　少なくとも横15 cm×縦10 cmのメッシュが展開できる範囲の剥離は必要である．iliopubic tractから頭尾側方向にそれぞれ5 cm以上，外背側は精巣動静脈に沿って8 cm以上，iliopubic tractから精管方向は5 cm以上（多くの症例で内側臍ヒダと精管の交点となる），内側は正中線を1 cm程度越えるまで剥離する（図8，9）．

e. 精索脂肪腫の確認と切除

　鼠径部ヘルニア手術で用いられる精索脂肪腫という用語は，真の腫瘍ではなく一般に正常な腹膜前脂肪または後腹

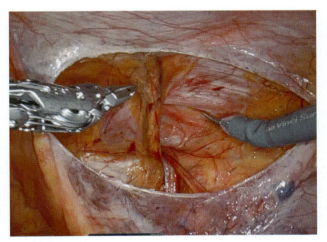

図9　剥離終了後

膜脂肪組織を指す．鼠径管内に脱出する脂肪組織は膨隆や違和感の愁訴につながるため必ず確認し切除する（図10）．精巣動静脈の外側で，内鼠径輪の下縁であるiliopubic tractを外側まで視認できず，血管走行を伴う脂肪組

205

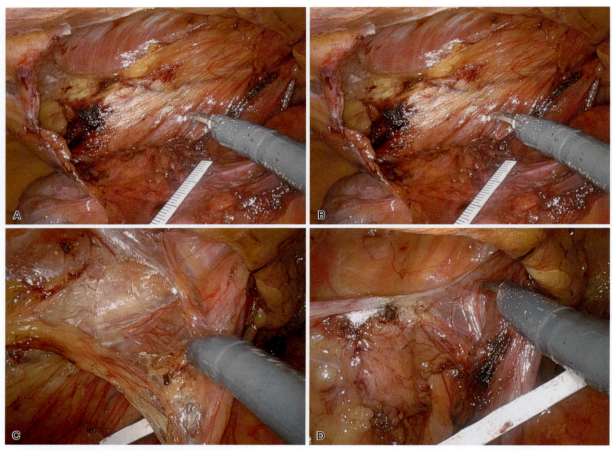

図10　精索脂肪腫の確認と切除（別症例）
A：腹膜前腔剝離後（iliopubic tractを越える脂肪組織あり）．
B：鼠径管内に存在する滴状の精索脂肪腫．
C：iliopubic tractを越える脂肪組織の剝離．
D：精索の血管を温存し切除．

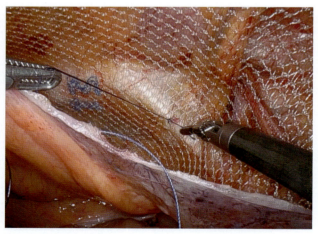

図11　メッシュ固定

織があれば精索脂肪腫と考えてよい．精索および精索の脂肪とは疎性結合組織で区別され容易に同定・剝離可能である．切除範囲はiliopubic tractレベルで行う．

f. メッシュの展開・固定

縦10 cm×横15 cmのメッシュの中央水平線がiliopubic tractに一致するように展開する．ロボット支援手術ではメッシュの固定は縫合糸を用いるか，セルフグリッピングメッシュを用いる（図11）．L3型，M3型などヘルニア門が大きい場合にはメッシュ固定を行う方が再発は少ない．内鼠径ヘルニアを認める場合には，漿液腫予防やメッシュスリップによる再発を考慮し，偽囊の縫縮を行う場合もある（図12）．この場合，偽囊のみを縫縮することを心がける．深い運針は鼠径管内の構造物である精管，精巣動静脈，神経（特に陰部大腿神経陰部枝）の損傷やentrapmentの原因となるため避ける．

g. 腹膜縫合閉鎖

腹膜縫合閉鎖の目的は腹腔内臓器と留置したメッシュの接触を避けることが目的である．過度に緊張がかかる腹膜縫合閉鎖や不十分な縫合閉鎖は縫合線の破綻をきたし，内ヘルニアの原因となるために回避すべきである．またロ

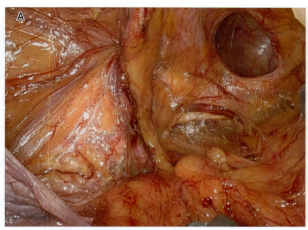
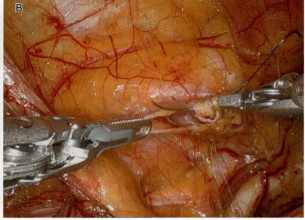

図12　偽囊縫縮（別症例）

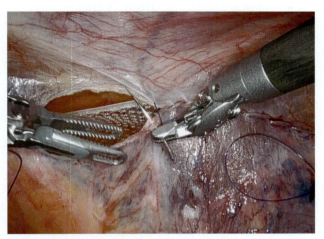

図13　腹膜閉鎖

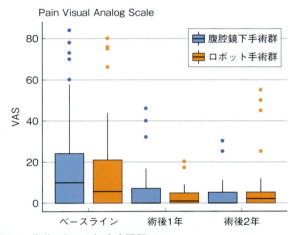

図14　術後1年，2年疼痛評価

ボット鉗子の種類によっては縫合糸にダメージを与えるほど強い把持力のものがある．このため縫合糸の把持は極力避け，回数を減らすよう心がける．筆者らはもっぱらモノフィラメント吸収糸を用いて腹膜縫合閉鎖を行い，最後に縫合糸を牽引し結紮するようにしている．

環状切開を追加した場合には巾着縫合で縫合閉鎖する（図13）．

h. 特有の利点

腹腔鏡下手術と異なり手ブレのない良好な立体視は，複雑な構造をした鼠径部の解剖の理解だけでなく，これまで認識しづらかった微細な構造物の認識も可能にする．腹腔鏡よりも近接した視野とすることでロボット支援手術のメリットがより活かせる．さらに，ロボットの多関節機能により適切な角度での牽引・剝離・切離が可能で，メッシュの縫合固定や高位で切開された腹膜の縫合閉鎖も容易である．

i. 特有の欠点

骨成分やCooper靱帯など硬い構造物の上を走行する毛細血管は，視覚上はロボット鉗子が軽く触れる程度にみえても出血することがあり，予想以上に強い力がかかっていることがある．触覚の欠如が思わぬ合併症を引き起こす可能性があるため，骨成分近傍や石灰化した血管周辺での操作は特に注意が必要である．

ロボットポートによる腹壁瘢痕ヘルニアはわが国でも症例報告が散見される[2-6]．8mmポートの腹壁瘢痕ヘルニア発生率は0.7％で[7]，ポートサイトヘルニア嵌頓による緊急手術例も報告[8]されており，ポート閉鎖について配慮が求められる．

j. 成績

無作為化比較試験では術後2年までで腹腔鏡と比較し疼痛，QOLを含め術後成績に大きな違いはない（図14，表1）[9]．2010〜2021年の鼠径ヘルニアに対する腹腔鏡下手術とロボット手術の比較試験のメタアナリシス[10]では，ASA-PS 3以上の患者がロボットに，片側手術例が腹腔鏡に有意に多いコホートとなり，ロボットでは片側手術時間が有意に長く，費用も有意に高いことが報告されている．両側手術時間，開腹移行率，総合併症率，尿閉，慢性疼痛，

第Ⅰ部 鼠径部ヘルニア A. 成人の鼠径部ヘルニア

表1 SF-36によるQOL評価

		術前			1年			2年		
		腹腔鏡 n＝54	ロボット n＝47	p値	腹腔鏡 n＝37	ロボット n＝30	p値	腹腔鏡 n＝43	ロボット n＝35	p値
身体機能		80.6 (19.8)	83.7 (16.7)	0.39	92.3 (13.7)	94.2 (19.0)	0.66	92.8 (11.1)	89.4 (19.4)	0.36
身体による制限		66.7 (42.3)	76.1 (39.7)	0.25	89.9 (28.5)	93.3 (21.7)	0.57	89.5 (27.9)	88.6 (30.5)	0.89
精神による制限		86.4 (31.4)	89.3 (25.2)	0.61	94.6 (20.1)	94.4 (21.6)	0.98	92.3 (22.8)	86.7 (30.5)	0.37
活力/疲労		64.5 (19.7)	68.2 (17.1)	0.32	68.1 (19.2)	74.1 (14.5)	0.15	64.0 (18.7)	70.1 (14.2)	0.10
精神的健康感		79.9 (14.2)	82.1 (12.1)	0.39	84.8 (10.3)	87.8 (9.0)	0.22	82.2 (11.4)	84.4 (10.5)	0.42
社会生活機能		91.8 (13.7)	92.4 (12.6)	0.82	95.0 (11.8)	95.9 (14.4)	0.80	94.3 (10.9)	90.4 (18.1)	0.28
痛み		65.0 (27.50)	73.3 (24.5)	0.11	85.8 (20.3)	87.1 (21.8)	0.80	85.7 (14.7)	81.5 (24.5)	0.37
全体的健康感		79.3 (14.9)	80.7 (13.5)	0.61	76.8 (17.7)	82.6 (13.1)	0.12	77.8 (15.5)	77.8 (13.7)	1.00
身体的側面のQOLサマリースコア		48.1 (9.38)	50.4 (8.66)	0.20	53.7 (8.2)	54.9 (7.3)	0.51	54.2 (6.07)	53.1 (8.06)	0.52
精神的側面のQOLサマリースコア		54.3 (7.83)	54.8 (6.77)	0.73	54.8 (6.0)	55.9 (4.6)	0.38	53.4 (5.57)	53.9 (6.78)	0.69

data presented as mean（SD）
（文献9より引用）

表2 ロボット支援と腹腔鏡下鼠径ヘルニア修復術のメタアナリシス

変数		患者数	ロボット	腹腔鏡	p値	I^2（95％CI）
年齢（歳）		61,292	57.4（53.9〜60.7）	55.5（55.2〜58.8）	0.669	96.0（94.0〜97.4）
ASA-PS＞2（％）		24,952	12.4（3.2〜26.4）	8.6（1.8〜19.9）	＜0.001	53.5（0.0〜82.9）
性別・女性（％）		62,426	8.2（6.4〜10.4）	7.0（2.9〜12.6）	0.580	98.0（97.2〜98.5）
BMI		24,168	26.5（24.3〜28.8）	25.88（25.5〜26.3）	0.743	96.3（94.3〜97.6）
両側（％）		1070	16.8（3.5〜37.0）	21.8（3.8〜49.0）	0.324	75.9（33.6〜91.2）
片側（％）		463	68.1（30.1〜95.6）	79.9（46.5〜98.7）	＜0.001	10.1（0.0〜97.0）
手術時間（分）		24,184	160（99〜222）	90（89〜90）	＜0.001	87.2（50.0〜96.7）
両側		458	111（49〜173）	100（75〜125）	0.797	25.8（0.0〜0.0）
片側		687	88（69〜108）	68（44〜92）	0.047	98.9（98.1〜99.3）
開腹術移行術（％）		760	0.4（0.0〜1.4）	4.1（3.0〜5.6）	0.702	0.0（0.0〜0.0）
合併症（％）		62,426	8.9（5.4〜13.5）	4.2（3.0〜5.6）	0.097	92.7（88.3〜95.4）
尿閉（％）		1070	2.7（1.3〜4.8）	2.5（0.8〜5.1）	0.943	0.0（0.0〜0.0）
漿液腫/血腫（％）		1070	6.1（3.9〜9.0）	5.1（1.1〜11.8）	0.154	0.0（0.0〜46.1）
慢性疼痛（％）		361	2.1（0.5〜5.7）	1.3（0.2〜4.0）	0.565	0.0（0.0〜0.0）
30日以内再入院（％）		38,214	3.2（1.1〜6.4）	1.6（1.0〜2.4）	0.339	83.3（65.0〜92.0）
30以内死亡（％）		26,086	0.1（0.1〜0.2）	0.1（0.0〜0.1）	0.337	0.0（0.0〜91.3）
1年再発（％）		36,485	1.6（0.8〜2.7）	0.9（0.8〜1.0）	0.067	0.0（0.0〜0.0）
同日退院（％）		699	80.6（27.6〜98.9）	89.4（57.3〜99.8）	0.421	96.1（91.6〜98.2）
在院日数（日）		61,625	1.8（0.4〜3.3）	1.2（0.8〜1.7）	0.195	99.3（98.9〜99.5）

（文献10より引用）

30日以内の再入院率，30日以内の死亡率，1年再発率，手術当日退院率，在院日数に差は認められず，腹腔鏡下手術に対するロボット手術の安全性が確認されている（**表2**）．

ロボット支援手術の報告にはラーニングカーブ中の症例が多く含まれていることが指摘されており[11]，十分習熟した時点での質の高い比較研究が待たれる．

● 文献

1) 古川　俊ほか：カラーグラフ　Robotic Surgery　腹腔鏡下胆嚢摘出術・腹腔鏡下鼠径ヘルニア修復術．臨外 **55**：1361-1366，2000

2) 真鍋　悠ほか：ロボット支援下仙骨腟固定術（RSC）後に8mmのポート孔より生じたポートサイトヘルニア（PSH）の1例．東京産婦会誌 **72**：117-121，2023

3) 古谷　晃ほか：ロボット支援下腹会陰式直腸切断術後に8mmポートサイトヘルニアを発症した1例．癌と化療 **50**：221-223，2023

4) 羽田　匡ほか：ロボット支援下直腸切除術後のポートサイトヘルニアの1例．日内視鏡外会誌 **26**：397-401，2021

5) Uketa S et al: Port-site incisional hernia from an 8-mm robotic trocar following robot-assisted radical cystectomy: Report of a rare case. IJU Case Reports **3**: 97-99, 2020

6) Ogasa T et al: Port site hernia at the robotic arm port after robotic-assisted laparoscopic radical prostatectomy. IJU Case Reports **3**: 153-156, 2020

7) Diez-Barroso R et al: Robotic port-site hernias after general surgical procedures. J Surg Res **230**: 7-12, 2018

8) 小野寺篤ほか：ロボット支援下幽門側胃切除術後に8mmポート部でポートサイトヘルニア嵌頓を発症した1例．癌と化療 **47**：2367-2369，2020

9) Miller BT et al: Laparoscopic versus robotic inguinal hernia repair: 1- and 2-year outcomes from the RIVAL trial. Surg Endosc **37**: 723-728, 2023

10) Solaini L et al: Robotic versus laparoscopic inguinal hernia repair: an updated systematic review and meta-analysis. J Robot Surg **16**: 775-781, 2022

11) Peltrini R et al: Robotic versus laparoscopic transabdominal preperitoneal（TAPP）approaches to bilateral hernia repair: a multicenter retrospective study using propensity score matching analysis. Surg Endosc **37**: 1188-1193, 2023

第Ⅰ部　鼠径部ヘルニア

A. 成人の鼠径部ヘルニア

第 3 章　鼠径部ヘルニア（鼠径・大腿ヘルニア）手術

6 ｜ 周術期合併症

［早川　俊輔］

　鼠径部ヘルニアは多くの外科医が多岐に渡る術式で手術を行う疾患である．修復術の方法もそれぞれの国や地域によってさまざまである．同じ術式であっても施行する外科医の習熟度によって合併症の内容や頻度もかなり異なり，その実情を把握することは容易ではない．本項では，わが国の鼠径ヘルニアをとりまく状況に留意し，日本内視鏡外科学会によって施行されたアンケートや国内の文献などわが国の実情になるべく近いデータを記載するように留意した．鼠径部切開法，腹腔鏡下手術（TAPP法，TEP法）における合併症発生頻度とハイリスク症例，予防のための方策，起こった場合の対処法について概説する（**表1**）．

a. 術中合併症

1）膀胱損傷

　頻度は低いものの鼠径ヘルニア修復術で起こりうる合併症である．発生頻度は，鼠径部切開法ではほとんどみられず，TAPP法 0〜0.2％，TEP法 0〜0.2％とされている[1-4]．再発症例や前立腺癌術後症例，膀胱滑脱型症例において特に注意が必要な合併症である．最も重要なポイントは術中に確実に膀胱損傷を認識し，修復を行うことである．術中に膀胱損傷を疑った場合には，尿道カテーテルから生理食塩水を注入し，損傷の有無を確認することが重要である．またリスクの高い症例（膀胱滑脱症例や再発症例など）に関しては，尿道カテーテルを予めクランプしておき，損傷時にその発生を認識しやすくすることも1つの工夫である（膀胱周囲の操作が終わったら，クランプを解除する）．術中に膀胱損傷が認識されず術後に判明した場合には，剥離した前腔や腹腔内に尿が貯留するため，CTや膀胱造影にて診断を行う．膀胱損傷が起こってしまった場合には，膀胱三角部でなければ吸収糸で縫合閉鎖を行う．非吸収糸は結石の原因となる可能性があるため使用しない．術後は膀胱内カテーテルを一定期間留置することが必要であり，万全を期すのであれば膀胱造影を施行したのちに抜去を行うことを考慮する．可能な施設では泌尿器科医に意見を求めることも選択肢である．術後に認識された場合には尿道バルーン挿入による保存的治療，あるいは，縫合目的の再手術の施行を検討するべきである．

2）精管損傷

　鼠径部切開法，腹腔鏡下手術のいずれでも起こりうる．発生頻度は鼠径部切開法0〜0.8％，TAPP法 0〜0.8％，TEP法 0〜0.11％とされている[1-3, 5, 6]．特に滑脱型症例については，牽引により精管の位置が変化するため注意が必要である．精管損傷（離断）が起こった場合，挙児希望があれば吻合を行い，挙児希望がなければ両側とも結紮し，閉鎖を行うことが一般的である（**図1**）．事前に挙児希望の有無を確認しておくことが重要である．

3）腸管損傷

　主にTAPP法で懸念される合併症である．頻度は低いものの致命的となる可能性があるため注意が必要である（鼠径部切開法0.28〜0.50％，TAPP法 0.03〜0.19％，TEP法 0〜0.13％）[1, 2, 7-9]．下腹部手術歴がある症例に対するTAPP法では1st port挿入時に特に注意が必要である．癒着の懸念がある症例では，事前にCTを施行し，腹壁直下に腸管が存在しない場所を選択し，1st portの挿入を行うべきである．術中に穿孔を伴う腸管損傷をきたした場合，メッシュ感染の懸念があるため，メッシュ留置は控えることが一般的である．また，術中に損傷を認識できな

表1　各合併症の頻度

	膀胱損傷	精管損傷	腸管損傷	血管損傷	創部感染	腸閉塞	術後出血	水腫（漿液腫）	ポートサイトヘルニア	再発	メッシュ感染
鼠径部切開法	—	0〜0.8％	0.28〜0.50％	0〜0.1％	0.3〜2.4％	—	2.10％	1.5〜7.3％	—	1.1〜4.9％	0.10％
TAPP法	0〜0.2％	0〜0.8％	0.03〜0.19％	0.08〜0.31％	0〜0.29％	0〜0.14％	0〜0.07％	0.44〜8％	0〜0.71％	0.29〜2.91％	0〜0.11％
TEP法	0〜0.2％	0〜0.11％	0〜0.13％	0.12〜0.47％	0.04〜2.6％	0〜0.07％	1.15％	0.3〜3.4％	0.20％	0〜1.5％	0〜0.05％

210

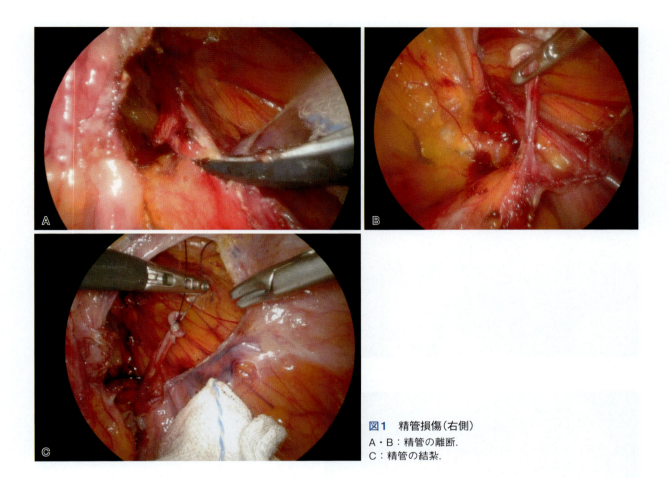

図1　精管損傷（右側）
A・B：精管の離断．
C：精管の結紮．

いこともあるため，術前に比して強い腹痛などの症状が術後にある場合には，CTの施行や，手術動画の再確認などにより診断を行う必要がある．腸管損傷が認識された場合には即座に緊急手術を施行する必要がある．

4）血管損傷

鼠径部切開法，腹腔鏡下手術のいずれでも起こりうる．術中の発生頻度は鼠径部切開法0～0.1％，TAPP法0.08～0.31％，TEP法0.12～0.47％程度とされている[5-7, 9, 10]．

以下に主にヘルニア修復術で起こりうる血管損傷を列記する．

❶ 精巣動静脈

精管損傷と同様に鼠径部切開法，腹腔鏡下手術の両方で起こりうる合併症である．腹腔鏡下手術においては滑脱型症例で損傷のリスクが高くなるため，牽引しながらの剝離操作時に注意が必要である（図2）．離断してしまった場合，虚血性精巣炎や精巣萎縮のリスクがある．損傷部位が高位であれば，側副血行路により血流が維持され，無症状である場合もある．

❷ 下腹壁動静脈

鼠径部切開法，腹腔鏡下手術ともに起こりうる合併症である．TAPP法においては左右ポート挿入時に損傷することがあるため，下腹壁動静脈の走行を十分に確認し，ポートを挿入することが重要である．止血が困難な場合には，結紮やエネルギーデバイスによるシーリングにて離断する．中枢側および末梢側から血流があるため，両端とも止血処置を行うことが重要である．

❸ 死冠

鼠径部切開法，腹腔鏡下手術ともに起こりうる合併症である．死冠（corona mortis）は異所性閉鎖動静脈（accessory obturator artery and vein）のことであり，内腸骨血管系と外腸骨血管系の吻合血管である．その走行は個人差が非常に大きいが，Cooper靱帯表面に存在することが多い（図3）．ロボット支援手術を含む腹腔鏡下手術の場合には，同部位においてブラインド操作を決して行わないように留意する．損傷すると大量に出血をきたし，損傷部の両端を結紮するなどの止血操作が必要となる．損傷した場合にはまず圧迫し，出血の勢いが弱まり視野の確保が可能となったのちに処置を行うべきである．

❹ 外腸骨静脈

発生頻度が低いが，最も致命的になりうる，最も避けるべき合併症である．spermatic sheathの背側に静脈が存在するため，剝離の際には十分に注意すべきである．前立腺癌術後症例など外腸骨静脈損傷のリスクがある症例では手術適応や術式を慎重に検討すべきである．リスクの高い症例に手術を施行する際には損傷に備えて血管外科医のバックアップがある施設において施行することが理想的で

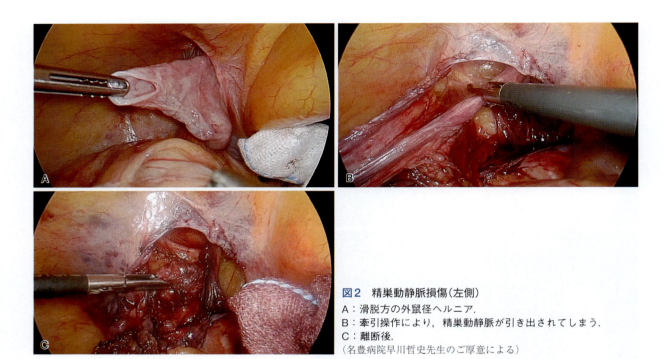

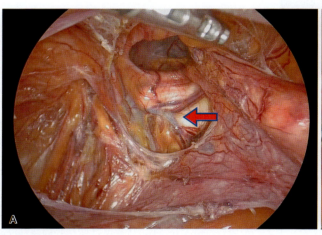

図2　精巣動静脈損傷(左側)
A：滑脱方の外鼠径ヘルニア．
B：牽引操作により，精巣動静脈が引き出されてしまう．
C：離断後．
(名豊病院早川哲史先生のご厚意による)

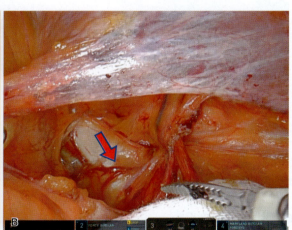

図3　死冠
A：左側症例．
B：右側症例．

ある．

b. 術後合併症

1) 早期合併症

❶ 尿閉

鼠径部切開法，腹腔鏡下手術ともに発症しうる．発症率は1％未満〜22％と報告によって大きな幅がある．麻酔方法によって発症頻度は大きく異なり，局所麻酔では0.37〜2.42％であるのに対して，全身麻酔では3％とされている．このことから腹腔鏡下手術において発症率が高いと推測されるが，鼠径部切開法と腹腔鏡下手術で発症率は同等であるとの報告も存在し，さまざまな意見がある[11]．発症した場合には$α_1$受容体拮抗薬の使用や泌尿器科への

コンサルトが必要となる．

❷ 創部感染

鼠径部切開法において頻度の高い合併症である．発生頻度は鼠径部切開法0.3〜2.4％，TAPP法0〜0.29％，TEP法0.04〜2.6％程度とされている[2,4,7,8]．閉創前の十分な止血は発生予防になるが[13]，抗菌薬術前予防投与については議論の余地がある[14]．多くは創の開創や洗浄，内服抗菌薬にて外来処置のみで改善する場合が多い．筆者の施設では浅層SSIが起こった場合，処置開始後数日間ペニシリン系あるいは第一世代セフェムの内服薬を処方している．

❸ 腸閉塞

鼠径部切開法では報告はまれであり，腹腔鏡下手術で頻

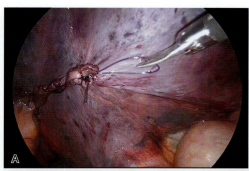
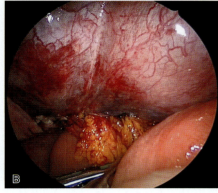
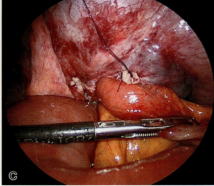
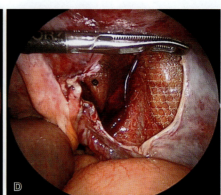

図4　不完全な腹膜閉鎖による腸閉塞（右側）
A：初回手術の腹膜閉鎖．
B〜D：再手術時の所見．
（石川県立中央病院林憲吾先生のご厚意による）

度が高い．TAPP法0〜0.14％，TEP法0〜0.07％と報告されている[2, 6, 15]．主な原因としては，腹膜縫合閉鎖が不十分であった場合に，剝離した前腔に腸管が落ち込むことである（図4）．術後の経過時間が長いと，メッシュと腸管が癒着し，腸管切除やメッシュの除去が必要になる場合がある．腹膜縫合終了後，腹膜が完全に閉鎖されているか否かを確認し，懸念が少しでもある場合には縫合を追加することが腸閉塞発症予防につながる．特に内側は骨盤の奥行きがあり腸管が落下しやすいため，完全な腹膜閉鎖を意識する必要がある．腸閉塞が起こってしまった場合は速やかに緊急手術を施行し，解除術を施行する．

また，近年では有棘縫合糸を腹膜閉鎖に用いた症例での腸閉塞症例も複数報告されている．有棘縫合糸を用いる際には糸を腹腔内に露出させないように縫合することも重要である[16]．

❹ 術後疼痛

鼠径部切開法に比して腹腔鏡下手術の方が術後疼痛は少ないとの報告が多くなされている[17, 18]．腹腔鏡下手術においては縫合に比してタッキングで術後疼痛が増加するとの報告も存在し，一般的にはタッキングの個数が少ないほうが疼痛が少ないと考えられている[19]．また，単孔式手術は通常の腹腔鏡下手術に比して術後疼痛は差がないという報告も認めるが，今後さらなる検討が必要である[20]．

❺ 術後出血

鼠径部切開法，腹腔鏡下手術ともに起こりうる合併症である．発生頻度は鼠径部切開法2.1％，TAPP法0〜0.07％，TEP法1.15％と報告されている[2, 8, 12]．抗凝固薬を内服している症例において注意すべき合併症である．

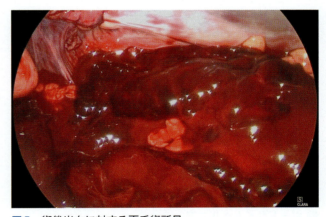

図5　術後出血に対する再手術所見
（石川県立中央病院林憲吾先生のご厚意による）

予防は初回手術時の確実な止血に努めることが最も重要である．鼠径部切開法においては61％が外腹斜筋腱膜上に発生し，浅腹壁動静脈が原因となる場合が多い[21]．術後出血を疑った場合には，造影CTを施行し，出血が持続しているか否かを確認すべきである．持続している場合には，輸血や血管内治療，再手術の手配（あるいは施行可能な施設への搬送）を速やかに行うべきである（図5）．

❻ 水腫（漿液腫）

鼠径部切開法，腹腔鏡下手術ともに起こりうる合併症であり，比較的頻度が高いとされている．発生頻度は鼠径部切開法1.5〜7.3％，TAPP法0.44〜8％，TEP法0.3〜3.4％とされている[3, 4, 7, 12, 14]．しかし，鼠径部ヘルニアにおいては水腫の明確な定義はなされていない．そのため，

213

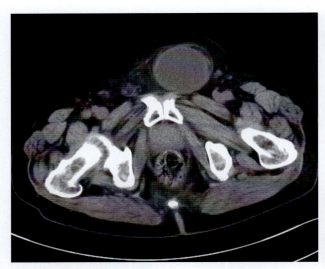
図6　左水腫のCT

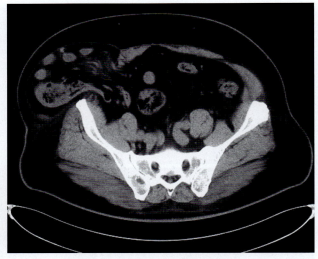
図7　ポートサイトヘルニアのCT（術後17年目）

発生率は報告により大きな開きがあるのが現状である．腹腔鏡下手術においては水腫の予防法として，横筋筋膜の翻転固定や，ヘルニア嚢の完全剥離，ヘルニア門を有棘糸で閉鎖するなどさまざまな意見がある[22-24]．TAPP法における水腫の危険因子はヘルニア門の大きさが3 cm以上であることという報告があり，このような症例に対して何らかの水腫予防処置を行うことも今後の検討課題である[25]．水腫は経過観察を行うことが一般的で，多くの症例において6～8週間で自然軽快する[26]．一般的な水腫のCT画像を示す（図6）．改善しない場合は水腫を穿刺するのが一般的であるが，筆者の関連施設の報告では，穿刺を必要とした症例は水腫症例の1.1％であった．

これまで水腫は，合併症としてはそれほどクローズアップされてこなかったが，鼠径部ヘルニア修復術の低侵襲化が進んだ今日，その危険因子や予防法についてさらなる検討が必要と考えられる．

❼ ポートサイトヘルニア

腹腔鏡下手術で起こる合併症である．TAPP法 0～0.71％，TEP法 0.2％とされており，腸閉塞症状で発症することが一般的で，CTにて診断が必要である[2, 6, 27]．診断後は腸閉塞解除と筋膜閉鎖の手術が必要である．また，術直後だけではなく，手術から長い時間を置いて発症することもあるため，注意が必要である（図7）．有症状のポートサイトヘルニアが起こった場合には修復術が必要となる．

5 mmポート創の筋膜閉鎖は不要，12 mmポート創は必要という点においては一定のコンセンサスが得られている．しかし，ロボット支援手術の導入により，8 mmポートにて手術を行う機会が増加傾向である．エキスパートの中では8 mmポート創も縫合閉鎖が必要であるという意見が多いが，今後検討が必要である．

2）晩期合併症
❶ 術後慢性疼痛

慢性疼痛は，国際疼痛学会においては「発症後3ヵ月以上持続する」ことを定義としている．

それを受けてinternational guidelinesでは「3ヵ月以上持続する（日常生活に影響を与える中等度以上の疼痛）」ことと定義している[11]．ただし，日本ヘルニア学会は「術後6ヵ月以降に存在する痛み」と定義している．術後慢性疼痛に関してはⅠ-A-第5章を参照されたい．

❷ 再発

鼠径部切開法，腹腔鏡下手術ともに起こりうる合併症である．鼠径部ヘルニア術後の部位に発症したヘルニアはすべて再発と定義される[26]．術後部位の発生頻度は鼠径部切開法1.1～4.9％，TAPP法 0.29～2.91％，TEP法 0～1.5％とされている[1, 2, 4, 5, 15, 28]．原因の多くは不十分なメッシュ展開による修復の不備と考えられる．再手術は前回手術が鼠径部切開法であった場合（腹膜前腔にメッシュを展開する修復を除く）には腹腔鏡下手術が，前回修復術が腹腔鏡下手術（あるいは前腔にメッシュを展開する修復）であった場合にはLichtenstein法が推奨されている．再発ヘルニアの形式には，内側が修復されていない再発，外側が修復されていない再発，外側・内側ともに修復されていない再発がある（図8）．それぞれの再発形式に対応できるように術前に十分なシミュレーションをしたうえで，再発症例に対する手術を行うべきである．再発手術の際には，経験豊富な外科医が行うことが日本ヘルニア学会のガイドラインに置いて推奨されている点も留意すべきである[29]．

術後早期（1週間以内）における再発と水腫の鑑別は非常に難しい場合がある．身体所見や画像検査ではっきりしない場合には，十分な患者説明のうえ，一定期間の時間を置いてから鑑別を行うことも1つの選択肢である．

❸ メッシュ感染

鼠径部切開法，腹腔鏡下手術ともに起こりうる合併症で

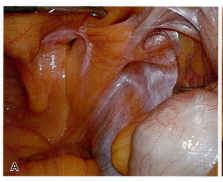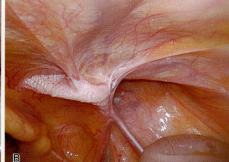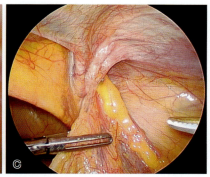

図8　再発例の腹腔内所見
A：内側が修復されていない再発（右側）．
B：外側が修復されていない再発（右側）．
C：両側が修復されていない再発（右側）．

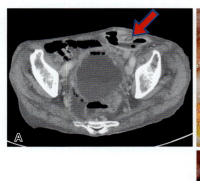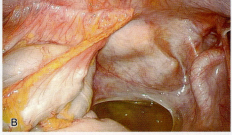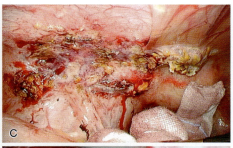
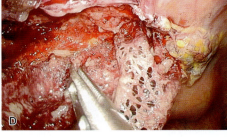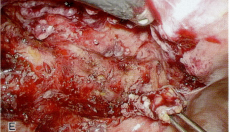

図9　メッシュ感染例の造影CTと手術所見
A：鼠径部に膿瘍形成を認める．
B：左鼠径部に癒着を認める．
C：癒着剥離後．
D：メッシュ除去．
E：メッシュ除去後．

ある．発生頻度は鼠径部切開法0.1％，TAPP法0〜0.11％，TEP法0〜0.05％とされている[2,3,15,30]．起炎菌は黄色ブドウ球菌が最多とされている．発症から1ヵ月以上経た後に起こるメッシュ感染を遅発性感染と定義し，わが国の報告では約8割が遅発性感染である[31]．発症しやすい時期ははっきりせず，5年以上経過した症例でも発症することがある．長期の保存的治療で治癒を認めた症例は存在するものの，基本的にメッシュ除去手術が施行されることが一般的である[31]．適切な術式に関する十分なエビデンスはないが，メッシュ除去術は腹腔鏡下での施行が有効であるとの報告も散見される[32]．再手術の手術所見を示す（図9）．

❹ 性機能障害

鼠径ヘルニア修復によって，頻度は少ないものの陰嚢痛や射精痛が出現することがまれにあるが，不妊につながるという明確なエビデンスは存在しない[33]．

● 文献

1) Takeuchi Y et al: Surgical outcomes of totally extraperitoneal repair for inguinal hernia: a retrospective multicenter propensity score-matched study. Ann Gastroenterol Surg **5**: 502-509, 2021
2) Hayakawa S et al: Evaluation of long-term chronic pain and outcomes for unilateral vs bilateral circular incision transabdominal preperitoneal inguinal hernia repair. Ann Gastroenterol Surg **6**: 577-586, 2022
3) Kapiris SA et al: Laparoscopic transabdominal preperitoneal (TAPP) hernia repair. a 7-year two-center experience in 3017patients. Surg Endosc **15**: 972-975, 2001
4) Golani S, Middleton P: Long-term follow-up of laparoscopic total extraperitoneal (TEP) repair in inguinal hernia without mesh fixation. Hernia **21**: 37-43, 2017
5) Neumayer L et al: Open mesh versus laparoscopic mesh repair of inguinal hernia. N Engl J Med **350**: 1819-1827, 2004
6) Dulucq JL et al: Laparoscopic totally extraperitoneal inguinal hernia repair: lessons learned from 3,100 hernia repairs over 15 years. Surg Endosc **23**: 482-486, 2009
7) Schmedt CG et al: Comparison of endoscopic procedures vs

Lichtenstein and other open mesh techniques for inguinal hernia repair: a meta-analysis of randomized controlled trials. Surg Endosc **19**: 188-199, 2005

8) Köckerling F et al: TEP versus TAPP: comparison of the perioperative outcome in 17,587 patients with a primary unilateral inguinal hernia. Surg Endosc **29**: 3750-3760, 2015

9) Köckerling F et al: Bilateral and unilateral total extraperitoneal inguinal hernia repair (TEP) have equivalent early outcomes: analysis of 9395 cases. World J Surg **39**: 1887-1894, 2015

10) Köckerling F et al: Lichtenstein versus total extraperitoneal patch plasty versus transabdominal patch plasty technique for primary unilateral inguinal hernia repair: a registry-based, propensity score-matched comparison of 57,906 patients. Ann Surg **269**: 351-357, 2019

11) Group H: International guidelines for groin hernia management. Hernia **22**: 1-165, 2018

12) Takayama Y et al: Short- and long-term outcomes of transabdominal preperitoneal, open mesh plug and open tissue inguinal hernia repair. World J Surg **45**: 730-737, 2020

13) Mangram AJ et al: Guideline for prevention of surgical site infection, 1999. Centers for Disease Control and Prevention (CDC) Hospital Infection Control Practices Advisory Committee. Am J Infect Control **27**: 97-132; quiz 133-134; discussion 96, 1999

14) Bratzler DW et al: Clinical practice guidelines for antimicrobial prophylaxis in surgery. Surg Infect(Larchmt) **14**: 73-156, 2013

15) 内視鏡外科手術に関するアンケート調査―第15回集計結果報告, 2022

16) Sakuma T et al: A case of postoperative small intestinal obstruction due to absorbable barbed suture used in laparoscopic inguinal hernia repair. The Japanese Journal of Gastroenterological Surgery **55**: 718-724, 2022

17) Bittner R et al: Guidelines for laparoscopic(TAPP)and endoscopic(TEP)treatment of inguinal hernia [International Endohernia Society(IEHS)]. Surg Endosc **25**: 2773-2843, 2011

18) Andersson B et al: Laparoscopic extraperitoneal inguinal hernia repair versus open mesh repair: a prospective randomized controlled trial. Surgery **133**: 464-472, 2003

19) Kumar A et al: Transfascial suture versus tack fixation of mesh in totally extraperitoneal repair of inguinal hernia: A prospective comparative study. J Minim Access Surg **16**: 132-137, 2019

20) Prassas D et al: Single-port versus multi-port totally extraperitoneal (TEP) inguinal hernia repair: a meta-analysis of randomized controlled trials. Medicine (Baltimore) **101**: e30820, 2022

21) Smoot RL et al: Postoperative hematoma following inguinal herniorrhaphy: patient characteristics leading to increased risk. Hernia **12**: 261-265, 2008

22) Pini R et al: Suture and fixation of the transversalis fascia during robotic-assisted transabdominal preperitoneal hernia repair to prevent seroma formation after direct inguinal hernia repair. Surg Innov **28**: 284-289, 2021

23) Li J, Zhang W: Closure of a direct inguinal hernia defect in laparoscopic repair with barbed suture: a simple method to prevent seroma formation? Surg Endosc **32**: 1082-1086, 2018

24) Ruze R et al: Correlation between laparoscopic transection of an indirect inguinal hernial sac and postoperative seroma formation: a prospective randomized controlled study. Surg Endosc **33**: 1147-1154, 2019

25) Morito A et al: Investigation of risk factors for postoperative seroma/hematoma after TAPP. Surg Endosc **36**: 4741-4747, 2022

26) Simons MP et al: European Hernia Society guidelines on the treatment of inguinal hernia in adult patients. Hernia **13**: 343-403, 2009

27) Bittner R et al: Laparoscopic transperitoneal procedure for routine repair of groin hernia. Br J Surg **89**: 1062-1066, 2002

28) Wakasugi M et al: Single-incision laparoscopic totally extraperitoneal inguinal hernia repair with tumescent local anesthesia: report of more than 2000 procedures at a day-surgery clinic. Surg Today **51**: 545-549, 2021

29) 日本ヘルニア学会ガイドライン委員会(編): 鼠径部ヘルニア診療ガイドライン2015, 金原出版, 2015

30) McCormack K et al: Laparoscopic surgery for inguinal hernia repair: systematic review of effectiveness and economic evaluation. Health Technol Assess **9**: 1-203, iii-iv, 2005

31) 西村潤也ほか: 腹腔鏡下にメッシュを除去した鼠径ヘルニア術後感染の1例. 日臨外会誌 **76**: 2836-2841, 2015

32) Chowbey PK et al: Laparoscopic management of infected mesh after laparoscopic inguinal hernia repair. Surg Laparosc Endosc Percutan Tech **25**: 125-128, 2015

33) Bittner R et al: Update of guidelines on laparoscopic(TAPP) and endoscopic (TEP) treatment of inguinal hernia (International Endohernia Society). Surg Endosc **29**: 289-321, 2015

A. 成人の鼠径部ヘルニア

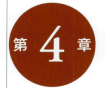

第4章 急性非還納性ヘルニア

［松原　猛人］

　鼠径部ヘルニアに対する待機手術の意義は世界的に認められている．しかし，急性非還納性絞扼ヘルニアに対する緊急手術は決して少なくはなく，また手術自体の危険性は高い．本章では非還納性ヘルニア，絞扼性ヘルニアの定義および病態と診断，徒手整復術の是非，メッシュを含めた治療法などにつき述べる．

a. 非還納性，絞扼の定義と病態

　「非還納性（irreducibility），嵌頓（incarceration），絞扼（strangulation）」という用語は，脱出したヘルニア内容が腹腔内に戻らなくなった状態を表すために使われてきたが，これらの用語はすべて同じ状態を意味するものではなく，歴史的に混乱があった[1]．この混乱を解消するために，2023年，国際ガイドラインが更新され，用語の再定義が行われた．これを受け日本ヘルニア学会は，世界標準に従って，「嵌頓ヘルニア（incarcerated hernia）」という用語の使用を強く推奨しない方針とし，以下のように用語を変更することにした．

- chronically irreducible hernia（慢性非還納性ヘルニア）：慢性的に脱出し還納できないヘルニアで突然の発症と関係しないもの．従来の非還納性ヘルニアから置き換える．
- acutely irreducible hernia（急性非還納性ヘルニア）：急に発症する前は還納可能であったが，発症後は還納できなくなったヘルニア（血流障害の有無を問わない）．従来の嵌頓ヘルニアから置き換える．
- strangulated hernia（絞扼性ヘルニア）：内容物が絞扼したヘルニア．画像診断や手術診断でヘルニア内容に血流障害があるもの．従来の絞扼性ヘルニアと解釈に変更はない．

1）慢性非還納性ヘルニア

　急性の症状はなく，発現から長時間経過していることが多い[2,3]．
　発症のメカニズムは以下のように考えられている[3]．
　①細いヘルニア頸部：大網の場合，徐々に脱出した大網の量が過剰になり生じることがある．ヘルニア囊頸部に狭窄やチェックバルブが生じ，中に液体が貯留し，水腫が形成されて非還納性になることもある．女性ではNuck管囊胞との鑑別が問題となる．
　②ヘルニア囊と内容の癒着：過去の虚血や炎症変化により生じる．

　③ヘルニア内容に発生した病変による：癌性腹膜炎による腸管腫瘍，結腸癌，結腸憩室など．
　④大腿ヘルニアでは横筋筋膜，腹膜前筋膜に包まれて（伸展して）脱出した腹膜前脂肪組織が偽性脂肪腫（pseudolipoma）として非還納性となる場合がある．ヘルニアサック自体は小さいか，またほとんどない場合もある[2]．

2）急性非還納性ヘルニア

　急に発症した自己還納できないもので，血流障害の有無は問わないことから，絞扼性ヘルニアを含む概念である．従来の嵌頓ヘルニアに相当する．

3）絞扼性ヘルニア

　発症のメカニズムは以下のように考えられている．
　①突然の腹圧上昇により腹腔内臓器が細いヘルニア頸部を通過してヘルニアサック内に押し出される．冬は夏の2倍多く，咳との関連が考えられている[2]．
　②ヘルニア内容が頸部で屈曲され，静脈・リンパ液灌流が障害され充血し，内容に浮腫が起こり増大する．腸管の場合は腸閉塞が起こる．
　③ヘルニア頸部でさらに強く圧迫され，動脈血流障害，壊死，細菌増殖，腸管粘膜バリア障害，敗血症，ショックへと進行する．
　④壊死が起こるまでの経過時間はまちまちで，最短4〜12時間程度という報告もあるが，3〜4日間経過しても壊死が起こらないこともある[2,4]．
　小腸の腸間膜の付着の仕方と関連して，鼠径部ヘルニアの嵌頓は右側に多いとされる[3]．
　ヘルニア内容は腸管（主に回腸）が80％，大網が15％であり，まれに虫垂，卵巣，子宮，滑脱ヘルニアではS状結腸，膀胱，腹膜前腔組織などがある[3,5]．

b. 急性非還納性ヘルニアの危険因子・合併症

1）急性非還納性ヘルニアの危険因子

　急性非還納性ヘルニアの緊急手術の頻度は，ヘルニア手術全体の3.8〜10.5％を占めており，決して少ないもので

はない[6, 7]. 発症から3ヵ月以内のヘルニアで発症のリスクが高いとされている[8].

一方, 無症候性鼠径ヘルニアが急性非還納性ヘルニアとなる確率は低率である. Fitzgibbonsらの報告では, 男性の無症候性ヘルニアの急性非還納性ヘルニアとなる確率は2年で0.27％, 4年で0.55％, O'Dwyerらは1年で1.25％, 7.5年で2.5％と報告している[9, 10]. したがって, 無症候性鼠径ヘルニアは, 十分な説明のうえでの経過観察が許容されうる. ただし, 疼痛や違和感などで最終的に手術介入を要する確率は23〜75％であること[9, 10]は認識しておく必要がある(詳細はp86「Ⅰ-A-第3章 1. 手術適応」を参照のこと).

なお, Fitzigbbonsらは, minimally symptomatic chronically incarcerated herniaを対象から除外していないが[9], 含まれている症例が非常に少数である. したがって, 慢性非還納性ヘルニアを経過観察してもよいかどうかは, 不明であるといわざるをえない.

急性非還納性大腿ヘルニアは成人の絞扼性ヘルニアの34〜56％を占め, 大腿ヘルニアの36％を占める[3]. 急性非還納となるリスクが高く, 女性, 特に右側でそのリスクが高い[11-13]. 絞扼イベントは発症1ヵ月以内で22％, 21ヵ月で45％である[3]. したがって, 大腿ヘルニアはより早期の手術介入が望ましい.

2) 合併症の危険因子

合併症発生の危険因子はこれまで多数報告されている. 下記にその危険因子を列挙する.

---

①65歳以上[7, 12, 13]
②病悩期間[12]
③入院・診断・治療の遅れ[11]
④24時間以上の嵌頓の継続[14]
⑤腸閉塞[15]
⑥正中切開による開腹[16]
⑦大腿ヘルニア(特に, 右側)[7, 12, 13, 15]
⑧女性[12]
⑨ASA-PS class Ⅲ以上, BMI 30以上, 再発ヘルニア[7]
⑩抗凝固療法[17]

特に, 大腿ヘルニアの緊急手術はそのリスクが高く, 待機手術と比較して死亡リスクは10倍とされる[11].

c. 診断

急性非還納性ヘルニアの典型例は, それまで無痛, 還納性であったヘルニア膨隆が急に増大・硬化し, 非還納性腫瘤となり疼痛や圧痛が出現する. 疼痛は通常90％以上の症例に認められ, 67.3％の症例が腸閉塞を合併する[5].

したがって, 急性非還納性ヘルニアの診断は身体所見のみで明らかな場合がほとんどである. しかしながら, 疼痛を訴えない症例(特に高齢者)や, 腫瘤が認められないようなRichter型ヘルニア(後述)も存在するので注意を要す

る. 急性非還納性ヘルニアを見逃して腸閉塞の治療を行っているという状況は, 決して起こしてはならない. ゆえにすべての腸閉塞患者に対して鼠径部の診察(画像評価を行った場合は鼠径部, 閉鎖孔の評価)は必須である.

前述のように, 身体所見のみで急性非還納性ヘルニアの診断は大多数の症例で可能である. しかし, 慢性非還納性ヘルニアなのか, 絞扼か, あるいは壊死しているかは, 強い圧痛, 発赤など皮膚に明らかな炎症所見が認められる以外は術前に鑑別することはできない[4]. 超音波検査では, 絞扼性ヘルニアと関連して, ヘルニア嚢内の液体貯留, 脱出腸管の壁肥厚, 脱出腸管内液体貯留, 腹腔内腸管拡張が90％以上の確率で認められるとされる[18]. CT検査では脱出臓器や造影効果で血流障害をある程度評価することができる. CT検査における造影効果の減弱所見は, 絞扼の診断に極めて重要で, 感度56％, 特異度94％とされる[19]. 両検査ともに, 治療方針や術式の選択に有効である.

d. 徒手整復術

緊急手術を回避する目的で徒手整復術が行われる. 発症5時間以下でも腸管壊死は起こりうるが, 発症24時間以内であればそのリスクは低い[20]. 徒手整復術の禁忌は, 臨床的に腸管壊死が疑われる所見(腹膜炎所見, 著明な圧痛, 鼠径部の皮膚の発赤など)がある場合である. まれな合併症として, 徒手整復に伴う腸管損傷, 壊死腸管の整復, 偽還納(reduction en masse)が挙げられる.

壊死腸管が整復される頻度は0.4％程度であり, 通常の丁寧な徒手整復で起こる可能性は低い[4]. 徒手整復後の偽還納の発生頻度は0.3％とされている[5].

筆者は, 上記禁忌がなければ以下の手技で徒手整復を行っている.

①手技はTrendelenburg体位で行う.

②自然整復されなければ, ヘルニア膨隆の上外側(ヘルニア頸部にあたる位置)を術者の左母指と示指・中指・環指の間に挟んで固定し, 右母指・示指・中指・環指の先をヘルニア腫瘤の先端に当て, 全指先で均等に低圧で持続的に圧迫する(図1).

③患者に強い不快感を与えないように, 力任せに押し込む, あるいは間欠的に高い圧をかけて整復してはならない.

④還納される場合は, 腸蠕動に伴い腸管内容液やガスが腹腔の腸管内に音を立てて流入すると同時に, ヘルニア膨隆が徐々になくなる. しかし, 1〜2分間圧迫し, 還納できなければ決して無理をせずにすぐに緊急手術を行う.

整復できなかった例に対して, 超音波ガイド下整復術の有用性を示す報告がある. 症例数が少ないことから有意差は得られなかったが, 緊急手術は通常の整復群9.8％に対して, 整復できなかった例に対して超音波ガイド下整復術を行った群では2.0％に減少したとしている[22]. 嵌頓継続時間が長い場合や整復に難渋した症例では, 入院経過観察としたほうがより安全である. 整復2日後に腹膜炎を発症した報告がある[22].

e. 偽還納

ヘルニア偽還納（reduction en masse）は，脱出した臓器がヘルニア嚢内に入り込んだまま腹膜前腔に戻る，まれな病態である．整復されるヘルニア頸部のリングが強靱で，筋層が弱い場合，力ずくで整復すると，内容がヘルニア頸部で絞扼されたまま腹膜前腔に押し戻されることがある（図2A・B）[3]．まれに，ヘルニア頸部の末梢側でサックが破れて起こることもある（図2C）．

通常，無事に整復される場合は腸雑音がゴロゴロとして少しずつ戻ることが多いが，これに対しヘルニア腫瘤が急に消失した場合はreduction en masseの疑いが高い[3]．また，整復に難渋した例で整復後も腸閉塞が持続する場合には強く疑う必要がある[2]．医師による整復術後の発症が60%，患者自身による整復後が35%，不十分な手術後の発症が5%とされる[2]．

診断にはCT検査が有用である．特徴的な所見は，①鼠径窩近傍のclosed-loop obstruction with a ball-like bowel loop，②ヘルニアサックと腹膜の間で膀胱が圧迫された所見を表したa beak of the bladder along the closed loopである（図3）[23,24]．

鼠径管から離れた深部に絞扼輪や脱出腸管を認める病態であるため，鼠径法や大腿法では診断や手術操作が困難であり，通常大きな開腹創を必要とする．

近年，腹腔内全体を観察可能な腹腔鏡下手術の利点が報告されている[24]．ヘルニア嚢からの腹腔鏡観察も同様に有用な方法である[25]．

f. 特別な呼称を有するヘルニア

1) Richter型

腸管膜対側の腸管壁の一部が嵌頓，絞扼した病態を指す（図4）．局所に疼痛は起こるが，腸管の2/3周までは腸閉塞は起こらず，診断が遅れる．壊死が起こり穿孔すると腸管が腹腔内に脱落し，腹膜炎，膿瘍，糞瘻などを併発する．腸管全周の2/3以上が絞扼されると腸閉塞が発症する[3]．大腿ヘルニア，閉鎖孔ヘルニアに多くみられる．内容は遠位回腸のことが多い[3]．

2) Littre型

Meckel憩室がヘルニア内容である場合，Littre's herniaといわれる[6]．

3) Amyand's hernia, de Garengeot's hernia（図5）

鼠径ヘルニアや大腿ヘルニアなどの外ヘルニア嚢内に虫垂が認められることは0.13〜1%と比較的まれである．鼠径ヘルニア嚢内に虫垂が認められる場合はAmyand's hernia，大腿ヘルニア嚢内に認められる場合をde Garengeot's herniaと呼んでいる[7-9]．虫垂は正常のこともあるが，狭窄，虚血などにより虫垂炎や膿瘍形成，腹膜炎をきたすことがある．

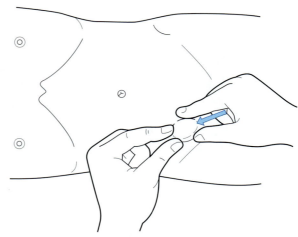

図1　急性非還納性ヘルニアに対する徒手整復術
左母指，示指の指先を急性非還納性ヘルニア腫瘤の頭側に置き，ヘルニア頸部を固定する．
右母指，示指で腫瘤全体を上外側方向に軽く持続的に圧迫する．
決して"グイグイ"と力ずくで押し込もうとしてはいけない．
ある瞬間嵌頓した腸管の内容が"グジュグジュ"と音を立てるように腹腔内に戻るのを感じるとともに，内容が腹腔内に還納されてゆくのがわかる．

g. 手術治療

絞扼性ヘルニアに対するメッシュ修復術は感染のリスクが高いとされ，かつては禁忌と考えられていた．しかし，Pansらが絞扼性ヘルニア17例に対するメッシュ使用を報告して以降，創感染はメッシュを使用しない術式と変わらないと認識されるようになってきた[26,27]．

さらに，近年では汚染手術（contaminated operation）においてもメッシュ使用が禁忌という根拠はなく，その概念を改める時期にきているのではないかという意見すらある[28]．以下，術野汚染の程度とメッシュ使用の是非について述べる．

1) 清潔手術（clean operation）

急性非還納性ヘルニアではあるが，絞扼していない，または腸管切除の必要性がない場合は清潔手術である．通常の待機手術同様メッシュ修復術の適応となる．

2) 準清潔手術（clean-contaminated operation）

腸管が絞扼されている場合，または（かつ）腸管切除を要する場合は準清潔手術である．メッシュ使用の是非については議論のあるところである．

Nieuwenhuizenらの急性非還納性鼠径・腹壁ヘルニア症例203例（1例はヘルニアと確定診断できなかったため除外）の後向き研究によると，mesh repair群（$n=99$）の手術部位感染（SSI）は7%であったのに対し，primary suture群（$n=103$）のSSIは18%で差はなかった．多変量解析の結果，腸管切除のみがSSIの危険因子であった．ただし，感染例でメッシュ除去を要した症例はなかったとしている[29]．

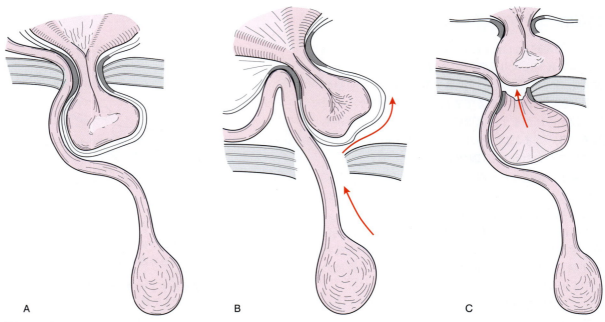

図2　reduction en masse
ヘルニア頸部が腹壁にしっかり固定されていない嵌頓ヘルニアは力ずくの整復により腹膜前腔にヘルニア囊ごと還納される.
A：ヘルニア嵌頓状態.
B：徒手整復後．ヘルニア囊ごと腹膜前腔に還納された状態.
C：サック頸部の破裂によるreduction-en masse．ヘルニアサックが破れ，腸管はヘルニア頸部で絞扼されたまま腹腔内に還納される.
(Devlin HB: Complications of hernia in general. Management of Abdominal Hernias, Butterworths, p63-73, 1988より引用)

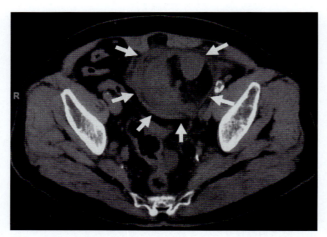

図3　鼠径窩近傍のclosed-loop obstruction with a ball-like bowel loop
[三上和久ほか：鼠径ヘルニア偽還納に対して腹腔鏡下に腸管整復とヘルニア修復（TAPP）を施行した1例．臨外 71：351-355, 2016より許諾を得て転載]

一方，Abd Ellatifらは急性非還納性鼠径・腹壁ヘルニア症例に対しmesh repairを行い，腸管切除を要した群（$n=48$）と要さなかった群（$n=163$）を比較した．SSIは6％と4％で差はなく，またメッシュ除去を要した症例は認められなかった[30]．

Hentatiらは，絞扼性鼠径ヘルニアに対するmesh repairとnon-mesh repairのメタアナリシスを行った（RCT 2編，prospective non-RCT 3編，retrospective 4編）．mesh repair（$n=196$）のSSIはnon-mesh repair（$n=217$）と比較して少ない傾向を示した（オッズ比 0.46, 95％信頼区間 0.20～1.07; $p=0.07$）．mesh repairを行った症例（$n=221$）を腸管切除あり（$n=33$），腸管切除なし（$n=188$）の2群に分けて比較しても，SSIの発生率に有意な差は認められなかった．そして，再発率はmesh repairで有意に低率であった[31]．

以上のことから，絞扼性鼠径ヘルニアに対するmesh repairは選択肢の1つになりうると考える．

ただし，Hentatiらも述べているように，メタアナリシスに使用された論文はRCT 2編を除いて"慎重"な外科医のselection biasのかかったデータである[30]．したがって，現段階では準清潔野でのメッシュ使用を推奨（recommend）するにはその根拠が不十分である[30]．今後のさらなる治療成績の報告が待たれる．なお，International Guidelines for Groin Hernia Managementには，"Monofilamental large pore polypropylene mesh-based repair is suggested in emergent groin hernia surgery with a clean or clean contaminated surgical field."と記載されている[32]．腸管切除の際に創部をガーゼやウンドプロテクターなどで保護することを忘れてはならない．

3）汚染・不潔手術（contaminated-dirty operation）

絞扼性ヘルニアによる腸管穿孔で腹膜炎を併発したり，

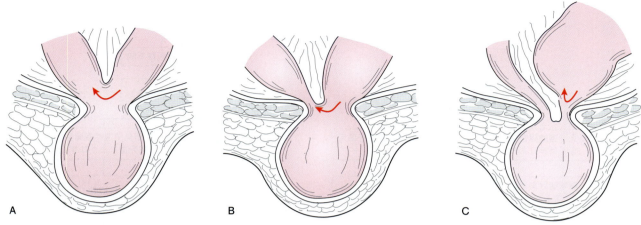

図4 Richter's hernia
A：腸間膜対側の腸管壁が嵌頓する．大腿ヘルニアや閉鎖孔ヘルニアに起こることが多い．腸閉塞は起こらない．
B：不完全腸閉塞状態．
C：腸管の2/3周が嵌頓すると完全腸閉塞となる．
(Devlin HB: Complications of hernia in general. Management of Abdominal Hernias, Butterworths, p63-73, 1988 より引用)

膿瘍を形成したりしている場合は汚染・不潔手術である．
　この状況に対するメッシュ修復術の報告は現時点では存在しないが，メッシュ使用は避けるべきであろう．患者の生命に危険を及ぼす絞扼・壊死を治療することが最優先事項であり，ヘルニアの再発の可能性は二の次となる状況である．患者の全身状態が許せば，non-mesh repair を行ってもよい．

4）聖路加国際病院の急性非還納性ヘルニアの治療方針

当施設のアルゴリズムを図6に示す．明らかな腸管壊死や穿孔がある場合はmesh repairは行わない．腹腔鏡観察が可能な症例では，腸管のviabilityを観察して，切除すべきか判断に迷う症例ではメッシュ修復術を行い，その後viabilityの再評価を行う．結果，腸切除が必要と判断した場合は，少開腹を置き，腸管切除を行うようにしている．通常，腸管のviabilityは，腸管の色調，蠕動運動の有無，腸間膜の動脈拍動などを観察することで評価されるが，症例によっては，しばしば判断に迷うことも経験する．近年，インドシアニングリーン（ICG）を用いた蛍光イメージング（ICG蛍光法）を応用した手術が消化器・一般外科領域で行われるようになった[33]．ヘルニア領域においては，ヘルニア内容還納後の腸管viabilityの評価，腹壁再建時の皮弁の血流評価に有用である[33]．筆者の施設でも，ヘルニア内容還納後，従来の評価法に加えてICG 0.25 mg/kgを経静脈投与しICG蛍光法を用いた腸管viabilityの評価を行っている（図7，8）．蛍光が良好であれば腸管血流に問題はないと判断する（図7C）．蛍光低下領域を認める場合は，腸管壊死と判断し腸切除を行う（図8C）．
　ICG蛍光法の問題点は，蛍光を認めるか認めないかの定性検査であること，ICG静注の何秒後に判断すべきかの基準がないこと，漿膜面の評価であり粘膜面の評価ではないことなどが挙げられ，今後の検討課題である．

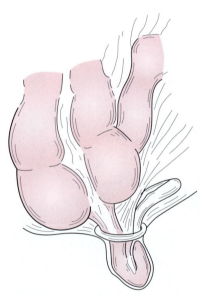

図5 Amyand's hernia, de Garengeot's hernia
虫垂が鼠径部や大腿部などの外ヘルニア嚢内に嵌頓した場合の特別な名称．それぞれAmyand's hernia, de Garengeot' herniaと呼ばれる．
(Devlin HB: Complications of hernia in general. Management of Abdominal Hernias, Butterworths, p63-73, 1988を参考に作成)

急性非還納性ヘルニアの定義，診断，徒手整復術，メッシュを含めた治療法について述べた．急性非還納性ヘルニアは腸管切除を要さない軽微なものから，絞扼を経て，腹膜炎を併発している重症例までその病態は多岐にわたる．ある程度の経験を積んだ外科医が治療方針を決定すべき疾患である．

● 文献
1）日本ヘルニア学会ガイドライン委員会（編）：鼠径部ヘルニア診療ガイドライン2015，金原出版，p5，2015

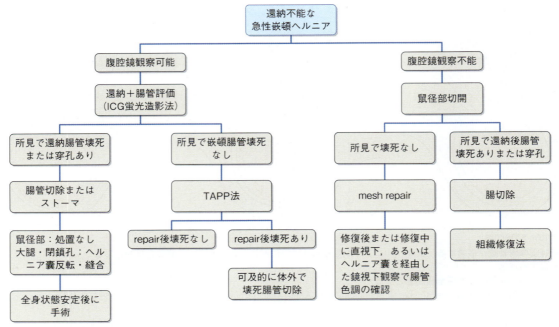

図6 急性非還納性ヘルニアの治療アルゴリズム

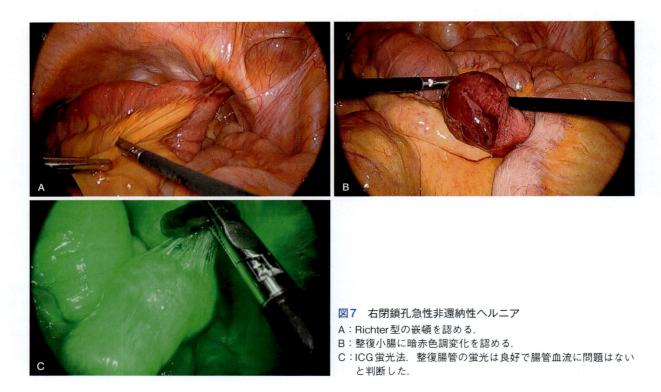

図7 右閉鎖孔急性非還納性ヘルニア
A：Richter型の嵌頓を認める．
B：整復小腸に暗赤色調変化を認める．
C：ICG蛍光法．整復腸管の蛍光は良好で腸管血流に問題はないと判断した．

2) Watkin D: Groin hernias in the adult presenting as emergency. Abdominal Wall Hernias, Principles and Management, Bendavid R et al(eds), Springer-Verlag, p560-568, 2000
3) Devlin HB: Complications of hernia in general. Management of Abdominal Hernias, Butterworths, p63-73, 1988
4) Dennis C: Strangulating external hernia. Hernia, 2nd Ed, Nyhus LM et al(eds), JB. Lippincott, p279-298, 1978
5) Alvarez JA et al: Incarcerated groin hernias in adults: presentation and outcome. Hernia 8: 121-126, 2004
6) Kauffman HM Jr et al: Selective reduction of incarcerated inguinal hernia. Am J Surg 119: 660-673, 1970
7) Hernández-Irizarry R: Trends in emergent inguinal hernia surgery in Olmsted County, MN: a population-based study. Hernia 16: 397-403, 2012
8) Gallegos NC et al: Risk of strangulation in groin hernias. Br J Surg 78: 1171-1173, 1991
9) Fitzgibbons RJ Jr et al: Long-term results of a randomized controlled trial of a nonoperative strategy(watchful waiting) for men with minimally symptomatic inguinal hernias. Ann Surg 258: 508-515, 2013
10) O'Dwyer PJ et al: Observation or operation for patients with an asymptomatic inguinal hernia: a randomized clinical trial.

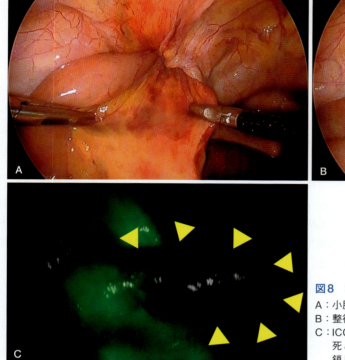
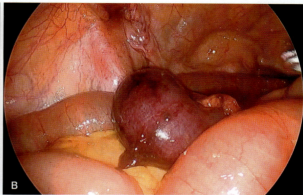

図8 右大腿ヘルニア嵌頓
A：小腸の嵌頓を認める．
B：整復腸管の色調は図7Bと同程度である．
C：ICG蛍光法．整復腸管の蛍光不良域（矢頭）を認めた．小腸壊死と判断し切除再建を行った．ヘルニア嚢は反転し縫合閉鎖した．

Ann Surg **244**: 167-173, 2006
11) Dahlstrand U et al: Emergency femoral hernia repair: a study based on a national register. Ann Surg **249**: 672-676, 2009
12) Kurt N et al: Risk and outcome of bowel resection in patients with incarcerated groin hernias: retrospective study. World J Surg **27**: 741-743, 2003
13) Suppiah A et al: Outcomes of emergency and elective femoral hernia surgery in four district general hospitals: a 4-year study. Hernia **11**: 509-512, 2007
14) Pesić I et al: Incarcerated inguinal hernias surgical treatment specifics in elderly patients. Vojnosanit Pregl **69**: 778-782, 2012
15) Ge BJ et al: Risk factors for bowel resection and outcome in patients with incarcerated groin hernias. Hernia **14**: 259-264, 2010
16) Romain B et al: Prognostic factors of postoperative morbidity and mortality in strangulated groin hernia. Hernia **16**: 405-410, 2012
17) Alhambra-Rodriguez de Guzmán C et al: Improved outcomes of incarcerated femoral hernia: a multivariate analysis of predictive factors of bowel ischemia and potential impact on postoperative complications. Am J Surg **205**: 188-193, 2013
18) Rettenbacher T et al: Abdominal wall hernias: crosssectional imaging signs of incarceration determined with sonography. AJR Am J Roentgenol **177**: 1061-1066, 2001
19) Jancelewicz T et al: Predicting strangulated small bowel obstruction: an old problem revisited J Gastrointest Surg **13**: 93-99, 2009
20) Bergstein JM et al: Strangulating external hernia. Hernia, 4th Ed, Nyhus LM et al (eds), JB. Lippincott, p285-294, 1995
21) Pearse H: Strangulated hernia reduced en masse. Surg Gynaecol Obstet **53**: 822-828, 1931
22) Chen SC et al: Ultrasound may decrease the emergency surgery rate of incarcerated inguinal hernia. Scand J Gastroenterol **40**: 721-724, 2005
23) Kitami M et al: CT findings of "reduction en masse" of an inguinal hernia. Eur J Radiol. Entra Extra **67**: e111-114, 2008
24) 三上和久ほか：鼠径ヘルニア偽還納に対して腹腔鏡下に腸管整復とヘルニア修復（TAPP）を施行した1例．臨外 **71**：351-355，2016
25) Sgourakis G et al: Assessment of strangulated content of the spontaneously reduced inguinal hernia via hernia sac laparoscopy: preliminary results of a prospective randomized study. Surg Laparosc Endosc Percutan Tech **19**: 133-137, 2009
26) Pans A et al: Surgical treatment of incarcerated inguino-crural hernia with interposition of a preperitoneal prosthesis. Acta Chir Belg **91**: 223-226, 1991
27) Pans A et al: Treatment of strangulated inguinal hernias with nonabsorbable prostheses. Abdominal wall hernias, principles and management, Bendavid R et al (eds), Springer-Verlag, p577-581, 2000
28) Carbonell AM et al: Safety of prosthetic mesh hernia repair in contaminated fields. Surg Clin North Am **93**: 1227-1239, 2013
29) Nieuwenhuizen J et al: The use of mesh in acute hernia: frequency and outcome in 99 cases. Hernia **15**: 297-300, 2011
30) Abd Ellatif ME et al: Feasibility of mesh repair for strangulated abdominal wall hernias. Int J Surg **10**: 153-156, 2012
31) Hentati H et al: Mesh repair versus non-mesh repair for strangulated inguinal hernia: systematic review with meta-analysis. World J Surg **38**: 2784-2790, 2014
32) HerniaSurge Group: International guidelines for groin hernia management. Hernia **22**: 1-165, 2018
33) Morales-Conde S et al: Indocyanine green (ICG) fluorescence guide for the use and indications in general surgery: recommendations based on the descriptive review of the literature and the analysis of experience. Cir Esp **100**: 534-554, 2022

第Ⅰ部 鼠径部ヘルニア

A. 成人の鼠径部ヘルニア

第5章 **鼠径ヘルニア術後慢性疼痛**

1 | **病因，症状，診断，治療**

[成田　匡大]

鼠径ヘルニア術後慢性疼痛（chronic postoperative inguinal pain：CPIP）は複雑な病態を示し，診療は困難を極める．また，外科的治療に関しては確固たるエビデンスがなく，国内外のガイドラインは診療の助けにはならない．本項では外科医が本書を片手にCPIP診療を行えることを目指すべく，実臨床に即した内容で記載する．

a. CPIPとは

　鼠径部ヘルニア手術の術後合併症の1つとして，CPIPが知られるようになってきた．一般的に，鼠径部ヘルニア手術後の痛みは手術後1～2週間をピークに徐々に改善していく．1～2週間を過ぎても痛みが続く場合もあるが，ほとんどが鎮痛薬の内服でコントロールできる程度であり，最終的には時間の経過とともに痛みは消失していく．一方で，術後3ヵ月経っても痛みが治まらず日常生活に支障をきたす状態，もしくは術後3ヵ月以降に生じた新たな痛みにより日常生活に支障をきたす状態がCPIPと定義される．中等度以上で日常生活に支障をきたす違和感もCPIPと判断される[1]．鼠径部ヘルニア手術前にはみられなかった手術と同側の大腿や精巣の痛み，また性交時・射精時の痛みもCPIPの1つとして扱われる[1,2]．

b. CPIPの頻度

　CPIPは2000年前後から欧米を中心に報告されてきた病態であり，以降多くの研究報告がなされている．わが国におけるCPIPを主要評価項目にした研究報告を**表1**に記載する．これらの報告から，わが国におけるCPIP発症頻度は0～17％，違和感の発症頻度は4～25％ということがわかる[3-6]．しかしながらこれらはすべて単施設からの報

告であり，それぞれの施設の特性が強く出ていることから一般化できるデータではない．

　表2に，海外からの多機関共同観察研究，もしくはナショナルデータベースを用いた観察研究で，CPIPを主要評価項目にした研究報告を記載した．

　CPIPに関して最初に報告された多機関共同後向き観察研究は，2001年にデンマークより報告されたDanish Hernia Databaseのアンケート調査の結果である．鼠径ヘルニア術後1年の軽度～重度の疼痛を認めた症例は1,166人中335人（28.7％）であり，128人（11.0％）に日常生活上支障をきたす痛みを認めた[7]．

　2010年報告のスウェーデン国内11施設で行われたRCTでは，Lichtenstein法とTEP法術後1・2・3・5年における疼痛の発症頻度を調査し，CPIP発症頻度は術後1年目で7.1％ vs 2.7％，2年目で6.4％ vs 4.0％，3年目で3.9％ vs 1.8％，5年目で3.5％ vs 1.9％であり，手術1年後と3年後ではTEP法でCPIP発症頻度が有意に低い結果となった[8]．

　2017年に報告されたドイツ・オーストリア・スイスの577施設が参加するHerniamed Hernia Registryの後向き観察研究では，TAPP法術後1年目におけるCPIP発症に影響を及ぼす因子について20,004例を対象に解析している．手術1年後安静時痛を5.0％に，運動時痛を9.5％に認

表1　わが国におけるCPIPの頻度

研究者（発表年）	デザイン	評価のタイミング	評価方法	回答率	CPIP発症割合	違和感
Inaba 2012	単施設後向き研究	6ヵ月以降	アンケート	101/219（46.1％）	17.80％	17.30％
Takata 2016	単施設後向き研究	3.6ヵ月	外来	249/378（65.9％）	14.40％	25.70％
大倉 2021	単施設後向き研究	3ヵ月以降	アンケート	450/592（72.9％）	7.60％	評価せず
Suwa 2021	単施設前向き比較	3.6.12ヵ月	外来	196/200（98％）	0	頻度不明
Hayakawa 2022	単施設後向き研究	50.7ヵ月（13～119ヵ月）	アンケート	1,169/1,503（77.8％）	3.60％	4.50％

224

第5章　鼠径ヘルニア術後慢性疼痛

1. 病因，症状，診断，治療

表2　海外におけるCPIPの頻度

番号	研究者（発表年）	グループ名	デザイン	評価方法	症例数	修復方法	CPIP発症割合 術後1年	CPIP発症割合 術後2年	CPIP発症割合 術後5年
1	Bay-Nielsen M（2001）	Danish Hernia Database	後向き観察研究	PROMs	1,166	前方切開法＋腹腔鏡	11.00％	N/A	N/A
2	Eklund A（2010）	Swedish Multicentre Trial	RCT	PROMs	TEP：665 Lichtenstein：705	TEP vs Lichtenstein	TEP：2.7％ Lichtenstein：7.1％	TEP：4.0％ Lichtenstein：6.4％	TEP：1.9％ Lichtenstein：3.5％
3	Niebuhr H（2017）	Herniamed Registry	後向き観察研究	PROMs	20,004	TAPP	9.50％	N/A	N/A
4	Lundstrom KJ（2018）	Swedish Hernia Register	後向き観察研究	PROMs	Lichtenstein：18,034 TIPP：793 TAPP：380 TEP：2,688	Lichtenstein TIPP TAPP TEP	Lichtenstein：15.1％ TIPP：17.9％ TAPP：18.4％ TEP：14.9％	N/A	N/A
5	Melkemichel M（2020）	Swedish Hernia Register	後向き観察研究	PROMs	heavy weight：6,787 regular：9,573 light weight：6,899	前方切開法	heavy weight：16.2％ regular：15.8％ light weight：15.6％	N/A	N/A
6	van den Dop LM（2022）	Hernia-Club Registry	後向き観察研究	PROMs	4,016	Lichtenstein TIPP TAPP TEP	4.10％	6.20％	N/A

め，治療を必要とした症例は全体の2.6％であった[9]．当該研究の主要評価項目であるCPIP危険因子に関しては後述する．

2018年報告のスウェーデンのナショナルデータベースを用いた研究では，鼠径ヘルニア手術1年後における術式別のCPIP発症頻度を主要評価項目として22,917例を対象に調査を行った．この研究で最も多くなされた修復法はLichtenstein法であり（$n = 18,034$），1年後のCPIP発症頻度は15.1％であった．TEP法では14.9％で，TIPP法では17.9％で1年後にCPIPを認めた．スウェーデンにおけるヘルニア修復術ではTAPP法が最も少数派であり，研究コホートのわずか1.6％（380例）であった．しかしながら，1年後CPIP発症頻度は18.4％と，最も高い結果であった[10]．

2020年のスウェーデンのナショナルデータベースを用いた研究では，Lundstromらの報告した論文の対象症例の手術施行期間が2012年9月〜2015年4月であるのに対して[10]，本研究では2012年9月〜2016年10月に前方切開法（Lichtenstein法）によるヘルニア根治術を受けた症例が対象となっていることから，症例のオーバーラップは相当数あるものと考えられる．しかしながら，この研究における対象症例は男性・Lichtenstein法・非吸収糸を用いたメッシュの全周固定・ポリプロピレンメッシュのすべてを満たす症例と，かなり限定されていることが特徴である．

主要評価項目は上記コホート23,259症例における術1年後CPIP発症頻度であり，メッシュの重さにより比較対象を行っている[11]．heavy weight（HW）メッシュは50 g/m²以上，regular light weight（regular LW）メッシュは30〜50 g/m²，LWメッシュはメッシュ重量が30 g/m²未満のポリプロピレンと吸収性材料であるカプロラクトン／グリコライド共重合体モノフィラメントで編成されたメッシュ（ULTRAPRO®）と定義している．最終的にHW 6,787例，regular LW 9,573例，LW 6,899例が解析され，術後1年におけるCPIP発症頻度はそれぞれ16.2％，15.8％，15.6％であり，メッシュ間で発症頻度に差はなかった．当該研究におけるCPIP危険因子に関しても後述する．

直近の2022年の報告は，フランスの外科医で構成されるHernia-Club Registryからの多機関共同後向きコホート研究である[12]．本研究では疼痛の評価を術前・術後1ヵ月・1年・2年にアンケートで行っているが，疼痛の経時的変化も併せて調査されていることが特徴である．研究対象となった4,016例中，1ヵ月目に中等度以上の疼痛を認めた症例は3.2％であった．1年後のCPIP発症頻度は4.1％（$n = 167$）であり，うち152例は術後1ヵ月目の疼痛が「軽度もしくはなし」，と返答していた．また，術後1ヵ月目に中等度以上の疼痛を認めていた症例の86.8％は，1年後には「軽度の疼痛もしくは疼痛なし」，と返答していた．2年後のCPIP発症頻度は6.2％（$n = 247$）であり，そ

225

のうちの9割は1年後の疼痛は「軽度もしくはなし」，と返答していた．つまり，手術1年以降にもCPIP症例が起こる可能性があることが示された，疼痛の経時的変化を知りうる貴重な報告である．

以上6編の多機関共同研究報告から，術後1年目におけるCPIP発症頻度は2.7～18.4％と幅広い．この分野におけるパイオニア的存在であるBay-Nielsenらの報告はCPIP発症頻度に関して初の多機関共同研究報告であり[7]，かの有名なCondonは，「驚くべき結果」とコメントし，「術後慢性疼痛がなぜここまで多いのか原因を調査する必要がある」と言及している[13]．同時に，疼痛の評価が当時では珍しかったpatient reported outcome measures（PROMs）でなされていたことから，「患者申告による疼痛評価であることから結果については慎重に解釈する必要がある」とし，「この研究にケチをつけるわけではないが」としながらも，「これがヘルニア手術に対する最終的な答えではない」と述べている．皮肉なことに，以降の臨床アウトカム関連の研究ではPROMsの重要性がさらに謳われるようになり[14]，表2に記載している研究報告もすべてPROMsによる疼痛評価が行われている．また，論文2，3，6においてCPIP発症頻度は10％未満であるものの，発症頻度が10％を超える報告も散見された．これらの発症割合の違いは，前者はヘルニア専門施設における多機関共同研究であること，後者はナショナルデータベースからの報告であることが1つの解釈として考えられる．Swedish Hernia Registerを用いた研究（論文4，5）では，スウェーデンで施行された鼠径ヘルニア手術の98％をカバーしている[10]．ヘルニア専門施設でなければ，鼠径ヘルニア手術の執刀医が一般外科医や卒後間もない若手外科医であることは日本だけでなく海外でも同様であり，専門施設に特化しない一般データでCPIP発症割合が15％以上という一見信じがたいような術後成績は，リアルワールドデータを反映した正確な結果なのかもしれない．日本では2023年1月現在，CPIPの正確な発症頻度は不明である．現在，わが国におけるCPIPの発症頻度を調査すべく全国22施設による多機関共同前向き観察研究が行われている[15]．参加施設はすべてヘルニア専門病院ではないため，わが国におけるリアルワールドデータを調査することができることからも，その結果が待たれる．

c. CPIPが患者に及ぼす影響

疼痛が長期化すると社会活動性の低下から，人間関係の変化ないしは悪化が起こる．仕事や学業にも影響が出て，失職などでも社会活動性がさらに低下し，家庭内での存在感の低下や経済的ストレスが自己価値観の低下につながる．また，慢性疼痛の病態には疼痛感作*（pain sensitization）が関与していることから[16]，刺激に対して過敏になり，ふとしたことで生じる疼痛に対して不安や恐怖を感じるようになる．このような状況から恐怖回避モデルが働き，不動化（disability）や廃用（disuse）などの徴候が出現

表3 慢性疼痛患者にみられる痛み以外の症状と症候

1. 認知・感情的要因
   抑うつ，不安，欲求不満，怒り，破局的施行，恐怖
2. 身体的要因
   睡眠障害，ADL低下（不動化や廃用）
3. 社会的要因
   社会活動性の低下（休職・休学・失職），家族関係の変化，経済的ストレス
4. スピリチュアルな要因
   自己価値の低下，自己効力感の低下
5. その他の要因
   訴訟，医療機関への過度な期待，治療（薬物）への依存

（文献16より引用）

し，やがては抑うつ状態に陥る[17]．表3に慢性疼痛患者にみられる痛み以外の主な症状・症候について記載する．

* **疼痛感作**：繰り返す痛みにより疼痛を感じる閾値が低下し，痛みに敏感になっている状態．

d. CPIPに対する社会の反応

イギリスの国営放送であるBritish Broadcasting Corporation（BBC）ニュースでは，ドキュメンタリー「ビクトリア・ダービシャー　プログラム」で，CPIPに焦点を当てた特集をこれまでに3度放映している[18]．米国，カナダ，オーストラリアでも同様に，大手報道会社のインターネットサイトでCPIPに関する詳細な報道がなされ，鼠径ヘルニア手術に秘められた危険性を一般市民に広く知らせている[19-21]．Social Networking Service（SNS）上でも，CPIPで苦しむ患者のグループによる，メッシュを使用した鼠径部ヘルニア手術を断罪する書き込みが後を絶たない．このように，欧米諸国ではCPIPは今や社会現象化しており，メッシュに対する反対運動や訴訟活動が盛んに行われていると同時に，メッシュを使用しない手術に対する関心が高まっている．実際，米国ではメッシュ会社に対する広域係属訴訟が現在進行形で数多く行われている[22]．イギリスでは，鼠径ヘルニア手術後の合併症に対する訴訟が年々増加傾向であり，前方切開法における訴訟理由で最も多いものの1つがCPIPであった[23]．また，CPIPで訴訟を起こした場合，患者側が勝訴する確率は33％であり，平均賠償額は13万ドルと報告されている[24]．このように，海外ではCPIPの概念が外科医だけでなく患者側にも広く浸透しており，発症により民事訴訟へと発展するケースがある．

e. CPIPに対する医療者側の反応

前述の「ビクトリア・ダービシャー　プログラム」を受けて，Royal College of Surgeons of Englandは，2020年1月にホームページ上で，「鼠径ヘルニア手術を受けた患者のうち，10％でCPIPが起こることは残念である．毎年相当数の手術がなされることから，多くのCPIPが発症していることは事実である．しかしながら近年報告されたメタアナリシスでもあるように[25]，メッシュを使用している

ためにCPIPが多く発症している訳ではない」としながらも，「多くの患者が，外科医は自分たちの訴えに耳を傾けないと感じているのは大きな問題であり，外科医は患者の訴えを傾聴し，QOLの改善に努めるべきである」としている[26]．一方で，米国FDAでは，メッシュ使用に関してホームページ上で「メッシュの使用により再発が減ったという事実がある一方で，これまでの合併症報告を鑑みると，メッシュ使用を推奨しにくい状況であることも事実である．ヘルニアの手術を受ける際は，手術方法に関して担当医と十分に話し合うように」としている[27]．このような背景から，イギリスではCPIPのリスクに関して術前に説明する頻度が2009年と比較して2019年で増加（54％ vs 96％；$p<0.0001$），手術をしない選択肢の説明もより多くなされるようになった（2％ vs 24％），という報告がなされている[28]．

f. CPIPの危険因子

表4に2018年に発刊された鼠径ヘルニア国際ガイドラインにまとめられたCPIP危険因子を示す[1]．表2で紹介した論文3では[9]，若年（40歳以下），術前疼痛あり，小さなヘルニア門（1.5 cm未満）が，20,004例のTAPP法術1年後の運動時・安静時CPIPおよび治療を必要としたCPIPの独立した危険因子であった．BMI高値（30 g/m^{2}以上）は運動時CPIPと治療を必要としたCPIPの危険因子で，タッカーによるメッシュ固定，術後合併症あり，がTAPP法術後1年の運動時CPIPの独立した危険因子であった．論文5）では[11]，23,259例のメッシュを非吸収性の糸で全周固定したLichtenstein法を施行された男性患者を解析しているが，50歳未満のみが術1年後CPIP発症の独立した危険因子であった．

このように，「若年症例」および「術前から疼痛を認める症例」でCPIPの発症に注意する必要がある．しかし，これらの危険因子を有する症例に対してどのように対応すればCPIPを予防できるか，ということに関しては不明であり，実臨床の役には立たない．「タッカーによるメッシュ固定」がTAPP法1年後運動時CPIP発症の危険因子として挙げられていたが[9]，このように1つひとつの外科的手技に対する臨床上の疑問（CQ）を解決するRCTを行うことでCPIPの予防につなげることが可能となるであろう．これらCQに対しては，後の「CPIPの予防」で解説する．

g. CPIPのメカニズムおよび評価

海外を中心にCPIPという疾患概念は次第に認知されてきたが，確固たる治療法はない．国内外の鼠径ヘルニア診療ガイドラインでも，その具体的な治療法は記載されておらず，CPIPの治療は困難を極める．CPIPの診断は，前述の定義の通り「術後3ヵ月たっても続く，もしくはそれ以降に出現する日常生活上支障をきたす痛み」ということで可能であるが，有効な治療を行うためには何が原因で痛みが起こっているかを正確に知ることが最も重要である．

表4　国際ガイドラインにまとめられたCPIPの危険因子

1. 術前因子
若年者，女性，術前からの疼痛，悲観的な思想，performance statusが低い，再発ヘルニア，遺伝的素因，痛がりの患者
2. 術中因子
経験の浅い外科医／ヘルニア専門施設でない，前方切開法，HWメッシュ，メッシュの固定，Lichtenstein法における腸骨鼠径神経の神経剝離
3. 術後因子
術後合併症（血腫形成・感染），術後早期の強い痛み，不十分な疼痛管理，鼠径部の感覚異常

（文献1より引用）

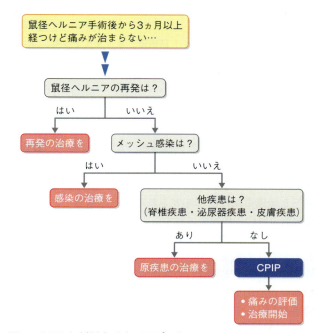

図1　CPIPと判断するまでのプロセス

表3でも示したごとく，CPIPを患った患者は多彩な症状を示す．長期間治療されずに放置された鼠径部の痛みのため跛行もしくは杖歩行となり，対側の腰や足関節・同側の下腹部全体が痛くなる，排便時の怒責ができず便秘になる，など枚挙に暇がない．さらには何が主な症状で，何が副次的な症状なのか患者本人もわからなくなってしまうことは日常臨床でしばしば遭遇する状況である．また，鼠径ヘルニア再発や，メッシュ感染でも鼠径部の疼痛をきたす．鼠径部ヘルニア術後ではあるが，そもそも別の疾患（脊椎疾患・泌尿器疾患・皮膚疾患）により痛みが起こっているケースもある．そのため，多角的な視点からCPIPの診断を行う必要がある．CPIPと判断するまでのプロセスを図1に示す．

いったんCPIPと判断された場合は，疼痛に対する治療を開始すると同時に，治療方針決定のため疼痛の種類を同定することが重要となる[16,29]．痛みの要因別分類では慢性疼痛を侵害受容性疼痛，神経障害性疼痛，心理社会的疼

表5 痛みの神経学的分類

分類	侵害受容性疼痛		神経障害性疼痛
	体性痛	内臓痛	
障害部位	皮膚，骨，関節，筋肉，結合組織などの体性組織	食道，小腸，大腸などの管腔臓器　肝臓，腎臓などの被膜を持つ固形臓器	末梢神経，脊髄神経，視床，大脳(痛みの伝達路)
侵害刺激	切る，刺す，叩くなどの機械的刺激	管腔臓器の内圧上昇　臓器被膜の急激な伸展　臓器局所および周囲の炎症	神経の圧迫，断裂
例	骨転移に伴う骨破壊　体性組織の創傷　筋膜や筋骨格の炎症	癌浸潤による食道，大腸などの通過障害　肝臓の腫瘍破裂など急激な被膜伸展	癌の神経根や神経叢といった末梢神経浸潤　脊椎転移の硬膜外浸潤，脊髄圧迫　化学療法・放射線治療による神経障害
痛みの特徴	うずくような，鋭い，拍動するような痛み　局在が明瞭な持続痛が体動に伴って悪化する	深く絞られるような，押されるような痛み　局在が不明瞭	障害神経支配領域のしびれ感を伴う痛み　電気が走るような痛み
鎮痛薬の効果	非オピオイド鎮痛薬，オピオイドが有効　廃用による痛みへの効果は限定的	非オピオイド鎮痛薬，オピオイドが有効だが，消化管の通過障害による痛みへの効果は限定的	鎮痛薬の効果が乏しいときには，鎮痛補助薬の併用が効果的な場合がある

(文献31より引用)

痛の3つに分類できるが[16]，器質的な原因による痛みは，侵害受容性疼痛と神経障害性疼痛に大別される[30]．**表5**に痛みの神経学的分類を示す[31]．侵害受容性疼痛は，末梢神経上に存在する侵害受容器の興奮が末梢神経⇒脊髄⇒大脳へと伝達された際に知覚される痛みの病態であり，「神経組織以外の生体組織に対する実質的ないしは潜在的な傷害によって，侵害受容器が興奮して起こる疼痛」と定義されており，内臓痛と体性痛に分類される[30, 31]．内臓痛は管腔臓器および実質臓器の物理的な圧迫，臓器被膜の急激な進展が原因で発症する痛みであることから，CPIPとは関連がない．そのため，CPIPにおける侵害受容性疼痛に関しては体性痛のみに言及する．

1) CPIPのメカニズム

❶ 体性痛

皮膚や骨，関節，筋肉，結合組織といった体性組織の炎症，組織損傷や圧迫といった機械的刺激，組織圧上昇により発生する痛みである．

Aδ線維とC線維の2種類の感覚神経により痛みが脊髄に伝えられる．Aδ線維は有髄で伝導速度が速く(神経線維が太い)，体動などの機械的な刺激に伴って鋭い針で刺すような，局所の明瞭な痛みを伝える．一方，無髄で伝導速度が遅い(神経線維が細い)C線維は局在の不明瞭な鈍い痛みを伝え，うずくような持続痛の発生に関与する[32]．

CPIPの場合，精索のうっ血もしくは虚血による浮腫，メッシュがwrinklingして一塊となるmeshoma，恥骨への直接的刺激(多くはメッシュを恥骨に固定する際の縫合糸)，筋肉に固着したメッシュがshrinkageすることなどが体性痛の原因として考えられる[33, 34]．

❷ 神経障害性疼痛

末梢神経から大脳に至るまでの侵害情報伝達経路のいず

れかに病変があると，侵害受容器の興奮を伴わずとも脊髄後角神経細胞以上の神経系で神経応答の過敏性が発現することがある．その結果，自発痛，痛覚過敏，アロディニア*が出現する．このような侵害受容器の興奮を伴わない神経応答の過敏性が，神経障害性疼痛と考えられている[30]．

*アロディニア：通常では痛みを起こさない刺激(「触る」など)によって引き起こされる痛み．

さまざまな原因により引き起こされるが[30]，CPIPに関与するものは外傷性，圧迫・絞扼性が主であり，ごくまれに虚血性の神経障害性CPIPも経験する．術中の神経損傷(熱損傷・tacking)，メッシュによるentrapment neuropathy，メッシュによるcompression neuropathy，また術前からのcompression neuropathyも神経障害性CPIPに関与している可能性がある．

発生のメカニズムとして，以下の①末梢性感作，②中枢性感作，③脱抑制の3つの機序が関与している．

---

①末梢性感作：末梢感覚神経の障害により，障害局所もしくは脊髄後角神経節にNa$^+$チャネルが過剰発現し，自然発火を繰り返すことにより持続的に障害された神経を刺激する．その結果，興奮閾値が低下した状態を指す．

②中枢性感作：末梢性感作の形成により，通常では刺激されることのない受容体であるNMDA受容体が活性化し，脊髄神経が通常より強く興奮して痛覚過敏・アロディニアが発症する状態を指す．

③脱抑制：通常，疼痛を感じた際には，中脳・脳幹部より脊髄を下行して過剰な痛みの伝達を抑えるシステムが働く．これを下行性疼痛抑制系というが，この機能が低下する状態を指す．

臨床的特徴としては，障害された支配領域と一致した部

第5章　鼠径ヘルニア術後慢性疼痛

1. 病因, 症状, 診断, 治療

表6　神経障害性疼痛と侵害受容性疼痛（炎症性疼痛）の陽性・陰性症状

		神経障害性疼痛	侵害受容性疼痛（炎症性疼痛）
陽性症状／徴候	傷害部位の自発痛	あり	あり
	侵害温熱刺激に対する痛覚過敏	まれにある	頻度が高い
	冷刺激に対するアロディニア	頻度が高い	まれにある
	圧刺激に対する感覚閾値の増加と痛覚過敏	しばしばある	基本的にない
	体性感覚刺激の後に, その刺激感が続くこと	しばしばある	まれにある
	特徴的な自覚症状	発作痛, 灼熱痛	ズキズキする痛み
	傷害部位よりも拡がる痛み	基本的にない	基本的にない
陰性症状／徴候	傷害神経領域の感覚障害	あり	なし
	傷害神経領域の運動障害	しばしばある	なし

（文献35より引用）

位に, 自発的な痛み（持続的もしくは間欠的）や刺激によって誘発される痛み（痛覚過敏, アロディニア）があり, その部位に感覚の異常を合併しており, これは神経障害性疼痛と診断するうえでの必須条件となる[30].

2）CPIPの評価

繰り返しになるが, 疼痛の種類により治療方針が変わる. 正確な病態把握, 疼痛の種類を見極めるためには, 詳細な問診, 身体診察が必要であることはいうまでもない. 痛みは主観的な体験であることから, 評価表を用いることも有効である[35]. 表6に示す神経障害性疼痛と侵害受容性疼痛（炎症性疼痛）の陽性・陰性所見も診断の参考にできる[30,36]. また, 体性痛と神経障害性疼痛がオーバーラップする混合性疼痛（mixed pain condition）を呈することも比較的多く遭遇するため, 厳密な大別は難しい場合があることに留意する[30].

以下に, 痛みの評価の詳細を示す.

❶ 問診

CPIP患者はこれまでに多数の医療機関を受診し, その都度自分の満足のいく治療や対応がなされずに今日に至っているケースが多い. 長期間の罹患で培われた経験・知識を資料として提示し, 痛みに対する自分自身の考察に対する専門家としての意見を求められる場合もある. 問診を行う立場としては, 訴えを可能な限りカルテに記載しつつ, 十分に時間を取って拝聴する. CPIP患者はその長期間にわたる過程により医療機関への不信があると同時に, 「次の病院ではきっと治してもらえるだろう」という非常に大きな期待を持って受診する患者が多くみられる.

- 主訴⇒多数ある場合は, 困っている度合いに順位をつけてもらう.
- 手術加療歴⇒いつどのような手術をどこで受けたか.（患者から聴取するだけでなく, 手術を受けた病院から手術記録を必ず取り寄せる）
- 痛みのonset⇒いつから痛みが出てきたか（手術直後か, 術後しばらくしてからか）.

- 痛みの部位
- 痛みの性状⇒疼痛の種類を鑑別しうる有用な情報となるため, 患者が訴える通りの痛みを記載する. 体性痛では「ズキズキする」「鋭い」や, 「鈍い」「重たい」「押されるような」など, 神経障害性疼痛では「ビリビリ」「じんじん」「電気の走るような」「灼けるような」などと表現されることがある[31]. もちろん, 混合性疼痛を呈することもあるため, 病態が単一のものではないことも多いが, 有意な痛みの病態を推定することが薬剤選択の参考となる[31].
  ⇒圧痛はあるのか？　それとも自発痛がメインか？
- 痛みの程度⇒以下の3点を聴取する.
  ①前回手術直後の痛みの程度
  ②痛みが出てきたときの程度
  ③ここ最近2週間での日常生活・運動時・最も強かった痛みの程度
  痛みの程度の評価に用いられているものは, numerical rating scale（NRS）, visual analogue scale（VAS）, verbal rating scale（VRS）などが挙げられるが, 感度・簡便さ・コンプライアンスの高さから最も汎用性が高いのはNRSによる評価である[16,31].
- 痛みを誘発する動作と痛みが緩和する動作⇒運動時は？　長時間の歩行・立位は？　坐位では？
- 痛みのパターン⇒1日の中で痛みがひどくなる時間帯は？　持続する痛みか, 一過性の痛みの増強である突出痛か, などを聴取する.
- 痛みによる日常生活への影響⇒痛みにより, 日常生活（睡眠・食事・排尿・排便など）にどの程度の支障をきたしているかを評価する. また, 社会生活（外出・仕事・趣味・手術前にできていたこと）への影響も評価する.
- これまでのCPIPに対する治療経過⇒①いつから, ②どのような治療を, ③どれぐらいの期間受けたか, ④治療効果はどうだったか.

❷ 問診票

神経障害性疼痛患者をスクリーニングするために開発さ

表7 神経障害性疼痛スクリーニング質問票

図の×印をつけた部分で，あなたが感じる痛みはどのように表現されますか？	
1）針で刺されるような痛みがある 　□全くない　□少しある　□ある　□強くある　□非常に強くある	(0-4)
2）電気が走るような痛みがある 　□全くない　□少しある　□ある　□強くある　□非常に強くある	(0-4)
3）焼けるようなひりひりする痛みがある 　□全くない　□少しある　□ある　□強くある　□非常に強くある	(0-4)
4）しびれの強い痛みがある 　□全くない　□少しある　□ある　□強くある　□非常に強くある	(0-4)
5）衣類が擦れたり，冷風に当たったりするだけで痛みが走る 　□全くない　□少しある　□ある　□強くある　□非常に強くある	(0-4)
6）痛みの部位の感覚が低下していたり，過敏になっていたりする 　□全くない　□少しある　□ある　□強くある　□非常に強くある	(0-4)
7）痛みの部位の皮膚がむくんだり，赤や赤紫に変色したりする 　□全くない　□少しある　□ある　□強くある　□非常に強くある	(0-4)

（文献37より引用）

れたスクリーニングツール（質問票）を用いて神経障害性疼痛診断の補助とする[30]．わが国で使用可能なツールである神経障害性疼痛スクリーニング質問票（**表7**）[37]，PainDETECT日本語版（**図2**）[38]を使用する．ただし，これら問診票では，20〜30％の神経障害性疼痛患者を取り漏らす可能性があることや，特異度がそれほど高くないことから，これらの結果をもってして神経障害性疼痛と診断しない[30]．

- 神経障害性疼痛スクリーニング質問票（**表7**）[37]：7項目の質問に対してそれぞれ5段階評価で回答する．それぞれの項目を0〜4点でスコア化し，合計点数が9点の場合，感度70％，特異度76％で神経障害性疼痛をスクリーニングできる[37]．
- PainDETECT日本語版（**図2**）[38]：9項目の質問を合計し，0〜38点でスコア化する．妥当性の検証では，カットオフ値19点で感度85％，特異度80％で神経障害性疼痛をスクリーニング可能であった[38]．

❸ 他覚的所見

まずはズボンを膝まで下ろし，立位で診察する．少し後ろに下がって，下半身全体を俯瞰して観察することも忘れずに行う．その後，診察台に仰臥位になってもらい，dermatome mappingによる客観的な評価を行う．

- 大腿の太さの左右差：長期間の疼痛による跛行で，患側の大腿筋群が萎縮していることもある．
- 皮膚感覚異常の有無：大腿外側・中央・内側を触診し，その後下腹部，上前腸骨棘近傍，鼠径部を触診するが，必ず左右同時に触って左右差の有無を確認する．感覚異常がある場合は，①通常では痛みを感じない程度の痛み刺激に対しても痛みを感じる痛覚過敏（hyperalgesia）か，②刺激に対する感受性が亢進している感覚過敏（hyperesthesia）か，③通常では痛みを起こさない刺激によって引き起こされる痛みであるアロディニアか，

④不快な感覚を伴わない麻痺した状態（numbness）か否かを検証する．特に鼠径部においては3本の神経により神経支配がなされているため，細かい部位まで調査することが肝要である．神経障害性疼痛の診断には皮膚感覚異常が必須である．感覚異常の領域をdermatome mappingにて確認し，障害を受けている神経を予測する．

- 精巣・精索：両側同時に触診し，萎縮の有無，把握痛がないかを調べる．陰嚢皮膚に関しては前面と後面で支配神経が異なるため，前後面で分けて感覚異常がないかを診察する．牽引したときに痛みがあるか，痛みがある場合はどこが痛いのかを聴取する．挙上痛を訴える症例もあるため，精巣の挙上も忘れずに行う．精索の牽引痛や挙上痛を訴える症例はメッシュが精管に固着／侵食している可能性を考慮する．
- dermatome mapping：Alvarezの推奨するdermatome mappingを用いて評価する[39]．原法では3色のマジックとボールペンを用いるが，黒マジックのみでも問題なく行える[40]．患側の下腹部および大腿を触診し，圧痛を訴える部位に「×」をその最強点を四角で囲む．圧痛のない部位に「〇」を記載し，しびれ感や知覚異常のある場合は「−」と記載する．自験例のdermatome mappingとその治療経過を**図3**に示す．
- 骨盤部CT検査：単純CTであっても，thin sliceで撮像することにより，鼠径部深部の状況を把握することができる．

h. CPIPの治療

一般的に，慢性疼痛治療を行うにあたっては単に痛みを抑える治療だけでなく，心理社会的因子にも踏み込んでいく心理的アプローチやQOLの向上を目指すリハビリテーションなど，多方面からのアプローチが重要となる[41]．慢性疼痛患者に対しての集学的治療については，中等度以

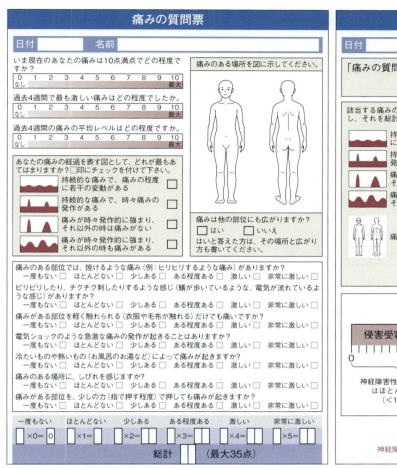
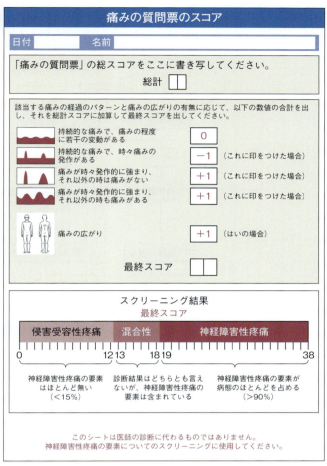

図2 PainDETECT 日本語版
神経障害性疼痛を主として痛みの性質からスクリーニングする患者自記式質問票である.
(Freynhagen R et al: PainDETECT: a new screening questionnaire to detect neuropathic components in patients with back pain. Curr Med Res Opin 22: 1911-1912, 2006, Matsubayashi Y et al: Validity and reliability of the Japanese version of the painDETECT questionnaire: a multicenter observational study. PLoS ONE 8: e68013, 2013 より引用)

図3 dermatome mapping
TAPP法後体性痛と大腿神経のcompression neuropathy症例.
術後1ヵ月より歩行および長時間の坐位で増強する鼠径部の持続痛あり, 跛行を余儀なくされた. 術後5ヵ月より右大腿にしびれ感と運動障害を自覚.
dermatome mapping では右大腿に広範囲のnumbness を認めた.
手術所見では, メッシュは高度にwrinklingしており, 大腰筋に食い込んでいた. メッシュの剥離操作時には同側の腸骨筋・縫工筋の収縮を認めた.

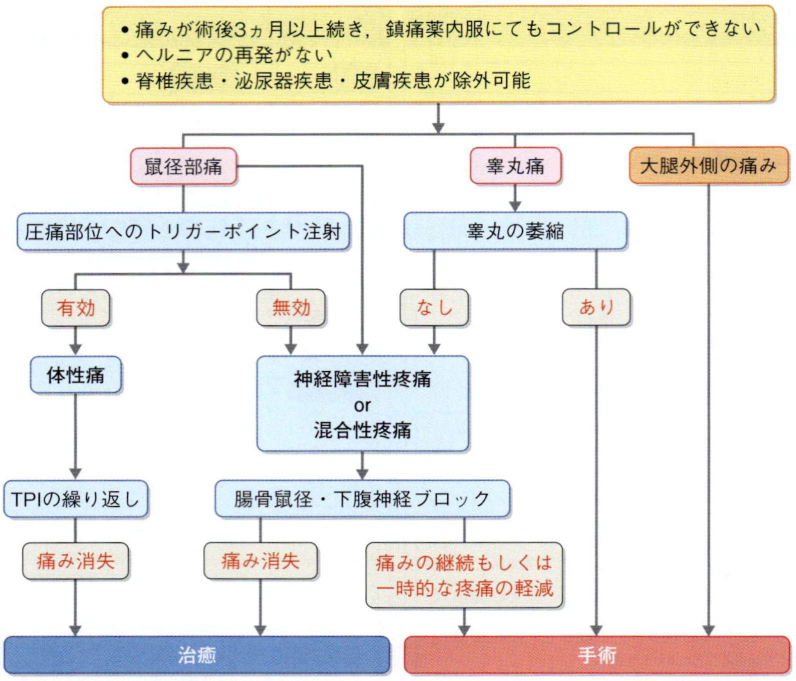

第Ⅰ部　鼠径部ヘルニア　**A. 成人の鼠径部ヘルニア**

- 痛みが術後3ヵ月以上続き，鎮痛薬内服にてもコントロールができない
- ヘルニアの再発がない
- 脊椎疾患・泌尿器疾患・皮膚疾患が除外可能

鼠径部痛 　　　　　　　　　　　睾丸痛 　　大腿外側の痛み

圧痛部位へのトリガーポイント注射 　　　　睾丸の萎縮

有効 　　　　　無効 　　　　　なし 　　　　　あり

体性痛

神経障害性疼痛
or
混合性疼痛

TPIの繰り返し 　　　腸骨鼠径・下腹神経ブロック

痛み消失 　　　痛み消失 　　　痛みの継続もしくは一時的な疼痛の軽減

治癒 　　　　　　　　　　　手術

図4　難治性CPIP治療アルゴリズム
（文献29より引用）

上の高いエビデンスもあり，その有効性が明らかになってきている[42]．そのため，各分野でのガイドラインでも推奨されている[1, 31, 41, 43]ものの，わが国では非癌性慢性疼痛治療に対しては診療報酬の裏付けがないことなどから現実的には実践が困難である．また，CPIPは術後合併症であり，一般的な慢性疼痛と違って，慢性疼痛発症の原因が「手術」であることは明確である．1つひとつの手術手技から疼痛をきたしている原因を考察していくことに関しては，鼠径部ヘルニア手術を行っている外科医以外に適任者はいない．そのため，CPIPの治療は疼痛治療専門科に丸投げせず，外科医が中心となり治療方針を決定していく必要がある[29]．

そのため，本項では外科医が実践可能なCPIP治療に関して記す．すでに記載した通り，CPIPの治療に関しては確固たるものがなく，エビデンスベースではないことを周知されたい．

治療を行ううえで最も大事なことは，治療開始前に「治療ゴールの設定」を行うことである．慢性疼痛患者の痛みをゼロにすることは容易ではない．治療による副作用をできるだけ少なくしながら痛みの管理を行い，患者のQOLやADLを向上させることが慢性疼痛治療における目的と最終目標の基本である[16]．個々の患者に応じた治療目標を医師と患者の間で設定し，外来診療の都度，到達程度を確認していくことが重要である．

1）無治療のCPIP患者に対する治療

❶ 鎮痛薬および鎮痛補助薬内服加療

外科医が最も使い慣れている非ステロイド性抗炎症薬（NSAIDs）の処方から始める．軽度の体性痛であればNSAIDsの内服で症状が軽減する場合がある．用法・用量を説明し，遵守するよう指導する．2週間後に再診し，除痛効果がみられれば内服を継続するが，漫然と継続しない．副作用もそれなりにある薬剤であるため，3ヵ月ほどを目処に継続したのち，薬の減量を行っていく．内服薬の減量は，患者の訴える痛みのパターンを参考にして1日量を減量していき（例：NSAIDsを3錠分3で内服している患者で夕方になると疼痛がひどくなり，起床時は軽度の場合，夕→朝→昼の順に内服を中止する），最終的には内服加療を終了する．投与開始2週間後の再診時にNSAIDs内服が無効であった症例や，内服薬の減量中に疼痛が再燃する場合は，難治性CPIPと判断し，難治性CPIPアルゴリズム（図4）へと移行する[29]．

なお，前述の「g. CPIPのメカニズムおよび評価」から神経障害性疼痛である，もしくは神経障害性疼痛が優位な痛みの病態であると判断した場合は，NSAIDsの治療に加えて各種鎮痛補助薬を使用する．

『神経障害性疼痛薬物療法ガイドライン（第2版）』によると[30]，神経障害性疼痛の第一選択薬としてガバペンチノイド（プレガバリン，ミロガバリン），三環系抗うつ薬（アミトリプチン），デュロキセチンが推奨されている．いずれも外科医にとっては処方し慣れない薬剤であると思われる．ガバペンチノイドは中枢神経系において電位依存性Ca^{2+}チャネルの$\alpha_2\delta$サブユニットと結合することにより興奮性神経伝達物質の放出を抑制し，鎮痛効果を発揮する．三環系抗うつ薬およびデュロキセチンは，脱抑制の改善効果を有する．つまり，セロトニン（5-HT）・ノルアド

表8　神経障害性疼痛の第一選択薬

薬品分類		成分名	用法・用量(開始量)	用法・用量(維持量)	副作用	備考
抗うつ薬	三環系抗うつ薬	アミトリプチリン ノルトリプチリン	10 mg/日 分1 就寝前	10〜75 mg/日 分1 就寝前	眠気,口渇,便秘,排尿障害,霧視など	■増量は1〜3日ごとに副作用がなければ10 mgずつ増量 ■抗コリン作用により洞性頻脈を起こすため,虚血性心疾患の患者に対しては慎重に投与する ■高齢者では75 mg以上で転倒,100 mg以上で心突然死の発症が増加することが報告されている
	セロトニン・ノルアドレナリン再取り込み阻害薬(SNRI)	デュロキセチン	20 mg/日 分1 朝食後	40〜60 mg/日 分1 朝食後	悪心,食欲不振,頭痛,不眠,不安,興奮など	■増量は1〜2週間の間隔を空け,維持量(40〜60 mg)に増量する.鎮痛効果は維持量に達してから1週間後に鎮痛効果が得られる. ■副作用の発現は三環系抗うつ薬より少ないが,自殺念慮,自殺企図,敵意,攻撃性などの精神症状の発現リスクがある ■過量投与やトラマドールなどのセロトニン作動薬との併用でセロトニン症候群の発症リスクが高まる可能性がある
ガバペンチノイド	Ca^{2+}チャネル$\alpha_2\delta$リガンド	プレガバリン	150 mg/日 分2 朝食・夕食後 もしくは 75 mg/日 分1 就寝前	300〜600 mg/日 分2 朝食・夕食後	眠気,ふらつき,浮動性めまい,継続投与による浮腫・体重増加	■開始数日間は眠気,めまいが起こることを患者に説明し,投与中は自動車運転をしないよう指示する ■増量は1週間以上の間隔を空ける ■肝臓で代謝を受けないため,薬物相互作用の影響を受けにくい ■腎機能低下患者には投与量の調節が必要
		ミロガバリン	10 mg/日 分2 朝食・夕食後 もしくは 5 mg/日 分1 就寝前	30 mg/日 分2 朝食・夕食後		

(文献30を参考に作成)

レナリン再取り込み阻害(SNRI)作用を介した下行性疼痛抑制系を賦活することにより,鎮痛効果が発揮される.いずれの薬剤も中枢神経系に直接作用するものであるため,特有の副作用が投与初期に起こりうることを理解し,患者にも十分に説明しておく必要がある.投与方法と処方時の注意点について**表8**に記した.なお,抗うつ薬の重篤な副作用として,①賦活症候群,②離脱症候群,③セロトニン症候群,④24歳以下の若年者に使用すると自殺関連行動の増加や,特にデュロキセチンでは他害行為を呈する可能性が指摘されていることを念頭に置いておく必要がある.

①賦活症候群:投与初期(特に2週間以内)や抗うつ薬増量時の5-HT_{2A}受容体刺激による中枢神経刺激症状をさす.具体的には,不安,焦燥,不眠,易刺激性,衝動性,アカシジア,敵意,パニック発作,躁状態がみられ,自傷・自殺行為を起こすこともある.
②離脱症候群:抗うつ薬の急激な断薬,減量後に生じる臨床症状であり,「脳への衝撃」や「脳ショック」などと表現される知覚異常(電撃感覚),めまい,発汗,嘔気,不眠,振戦がみられる.抗うつ薬再投与が唯一の治療となる.
③セロトニン症候群:脳内セロトニン濃度の過剰と活性亢進によって生じ,過剰投与や初回投与・投与量変更後6時間以内に発症する.抗うつ薬投与患者でミオクローヌスがみられたらセロトニン症候群を疑う.死亡例も報告されているため,疑わしい場合は入院により補液・冷却を行い,原因薬物は中止する.

また,デュロキセチンは効能・効果が「うつ病,うつ状態,糖尿病性神経障害・線維筋痛症・慢性腰痛症・変形性関節症に伴う疼痛」となっており,2023年1月時点ではCPIPには保険適用がない.

術後の慢性疼痛に使用されるトラマドールは,神経障害性疼痛では第二選択薬となっている[30).トラマドールはμオピオイド受容体作動薬としての作用とSNRI作用を有するオピオイド鎮痛薬である.ペンタゾシンやブプレノルフィンとは異なり,トラマドールはμオピオイド受容体に

対して完全作動薬として働くため，鎮痛効果に天井効果がなく，用量依存性に鎮痛効果が得られる（ただし，高用量では痙攣の危険性が報告されているため400mg/日が上限と考えられている）[30]．オピオイド鎮痛薬としては精神依存の発現が非常に少ないとされるものの，長期使用に伴う安全性への懸念から，第一選択薬ではなく，第二選択薬として推奨されており[44]，漫然とした長期投与は避けなければならない．

実臨床では，NSAIDsで効果がみられず臨床的に神経障害性疼痛の要素がないケースは，無為に投与期間を延長せず，難治性CPIPと判断して後述のアルゴリズムアプローチを行う．神経障害性疼痛の要素があると判断した場合は，ガバペンチノイドによる治療を開始する．三環系抗うつ薬は副作用が多岐にわたり管理が難しいこと，いったん開始すると中止にも時間を要するため，筆者は手術加療後にも疼痛が残存する症例に対して使用するようにしている．繰り返しになるが，CPIPは一般的な慢性疼痛と違って，その原因が初回手術にあることを忘れてはならない．効果のない治療を無為に継続するようなことは避けるべきである．

❷ 社会的・心理的側面のケア

また，CPIPを含めた慢性疼痛患者の診療に重要であるのが全人的医療である．つまり，痛みをとる努力をするだけでなく，治療と並行して患者の心理的・社会的側面にも目を向ける必要がある．

CPIPは標準病名ではなく，医療者も含めて一般的に認知されていない．痛みは主観的なものであることから，周囲の理解が得られず，詐病を疑われ職場や家庭内で孤立してしまうケースや，痛みに対する恐怖心から運動をしなくなり，自室に閉じこもってしまう恐怖回避モデルに陥っているケースもある[16]．CPIP診療では，担当医師も含め，自分の痛みを誰にも理解してもらえなかった経緯から孤立感に陥り，「痛いと言ってはいけないと思っていた」「痛いのを我慢しなければいけないのだと思っていた」と発言する患者もいる．診療には必ず患者家族も同席してもらい，CPIPは治療が必要な病気であることを家族に理解してもらう必要がある．家族の理解が深まることにより，治療成績も向上する可能性がある．

さらには，恐怖回避モデルを脱却すべく自宅でのリハビリテーションも指導する．具体的には，1日1回入浴し，湯船につかりながら普段疼痛を自覚する体位（chest-knee positionやまたわりなど）をとる．疼痛部位を手掌で軽く押すようにマッサージを行ってもらう．また，日常生活時に痛みを感じた時の対処方法も指導する．具体的には長時間の歩行・立位で疼痛を感じる症例には，痛みが出る前に可能なら横になる，状況的に無理であれば椅子に座ることを指導する．長時間の坐位で疼痛を自覚する患者に対しては，鼠径部を圧迫しない肢位をとる．具体的には，股関節を屈曲させず，大腿を伸展する肢位を定期的にとるよう指導する．そうすることにより，「いつもはこうすれば痛く

なっていたけど，こうしても痛くないんだ」もしくは「こうしたら痛くなくなるんだ」ということを自覚させ，行動範囲を少しずつ広げることにより恐怖回避モデルからの脱却をはかる．

2) 難治性CPIPに対する治療アルゴリズム

NSAIDsならびに各種鎮痛補助薬の投与にても疼痛が改善しない，もしくはQOLやADLが改善しない場合はアルゴリズムアプローチを行う（図4）[29]．

アルゴリズムによる治療では，「疼痛部位への局所麻酔薬注射［トリガーポイント注射（trigger point injection：TPI）］」と「神経ブロック注射」が両輪となる．疼痛部位別の治療方法を記す．

❶ 鼠径部痛

圧痛がある場合は疼痛部位の最強点に局所麻酔薬（1%リドカイン10mL+0.75%ロピバカイン10mL）を注射するTPIを行う．腹壁の筋肉が薄い症例では超音波ガイド下に行う方が安全である．ステロイド混合注射の有用性を支持する強いエビデンスはなく，使用する場合は副作用や慢性疼痛に対する保険適用がないことを考慮する必要がある[16]．TPI後2週間後に外来再診し，NRSを用いて治療効果を確認する．1回のTPIで疼痛が消失・改善する症例はそのまま経過観察とし，軽減した症例は繰り返しのTPIを行う．全く効果がない，もしくはある程度効果はあるものの疼痛改善に至らない症例は神経障害性疼痛もしくは混合性疼痛と判断し，腸骨鼠径・下腹神経ブロックを行う．

TPIは出血，血腫形成，めまいなどの副作用があるものの，いずれも一過性のものであり，比較的安全な手技であると考えられる．これまでにもCPIPに対するTPIの有用性を支持する報告がある[29, 45, 46]．自験例では体性痛症例5例に対してTPIを行った結果，4例（80%）で疼痛の消失を認めた[29]．また，CPIP治療で多くの論文を発表しているオランダのチームからの報告では，難治性CPIP症例に対する治療として，手術加療を行った群（n＝27）とTPIを行った群（n＝27）でRCTを行った結果，TPIを行った27例中6例（22%）で疼痛が軽減し，その後の治療が不要となった．TPIが疼痛の改善に至らなかった21例中19例が手術加療へcross overし，11例で疼痛が改善した．以上の結果より，TPIにより手術加療を回避できる可能性があるため，難治性CPIP症例に対してはTPIを行うべきであると結論づけている[45]．

腸骨鼠径・下腹神経ブロックの手技の詳細は次項「ペインクリニック的アプローチ」に譲る．確実に神経をブロックする必要があるため，熟練した麻酔科もしくはペインクリニック医による施行が望ましい[29]．腸骨鼠径・下腹神経ブロックで疼痛が改善しない場合や，一時的な疼痛改善のみにとどまる症例は手術加療が必要となる．自験例では，腸骨鼠径・下腹神経ブロックを施行した4例中，1度のブロックで疼痛が消失した症例は1例のみであり，2例は手術加療が必要となった[29]．

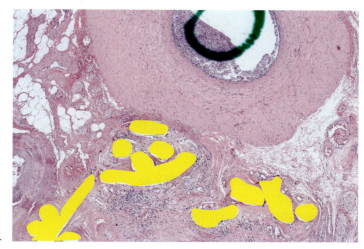

図5 精巣痛の手術症例
MP法術直後発症の睾丸痛.

❷精巣痛

精巣自体の痛みなのか，陰嚢皮膚の痛みなのかを十分に鑑別する必要がある．鼠径部ヘルニア術後における陰嚢皮膚の痛みは，腸骨鼠径神経や陰部大腿神経陰部枝の神経障害性疼痛の可能性がある．精巣そのものの痛みは，精巣の慢性的な虚血やうっ血，副睾丸炎，不適切な精巣の位置（陰嚢ではなく鼠径部皮下に精巣が挙上して位置している状態）などにより惹起される[47]．また，カナダの病理医であるIakovlevは，ポリプロピレンメッシュは時間の経過とともに精管にmigration/erosionし，精巣痛・射精時痛・性交時痛を惹起すると報告している[48]．精巣痛にて手術を施行した症例の病理学的所見を図5に提示する．いずれも精管へのメッシュのerosionを認める．

陰嚢皮膚の痛みを訴える症例は神経障害性疼痛に準じた治療（腸骨鼠径・下腹神経ブロック）を施行し，精巣の痛みを訴える症例では，泌尿器科にコンサルトし患側精巣の血流と萎縮の有無を評価する．精巣の萎縮があれば精索を含めたorchiectomyを検討する．

❸大腿外側の痛み

鼠径部ヘルニア術後の大腿外側の痛み，とくれば，まっ先にmeralgia parestheticaを考える必要がある．

meralgia parestheticaは外側大腿皮神経の神経障害により，大腿外側の皮膚に異常知覚をきたす病態である[49]．自然発症と医原性発症が原因で，自然発症は肥満，妊娠など，腹腔内圧上昇に伴って起こるentrapment neuropathyが病因となる．医原性発症としては，古くは整形外科領域の手術（骨切り術）が主な原因であったが，2000年以降には腹腔鏡下鼠径ヘルニア手術も危険因子として挙げられており，そのほとんどが外側大腿皮神経の打鋲に起因する[50-54]．保存的加療を含め自然治癒が期待できる可能性は低く，meralgia parestheticaに陥った患者のQOL低下は著しいため，当アルゴリズムではmeralgia parestheticaと診断でき次第手術加療を行うこととしている．

3）薬物治療無効例に対するその他の侵襲的加療

以下に示す治療は海外で行われている侵襲的加療であり，外科医が直接行うことはなく，わが国での報告例もない．実臨床でfeasibleか否かは不明であるが，参考にされたい．

❶神経破壊法（neurolysis），神経焼灼術（neuroabrative technique）

ⅰ）アルコールやフェノールによる神経破壊法

長期間有効性があるが周囲組織への損傷をきたす可能性がある[55]．

ⅱ）凍結治療

Fanelliらは，CPIP 10症例に対して施行し，77.5％に有用であったとしている[56]．

ⅲ）高周波熱凝固法（radiofrequency ablation：RFA）

神経の近くに針を刺入し，90℃で凝固させる．副作用として痛み・神経腫形成がある．Kastlerらは，CPIP患者14人に上前腸骨棘（ASIS）の前方で腸骨鼠径・下腹神経に対し，CTガイド下RFAを施行し，神経ブロックに比較して改善率は高く，疼痛改善期間も1.6ヵ月に対し，12.5ヵ月と長いと報告している[57]．

❷神経調節 神経変調療法（neuromodulation）

末梢神経脊髄レベルで神経を電気や磁気で刺激し，興奮性を抑制する（neuromodulation）．神経を破壊しないので可逆的である．欧米のガイドラインでは，パルス高周波法・脊椎後根ガングリア刺激療法は有用かもしれないが，preliminary informationであるとしている[1]．

ⅰ）パルス高周波法（pulsed RFA）

42℃以下の電磁場による刺激．ASISの前方で腸骨鼠径・下腹神経に対するpulsed RFAの有用性が報告されている[58]．

ⅱ）peripheral nerve stimulation（PNS）とperipheral nerve field stimulation（PNFS）

超音波ガイド下にリードを経皮的にASISの前方で内腹斜筋と腹横筋の間に腸骨鼠径・下腹神経を認識し，リードを両神経の付近に留置する．Medtronic社のneuromodulationを埋め込み，刺激する（PNS）.

Elahiらは，CPIP患者3人にPNSを行い，改善を得たとしている[59]．Voorbroodは，超音波ガイド下神経ブロック無効例へのPNSの有用性を報告している[60]．

iii）脊髄硬膜外電気刺激療法（spinal cord stimulation：SCS）

硬膜外腔に電極を留置し，電気刺激を与えることにより脊髄後根の疼痛伝達経路の門を閉鎖しようとするゲートコントロール理論を応用した治療法である．

Yakovlevらは，CPIP患者15例に施行し，全例でVASスコアの75％以上の軽減を得たとしており[61]，Lepskiらは，SCSとPNFSの同時併用を4例に行い有用であったとしている[62]．

iv）脊髄後根ガングリオン（DRG）刺激療法

Schuらは，CPIP患者25例に行い，82.6％にVASスコアを50％以上減少させたと報告している[63]．

v）LION procedure（laparoscopic implantation of neuroprosthesis）

手術時に神経切離された神経断端痛に対する治療．腹腔鏡を用いて後腹膜腔にアプローチし，腸骨鼠径・下腹神経および陰部大腿神経陰部枝を露出し，それらの神経に接する位置に8チャンネルの電極を留置固定する．体外から電気刺激を2〜3週間与える．Possoverは23例に施行し，82.6％の患者に50％以上の疼痛改善がみられたと報告し，前方からのtriple neurectomyにても疼痛の改善がなかった症例に対する最終手段として期待ができるとしている[64]．

4）保存的加療無効例に対する手術加療

CPIPに対する手術は個々の患者によりその病態が異なるため，標準化が困難であるだけでなく，初回手術で挿入された異物による高度な瘢痕化や解剖学的修飾のため手術は容易ではない．ガイドラインには「経験豊富な外科医による手術を」と記載されているが[43]，この分野において経験豊富な外科医がどれだけ存在するのだろうか．ヘルニア診療を長く行っていると，自分が手術を行った患者がCPIPに陥り，保存的加療が功を奏さず，患者も，そして治療を行っている自分自身も保存的加療が限界だ，と思う場面が出てくるであろう．そのときにどのような説明をし，どのような準備を行い，どのような手術を何に気をつけてどのように行うべきか，という方向性の道しるべとなるよう記載する．

❶ 手術加療を行うCPIP患者に対する説明

先述の通り，まず治療のゴールを確認する．「仕事に復帰できるようになる」や，「散歩ができるようになる」など，具体的な目標を設定する．これまでに数多の保存的加療を受けてきたがどれも痛みからの解放につながらなかったCPIP患者にとって，手術という選択肢は先の見えない暗闇の中で見えた一筋の光である．つまり，患者にとって手術加療に対する期待度は必然的に高い．完全に痛みから解

放され，満足のいく結果を期待して手術を希望する患者もいるが，必ずしもそうではない可能性を十分に認識していただく．実際，CPIP治療のスペシャリストであるオランダのチームからの報告でも，CPIP症例に対する手術後の患者満足度調査では，「満足」と答えた症例は73例中60％で，20％強の症例で手術の結果に不満を持っていた[65]．CPIPに対する手術加療の術後患者満足度をPROMsで評価している報告を**表9**に示す．手術の満足度は患者側からみると50〜70％程度であり，6〜20％の患者が手術の結果に不満を持っていたことがわかる[65-69]．つまり，手術加療を提示する段階で，このような「手術を受けた結果生じるリスク」を十分に説明し，理解していただく必要がある．当院で使用している患者説明文書を**表10**に示す．

CPIP手術に特徴的な周術期のリスクとしては，膀胱損傷と，精巣痛，精巣萎縮，精巣壊死である．いずれも1〜2％程度の頻度で起こることが報告されているため[45, 65, 66]，これについても説明をし，場合によっては精索を含めた精巣も摘出する可能性についても説明する．

前方切開法で鼠径管内を走行する3神経（腸骨鼠径・下腹神経および陰部大腿神経陰部枝）を摘出するtriple neurectomyでは，鼠径部の感覚異常（感覚鈍麻や痛覚過敏）が起こることを説明する．また，後腹膜腔経由で，腰神経叢レベルで3神経を分節切除するtriple neurectomyを施行する場合は，後遺症として鼠径部の感覚異常だけでなく，内・外腹斜筋の弛緩性による側腹部の膨隆などが起こりうるため，これらを十分に説明する．

❷ 手術の準備・術式の選択

全身麻酔手術の準備を行う．初回手術で腹膜前腔にメッシュを留置している場合（メッシュプラグ，bilayer，onstep，Kugel patch，modified Kugel patch，腹腔鏡下手術）は腹腔鏡を使用できるように準備しておく．

術式の選択は，患者の症状から何が原因かを徹底的に検証したうえで行う．手術は定型的なものはなく，症状に合わせて術式を選択する必要がある．疼痛の原因に対するアセスメントが誤っていると，望ましい結果に到達しないことから，外来診療のたびに患者とじっくり話をし，何度で

表9　CPIP術後の患者満足度

番号	研究者（発表年）	症例数	患者満足度		
			満足	どちらともいえない	不満
1	Loos MJ（2010）	49	52％	24％	16％
2	Koopmann MC（2011）	67	77％	13％	9％
3	Zwaans WAR（2017）	74	64％	14％	22％
4	Fafaj A（2020）	33	55％	34％	10％
5	Slooter CD（2022）	34	67％	27％	6％

表10 京都医療センターで使用している患者説明文書

鼠径ヘルニア術後慢性疼痛（CPIP）で手術治療を検討されている患者さんへ

2022/11/24
京都医療センター外科　成田匡大

鼠径ヘルニア術後慢性疼痛（CPIP）のため，これまでにどれだけ大変な日々を送られてきたことか心中お察しいたします．

これまでに数多の治療を受けてこられたにもかかわらず，痛みから解放されずにここまで来られた患者さんにとって，「手術」という治療は暗闇の中の一筋の光であり，大きな期待をもっておられることも十分承知しております．

できる限り皆様の期待にお応えしたい気持ちはありますが，これまで他の病院で治療を受けることができなかった，もしくは，治療を受けたが痛みが取れなかったように，CPIPの治療は極めて難しく，確立したものがありません．

当院ではこれまでに70人以上の痛み止めが有効でないCPIPの患者さんの治療にあたってきましたが，すべて患者さんの症状や，前回どのような手術を受けたかでその治療方法や治療効果が異なってきます．

また，50人を越える患者さんに手術による治療を行ってきましたが，術式はそれぞれの患者さんで異なります．手術の結果，完全に痛みが取れた患者さんや，痛みが軽減した方もおられる一方で，手術前と痛みが変わらない方，術後に新たな痛みが出てきた方も存在します．海外からの報告では，CPIP手術後に満足のいく結果が得られた患者さんの割合は50〜70％であり，10〜20％の患者さんが手術の結果に不満を持っていました．

そのため，手術に対するリスクについて十分にご理解いただいた上で手術を受けていただきたい，と思います．

リスクは大きく分けて2つです

①一般的な手術リスク
　術後の出血，他臓器の損傷，各種感染症，睾丸摘出を含めた他臓器同時摘出の必要性，睾丸の萎縮・壊死，全身麻酔に伴う各種血栓症（心筋梗塞・脳梗塞や，下肢深部静脈血栓・肺塞栓症）など

②手術を受けた結果生じるリスク
　◇期待していたような結果が得られないリスク（思ったほど痛みがとれない，むしろ痛くなった）
　◇これまでになかった症状が出てくるリスク（腸閉塞，新たな痛みなど）
　◇ヘルニアが再発するリスク

痛みは極めて原始的な感覚であると同時に，極めて繊細で，高度な感覚でもあります．痛みの原因物質が除去された後でも，脳神経が痛みを記憶しており，痛みが持続する状態が起こることがあります．このような場合，当院での手術後も，薬の内服やブロック注射を中心とした治療を継続する必要があります．「時間」も慢性疼痛の治療に重要な要素の一つですので，このような場合はゆっくりと時間をかけて治療を継続することが重要です．

また，術後に痛みがとれても，ある程度の時間を経てから痛みが再燃する，もしくは新たな痛みが出てくる患者さんもいらっしゃいます．そのため，遠方の方であっても，術後の定期的な外来通院をお願いしています．

以上の点を十分に理解された上で手術を受けていただきたいと思います．
少しでも迷いがある場合は，ゆっくり時間をかけて考えてから，手術という治療を選択してください．

も身体所見をとり，原因の追及ならびに疼痛の種類の同定を行う．原因についての自分なりの考察ならびに候補となる術式を患者と共有することも重要である．

CPIP手術に関しては以下の手術が考えられる．

ⅰ）腹腔鏡下メッシュ除去（部分切除もしくは亜全摘）

神経障害性疼痛のないTIPP・Kugel法術後，TEP・TAPP法術後症例に適応となる．

ⅱ）メッシュ除去＋選択的神経摘出

TIPP後の混合性疼痛に適応となり，この場合は腹腔鏡および前方からのアプローチとなる．Lichtenstein法後は鼠径管内の神経はメッシュにentrapmentされるため（**図6**，矢頭），メッシュを温存して選択的に神経切除を行うことは可能であるが，メッシュ除去を行ったうえで選択的に神経を摘出することは非常に困難である．

ⅲ）メッシュ除去＋triple neurectomy

Lichtenstein法後のCPIP症例の多くはこの術式になる．

基本的には前方切開法によるアプローチであるが，メッシュプラグ法後・bilayer法後・ONSTEP法後の場合は，腹膜前腔内に留置されたメッシュを腹腔鏡下で剝離するhybridアプローチも有効である．術前のCTにて，プラグが大きいケースや，脈管との接触や腹腔内臓器の癒着が懸念される場合が適応となる．この場合は，メッシュ除去後に腹腔内に交通する大きなdefectができるため，何らかの方法で後壁を閉鎖する必要がある．

ⅳ）前方切開法によるtriple neurectomy

組織修復法術後の神経障害性疼痛や，TIPP法術後神経障害性疼痛症例に適応される．Lichtenstein法・bilayer法・ONSTEP法術後でも純粋な神経障害性疼痛と判断できた場合，適応となる．

ⅴ）後腹膜腔経由triple neurectomy

純粋な神経障害性疼痛にのみ適応がある．また，末梢レベルでのtriple neurectomyを施行しても疼痛が改善しな

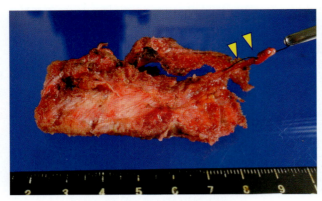

図6　Lichtenstein法術後．混合性疼痛症例

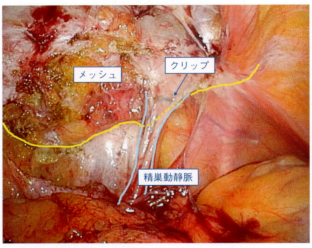

図7　精巣動静脈の走行修飾
TAPP法術後somatic pain症例．精巣動静脈はメッシュより腹側に存在．前回手術で精巣動静脈は離断されていた．前回手術で用いられたクリップが透見している．
黄色線で囲んだ領域はメッシュ外縁，水色線は精巣動静脈の外縁．

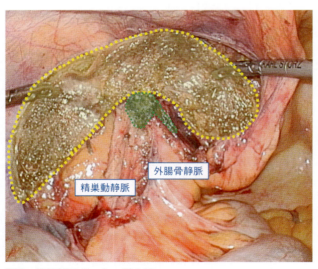

図8　腹腔鏡下メッシュ亜全摘
Kugel法術後somatic pain症例．メッシュと精巣動静脈・下腹壁動静脈を可及的に剥離したが，外腸骨動静脈との合流部は固着が著明であり，同部位のメッシュは摘出せずメッシュ亜全摘とした．黄色点線で囲んだ領域は摘出したメッシュ．緑色点線で囲んだ領域は残存したメッシュ．

い症例にも適応される[70]．

vi）プラグ除去

　メッシュプラグ法術後の「プラグによる体性痛症例」にのみ適応がある．プラグ除去のみを行い，良好な成績を収めている報告を散見するが[71,72]，メッシュプラグ法後のCPIP症例では混合性疼痛を呈することもある[29]．慎重に適応を決めなければ不十分な手術となり，疼痛が残存する可能性がある．

vii）タッカー除去

　タッカーによる体性痛，もしくは神経障害性疼痛にのみ適応がある．プラグ除去と同様，慎重に適応を決める必要がある．

❸ 手術の際に気をつけること

　術式別のknacksを記す．

i）メッシュ除去（部分切除もしくは亜全摘）

　メッシュが挿入されている近傍の腹膜には，腹腔内臓器の癒着がみられることが多い．鼠径部および精巣動静脈・外腸骨動静脈が視認できるまで十分に剥離する．症例によっては，前回手術により精巣動静脈の走行が修飾されていることもあるため注意する（図7）．メッシュの外縁を同定し，外側から内側にかけて剥離を行う．メッシュに沿って剥離を行うが，深く入りすぎると腸骨筋を余分に削ることになる．メッシュを（亜）全摘するか，外側部分切除のみでよいかは症例による．たとえばmeralgia paresthetica症例や，TAPP法後でメッシュのshrinkageによるstretch pain様の体性痛症例であれば外側部分切除のみでも疼痛の改善に寄与するが[34,73]，基本的にはメッシュの（亜）全摘が必要になる[74]．この際，各種脈管の術中損傷に注意する．下腹壁動静脈は温存を心がけるが，前回手術の際に外膜レベルで剥離がなされているとメッシュとの剥離が困難である．損傷が危惧される場合は血管壁にメッシュを残す亜全摘を行う（図8）．また，膀胱壁にメッシュが侵食している症例もあり，その場合は膀胱の部分切除が必要になることがある（図9）．この場合は，膀胱粘膜を露出させず，膀胱筋層での切離を行う．摘出後は吸収糸にて縫合し，尿道カテーテルから生理食塩水を注入してリークテストを行う．術後1週間の尿道カテーテルによる膀胱内減圧が必要となる．

ii）メッシュ除去＋選択的神経摘出

　腹腔鏡下にメッシュを剥離し摘出したのち，前方からアプローチして鼠径管内で標的の神経を全長にわたり摘出する．神経断端の処理方法に関しては用語説明（p.242）を参照されたい．この際重要なことは，前方からの剥離と腹腔鏡からの剥離をつなげないことである．つなげてしまうと，大きなdefectができるため，何らかの形で修復が必要になる．

　CPIP治療のスペシャリストであるオランダのチームからの報告では，Lichtenstein法後のCPIPに対してtailored（selective）neurectomyを積極的に施行しているが[65,67]，腸骨鼠径・下腹神経はメッシュによりentrapmentされて

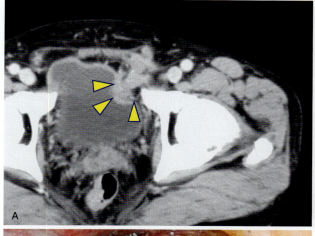
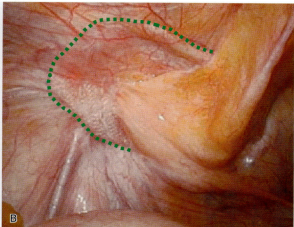
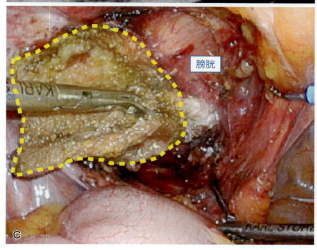

図9 modified Kugel法術後somatic pain症例
A：メッシュが膀胱を壁外性に圧排することによる排尿障害を認めていた．矢頭：膀胱を圧排するメッシュ．
B：患側の内側臍ヒダは偏移している．緑色点線で囲まれた領域：メッシュ．
C：メッシュは膀胱筋層に侵食．黄色点線で囲まれた領域：メッシュ．

おり，メッシュを摘出すると少なくとも両神経は同時に摘出されることになる（図7）．挙睾筋を温存することにより陰部大腿神経陰部枝を温存することは可能かもしれないが，どのように腸骨鼠径神経もしくは腸骨下腹神経を温存しているかは不明であり，通常ではLichtenstein法などのonlayメッシュ挿入後のCPIPでは下記のメッシュ除去＋triple neurectomyになるかもしれない．

iii）メッシュ除去＋triple neurectomy

上述のごとく鼠径管を走行する神経はメッシュによりentrapmentされるため，Lichtenstein法後CPIP症例に対する術式選択は，多くの場合，この術式になる．

また，メッシュプラグ法後，bilayer法後，ONSTEP後の場合は，前方切開法に加えて腹膜前腔内に留置されたメッシュを腹腔鏡下に剥離するhybridアプローチを行うこともある．以下にhybridアプローチの手順とknacksを実際の症例を用いて説明する．

基本的には始めに前方切開法にてアプローチする．まず精索を同定し，恥骨直上でテーピングする（図10A）．その後精索と（onlay）メッシュの剥離を行う．ほとんどの症例で精索はほぼ全周性にメッシュに取り囲まれているため，精巣動静脈・精管の損傷がないよう気をつける．メッシュをコッヘル鉗子にて把持し，内側方向から鼠径管後壁

と剥離する（図10B）．癒着が高度で精索内脈管損傷のリスクがある場合など，前方からの操作が難しい場合は腹腔鏡下の操作に切り替える．腹腔鏡にて腹腔内を観察する．プラグ留置部には腹腔内臓器が癒着していることがあるため（図10C），これらを剥離し，プラグの全貌を明らかにする（図10D）．プラグの外縁に沿って剥離操作を進める．この操作の際に精管と精巣動静脈を同定する（図10E）．術前に精巣痛や精巣牽引痛がある症例では精管はプラグもしくはメッシュに侵食されていることがあるため[48]（図10F），この場合は精管の分節切除を行うが，この段階でdecisionせず，前方からの手術所見と併せて判断する．精巣痛・精巣の萎縮がなければ，精巣動静脈を可能な限り温存する．プラグにしっかりとtensionをかけて剥離することが重要である．術者の左手だけで不十分であれば，対側から把持鉗子用のポートを挿入する．下腹壁動静脈もメッシュと固着していることがあるが，可能な限り温存する．メッシュを可能な限り剥離した段階（図10G）で，前方からのアプローチに戻る．背側の安全性が確保されているため，剥離操作は格段に容易となる．横筋筋膜を切開して腹腔内と交通させ，下腹壁動静脈をテーピングする（図10H）．本症例では精管の温存が不可であると判断し，精管分節切除を行った．腹腔側の精管を結紮切離後，プラグ

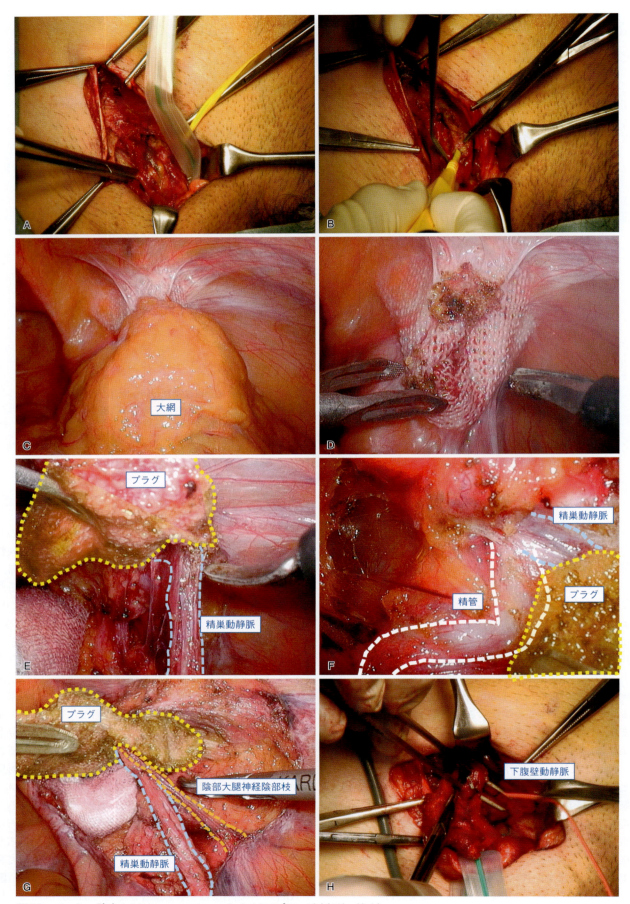

図10 メッシュ除去＋triple neurectomy-hybridアプローチ（次頁へ続く）
メッシュプラグ法術後混合性疼痛症例．

第5章 鼠径ヘルニア術後慢性疼痛
1. 病因, 症状, 診断, 治療

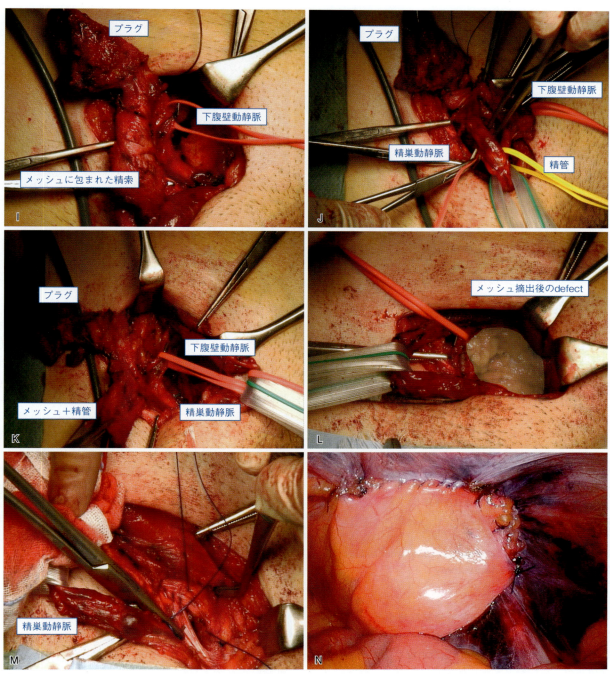

図10 メッシュ除去＋triple neurectomy-hybridアプローチ(続き)

を下腹壁動静脈から完全に剥離し, 腹腔外へ導出する(図10I). 末梢側の精管と精巣動静脈をテーピングし(図10J), onlayメッシュを精索の頭側で観音開きにして温存するものと摘出するものを完全に分けてしまう(図10K). 外精動静脈と陰部大腿神経陰部枝を結紮切離すると, 後は危ないものはない. 電気メスにて剥離して標本を摘出する. 超音波にて精索の血流を確認できれば精索を温存することが可能である. 摘出後は鼠径管後壁に大きなdefectができるため(図10L), 何らかの方法での修復が必要となる. 本症例ではShouldice法による修復を行った(図10M). その後, 腹腔鏡操作に戻り, 同側の内側臍ヒダを用いて腹膜を閉鎖し(図10N), 手術を終了する.

本術式は, 精管の温存/非温存の判断, 下腹壁動静脈との剥離, 精巣動静脈との剥離などの難点がいくつかあるが, 最も悩ましいところがメッシュ摘出後のdefectをどのように修復するか, であると思われる. メッシュによる修復を行っている報告はあるが, メッシュによるCPIP後にメッシュを再挿入する, という方法に患者は納得するだろうか. オランダのチームではメッシュ摘出後にBassini法やMcVay法による組織修復法を行っており, 再発率は

241

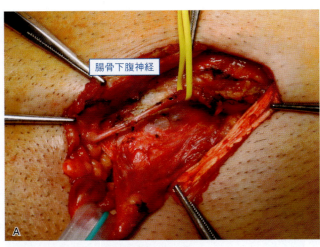
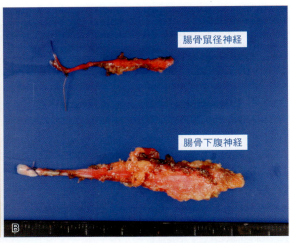

図11 組織修復法術後神経障害性疼痛
障害を受けた腸骨下腹神経は外膜が肥厚し，術中同定は容易であった．
黄色テープでテーピングしているのが腸骨下腹神経．

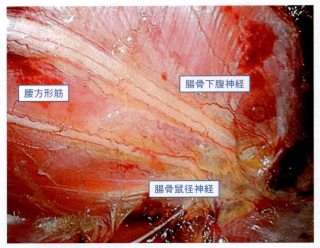

図12 後腹膜腔経由 triple neurectomy

7％だった[65]．Shouldice法を含めた組織修復法の技術を習得するのも一考である[75,76]．

iv) 前方切開法による triple neurectomy

　Amidらは，外腹斜筋腱膜の切開を外側方向に延長し，前回手術の瘢痕がない部位で内腹斜筋を剝離し，腸骨鼠径・下腹神経を同定し，結紮切離する方法を報告しているが[77]，同部位の神経は炎症や瘢痕形成がないため細く，同定はかなり難しい．神経障害部位では神経外膜の肥厚があること，外傷性神経腫であれば神経の肥大があるため前方から同定可能である（図11）．術前疼痛のある症例でも神経外膜の肥厚・神経肥大があるため[78-81]，普段の手術から術中神経の視認を励行し，正常な神経と障害を受けた神経の肉眼的な違いを認知しておくことが最も重要である．

v) 後腹膜腔経由 triple neurectomy

　純粋な神経障害性疼痛にのみ適応がある．また，末梢レベルでの triple neurectomy を施行しても，疼痛が改善しない症例にも適応される[70]．

体位は腎摘位に準じた側臥位にする．ポートを挿入する際の上行もしくは下行結腸・右側の場合は十二指腸の損傷に気をつける．腸骨鼠径・下腹神経は必ず腰方形筋の前方を通過するため[82-85]，筋肉を露出する層で剝離を行い，神経の同定を行う（図12）．側臥位での手術に慣れていない場合は解剖学的位置関係がわからなくなることがある．その都度，鼠径部を体表から押して解剖学的位置関係を確認する[86]．陰部大腿神経は大腰筋前面を走行し鼠径管に走行するため，可能であれば陰部大腿神経大腿枝を分枝したのちにクリップし，摘出する．第12肋間神経，尿管，腸骨動静脈損傷に気をつける．

　前述のごとく後遺症として鼠径部の感覚異常（感覚鈍麻や痛覚過敏），内・外腹斜筋の弛緩性による側腹部の膨隆などが起こりうる．経時的な治癒が期待できるものの，適応は慎重にするべきであろう．

vi) プラグ除去

　「iii) メッシュ除去＋triple neurectomy」を参照されたい．

vii) タッカー除去

　腹腔鏡下アプローチで行う．タッカーを除去する際には腹膜を多少なりとも切開し，場合によっては周囲のメッシュごと摘出する必要がある．タッカー除去部位に腹腔内臓器の癒着が懸念されるため，腹膜を閉鎖する，癒着防止剤を貼付するなどの予防措置が必要になると思われる．

◆神経断端の処理は？

　CPIPガイドライン2011におけるCQ「神経断端は切離したままか，結紮か，それとも焼灼か」に対する結論は「It is impossible to suggest any scientific recommendation.」である[43]．国際ガイドライン2018では，術中神経のpragmatic neurectomy が推奨されているが[1]，その基になった論文をみてみると，Bartlettらは「創部の端でスパッと神経を切離」[87]し，Smedsらは「神経を引っ張って電気メスで切離」[88]している．いずれにせよ，神経断端が筋肉内に埋没す

るように処理を行っているようである．ヘルニア界のレジェンド，Amidは氏の論文内で「神経を切離した後は，神経腫形成を予防すべく，神経鞘を閉鎖するように断端を結紮する．断端は内腹斜筋内に埋め込み，瘢痕組織とのコンタクトを避ける」と述べている[89]．神経学専門雑誌の総説では，神経腫の予防方法として「神経切離はなるべく近位側で剪刀により切離」し，「神経断端や手術中に触った神経は瘢痕組織や損傷した組織の近傍には置かない」[90]としている．また，神経腫に対する治療としては，「神経断端を結紮して神経の再生をシャットダウンする」，「神経断端を筋肉内に埋没する」としている[90]．つまり，神経断端の処理としては，エキスパートオピニオンとして断端血流を遮断する目的の「結紮処理」と，断端を瘢痕組織の近傍に置かないための「筋肉内への埋没」が重要である．

❹ 術後の経過観察

CPIPに対する手術加療後も疼痛が残存する症例や，手術によりいったん疼痛が消失・軽減しても，しばらく経ってから疼痛が再燃する症例がある．筆者の経験ではCPIP術後疼痛は消失したが，2年6ヵ月後に新たな疼痛が出現した症例もあることから，患者が希望する限り外来フォローを行う．

術後も疼痛が改善しない，もしくはしばらくして疼痛があった場合は，手術により疼痛が解決していないのか，疼痛が再燃したのか，それとも新たな疼痛が出現したかを慎重に評価する．術前同様，神経障害性疼痛か体性痛かを見極めつつ，NSAIDsから治療を開始する．疼痛の種類に応じてTPIや腸骨鼠径・下腹神経ブロックも付加する．それでも効果がない場合は，長年の疼痛による繰り返しの神経刺激による神経の可塑性*から，中枢性感作をきたしている可能性が高い．中枢性感作の疼痛には脱抑制が関与しており，これを賦活化させる治療である，抗うつ薬もしくはガバペンチノイド内服が有効である可能性がある．

*神経の可塑性(nerve plasticity)：「可塑性」とは，もともと物理学用語で，外から力が加わって生じた変形がその力がなくなっても元の状態に戻らないことである．神経の場合は，繰り返しの刺激により過敏になった神経機能が，刺激がなくなっても元に戻らず，過敏状態が続くことを指す[16]．

i. CPIPの予防

これまでCPIPの現状・診断・治療に関して述べてきたが，CPIPになってから治療するよりも，CPIPを予防する手術法・手術手技を習得・確立するほうが患者にとってはもちろんのこと，外科医にとってもreasonableであるといえよう．

1) 1つひとつの手術手技に対するメタアナリシス結果

鼠径部ヘルニア根治術にはさまざまな選択肢がある．アプローチ方法(鼠径部切開法 vs 腹腔鏡)，修復方法(鼠径部切開法であればLichtenstein法，メッシュプラグ法，bilayer法，TIPP法，Kugel法，腹腔鏡下手術であれば

TAP法，TEP法)，メッシュの素材の選択(light or heavy weight)，メッシュ固定の有無，そもそもメッシュを使用しない方がよいのか，など．表11にこれまで報告された1つひとつの手術手技に関するメタアナリシスをまとめた[25, 91-100]．これらの結果を鑑みると，CPIP発症を減少させる手技としては，「アプローチ方法は鼠径部切開法より腹腔鏡」[99, 100]，「鼠径部切開法における腸骨鼠径神経の取り扱いは温存より予防的切離」[96-98]，「Lichtenstein法におけるメッシュ固定は縫合よりglue」[94]，「腹腔鏡下手術におけるメッシュ固定はタッカーよりglue」[95]ということがわかる．一方で比較的古い文献ではCPIPといいながらも術後1ヵ月の時点で評価を行っている報告もあり[93, 95]，解釈には注意が必要である．さらには，メタアナリシスで有意にCPIP発症割合が低い結果となった手技はCPIPが発症しないというわけではない．たとえば，CPIP発症割合は腹腔鏡9.4％ vs 鼠径部切開法20.6％であり，腹腔鏡でもそれなりのCPIPが発症している[100]．

以上のことから，メタアナリシスからは1つひとつの手技に関するCPIPのリスク比を算出することはできるが，CPIPを完全に予防する糧にはならない．腹腔鏡であろうと鼠径部切開法であろうと，1つひとつの手技においてCPIPを起こさないように注意をしながら手術を行うことがCPIP発症の予防につながるのではないだろうか．

2) CPIPを予防するために外科医ができること

以下にCPIPを予防する1つひとつの手技について記載した．ガイドラインベースでの記載もあれば，解剖学的見地からの記載もある．読者の日常臨床上参考となれば幸甚である．

❶ 前方切開法

- 鼠径管内には3本の神経が走行しているため，これらを常に意識して手術する[1]．
- 外腹斜筋腱膜を切開すると直下に腸骨鼠径・下腹神経は確認できるため，必ず視認する．修復の邪魔になる神経(特に腸骨鼠径神経)は可能な限り中枢・末梢側まで剥離して切離・摘出する[1]．
- 鼠径管内を走行する神経はinvesting fasciaに覆われている[101-104]．神経を温存する場合，このinvesting fasciaを損傷しないようにする．損傷すると神経外膜が露出し，メッシュと神経が直接接触することによる神経障害性疼痛が起こるリスクがある[105]．損傷した場合は摘出する．
- 恥骨にonlayメッシュの固定をしない[1]．
- メッシュプラグ法を施行する場合，横筋筋膜と腹膜前筋膜浅葉の全周性剥離を徹底し，プラグを留置する十分なスペースを確保したうえでプラグを挿入し，無理な固定は行わない[106]．
- 術後の精索の虚血もしくはうっ血を予防すべく，閉創の際に外鼠径輪を絞めすぎない．

第Ⅰ部　鼠径部ヘルニア　　A．成人の鼠径部ヘルニア

表11　CPIPを評価項目としたメタアナリシスのまとめ

		著者 （発表年）	RCT数	症例数	評価の タイミング	Which is favorable?	リスク比	95%CI
アプローチ方法	鼠径部切開法 vs 腹腔鏡下手術	Bullen NL (2019)	12	3,996	1〜5年	腹腔鏡	0.41	0.30〜0.53
		Patterson TJ (2019)	20	6,132	6〜12ヵ月	腹腔鏡	0.74	0.59〜0.93
			21	8,771	1年以降	腹腔鏡	0.62	0.47〜0.82
前方切開法における腸骨鼠径神経の取り扱い	予定切離 vs 温存	Charalambous MP (2018)	7	1,155	6ヵ月	切離	0.47	0.25〜0.88
			3	919	1年	切離≒温存	0.69	0.30〜1.58
		Cirocchi R (2021)	10	875	6ヵ月	切離	0.39	0.28〜0.54
			2	212	1年	切離≒温存	0.5	0.24〜1.05
		Xu ZH (2021)	5	1,021	6ヵ月	切離	0.4	0.17〜0.95
			3	808	1年	切離≒温存	0.82	0.43〜1.56
Lichtenstein法におけるメッシュ素材	suture fixation vs self fixation（ProGrip®）	Bullen NL (2021)	8	1,784	3〜12ヵ月	suture≒self	1.13	0.82〜1.56
			1	330	2年	suture≒self	1.16	0.43〜3.12
			3	500	3〜6年	suture≒self	0.93	0.45〜1.93
Lichtenstein法におけるメッシュ固定方法	suture fixation vs synthetic glue	Sun P (2017)	7	945	3〜16ヵ月	suture≒synthetic glue	0.69	0.47〜1.02
	suture fixation vs biologic glue		3	528	12〜15ヵ月	suture≒biologic glue	0.53	0.27〜1.05
	suture fixation vs glue		10	1,473	3〜16ヵ月	glue	0.65	0.46〜0.91
TAPPとTEPにおけるメッシュ固定	tacker vs glue	Sajid MS (2013)	4	912	1〜12ヵ月	glue	4.64	1.85〜11.66
	tacker vs no-fixation	Sajid MS (2012)	4	762	1ヵ月〜3年	tacker≒no-fixation	0.79	0.26〜2.36
前方切開法における修復法	メッシュプラグ vs Lichtenstein法	Yu M (2021)	5	1,464	不明	メッシュプラグ≒Lichtenstein	1.01	0.86〜1.19
mesh vs non-mesh	Shouldice法 vs Lichtenstein法	Oberg S (2018)	2	387	6〜12ヵ月	Shouldice≒Lichtenstein	0.96	0.41〜2.26
	non-mesh vs Lichtenstein法		4	618	6〜12ヵ月	non-mesh≒Lichtenstein	0	-0.01〜0.02
	Shouldice法 vs 腹腔鏡下手術		2	1,293	6〜12ヵ月	Shouldice≒腹腔鏡	0.63	0.22〜1.81
	non-mesh vs 腹腔鏡下手術		2	383	6〜12ヵ月	non-mesh≒腹腔鏡	0.01	-0.02〜0.03
	Shouldice法 vs Lichtenstein法		3	491	1〜5年	Shouldice≒Lichtenstein	1.09	0.18〜6.67
	non-mesh vs open mesh法		3	190	1〜5年	non-mesh≒open mesh法	0.51	0.18〜1.44

❷ 腹腔鏡下手術

- 後腹膜神経解剖を十分に理解する[1].
- 腹膜の剥離は腹膜寄りに行う．「筋層が露出する」＝「神経外膜が露出する」ことになる．メッシュは時間の経過とともに組織に侵食することが報告されているため[48]，メッシュと神経の直接接触を防ぐ．
- iliopubic tractより腹側1cm以内，上前腸骨棘周囲2cm以内には腸骨鼠径・下腹神経，陰部大腿神経大腿枝，外側大腿皮神経が走行している可能性があるため，

- trapezoid of disaster[107]＋αとなる同領域内でのタッキング・層をまたいだ剥離操作・不用意な焼灼止血は行わない[85,108].
- 時間の経過とともにメッシュは必ずshrinkageする[109-112].メッシュのshrinkageを無視した固定を行うと，体性痛の原因となる[34].
- 腹膜から精管を剥離する場合は，精管周囲組織を温存して剥離する．この周囲組織内には脈管・神経・脂肪組織が含まれ，精管を覆うように存在している．これ

らを腹膜側につけて剝離をすると，精管とメッシュが癒着し，精巣痛・射精時痛の原因となる[48]．

●文献

1) HerniaSurge Group: International guidelines for groin hernia management. Hernia **22**: 1-165, 2018
2) Cunningham J et al: Cooperative hernia study. Pain in the postrepair patient. Ann Surg **224**: 598-602, 1996
3) Inaba T et al: Chronic pain and discomfort after inguinal hernia repair. Surg Today **42**: 825-829, 2012
4) Suwa K et al: Modified Kugel herniorrhaphy using standardized dissection technique of the preperitoneal space: long-term operative outcome in consecutive 340 patients with inguinal hernia. Hernia **17**: 699-707, 2013
5) Takata H et al: Assessment of the incidence of chronic pain and discomfort after primary inguinal hernia repair. J Surg Res **206**: 391-397, 2016
6) 大倉啓輔ほか：Patient-reported outcomes に基づいた成人鼠径ヘルニア術後慢性疼痛の発症率とその治療．日消外会誌 **54**：303-312，2021
7) Bay-Nielsen M et al: Pain and functional impairment 1 year after inguinal herniorrhaphy: a nationwide questionnaire study. Ann Surg **233**: 1-7, 2001
8) Eklund A et al: Chronic pain 5 years after randomized comparison of laparoscopic and Lichtenstein inguinal hernia repair. Br J Surg **97**: 600-608, 2010
9) Niebuhr H et al: What are the influencing factors for chronic pain following TAPP inguinal hernia repair: an analysis of 20,004 patients from the Herniamed Registry. Surg Endosc **32**: 1971-1983, 2018
10) Lundstrom KJ et al: Patient-reported rates of chronic pain and recurrence after groin hernia repair. Br J Surg **105**: 106-112, 2018
11) Melkemichel M et al: Patient-reported chronic pain after open inguinal hernia repair with lightweight or heavyweight mesh: a prospective, patient-reported outcomes study. Br J Surg **107**: 1659-1666, 2020
12) van den Dop LM et al: Significant factors influencing chronic postoperative inguinal pain: A conditional time-dependent observational cohort study. Int J Surg **105**: 106837, 2022
13) Condon RE: Groin pain after hernia repair. Ann Surg **233**: 8, 2001
14) Basch E: The missing voice of patients in drug-safety reporting. N Engl J Med **362**: 865-869, 2010
15) 本邦における成人鼠径ヘルニア術後慢性疼痛の実態調査とそのリスク因子解析─多施設共同前向きコホート研究〈https://center6.umin.ac.jp/cgi-open-bin/ctr/ctr.cgi?function=brows&action=brows&recptno=R000038703&type=summary&language=J〉
16) 慢性疼痛診療ガイドライン作成ワーキンググループ（編）：慢性疼痛診療ガイドライン：真興交易医書出版部，2021
17) Leeuw M et al: The fear-avoidance model of musculoskeletal pain: current state of scientific evidence. J Behav Med **30**: 77-94, 2007
18) Wise J: Hernia mesh complications may have affected up to 170 000 patients, investigation finds. BMJ **362**: k4104, 2018
19) 'I have tried to end my life': Hernia mesh patients overwhelmed by pain〈https://www.ctvnews.ca/health/i-have-tried-to-end-my-life-hernia-mesh-patients-overwhelmed-by-pain-1.4032190〉
20) Hernia mesh concerns grow among men as more patients report surgery complications〈https://www.abc.net.au/news/2018-12-02/hernia-mesh-concerns-grow-among-men-surgery-complications/10570182〉
21) A Secret for Patients Undergoing Hernia Repair〈https://www.wsj.com/articles/SB100014240529702038330045772493404022834000〉
22) Distribution of Pending MDL Dockets by District〈https://www.jpml.uscourts.gov/sites/jpml/files/Pending_MDL_Dockets_By_District-August-15-2022.pdf〉
23) Varley R, Lo C, Alkhaffaf B: Litigation claims following laparoscopic and open inguinal hernia repairs. Hernia **24**: 1113-1120, 2020
24) Alkhaffaf B, Decadt B: Litigation following groin hernia repair in England. Hernia **14**: 181-186, 2010
25) Oberg S et al: Chronic pain after mesh versus nonmesh repair of inguinal hernias: A systematic review and a network meta-analysis of randomized controlled trials. Surgery **163**: 1151-1159, 2018
26) Should surgeons use hernia mesh? RCS responds to questions on Victroria Derbyshire programme〈https://www.rcseng.ac.uk/news-and-events/media-centre/press-releases/bbc-victoria-derbyshire-hernia-mesh/〉
27) Hernia Surgical Mesh Implants〈https://www.fda.gov/medical-devices/implants-and-prosthetics/hernia-surgical-mesh-implants〉
28) Sivarajah V et al: Chronic groin pain following open inguinal hernia repair: has consenting practice improved? Ann R Coll Surg Engl **103**: 5-9, 2021
29) 成田匡大ほか：アルゴリズムを用いた成人鼠径ヘルニア術後難治性慢性疼痛に対する治療介入とその成績．日消外会誌 **50**：513-520，2017
30) 日本ペインクリニック学会神経障害性疼痛薬物療法ガイドライン改訂版作成ワーキンググループ（編）：神経障害性疼痛薬物療法ガイドライン，第2版，真興交易医書出版部，2016
31) 日本緩和医療学会ガイドライン統括委員会（編）：がん疼痛の薬物療法に関するガイドライン 2020年版，第3版，金原出版，2020
32) 大島秀規：疼痛に関与する伝導路と下行性疼痛抑制系．日大医誌 **69**：159-163，2010
33) Fitzgibbons RJ et al: Nyhus and Condon's Hernia. Lippincott Williams & Wilkins, 2001
34) Narita M et al: Mesh shrinkage is the potential pathogenesis of chronic somatic pain following transabdominal preperitoneal repair: Report of two cases. Asian J Endosc Surg **14**: 798-802, 2021
35) 小杉 志：痛み診療における特殊な尺度の評価．ペインクリニック **39**：607-612，2018
36) Jensen TS: Pathophysiology of pain: from theory to clinical evidence. Eur J Pain（Suppl 2）: 13-17, 2008
37) 小川節郎：日本人慢性疼痛患者における神経障害性疼痛スクリーニング質問票の開発．ペインクリニック **31**：1187-1194，2010
38) Matsubayashi Y et al: Validity and reliability of the Japanese version of the painDETECT questionnaire: a multicenter observational study. PLoS One **8**: e68013, 2013
39) Jacob BP et al: The SAGES Manual of Groin Pain. Springer International Publishing, 2016
40) 成田匡大：鼠径ヘルニア術後難治性慢性疼痛に対する鏡視下再手術の工夫．外科 **82**：157-163，2020
41) 日本ペインクリニック学会治療指針検討委員会（編）：ペインクリニック治療指針，第6版，真興交易医書出版部，2019
42) Scascighini L et al: Multidisciplinary treatment for chronic

pain: a systematic review of interventions and outcomes. Rheumatology (Oxford) **47**: 670-678, 2008

43) Alfieri S et al: International guidelines for prevention and management of post-operative chronic pain following inguinal hernia surgery. Hernia **15**: 239-249, 2011

44) Finnerup NB et al: Pharmacotherapy for neuropathic pain in adults: a systematic review and meta-analysis. Lancet Neurol **14**: 162-173, 2015

45) Verhagen T et al: The GroinPain Trial: a randomized controlled trial of injection therapy versus neurectomy for postherniorraphy inguinal neuralgia. Ann Surg **267**: 841-845, 2018

46) Wijayasinghe N et al: The role of peripheral afferents in persistent inguinal postherniorraphy pain: a randomized, double-blind, placebo-controlled, crossover trial of ultrasound-guided tender point blockade. Br J Anaesth **116**: 829-837, 2016

47) Narita M et al: Successful treatment for patients with chronic orchialgia following inguinal hernia repair by means of meshoma removal, orchiectomy and triple-neurectomy. Int J Surg Case Rep **16**: 157-161, 2015

48) Iakovlev V et al: A pathology of mesh and time: dysejaculation, sexual pain, and orchialgia resulting from polypropylene mesh erosion into the spermatic cord. Ann Surg **267**: 569-575, 2018

49) Harney D, Patijn J: Meralgia paresthetica: diagnosis and management strategies. Pain Med **8**: 669-677, 2007

50) Broin EO et al: Meralgia paraesthetica following laparoscopic inguinal hernia repair. An anatomical analysis. Surg Endosc **9**: 76-78, 1995

51) Andrew DR et al: Meralgia paraesthetica following laparoscopic inguinal herniorrhaphy. Br J Surg **81**: 715, 1994

52) Eubanks S et al: Meralgia paresthetica: a complication of laparoscopic herniorrhaphy. Surg Laparosc Endosc **3**: 381-385, 1993

53) Kraus MA: Nerve injury during laparoscopic inguinal hernia repair. Surg Laparosc Endosc **3**: 342-345, 1993

54) Stark E et al: Nerve irritation after laparoscopic hernia repair. Surg Endosc **13**: 878-881, 1999

55) Nguyen DK et al: Groin Pain After Inguinal Hernia Repair. Adv Surg **50**: 203-220, 2016

56) Fanelli RD et al: Cryoanalgesic ablation for the treatment of chronic postherniorraphy neuropathic pain. Surg Endosc **17**: 196-200, 2003

57) Kastler A et al: Radiofrequency neurolysis versus local nerve infiltration in 42 patients with refractory chronic inguinal neuralgia. Pain Physician **15**: 237-244, 2012

58) Werner MU et al: Pulsed radiofrequency in the treatment of persistent pain after inguinal herniotomy: a systematic review. Reg Anesth Pain Med **37**: 340-343, 2012

59) Elahi F et al: Ultrasound guided peripheral nerve stimulation implant for management of intractable pain after inguinal herniorrhaphy. Pain Physician **18**: E31-38, 2015

60) Voorbrood CE et al: An algorithm for assessment and treatment of postherniorraphy pain. Hernia **19**: 571-577, 2015

61) Yakovlev AE et al: Spinal cord stimulation as alternative treatment for chronic post-herniorrhaphy pain. Neuromodulation **13**: 288-290, discussion 291, 2010

62) Lepski G et al: Combined spinal cord and peripheral nerve field stimulation for persistent post-herniorrhaphy pain. Neuromodulation **16**: 84-88; discussion 88-89, 2013

63) Schu S et al: Spinal cord stimulation of the dorsal root ganglion for groin pain-a retrospective review. Pain Pract **15**: 293-299, 2015

64) Possover M: Use of the LION procedure on the sensitive branches of the lumbar plexus for the treatment of intractable postherniorrhaphy neuropathic inguinodynia. Hernia **17**: 333-337, 2013

65) Zwaans WA et al: Mesh removal and selective neurectomy for persistent groin pain following Lichtenstein repair. World J Surg **41**: 701-712, 2017

66) Koopmann MC et al: Long-term follow-up after meshectomy with acellular human dermis repair for postherniorrhaphy inguinodynia. Arch Surg **146**: 427-431, 2011

67) Loos MJ et al: Tailored neurectomy for treatment of postherniorrhaphy inguinal neuralgia. Surgery **147**: 275-281, 2010

68) Fafaj A et al: Surgical treatment for chronic postoperative inguinal pain-short term outcomes of a specialized center. Am J Surg **219**: 425-428, 2020

69) Slooter CD et al: Laparoscopic mesh removal for chronic postoperative inguinal pain following endoscopic hernia repair: a cohort study on the effect on pain. Hernia **27**: 77-84, 2023

70) Chen DC et al: Operative management of refractory neuropathic inguinodynia by a laparoscopic retroperitoneal approach. JAMA Surg **148**: 962-967, 2013

71) Tazaki T et al: Laparoscopic plug removal for chronic pain after inguinal hernia repair using the plug-and-patch technique: A case report. Int J Surg Case Rep **65**: 107-110, 2019

72) Ohkura Y et al: Laparoscopic plug removal for femoral nerve colic pain after mesh & plug hernioplasty. BMC Surg **15**: 64, 2015

73) Hanada K et al: Chronic inguinal pain after laparoscopic intraperitoneal onlay mesh (IPOM) repair for inguinal hernia treated successfully with laparoscopic selective neurectomy: A case report. Int J Surg Case Rep **38**: 172-175, 2017

74) Slooter GD et al: Laparoscopic mesh removal for otherwise intractable inguinal pain following endoscopic hernia repair is feasible, safe and may be effective in selected patients. Surg Endosc **32**: 1613-1619, 2018

75) 成田匡大：Shouldice 法．手術 **76**：877-883，2022

76) 成田匡大ほか：鼠径ヘルニア待期的手術の選択肢の一つとして Shouldice 法は許容できるか？日ヘルニア会誌 **7**：28-39，2021

77) Amid PK: Causes, prevention, and surgical treatment of postherniorrhaphy neuropathic inguinodynia: triple neurectomy with proximal end implantation. Hernia **8**: 343-349, 2004

78) Narita M et al: A pathological perspective to painful inguinal hernia: Report of two cases. Int J Surg Case Rep **86**: 106389, 2021

79) Wright R et al: Why do inguinal hernia patients have pain? Histology points to compression neuropathy. Am J Surg **213**: 975-982, 2017

80) Wright R et al: Pain and compression neuropathy in primary inguinal hernia. Hernia **21**: 715-722, 2017

81) Wright R et al: Groin anatomy, preoperative pain, and compression neuropathy in primary inguinal hernia: What really matters. Am J Surg **217**: 873-877, 2019

82) Cunningham J: Nyhus and Condon's Hernia, Lippincott Williams & Wilkins, 2001

83) Klaassen Z et al: Anatomy of the ilioinguinal and iliohypogastric nerves with observations of their spinal nerve contributions. Clin Anat **24**: 454-461, 2011

84) Mirilas P, Skandalakis JE: Surgical anatomy of the retroperitoneal spaces, Part IV: retroperitoneal nerves. Am Surg **76**:

253-262, 2010

85) Reinpold W et al: Retroperitoneal anatomy of the iliohypo-gastric, ilioinguinal, genitofemoral, and lateral femoral cutaneous nerve: consequences for prevention and treatment of chronic inguinodynia. Hernia **19**: 539-548, 2015

86) Narita M et al: Surgical experience of laparoscopic retroperitoneal triple neurectomy for a patient with chronic neuropathic inguinodynia. Int J Surg Case Rep **40**: 80-84, 2017

87) Bartlett DC et al: A pragmatic approach to cutaneous nerve division during open inguinal hernia repair. Hernia **11**: 243-246, 2007

88) Smeds S et al: Influence of nerve identification and the resection of nerves 'at risk' on postoperative pain in open inguinal hernia repair. Hernia **14**: 265-270, 2010

89) Amid PK, Chen DC: Surgical treatment of chronic groin and testicular pain after laparoscopic and open preperitoneal inguinal hernia repair. J Am Coll Surg **213**: 531-536, 2011

90) Lu C et al: Mechanisms and treatment of painful neuromas. Rev Neurosci **29**: 557-566, 2018

91) Yu M et al: Meta-analysis of mesh-plug repair and Lichtenstein repair in the treatment of primary inguinal hernia. Updates Surg **73**: 1297-1306, 2021

92) Bullen NL et al: Suture fixation versus self-gripping mesh for open inguinal hernia repair: a systematic review with meta-analysis and trial sequential analysis. Surg Endosc **35**: 2480-2492, 2021

93) Sajid MS et al: A meta-analysis examining the use of tacker fixation versus no-fixation of mesh in laparoscopic inguinal hernia repair. Int J Surg **10**: 224-231, 2012

94) Sun P et al: Mesh fixation with glue versus suture for chronic pain and recurrence in Lichtenstein inguinal hernioplasty. Cochrane Database Syst Rev **2**: CD010814, 2017

95) Sajid MS et al: A meta-analysis examining the use of tacker mesh fixation versus glue mesh fixation in laparoscopic inguinal hernia repair. Am J Surg **206**: 103-111, 2013

96) Xu Z et al: The outcomes of routine ilioinguinal neurectomy in the treatment of chronic pain during herniorrhaphy: A meta-analysis of randomized-controlled trials. Asian J Surg **44**: 431-439, 2021

97) Cirocchi R et al: Ilioinguinal nerve neurectomy is better than preservation in Lichtenstein hernia repair: a systematic literature review and meta-analysis. World J Surg **45**: 1750-1760, 2021

98) Charalambous MP, Charalambous CP: Incidence of chronic groin pain following open mesh inguinal hernia repair, and effect of elective division of the ilioinguinal nerve: meta-analysis of randomized controlled trials. Hernia **22**: 401-409, 2018

99) Patterson TJ et al: Meta-analysis of patient-reported outcomes after laparoscopic versus open inguinal hernia repair. Br J Surg **106**: 824-836, 2019

100) Bullen NL et al: Open versus laparoscopic mesh repair of primary unilateral uncomplicated inguinal hernia: a systematic review with meta-analysis and trial sequential analysis. Hernia **23**: 461-472, 2019

101) Chen DC, Morrison J: State of the art: open mesh-based inguinal hernia repair. Hernia **23**: 485-492, 2019

102) Mirilas P et al: Secondary internal inguinal ring and associated surgical planes: surgical anatomy, embryology, applications. J Am Coll Surg **206**: 561-570, 2008

103) Narita M, Moriyoshi K: Is the nerve in the inguinal canal really protected by an investing fascia? Is it a real entity? Hernia **25**: 1363-1364, 2021

104) Schumpelick V: Hernia Repair Sequelae, Springer, 2014

105) Demirer S et al: The effect of polypropylene mesh on ilioinguinal nerve in open mesh repair of groin hernia. J Surg Res **131**: 175-181, 2006

106) 砂川祐輝, 蜂須賀丈博：低侵襲鼠径ヘルニア根治術 Suture-less Plug Repair法. 日ヘルニア会誌 **6**: 9-14, 2020

107) Seid AS, Amos E: Entrapment neuropathy in laparoscopic herniorrhaphy. Surg Endosc **8**: 1050-1053, 1994

108) 成田匡大, 宮崎恭介：腹腔鏡下ヘルニア手術を施行する外科医が知っておくべき神経解剖―術後神経障害性疼痛の発症を減らすために. 日内視鏡外会誌 **24**：473-483, 2019

109) Zinther NB et al: Shrinkage of intraperitoneal onlay mesh in sheep: coated polyester mesh versus covered polypropylene mesh. Hernia **14**: 611-615, 2010

110) Silvestre AC et al: Shrinkage evaluation of heavyweight and lightweight polypropylene meshes in inguinal hernia repair: a randomized controlled trial. Hernia **15**: 629-634, 2011

111) Gonzalez R et al: Relationship between tissue ingrowth and mesh contraction. World J Surg **29**: 1038-1043, 2005

112) Beldi G et al: Mesh shrinkage and pain in laparoscopic ventral hernia repair: a randomized clinical trial comparing suture versus tack mesh fixation. Surg Endosc **25**: 749-755, 2011

第 I 部　鼠径部ヘルニア

A. 成人の鼠径部ヘルニア

第 5 章　鼠径ヘルニア術後慢性疼痛

2 ｜ ペインクリニック的アプローチ

[住谷　昌彦]

　鼠径ヘルニアの手術を受けた患者の 5 ～ 15 ％程度が 3 ヵ月以上続く，中等度以上の慢性鼠径部痛に罹患[1]し，内視鏡下の最小侵襲手術の方が慢性疼痛の頻度は少ないことが報告されている[2]．いずれの術式でも慢性疼痛患者の QOL は全般的に低下し，精神面での健康も損なう（**表1**）[3, 4]．したがって，疼痛治療に加えて，QOL の改善を目標に治療することも必要である．

a. 侵害受容性疼痛と神経障害性疼痛

　鼠径部ヘルニア術後慢性疼痛（CPIP）の機序では，鼠径管内を走行する腸骨鼠径神経，腸骨下腹神経，陰部大腿神経陰部枝の術中損傷やメッシュによる神経圧迫と周囲組織の炎症・瘢痕化による神経絞扼から神経障害性疼痛が生じていることが多いとされる．一方，メッシュに対する組織の慢性炎症に伴って組織中に放出された炎症物質（ブラジキニンやプロスタグランジン類，ロイコトリエン類など）

が末梢神経終末上の侵害受容器を直接的に刺激することによって起こる疼痛も侵害受容性 / 炎症性疼痛の可能性が考えられる．神経障害性疼痛か侵害受容性 / 炎症性疼痛かの区別は時として難しいが，患者の訴える痛みと体性感覚所見の特徴により区別する（**表2**）[5]．また，近年，第 3 の痛みの病態として痛覚変調性疼痛が定義され，これも臨床的特徴から区別する．神経障害性疼痛では鼠径部の手術創から以遠の感覚低下やしびれ感を伴えば神経傷害があると評価できる．しかしながら，神経障害性疼痛であっても必ず

表1　EQ-5D による神経障害性疼痛患者の QOL 評価

	疼痛強度の平均値（NRS）	神経障害性疼痛患者の EQ-5D（平均値）	重症例（NRS7 以上）の EQ-5D
神経障害性疼痛疾患	4.8/10	0.44	0.16
糖尿病性ニューロパチー	5.0/10	0.41 ～ 0.50	0.2
帯状疱疹後神経痛	4.2 ～ 4.6/10	0.60 ～ 0.61	0.25 ～ 0.27
三叉神経痛	4.2/10	0.56	0.3

EQ-5D：健常者 1，死亡 0．
ヨーロッパを中心に使用されている QOL の評価尺度 EuroQol（EQ-5D）を用いた神経障害性疼痛の QOL 評価．EQ-5D は 0 を死亡した状態，1 を健康な状態とし 0 ～ 1 の間の数字で QOL を評価する尺度で，EQ-5D＝0.4 ～ 0.5 は癌終末期患者が日常生活を床上で過ごしている QOL と同程度であり，また，EQ-5D＝0.2 は心筋梗塞患者が絶対安静状態で生活している QOL と同程度である．鼠径ヘルニア術後痛に特化した QOL の評価は行われていないが，神経障害性疼痛に準じて QOL が低下していると考えられる．
（O'Connor AB: Neuropathic pain– Quality-of-life impact, costs and cost effectiveness therapy. Pharmacoeconomics **27**: 95-112, 2009 を参考に作成）

表2　痛みの病態毎の臨床症状の特徴

	症状 / 徴候	神経障害性疼痛	侵害受容性疼痛（炎症性疼痛）	痛覚変調性疼痛
陽性所見	傷害部位の自発痛	あり	あり	あり
	侵害温熱刺激に対する痛覚過敏	まれにある	頻度が高い	さまざま（患者毎に異なる）
	冷刺激に対するアロディニア	頻度が高い	まれにある	まれにある
	圧刺激に対する感覚閾値の低下と痛覚過敏	しばしばある	基本的にない	しばしばある
	体性感覚刺激の後に，その刺激感が続くこと	しばしばある	稀にある	しばしばある
	特徴的な自覚症状	発作痛，灼熱痛	ズキズキする痛み	特になし（患者毎に異なる）
	傷害部位よりも広がる痛み	基本的にない	基本的にない[*1]	ある
陰性所見	傷害神経領域の感覚障害	あり	なし	なし
	傷害神経領域の運動障害	しばしばある	なし	なし

[*1] 内臓痛は部位局在が不明なことが多いことには注意が必要
（Jensen TS: Pathophysiology of pain: from theory to clinical evidence. Eur J Pain **2**: S13-17, 2008 を参考に作成）

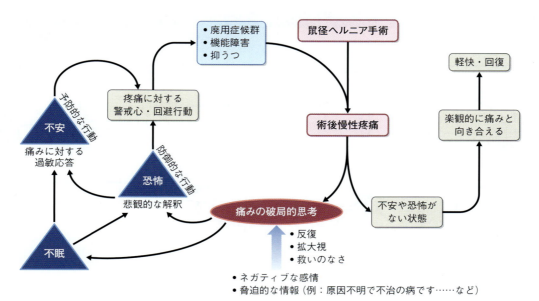

図1 術後慢性疼痛の悪循環モデル
(Leeuw M et al: The fear-avoidance model of musculoskeletal pain: current state of scientific evidence. J Behav Med **30**: 77-79, 2007 を参考に作成)

しも感覚低下などを伴うとは限らないため，神経障害性疼痛をより簡便にスクリーニングできる質問票を用いると便利である(p231, 図2参照)[6,7]．スクリーニング質問票は，神経障害性疼痛患者がしばしば訴える疼痛の性質(言い換えると，疼痛専門医が神経障害性疼痛と診断した患者からしばしば聴取される疼痛の性質)が列挙されており，それらを点数化して神経障害性疼痛であるか否か，さらには疼痛の訴えに神経障害性の要素が含まれるか否かを評価(スクリーニング)できる．患者の訴える痛みを神経障害性疼痛か否か(つまり体性感覚神経系の病変あるいは疾患が存在するか否か)の二者択一で客観的に判断するのは時として困難であるが，スクリーニングツールを用いて神経障害性疼痛の要素を含む可能性を議論することは比較的容易であり，続く治療方針の決定に対する有用性が期待できる．ただし，神経障害性疼痛スクリーニングツールの感度が絶対的に高いわけではなく，CPIPの病態には神経障害性疼痛だけと考えるのではなく，炎症性疼痛の遷延化による病態が混在している可能性も認識されなければならない．

さらに，神経障害性疼痛と侵害受容性疼痛のいずれの病態においても，痛みの訴えを心理社会的要因が修飾することも理解しなければならない．CPIPを含む神経障害性疼痛や慢性侵害受容性/炎症性疼痛患者の多くが睡眠障害や日中の眠気，意欲の低下，抑うつ傾向，不安，食欲不振などの痛み以外の症状を合併している[6]．QOLの低下因子として疼痛は最も重要な陰性要因であるが，筆者らはこれまでの神経障害性疼痛の診療経験を踏まえ，痛みの認知をネガティブに修飾する要因がループ状に悪影響を与え合う「痛みの悪循環」を提案し(図1)[8]，慢性疼痛患者のQOL低下の説明モデルとしている．痛みを伴うイベントに続く，痛みの破局的思考は，反復(何度も痛みを考えてしまう)・拡大視(痛みを必要以上に強い存在と感じる)・救いのなさ(痛みから逃れる方法がないと考える)の3要素からなり，痛みの破局的思考は疼痛疾患が遷延化する危険因子であるとともに術前および術後急性期の痛みの破局的思考は術後遷延性疼痛(CPIP)の予測因子である(図2)[9]．痛みの破局的思考は痛みへの過剰なとらわれ(suffering)と言い換えることができ，さらに痛みに関連した不眠や不安−恐怖を惹起，増強する．その結果，痛みが起きるような日常生活を避け過度に安静を保つようになり，廃用障害やADLの低下，抑うつ傾向となり，これらが転じて疼痛認知がより強化される．したがって，鼠径ヘルニア術後痛の治療においては，術直後急性期からこのような悪循環の可能性を意識し，痛みだけでなくその併存症状も治療対象としての疾患であると認識しなければ治療は成功しない．さらに，慢性期の術後痛に対しては痛みの軽減だけを治療目標に設定するだけではなく，ADLおよびQOLの改善を目標としなければならない．

b. 治療アプローチ

急性期の疼痛に対する治療は，一般的な鎮痛法(NSAIDsや選択的COX-2阻害薬，オピオイド鎮痛薬，区域麻酔など)が実施される．

痛みが創部の治癒後にも継続し消炎鎮痛薬が無効であれば，慢性期の鼠径ヘルニア術後痛に特化した治療法は十分に検討されていないものの，基本的な考え方として神経障害性疼痛に対する治療戦略が外挿される．神経障害性疼痛に対する治療の中で，EBM(evidence-based medicine)の考えに則って最も確立した治療法は薬物療法である．国際疼痛学会をはじめとして欧米諸国とわが国でも類似の神経障害性疼痛の薬物療法治療指針や推奨が提案，改訂され

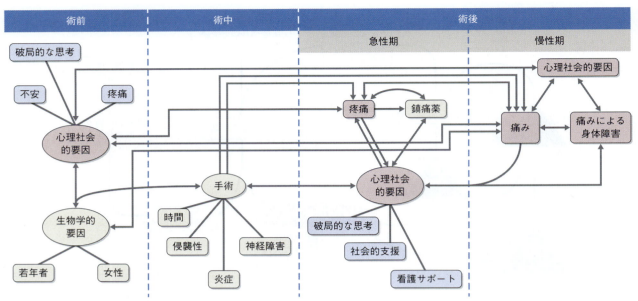

図2　術後遷延性疼痛の説明モデル
周術期〜慢性期にかけてのさまざまな因子が術後遷延性疼痛の危険因子および予測因子となることが明らかになっている.
(Katz J et al: Transition from acute to chronic postsurgical pain: risk factors and protective factors. Expert Rev Neurother 9: 723-744, 2009 を参考に作成)

```
第一選択薬 [複数の病態に対して有効性が確認されている薬物]
  ◇Ca²⁺チャネルα₂δリガンド
    ミロガバリン, プレガバリン, ガバペンチン
  ◇セロトニン・ノルアドレナリン再取り込み阻害薬
    デュロキセチン
  ◇三環系抗うつ薬(TCA)
    アミトリプチリン, ノルトリプチリン, イミプラミン

第二選択薬 [1つの病態に対して有効性が確認されている薬物]
  ◇ワクシニアウイルス接種家兎皮膚抽出液
  ◇トラマドール

第三選択薬
  ◇オピオイド鎮痛薬
    フェンタニル, モルヒネ, オキシコドン,
    ブプレノルフィン, など
```

図3　本邦における神経障害性疼痛薬物療法アルゴリズム
[日本ペインクリニック学会神経障害性疼痛薬物療法ガイドライン改訂版作成ワーキンググループ(編):神経障害性疼痛薬物療法ガイドライン, 第2版, 真興交易医書出版部, p49, 2016 より許諾を得て転載]

ている(図3)[10)].

神経障害性疼痛に対する第一選択薬としては, 三環系抗うつ薬(末梢神経障害性疼痛に対して承認)とCa²⁺チャネルα₂δリガンドであるミロガバリンとプレガバリン(神経障害性疼痛に対して承認)とガバペンチン(※抗痙攣薬とし

ての承認のみ), 選択的セロトニン・ノルアドレナリン再取り込み阻害薬であるデュロキセチン(糖尿病性ニューロパチーと腰痛, 変形性関節症に対して承認)が推奨されている. これらの薬剤は複数の神経障害性疼痛疾患に対する鎮痛効果がプラセボ対照無作為化比較試験(RCT)で示されており, さらに, 術後早期から開始することによって慢性疼痛への移行予防につながる可能性がある. 第二選択薬として, ワクシニアウイルス接種家兎皮膚抽出液(ノイロトロピン®)とトラマドールが挙げられている. 第三選択薬にはオピオイド鎮痛薬が挙げられる. オピオイド鎮痛薬のうち神経障害性疼痛に対して最も豊富なエビデンスを持つ薬剤はトラマドール, オキシコドン, モルヒネである. CPIPに対してオピオイド鎮痛薬を用いる場合には経口モルヒネ換算60 mg/日を上限として設定し, 疼痛増強時の頓用も原則として行わない. このようなオピオイド鎮痛薬の使用方法は, がんに対して世界保健機関(WHO)が提唱している3段階鎮痛ラダーとは異なる治療戦略である. この理由は, 慢性疼痛の治療では数ヵ月〜年単位で経過することが珍しくなく, オピオイド鎮痛薬の用量依存性の副作用(特に便秘)とそれに伴ってQOLが低下する可能性があることだけでなく, オピオイド鎮痛薬に対する精神依存の発現を含む長期安全性についての知見が蓄積されていないからである. したがって, 精神依存性の低いトラマドール以外のオピオイド鎮痛薬の使用にあたっては, 疼痛専門医との併診が望ましく, 強オピオイド鎮痛薬ではオキシコドンTR(tampa resistant:改変防止)剤とフェンタニル貼付剤のみが非がん性慢性疼痛であるCPIPに対しても保険承認されている.

薬物療法以外には, 神経ブロック療法や脊髄刺激療法を

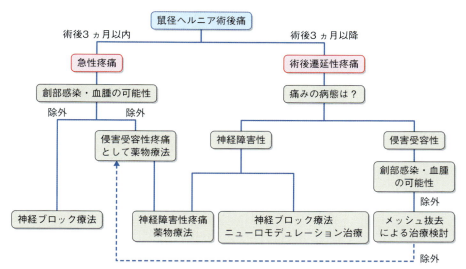

図4 鼠径ヘルニアの術後痛治療フローチャート(保存療法)

含むニューロモデュレーション治療が行われることがある (図4).

神経ブロック療法では，術中，術後急性期の疼痛管理を目的に実施される腸骨鼠径・腸骨下腹神経ブロック，腹横筋膜面ブロック，傍脊椎ブロックが行われ，急性期の創部痛の管理には有効である[11]．ただし，CPIPに対する神経ブロックについては症例報告レベルでの有効性が確認されている程度である．

これらの神経ブロックは超音波ガイド下に実施されることが増えてきており，かつては血管穿刺による血腫や腹腔内臓器損傷の合併症がまれながら報告されていたが，さらに減少していると推察され，安全性はより高まっていると考えられる．ただし，神経ブロックの持続効果は局所麻酔薬の有効期間(すなわち数時間)～数日程度であることも少なくなく，頻回の神経ブロック施行が必要な症例も多い．また，腸骨鼠径・腸骨下腹神経ブロックでは創部付近に神経ブロックを行うため，メッシュに対する感染の可能性や頻回の施行時には局所麻酔薬による組織瘢痕化などにも留意しなければならず，質の高い研究でCPIPに対する神経ブロック治療の有効性が確認されているわけではないことに留意する．

さらに，薬物療法や神経ブロック，ニューロモデュレーション治療に加えて，患者の心理面に対する治療も必要である．つまり，一義的に疼痛緩和のみを目的としているのではなく，不眠や抑うつ気分，食思低下など疼痛に随伴する諸症状の緩和も目標とする．また，慢性疼痛患者の多くは，ADL/QOLを低下させてしまっていることがあるため，痛みに加えてADL/QOLの改善も治療目標に設定する．ADL/QOLの改善のためには，痛みの原因が組織傷害に伴うという認識(急性痛モデル)から，有意義な日常生活を過ごすために治療が必要であると認識させる問題解決型の"痛みとの付き合い方"を教育する必要がある．患者の身体機能で行える運動やADLの実現を目標に設定し，段階的に新しい行動内容を治療目標に追加していき，患者が新しい運動能力を獲得できたことを患者に適宜教示して自己効力感(自分自身の問題処理能力に対する自信)を得られるように留意し，患者の治療意欲が持続するようにする．

このように，上述した痛みの悪循環モデルに則した身体的要因と心理的要因の双方から術後慢性疼痛患者のQOLを改善させるような治療アプローチが必要である．

● 文献

1) Page B et al: Pain from primary hernia and the effect of repair on pain. Br J Surg 89: 1315-1318, 2002
2) Eklund A et al: Chronic pain 5 years after randomized comparison of laparoscopic and Lichtenstein inguinal hernia repair. Br J Surg 97: 600-608, 2010
3) Poobalan AS et al: Chronic pain and quality of life following open inguinal hernia repair. Br J Surg 88: 1122-1126, 2001
4) O'Connor AB: Neuropathic pain- quality-of-life impact, costs and cost effectiveness therapy. Pharmacoeconomics 27: 95-112, 2009
5) Jensen TS: Pathophysiology of pain: from theory to clinical evidence. Eur J Pain 2: S13-17, 2008
6) Freynhagen R et al: PainDETECT: a new screening questionnaire to detect neuropathic components in patients with back pain. Curr Med Res Opin 22: 1911-1912, 2006
7) Matsubayashi Y et al: Validity and reliability of the Japanese version of the painDETECT questionnaire: a multicenter observational study. PLoS ONE 8: e68013, 2013
8) Leeuw M et al: The fear-avoidance model of musculoskeletal pain: Current state of scientific evidence. J Behav Med 30: 77-79, 2007
9) Katz J et al: Transition from acute to chronic postsurgical pain: risk factors and protective factors. Expert Rev Neurother 9: 723-744, 2009
10) 日本ペインクリニック学会神経障害性疼痛薬物療法ガイドライン改訂版作成ワーキンググループ(編)：神経障害性疼痛薬物療法ガイドライン，第2版，真興交易医書出版部，2016
11) Joshi GP et al: Evidence-based management of postoperative pain in adults undergoing open inguinal hernia surgery. Br J Surg 99: 168-185, 2012

B. 小児の鼠径ヘルニア

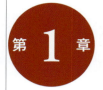

小児鼠径ヘルニアの疫学・病態・手術適応

[西村　絵美, 長江　逸郎]

外科医にとって鼠径ヘルニアは，日常的に最も多くたずさわる疾患である．特に小児外科医にとっては特別な存在であり，専門医になるためには本疾患のさまざまな知識を習熟しておかなければならない．この項では，当院での症例分析とこれまでの報告から小児鼠径ヘルニアの疫学に関する一般的な傾向，病態，手術時期，手術法の現状に関して解説する．

a. 疫学

2013～2019年のNational Clinical Database (NCD) 年次報告によると，小児外科領域手術全体のうち鼠径ヘルニア手術の割合は24～34％[1~4]と約3割を占めている（図1）．

男女比・左右差・手術時年齢分布に関して，1995～2021年の当院での1,064手術症例を分析し，さらに文献からその傾向を解析し整合性を確認した．

当院における男女比は男児578例，女児486例と，男児が女児と比べて約1.5倍多かった．Pogorelicら[5]の報告でも，約2.25倍男児に多く，同様の傾向が示されている．

左右差は右側582例，左側387例，両側95例であり，6：4：1の割合であった．Rogrelicら[5]の報告でも8：6：1と右側に多い傾向が示されている．手術時年齢分布では1歳時にピークを認め6歳までで約77％の手術が行われている（図2）．また，厚生労働省調査評価文科会2020年度入院医療等の資料（図3）でも約76％で手術が行われており，これらの解析から小児における鼠径ヘルニアでは6歳までの発症が多くを占めていることが示されている．

b. 病態

1) 形態

小児の場合，成人と異なりその発生要因からほとんどの症例が外鼠径ヘルニア（間接型）の形態を呈している．ヘル

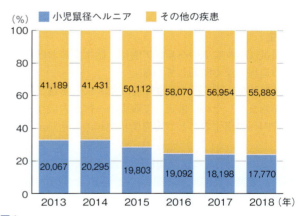

図1
[National Clinical Database（小児外科領域）Annual Reportより作成]

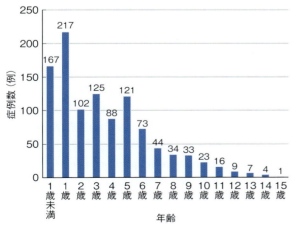

図2　1995～2021年　年齢分布

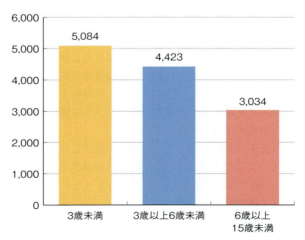

図3　2020年度15歳未満年代別　鼠径ヘルニア手術
厚生労働省調査評価文科会2020年度入院医療等の資料より．15歳未満の小児鼠径ヘルニア手術時の年齢分布．

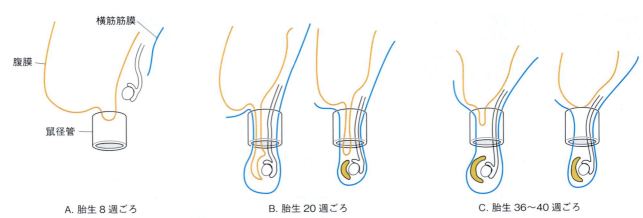

図4 胎生期における腹膜鞘状突起の発生
(文献10を参考に作成)

ニア門は内鼠径輪部に存在し，ヘルニア嚢は腹膜鞘状突起の開存による．ヘルニア内容は，主に小腸・大網・卵巣などの腹腔内臓器によって構成される．ごくまれに内鼠径ヘルニア（直接型），混合型，大腿ヘルニアをみることがあるが，本来の成因を考えると，それらは特殊な小児鼠径部ヘルニアとして捉えるものである．

2) 発生

小児鼠径ヘルニアのヘルニア嚢は，胎生期における精巣下降の過程と深く関係している．

精巣は胎生8週ごろに腎臓付近に発生し，12週ごろから下降が始まる．それに併走して腹膜の一部が内鼠径輪から鼠径管内へ突出することで腹膜鞘状突起の起始部が形成される．

胎生20〜40週ごろに横筋筋膜・腹膜前筋膜浅葉および深葉が，腹膜突出部である開存した腹膜鞘状突起と併走し陰嚢部まで到達する（図4）．

胎生36〜40週ごろに腹膜鞘状突起末梢端は精巣の鞘膜（精巣固有鞘膜）となり，中枢側の腹膜鞘状突起は退縮して閉鎖する．この退縮過程で腹圧や腹腔内の液体成分の潮流などの因子が加わると，腹膜鞘状突起の閉鎖が停止し開存した状態となり，開存部（ヘルニア門）から腹腔内内容が嵌入し腹膜鞘状突起はヘルニア嚢と呼ばれるようになる．

これらの過程により，ヘルニア嚢は横筋筋膜の突出部の辺縁が内鼠径輪となり，内鼠径輪から陰嚢底まで下降する際，腹膜前筋膜深葉と浅葉で包まれ，さらに横筋筋膜から続く内精筋膜に覆われることになる．

この発生の過程において，陰嚢底に到達した時点で退縮が止まってしまったタイプを完全ヘルニア（陰嚢ヘルニア），退縮の途中で閉鎖が止まってしまったタイプを精索ヘルニアと分類している．

女児の場合，精巣に代わり子宮円索が大陰唇方向に下降するときに腹膜鞘状突起に相当するNuck管が形成され，ヘルニア嚢発生の要因となる．

c. 手術適応

1) 新生児

日本ヘルニア学会鼠径部ヘルニア診療ガイドライン[6]では，全身麻酔が患児に及ぼす影響，組織の脆弱性，自然治癒の可能性から原則としては推奨されないとされている．しかし嵌頓を繰り返す症例では，組織・血管の脆弱性に加え，整復による加圧の結果，性腺の壊死を引き起こす危険性があるため，早期手術を選択する場合もある．特に嵌頓発症率は生後1ヵ月に小さなピークがみられるため，注意が必要である．

2) 乳児期

乳児期の手術時期に関しては，①診断がつき次第直ちに手術を行う，②出生後3ヵ月以降に行う，③出生後6ヵ月頃に行う，④自然治癒の可能性と対側発生の可能性から診断されてから6ヵ月間の経過観察を推奨するなど，さまざまな意見[7-9]がみられる．また，超音波検査による検討[9]から自然閉鎖の時期を考えると，出生後9ヵ月を目安に手術の可否を判断することが望ましいのではとの分析もされている．しかし，小児鼠径ヘルニアでは嵌頓のリスク回避が最重要事項であり，嵌頓を頻回に繰り返し，用手還納が困難な症例，地域の特性（嵌頓に対する緊急の処置ができない地域など）を考慮した症例では可及的速やかに手術を行う必要がある．

d. 手術法の現状

術式は現在，大きく従来から行われている直視下による鼠径部切開法と腹腔鏡下にヘルニア門を腹腔側から直接閉鎖する方法に分かれる．2000年以降に嵩原[11]によるlaparoscopic percutaneous extraperitoneal closure（LPEC法）が普及して以来，その手術件数は増加している．NCD登録からの術式別手術件数の推移をみてみると2018年にはほぼ同数に達してきている[1〜4]（図5）．

● 文献

1) 日本小児外科学会NCD連絡委員会：National Clinical Database（小児外科領域）Annual Report 2013-2014：日小外会誌 **54**：314-335, 2018
2) 日本小児外科学会NCD連絡委員会：National Clinical Database（小児外科領域）Annual Report 2015-2016. 日小外会誌 **55**：298-303, 2019
3) 日本小児外科学会NCD連絡委員会：National Clinical Database（小児外科領域）Annual Report 2013-2014. 日小外会誌 **57**：765-772, 2021
4) 日本小児外科学会NCD連絡委員会：National Clinical Database（小児外科領域）Annual Report 2019. 日小外会誌 **57**：889-895, 2021
5) Pogorelić Z et al: Modified Marcy repair for indirect inguinal hernia in children: a 24-year single-center experience of 6826 pediatric patients. Surg Today **47**: 108-113, 2017
6) 日本ヘルニア学会ガイドライン委員会（編）：鼠径部ヘルニア診療ガイドライン, p89-90, 2015
7) 千葉庸夫：鼠径ヘルニア手術の時期や自然治癒に関する検討. 小児科 **48**：490-492, 2007
8) 上野 滋ほか：乳児期発症鼠径ヘルニアに対する待機手術の利点と欠点 手術適期についての考察. 日臨外科医会誌 **55**：1420-1424, 1994

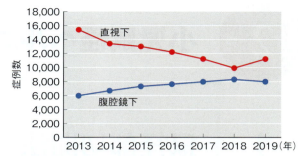

図5 術式別手術件数の推移
［National Clinical Database（小児外科領域）Annual Report より引用］

9) Toki A et al: Adopt a wait-and-see attitude for patent processus vaginalis in neonates. J Pediatr Surg **38**: 1371-1373, 2003
10) 梶本照穂, 川中武司：小児鼠径ヘルニア 腹膜鞘状突起の消長と鼠径ヘルニアの発生. 小児外科 **18**：289-295, 1986
11) Takehara H et al: Laparoscopic surgery for inguinal lesion of pediatric patients. Proceedings of 7th World Congress of Endscopic Surgery, Singapore, 2000

第I部 鼠径部ヘルニア

B. 小児の鼠径ヘルニア

第2章 小児鼠径ヘルニア手術

1 鼠径部切開法

［長江　逸郎，西村　絵美］

　LPEC法が出現するまでの小児鼠径ヘルニア手術はPotts法（以下，鼠径部切開法）がスタンダードな存在であった．近年LPEC法の手術件数はほぼ同数に伸びており，現在では明らかに術式は二分されている．逆に，それまでスタンダード手術であった鼠径部切開法が新たに見直され比較されることにより，その理解はさらに深まり，有用性も述べられてきている．
　本項では鼠径部切開法について解説する．

a. 男児の鼠径ヘルニア手術手技

1）皮膚切開

　皮膚切開は，恥骨結節上外側の精索を触れる位置の上方を外鼠径輪と考え，上前腸骨棘と恥骨結節外縁を結んだ中心を内鼠径輪と予想し，切開線はその間に皮膚割線に沿って約2cmの横切開にて行うことを基本としている（**図1**）．また学童期以降の症例では，乳幼児期に比べ1横指尾側で行うようにしている．術後の創は，皮膚割線に沿うことでほとんど目立たなくなるため，術前のヘルニアが大きい症例などは無理に小さい創で手術を行う必要はなく，十分な視野を確保し安全で確実な手術を行うことが肝要である．

2）浅在筋膜および外腹斜筋腱膜切開

　皮下を筋鉤で剥離していくと，最初に浅在筋膜を認める．小児では成人と比較して浅在筋膜はしっかりしているため外腹斜筋腱膜と誤解しやすいが，切開した際に脂肪組織を認めれば浅在筋膜であることが確認できる．
　浅在筋膜を切開し，剥離を進めると外腹斜筋腱膜に到達する．外腹斜筋腱膜は，外側の外腹斜筋から連なる腱膜であり，尾側の鼠径靱帯との境界（外側脚）を確認し，その少し上方に切開を入れ鼠径管を開放する（**図2**）．
　小児では，ほんのわずかにアプローチが上方になるだけで内腹斜筋に入り込んでしまうため，外側脚の確認は重要である．

3）精索・ヘルニア嚢の把持

　外腹斜筋腱膜を切開すると筋肉が露出され，正しい位置で開放されていればこの筋肉は内腹斜筋から精巣挙筋である．精巣挙筋は内腹斜筋から分離し精索を覆うように走行し鼠径靱帯，腹横筋腱膜弓へと連なっている．前述したよ

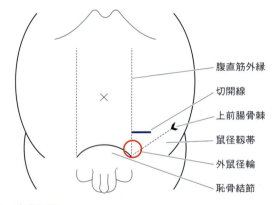

図1　皮膚切開
恥骨結節上外側の精索をふれる位置から約1〜2cm上の皮膚割線に沿って約2cmの横切開．

うに内腹斜筋を精巣挙筋と見誤って手技を進めると腹膜や，場合によっては膀胱にまで達する危険があるため，見えない部位の解剖を思い描きながら手技を進めていくことが肝要である．
　精巣挙筋を鼠径管外壁より剥離し，腸骨鼠経神経を確認する．
　筋鉤で内腹斜筋を内側上方，精巣挙筋を外側下方に圧排し，ヘルニア嚢による膨隆を認めれば精巣挙筋を線維方向に割くように剥離し，精索とヘルニア嚢を把持可能である．
　把持した精索・ヘルニア嚢を鑷子で上方に引き上げ，精巣挙筋を鉗子で剥離しながら後壁からの剥離操作を行う．内精筋膜は精索を覆い，そのまま内鼠径輪に連なり横筋筋膜に移行し後壁を形成しているため，後壁を損傷しないよう愛護的な操作が必要であり，十分な鉗子での精巣挙筋の剥離操作を行ったうえで精索・ヘルニア嚢を後壁から分離する．把持している精索・ヘルニア嚢が逆V字状になり股

256

第2章 小児鼠径ヘルニア手術

1. 鼠径部切開法

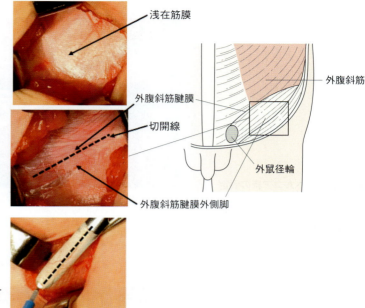

図2 浅在筋膜切開から外腹斜筋腱膜切開
外腹斜筋腱膜外側脚の少し上方に切開を入れ鼠径管を開放する．

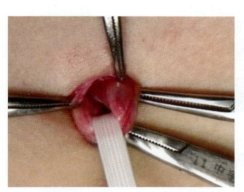

図3 精索・ヘルニア囊の分離後，綿テープを通して上方に牽引
[長江逸郎：Potts法．鼠径部ヘルニアの手術，沖永功太（監），へるす出版，p319-325，2018より許諾を得て転載]

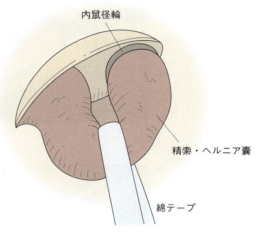

の部分を確認できれば，後壁から分離されたことの指標となる．分離後は下方から綿テープを通し，上方に牽引する（図3）．

4）精索とヘルニア囊の分離

精索とヘルニア囊の下面にペアン鉗子を通し鉗子の柄の部分で固定する（図4）．この操作によってヘルニア囊を覆う膜を剥離しやすくすることができる．

剥離する膜は表面から内精筋膜・腹膜前筋膜（浅葉・深葉）であり，その下層のヘルニア囊前面まで剥離したらペアン鉗子で2ヵ所を把持しその間で切開を加え内腔を開放する（図5A・B）．内腔からヘルニア囊をみると，その背面に精管・精巣動静脈が確認できる．精管・精巣動静脈をヘルニア囊から剥離してヘルニア囊を全周性に離断するが，その際ヘルニア囊の横断するラインをテント状に鉗子

で持ち上げ，直ペアン鉗子でヘルニア囊に沿うように剥離操作を行って精管・精巣動静脈を分離していく（図6）．この操作によって精索へのダメージを最小限に抑えることが可能となる．

5）ヘルニア囊高位剥離および結紮

離断後，精管・精巣動静脈とヘルニア囊の付着層を内鼠径輪直上まで分離を進める．その際に注意すべき点は精管・精巣動静脈を直接鑷子などで把持することは血管損傷，妊孕性の面から避けなければならない．剥離のためにテンションをかける場合は切離した内精筋膜を把持してcounter-actionを行うように心がける．内鼠径輪直上においてはヘルニア囊の外層（精索との剥離面の反対側）に存在する膜組織を破壊しないように注意が必要である．内鼠径輪部において，筋膜を介して下腹壁動静脈の拍動を確認す

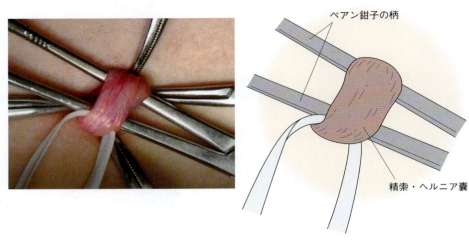

図4 精索とヘルニア嚢の固定
[長江逸郎：Potts法．鼠径部ヘルニアの手術，沖永功太（監），へるす出版，p319-325，2018より許諾を得て転載]

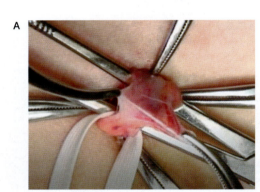
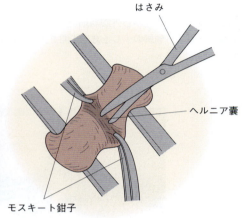
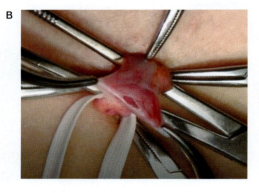
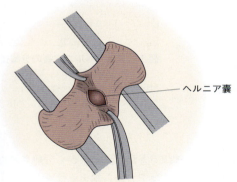

図5 ヘルニア嚢の開放
A：表面から内精筋膜・腹膜前筋膜（浅葉・深葉）を剝離し，その下層のヘルニア嚢前面をモスキート鉗子で両端把持し切開し開放する．
B：ヘルニア嚢の開放後．
[長江逸郎：Potts法．鼠径部ヘルニアの手術，沖永功太（監），へるす出版，p319-325，2018より許諾を得て転載]

ることは内鼠径輪であることの証明と内精筋膜の存在を意味することであり非常に重要な手順の1つである．その際，もし仮に下腹壁動静脈が直視下に視認された場合は内精筋膜の破壊を意味するので，再発防止のために修復作業が必要となってくる．また，腹膜前脂肪組織の確認に際しては，表面に薄い透明な膜が確認できれば，腹膜前筋膜深葉の存在を意味するものである．ヘルニア嚢の結紮に際しては膜構造から考えると，ヘルニア嚢（腹膜）・腹膜前筋膜（浅葉・深葉）・内精筋膜を含めて行われていることになる（図7）．

b. 女児の鼠径ヘルニア手術手技

1）非滑膜型ヘルニア

皮膚切開，鼠径管の開放からヘルニア嚢の把持までは男児の方法に準ずる．女児の場合，男児の精索に相当する組織は子宮円靱帯である．ヘルニア嚢から子宮円靱帯を分離することは困難であるため，ヘルニア嚢と一緒に結紮する．
結紮の際，子宮円靱帯とヘルニア嚢を切離せず高位結紮を行う方法と，子宮円靱帯とヘルニア嚢を同時に切離離断して高位結紮を行う方法の2通りの手技が一般的に行われ

第2章 小児鼠径ヘルニア手術

1. 鼠径部切開法

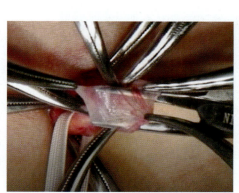
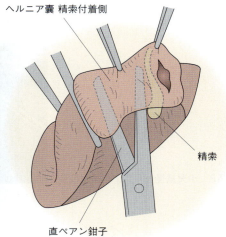

図6　ヘルニア囊と精索の剥離
ヘルニア囊を横断するラインをテント状に鉗子で持ち上げ，直ペアン鉗子でヘルニア囊に沿うように剥離操作を行う．
[長江逸郎：Potts法．鼠径部ヘルニアの手術．沖永功太（監），へるす出版，p319-325，2018より許諾を得て転載]

鑷子で切離した内精筋膜を把持しテンションをかける

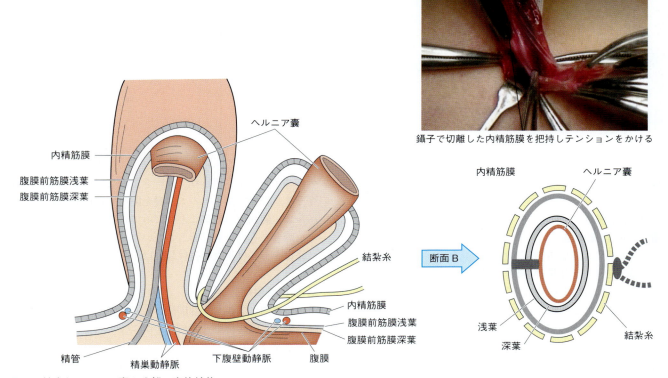

図7　精索とヘルニア囊の分離・高位結紮
[長江逸郎ほか：鼠径部ヘルニア．小児外科 52：1044-1048, 2020より引用]

ている．前者の場合，ヘルニア囊は離断されず残った状態にあるため，吸収糸で結紮すると再開通の可能性がある．そのため，結紮に際しては非吸収糸を使用する必要がある．後者の切離離断する方法は男児同様吸収糸を使用する．結紮断端は腹腔側に引き込まれ，シャッターサインを認めることで高位結紮を確認することができる．

2）卵巣滑脱型

女児では約20％で卵巣・卵管がヘルニア囊に滑脱するsliding herniaが存在する（図8）．
基本的には，ヘルニア囊内腔で卵巣・卵管が付着している部位を確認し，付着部直上で高位結紮を行う．また必要に応じて，内鼠径輪の高さで内精筋膜と同じ層にタバコ縫合をかけ断端を埋没させ卵巣付着部を腹腔内に内翻させる術式を行っている（Woolley法）[1]（図9）．

259

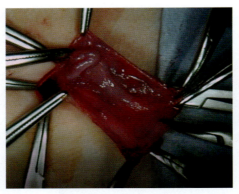
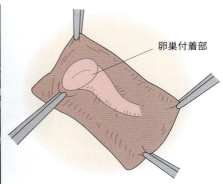

図8　小児鼠径ヘルニア卵巣滑脱型

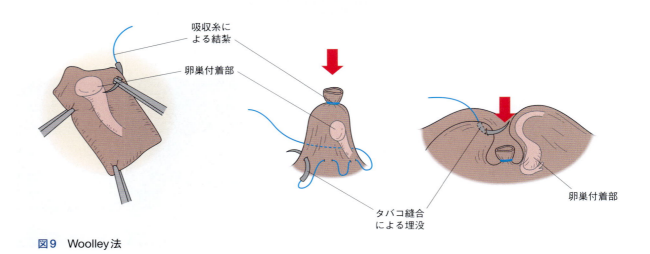

図9　Woolley法

C. 合併症

1) 術中合併症

❶ 出血，血管損傷

手術の際に比較的損傷しやすく，気をつけなければならない血管として，精巣動静脈・下腹壁動静脈が挙げられる．損傷に際してはできるだけ必要最小限の止血処置（圧迫止血）が望ましいが出血コントロールがつかない場合は結紮による止血も考慮する．精巣動静脈に関しては睾丸導体などを介しての副血行路があるので睾丸壊死などは起こりにくいとされている．下腹壁動静脈の場合，外腸骨動静脈から腹直筋への流入血管であるが，結紮による腹直筋への影響は比較的軽微なものであると考えられている．

❷ 臓器損傷

ⅰ）精管損傷

精管の修復に際しては形成外科による顕微鏡下の手術が必要であるため，損傷しないように努めることが極めて重要である．

ⅱ）膀胱・腸管損傷

ヘルニア嚢を露出する際に誤った経路をたどると膀胱とヘルニア嚢とを見誤まり，膀胱を損傷してしまうことがありうる．腸管損傷はヘルニア嚢を開放する際や高位結紮，ヘルニア嚢内での癒着などによって起こりうる合併症である．両者とも損傷を見落とさないことが重要であり，確実に修復を行えば重大な合併症には至らない．

2) 術後合併症

術後早期に発症する合併症としては創部局所に起こる血腫，感染，陰嚢腫脹，さらにテクニカルエラーによる再発などが挙げられる．

後期（ある程度の期間が経過してから）合併症としては，遅発性の疼痛（神経損傷）・再発・精巣挙上・精巣萎縮などが挙げられる．男性不妊の報告[2]も認められる．

●文献

1) Woolley MM: Inguinal hernia. Pediatric Surgery, 3rd Ed, Ravithch MM(ed). Year Book Medical Publishers, p822-823, 1978
2) 松田公志ほか：小児鼠径ヘルニア手術後の精管閉塞 泌尿器科男子不妊外来での経験．日小外会誌 27：35-39，1991

B. 小児の鼠径ヘルニア

第 **2** 章　小児鼠径ヘルニア手術

2 腹腔鏡下鼠径ヘルニア根治術（LPEC 法）

［嵩原　裕夫，西原　実］

腹腔鏡下鼠径ヘルニア根治術（laparoscopic percutaneous extraperitoneal closure：LPEC 法）は，小児の外鼠径ヘルニアに対し腹腔鏡下に特殊な穿刺針（LPEC 針，ラパヘルクロージャー®，八光）を用いて，経皮的にヘルニア嚢を高位で腹膜外に結紮しヘルニア門を閉鎖する術式である[1]．鼠径管切開法（以下，従来法）と LPEC 法の基本的に異なる点は，鼠径管を開放して精索内のヘルニア嚢を精管や精巣血管から剥離する操作を必要とする前者と異なり，後者は鼠径管内の解剖学的構造を破壊することなくヘルニア嚢のみをより高位で結紮することのできる愛護的な術式である点である．さらに，LPEC 法では対側の腹膜鞘状突起開存の有無を鏡視下に確認できることから，術後の対側ヘルニアの発症を予防することも可能な術式でもある．

1995 年に筆者が LPEC 法を考察し，臨床に導入したころは，精管や精巣血管を損傷する危険性や，ヘルニア嚢の高位結紮のみを行い遠位側のヘルニア嚢を放置することにより残存するヘルニア嚢内に水瘤が発症するリスクを指摘された．しかしながら，小児の精系水瘤はほとんどが交通性であることから，LPEC 法による術後の水瘤発症の懸念は払拭され，今日では LPEC 法は小児の鼠径ヘルニアと同じように精系水瘤に対しても有用な術式として行われている[2]．このような利点から，わが国における多くの小児外科施設において標準術式の 1 つとして広く行われている．再発率は 1% 以下で従来法と比較して遜色はない[3]．

適応は，再発例を含めすべての小児外鼠径ヘルニアと精系水瘤および Nuck 管水腫である．特に禁忌となる症例はない．

a. LPEC 法の実際

1）周術期管理

術前夜にビサコジル坐剤を挿肛し排便させる．術当日早朝にはグリセリン浣腸を行って腸内容をできるだけ排泄させる．麻酔導入までに 4 時間以上の絶飲食を余儀なくされる乳幼児例では，術前から輸液ルートを確保しておく．気管挿管後，経鼻胃管を挿入し胃内のガスを排除するが，これらの処置は腹腔容積の小さな小児では術野を確保するのに重要なことである．腹腔鏡挿入後に，術操作が著しく制限されるような直腸・S 状結腸内ガスの残存が観察される場合は，術中に外回りの看護師に経肛門的にチューブを挿入してもらい，鏡視下にチューブを拡張する直腸まで誘導しガスを排して安全な術野を確保する．また，残尿で膀胱が緊満している症例では，下腹部を軽く圧排して排尿を試みるが，不十分な場合はカテーテル導尿により膀胱を空にして術野を確保することが腹腔内の臓器損傷を防止することにつながる．

筆者は，気管内チューブ挿管後に麻酔科医の許可を得てアセトアミノフェン坐剤を挿肛し，麻酔覚醒後の興奮の抑制や疼痛緩和に対処している．

2）使用機器

硬性鏡は径 4 mm の 30° の斜視鏡を使用している．その理由は，3 mm 以下の硬性鏡の映像は以前より改良されてはいるが，小児，特に幼若乳幼児ではより詳細な所見が得られにくく，対側の腹膜鞘状突起開存を見逃がしたり，まれではあるが後腹膜腔に連続する陰嚢水腫（abdomino-scrotal hydrocele）の存在を見逃すことがあるからである．また，5 mm の硬性鏡ではシャフトが長く，乳幼児では全身麻酔下の気管内チューブとの交錯などで麻酔管理に配慮しつつ体外操作の制限を余儀なくされることも少なくない．5 mm の先端がフレキシブルスコープは年長児では有効なこともあるが，腹腔容積の小さな乳幼児ではその功は少ない．

成人では創の整容性のために reduced port surgery や single port の有用性が提唱されているが，小児で single port のデバイスを使用するためにより大きく切開された臍部創の術後の整容性は，意に反して満足度が高くないことが多い．LPEC 法では臍輪に沿う硬性鏡用ポートの 5 mm 皮切創と，2 mm の把持鉗子と LPEC 針（1 mm）の穿刺創だけであり，あえてポートの数を少なくするために single port で LPEC 法を行うべきでないことを強調したい．その最大の理由は，腹膜前腔で精管や精巣血管への損傷を避けるべく LPEC 針を運針するには，把持鉗子の繊細な動きで腹膜を牽引しながら LPEC 針を誘導する操作が要求されるからである．single port では把持鉗子と同軸方向にある腹腔鏡によりその可動域が腹腔内外で著しく制限

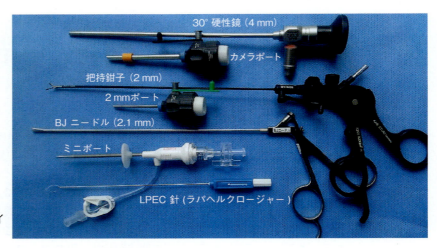

図1 LPEC法で使用するデバイス

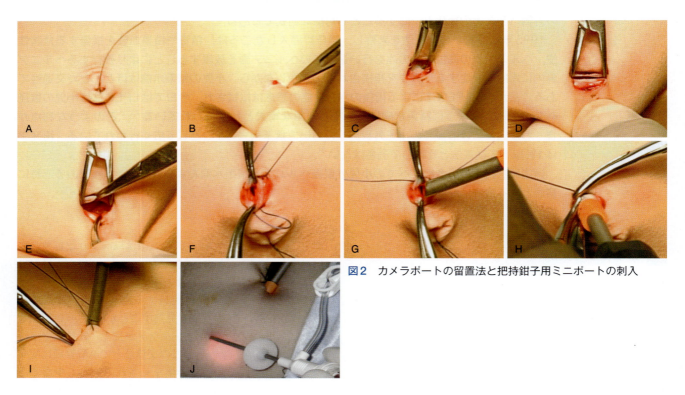

図2 カメラポートの留置法と把持鉗子用ミニポートの刺入

されることも少なくない．把持鉗子が硬性鏡と干渉することで操作に困難をきたし，腹膜の裂隙やLPEC運針のスキップによる再発や，周囲の血管や臓器に対する思わぬ術中の合併症は決して起こしてはならない．

図1に筆者がLPEC法で使用する機器を示す．腹腔鏡は径4 mmの30°硬性斜視鏡（Karl Storz社）で，腹腔内操作は2 mmの細径鉗子（Karl Storz社）またはBJ-Needle（Nition社）の使用で十分であり，19 GのLPEC針（ラパヘルクロージャー®，八光）と併せてその刺入による術後の創の整容性については全く問題ない．

ヘルニア嚢を腹膜前腔で高位結紮するには，非吸収性ポリエステル縫合糸（2-0ネスポーレン®）を使用している．筆者がLPEC法を開始した5年目から6年目にかけて合成吸収糸（バイクリル™）を使用したことがあるが，40例中4例（女児症例）において数ヵ月後に再発を認めた．同様の再発例の報告が他施設からも報告されており，LPEC法によるヘルニア門の結紮・閉鎖に吸収糸を使用することは禁忌であることを改めて強調したい[3]．

3）手術手技

❶ 第1トロッカー（カメラポート）の留置法（図2）

ブラインドでポートを刺入する方法は決して行うべきではない．5 mmの小切開下に開腹し，腹腔内臓器を確認しながら挿入留置することが原則である．

まず，臍輪下縁に牽引糸をかけ（図2A），糸を牽引しながら左手示指を臍の下に潜らせるように固定し，臍輪上縁に約5 mmの皮切を加える（図2B）．臍を引き上げるように牽引しながら臍柱と白線の交叉部へ向けてモスキート鉗

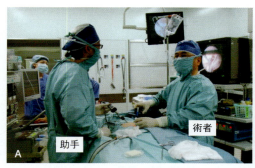
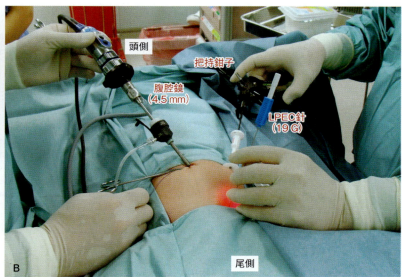

図3 術者と助手の位置とデバイスの持ち方
術者は患児の左側に,助手は右側に位置する.患児の体位はヘッドダウンとする(A).気腹圧と流量は,それぞれ6〜8 mmHg,1.0 L/分.2ポート(4,5 mm,2 mm),1 needle(19 G)でポートセッティングをする(B).

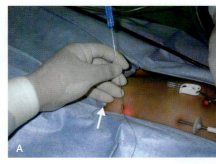
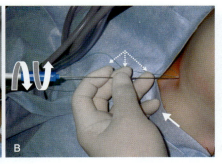

図4 LPEC針の持ち方

子で剥離する.そのとき,モスキート鉗子の先端を左手示指で感じながら皮下を鈍的に剥離すると,腹腔内臓器を損傷することなく開腹することができる(図2C・D).腹直筋・筋膜と腹膜の2ヵ所を把持して3-0バイクリル糸をU字型にかけ(図2E・F),挿入したカメラポートをその3-0バイクリル糸で外科結紮を1回行い,その結節をモスキート鉗子で把持しておく(図2G・H).あらかじめカメラポートには術中の操作によるポートの腹腔内への入りすぎや逸脱を防ぐために3 mm幅でネラトンチューブを装着しておき,その近位側端の上で牽引糸を結紮し固定する(図2I).

腹腔鏡で観察しながら,下腹壁血管を避けて臍の左側に把持鉗子用のミニポートを刺入する(図2J).

狭い腹腔内での腹腔鏡と把持鉗子の交錯を防ぐには,30°斜視鏡の角度を利用して内鼠径輪を背側から腹側へ向けて覗き込むように操作すれば,内鼠径輪を正面から捉えることができ,把持鉗子の操作域で競合することはない.

❷ 手術手順

筆者は,患児の左側に立ち右手で把持鉗子を,左手でLPEC針を操作している(図3)が,術者の利き手によって患児の左右どちらに立っても支障はない.助手は対側で腹腔鏡を操作する.気腹圧は炭酸ガスを8 mmHgに設定し,1.0 L/分で送気しているが,症例や術操作により適宜条件を変えることもある.

腹腔鏡で観察しながら,下腹壁血管を避け臍の左側2〜3横指外側から2 mmの細径把持鉗子用のポートを穿刺・挿入する.術中は10〜20°のTrendelenburg体位とし,患側をやや高位として下腹部腔の腸管を把持鉗子で愛護的に頭側に移動させ,術野を十分に確保する.

(1)LPEC針の持ち方と運針の仕方

多くの初心者は,LPEC針のノブ側(青い部分)を持って不安定な状態で穿刺したり,LPEC運針に伴う血管や臓器の損傷を必要以上に危惧してLPEC法の実施を躊躇したり敬遠することが少なくない.

LPEC針は鏡視下に内鼠径輪の12時の部位から下腹壁血管を避けて穿刺するが,LPEC針のシャフトの針先寄りを母指と示指,中指,環指で把持し,小指を患児の腹壁に固定して針を回しながら刺入する(図4A).腹膜前腔のLPEC運針を行う際も,小指を腹壁に固定し,針を直進させるのではなく母指と示指,中指,環指で挟んで,必ず針を回しながら進めるのが最も基本的な操作である(図4B).LPEC針を直線方向に直進させるような操作は決して行ってはならない.把持鉗子で運針方向あるいは反対側の腹膜を牽引しながら針先の背で腹膜を持ち上げるように針を回しながら運針していく.

(2)鼠径部腹壁の膜構造をイメージしたLPEC運針法

鼠径部腹壁の膜構造のシェーマを図5に示す[4].LPEC

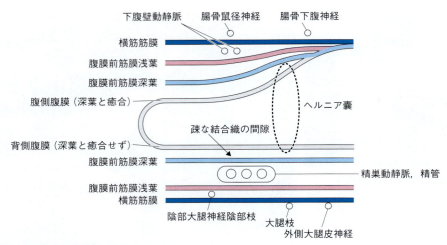

図5 鼠径部腹壁の膜構造
(早川哲史:腹腔鏡下鼠径ヘルニア修復術-さまざまなTAPP(transabdominal preperitoneal repair)法-. 手術 63：1681-1689, 2008を参考に作成)

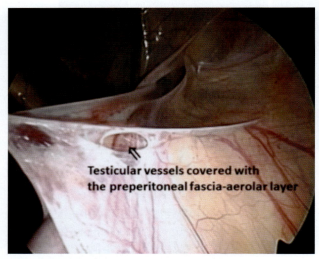

図6 腹膜前筋膜深葉に覆われた精巣動静脈

法は内鼠径輪の部位で腹膜前腔でヘルニア門の全周に結紮糸を通す方法であるが、その手技において下腹壁血管や精巣動静脈および精管を損傷する印象が非常に強いようである。しかし、LPEC運針の経路は腹膜(腹側・背側腹膜)と腹膜前筋膜深葉の間の疎な結合織の間隙である(図5，点線と矢印で示す)。精巣動静脈や精管は薄い膜様の腹膜前筋膜深葉に覆われており、下腹壁血管は腹膜前筋膜浅葉と横筋筋膜の間に位置することから、前述の点線で示した経路を運針すれば血管や精管の損傷を避けることができる。腹膜に小孔を開けつまみ上げると、腹膜前筋膜深葉に覆われた精巣動静脈と腹膜の間に気腹ガスが拡散し、LPEC運針の経路となる疎な結合織の間隙を認識することができる(図6)。

これらの膜構造をイメージすることでLPEC運針を安全かつ容易に行うことができる。LPEC運針は非吸収性ポリエステル縫合糸(2-0ネスポーレン®)を把持したLPEC針をヘルニア門の上縁から刺入し、ヘルニア門の外縁から腹膜前筋膜深葉に覆われた精巣動静脈と背側腹膜との間の疎な結合織のスペースで精巣動静脈を損傷しないようにクロスオーバーする。コツは、まずLPEC針を血管の走行に接するように並行に針を回しながら運針し、腹膜をLPEC針の背で浮かすように持ち上げ、運針方向と反対側の腹膜を把持鉗子で牽引し腹膜にテンションをかけ、LPEC針を精巣動静脈の上を滑らせるようにずらすと容易にクロスオーバーすることができる(図7A・B)。LPEC針の針先の角度がけっして血管に向かないように運針することが重要である。

また、結紮糸を腹腔内でリリースするために腹膜を穿破する際は、LPEC針でテント状に緊張した腹膜を"突き刺す"のではなく、LPEC針でテンションのかかっている腹膜を把持鉗子で針先に当てるようにして穿破を誘導すると、勢い余って隣接臓器を損傷するのを避けることができる。LPEC針を腹腔内へ穿破し、把持鉗子を用いてLPEC針先端に内蔵したループから結紮糸を外したのち、LPEC針を刺入部まで引き戻しその尖端を内側に向けるが、LPEC針の刺入部を1点になるように心がける。刺し直すと刺入部がずれ、結紮の際に余分な組織を巻き込むことになり、結紮が緩む原因となるので注意する。

次いでヘルニア門の内縁を下腹壁動静脈の内側に沿って運針し、精巣血管をクロスオーバーした要領で精管をクロスオーバーした後に、先に腹膜を穿破した部位から再度LPEC針を腹腔内へ誘導し、把持鉗子を用いてLPEC針のループ内へ結紮糸を通して保持させ、LPEC針とともに体外へ引き抜くと、結紮糸が腹膜前腔でヘルニア門の全周を完全に囲ったことになる(図7C・D)。

これらのLPEC法における運針は、針先の背に丸みを持たせ(ベントチップタイプ)、シャフトの硬度を増した新しいモデルのLPEC針(図8)の開発で、さらに安全で容易になった。

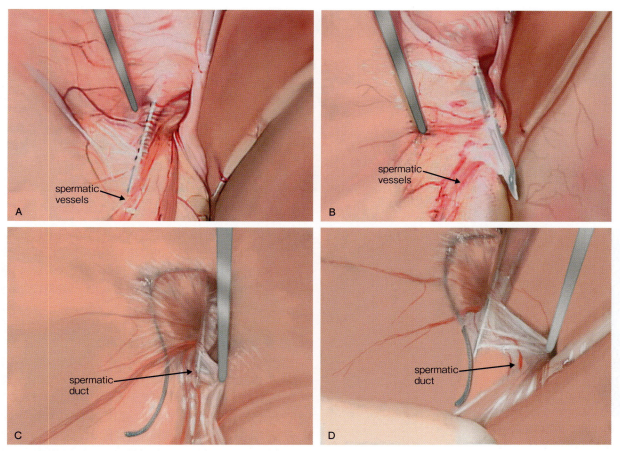

図7　精巣血管（A・B）と精管（C・D）のクロスオーバーのコツ

(3) 女児における子宮円靱帯の処理

女児の鼠径ヘルニアの場合でもLPEC法の基本手技は男児と同じである．異なる点は，精巣血管や精管をクロスオーバーする繊細な運針のテクニックを必要としない．精索の代わりに子宮円靱帯がヘルニア囊に接して走行しているが，男児と異なり囊から剝離する必要はない．LPEC針を内鼠径輪外側から子宮円靱帯の手前まで運針し，針先をわずかに内側に向けた状態で（図9A），子宮円靱帯を把持鉗子でつまみ上げLPEC針の針先を覆うように腹膜を被せると，LPEC針は子宮円靱帯の下を容易に潜らせ運針することができる（図9B）．結紮糸をリリースした後，LPEC針を刺入部まで戻し，下腹壁血管の内側を針を回しながら運針し，結紮糸を把持して体外へ誘導し結紮する．

(4) 体外結紮時の注意点

LPEC針の穿刺ルートと抜去ルートが同じであれば皮下の組織塊を巻き込んで結紮することはなく，また緩むこともほとんどないが，年長児や筋緊張が強い場合は，筋弛緩薬の使用や気腹圧の減圧などを考慮することも必要である．

体外へ誘導した結紮糸を吊り上げながら結紮することで精巣血管と精管はヘルニア囊から剝離され，ヘルニア門は完全に閉鎖される．この際，精巣血管や精管が不自然な屈曲や縫縮される腹膜によって巻き込まれないように注意する（図10）．

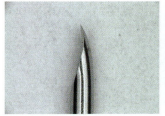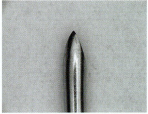

図8　新しいモデル（ベントチップタイプ）のLPEC針（ラパヘルクロージャー）

また，結紮が緩むと再発や精系水瘤の原因となることがあるので，非吸収性ポリエステル縫合糸（2-0 ネスポーレン®）は少なくとも5回は結紮することが重要である．

(5) ポートの抜去と創の閉鎖

鉗子創は，鉗子を抜去した後の出血がないことを確認したのち，また臍部創は気腹ガスの脱気に伴う大網のポート内への迷入がないことを確認しながらポートを抜去する．先に腹直筋・筋膜と腹膜にU字型にかけた3-0バイクリル糸をそのまま使用して結紮し閉腹する．皮下組織を4-0バイクリル糸で1針縫合したのち，皮膚は把持鉗子やLPEC針の穿刺創と同様にダーマボンドで接着し手術を終了する．これらの創は数ヵ月でほとんど目立たなくなる．

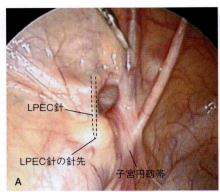
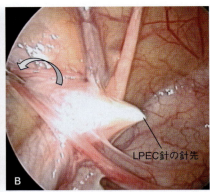

図9　女児の外鼠径ヘルニア（左側）

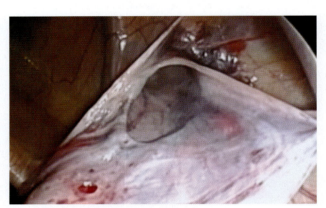

図10　LPEC運針の確認
ヘルニア門全周を運針した結紮糸のスキップがないことや，血管や精管が巻き込まれたり屈曲していないことを確認する．

b. 適応と禁忌

　LPEC法が禁忌となる小児の外鼠径ヘルニアはない．当初，腹腔内でヘルニア囊のみを結紮し遠位側のヘルニア囊を放置するLPEC法は，残存するヘルニア囊内に水瘤を発症するリスクが指摘された．しかしながら，小児の精系水瘤はほとんどが交通性であることから，LPEC法による術後の水瘤発症の懸念は払拭され，今日ではLPEC法は小児の鼠径ヘルニアと同じように精系水瘤に対しても有用な術式として行われている[2,5]．また従来法では見逃しやすい腹腔内あるいは後腹膜腔に連続する陰囊水腫に対しても，必要に応じて2 mm鉗子を追加して適切に対応することが可能である．
　以下に示す症例では，従来法よりもその高い適応性が示される．

1）従来法による術後の再発ヘルニア

　従来法による術後再発の原因としては，ヘルニア囊の結紮が高位で行われていない場合，結紮糸が逸脱した場合，新生児症例や嵌頓症例における脆弱化したヘルニア囊の剝離操作に起因する裂損を修復しえなかった場合，さらにはヘルニア囊の誤認などが挙げられている[6]．このような症例に対して従来法で再手術を行うことは，鼠径管内の瘢痕組織による術操作の煩雑さやヘルニアの再発形式の確認が容易ではない．一方，LPEC法では再発形態が解剖学的に一目瞭然であり，ヘルニア門の閉鎖に対しても前回手術の影響のない腹腔側でヘルニア門を確実かつ容易に閉鎖することができる[7]．

2）新生児・幼若乳児の外鼠径ヘルニア

　嵌頓や一部の症例を除いて，一般的に従来法による手術適応年齢は生後3ヵ月以降が望ましいとされていた．麻酔の安全性と手術操作の難易度が大きな理由と思われる．新生児や2～3ヵ月の乳児では，鼠径管内の精索からヘルニア囊や血管，精管の剝離操作が容易でなく，ヘルニア囊の裂隙を生じ，その高位結紮には精通した小児外科医でも難渋することが少なくない．
　ヘルニア門（内鼠径輪）よりもやや腹腔側でヘルニア門の全周を腹膜外で運針しヘルニア門を完全に閉鎖するLPEC法では，従来法のような剝離操作は行わないことから，基本に忠実なLPEC法の手技を習熟すれば新生児・幼若乳児の外鼠径ヘルニアでも容易に行うことができる[8]．

3）未熟児発症の巨大ヘルニア（図11）

　未熟児にみられる鼠径ヘルニアの頻度は高い．超低出生体重児では，著しく内鼠径輪が開大し腸管のほとんどがヘルニア囊内に脱出する巨大陰囊ヘルニアをみることがある[9]．このような例では，NICUからGCUに転床しても排便するための腹圧がかからず排便コントロールを必要とし，長期入院を余儀なくされる．前述のように従来法ではヘルニア囊の高位結紮処理に難渋することが多く，精索内の剝離操作を必要としないLPEC法のよい適応となる．著しく開大した内鼠径輪に対して通常のLPEC法でヘルニア門を閉鎖しても，外鼠径窩の内側にde novo型のヘルニアの再発をみることがある（図12）．その再発防止のためには，筆者らが考案したadvanced LPEC法（腹腔鏡下に腹横筋腱弓と横筋筋膜群（横筋筋膜slingの下脚あるいはiliopubic tract）の間にU字型縫合を置き，内鼠径輪外側の補強とヘルニア門外縁の再構築を行ったのちにLPEC法でヘルニア門を閉鎖する）が有効である（図13）[5,10]．

第2章 小児鼠径ヘルニア手術

2．腹腔鏡下鼠径ヘルニア根治術（LPEC法）

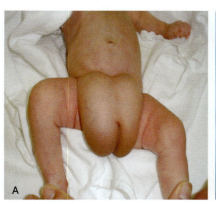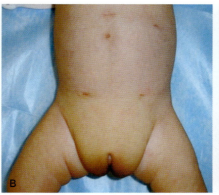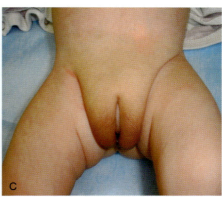

図11　未熟児発症の巨大陰嚢ヘルニア
LPEC法による2ヵ月男児の手術症例（A：術前，B：術後7日目，C：術後1ヵ月）

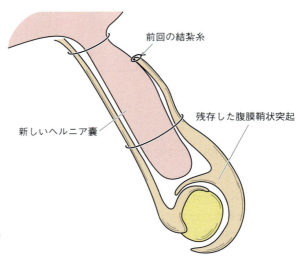

図12　初回LPEC法術後に新しいヘルニア嚢で再発した直接型外鼠径ヘルニアの手術所見シェーマ

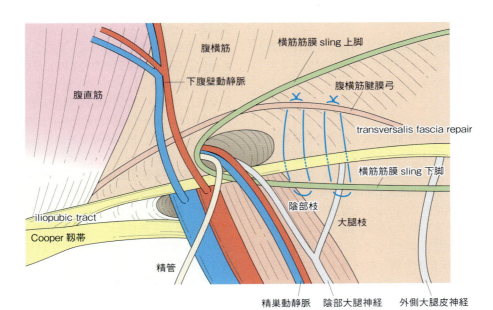

図13　右鼠径部腹壁の腹腔側解剖とadvanced LPEC法のコンセプト
腹横筋腱膜弓と横筋筋膜群（横筋筋膜slingの下脚およびiliopubic tract）を縫合する（transversalis fascia repair）ことで，内鼠径輪外側の補強とヘルニア門外縁の再構築を行う．

267

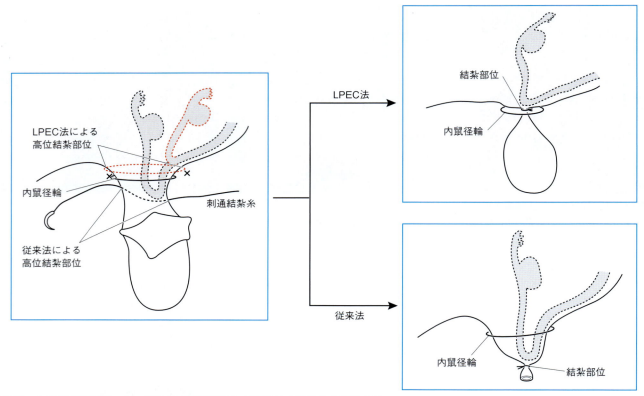

図14　女児の卵管滑脱ヘルニアに対する従来法とLPEC法の高位結紮部位の違い

4）両側外鼠径ヘルニア

　従来法では両側性に対して両側鼠径部に術創を残すが，LPEC法では腹腔鏡挿入部の臍部創と2mm鉗子の穿刺創のほかに，両側鼠径部には19GのLPEC針の穿刺創だけで，2病変に対して同一術創で手術を行える．手術時間の短縮と術創の整容性，術後の疼痛など従来法に比しLPEC法に利点が多い．

　同様の観点から，片側症例に対しても対側の腹膜鞘状突起の開存の有無を検索することができ，術後の対側ヘルニア発症を予防することもできる．

5）女児の滑脱ヘルニア

　女児の滑脱ヘルニアでは，卵管が滑脱して卵巣の脱出を伴うことが多い．従来法では，ヘルニア囊の高位結紮に伴う卵管の損傷を気にしすぎて高位結紮が不十分になる場合が少なくない．LPEC法では，滑脱する卵管を鉗子で腹腔内へ牽引しながらその遠位側でLPEC針を腹膜外に運針し子宮円索帯を含めて結紮するので，従来の経鼠径管的術式よりも完全な高位結紮を容易に行うことができ，卵管の滑脱ヘルニアこそLPEC法が最も適した疾患の1つである（図14）[5, 11]．

6）嵌頓ヘルニア

　小児の鼠径ヘルニア嵌頓に対する従来法では，まずヘルニア囊を開いて嵌頓臓器の循環障害の程度を確認し，腹腔内に還納した後にヘルニア囊を剝離し高位結紮を行うのが原則である．その結果，術創は通常よりも延長され，また嵌頓臓器の圧排によるヘルニア囊周囲組織の浮腫と，脆弱化したヘルニア囊の近位側の剝離操作とその閉鎖に著しく困難を伴うことが少なくない．

　LPEC法では，全身麻酔下の筋弛緩状態で腹腔内と鼠径部からの愛護的な操作により，ほとんどの症例において嵌頓臓器を比較的容易に整復でき，臓器の循環障害の程度は鏡視下に確認できる．さらに，脆弱化したヘルニア囊の剝離操作を必要とせず，通常のLPEC法操作でヘルニア門を容易に閉鎖できる．創の整容性と合わせて従来法に比し大きな利点である．また，絞扼が著しく整復困難な症例では，鼠径部に約1cmの皮切を加え外鼠径輪を切開することで絞扼を解除でき，嵌頓臓器を整復することができる．

7）小児の直接型外鼠径ヘルニア（de novo型ヘルニア）

　これまでの小児外科の教科書には，「小児の外鼠径ヘルニアは，腹膜鞘状突起をヘルニア囊とする間接型のヘルニアである」と記載されている．腹膜鞘状突起は，成人の約20％にも開存することが知られており[12]，それに起因する成人の間接型の外鼠径ヘルニアも少なくない．しかし，多くの場合，膜鞘状突起開存の開存とは関係なく，内鼠径輪の外側から腹膜が鼠径管内に滑脱し直接型のヘルニアを発症する．原因は内鼠径輪周辺の組織の脆弱化による腹膜と筋膜構造の滑脱によるde novo型のヘルニアとして早川は3型に分類している（図15）[13]．

　筆者らは，小児においても開存する腹膜鞘状突起とは

第2章 小児鼠径ヘルニア手術

2. 腹腔鏡下鼠径ヘルニア根治術(LPEC法)

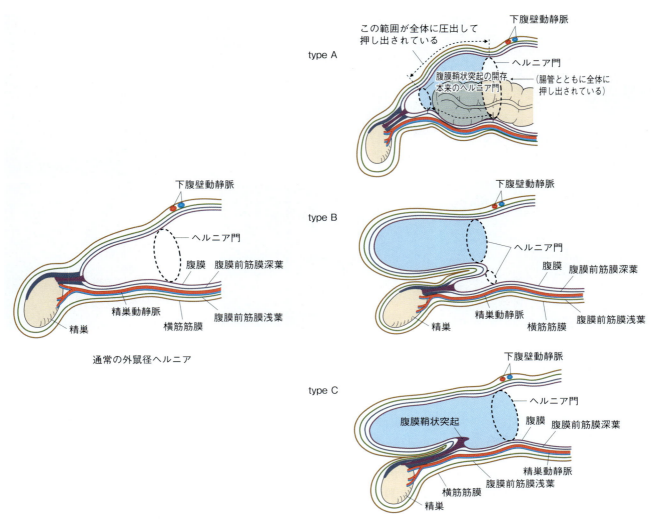

図15 *de novo* 型ヘルニアの形態分類
（文献13より引用）

部位を異にする外鼠径ヘルニアの症例をすでに報告してきた[14-16]．これらの症例は、腹膜鞘状突起の開口部のおよそ外側上方に位置し内鼠径輪の外側から鼠径管内に向かって大きな陥凹を呈するのが特徴で、成人の *de novo* 型ヘルニアの形態に酷似する．発症機序としては、発育旺盛な小児において内鼠径輪周辺の組織の脆弱化によるものとは考え難く、内鼠径輪の発生解剖に関与しているように思われる．すなわち、内鼠径輪は下腹壁動静脈の外側で横筋筋膜が肥厚した窩間靱帯および横筋筋膜slingにより内縁（ヘルニア門の周堤）が形成され、上縁は腹横筋腱膜弓や横筋筋膜slingの上脚で、下縁はiliopubic tractと横筋筋膜slingの下脚で形成される．内鼠径輪の外側は腹横筋を欠き、内腹斜筋のみで覆われており、索状に肥厚し横筋筋膜slingの上脚と下脚が外側上方にV字型に開放して、薄い横筋筋膜と腹膜の間にある2層の腹膜前筋膜で覆われて形成される．薄い横筋筋膜に覆われた精索（精管、精巣動静脈）は内鼠径輪部で腹壁を外側から内側下方へ斜めに鼠径管内へ向かい、円筒形の内精筋膜を形成する．したがって、内鼠径輪の外縁は腹壁の一部がそのまま境界を形成することなく鼠径管に移行しているので、外縁をはっきり同定することはできない[17]．この内鼠径輪外側の解剖学的形態の特徴が *de novo* 型ヘルニアの発症に大きく関与していることが推測される．

LPEC法が小児の外鼠径ヘルニアの標準術式として広く普及するにつれて、経鼠径管法では見逃されていたヘルニア門の形態が腹腔内から詳細に観察できるようになった．筆者らは、精巣血管と精管の並走が壁側腹膜を介して視認できるヘルニア囊（腹膜鞘状突起の遺残）とは異なる大きなヘルニア門を認めるtype B（図16A）を6例、浅い腹膜鞘状突起に接しその外側上方に大きなヘルニア門を認めるtype C（図16B）を4例、腹膜症状突起の開存はみられず内鼠径輪の大きな陥凹を呈するtype Cの2例を経験している．

成人では腹腔鏡下に腹膜前腔を広範囲に剝離し、メッシュを留置するTAPP法やTEP法が行われているが、このような術式は小児では決して行うべきではない．筆者らは、LPEC法で腹膜鞘状突起が開存するヘルニア門と *de novo* 型のヘルニア門を2枚の腹膜前筋膜（深葉と浅葉）を

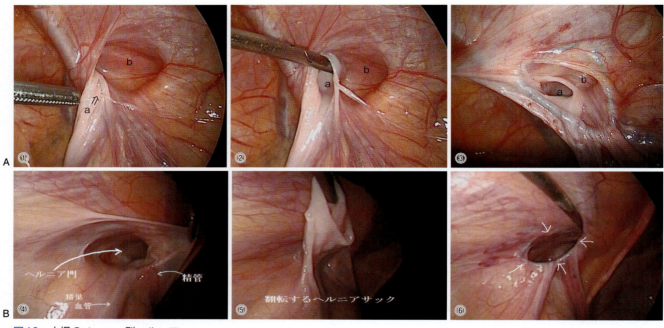

図16　小児の de novo 型ヘルニア
A：8歳・男児　右外鼠径ヘルニア（①～③）．de novo 型ヘルニア（type B）．a：腹膜鞘状突起開口部，b：de novo 型ヘルニア．
B：6歳・男児　左外鼠径ヘルニア（④～⑥）．de novo 型ヘルニア（type C）．

含めるイメージで広く内鼠径輪の全周を運針し高位結紮による閉鎖を行っている（図16A①～③）．de novo 型の特徴は，ヘルニア囊と周囲組織の癒着がルーズで牽引するとヘルニア囊を容易に腹腔内へ翻転させることができる（図16B④⑤）．LPEC法で腹膜前腔を運針する際に腹膜を牽引しすぎるとルーズなヘルニア囊を引き出して低位で運針する場合があり，その結果，low ligation により再発の原因となる．内鼠径輪の高さよりも腹腔内で運針するように心がけ，十分に高位結紮を行うことが重要である（図16B⑥）．

小児の de novo 型ヘルニアに対しては，内鼠径輪の高さで通常よりも広範囲のLPEC運針を行っているが，いまだ再発例はない．もし再発例を経験した場合は，かつて行ってきた腹横筋腱膜弓と iliopubic tract を縫合する advanced LPEC法ではなく，より安全な腹横筋腱膜弓と横筋筋膜群（横筋筋膜 sling 下脚＋iliopubic tract）を縫合する advanced LPEC法の改良術式（LPEC＋transversalis fascia repair）の適応と考えている．

C. 合併症

1）術後再発ヘルニア

熟練した小児外科専門医による，小児外科認定施設における小児の鼠径ヘルニアに対する従来法の術後再発率は1％以下（0.15～0.64％）と，その頻度は低い[18-21]．しかし，新生児期に手術を受けた症例での術後再発率は8％と，高頻度にみられる[22]．このことと，手術操作が容易でないことが，手術時期を生後3ヵ月以降とする理由に挙げられている．

LPEC法を導入して5年以上を経過した7施設における再発率は0.52％（22/4,058例）で，年数の浅い普及途上の新しい術式の成績としては，従来法と比較して遜色はない[3]．

LPEC法の術後再発の原因としては，ヘルニア囊の腹膜外結紮に合成吸収糸（バイクリル™）を使用した症例，ヘルニア門周囲の運針が腹膜をスキップしたことによる症例，結紮が緩んでヘルニア門の閉鎖が不完全であった症例，未熟児発症の巨大陰囊ヘルニア術後の de novo 型ヘルニア症例（直接型ヘルニア），卵管の滑脱ヘルニアに対し高位結紮が不十分で残存した腹膜鞘状突起に形成された水腫がヘルニア内容として脱出した症例などが報告されている[3]．

2）その他の合併症

まれではあるが，重篤な術中の合併症にLPEC針による外腸骨動脈穿刺に起因する出血が報告されている[23]．

LPEC法と異なる腹腔鏡下ヘルニア修復術後の精巣に対する合併症として，精巣萎縮が0.2～1.5％[24-26]，精巣挙上が0.3～4.1％との報告がある[27,28]．一方，LPEC法術後では男児429例中5例（1.2％）に精巣挙上を認めたとの報告があるが[29]，これらの症例は腹膜の牽引やLPEC運針の誘導操作を行う把持鉗子を用いずLPEC針のみで腹膜外を運針する方法で行われた症例であり，LPEC法の操作に無理が生じた結果であることを否定できない．

LPEC法は，鼠径管内構造を破壊することなく愛護的にヘルニア門を完全に閉鎖する低侵襲性のヘルニア根治術であり，その再発率は1％以下で従来法と比較しても遜色は

ない．LPEC法の手技の習得にあたっては経験豊富な指導医のもとに基本手技に忠実に実施すべきであり，手技を習得した後も初心を忘れず真摯にLPEC運針に集中して行うべきであることを強調したい．

◉文献

1) Takehara H et al: Laparoscopic surgery for inguinal lesion of pediatric patients. Proceedings of 7th World Congress of Endoscopic Surgery, Singapore, p537-541, 2000
2) 阪　龍太ほか：精系水瘤に対するLPEC．小児外科 **47**：599-602，2015
3) 嵩原裕夫ほか：小児再発鼠径ヘルニア．小児外科 **44**：899-903，2012
4) 早川哲史：腹腔鏡下鼠径ヘルニア修復術−さまざまなTAPP（transabdominal preperitoneal repair）法−．手術 **63**：1681-1689，2008
5) 嵩原裕夫ほか：小児の鼠径部疾患に対する鏡視下手術手術．外科治療 **96**：209-296，2007
6) Tovar JA: Inguinal hernia. Newborn Surgery, 2nd Ed, Puri P (ed), Arnold, p561-568, 2003
7) 西原　実ほか：Advanced LPEC法を行った超低出生体重児における鼠径ヘルニア再発の1例．日臨外会誌 **75**：2602-2605，2014
8) 嵩原裕夫ほか：基本手技−合併症を起こさないための安全なLPEC法のノウハウ−．小児外科 **47**：573-579，2015
9) 藤原利男ほか：低出生体重児巨大鼠径ヘルニア手術のコツ．小児外科 **31**：592-595，1996
10) 嵩原裕夫，久山寿子：最近の小児鼠径ヘルニアの手術法−LPEC法を含めて−．消外 **32**：377-385，2009
11) 春本　研ほか：卵巣滑脱に対するLPEC．小児外科 **47**：608-612，2015
12) Nakayama DK, Rowe ML: Inguinal hernia and the acute scrotum infants and children. Pediatr Rev **11**: 87-93, 1989
13) 早川哲史：TAPP法（de novo型Ｉ型ヘルニアの概念）．消外 **39**：485-493，2016
14) 嵩原裕夫ほか：小児鼠径ヘルニアde novoタイプに対するLPEC法のFeasibility，第15回日本ヘルニア学会学術集会・抄録集，p80，2017
15) 嵩原裕夫ほか：小児の外鼠径窩にみられる直接型外鼠径ヘルニア．第16回LPEC研究会・抄録集，p174，2017
16) 嵩原裕夫ほか：特殊な鼠径部ヘルニア手術，小児の特殊な鼠径部ヘルニアに対する腹腔鏡手術（LPEC法）．手術 **72**：1061-1070，2018
17) 柵瀬信太郎：鼠径ヘルニア手術に必要な解剖．小児外科 **44**：807-823，2012
18) 大沼直躬ほか：小児鼠径ヘルニア手術適応とMitchell Bank法の検討．小児外科 **21**：1159-1164，1989
19) 横森欣司ほか：小児鼠径ヘルニア再発例の検討．消外 **15**：1441-1448，1992
20) 大浜用克ほか：再発鼠径ヘルニアの原因と治療．小児外科 **26**：1309-1314，1994
21) 古田靖彦ほか：小児鼠径ヘルニアの標準術式としてのMitchell Bank法−8148例の治療経験と術式の検討．日小外会誌 **36**：1042-1049，2000
22) Phelps S, Agrawal M: Morbidity after neonatal inguinal herniotomy. J Pediatr Surg **32**: 445-447, 1997
23) 五藤　周ほか：SILPECの術中トラブルシューティング．小児外科 **47**：638-642，2015
24) Schier F: Laparoscopic inguinal hernia repair- a prospective personal series of 542 children. J Pediatr Surg **41**: 1081-1084, 2006
25) Saranga Bharanthi R et al: Minimal access surgery of pediatric inguinal hernia: a review. Surg Endosc **22**: 1751-1762, 2008
26) Tiryaki T et al: Operative complications of hernia repair in childhood. Pediatr Surg Int **13**: 106-161, 1998
27) Turial S et al: Laparoscopic inguinal herniorrhaphy in babies weighing 5kg or less. Surg Endosc **25**: 72-78, 2011
28) Chhho A et al: Long-term outcomes of laparoscopic intracorporeal inguinal hernia ligation in infants under 1 year of age. J Laparoendosc Adv Surg Tech **23**: 387-391, 2013
29) 生野　猛ほか：LPEC後の合併症（挙上精巣）．小児外科 **47**：657-659，2015

第Ⅱ部

腹壁ヘルニア

A. 正中腹壁瘢痕ヘルニア

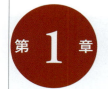

第1章 腹壁再建のための解剖・分類・用語

[諏訪　勝仁]

　近年，腹壁瘢痕ヘルニアに対する術式選択は大きく変遷している．component separation法は腹腔内から単純にメッシュをあてがうintraperitoneal onlay mesh法に比べ，腹壁構造をより詳細に理解する必要がある．また，腹壁瘢痕ヘルニアについては，いまだ統一されていない分類，用語などさまざまな問題点が存在する．本章では，腹壁瘢痕ヘルニア手術における解剖，分類，用語について解説する．

a. 解剖

1）筋, 筋(腱)膜

　腹壁前面の筋層は大きく正中部(腹直筋，錐体筋)と前側腹部(外腹斜筋，内腹斜筋，腹横筋)の2つのコンポーネントに分かれる[1]（図1）．

❶ 腹直筋

　恥骨結合と恥骨稜を起始とし，剣状突起，第5〜7肋軟

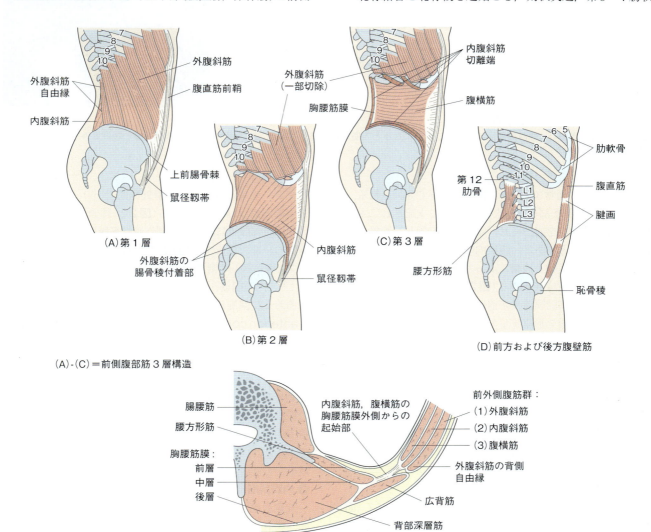

図1　腹筋群
（文献1を参考に作成）

第Ⅱ部 腹壁ヘルニア　A. 正中腹壁瘢痕ヘルニア

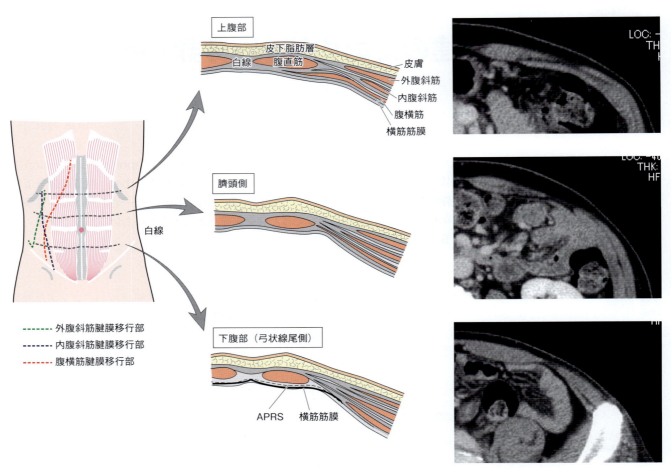

図2　腹壁レベルによる腹直筋鞘の違い
腹横筋筋束は上腹部では腹直筋背面に及ぶが，尾側になると内側は腱膜成分となる．臍頭側レベルで腹横筋筋層と腹直筋外縁は交差する．
(文献2を参考に作成)

骨に停止する．通常3～4つの腱画によって分画される．胸腹神経(胸神経下部6本の前枝)によって支配され，主な機能は体幹(腰椎)を屈曲させ，腹部内臓を圧し，骨盤の傾きを矯正することである．腹腔内圧の上昇および腹壁の屈曲に作用する．前鞘と後鞘によって筋層は包まれるが，臍頭側と尾側では構成が異なる(図2)．臍頭側では，外腹斜筋腱膜と内腹斜筋腱膜前葉が前鞘を，内腹斜筋腱膜後葉と腹横筋腱膜が後鞘を形成するのに対し，臍尾側では外内腹斜筋および腹横筋腱膜は前鞘を形成し，腹直筋背面は腹横筋腱膜の減衰部位(attenuated posterior rectus sheath, 後述)および腹横筋筋外膜である横筋筋膜によって構成される[2](図2)．

❷ 錐体筋
腹直筋の最尾側前方にあり，恥骨の前面と恥骨靱帯前部に付着する．錐体筋の収縮で白線に緊張がかかる．約10～70％で片側あるいは両側が欠損している[3]．

❸ 外腹斜筋
外側腹壁筋の中で最も大きく，最も表層に存在する(図1)．第5～12肋骨外面を起始とし，白線，恥骨結節，腸骨稜前方1/2に停止する．胸腰筋膜を起始としないため，最後部は遊離縁となり，起始である肋骨と腸骨稜の間を走行する．筋束は基本的に腹壁外側部であり，腹壁前面(鎖骨中線内側)は腱膜部になる(図2)．臍頭側レベルで腱膜成分は対側腹壁に斜走し対側外腹斜筋腱膜と交差し腹直筋前鞘の一部を構成する(図3)が，臍と上前腸骨棘を結ぶライン(臍棘線)尾側では腱線維を形成し，対側と交織する[1,4]．内腹斜筋，腹横筋とともに腹腔を圧縮し，体幹の屈曲および回旋に寄与する．

anterior component separation 法の筋膜切開部位
(Ⅱ-A-第4章2-bを参照)：Ramirez[5]が1990年に報告した術式であり，外腹斜筋腱膜を腹直筋前鞘移行部外側で切開し内腹斜筋との間を広く剥離する．外腹斜筋のみの剥離授動では，片側上腹部2 cm，下腹部2 cm，臍周囲4 cmの授動が可能になる．また，追加で腹直筋前鞘を内側円近傍で切開し腹直筋と後鞘間を剥離することで，片側心窩部で5 cm，ウエストラインで10 cm，恥骨上で3 cmの筋層授動が可能とされている．

❹ 内腹斜筋
外側腹筋で外腹斜筋と腹横筋の間に挟まれる．胸腰筋膜，腸骨稜前2/3，鼠径靱帯外側1/3の深部結合織を起始とし，第10～12肋骨下縁，白線，恥骨櫛に停止する(図1)．腱膜成分は弓状線頭側では2枚に分かれ外腹斜筋腱膜

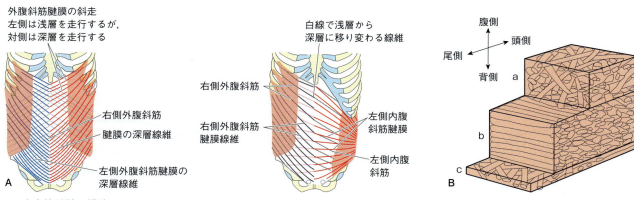

図3　腹直筋前鞘の構造
A：腹斜筋腱膜の交差（文献1を参考に作成）．
B：白線の構造（文献4を参考に作成）．a：腹斜筋腱膜，b：腹横筋腱膜，c：irregular fibers.

とともに腹直筋前鞘を，腹横筋腱膜とともに後鞘を構成する（図2）．反対側の外腹斜筋とともに体幹の同側への回旋および捻りに働く．腹横筋とともに腹腔を圧し，コルセット状にまとめる．

❺ 腹横筋

前外側腹筋の最も深部に存在し，腹側は内腹斜筋，背側は横筋筋膜*である．第7～12肋軟骨内側表面，胸腰筋膜，腸骨稜，鼠径靱帯外側1/3の深部結合織を起始とし，白線，恥骨結節，恥骨櫛に停止する（図1）．頭側では横隔膜筋層と組み合わさり，尾側に進むに従い腱膜成分が主になる．一般的には臍のやや頭側レベルで腹直筋外縁と腱膜成分が交差する（図2）．弓状線頭側では腹横筋腱膜は内腹斜筋腱膜後葉と癒合し腹直筋後鞘を形成し，弓状線尾側では内腹斜筋とともに腹直筋前鞘を形成する．かつては恥骨上でこれらは結合腱（conjoined tendon）を形成すると考えられていたが，実際の頻度は3～5％と非常に少ない[6-8]．腹横筋は内腹斜筋とともに腹腔のコルセットとして機能する．腹横筋と内腹斜筋の後方線維は相乗的に働き，腹部全周性の"hoop tension（樽のたが）"を形成する[9]．

*横筋筋膜：腹横筋背面と腹膜外脂肪層との間に存在する薄い結合織であり，所々で厚みが異なる．背側で胸腰筋膜前葉に連続する．尾側では腸骨および骨盤内筋膜に頭側では横隔膜を包む筋膜に混じる．鼠径管を通ってポケット状の突起として陰嚢内に進み（横筋筋膜鞘状突起），精巣および精巣上体を包む内精筋膜になる．

2）白線

コラーゲン線維と弾性線維によって構成される剣状突起から恥骨結合までの線維性構造物である．剖検では平均長29.11（20～40）cmで，臍部が最も広く2.24 cmで，臍上が1.72 cm，臍下部が0.66 cmである[10]．白線の離開した状態はdiastasis rectiと呼ばれ，出産歴，BMI，糖尿病が危険因子と考えられている[11]．

白線の再構築は腹壁再建における到達点であり，等尺等速運動能の改善が期待できると考えられている[12]．現在，この機能的再建はヘルニア修復のみならず，全腹壁の復元および活動性維持に寄与すると考えられている．

3）弓状線

臍尾側で腹横筋腱膜が腹直筋を包まず前鞘のみを構成する高さでは，腹直筋後葉が弓状になり弓状線と呼ばれる．弓状線尾側では腹直筋背面は腹横筋筋外膜である横筋筋膜と腹膜前組織，腹膜で覆われる．弓状線の高さは一様ではなく，McVay[13]の報告では恥骨結合から臍に向かい5～11 cmの間に85％が存在するが，欠落するものも2％存在する（図4A）．わが国でも北條[14]が同様の解剖報告をしており，弓状線は恥骨結合から7～12 cmの間に88％が認められるが，McVayの報告より全体的に高い傾向にあった．また，弓状線は2本観察されることがあり（図4B），頻度についてMcVayは47％，北條は8％と報告している．北條はこれを重複弓状線と呼んでおり，上弓状線より頭側後鞘は内腹斜筋と腹横筋の結合腱が，上弓状線と下弓状線の間は腹横筋腱膜が構成している．

4）attenuated posterior rectus sheath（APRS）

古くは弓状線以下では腱筋膜組織は存在せず，腹直筋は腹膜のみに被覆されると考えられていたが，弓状線以下でも後鞘は急に途絶えるのではなく，徐々に減衰し恥骨に付着すると考えられている[8]．Arregui[15]は腹腔鏡下に観察される弓状線尾側から恥骨に向かう横走線維をattenuated posterior rectus sheath（APRS）と呼んだ（図5）．前述のように，McVayや北條の報告からもAPRSは腹横筋腱膜が減衰した構造物であると考えられる（図4B）．Langeら[16]は弓状線から続くこの厚みのある構造物がCooper[17]が提唱した後にRead[18]によって世に知らしめられた"posterior lamina of transversalis fascia"であり，尾側に向かって伸び恥骨に付着し（図6A），外側では膀胱に向かう腹膜前筋膜（umbilico-prevesical fascia：UPF）と癒合すると報告した．また，TEP法ではこれを外側に向かって切開しないとヘルニア嚢に到達できない（図6B矢印）と述

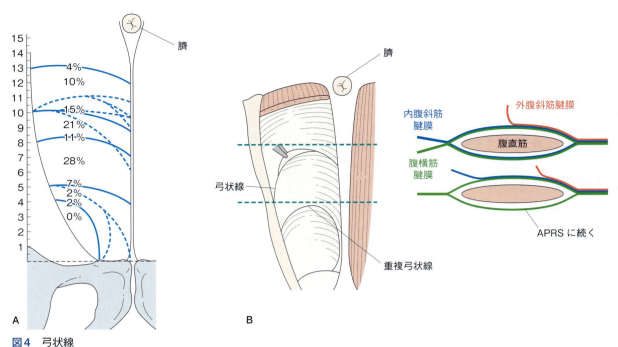

図4　弓状線
A：弓状線の高さ.
B：弓状線頭尾側における腹直筋鞘の違い.
（文献13を参考に作成）

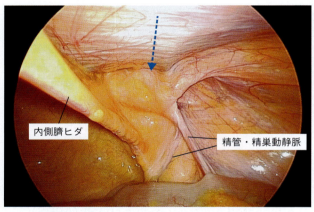

図5　APRS（右側）
腹直筋後鞘が弓状線を過ぎても縞状に尾側に連続している.

べている.

5）半月線

腹横筋線維が腹直筋鞘外側縁で内側方に向かって腱膜に移行する凹状境界線であり，鼠径靱帯から胸骨に達する腱膜は弓状線より頭側では腹直筋後鞘に，尾側では前鞘に移行する．van der Spiegelが初めて報告したためSpigelian lineとも呼ばれ，腹壁の脆弱部位の1つで，この損傷はヘルニアをきたしやすい．

6）腹膜前（外）腔
❶ 腹膜前脂肪層の分布

腹膜前脂肪層は三つ叉の矛状に分布しており[19]（図7A）．Garcia-Urenaら[19]は解剖所見から，この三つ叉の全周囲長は平均78.4 cm，外側叉から正中までの平均距離は一番広い先端部で10.7 cm，上前腸骨棘レベルで6.3 cm，外側叉先端から恥骨までは平均23.02 cm，正中叉平均幅は2.8 cm，剣状突起下菱形部の平均幅は8.3 cm，高さは8.1 cmであり，菱形部の平均面積は35 cm^{2}であると報告している（図7B）．

transversus abdominis muscle release（TAR，Ⅱ-A-第4章2-dを参照）では腹直筋後鞘外側および尾側への広範な剥離が必要であり，腹膜前脂肪層へのスムーズな到達がキーポイントである．original TARは上腹部で腹横筋を切開し横筋筋膜との間を剥離していたが（図8①），この部分では腹横筋は横筋筋膜に強く付着しており，また横筋筋膜背側には脂肪層が欠如しているため，背側腹膜損傷を起こしやすい．TARでは腹部の高さによって剥離層が腹横筋－横筋筋膜と横筋筋膜－腹膜前腔とに移行する必要がある．これらに着目したRobin-Lersundiら[20]は，腹膜前脂肪層へ到達しやすく腹膜損傷を起こしにくい「down to up posterior components separation」を考案した．この術式では，弓状線尾側からBogros腔に到達し，横筋筋膜背側の疎な腹膜前脂肪層を鈍的に剥離し腹直筋後鞘（内膜斜筋腱膜後葉～腹横筋腱膜）を頭側に向かって切開し，最終的にfatty triangleに到達する（図8②）．しかし実際には，先に述べたように弓状線はAPRSとして尾側に伸びて

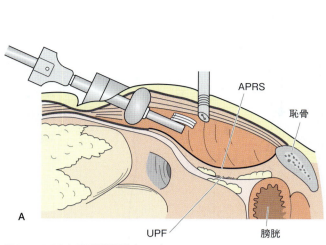

図6 APRSと腹膜前筋膜(UPF)
(文献16を参考に作成)

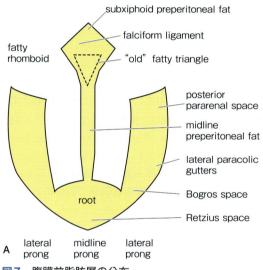

図7 腹膜前脂肪層の分布
A：腹膜前脂肪層の分布．
B：腹膜前脂肪層(三つ叉)の各距離．
(文献19を参考に作成)

おり，またAPRSは外側で腹膜前筋膜と癒合しているため，Bogros腔に到達するにはこの癒合部分(図8③)でAPRSを切開しなくてはならない．またRobin-Lersundiらのdown to up法では，上腹部で脂肪織のない横筋筋膜と腹膜の間を剝離しなくてはならず，腹膜損傷しやすい．このため筆者は臍やや頭側で腹横筋の腱膜移行部が腹直筋外縁と交差する部分(図2②，図8④，図9)で腹横筋を切開し，上腹部では腹横筋と横筋筋膜との間を剝離している．

❷ fatty triangle

retrorectus repairの際，剣状突起下領域で両側腹直筋後鞘切開後に現れる菱形の腹膜前(外)脂肪層(図7)．retrorectus repairで緊張によりこの部位の後鞘が閉鎖でき

ない場合，腹腔内圧が直接メッシュにかかり再発の原因になりやすいと考えられている[21]．

❸ sentinel fat(watershed fat)

腹横筋最頭側では横隔膜と線維が組み合わさり，肋骨弓背面のこの部位には帯状の脂肪組織が存在し(図8，10)，sentinel fatと呼ばれる．TARにおける腹横筋－横隔膜移行部剝離の際の目安になる．

❹ Retzius腔

腹側を恥骨結合，側方を恥骨，内閉鎖筋筋膜，肛門挙筋上筋膜，外側恥骨前立腺靱帯，内側を膀胱腹側面と外側骨盤壁にかかる腹膜，背側を恥骨前立腺または恥骨膀胱靱帯(肛門挙筋前筋膜の膀胱への反転部位で囲まれた部位)に囲まれた部位である(図7)．Retzius[22]は下腹部正中で弓状

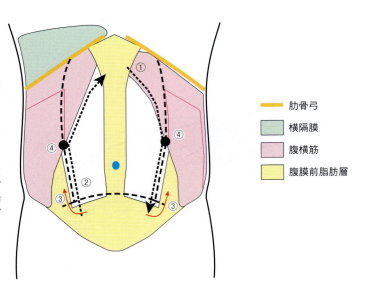

図8 transversus abdominis muscle release(TAR)の切開線
① top down 法のTAR ライン
　fatty triangle から筋束を切開し，臍頭側で腱膜切開に移行しRetzius 腔に到達する．
② bottom up 法のTAR ライン
　弓状線から頭側に向かい切開する．腱膜切開で fatty triangle に到達できることもあるが，臍頭側で筋層切開に移行することが多い．Retzius 腔から APRS を切開し Bogros 腔に到達し，脂肪層の鈍的剝離で浮いた腱膜を切開することで安全なリリースが可能である．
③ Bogros 腔へ到達するための APRS 切開部位
④ 腹横筋筋層と腹直筋外縁の交差部位
　この部位付近で腹横筋筋束切開を腱膜切開に乗りかえる．

肋骨弓
横隔膜
腹横筋
腹膜前脂肪層

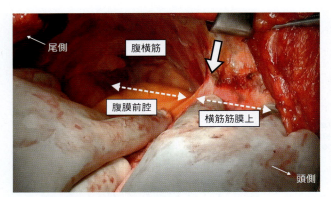

図9　外側腹筋の腱膜移行線(右側)

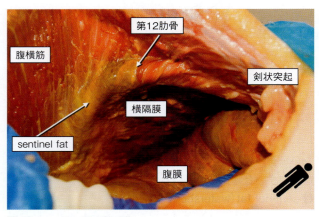

図10　sentinel fat(右側)
(Garcia-Urena MA et al: Pathways of the preperitoneal plane: from the "fatty triangle" in Rives to the "fatty trident" in extended retromuscular abdominal wall reconstruction. A tribute to Prof. Schumpelick. Hernia 27: 395-407, 2023 より許諾を得て転載)

線尾側には膀胱が尿貯留時に膨らむための腹膜前腔があり，横筋筋膜に裏打ちされ，内部に疎性結合組織を含むと報告した．

❺ Bogros 腔
　これまでBogros 腔に関してはさまざまな議論がなされたが，Bogros 自身が示した空間は，現在はRetzius 腔から連続する外側(鼠径部)の腹膜前脂肪層に対して用いられることが多い．側方を iliac fascia，腹側を横筋筋膜，内側を壁側筋膜で囲まれたシンプルな三角部位である．Bogros は，鼠径部切開を深部に進めると腹膜を開けずに下腹壁動静脈と外腸骨動静脈を結紮可能なスペースに到達できると報告した．Diarra, Stoppa[23]は urogenital fascia によって Bogros 腔は二分され，深層は腹膜と spermatic sheath 間で脂肪織が多く厚みがあり重要な血管がなく，浅層は spermatic sheath と横筋筋膜間で脂肪織は少なく，腸骨血管分枝と神経が走行すると述べている．

7) 血管
　腹壁への血液供給は解剖学的に3つのzone に区画され(図11A)，zone Ⅰ(上腹部正中前腹壁)は浅腹壁動脈および深腹壁動脈が腹直筋とこれを覆う皮下組織，皮膚を栄養している[24]．zone Ⅱ(前腹壁尾側全域)は両側大腿および腸骨動脈が分布しており，浅腹壁および浅腸骨回旋動脈は大腿動脈から分枝し浅在筋膜および皮膚を栄養する．深下腹壁動脈および深腸骨回旋動脈は下腹部筋層を栄養する．zone Ⅲ(半月線外側領域)は大動脈から直接分枝する腰動脈および肋間動脈からの供給を受ける．側腹壁への血管と正中の血管系は最終的に神経血管束(neurovascular bundle：NVB)と下腹壁動脈側枝に吻合する[2](図11B)．

8) 神経
　T7～12胸神経前枝の大半は神経叢を形成せず，腹横筋と内腹斜筋の間を走行し腹壁に分布するため，前外側腹壁の皮膚分節図は末梢神経の分布にほぼ一致する(図12A，表1)．T7～9は臍頭側の領域を，T10は臍，T11～L1は臍尾側を支配する．L1に限っては前枝が2本(腸骨下腹神経，腸骨鼠径神経)に分枝し，腹横筋を貫く(図12A・B)．

第1章　腹壁再建のための解剖・分類・用語

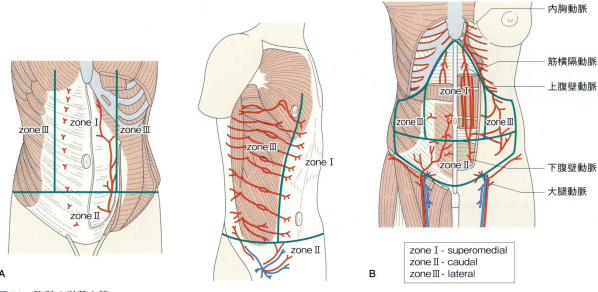

図11　腹壁の栄養血管
（A：文献24より引用，B：文献2より引用）

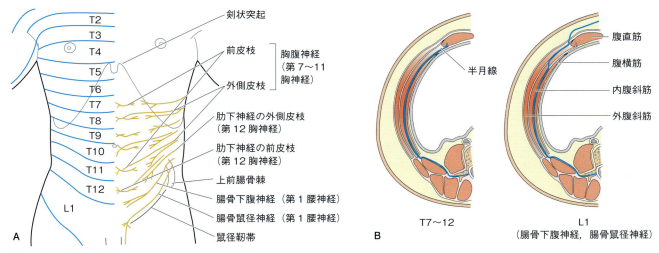

図12　腹壁の神経支配
（A：文献1を参考に作成，B：文献2を参考に作成）

表1　前胸壁神経

神経	起始	走行	分布
胸腹神経 （第7〜11胸神経）	第7〜11肋間神経の続きで，肋骨弓より尾側	内腹斜筋，腹横筋間を走行．前腋窩線上で第10〜11胸神経の外側皮枝と傍胸骨線上で第7〜11胸神経の前皮枝として皮下組織に入る	前外側腹壁筋とこれを覆う皮膚
第7〜9外側皮枝	第7〜9肋間神経（第7〜9胸神経前枝）	前皮枝は肋骨弓を横切って皮下組織に入る	両側季肋部皮膚
肋下神経 （第12胸神経前枝）	第12胸神経	第12肋骨下縁に沿う．その後内腹斜筋，腹横筋間を走行し臍下腹壁に達する	腸骨稜上部と臍下部の前外側腹壁筋とこれを覆う皮膚
腸骨下腹神経 （第1腰神経）	第1腰神経前枝の上部終枝	内腹斜筋，腹横筋間を走行し，内腹斜筋を貫き鼠径管を走行後外腹斜筋を貫く	腸骨稜，上鼠径部，下腹壁領域皮膚，内腹斜筋，腹横筋
腸骨鼠径神経 （第1腰神経）	第1腰神経前枝の下部終枝	内腹斜筋，腹横筋間を走行し，内腹斜筋を貫き鼠径管を走行後外腹斜筋を貫く	下鼠径部，恥丘，陰嚢（大陰唇前部），大腿内側皮膚，内腹斜筋と腹横筋の最下部

表2 EHS分類表

A：原発性腹壁ヘルニア

EHS Primary Abdominal Wall Hernia Classification		diamerer cm		
		small <2cm	medium ≧2～4cm	large ≧4cm
midline	epigastric			
	umbilical			
lateral	spigelian			
	lumbar			

B：腹壁瘢痕ヘルニア

EHS Incisional Hernia Classification				
midline	subxiphoidal	M1		
	epigastric	M2		
	umbilical	M3		
	infraumbilical	M4		
	suprapubic	M5		
lateral	subcostal	L1		
	flank	L2		
	iliac	L3		
	lumbar	L4		
recurrent incisional hernia?		Yes ○　No ○		
length：　cm			width：　cm	
width cm	W1 <4 cm	W2 ≧4～10 cm		W3 >10 cm

（文献31より引用）

表3 Chevrel分類

部位	M（正中腹壁瘢痕ヘルニア）	
	M1	臍上ヘルニア
	M2	臍近傍ヘルニア
	M	臍下ヘルニア
	M4	剣状突起下から恥骨に及ぶヘルニア
	L（外側腹壁瘢痕ヘルニア）	
	L1	肋弓下ヘルニア
	L2	横ヘルニア
	L3	腸骨部ヘルニア
	L4	腰部
横径（W）	W1	<5 cm
	W2	5～10 cm
	W3	10～15 cm
	W4	>15 cm
再発（R）	R0	再発なし
	R1	初回再発
	R2 など	再発回数に応じ記載

（文献33より引用）

側腹部皮膚知覚は肋間神経の直接分枝による支配を受ける．

外側のNVBは内腹斜筋腱膜後葉を貫き内腹斜筋と腹横筋間の横筋筋膜面を走行し，腹直筋に入る（**図12B**）．TARにおいてはNVBが確認されたら，この内側で腹横筋（腱膜）でのリリースを進めなければならない．NVBの切断は腹直筋萎縮を惹起する．TARを肋骨弓から鼠径部まで行う際，NVBは5～6本程度観察される[25]．

b. 分類

1）原発性腹壁ヘルニアと腹壁瘢痕ヘルニア

臍ヘルニアや上腹ヘルニアなどの原発性腹壁ヘルニア（primary ventral hernia）と腹部手術に続発する腹壁瘢痕ヘルニア（incisional hernia）は同じカテゴリーの疾患として取り扱われることが多いが，両者における患者背景および手術成績は異なり，腹壁瘢痕ヘルニアの方が合併症発生率や再発率が高い[26-31]．このため原発性腹壁ヘルニアと腹壁瘢痕ヘルニアは同じ集団として比較解析するべきではない．後述するEuropean Hernia Society（EHS）分類[31]で初めて別個に分類された（**表2**）．

2）さまざまな分類

❶ **Sharma分類**[32]

臍上下と両側中腋窩線で腹部を分割し，ヘルニアを6部位に分割し，さらに面積（<100, 100～200, ≧200 cm²）で分類した[31]．

❷ **Chevrel分類**[33]（**表3**）

自家組織あるいは人工物使用の術式選択のために考案され，部位，横径，再発回数で分類されている．Chevrelは435修復例の後方視的検討では横径のみが手術成績に関連する重要因子であると報告している．

❸ **Korenkov分類**[34]（**表4**）

1998年のEHS experts' meetingを元にChevrel分類を改訂したものであり，ヘルニア内容還納の可否および閉塞の有無と症状の有無が付加された．

❹ **Ammaturo and Bassi分類**[35]

前腹壁（anterior abdominal wall surface：SAW）と腹壁欠損（wall defect surface：WDS）の面積比（SAW/WDS ratio）が低いと，腹壁閉鎖に緊張がかかり手術成績に影響を及ぼすため，これをChevrel分類に新たな分類因子として加えることを提唱した．

❺ **Dietz分類**[36]

BMIなど患者体型やヘルニアの形態，再発リスクなどを分類項目として挙げ，これらに見合った術式選択を推奨した．

❻ **Conze分類**[37]

腹壁（瘢痕）ヘルニアを予後から3つに分類し，これに見

合った術式を推奨した．
type Ⅰ：3 cm未満の非複雑型原発性腹壁ヘルニアあるいは腹壁瘢痕ヘルニア
推奨術式－非吸収糸を用いた組織縫合法
type Ⅱ：10 cm未満の腹壁瘢痕ヘルニアあるいは多発ヘルニア，組織縫合法後再発
推奨術式－retromuscular repair
type Ⅲ：10 cm以上の複雑腹壁瘢痕ヘルニア，骨からの距離が3 cm未満のヘルニア
推奨術式－component separation法およびretromuscular repair

❼ EHS分類[31]（**表2**，**図13**）
　原発性腹壁ヘルニアと腹壁瘢痕ヘルニアを初めて分類し，腹壁ヘルニアは部位（正中［心窩部，臍］と側腹［Spigelian，腰］）とサイズ（small＜2 cm，medium≧2～4 cm，large≧4 cm）で分類した．腹壁瘢痕ヘルニアは部位（正中：M1～5，側腹：L1～4）（**図12**），サイズ（W1＜4 cm；W2≧4～10 cm；W3≧10 cm），初発・再発で分類している．本分類における問題点として，正中（M）ヘルニアが異なるzoneにまたがる場合の記述，複数のヘルニアが離れて存在する場合の取り扱いが挙げられている．前者はM1-2-3，M2-3-4などとするかヘルニア主座で決定するかが議論されているが，コンセンサスはない．後者については，同一切開創に起こる場合は1つのヘルニアとし，別切開創の場合は別のヘルニアにする．通常ヘルニア門径の測定は長径と横径の最長径で測定するが，多発ヘルニアの場合，これらを合した径で測定する（**図14**）．

❽ Ventral Hernia Working Group（VHWG）grading system[38]
　創関連合併症（surgical site occurrence：SSO）予測のため，患者の危険因子，汚染，感染状況をもとに4つにgrading（1. low risk［合併症の低リスク，創感染歴なし］，2. co-morbid［喫煙者，肥満，糖尿病，COPD，免疫抑制］，3. potentially contaminated［創感染歴あり，ストーマ保有，消化管損傷］，4. infected［メッシュ感染，感染性創離開］した．また，このgradeに基づき推奨される術式選択（**図15**）を記述している．

C. 用語

1）メッシュ留置部位（図16）
　腹壁（瘢痕）ヘルニア修復におけるメッシュ留置部位の呼称については，これまで統一的な見解がなく，しばしば混乱を招くものであった．国際的に認められている20名の腹壁再建の外科医がデルファイ法で投票し，コンセンサス

表4　Korenkov分類

部位	1. 縦方向 　1.1. 正中臍頭側あるいは尾側 　1.2. 臍を含む，左右 　1.3. 傍正中，左右 2. 横方向 　2.1. 臍頭側あるいは尾側，左右 　2.2. 正中をまたぐか否か 3. 斜方向 　3.1. 臍頭側あるいは尾側，左右 4. 混合（正中および斜方向；正中および傍ストーマなど）
サイズ	1. 小（縦径あるいは横径＜5 cm） 2. 中（縦径あるいは横径が5～10 cm） 3. 大（縦径あるいは横径＞10 cm）
再発	1. 初発腹壁瘢痕ヘルニア 2. 再発腹壁瘢痕ヘルニア（1，2，3など，修復方法）
ヘルニア門の状況	1. 還納型，腸閉塞あり・なし 2. 非還納型，腸閉塞あり・なし
症候	1. 症候性 2. 無症候性

（文献34を参考に作成）

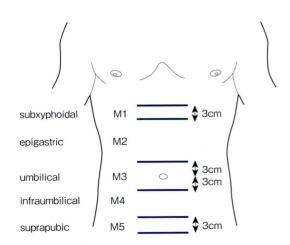
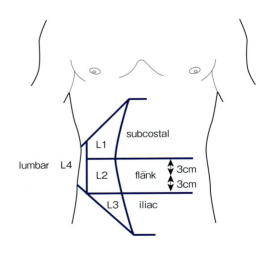

図13　EHS分類
部位による腹壁ヘルニアの分類．
（文献31より引用）

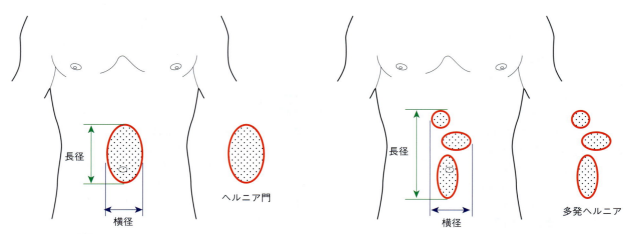

図14　EHS分類
ヘルニア門径の測定.
(文献31より引用)

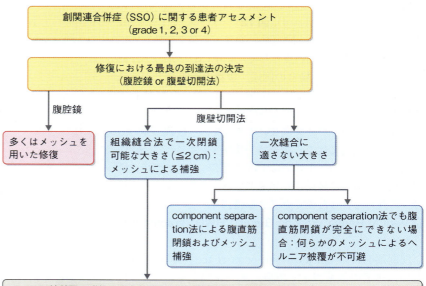

図15　VHWGの腹壁瘢痕ヘルニア修復アルゴリズム
(文献38を参考に作成)

が得られ統一された留置部位は"consensus"，得られなかったものには"no consensus"と記載されている．Consensusの留置部位(International classification of abdominal wall planes：ICAP)については今後統一して使用されるべきと考えられる[39]．

2) 複雑ヘルニア(表5)

手術成績に大きく関与するものとして，Slaterら[40]は①ヘルニアサイズ・部位，②汚染・軟部組織状況，③患者病歴・リスク，④臨床背景から複雑腹壁(瘢痕)ヘルニアを定義した．

● 文献

1) Moore KL et al: Abdomen. Clinically Oriented Anatomy, 8th Ed, Wolters Kluwer, p404-552, 2018
2) Majumder A: Clinical anatomy and physiology of the abdominal wall. Hernia Surgery, Novitsky YW(ed), Springer, p324-649, 2016
3) Lovering RM et al: Architecture and fiber type of the pyramidalis muscle. Anat Aci Int **83**: 294-297, 2008
4) Axer H et al: Collagen fibers in linea alba and rectus sheath. J Surg Res **96**: 127-134, 2001
5) Ramirez OM et al: "Components separation" method for closure of abdominal-wall defects: an anatomic and clinical study. Plast Reconstr Surg **86**: 519-526, 1990
6) Condon RE: The anatomy of the inguinal region and its relation to groin hernia. Hernia. Nyhus LM, Condon RE (eds), 4th ed, JB Lippincott, p16-72, 1995
7) Hollinshead WH: The abdominal wall and inguinal region. Anatomy for Surgeons: The Thorax, Abdomen and Pelvis. Vol 2, Hoeber, p216-68, 1958

第1章　腹壁再建のための解剖・分類・用語

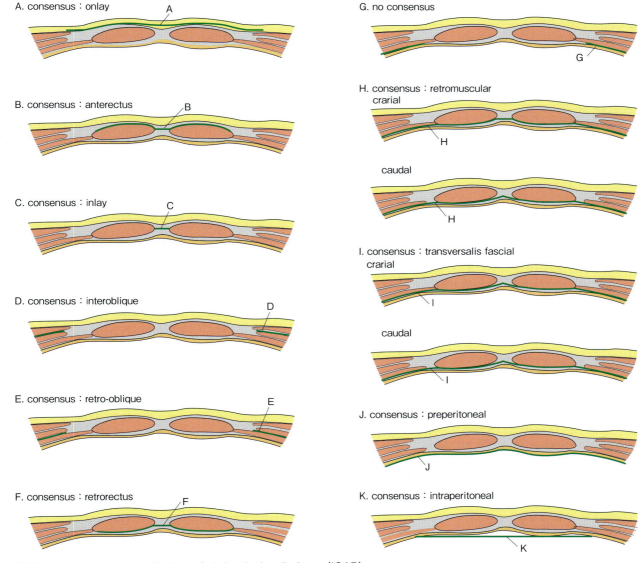

図16　International classification of abdominal wall planes（ICAP）
（文献39より引用）

表5　複雑腹壁瘢痕ヘルニアの定義基準

1. サイズおよび部位 ・大きなヘルニア（large hernia），横幅10 cm以上 ・傍ストーマヘルニア，腰ヘルニア，外側および肋弓下ヘルニア ・20％以上のloss of domain	3. 患者病歴および危険因子 ・メッシュによる腹壁ヘルニア修復後早期，component separation法後 ・創傷治癒阻害因子（肥満，糖尿病，高齢，ステロイド使用，低栄養［血清アルブミン値＜3.0 g/dL］） ・高腹腔内圧（肥満，COPD） ・創哆開歴 ・メッシュ感染歴
2. 汚染および軟部組織状況 ・手術創クラスIII（汚染）あるいはIV（不潔） ・腹壁全層欠損 ・腹壁構造物の大量欠損（腫瘍切除・外傷・感染症後など） ・解剖上の変性（複数手術歴など） ・筋萎縮 ・皮膚移植 ・創潰瘍，非治癒創 ・腹部開放創 ・疾患関連（臍帯ヘルニア，壊死性筋膜炎） ・腸管皮膚瘻	4. 臨床的状況 ・腸管切除を伴う緊急手術 ・多発ヘルニア（戦争外傷など） ・component separation法なしで閉鎖できない創

（文献40より引用）

285

8) Rizk NN: The arcuate line of the rectus sheath-does it exist? J Anat **175**: 1-6, 1991

9) Novitsky YW et al: Transversus abdominis muscle release: a novel approach to posterior component separation during complex abdominal wall reconstruction. Am J Surg **204**: 709-716, 2012

10) Rath AM, Chevrel JP: The abdominal linea alba. Surg Radiol Anat **18**: 281-288, 1996

11) Cavalli M et al: Prevalence and risk factors for diastasis recti abdominis: a review and proposal of a new anatomical variation. Hernia **25**: 883-890, 2021

12) Criss CN et al: Functional abdominal wall reconstruction improves core physiology and quality-of-life. Surgery **156**: 176-182, 2014

13) McVay CB et al: Composition of the rectus sheath. Anat Rec **77**: 213-225, 1940

14) 北條暉幸：ヒト腹直筋弓状線の位置と形状. 産業医科大学雑誌 **2**：159-162, 1980

15) Arregui ME: Surgical anatomy of the preperitoneal fasciae and posterior transversalis fasciae in the inguinal region. Hernia **1**: 101-110, 1997

16) Lange JF et al: The preperitoneal tissue dilemma in totally extraperitoneal (TEP) laparoscopic hernia repair. Surg Endosc **16**: 927-930, 2002

17) Cooper A: The Anatomy and Surgical Treatment of Abdominal Hernia. Lea & Blanchard, p26-27, 1804

18) Read RC: Cooper's posterior lamina of transversalis fascia. Surg Gynecol Obstet **174**: 426-434, 1992

19) Garcia-Urena MA et al: Pathways of the preperitoneal plane: from the "fatty triangle" in Rives to the "fatty trident" in extended retromuscular abdominal wall reconstruction. A tribute to Prof. Schumpelick. Hernia **27**: 395-407, 2023

20) Robin-Lersundi A et al: How we do it: down to up posterior components separation. Langenbeck's Arch Surg **403**: 539-546, 2018

21) Conze J et al: Pitfalls in retromuscular mesh repair for incisional hernia: the importance of the "fatty triangle". Hernia **8**: 255-259, 2004

22) Retzius AA: Some remarks on the proper design of the semilunar lines of Douglas. Edinburgh Med J **3**: 865-867, 1858

23) Diarra B et al: About prolongations of the urogenital fascia into the pelvis: an anatomical study and genital remarks on the interparietal-peritoneal faciae. Hernia **1**: 191-196, 1997

24) Huger WE: The anatomic rationale for abdominal lipectomy. Am Surg **45**: 612-617, 1979

25) Ramana B et al: Signs and landmarks in eTEP Rives-Stoppa repair of ventral hernias. Hernia **25**: 545-550, 2021

26) Kroese LF et al: Primary and incisional ventral hernias are different in terms of patient characteristics and postoperative complications. Int J Surg **51**: 114-119, 2018

27) Stabilini C et al: Pooled data analysis of primary ventral (PVH) and incisional hernia (IH) repair is no more acceptable: results of a systematic review and metanalysis of current literature. Hernia **23**: 831-845, 2019

28) Subramanian A et al: Laparoscopic ventral hernia repair: primary versus secondary hernias. J Surg Res **181**: e1-5, 2013

29) Kurian A et al: Laparoscopic repair of primary versus incisional hernias: time to recognize the differences? Hernia **14**: 383-387, 2010

30) Stirler VMA et al: Laparoscopic repair of primary and incisional ventral hernias: the differences must be acknowledged. Surg Endosc **28**: 891-895, 2014

31) Muysoms FE et al: Classification of primary and incisional abdominal wall hernias. Hernia **13**: 407-414, 2009

32) Sharma RK et al: Abdominal wall defects: anatomic classification and a scheme for management. Ann Plast Surg **41**: 180-184, 1998

33) Chevrel JP: Classification of incisional hernias of the abdominal wall. Hernia **4**: 7-11, 2000

34) Korenkov M et al: Classification and surgical treatment of incisional hernia. results of an experts' meeting. Langenbacks Arch Surg **386**: 65-73, 2001

35) Ammaturo C et al: The ratio between anterior abdominal wall surface/wall defect surface: a new parameter to classify abdominal incisional hernias. Hernia **9**: 316-321, 2005

36) Dietz UA et al: An alternative classification of incisional hernias enlisting morphology, body type and risk factors in the assessment of prognosis and tailoring of surgical technique. J Plast Reconstr Aesthet Surg **60**: 383-388, 2007

37) Conze J et al: Evidence-based laparoscopic surgery-incisional hernia. Viszeralchirurgie **41**: 246-253, 2006

38) Breuing K et al: Incisional ventral hernias: review of the literature and recommendations regarding the grading and technique of repair. Surgery **148**: 544-558, 2010

39) Parker SG et al: International classification of abdominal wall planes (ICAP) to describe mesh insertion for ventral hernia repair. Br J Surg **107**: 209-217, 2020

40) Slater NJ et al: Criteria for definition of a complex abdominal wall hernia. Hernia **18**: 7-17, 2014

A. 正中腹壁瘢痕ヘルニア

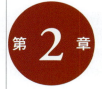

腹壁瘢痕ヘルニアの原因・疫学・予防（創閉鎖法）

[中野　敢友]

　腹壁瘢痕ヘルニアに対して，メッシュによる修復術を行った場合，術後慢性疼痛，メッシュ感染，再発，メッシュ留置後の腹部手術時の対応など，さまざまな問題を抱えることになる．
　腹壁瘢痕ヘルニアに対する手術の発展，技術の向上はもちろん大切であるが，瘢痕ヘルニアの「予防」に関して，実臨床の場ではもっと重要視されるべきである．
　本項では，ガイドラインをもとに，腹壁瘢痕ヘルニアの原因・疫学とともに，「予防」のための創閉鎖法について述べる．

a. ガイドライン

　2015年にEuropean Hernia Society（EHS）から創閉鎖のガイドラインが出され（以下，2015 EHS Guidelines）[1]，2022年European and American Hernia Societiesによってupdateされた（以下，2022 Guidelines Update）[2]．updateでは，7つのkey questionに対して39の論文が追加されている．

b. 原因・疫学

1) 創傷の治癒過程

　腱膜の治癒過程は，皮膚や粘膜よりも長い時間を要する．まず，術直後から4日間の炎症期（inflammatory phase）において，創縁から15 mmの範囲に変化がみられる．この時期には縫合糸の保持力のみで保たれている．その後3週間の増殖期（proliferative phase）には，コラーゲン沈着により強度が増すが，本来の腱膜の15〜20％程度にすぎない．成熟期（maturation phase）は，12ヵ月以上続く．コラーゲン線維のcross-linkやremodelingにより腹壁の強度が回復するが，術後1ヵ月で本来の腹壁強度の40〜60％，2ヵ月で60〜80％，1年で60〜90％と報告されている．正常な治癒過程では，術後およそ6週間で50％の強度となる[3]．

2) 危険因子

　腹壁瘢痕ヘルニア発症の患者関連危険因子として，慢性肺疾患，肥満，ステロイド，2型糖尿病，低栄養，黄疸，放射線治療，化学療法，経口抗血栓薬，高齢，男性，術後人工呼吸管理，結合織疾患，悪性疾患，輸血，貧血などが挙げられる[4]．
　2022 Guidelines Update[2]では，特にリスクが高いものとして，手術部位感染（SSI）［オッズ比（OR）8.55, 95％信頼区間（CI）1.54〜47.5］，糖尿病（OR 6.68, 95％ CI（2.02〜22.0），喫煙（OR 3.93, 95％ CI 1.82〜8.49），慢性閉塞性肺疾患［ハザード比（HR）2.35, 95％ CI 1.44〜3.83］，肥満（HR 1.74, 95％ CI 1.04〜2.91），免疫不全（OR 2.5, 95％ CI 1.5〜4.2）と記載されている．
　これら患者側の要因に加え，手技的要因として，創感染，縫合糸，切開方法，閉創方法なども影響を与える[2]．

3) 発生率

　腹壁瘢痕ヘルニアの発生率の報告はさまざまであるが，Bosanquetらは腹部正中切開術後14,618例の検討において，術後23.8ヵ月で12.8％（0〜35.6％）と報告している[5]．さらに，腹壁瘢痕ヘルニア発生リスクの高い腹部大動脈疾患の，術後5年瘢痕ヘルニア発生率は69.1％と報告されており[6]，発生率は患者背景や観察期間によって大きく異なる．

c. ガイドラインに基づいた創閉鎖法

　2015 EHS Guidelines[1]と2022 Guidelines Update[2]の内容をまとめると，腹壁瘢痕ヘルニアを減らすためには，
①安全に施行可能であれば，開腹手術よりも腹腔鏡下手術，正中切開よりも非正中切開が望ましい．
②腹腔鏡下手術における10 mm以上のポート創，特にsingle-incision laparoscopic surgery（SILS）や臍の創部においてはより慎重に，腱膜閉鎖を行う．
③待機的な正中創の閉鎖には，slowly absorbable, monofilament sutureを用いて，small-biteで腱膜のみ，suture length wound length ratio（SL/WL）≧4となるように連続縫合を行う．rapidly absorbableは使用しない．
※具体的には，small-biteは創縁から5〜9 mm，均一に緊張がかかるよう5 mm幅で，腱膜のみ縫合し，腹膜の閉鎖は行わない．血流を低下させないために，強く締めない（not pulled together forcefully）．SL/WL >4にするためには，適切な運針の数，サイズ，強すぎない適切な緊張が必要．
④（腹部大動脈瘤や肥満など高リスク症例において[1]）待機

287

的正中創の閉鎖には，腹壁瘢痕ヘルニア予防のための メッシュ使用を考慮する（permanent synthetic mesh を，位置はonlay か retromuscularで[2]）．

1）①'-1 開腹手術か腹腔鏡下手術か

2015 EHS Guidelines[1] の後のシステマティックレビューおよびメタアナリシスでも，腹腔鏡下手術が開腹手術に比べて腹壁瘢痕ヘルニア発生率は低いと報告されており[7]，2022 Guidelines Update[2]でも腹腔鏡下手術が推奨されている．

2020年 Jensenら[8]は，結腸癌術後の腹壁瘢痕ヘルニアについて報告している．結腸癌手術を受けた17,717例中，観察期間中央値4.7年で，腹壁瘢痕ヘルニア手術を受けた患者（瘢痕ヘルニア発生率ではない）は482例（2.7％）であった．本報告では，腹腔鏡下手術と開腹手術で5年累積瘢痕ヘルニア手術率に差はなかった（3.9％ vs 4.1％）ものの，腹腔鏡下手術の患者では，開腹手術に比べて有意にヘルニア門が小さく（平均差-16.0 cm^2, $p = 0.020$），やはり腹腔鏡下手術は有利であると考えられる．しかし，腹腔鏡下手術において，緊急で腹壁瘢痕ヘルニア手術を受けるリスクが高かった（HR 2.37, $p = 0.042$），とも報告している．

2）①'-2：正中切開か，非正中切開か

正中切開は，腹腔内に達するのが容易で，腹壁の神経や血管，筋肉へのダメージが少なく，広く用いられている．しかし腹壁瘢痕ヘルニア発生については大きな問題である[9]．

2015 EHS Guidelines[1] には，2005年 Brown らの Cochrane review[10]，および2013年Bickenbachら[11]のシステマティックレビューおよびメタアナリシスをもとに，正中切開は横切開や傍腹直筋切開よりも腹壁瘢痕ヘルニア発症率が高く，可能であれば非正中切開が望ましいと記載されている．

その後，腹腔鏡下結腸直腸切除におけるシステマティックレビューおよびメタアナリシス[12]や，腹腔鏡下結腸切除における無作為化比較試験（RCT）[13]も加えられ，2022 Guidelines Update[2]においては，腹腔鏡下手術時の標本摘出創に関しても，可能であれば非正中切開が望ましいと追加記載されている．

3）②'：腹腔鏡のポート創

2015 EHS Guidelines[1]および2022 Guidelines Update[2]ともに，腹腔鏡下手術，特にSILSや臍の創部においては，10 mm以上のポート創は腱膜閉鎖を推奨すると記載されている．

ロボット支援手術の8 mmポート創については，2021年Damani らの報告がある[14]．11,566例のうち，15例（0.13％）がポートサイトヘルニアで30日以内に再手術を受け，そのうち3例が小腸切除を要した．さらにその15例中11例（73％）が，ドレーンを留置された8 mm ポート創のヘルニアであり，そのうち2例で小腸切除を要した．1例あたり最低でも3ポートは留置するとして計算（11,566×3 = 34,698）すると，ポート数に対するヘルニア発生率は0.032％（11/34,698），小腸切除率は0.006％（2/34,698）であった．8 mmポート創のヘルニア発生率は非常に低く，ルーチンに閉鎖する必要はないが，ドレーン留置部には注意が必要とコメントしている．

4）③'-1：連続縫合か結節縫合か

2010年Dienerら[15]は，待機的な正中切開における腹壁瘢痕ヘルニアについて検討し（システマティックレビュー5編，14研究，7,711例），連続縫合と結節縫合の比較において，連続縫合のほうが腹壁瘢痕ヘルニアが少なく（OR 0.59, $p = 0.001$），使用する糸に関しては，slowly absorbableがrapidly absorbableよりも腹壁瘢痕ヘルニア発生率が低い（OR 0.65, $p = 0.009$）と報告している．今後，待機的な正中創の閉創方法に関しては，追加の試験は不要とさえ述べている．

5）③'-2：腹膜閉鎖に関して

腹膜閉鎖に関しては，Cochrane review[16]において，産科の手術以外では短期的にも長期的にもアドバンテージはないことが報告されている．しかし，いずれの臨床試験も癒着による腸閉塞や再手術に関しては検討していないというコメントが記載されている．

6）③'-3：針と糸のサイズについて

2015 EHS Guidelines[1] では，糸のサイズおよび針の大きさに関しては「No recommendations」と記載されている．2022 Guidelines Update では，small bite を検討したRCT においては，United States Pharmacopeia (USP) 2-0，および「small needle」が用いられていることが記載されている．

参考までに，針の大きさが明記されている報告の中では，2009年Millbournら[17]は half circle 20 mm針，2015年DeerenbergらのSTITCH trial[18]では 31 mm針，2022年Albertsmeier らのESTOIH trial[19]では 26 mm針であった．

7）③'-4：SL/WL

1976年Jenkinsら[20]が，腹壁縫合について検討した論文の中で，「suture length to wound length ratio」という言葉を使用している．ただし，この時にはいわゆるlarge stitchでの検討であった．

2012年 Israelssonら[21]は，具体的にSL/WLの計算のために必要な測定値として，使用した糸の長さ（A），開始点の残った糸の長さ（B），終了点の残った糸の長さ（C），皮膚切開長（D）から，[A−(B+C)]/D = SL/WLとして算出することを報告している．

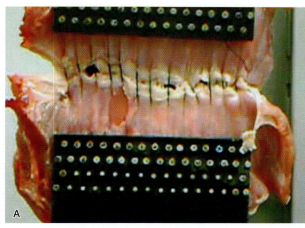
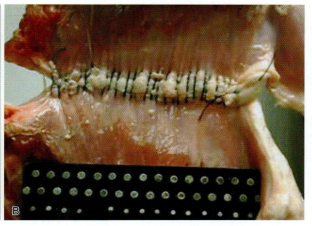

図1
A：large stitch.
B：small stitch.
(Harlaar JJ et al: Small stitches with small suture distances increase laparotomy closure strength. Am J Surg **198**: 392-395, 2009 より許諾を得て転載)

8) ③'-5 small stitch

2009年 Harlaarら[22]は，ブタから採取した腹壁での実験を行い，small stitch の有用性を報告した（**図1**）．double loop ではあるが，large stitch group; large stitches（1 cm）with a large suture distance（1 cm）と，small stitch group; small stitches（0.5 cm）with a small suture distance（0.5 cm）で器械を用いて強度を比較した．この時使用した糸はUSP 1-0 monofilament, slowly absorbable であった（針のサイズは不明）．small stitch が large stitch に比べて引っ張り強度が高く，創哆開や腹壁瘢痕ヘルニア予防に有用な可能性があると報告している．

2009年 Millbournら[17]の報告では，small stitches（USP 2-0 slowly absorbable monofilament, half circle 20 mm 針）351例と large stitches 381例とのRCTにおいて，small stitchのほうが，SSIが少なく（5.2 % vs 10.2 %，p = 0.020），腹壁瘢痕ヘルニアも少なかった（5.6 % vs 18.0 %，p<0.001）．腹壁瘢痕ヘルニアの有意な予後不良因子としては，SL/WL<4（OR 3.73, 95 % CI 1.36～10.26），long stitch length（OR 4.24, 95 % CI 2.19～8.23）があり，SSI（OR 3.18, 95 % CI 1.44～7.02）よりも高いオッズ比であった．10 mm以上のbiteは避けるべきだと提唱している．

2011年 Harlaarら[9]は，small bite と large bite で1年後の腹壁瘢痕ヘルニア発生率を比較する多機関共同RCT（STITCH trial）を提唱し，2015年に Deerenbergらが結果を報告している[18]．large bites：1 cm, UPS 1-0 monofilament, slowly absorbable（n = 284）と small bites：5 mm, UPS 2-0 monofilament, slowly absorbable, 31 mm 針（n = 276）で比較し，1年後の腹壁瘢痕ヘルニア発生率は small biteが少なかったと報告している（13 % vs 21 %，p = 0.0131）．この結果から，small biteを正中創の標準的な閉鎖方法とすべきであると述べている．

一方で，ガイドラインの内容とは異なる報告もある．

2017年，創閉鎖に関するCochrane reviewが報告された[23]．layered closureかmass closureか，結節縫合か連続縫合か，吸収糸か非吸収糸か，rapidly absorbableかslowly absorbableか，multifilamentかmonofilamentか，それぞれに関して，腹壁瘢痕ヘルニア，創感染，創哆開，瘻孔形成（sinus or fistula formation）を検討した．有意なものとして，腹壁瘢痕ヘルニアはmonofilamentで少ないこと，非吸収糸だと瘻孔形成が起こることを示した．ただし，この報告においては，腹壁瘢痕ヘルニア発生に関して，layeredかmassか，結節縫合か連続縫合か，吸収糸か非吸収糸か，rapidly absorbableかslowly absorbableかは関連を認めなかった．また，結節縫合か連続縫合かに関しては，結節縫合はたとえ1ヵ所結紮がはずれても確実に閉創できるが時間がかかり，連続縫合は緊張が均一に分散し時間が早いことが利点である一方，縫合が破綻すると，全哆開となるとコメントしている．

また，2017年 Liangら[24]は，long-absorbable連続縫合に賛同するが，small biteに関しては，肥満率の高い国においても一般化できるかどうか今後評価が必要と記載している．

9) ④'：予防的なメッシュ留置に関して

2022 Guidelines Update[2]には，正中創における予防的なpermanent meshは，腹壁瘢痕ヘルニア発生を低下させ，SSIが増加することは示されなかったと記載している．創哆開が予防できるかどうかや術後の痛みに関してはデータが限定的であり，正中創以外においてもデータがない．

さらに2022年 Aiolfiら[25]はRCT 14編，2,332例を検討し，腹壁瘢痕ヘルニア発生率は，メッシュあり13.4 %，メッシュなし27.5 %であり，メッシュ使用により漿液腫は増加するが，瘢痕ヘルニア発生率低下に有用であると報告している．

正中創の予防的メッシュの位置に関して，2020年Tansawetら[26]は，20編のRCTを用いて，onlay，retrorectus，preperitoneal，intraperitonealで比較検討した．onlayとretrorectusが単純縫合閉鎖に比べて腹壁瘢痕ヘルニア発生が少なかった．onlayではメッシュなしに比べて漿液腫が多く，retrorectus以外の部位ではメッシュ感染が高かったが，有意差は認めなかったと報告している．

2022 Guidelines Update[2]においては，onlayまたはretromuscularが安全で有用と思われると記載している．

一方で，2022年のHonigら[27]の腹部大動脈瘤手術における検討や，2022年Piankaら[28]の肥満症例（BMI>27）での報告では，メッシュを使用しても腹壁瘢痕ヘルニア発生率は低下せず，メッシュ使用に否定的な結論となっている．

完全吸収性のメッシュを用いた腹壁瘢痕ヘルニア予防の報告もあるが[29]，2022 Guidelines Update[2]には，吸収性のメッシュの有効性は証明されていないと記載されている．

BMI，慢性閉塞性肺疾患，創の長さ，開腹手術既往などから腹壁瘢痕ヘルニア発生リスクを予測するHERNIA scoreも報告されている[30]．今後，これらのスコアにて腹壁瘢痕ヘルニア発症の高リスク症例に対しては，メッシュ使用を検討するようになるかもしれない．ただ，メッシュの種類，サイズ，オーバーラップ，貼付位置などに関しては確定的なものはない．

吸収性のメッシュも含め，予防的なメッシュ留置に関しては，有効性，長期的な予後，安全性に関して，さらなるデータの蓄積が待たれる．

d. その他

1）抗菌縫合糸

2014年 Dienerら[31]は1,224例のRCTにて，抗菌縫合糸の有用性を示せず，2015 EHS Guidelines[1]でも推奨されていなかった．2022 Guidelines Update[2]では，2015年以降のメタアナリシスにおいて，fast-absorbable multifilamentでSSIが減少したが，slowly absorbable monofilamentではSSI発生率に差は認められず[32, 33]その後のRCTでも有用性は示せていない[34-36]と記載されている．

抗菌縫合糸がSSIを低下させることにより，腹壁瘢痕ヘルニアが低下することが期待されるが，抗菌縫合糸が腹壁瘢痕ヘルニアを低下させるという直接の報告はない．

2）barbed suture，abdominal binder，術後の活動の制限など

barbed sutureに関して，動物実験での報告はあるが[37, 38]，臨床でのエビデンスの高い論文はない[39]．ガイドライン[1, 2]では，barbed sutureに関する記載はない．

開腹術後のabdominal binderや活動の制限と，創哆開，腹壁瘢痕ヘルニア，surgical-site occurrenceとの関連には，データが少なく推奨できるものはない．

また，ガイドライン[1, 2]は待機的手術における正中創の閉鎖に関してであって，緊急手術時や感染創，さらには横切開の閉創方法についてはデータが少なく推奨できるものはない．

3）創哆開が予後を悪化させる

2022年Jensenら[40]は，創哆開が結腸癌術後の予後を悪化させることを報告した．待機的結腸癌の開腹手術14,169例を検討し，549例（3.9％）に創哆開を認め，それらの症例は有意に予後不良であった（42.4％ vs. 53.4％，$p<0.001$）．創哆開は有意に90日死亡率を悪化させ（OR 1.60, CI 1.12-2.27, P = 0.009），腹壁瘢痕ヘルニア修復率も増加した（HR 1.80, $p = 0.026$）．結腸癌術後の予後を改善するためにも，確実な閉創をより重要視すべきだと結論づけている．

確実な閉創により創哆開および腹壁瘢痕ヘルニアを予防することがいかに大切かを示す報告と思われ，少なくとも術者の手技的な問題で創哆開や瘢痕ヘルニアを発症させることは極力回避したい．

◉文献

1) Muysoms FE et al: European Hernia Society guidelines on the closure of abdominal wall incisions. Hernia **19**: 1-24, 2015

2) Deerenberg EB et al: Updated guideline for closure of abdominal wall incisions from the European and American Hernia Societies. Br J Surg **109**: 1239-1250, 2022

3) Israelsson LA et al: Prevention of incisional hernias: how to close a midline incision. Surg Clin North Am **93**: 1027-1040, 2013

4) Yahchouchy-Chouillard E et al: Incisional hernias. 1. Related risk factors. Dig Surg **20**: 3-9, 2003

5) Bosanquet D et al: Systematic review and meta regression of factors affecting midline incisional hernia rates: an analysis of 14,618 patients. Hernia **18**(suppl 2): S12-15, 2014

6) Alnassar S et al: Incisional hernia postrepair of abdominal aortic occlusive and aneurysmal disease: five-year incidence. Vascular **20**: 273-277, 2012

7) Kössler-Ebs JB et al: Incisional hernia rates after laparoscopic or open abdominal surgery-a systematic review and meta-analysis. World J Surg **40**: 2319-2330, 2016

8) Jensen KK et al: Incidence of incisional hernia repair after laparoscopic compared to open resection of colonic cancer: a nationwide analysis of 17,717 patients. World J Surg **44**: 1627-1636, 2020

9) Harlaar JJ et al: A multicenter randomized controlled trial evaluating the effect of small stitches on the incidence of incisional hernia in midline incisions. BMC Surg **26**: 11-20, 2011

10) Brown SR et al: Transverse verses midline incisions for abdominal surgery. Cochrane Database Syst Rev **4**: CD005199, 2005

11) Bickenbach KA et al: Up and down or side to side? a systematic review and meta-analysis examining the impact of incision on outcomes after abdominal surgery. Am J Surg **206**: 400-409, 2013

12) Lee L et al: Incidence of incisional hernia in the specimen extraction site for laparoscopic colorectal surgery: systematic review and meta-analysis. Surg Endosc **31**: 5083-5093, 2017

13) Lee L et al: Incisional hernia after midline versus transverse specimen extraction incision: a randomized trial in patients undergoing laparoscopic colectomy. Ann Surg **268**: 41-47, 2018

14) Damani T et al: Incidence of acute postoperative robotic port-site hernias: results from a high-volume multispecialty center. J Robot Surg **15**: 457-463, 2021

15) Diener MK et al: Elective midline laparotomy closure: the INLINE systematic review and meta-analysis. Ann Surg **251**: 843-856, 2010

16) Gurusamy KS et al: Peritoneal closure versus no peritoneal closure for patients undergoing non-obstetric abdominal operations. Cochrane Database Syst Rev **4**: 2013

17) Millbourn D et al: Effect of stitch length on wound complications after closure of midline incisions: a randomized controlled trial. Arch Surg **144**: 1056-1059, 2009

18) Deerenberg EB et al: Small bites versus large bites for closure of abdominal midline incisions(STITCH): a double-blind, multicenter, randomized controlled trial. Lancet **26**: 1254-1260, 2015

19) Albertsmeier M et al: Effect of shirt-stitch technique for midline abdominal closure: short-term results from the randomized-controlled ESTOIH trial. Hernia **26**: 87-95, 2022

20) Jenkins TPN: The burst abdominal wound: a mechanical approach. Br J Surg **63**: 873-876, 1976

21) Israelsson LA et al: Closing midline abdominal incisions. Langenbacks Arch Surg **397**: 1201-1207, 2012

22) Harlaar JJ et al: Small stitches with small suture distances increase laparotomy closure strength. Am J Surg **198**: 392-395, 2009

23) Patel SV et al: Closure methods for laparotomy incisions for preventing incisional hernias and other wound complications. Cochrane Database Syst Rev **11**: 2017

24) Liang MK et al: Ventral Hernia Management: Expert Consensus Guided by Systematic Review. Ann Surg **265**: 80-89, 2017

25) Aiolfi A et al: Prophylactic mesh reinforcement for midline incisional hernia prevention: systematic review and updated meta-analysis of randomized controlled trials. Hernia **27**: 213-224, 2023

26) Tansawet A et al: Mesh position for hernia prophylaxis after midline laparotomy: A systematic review and network meta-analysis of randomized clinical trials. Int J Surg **83**: 144-151, 2020

27) Honig S et al: Abdominal incision defect following AAA-surgery(AIDA): 2-year results of prophylactic onlay-mesh augmentation in a multicenter, double-blind, randomised controlled trial. Updates in Surgery **74**: 1105-1116, 2022

28) Pianka F et al: The effect of prophylactic mesh implantation on the development of incisional hernias in patients with elevated BMI: a systematic review and meta-analysis. Hernia **27**: 225-234, 2023

29) Levy AS et al: Poly-4-hydroxybutyrate (Phasix^{TM}) mesh onlay in complex abdominal wall repair. Surg Endosc **35**: 2049-2058, 2021

30) Cherla DV et al: External validation of the HERNIAscore: an observation study. J Am Coll Surg **225**: 428-434, 2017

31) Diener MK et al: Effectiveness of triclosan-coated PDS Plus versus uncoated PDS II sutures for prevention of surgical site infection after abdominal wall closure: the randomized controlled PROUD trial. Lancet **384**: 142-152, 2014

32) Wu X et al: Antimicrobial-coated sutures to decrease surgical site infections: a systematic review and meta-analysis. Eur J Clin Microbiol Infect Dis **36**: 19-32, 2017

33) Henriksen NA et al: Triclosan-coated sutures and surgical site infection in abdominal surgery: the TRISTAN review, meta-analysis and trial sequential analysis. Hernia **21**: 833-841, 2017

34) Olmez T et al: Effect of triclosan-coated suture on surgical site infection of abdominal fascial closures. Surg Infect **20**: 658-664, 2019

35) Ruiz-Tovar J et al: Triclosan-coated barbed suture vs triclosan-coated polydioxanone loop suture vs polydioxanone loop suture in emergent abdominal surgery: a randomized clinical trial. J Am Coll Surg **230**: 766-774, 2020

36) NIHR Global Research Health Unit on Global Surgery: Reducing surgical site infection in low-income and middle-income countries(FALCON): a pragmatic, multicenter, stratified, randomized controlled trial. Lancet **398**: 1687-1699, 2021

37) Oni G et al: A comparison between barbed and nonbarbed absorbable suture for fascial closure in a porcine model. Plast Reconstr Surg **130**: e535-540, 2012

38) Kim J et al: In vivo comparison of MONOFIX, a novel barbed suture with a triangular stopper, with pre-existing products in a porcine model. J Minim Invasive Gynecol **27**: 473-481, 2019

39) Kim Y et al: Risk factor of incisional hernia after single-incision cholecystectomy and safety of barbed suture material for wound closure. J Minim Invasive Surg **24**: 145-151, 2021

40) Jensen KK et al: Abdominal wound dehiscence is dangerous: a nationwide study of 14,169 patients undergoing elective open resection for colonic cancer. Hernia **26**: 75-86, 2022

A. 正中腹壁瘢痕ヘルニア

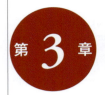 腹壁瘢痕ヘルニアの生理学

[松原　猛人]

　腹壁瘢痕ヘルニアは正常な腹壁構造が破壊された状態であり，程度の差はあれ腹壁機能障害を引き起こし，quality of life (QOL) を低下させる．
　本章では，健常成人の腹壁の生理学，腹壁瘢痕ヘルニアの病態生理学，腹壁瘢痕ヘルニアが引き起こす腹壁機能障害と QOL への影響およびその評価方法，腹壁機能と component separation (CS 法) について解説する．

a. 腹壁を構成する筋群の生理学

　腹壁を構成する筋群は腹直筋，外腹斜筋，内腹斜筋，腹横筋である．外腹斜筋，内腹斜筋，腹横筋で形成される側腹部の筋群は，背部では胸腰筋膜に付着する．これらの筋群は脊柱の屈曲，体幹の回転，側方への屈曲に作用している．側腹部の筋群の収縮によって胸腰筋膜に発生する張力は，腰仙椎，骨盤を安定化させ，背部の筋群とともに，姿勢の保持に重要な役割を果たす．
　平常時の呼吸運動は肋間筋群と横隔膜の働きで行われているが，強制呼気では腹壁の筋群は強く収縮し，腹腔内圧を高め横隔膜をさらに挙上させるよう補助している．腹腔内圧の上昇は排便，排尿，そして分娩の補助的な役割をも担っている．加えて，腹腔内圧の上昇は脊椎への圧縮荷重を軽減し，傍脊柱筋，横隔膜とともに脊椎の安定化にも作用している．
　つまり腹壁機能とは，①腹腔内臓器の保護，②体幹の動作と腰仙椎，骨盤の安定化，③腹圧の上昇を介した呼吸運動などの補助作用であるといえる．脊椎の安定化が不十分な場合，腰痛が発生する．

b. 腹壁瘢痕ヘルニアの病態生理学

　腹壁を構成する筋群には生理的なテンションが常にかかっており，相互に作用している．このテンションは筋組織の維持に不可欠なものである．たとえば，アキレス腱の断裂が起こった場合，生理的なテンションが失われ，筋萎縮が起こる．腹壁瘢痕ヘルニアの本質も腱膜の損傷であるため，筋組織の萎縮が起こるのは当然のことであろう．
　DuBay らはラットを用いた腹壁瘢痕ヘルニアモデルを作成し，35 日後に内腹斜筋の採取を行った．正常ラットの同一組織との比較において，瘢痕ヘルニアモデルでは，内腹斜筋の廃用性筋萎縮，筋線維の変化 (type Ⅱa の増加と type Ⅰ，Ⅱb の減少)，線維化が認められたとしている[1]．腹壁瘢痕ヘルニアは腹壁の筋群の萎縮と線維化を経て腹壁のコンプライアンス低下を引き起こす．

　したがって，外側に変位した腹壁の筋群を本来の解剖学的な位置に戻す腹壁再建は，腹壁の生理学的なテンションを取り戻し，腹壁の筋群の筋萎縮を回復させるために必要な処置であるといえる．この筋萎縮と線維化は可逆性である．
　Culbertson らはラット腹壁瘢痕ヘルニアモデルを用いて，内腹斜筋の萎縮，筋線維の変化は可逆性でヘルニア修復によって改善することを示した[2]．
　Jensen らは横径 10 cm 以上の正中腹壁瘢痕ヘルニア修復術を受けた 18 例と良性または低悪性度疾患に対する大腸切除術を受けた 18 例の体幹屈曲力，伸展力，握力，脚の伸展力，QOL の比較を行った．腹壁再建 1 年後の調査では，体幹屈曲力 (平均 505.6N～572.3N, $p<0.001$) と体幹伸展力 (556.7N～606.0N, $p=0.005$) が有意に改善し，身体的 QOL スコアが改善した．一方，大腸切除群では，体幹屈曲力，伸展力はいずれも有意に減少した．この結果から，腹壁瘢痕ヘルニアに対する腹壁再建は，腹壁筋機能および QOL を改善させるとした[3]．

c. 腹壁機能の評価

　腹壁機能の評価法はこれまで 2 通りの方法が報告されている．1 つは Biodex isokinetic dynamometer や Cybex dynamometer などを使用して peak torque (PT), PT/body weight (BW) などの筋力を客観的に計測する方法である．もう 1 つは腹筋運動や下肢挙上などの筋力テストで評価する方法である[4]．
　Jensen らはシステマティックレビューにおいて，腹壁機能を dynamometer や筋力テストで評価することは可能であるが，腹壁瘢痕ヘルニア手術による変化を検証するためには dynamometer による客観的な評価が望ましいと述べている[4]．しかし，これらの測定機器は特殊で一般化しておらず，高価，巨大で場所を取る，などの問題点がある．簡便で再現性のある測定法の開発・検証が期待される．

d. 腹壁瘢痕ヘルニアとQOL

QOL評価ツールには，包括的尺度と疾患特異的尺度がある．包括的尺度は，ある疾患に限定した内容ではなく，健康についての万人に共通した概念のもとに質問が構成される．疾患特異的尺度は，特定の疾患や障害に限定した内容で構成される．現在，手術介入によるQOL評価は，包括的尺度と疾患特異的尺度の両者を使用することがゴールドスタンダードであるとされている[5]．

これまで，腹壁瘢痕ヘルニアのQOL調査に使用されている包括的尺度は，SF-36，SF-12，EQ-5Dなどである[5]．

SF-36は，健康についての万人に共通した概念のもと作成された包括的尺度で，現在170ヵ国以上の言葉に翻訳されており，病気ではない健康な一般人（国民標準値）との比較ができることで特徴である[6]．腹壁瘢痕ヘルニアにおいて最も使用されている評価ツールである．

SF-12はSF-36の短縮版で，過去1ヵ月のQOL評価を行うスタンダード版と過去1週間のQOL評価を行うアキュート版がある[7]．

EQ-5Dは，医療技術の経済評価において質調整生存年（quality-adjusted life year: QALY）の算出に用いるためのQOL値を提供することができる[8]．SF-36と同様，170以上の言語に翻訳され，当該国の換算表を用いて算定される．

これらの包括的尺度は，日本語に翻訳され信頼性・妥当性が十分に検証されている．

ヘルニア領域の疾患特異的尺度は，Carolinas Comfort Scale（CCS），Hernia-related QOL Survey（HerQLes），Activity Assessment Sacle（AAS），EuraHS-QOLなどがある[5]．

CCSは，動作，日常機能，メッシュの感覚，痛みをそれぞれ6点満点で評価するもので，メッシュ修復を受けるすべてのヘルニア症例が対象となる．鼠径ヘルニア症例の術後QOL評価において頻繁に使用されている．腹壁瘢痕ヘルニアにおいてももちろん使用可能である．

HerQLesは12の質問からなり，身体的・精神的機能をスコア化して評価する腹壁瘢痕ヘルニアの疾患特異的尺度である．Crissらは，open posterior component separation法（Rives-Stoppa technique with transversus abdominis release）で腹壁再建を行った腹壁瘢痕ヘルニア13例に対し，術前，術後6ヵ月の筋力評価とQOL調査（HerQles）を行った．dynamometerを用いて評価した5つの評価項目およびQOLの有意な改善が得られたとしている[9]．Fengらは腹部悪性腫瘍術後瘢痕ヘルニアに対する前向きコホート試験を行い，早期の手術介入はコントロール群と比較して有意にQOL（HerQles）を改善することを示した[10]．

2012年，European Registry for Abdominal Wall Hernias（EuraHS）から腹壁ヘルニアの疾患特異的尺度であるEuraHS-QOLが提案された[11]．EuraHS-QOLは，痛み［pain at the site of the hernia（or site of the hernia repair）］，活動制限［restrictions of activities because of pain or discomfort at the sight of the hernia（or sight of the hernia repair）］，整容性（cosmetic discomfort）という3つの下位尺度より構成されており，手術介入前後の比較が可能である．注目すべきは，整容性の評価が加わったことである．2016年，鼠径ヘルニアに対する本評価ツールの信頼性・妥当性の検証が行われた[12]．今後，腹壁ヘルニアについても多施設前向きでの検証研究が実施される予定である[12]．筆者の知る限り，腹壁ヘルニアに対するEuraHS-QOLを用いた報告は，側腹部腹壁瘢痕ヘルニアに対するreverse TAR（可能な場合は腹膜前修復）の術後QOLの改善（安静時疼痛以外すべての項目），腹直筋離開を伴った腹壁ヘルニアに対する腹壁再建後のQOL改善，術後理学療法によるQOLの改善の3編のみである[13-15]．ここで述べた腹壁ヘルニアに対する疾患特異的尺度は，日本語に翻訳されておらず，信頼性・妥当性が検証されていないこと，作成メンバーが専門家のみで構成されており患者がメンバーに加わっていないことなどの問題点がある[16]．

e. 腹壁機能とcomponent separation（CS）法

これまで述べてきたように，腹壁機能の改善には白線再建（腹壁再建）が必須である．しかしながら，anterior CS法では外腹斜筋を，posterior CS法の1つであるtransversus abdominis muscle release（TAR）では腹横筋を切離する必要がある．これら側腹部の筋群は脊柱や骨盤の安定性に関与していることから，CS法によって体幹の不安定性を招くのではないかという懸念が生じる．しかしながら，Haskinsらは，posterior CS法を行った横径10 cm以上の腹壁瘢痕ヘルニアを対象にした研究で，腰痛（Quebeck back pain disability scale）とHerQLesを用いたQOLスコアは，体幹の安定性（バイオフィードバック装置を用いたprone testとShrmann core stability test）に影響を与えることなく有意に改善したとしている[17]．CS法によってなぜ体幹の安定性が損なわれないのだろうか？このメカニズムはCS法後の筋肉の形態変化を学ぶことで理解できる．

1）anterior CS後の筋形態変化

Daesらは，endoscopic anterior CS法（片側13例，両側2例）で腹壁再建を行った15例のanterior CS法施行側と非施行側（両側例では術前後）の特定のCTレベルで正中から腹直筋外縁，腹直筋外縁から外腹斜筋の距離，および側腹筋群の厚さを比較・検討した．外腹斜筋は平均3.7 cm有意に外側に変位したが，側腹部の筋群の厚さに変化は認められなかった[18]．一方，Hickらのanterior CS法で腹壁再建を行った28例の術前・術後6ヵ月のCTの比較では，術後腹直筋の幅および面積が有意に増大し，厚さは減少した．内腹斜筋，腹横筋は面積および厚さがともに有意に増

大したが，外腹斜筋の厚さに変化はなく面積が有意に減少したとしている[19]．

これらの結果から，anterior CS法による腹壁再建は腹直筋の肥大と外腹斜筋の萎縮および外側変位（平均3.7 cm），内腹斜筋と腹横筋の代償性肥大が起こり，外腹斜筋の機能は肥大した他の側腹部の筋群によって補われると考えられた．

2）posterior CS（TAR）後の筋形態変化

De Silvaらは，TARによる腹壁再建を行った25例とbridging IPOM法で修復した25例の術前術後6ヵ月の筋形態をCT画像（L3-4レベルの水平断）で比較した[20]．TAR群では腹直筋，外腹斜筋，内腹斜筋の面積が有意に増加し，腹横筋の面積が減少したが，bridging IPOM群では筋形態の変化は認められなかった．この結果から，腹壁再建を行わないbridging IPOM法では筋萎縮は改善しない．一方，TARによる腹壁再建は，腹直筋の肥大と内腹斜筋および外腹斜筋の代償性肥厚が生じる．腹横筋は萎縮するものの，他の側腹部の筋群の肥厚により腹横筋の機能は補われるとした．

●文献

1) DuBay DA et al: Incisional herniation induces decreased abdominal wall compliance via oblique muscle atrophy and fibrosis. Ann Surg **245**: 140-146, 2007

2) Culbertson EJ et al. Reversibility of abdominal wall atrophy and fibrosis after primary or mesh herniorrhaphy. Ann Surg **257**: 142-149, 2013

3) Jensen KK et al: Abdominal Wall Reconstruction for Incisional Hernia Optimizes Truncal Function and Quality of Life: A Prospective Controlled Study. Ann Surg **265**: 1235-1240, 2017

4) Jensen K et al: Standardized measurement of quality of life after incisional hernia repair: a systematic review. Am J Surg **208**: 485-493, 2014

5) Grove TN et al: Measuring quality of life in patients with abdominal wall hernias: a systematic review of available tools. Hernia **25**: 491-500, 2021

6) Fukuhara S et al: Psychometric and clinical tests of validity of the Japanese SF-36 Health Survey. J Clin Epidemiol **51**: 1045-1053, 1998

7) Ware J Jr et al: A 12-Item Short-Form Health Survey: construction of scales and preliminary tests of reliability and validity. Medical Care **34**: 220-33, 1996

8) 池田俊也ほか：日本語版EQ-5D-5Lにおけるスコアリング法の開発．保健医療科 **64**：47-55，2015

9) Criss CN et al: Functional abdominal wall reconstruction improves core physiology and quality-of-life. Surgery **156**: 176-182, 2014

10) Feng MP et al: Early repair of ventral incisional hernia may improve quality of life after surgery for abdominal malignancy: a prospective observational cohort study. Hernia **23**: 81-90, 2019

11) Muysoms FE et al: EuraHS: the development of an international online platform for registration and outcome measurement of ventral abdominal wall hernia repair. Hernia **16**: 239-250, 2012

12) Muysoms FE et al: A prospective, multicenter, observational study on quality of life after laparoscopic inguinal hernia repair with ProGrip laparoscopic, self-fixating mesh according to the European Registry for Abdominal Wall Hernias Quality of Life Instrument. Surgery **160**: 1344-1357, 2016

13) Munoz-Rodriguez JM et al: Reverse TAR may be added when necessary in open preperitoneal repair of lateral incisional hernias: a retrospective multicentric cohort study. Surg Endosc **36**: 9072-9091,2022

14) Carrara A et al: Prospective observational study of abdominal wall reconstruction with THT technique in primary midline defects with diastasis recti: clinical and functional outcomes in 110 consecutive patients. Surg Endosc **35**: 5104-5114, 2021

15) Abdelhalim NM et al:The efficacy of isokinetic strength training versus core stability training on the trunk muscle strength and quality of life after surgical repair of incisional hernia in adolescents.Turk J Phys Med Rehabil **68**: 501-508, 2022

16) Smith OA et al: Health-related quality of life in abdominal wall hernia: let's ask patients what matters to them? Hernia **26**: 795-808, 2022

17) Haskins IN et al: Effect of transversus abdominis release on core stability: Short-term results from a single institution. Surgery **165**: 412-416, 2019

18) Daes J et al: Changes in the lateral abdominal wall following endoscopic subcutaneous anterior component separation. Hernia **25**: 85-90, 2021

19) Hicks CW et al: Long-term effect on donor sites after components separation: a radiographic analysis. Plast Reconstr Surg **130**: 354-359, 2012

20) De Silva GS et al: Comparative radiographic analysis of changes in the abdominal wall musculature morphology after open posterior component separation or bridging laparoscopic ventral hernia repair. J Am Coll Surg **218**: 353-357, 2014

A. 正中腹壁瘢痕ヘルニア

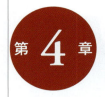

第4章 腹壁瘢痕ヘルニアの手術

1 | 手術適応と patient optimization

［井谷　史嗣］

腹壁ヘルニアの手術適応と術式は，画一的ではなく，原発性か続発性か，治療中の疾患と合併症のリスク，患者のライフスタイルなどによって検討する必要がある．糖尿病，肥満，喫煙，感染症，呼吸循環系合併症などの再発や合併症の危険因子は可能な限り術前に管理しておくべきである．最近ガイドラインが刷新されたことから，抗血栓薬の管理に関しては詳細に述べた．腹壁ヘルニア手術を安全確実に行うためには，それぞれの専門家を含めた多職種チームで治療にあたることが望ましい．

a. 手術適応

1）待機手術

International Endohernia Society (IEHS)のガイドライン[1]では，有症状のヘルニアが手術適応と記載されているが，症状は単に痛みといった単純なものだけではなく，腹壁機能の低下による排便・排尿困難，満腹感が得られにくいことによる過食と肥満，腰痛などに加え社会的活動の低下など[2]さまざまな因子も考慮する必要がある．また，その症状の捉え方も，個々の価値観により大きく異なるため，画一的な適応基準や，医師の価値観の押し付けも患者の考えと大きく異なる場合があることに注意する必要がある．症状がほとんどないか，患者側が手術を望まない場合は，watchful waitingが安全であるという報告がある[3]一方，嵌頓や症状の増悪により手術が必要となる頻度は30％程度であり，緊急手術が多くなり，合併症や手術関連死亡率が増加するという報告[4]もある．

4,472例の前向き研究では，原発性，瘢痕ヘルニアともに横径3〜4 cmの小さなヘルニアが嵌頓のリスクが高く，原発性腹壁ヘルニアでは臍周囲と臍より尾側のヘルニア，高齢，body mass index (BMI) 高値，便秘，腹水が，また，腹壁瘢痕ヘルニアにおいては，BMI高値，女性，糖尿病，ASA-PSでclass 3以上が嵌頓の危険因子とされている[5]．Mueckらの，CTで測定したパラメータ，すなわちヘルニアのwidth (横径)，length (縦径)，hernia sac height (ヘルニア嚢の高さ)，hernia angle (ヘルニア角) (図1) を含めた多変量解析では，BMI＞40，腹水，小さいヘルニア角：ヘルニア角＜30 (オッズ比6.12，2.24〜20.00)，30〜70 (オッズ比3.07，1.14〜9.95)，高いヘルニア嚢が腸管の嵌頓，絞扼，閉塞による緊急手術の危険因子であった．緊急手術群と予定手術群でのヘルニア嚢の高さは，それぞれ5.70 cm (4.40〜7.70) と2.95 cm (2.10〜4.30) であったことから，ヘルニア門が小さくない症例でもヘルニア嚢の高さが4〜5 cm以上であれば緊急手術となるリスクが高く，手術適応を検討する際の判断材料となりうる[6]．加えて，嵌頓した場合の死亡率が高くなるという報告[7]や，高齢者においては，緊急手術となった場合に合併症がより増加するとの報告もあり[8]，ヘルニアの状況に加えて，患者の年齢，ライフスタイル，治療中の疾患や合併症，手術リスクなど，さらには経過観察した場合の嵌頓と緊急手術のリスクも個々において十分考慮して総合的に手術適応，術式を判断すべきである．

2）緊急手術

腸管が嵌頓し整復が困難で，腸閉塞や血流障害をきたしている腹壁ヘルニアは，全身麻酔が可能な状況ではすべて緊急手術の適応となる．嵌頓に対して整復が可能であった場合でも，再嵌頓の危険性が高いので，可及的早期の手術を考慮する．

3）準緊急手術

皮膚の血流障害による色調不良があり，特にCTで皮膚が菲薄化している状況では，感染が腹腔内に及ぶ可能性があるので，可及的速やかに手術を検討すべきである．

4）loss of domain

脱出臓器が腹腔内臓器より多い状況とされており，volumeの測定はSabbagh methodで行うことでコンセンサスは得られているが，カットオフ値に関しては，コンセンサスが得られていない状況である[9]．患者のQOLを著

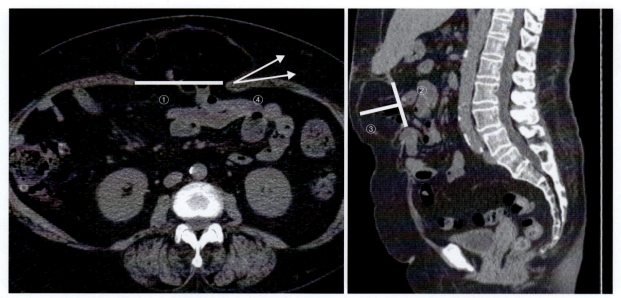

図1 ①hernia width（横径），②hernia length（縦径），③hernia sac height（ヘルニア嚢の高さ），④hernia angle（ヘルニア角）［写真は自験例］

く低下させるため修復が望ましいが，修復は容易ではなく，また修復できたとしても腹腔内圧上昇によるcompartment syndrome，腹壁離開，呼吸機能低下などをきたしやすいため，減量や呼吸機能訓練など術前の十分な準備が必要である．安全な修復のためには，わが国では保険適用となってはいないが，プレハビリテーション，progressive preoperative pneumoperitoneum（PPP）[10]，ボツリヌス毒素投与[11]などを用いた計画的な修復が必要である．

b. patient optimization

患者側の条件は，腹壁ヘルニア手術適応を考慮するうえでも重要であるとともに，術前に改善調整できるものは，可能な限り行っておくことが，合併症軽減と予後の改善につながる．近年では総合的にプレハビリテーションと呼ばれているが，腎臓病，肥満，栄養，physical exercise，COPD，糖尿病，禁煙などに関する術前コントロールが含まれる[12]．

1）心肺機能

全身麻酔手術における基本評価項目の1つであることはいうまでもなく，不安がある場合は事前に麻酔科医に相談しておく．呼吸機能が不良の場合は呼吸機能訓練や呼吸リハビリテーションが必要となる．ヘルニア修復によって呼吸機能が改善するとの報告もある[13]．

2）リハビリテーション

腹壁ヘルニア修復において，白線の縫合は整形外科における腱縫合と同様であり，QOL改善のためには術後早期のリハビリテーションが必要であるとの報告[14]があり，今後重要視されていく可能性が高い．

特に術前のphysical exerciseに関しては，ヘルニア嵌頓を増加する危険性も含んでおり[12]，専門家のアドバイスのもと行うことが重要である．

3）喫煙，アルコール，睡眠薬

喫煙は明らかに感染などの術後合併症を増加させるものであり[1]，最低限4週間の禁煙[15]が望ましい．アルコールや睡眠薬なども術後のせん妄などと関連するので，事前に把握しておくべきで，必要に応じて禁酒や薬剤の変更の指示を行う．

4）感染症

呼吸器，尿路感染などの感染症は，術後感染のリスクとなるため，術前に十分な治療が必要である．

5）術前の悪性疾患スクリーニング[15]

腹壁ヘルニア手術においてはメッシュを使用する場合が大半であり，悪性疾患のスクリーニングが必要である．ヘルニアの評価も含め単純造影CTは必須と考えており，上下部内視鏡検査，癌の術後であればPETも確認しておく．前立腺，子宮の悪性腫瘍は頻度が高いため，可能であればスクリーニングも行っておく．

6）抗血栓薬内服中の手術適応と管理

周術期における抗血栓薬の継続あるいは休薬の判断は，2022年に改訂された日本循環器学会のガイドライン[16]に従い，血栓および出血リスクを評価したうえで，患者ごとに個別の判断を下さなければならない．必要に応じて外科，循環器科，麻酔科など集学的チームで協議したうえで方針を決定する．また，個々におけるヘルニア手術の意義，効果，抗血栓薬の継続，休薬のリスク，有効性なども含め

第4章　腹壁瘢痕ヘルニアの手術

1. 手術適応とpatient optimization

表1　周術期におけるアスピリンに関する推奨とエビデンスレベル

	推奨クラス	エビデンスレベル
非心臓手術の術前に一次予防を目的としたアスピリンの投与を開始すべきではない	III Harm	B
慢性維持治療としてのアスピリンを周術期に継続するか中止するかは，血栓リスク，出血リスクを考慮して決定する*	I	B

*冠動脈ステント留置後の抗血小板薬（アスピリン，プラスグレル，クロピドグレル，チカグレロール）に関しては，ガイドラインの第4章4冠動脈疾患患者の抗血小板薬の取り扱いを参照
（日本循環器学会．2022年改訂版 非心臓手術における合併心疾患の評価と管理に関するガイドライン．https://www.j-circ.or.jp/cms/wp-content/uploads/2022/03/JCS2022_hiraoka.pdf.2024年8月閲覧）

表2　抗凝固療法の継続あるいは休薬の判断に関する推奨とエビデンスレベル

	推奨クラス	エビデンスレベル
出血リスクが低い手術では抗凝固療法を継続する	I	A
出血リスクが中等度の手術では血栓リスク，出血リスクを考慮して個別に判断する	I	C
出血リスクが高い手術では抗凝固療法を休薬する	I	C

付帯事項：すべての症例で，継続，休薬の害と益を吟味し患者に十分説明することが重要である．休薬する場合の休薬期間も個別化が重要である
（日本循環器学会．2022年改訂版 非心臓手術における合併心疾患の評価と管理に関するガイドライン．https://www.j-circ.or.jp/cms/wp-content/uploads/2022/03/JCS2022_hiraoka.pdf.2024年8月閲覧）

て患者に説明することも重要である．出血のリスクは，出血のしやすさ，出血による臓器障害，出血したときの止血のしやすさで評価するとされており，心房細動患者における抗凝固療法の出血リスクからみた観血的手技の分類（高，中，低）においては，体表手術は低リスクに分類されている．しかしながら，腹壁ヘルニア手術においては術中よりむしろ術後の抗血栓薬再開後の出血が問題となる可能性が高く，剝離範囲の広いenhanced view totally extraperitoneal（e-TEP）法などでは，多量の血腫により循環動態に異常をきたす可能性もあることを，外科医のみならず循環器科医ともども術前に十分認識したうえでの周術期管理を検討する必要がある．

❶ 抗血小板薬

具体的な対応は，原疾患により異なる．抗血小板薬服用中の患者における周術期の抗血小板薬の継続と中止を比較した無作為化比較試験（5試験，666例）のメタアナリシスが2018年に報告され[17]，輸血が必要な出血率，止血のための再手術率，急性心筋梗塞発症率，脳梗塞発症率に有意差がみられなかったことから，"慢性維持治療としてのアスピリンを周術期に継続するか中止するかは，血栓リスク，出血リスクを考慮して決定する"ことが推奨クラスI，エビデンスレベルBとして記載されている（表1）．このシステマティックレビューに含まれた研究は，冠動脈疾患，脳梗塞後，動脈硬化の高リスク患者などが対象であり，冠動脈ステント留置後の割合は，高くなかったことから，冠動脈ステント留置後に対しては区別して考える必要がある．

❷ 冠動脈ステント後

冠動脈ステント直後は抗血小板薬二剤併用療法（dual anti-platelet therapy：DAPT）が必要となり，休薬により血栓症のリスクが特に高くなるため，少なくとも1.5ヵ月は待機的非心臓手術は行うべきではないとされている．したがって，腹壁ヘルニアの待機手術においては，心血管イベントのリスクが軽減する最低限3ヵ月，可能なら6ヵ

月～1年を待って手術を行うことが望ましい．DAPTから単剤にして手術を実施する場合，出血リスクが高くなければ，アスピリン継続下で手術を行うことが現状では推奨されている．

❸ 抗凝固薬

抗凝固療法薬の管理は，手術の出血リスクによって異なっており（表2），抗凝固薬休薬時のヘパリン置換に関しては，抗凝固療法の適応疾患別血栓塞栓症リスク（表3），使用薬物により対応が異なることに注意すべきである（表4）．出血リスクと血栓リスク別のワルファリンと直接作用型経口抗凝固薬（direct oral anticoagulant：DOAC）のヘパリン置換に関しては，表5に示す通りである．特にDOACに関しては，薬物と腎機能により対応が異なっており（表6），術式が多彩となっている腹壁ヘルニア修復術においては，術式によって出血リスクも低リスクといえない可能性もあるため十分な注意が必要であり，今後のさらなる検討も必要である．

7）肝硬変

代償性肝硬変であれば，ヘルニア修復術の利益は十分に得られるとされるが，非代償性の場合は合併症が多くなるため，嵌頓など緊急性のある場合を除いては保存的加療が推奨されている[18]．一方，臨床では腹水がある状況での臍ヘルニアを経験することも多いが，手術と保存療法を比較した無作為化比較試験では，手術群で合併症が特に増加することはなくfeasibleであると報告している[19]．この報告では，術式はヘルニア門閉鎖に腹膜外またはonlayでのメッシュを加えた術式であり，腹腔内へのメッシュ留置ではないことに注意すべきである．いずれにせよ，ヘルニアの状況と肝硬変の予後とのバランスを考慮して，手術適応を検討すべきである．

297

第Ⅱ部　腹壁ヘルニア　　A. 正中腹壁瘢痕ヘルニア

表3　抗凝固療法の適応疾患別血栓塞栓症リスク

血栓塞栓症リスク（年間）	心房細動	静脈血栓塞栓症（VTE）	人工弁（機械弁）
高（＞10％）	リウマチ性弁膜症[※1] 3ヵ月以内に脳梗塞やTIAの既往	VTE発症後3～6ヵ月以内[※3] 高度の血栓素因[※4]	僧帽弁 6ヵ月以内に脳梗塞やTIAの既往（生体弁でも術後3ヵ月は高リスク）
中（5～10％）	CHADS$_2$スコア[※2]：4～6点	VTE発症後3-6～12ヵ月 高度でない血栓素因[※5] VTE再発 活動性のある癌 誘発因子なし[※6]	大動脈弁（二葉弁） かつ リスク因子[※7]あり
低（＜5％）	CHADS$_2$スコア[※2]：0～3点 かつ 脳梗塞やTIAの既往なし	VTE発症後12ヵ月を超える	大動脈弁（二葉弁） かつ リスク因子[※7]なし

[※1] 中等度以上の僧帽弁狭窄症，機械弁
[※2] 日本人の血栓塞栓症リスクに準じて分類
[※3] VTE発症後6ヵ月は再発が高いことを考慮した
[※4] プロテインC，S欠損症，AT-Ⅲ欠損症，抗リン脂質抗体症候群の合併
[※5] 第Ⅴ因子ライデン変異，プロトロンビン遺伝子変異
[※6] 3ヵ月以内の手術や外傷，ギプス固定，妊娠，経口避妊薬の服用，ホルモン補充療法といった一時的ないし中止可能な因子
[※7] 心房細動，脳梗塞やTIA既往，高血圧，糖尿病，心不全，75歳以上
（日本循環器学会．2022年改訂版 非心臓手術における合併心疾患の評価と管理に関するガイドライン．https://www.j-circ.or.jp/cms/wp-content/uploads/2022/03/JCS2022_hiraoka.pdf.2024年8月閲覧）

表4　抗凝固薬休薬の際のヘパリン置換に関する推奨とエビデンスレベル

	推奨クラス	エビデンスレベル
ワルファリンを休薬する際に，ルーチンのヘパリン置換は推奨されない	Ⅲ No benefit	C
機械弁置換術後や弁膜症性心房細動患者においてワルファリンを休薬する際は，ヘパリン置換を考慮する	Ⅱa	C
塞栓リスクが高く出血リスクが低い患者においてワルファリンを休薬する際に，ヘパリン置換を考慮する	Ⅱa	C
直接作用型経口抗凝固薬（DOAC）を休薬する際に，ヘパリン置換は推奨されない	Ⅲ No benefit	B

（日本循環器学会．2022年改訂版 非心臓手術における合併心疾患の評価と管理に関するガイドライン．https://www.j-circ.or.jp/cms/wp-content/uploads/2022/03/JCS2022_hiraoka.pdf.2024年8月閲覧）

表5　血栓リスクと出血リスクによる抗凝固薬中断とヘパリン置換要否の目安

		出血リスク：高	出血リスク：中	出血リスク：低
血栓リスク：高	ワルファリン	抗凝固薬中断 ヘパリン置換必要	抗凝固薬中断 ヘパリン置換は症例によるが，多くは考慮	抗凝固薬を中断しない
	DOAC	抗凝固薬中断 ヘパリン置換不要	抗凝固薬中断 ヘパリン置換不要	
血栓リスク：中	ワルファリン	抗凝固薬中断 ヘパリン置換は症例による	抗凝固薬中断 ヘパリン置換は症例によるが，機械弁以外の多くは不要	抗凝固薬を中断しない
	DOAC	抗凝固薬中断 ヘパリン置換不要	抗凝固薬中断 ヘパリン置換不要	
血栓リスク：低	ワルファリン	抗凝固薬中断 ヘパリン置換不要	抗凝固薬中断 ヘパリン置換は機械弁以外不要	抗凝固薬を中断しない
	DOAC	抗凝固薬中断 ヘパリン置換不要	抗凝固薬中断 ヘパリン置換不要	

DOAC：直接作用型経口抗凝固薬
（Spyropoulos AC, et al. 2016 を参考に作表）
（日本循環器学会．2022年改訂版 非心臓手術における合併心疾患の評価と管理に関するガイドライン．https://www.j-circ.or.jp/cms/wp-content/uploads/2022/03/JCS2022_hiraoka.pdf.2024年8月閲覧）

表6　待機的手術における抗凝固薬の術前の休薬時期と術後の再開時期

○：服用　△：手術の施行時間や患者の病状等もふまえ内服の可否を決定．術前のカッコ内は推奨される最終服薬のタイミングを表す．
×：休薬

A. 出血低リスク手技

	5日前	4日前	3日前	2日前	1日前	手術日（術後）	1日後	2日後	3日後
DOAC	○	○	○	○	△（≧12時間）	△ 術後6〜8時間以降	○	○	○

B. 出血中リスク手技

		5日前	4日前	3日前	2日前	1日前	手術日（術後）	1日後	2日後	3日後
ダビガトラン	CCr≧80 mL/分	○	○	○	○	△（≧24時間）	△ 術後6〜8時間以降	○	○	○
	CCr 50〜79 mL/分	○	○	○	△（≧36時間）	×		○	○	○
	CCr 30〜49 mL/分	○	○	○	△（≧48時間）	×		○	○	○
リバーロキサバン	CCr≧30 mL/分	○	○	○	○	△（≧24時間）		○	○	○
アピキサバン エドキサバン	CCr 15〜29 mL/分	○	○	○	△（≧36時間）	×		○	○	○

C. 出血高リスク手技

		5日前	4日前	3日前	2日前	1日前	手術日（術後）	1日後	2日後	3日後
ダビガトラン	CCr≧80 mL/分	○	○	○	△（≧48時間）	×	術後の出血の状況に応じて，可能な限り早期（術後6〜8時間以降）		△ 術後出血が問題となる場合は48〜72時間以降を考慮	
	CCr 50〜79 mL/分	○	○	△（≧72時間）	×	×				
	CCr 30〜49 mL/分	○	△（≧96時間）	×	×	×				
リバーロキサバン，アピキサバン，エドキサバン		○	○	○	△（≧48時間）	×				

術後，抗凝固薬の再開の目安を記載したが，実際の再開タイミングは外科医，麻酔科医（区域麻酔時）とのコンセンサスが重要

術後の出血が問題となる場合には，術後の血栓塞栓症予防と容易な出血の管理を目的としてヘパリン投与が考慮される可能性はある．

（日本循環器学会．2022年改訂版 非心臓手術における合併心疾患の評価と管理に関するガイドライン．https://www.j-circ.or.jp/cms/wp-content/uploads/2022/03/JCS2022_hiraoka.pdf.2024年8月閲覧）

8）糖尿病

異物であるメッシュを挿入することがほぼ必須の腹壁ヘルニア修復術では，血糖コントロールも非常に重要である．好中球機能を考慮するとHbA1cが基準となり，6台が理想であるものの7.4までのコントロールが望ましく[15]，術後のコントロール持続も重要である．

9）肥満

再発の大きな危険因子であると同時に感染の危険因子でもあるため，BMI 35以上であれば減量後の手術が望ましい[15]．近年の減量手術の進歩とともに減量プログラムを取り入れている医療機関もあり，事前に紹介するのも有効である．しかしながら，腹壁ヘルニアがあることで，満腹感が得られにくいこともあり，減量は容易でない場合も多い．

緊急あるいは症状が強く修復を急ぐ場合には，SSIや再発のリスクが高くともその時点で可能な手術を施行すべきであり，可能であればその後可及的速やかに減量手術を検討する．時間に余裕がある場合は減量手術とヘルニア修復術を同時に施行するか，減量手術を先行し，減量後（9〜12ヵ月後）のヘルニア修復術を予定する[20]．

10）メッシュの適応

IEHSガイドライン[1]では2 cm以下でもメッシュを用いた修復が望ましいとされているが，メッシュを留置することによるデメリットも考慮して十分なインフォームドコンセント（IC）のうえでメッシュを使用すべきである．

メッシュの合併症の1つとして感染が挙げられ，感染が

生じた場合は治療が困難となりメッシュを除去せざるをえない場合もある．また，腸管との瘻孔を形成した場合は，治癒が困難となり生命予後にも影響しかねないことも認識しておく必要がある．メッシュ留置が困難な場合には単純縫合閉鎖，形成外科的な修復も検討する必要がある．

❶ 癌術後のメッシュを用いた修復術の適応

癌に対する腹部手術後のヘルニアに対しては，再発に対する再手術のリスクが高い状況でメッシュを置くことがためらわれる．メッシュを使用する場合，症状が軽微な場合は少なくとも再発のリスクが軽減する術後2〜3年を待って手術を検討することが望ましい．しかしながら，大きいヘルニアでは経時的にヘルニア門が増大すること[21]，横径が増大することにより術後合併症のリスクが増加すること[22]，筋組織の萎縮，硬直により修復，腹壁機能再建が困難となる可能性があることなどから，一概にはいえない状況である．また，癌術後は腹壁瘢痕ヘルニア発症のリスクが高くなり，術後であっても早期に修復した方がQOLが高かったとの報告[23]もあり，手術時期に関しては今後も十分な検討が必要である．

癌の再発が危惧される時期であっても，嵌頓した場合は緊急手術となるが，症状が強い場合も早期の手術が必要であり，非吸収糸を用いた単純縫合閉鎖で対応せざるをえないと考える．そのような場合において，barbed sutureを用いることで張力の分散が得られ，再発率が軽減することが期待される．

❷ 妊娠，出産の可能性のある場合のメッシュの使用

メッシュを使用した腹壁（瘢痕）ヘルニア修復の妊娠，出産に対する影響に関しては，議論の余地が残されており，メッシュの添付文書においては妊娠に関しての安全性は保障されていない．Omaらのシステマティックレビュー[24]では，少なくとも小さい原発性ヘルニアに対してはsuture repairが適しており，また妊娠はヘルニア再発のリスクとなるため，ヘルニア修復は最終の妊娠後に行うことが望ましいとされている．

腹壁ヘルニアは良性疾患と捉えられるが，状況によっては生命予後を著しく不良にさせる．個々の患者の状況と基礎疾患，合併症を十分評価したうえで手術適応，術式を検討することが望ましい．

⦿文献

1) Bittner R et al: Update of Guidelines for laparoscopic treatment of ventral and incisional abdominal wall hernias (International Endohernia Society (IEHS)) — part A. Surg Endosc **33**: 3069-3139, 2019
2) Dietz UA et al: The treatment of incisional hernia. Dtsch Arztebl Int **115**: 31-37, 2018
3) Kokotovic D et al: Watchful waiting as a treatment strategy for patients with a ventral hernia appears to be safe. Hernia **20**: 281-287, 2016
4) Verhelst J et al: Watchful waiting in incisional hernia: is it safe? Surgery **157**: 297-303, 2015

5) Sneiders D et al: Risk factors for incarceration in patients with primary abdominal wall and incisional hernias: a prospective study in 4472 patients. World J Surg **43**: 1906-1913, 2019
6) Mueck KM et al: Computed tomography findings associated with the risk for emergency ventral hernia repair. Am J Surg **214**: 42-46, 2017
7) Dadashzadeh ER et al: The risk of incarceration during nonoperative anagement of incisional hernias: a population-based analysis of 30,998 patients. Ann Surg **275**: e488-495, 2022
8) Surek A et al: Emergency surgery of the abdominal wall hernias: risk factors that increase morbidity and mortality-a single-center experience. Hernia **25**: 679-688, 2021
9) Parker SG et al: What definitions for loss of domain: an international Delphi consensus of expert surgeons. World J Surg **44**: 1070-1078, 2020
10) Martínez-Hoed J et al: A systematic review of the use of progressive preoperative pneumoperitoneum since its inception. Hernia **25**: 1443-1458, 2021
11) R. Bittner R et al: Update of Guidelines for laparoscopic treatment of ventral and incisional abdominal wall hernias (International Endohernia Society (IEHS)) — part B. Surg Endosc **33**: 3511-3549, 2019
12) Jensen KK et al: The European Hernia Society Prehabilitation Project: a systematic review of patient prehabilitation prior to ventral hernia surgery. Hernia **26**: 715-726,2022
13) Licari L et al: Abdominal wall incisional hernia repair improves respiratory function: results after 3 years of follow-up. Hernia **25**: 999-1004, 2021
14) Perez JE et al: Evolving concepts in ventral hernia repair and physical therapy: prehabilitation, rehabilitation, and analogies to tendon reconstruction. Hernia **25**: 985-997, 2021
15) Zahiri HR et al: Abdominal wall hernia. current problems in surgery **55**: 286-317, 2018
16) 日本循環器学会：2022年改訂版 非心臓手術における合併心疾患の評価と管理に関するガイドライン.〈https://www.j-circ.or.jp/cms/wp-content/uploads/2022/03/JCS2022_hiraoka.pdf〉［2024年4月閲覧］
17) Lewis SR et al: Continuation versus discontinuation of antiplatelet therapy for bleeding and ischaemic events in adults undergoing non-cardiac surgery. Cochrane Database Syst Rev **7**: CD012584, 2018
18) Myers SP et al: Hernia management in cirrhosis: risk-assessment, operative approach, and perioperative care. J Surg Res **235**: 1-7, 2019
19) de Goede B et al: Conservative treatment versus elective repair of umbilical hernia in patients with liver cirrhosis and ascites: results of a randomized controlled trial (CRUCIAL trial). Langenbeck's Arch Surg **406**: 219-225, 2021
20) Ulrich A et al: Excess body weight and abdominal hernia. Visc Med **37**: 246-253, 2021
21) Jensen KK et al: Large incisional hernias increase in size. J Surg Res **244**: 160-165, 2019
22) Kroese LF et al: External validation of the European Hernia Society Classification for postoperative complications after incisional hernia repair: a cohort study of 2,191 patients. JACS **226**: 223-229, 2018
23) Baucom RB et al: Cancer survivorship: defining the incidence of incisional hernia after resection for intra-abdominal malignancy. Ann Surg Oncol **23**: S764-S771, 2016
24) Oma E et al: Ventral hernia and pregnancy: A systematic review. Am J Surg **217**: 163-168, 2019

A. 正中腹壁瘢痕ヘルニア

第 **4** 章 　腹壁瘢痕ヘルニアの手術

2 　腹壁切開法

a 　組織縫合法

［島田　長人］

　腹壁切開法による腹壁瘢痕ヘルニアの修復法には，大別すると自己組織による組織縫合法とメッシュによる修復法，そしてそれらを組み合わせる方法などがある．

　自己組織による修復法としては，単純縫合閉鎖法が古くから用いられていたが，人工材料であるメッシュを用いたtension-free法に比較して再発率が高く，近年ではメッシュ修復法が増加してきている．しかし，創部感染合併例や他の消化器疾患との同時手術などでは，術後のメッシュ感染のリスクが高くなるためメッシュを使用しにくい現状にある．また，メッシュ特有の合併症として，感染以外にも，体外へのメッシュの露出，腸管との癒着や腸閉塞あるいは瘻孔形成といった報告もある．

　本項では，自家組織のみを用いてヘルニア門を閉鎖する修復法を中心に述べ，さらにメッシュによる補強法についても解説する．

　なお，文中で用いた腹直筋前鞘と腹直筋鞘前葉は，解剖学的には同じ部位を指すが，報告者が使用している用語に準じて記載した．

　組織縫合法の中には，単純縫合閉鎖法をはじめ腹直筋を利用した修復法，あるいはRamirezら[1]によって報告されたcomponent separation（CS）法などが挙げられる．CS法については「第4章2-b」を参照とし，本項では単純縫合閉鎖法と主に腹直筋前鞘をフラップ状に反転しヘルニア門を閉鎖するいくつかの手技について解説する．

a. 単純縫合閉鎖法

　単純縫合閉鎖法は，比較的簡便な修復法であり感染に強いことが利点と考えられる．しかし，メッシュ修復法に比較して再発率が高い．わが国の報告[2-4]ではメッシュ修復法の再発率が2.4～4.3％に対して単純縫合閉鎖法では9.3～11.4％とされているが，欧米ではわが国とは比較できないほど再発率が高い．Luijendijkら[5]は3年間の観察で，メッシュ修復法の再発が23％であるのに対し，単純縫合閉鎖法では46％と報告している．また，Burgerら[6]は10年間の長期観察において，メッシュ修復法の再発率が32％，単純縫合閉鎖法では63％であったと報告している．この差は，おそらく体格などの違いが大きな要因と考えられるが，いずれにせよ，再発率はメッシュ修復法に比較して単純縫合閉鎖法で高いとされている．

1）手術適応

　両側の腹直筋および外腹斜筋，内腹斜筋および腹横筋が保たれている正中型の腹壁瘢痕ヘルニアが適応となる．従来，わが国では，ヘルニア門の横軸長が3cm以下で縫合時に強い緊張がないことが条件とされていた．横軸長がそれ以上あるいは緊張が強い場合には，メッシュ補強を加えるか，緊張を緩和させる他の組織縫合法（腹直筋を利用した修復法やCS法など）あるいはメッシュ修復法を選択する．

　横軸長が3cm以下であっても，肥満症例や腹圧が慢性的に上昇するような呼吸器合併症を併存している場合，あるいは肝硬変による腹水貯留例などは，やはり他の修復術を選択したほうが安全である．また，単純縫合閉鎖法による修復後の再発例もやはり適応外と考えられ，その他の修復法を考慮する[4]．メッシュを使用しないので創部感染例も適応となるが，再度創部感染が生じた場合には，ヘルニア再発のリスクが高くなる．

　一方，2014年のInternational Endohernia Society（IEHS）のガイドライン[7]では，横軸長が2cmを超える初発の場合には，メッシュ修復術を第一選択とすることが推奨されていた．しかし，2019年のアップデートの報告[8]では，1cmを超える症例でメッシュ修復が推奨されており，単純縫合閉鎖法の適応範囲は，さらに狭くなってきている．しかし，前述の再発率でも触れたように，日本人との体格の違いがあるので，必ずしも1cmにこだわる必要はないと考えられる．

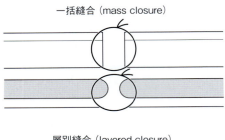
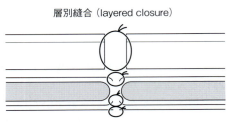
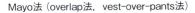
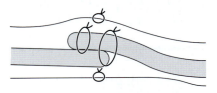
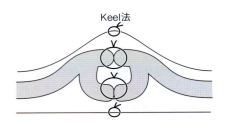

図1　組織縫合法
（丸山嘉一：単純縫縮法による腹壁瘢痕ヘルニア修復術．臨外 65：944-948，2010を参考に作成）

2) 手術手技[9]

術前に，ヘルニア門の大きさの測定や多孔性（スイスチーズ様）か否かの診断のために腹部CT検査や超音波検査を施行する．ヘルニア門が小さい場合には，その部位のみの修復を考えてしまうが，多孔性で小さなヘルニア門を見逃すと，術後再発の原因となる．

❶ 皮膚切開

皮膚切開は，ヘルニア門の直上で正中切開を行うが，通常は前回の手術痕とほぼ同部位の位置となる．創部に瘢痕や感染巣がある場合は，最初から紡錘状に切開し切除する．ヘルニア門の小さい症例が適応となるので，広範囲な皮膚の菲薄化は少なくトリミングを必要とする場合は多くはない．多孔性の場合には，すべてのヘルニアの修復が必要となるので，場合によっては，前回の手術痕より大きな切開が必要となる．なお，皮膚直下にヘルニア囊がある場合には，腸管などの内容を損傷しないよう注意する．

❷ ヘルニア囊の剝離

ヘルニア囊が確認できたら鉗子で把持し，手前に牽引しながら周囲の脂肪組織を剝離していく．ヘルニア囊の全周にわたり剝離を進め，ヘルニア門に達する．ヘルニア門の全周を剝離し腹直筋前鞘の前面も露出させる．

❸ 腹腔内の癒着剝離

次に，ヘルニア囊を切開し腹腔内を観察する．ヘルニア門付近には，腹膜と腸管や大網などの癒着を認める場合があるので，のちの縫合閉鎖の際に必要となる範囲（ヘルニア門から約3cm）まで全周を剝離する．

❹ ヘルニア囊と瘢痕組織の切除

ヘルニア囊とヘルニア門の瘢痕組織を可及的に切除し，健常組織を露出させる．正中型の場合には，腹膜・腹直筋後鞘，筋層，腹直筋前鞘をそれぞれ分離させ確認する．多孔性いわゆるスイスチーズ様の場合には，ヘルニア門とヘルニア門の間にブリッジ上に筋鞘が残存しているが，これらを切除しすべてのヘルニア門を1つのヘルニア門として修復する．

❺ ヘルニア門の閉鎖

ヘルニア門の閉鎖については，正常な筋膜・筋鞘組織を縫合することと，縫合時に過度な緊張がかからないことが重要なポイントとなる．縫合方法としては，層別縫合（layered closure）と一括縫合（mass closure）がある（図1）．前者は，腹膜・腹直筋後鞘と腹直筋前鞘をそれぞれ別に縫合するが，後者は，腹膜・腹直筋後鞘・前鞘をまとめて縫合する方法である．層別縫合と一括縫合との比較について，豊島[2]のわが国のアンケート調査によると，層別縫合の再発率が9.3％，一括縫合が9.6％で差はなかったが，Weilandら[10]のメタアナリシスによると，術後のヘルニアや創哆開は層別縫合の方が多かったと報告されている．

腹膜縫合は，創部の抗張力には関与しないため縫合の必要はないといわれており，どちらでもかまわない．上腹部では腹膜前脂肪組織が厚いため，筋鞘と腹膜を同時に縫合すると脂肪組織が左右の筋鞘の間に入り込む可能性があるので，別々に縫合するか，あるいは腹膜は縫合せずに筋鞘のみ縫合した方がよい．下腹部領域で腹膜と筋鞘が癒合している場合は，腹膜を含め縫合する．いずれにせよ左右の筋鞘の接合部に脂肪組織が介在しないよう注意する必要がある．なお，European Hernia Society（EHS）guidelines 2015[11]では，腹膜を閉じず筋鞘のみ閉鎖することが提案されているが，おそらく腹膜縫合に伴う脂肪組織の介在が，その後の瘢痕ヘルニアの発生に関与する可能性があるためと思われる．

縫合糸の選択や縫合法については，van't Rietら[12]のメタアナリシスがある．術後の創痛などを増加させずに腹壁瘢痕ヘルニアの発生率を下げるためには，非吸収糸より遅発性吸収糸による連続縫合がよいと報告されている．一方で，連続縫合と結節縫合との比較では，腹壁瘢痕ヘルニアの発生率には差はないが，創哆開については連続縫合のほうが多かったというメタアナリシスの報告もある[13]．な

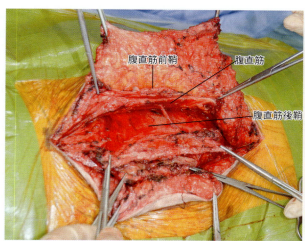 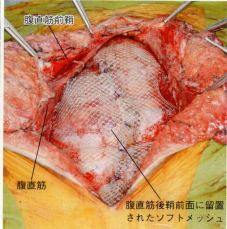

図2　単純縫合閉鎖法＋メッシュ補強（retrorectus）

お，EHS guidelines 2015[11]では，モノフィラメントの遅発性吸収糸を用い，縫合糸：創長比が4：1で，縫い代が5～8mm，5mm間隔で進める"small bites technique"による連続縫合が推奨されている．

❻ 創閉鎖とドレーン留置

皮下組織の止血を十分に行い，創部を生理食塩水で洗浄する．単純縫合閉鎖のみで死腔がなければドレーンの必要はないが，肥満患者や死腔形成が危惧される場合などは，必要に応じて閉鎖式吸引ドレーンを留置する．

b. その他の縫合閉鎖法[9]（図1）

1）Mayo法（overlap法，vest-over-pants法）

ヘルニア門の辺縁を重ねて縫合する方法である．縫合部の強化を考慮した方法であるが，逆に縫合部に過度の張力がかかり，かつ筋膜を2重に重ねても癒合しないという指摘もある．わが国の報告[2]でも再発率が16.7％と高く，あまり推奨されないが，後述する腹直筋前鞘反転法で施行している報告がある．

2）Keel法

ヘルニア囊を開放しないで腹腔側に押し込み，腹直筋の腱膜を2重に縫合する方法であるが，腹腔内の確認ができないので腸管に糸針がかかる危険性がある．わが国の報告[2]では再発率0％となっているが，症例が少ないので評価不能である．

- **単純縫合閉鎖法＋メッシュ補強**

単純縫合閉鎖のみでは再発率が高いため，ヘルニア門の閉鎖時に緊張がある場合にはメッシュを用いて補強する．メッシュの留置部には，腹直筋前鞘前面（onlay）や腹直筋後面と腹直筋後鞘との間（retrorectus）などをはじめ，計11層が報告されている[14]．腹直筋前鞘の上に留置するonlayメッシュ法は，閉鎖部にかかる緊張を軽減することはできず再発率が高いため[15]，筆者らは，retrorectusにメッシュを展開するRives-Stoppa法に準じた修復術を施行している（図2）．

c. 腹直筋を利用した修復法

単純縫合閉鎖法は，手術操作が少なく簡便な修復術であるが，安易に用いると再発率が高くなる．ヘルニア門の横軸長の正確な測定や術中縫合時の緊張の有無などを十分に検討したうえで，慎重に適応を決めることが肝要である．

ヘルニア門をメッシュではなく自家組織で閉鎖するためには，縫合時の緊張を緩和させる必要がある．その工夫として，CS法をはじめ，rectus turnover flap[16]，腹直筋鞘前葉反転法（bilateral anterior rectus abdominal sheath turnover flap method）[17, 18]，"open book" variation of component separation[19, 20]などの報告がある．component separation法は，外腹斜筋を外側にリリースさせ左右の腹直筋を正中に伸展し縫合する方法であり，その詳細については次項を参照されたい．本項では，腹直筋を利用した修復法ついて解説する．

1）rectus turnover flap法

DeFranzoら[16]は，左右の腹直筋を反転しヘルニア門を修復する方法を報告している（図3, 4）．まず，腹直筋の外縁で前鞘に縦切開を加える．この際，外腹斜筋や内腹斜筋が分離しないよう注意する．切開部位から腹直筋の裏面に入り，筋組織に前鞘を付けたまま後鞘から剥離し反対側に反転する．左右の反転された腹直筋および前鞘を中央で縫合しヘルニア門を閉鎖する．さらに，メッシュを左右の外腹斜筋の腱膜部に縫合し補強を加える．特に，下腹部の弓状線より尾側ではヘルニアが生じる可能性があるためメッシュ補強が必要である．なお，本法を施行した15例の術後合併症では，漿液腫1例（6.7％）と正中部の皮膚欠損4例（26.7％）を認めた．また，ヘルニア再発は2例（13.3％）で再手術を必要としたと報告されている．

2）両側腹直筋鞘前葉反転法

腹部救急領域において，damage control surgery や腹部コンパートメント症候群（abdominal compartment syndrome）に対する open abdomen では，早期の定型的な閉腹が不可能な場合が多いが，Kushimotoら[17,18]は，この急性期の腹壁再建法として，両側腹直筋鞘前葉反転法を報告している（図5）．適応は，両側の筋膜間の距離が約15 cm 以内の症例で，それ以上の距離がある場合は，植皮による創閉鎖を選択する．まず，腹直筋鞘の外縁が十分露出するまで皮下を剥離し，腹直筋鞘前葉を外縁から0.5～1.0 cm 内側で縦方向に創の全長にわたり切開する．前葉を腹直筋前面から剥離しフラップを作成する．左右のフラップを内側に反転し縫合する．本法を非外傷9例と外傷2例の11例に施行しており，術後合併症は，創部感染3例（27.3％），midabdominal bulging 7例（63.6％）を認めたが，最長70ヵ月までの経過観察では，修復を要する腹壁瘢痕ヘルニアの合併はなかったと報告されている．

3）"open book" variation of component separation 法

Ennisら[19]は，腹直筋前鞘の反転を"open-book" techniqueとして報告している（図6）．彼らは，左右の腹直筋前鞘を Mayo 法（overlap 法，vest-over-pants 法）で縫合しているが，ヘルニア門が大きく閉鎖が困難な場合は，Ramirezら[1]のCS法に準じ，外腹斜筋腱膜を腹直筋外縁で縦に切開し，外腹斜筋を外側にリリースさせ緊張を解除している．Ennisら[19]の10例の報告では，術後合併症として，蜂窩織炎1例（10％），皮膚壊死1例（10％），メッシュ感染2例（20％），再発1例（10％）であった．また，Mericliら[20]の35例の検討では，軽症および重症合併症を含めると感染7例（20％），血腫2例（6％），皮膚壊死7例（20％），再発2例（6％）と報告されている．

4）shoelace darn repair 法[21,22]

両側の腹直筋前鞘を反転し縫合したのちに，縫合部の減張と腹壁の補強目的で，両側の腹直筋前鞘外縁と正中の縫合部を，靴ひもを結ぶように連続で水平マットレス（shoe-

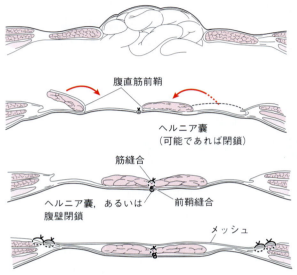

図3 rectus turnover flap 法（1）
（DeFranzo AJ et al: Rectus turnover flaps for the reconstruction of large midline abdominal wall defects. Ann Plast Surg 37: 18-23, 1996 を参考に作成）

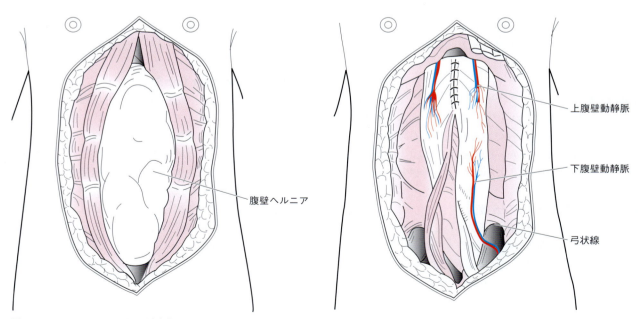

図4 rectus turnover flap 法（2）
（DeFranzo AJ et al: Rectus turnover flaps for the reconstruction of large midline abdominal wall defects. Ann Plast Surg 37: 18-23, 1996 を参考に作成）

lace)縫合を行う方法である(図7).前鞘を反転し縫合するだけでは,腹壁のbulgingがみられるが,この縫合を加えることで術後のbulgingを防げる可能性がある.なお,この手技では,補強材料としてメッシュは使用しないため,感染リスクのある症例でも応用可能である.堤ら[22]は,本法を8例に施行し,術後合併症はなく,13〜21ヵ月の観察期間では再発はなかったと報告している.

5) 腹直筋前鞘反転法＋メッシュ補強

池田ら[23]は,腹直筋前鞘を切開剥離しヒンジフラップを作成し,左右の前鞘をヘルニア門上で縫合閉鎖し,さらにメッシュを腹直筋前鞘剥離部の外側2 cmの部位から被覆する方法を報告している(図8).本法を6例に行い,術後合併症として皮膚壊死1例(16.7%),漿液腫1例(16.7%),術後観察期間は0.5年〜5年で,再発例はなかった.

長谷部ら[24]は,左右の腹直筋前鞘をoverlap縫合し,さらにメッシュで補強する同様の方法を報告している(図9,10).ヘルニア嚢は開放せずに剥離し,腹直筋前鞘のフラップを,反対側のヘルニア門辺縁近くの前鞘内側面に縫合する.その後,内側面に縫合された側の前鞘フラップを反対側の前鞘外側面に縫合することでoverlap縫合となる.メッシュは,前鞘フラップの作成により欠損した部分に全周にわたり縫合する.この操作で腹圧をメッシュにも有効に分散させることが期待される.なお,症例によりoverlap縫合の前面にもメッシュを留置するonlay dual mesh法を用いる場合もある.本法を19例に施行し,術後合併症は,皮膚壊死2例(10.5%),漿液腫1例(5.3%)で,術後平均観察期間43.3ヵ月で,再発は1例(5.3%)と報告されている.

以上の腹直筋を利用した修復術にはさまざまな方法があるが,rectus turnover flap法を除き,共通しているのは腹直筋前鞘をフラップとして反転させる手技である.この方法は,腹直筋後葉が欠損する弓状線より尾側では適応とならないことと,前鞘の縦切開の際に腹直筋外縁で行うと外腹斜筋と内腹斜筋成分が分離し,フラップの強度が下がり,のちにヘルニアが生じてしまう可能性があることを念頭に置く必要がある.また,術後合併症として皮膚壊死が多い傾向にある.この術式で共通している手技は,腹直筋前面の広範囲な皮下剥離操作である.したがって,腹直筋前面から皮下組織に向かう動脈の穿通枝が切離されてしまうために皮膚の血流障害をきたすことが皮膚壊死の原因と推察される.一方,再発率はどの術式もおおむね10%前後であり,修復術としては許容範囲と考えられる.

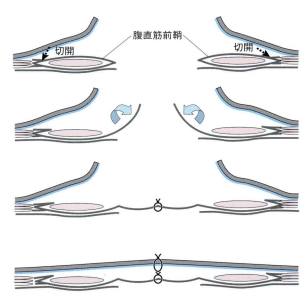

図5　両側腹直筋鞘前葉反転法
(Kushimoto S et al: Usefulness of the bilateral anterior rectus abdominis sheath turnover flap method for early fascial closure in patients requiring open abdominal management. World J Surg 31: 2-8, 2007 を参考に作成)

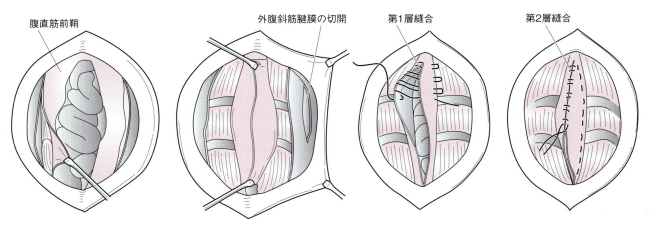

図6　"open book" variation of component separation法
(Ennis LS et al: The "open-book" variation of component separation for repair of massive midline abdominal wall hernia. Am Surg 69: 733-742, 2003 を参考に作成)

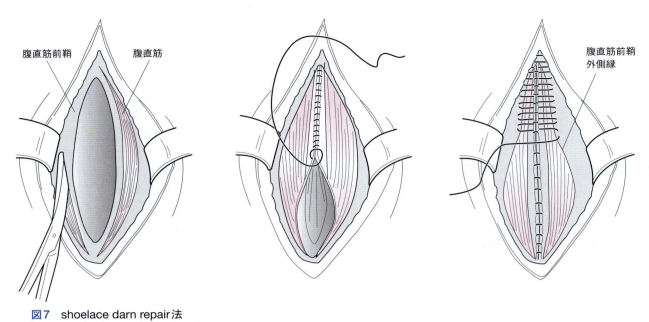

図7 shoelace darn repair法
[Abrahamson J: Hernias. Maingot's abdominal operations, 10th Ed, Zinner MJ et al（eds）, p554-560, 1996を参考に作成]

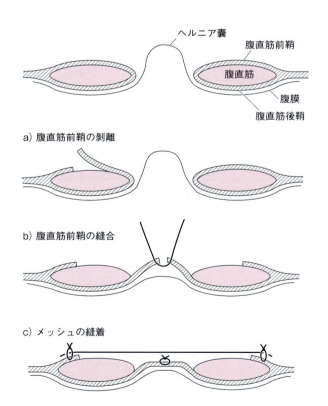

図8 腹直筋前鞘反転法＋メッシュ補強
（池田 聡ほか：腹壁瘢痕ヘルニアに対する腹直筋前鞘 hinge flap と prosthesis を用いた修復法. 手術 50：693-696, 1996を参考に作成）

d. 症例提示（図11～13）

anterior component separation（ACS）法術後の再発性腹壁瘢痕ヘルニアに対して，腹直筋前鞘反転法＋メッシュ補強および単純縫合閉鎖＋メッシュ補強で修復を行った症例を提示する．

- **患者**：70歳代，男性．
- **既往歴および現病歴**：

　A病院：3年前に特発性S状結腸穿孔で緊急手術となり人工肛門を造設された．その4ヵ月後に人工肛門閉鎖術を受けた．経過中に術後の創感染が生じており，正中に腹壁瘢痕ヘルニアを認めていた．

　B病院：10ヵ月後に他院でACS法による腹壁瘢痕ヘルニア修復術を施行された．15ヵ月後に右鼠径ヘルニアの診断でKugel法による修復術を受けた．

　C病院：25ヵ月後に絞扼性腸閉塞の診断で緊急手術となり小腸切除術を施行された．このときに，正中に腹壁瘢痕ヘルニアを認めていたため可及的に閉鎖した．しかし，術後に腹部膨隆が再燃し，徐々に増大してきたためC病院から当院へ腹壁瘢痕ヘルニア治療目的で紹介となった．

- **診断**：ACS法術後の再発性腹壁瘢痕ヘルニアであり，同時に左鼠径ヘルニアも認めていた．
- **手術術式**：上・中腹部は，すでにACS法が施行されているため，腹直筋前鞘反転法を選択した．複数回の開腹歴があるためヘルニア囊は開放せずに剝離を進めた．腹直筋外縁の内側で前鞘に縦切開を加え反転し，左右の前鞘を中央で縫合した．さらに，腹直筋前鞘の欠損部をメッシュで補強した．

　下腹部領域では，弓状線より尾側は後鞘がないため腹直筋前鞘反転法の適応ではない．また左鼠径ヘルニアも合併しているため，腹膜前腔にメッシュを挿入し腹直筋を単純縫合閉鎖した．

　単純縫合閉鎖法は，再発率が高いことが問題であるが，本法の手術適応を十分に考慮し症例を選択すれば，現在で

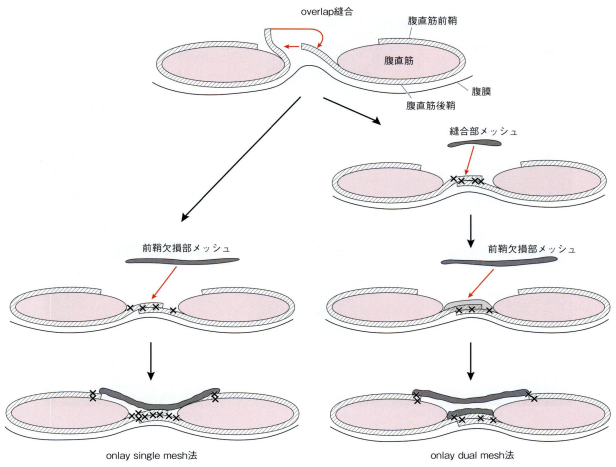

図9 腹直筋前鞘反転法(overlap縫合)+メッシュ補強
(長谷部行健ほか：腹直筋前鞘筋膜overlap縫合とメッシュを組み合わせた腹壁瘢痕ヘルニアに対する手術手技．手術 63：1545-1550, 2009を参考に作成)

も十分有用な術式となる．また，腹直筋前鞘を利用した修復術は，一般外科医でも容易に施行可能であり，臨床上，きわめて応用範囲の広い手技と考えられるため，ぜひ習得していただきたい．

● 文献

1) Ramirez OM et al: "Components separation" method for closure of abdominal-wall defects: an anatomic and clinical study. Plast Reconstr Surg 86: 519-526, 1990
2) 豊島 宏：腹壁瘢痕ヘルニアの手術と予後：657例の統計的観察．日外会誌 87：789-796, 1986
3) 長尾二郎：腹壁瘢痕ヘルニアの手術．外科 63：970-975, 2001
4) 丸山嘉一：単純縫縮法による腹壁瘢痕ヘルニア修復術．臨外 65：944-948, 2010
5) Luijendijk RW et al: A comparison of suture repair with mesh repair for incisional hernia. N Engl J Med 343: 392-398, 2000
6) Burger JW et al: Long term follow-up of a randomized controlled trial of suture versus mesh repair of incisional hernia. Ann Surg 240: 578-583, 2004
7) Bittner R et al: Guidelines for laparoscopic treatment of ventral and incisional abdominal wall hernias (International Endohernia Society [IEHS]) — part 1. Surg Endosc 28: 2-29, 2014
8) Bittner R et al: Update of Guidelines for laparoscopic treatment of ventral and incisional abdominal wall hernias (International Endohernia Society [IEHS]) — part A. Surg Endosc 33: 3069-3139, 2019
9) 栅瀬信太郎：腹壁瘢痕ヘルニア．臨外 47：361-371, 1992
10) Weiland DE et al: Choosing the best abdominal closure by meta-analysis. Am J Surg 176: 666-670, 1998
11) Muysoms FE et al: European Hernia Society guidelines on the closure of abdominal wall incisions. Hernia 19: 1-24, 2015
12) van't Riet M et al: Meta-analysis of techniques for closure of midline abdominal incisions. Br J Surg 89: 1350-1356, 2002
13) Gupta H et al: Comparison of interrupted versus continuous closure in abdominal wound repair: a meta-analysis of 23 trials. Asian J Surg 31: 104-114, 2008
14) Parker S G et al: International classification of abdominal wall planes (ICAP) to describe mesh insertion for ventral hernia repair. Br J Surg 107: 209-217, 2020
15) de Vries Reilingh TS et al: Repair of large midline incisional hernias with polypropylene mesh: comparison of three operative techniques. Hernia 8: 56-59, 2004
16) DeFranzo AJ et al: Rectus turnover flaps for the reconstruction of large midline abdominal wall defects. Ann Plast Surg 37: 18-23, 1996
17) Kushimoto S et al: Usefulness of the bilateral anterior rectus abdominis sheath turnover flap method for early fascial closure in patients requiring open abdominal management. World J Surg 31: 2-8, 2007

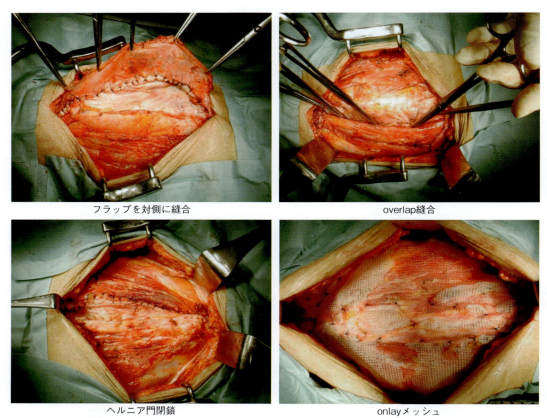

図10　腹直筋前鞘反転法（overlap縫合）＋メッシュ補強
（汐田総合病院外科　長谷部行健先生のご厚意による）

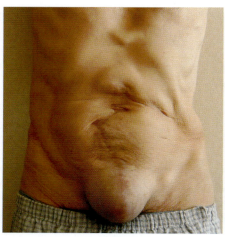

図11　ACS法術後の再発性腹壁瘢痕ヘルニア＋左鼠径ヘルニア

18) 久志本成樹ほか：Open abdomenに対する早期閉創・閉腹における両側腹直筋鞘前葉反転法の有用性．日腹救誌 27：27-35, 2007
19) Ennis LS et al: The "open-book" variation of component separation for repair of massive midline abdominal wall hernia. Am Surg 69: 733-742, 2003
20) Mericli AF et al: The single fascial incision modification of the "open-book" component separation repair: a 15-year experience. Ann Plast Surg 71: 203-208, 2013
21) Abrahamson J: Hernias. Maingot's Abdominal Operations, 10th Ed, Zinner MJ et al(eds), McGraw-Hill, p554-560, 1996
22) 堤　敬文ほか：Modified shoelace darn repair法による腹壁瘢痕ヘルニア修復術．臨外 65：962-966, 2010
23) 池田　聡ほか：腹壁瘢痕ヘルニアに対する腹直筋前鞘hinge flapとprosthesisを用いた修復法．手術 50：693-696, 1996
24) 長谷部行健ほか：腹直筋前鞘筋膜overlap縫合とメッシュを組み合わせた腹壁瘢痕ヘルニアに対する手術手技．手術 63：1545-1550, 2009

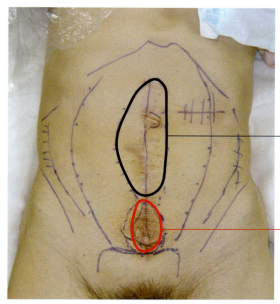

図12　修復方法

ACS法が施行されている上・中腹部は腹直筋前鞘反転法で修復

下腹部は後鞘がないため，腹膜前腔にメッシュを挿入し，同時に左鼠径ヘルニアも修復

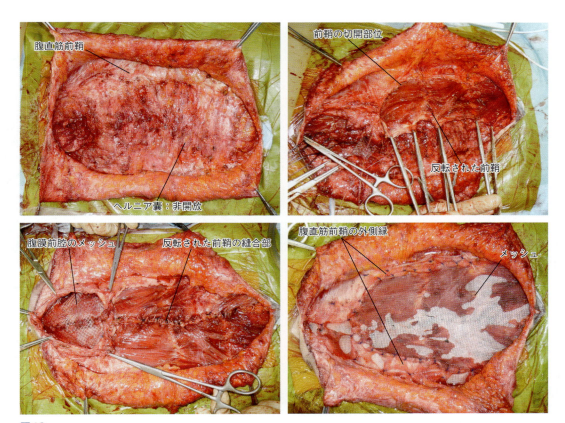

図13
上・中腹部：腹直筋前鞘反転法＋onlayメッシュ法
下腹部：単純縫合閉鎖法＋preperitonealメッシュ法

A. 正中腹壁瘢痕ヘルニア

第4章 腹壁瘢痕ヘルニアの手術

2 腹壁切開法

b anterior component separation 法

［島田　長人］

　component separation 法（CS法）は，1990年にRamirezら[1]によって報告された正中型腹壁瘢痕ヘルニアに対する再建術式である．比較的大きなヘルニア門の症例や創部感染合併例であってもメッシュなどの人工材料を使用せずにヘルニア修復が可能となる（図1，2）．CS法には，現在，anterior component separation（ACS）法とposterior component separation（PCS）法があり，さらにACS法には，腹壁切開法と内視鏡を用いる方法がある（表1）．また，切開法によるACS法の中にも手技の組み合わせにより種々の報告がある（表2）．

　切開法によるACS法は，広範囲な皮下剥離を必要とするため，創感染や皮膚壊死などの創部関連合併症が多いと指摘されている[8]．本項では，これらの欠点の解決ポイントを含めて，ACS法の手技について説明する．

a. 手術適応と禁忌

　ACS法の最もよい適応は，正中型の腹壁瘢痕ヘルニアで，両側の腹直筋，外腹斜筋，内腹斜筋および腹横筋が保たれている症例であるが，外傷や悪性腫瘍による腹壁合併切除などの腹壁欠損例も症例により適応となる．また，乳児の巨大な臍帯ヘルニアの修復にも応用されている[9]．

　修復可能なヘルニア門の大きさは，縦軸長は特に制限はないが，横軸長が問題となる．Ramirezら[1]は新鮮屍体で検討し，最も伸展が可能なウエストライン上で，片側10cm，両側で計20cmの伸展が可能と報告しているが，あくまで屍体での検討であり，実際の症例に応用するのは若干困難がある．わが国では，平瀬ら[10]が最初に報告しているが，仰臥位で直接縫合閉鎖ができる横幅は15cm以内としている．さらに宇田ら[11]は，仰臥位腹部CTを用いてヘルニア門の横軸長を計測し検討しているが，やはり最大15cm程度までが適応と報告している．外腹斜筋が後退することで約5～6cm，さらに腹直筋後鞘の切開による2cmを加えると，片側7～8cmの伸展が可能となるため，両側で約15cmまでが修復可能な範囲と考えられる．

　ACS法は，大きなヘルニア門を有する症例でも，基本的にはメッシュを使用せずに修復が可能となることが利点である．したがって，創部感染例（メッシュ感染を含む）や腸管皮膚瘻を伴う創哆開例の閉腹，あるいはヘルニア嵌頓やヘルニア破裂[12]などの緊急手術や他の併存疾患との同時手術など，感染リスクを伴った症例にも適応可能である．

　一方，広範囲に腹壁が破壊されている場合や腹壁の構造が欠損している症例では，ACS法の適応とはならない．たとえば，腹壁の膿瘍瘻や壊死性軟部組織感染症などは禁忌である．

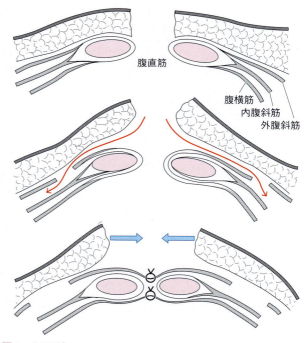

図1　ACS法

b. 手術術式

1）皮膚切開とトリミング

　皮膚切開は，ヘルニア門のほぼ直上で正中切開を行う．その際，創部に感染巣がある場合や，皮膚のたるみや菲薄化が著明な症例は，最初からデブリドマンや余剰部分のトリミングを行う．ヘルニア嚢を全周にわたり剥離し開腹する．腹膜と腸管や大網などの癒着は必要に応じて剥離し，ヘルニア門の瘢痕組織を可及的に切除する．

第4章 腹壁瘢痕ヘルニアの手術
2. 腹壁切開法／b anterior component separation法

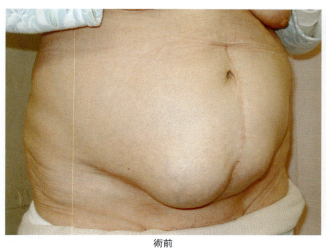

術前　　　　　　　　　　　　　　術後

図2　ACS法の術前・術後

表1　CS法の手技

| anterior component separation (ACS) |
| ・open component separation |
| ・endoscopic component separation |
| posterior component separation (PCS) |
| ・Rives-Stoppa |
| ・Carbonell らのPCS |
| ・Novitsky らのPCS/TAR |

TAR：transversus abdominis muscle release

表2　前方アプローチによるACS法の術式

報告者（年度）	術式
Ramirez[1] (1990)	EOR + PRR
Thomas[2] (1993)	EOR + TAR
Fabian[3] (1994)	EOR + IOR + PRR
Lucas[4] (1998)	EOR + ARR
Kuzbari[5] (1998)	EOR + ARR + PRR
Shestak[6] (2000)	EOR
Levine[7] (2001)	EOR + IOR

EOR：external oblique release, IOR：internal oblique release,
ARR：anterior rectus release, PRR：posterior rectus release,
TAR：transversus abdominis muscle release

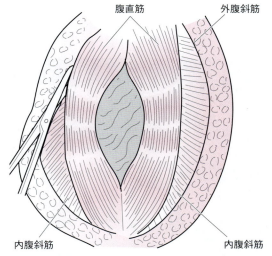

図3　外腹斜筋腱膜内側部の縦切開

2）皮下剥離と外腹斜筋腱膜の切開（図1，3，4）

　皮膚・皮下組織を腹直筋の筋膜上で腹直筋・外腹斜筋移行部よりやや外側まで剥離する．次に，腹直筋外縁を触診で確認し，そこから1～2cm外側の外腹斜筋内側縁腱膜部のみに縦切開を加える．切開を頭側は肋骨付着部，尾側は鼠径靱帯付近まで行う．その際，尾側方向は外鼠径輪を避け内側に切開を進める．

3）外腹斜筋と内腹斜筋の剥離（図1，4）

　外腹斜筋を上方にやや牽引しながら内腹斜筋との間を鈍的に剥離する．この空間は血管や神経が存在せず疎な結合織のため，用手的かつ容易に剥離操作ができる．なお，前回手術のドレーン挿入部や虫垂切除手術痕などの部位は癒着しているため，鋭的に切開し剥離を進めれば問題はない．中腋窩線レベルまで剥離を進めるが，時に後肋間動静脈が外腹斜筋裏面に入るのがみえるので，そこで剥離を中止する．

4）腹直筋の正中側への伸展

　外腹斜筋と内腹斜筋の間を剥離することで外腹斜筋が外側へリリースされ，腹直筋が正中側へ伸展してくる．ウエストライン上で片側約5cmの伸展が可能となるので，両側にこの操作を行うことで約10cmの伸展が確保できる．したがってヘルニア門の横軸長が10cm以内の症例であれば，緊張がほとんどない状態で左右の腹直筋を正中で縫合することが可能となる．横軸長が10cmを超える症例や縫合の際に緊張が強い場合は，腹直筋の後鞘に減張切開を加

311

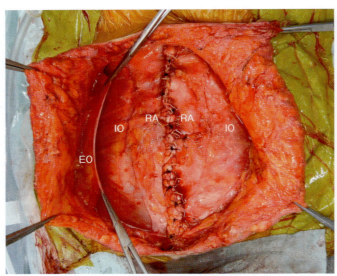
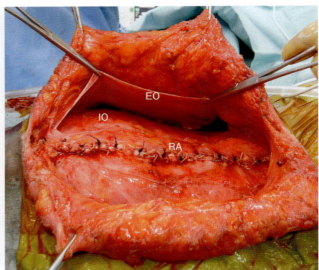

図4　縦切開された外腹斜筋腱膜および内腹斜筋との剝離
RA：腹直筋，EO：外腹斜筋，IO：内腹斜筋．

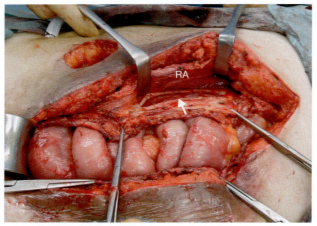

図5　腹直筋後鞘の減張切開
RA：腹直筋，矢印：腹直筋後鞘切開．

えることでさらに伸展する（図5）．片側の後鞘切開で約2cmの伸展が確保できるので，ウエストライン上では最大15cmまでは修復可能となる．
　腹直筋の正中への伸展がやや困難な部位は，上腹部の肋骨弓付近と下腹部領域である．下腹部は，内腹斜筋および腹横筋が腸骨稜に付着しているため伸展が不良となる．通常は，腹直筋後鞘の減張切開を追加する．さらに上腹部では外腹斜筋腱膜の縦切開を大胸筋腱膜まで延長することで，授動距離を確保する方法もある[13]．

5）腹壁の閉鎖とドレーンの留置

　左右の腹直筋を正中で直接縫合し腹壁を閉鎖する．左右それぞれの剝離された皮下に閉鎖式吸引ドレーンを留置し，皮下および皮膚を縫合する．

c. 術後合併症

　創部感染，漿液腫，血腫，皮膚壊死，創離開，腹壁神経痛および感覚鈍麻などの合併症以外に，腸閉塞や循環器系および呼吸器系合併症などが報告されている．特にACS法は，創部関連合併症が多いという報告がある[8]．

d. 皮膚壊死に対する対策

　創部合併症の中で，特に皮膚壊死は，最も危惧する合併症である．筋膜の前面で皮下が広範囲に剝離されるが，その際に腹直筋前面から皮下組織に向かう穿通枝（上・下腹壁動脈の分枝）が切断されてしまうために皮膚の血流不全が生じるものと考えられる．筆者は，広範囲な皮膚壊死の経験はないが，正中部創縁の壊死症例を経験している（図6）．
　この皮膚壊死を回避するための対策として，低侵襲なCS法の手技が考案されている．

1）periumbilical perforator sparing（PUPS）

　ACS法の際に，腹直筋前面から皮下を剝離していくが，その際に腹直筋前面から皮下組織に向かう血管の穿通枝を温存することにより，皮膚および皮下組織の血流が保たれ皮膚壊死が回避できる（図7）．剝離範囲のすべての血管を温存することは不可能であり，またその必要もないが，可能であれば左右それぞれ2〜3本温存できれば理想的である．特に重要なのは臍周囲の穿通枝の温存で，この手技はPUPSと呼ばれている．Saulisらは[14]，通常のACS法とPUPSを用いたACS法を比較し，皮膚壊死や感染などの創部関連合併症が20%から2%に低下したと報告している．また，この血管に肋間神経前皮枝が並走しているが，血管および神経を温存することで皮膚・皮下組織への血流

がより保たれ，感染や皮膚壊死はもちろんのこと，皮膚感覚鈍麻などの神経障害の合併症対策にもなる．

2) endoscopic anterior component separation (ECS) 法（「Ⅱ-A-第4章3．c」を参照）

皮膚・皮下組織の血流を温存するために，腹直筋前面での皮下剥離を行わず，内視鏡を使って外腹斜筋腱膜を切開しリリースする方法が報告されている[15,16]．

ACS法とECS法を比較したJensenら[17]のメタアナリシスでは，ヘルニアの再発率には有意差はないが，皮膚壊死はもちろんのこと，創感染などの創部関連合併症は通常のACS法に比較して明らかに少なくなると報告されている．

ECS法はACS法と同様に，比較的大きなヘルニア門の閉鎖が可能であり，かつ創部感染などの汚染環境下でも施行できる利点がある．さらに，腹腔鏡下ヘルニア門閉鎖およびintraperitoneal onlay mesh repair (IPOM-Plus) 法において，閉鎖に緊張がかかる症例にECS法を加える報告もあり[18]，付加手術としても非常に応用範囲の広い手技といえる．なお，わが国では，2014年に諏訪ら[19]によって初めて報告されている．

3) posterior component separation (PCS) 法（「Ⅱ-A-第4章2．c」を参照）

腹壁瘢痕ヘルニア修復術のゴールドスタンダードと位置づけられている術式がRives-Stoppa法である．この方法は，腹直筋後面と後鞘を剥離し，その間にメッシュを展開する修復法であるが，ヘルニア門の大きな症例では，閉鎖が困難な場合がある．2008年にCarbonellら[20]は，腹直筋と後鞘の剥離をさらに外側に進め，内腹斜筋と腹横筋の間を剥離するPCS法を報告した．さらに，2012年にNovitskyら[21]は，腹横筋を切開するtransversus abdominis muscle release (TAR) 法を報告した．

PCS法では，通常のACS法と異なり，皮下剥離を必要としないため，創部関連合併症の発生に有利であると推測される．Krpataら[22]は，ACS法56例とPCS/TAR法55例を比較検討し，創部関連合併症は，ACS法の48.2％に対してPCS/TAR法で25.5％と低率であったと報告している．しかし，ACS法とPCS/TAR法を比較したHodgkinsonら[23]のメタアナリシスでは，両者間に統計学的に差が認められず，同等の成績であるとの報告もある．

e. 再発率

メッシュを併用しないACS法の再発率については0～32％[1,8]とばらつきがある．Koら[24]は，ACS法の200例を検討し，メッシュを用いない場合の再発率を22.8％と報告している．さらに，再発を防ぐために，いくつかの工夫がある．

1) メッシュによる補強

ヘルニア門が大きく，左右の腹直筋の縫合時に緊張が強

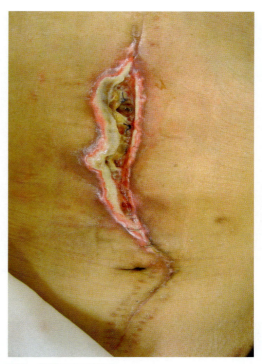

図6　創縁の皮膚壊死

い場合には，メッシュによる補強も行われている．メッシュの留置部位は，onlay[25]やretromuscular（現在のretrorectus）[26]などさまざまな報告があるが，ACS法のみの修復に比較して再発率は低いと考えられ，Gonzalezら[27]は7％と報告している．

筆者らは，ウエストライン付近での再発例はないが，下腹部の恥骨上付近の再発例を経験している．この部位は腹直筋の中央への伸展が不良であり，さらに弓状線尾側では腹直筋後鞘がないことが再発要因と考えられる．ヘルニア門が大きく腹直筋の縫合に緊張がある場合にはRives-Stoppa法に準じた腹直筋後腔（retrorectus）から腹膜前腔（preperitoneal）にメッシュを挿入している（図8）．

2) PCS法

PCS法の再発率について，Krpataら[22]はACS法の14.3％に対し，PCS/TAR法では3.6％と低率であったと報告している．一方，Hodgkinsonら[23]のメタアナリシスでは，ACS法（腹直筋後腔にメッシュ挿入）が9.5％でPCS/TAR法が5.7％と低かったが，統計学的に差が認められなかったとの報告もある．

3) 左右腹直筋の一体化

筆者らは，左右の腹直筋の縫合部である正中部の補強を目的に，左右腹直筋の一体化を図る腹壁縫合を行っている[28]．まず，ヘルニア門の瘢痕組織をトリミングし，腹直筋の辺縁を露出させ，腹直筋後鞘・腹膜と筋層，前鞘をそれぞれ分離する．縫合は，後鞘・腹膜と前鞘の2層でそれぞれを縫合する．その際に，重要なのは，腹直筋の筋線

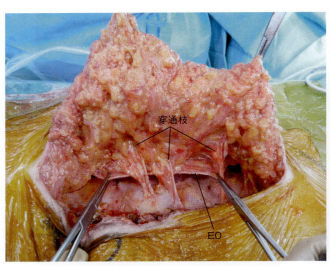
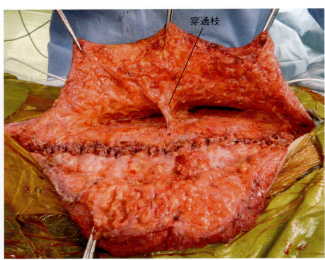

図7　皮下剥離と腹直筋前面からの穿通枝の温存：periumbilical pertorator sparing（PUPS）
EO：外腹斜筋.

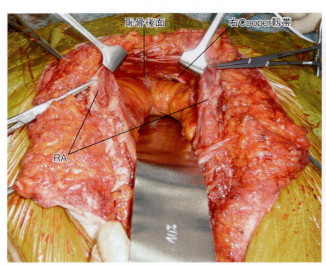
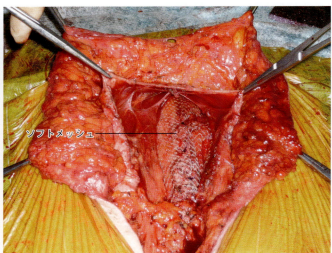

図8　下腹部の腹膜前腔にソフトメッシュを留置
RA：腹直筋.

維を中央で接着させ，左右の腹直筋を一体化することである（図9）．この手技により，最も脆弱な正中の縫合線に，厚みのある腹直筋の筋組織が介在することになり，術後の腹腔内圧に対する耐圧に有利に働くと考えている．

ACS法は，もともと形成外科領域から報告された術式であるため，外科領域への普及はまだ十分とはいえない現状にある．しかし，腹壁瘢痕ヘルニアは一般・消化器外科医が治療にあたる場合が多い．ACS法は，非常に応用範囲が広く，外科医でも比較的容易に習得可能な手技であるが，その利点と欠点をよく理解し活用することが肝要である．

● 文献
1) Ramirez OM et al: "Components separation" method for closure of abdominal-wall defects: an anatomic and clinical study. Plast Reconstr Surg 86: 519-526, 1990
2) Thomas WO 3rd et al: Ventral/incisional abdominal herniorrhaphy by fascial partition/release. Plast Reconstr Surg 91: 1080-1086, 1993
3) Fabian TC et al: Planned ventral hernia. staged management for acute abdominal wall defects. Ann Surg 219: 643-650, 1994
4) Lucas CE et al: Autologous closure of giant abdominal wall defects. Am Surg 64: 607-610, 1998
5) Kuzbari R et al: Sliding door technique for the repair of midline incisional hernias. Plast Reconstr Surg 101: 1235-1242, 1998
6) Shestak KC et al: The separation of anatomic components technique for the reconstruction of massive midline abdominal wall defects: anatomy, surgical technique, applications, and limitations revisited. Plast Reconstr Surg 105: 731-738, 2000
7) Levine JP et al: Restoration of abdominal wall integrity as a

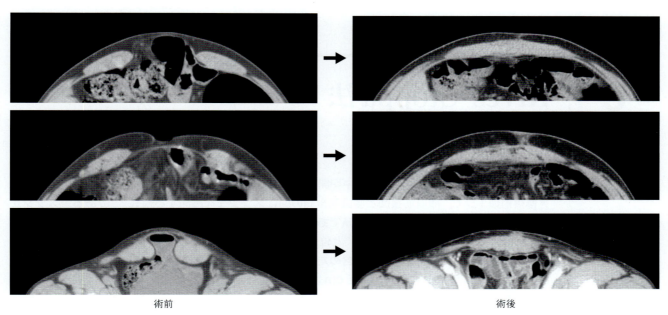

術前　　　　　　　　　　　　　　　　　　術後

図9　腹壁の閉鎖
腹膜・後鞘と前鞘の2層で縫合し，腹直筋の筋線維を中央で接着させることで，左右の腹直筋が一体化する．

salvage procedure in difficult recurrent abdominal wall hernias using a method of wide myofascial release. Plast Reconstr Surg 107: 707-716, 2001

8) de Vries Reilingh TS et al: "Components separation technique" for the repair of large abdominal wall hernias. J Am Coll Surg 196: 32-37, 2003

9) van Eijck FC et al: Closure of giant omphaloceles by the abdominal wall component separation technique in infants. J Pediatr Surg 43: 246-250, 2008

10) 平瀬雄一ほか：腹壁瘢痕ヘルニアの手術法．形成外科 41：S157-162，1998

11) 宇田宏一ほか：腹壁瘢痕ヘルニアに対するComponents Separation法の検討．日形会誌 22：755-761，2002

12) 金子奉暁ほか：Components separation法により一期的に修復した腹壁瘢痕ヘルニア破裂の1例．日外科系連会誌 36：707-712，2011

13) 関堂　充ほか：Components Separation法を用いた腹壁瘢痕ヘルニア，腹壁離開創再建の経験．形成外科 48：145-153，2005

14) Saulis AS et al: Periumbilical rectus abdominis perforator preservation significantly reduces superficial wound complications in "separation of parts" hernia repairs. Plast Reconstr Surg 109: 2275-2280, 2002

15) Lowe JB et al: Endoscopically assisted "components separation" for closure of abdominal wall defects. Plast Reconstr Surg 105: 720-729, 2000

16) Maas SM et al: Endoscopically assisted "components separation technique" for the repair of complicated ventral hernias. J Am Coll Surg 194: 388-390, 2002

17) Jensen KK et al: Endoscopic component separation for ventral hernia causes fewer wound complications compared to open components separation: a systematic review and meta-analysis. Surg Endosc 28: 3046-3052, 2014

18) Wiessner R et al: Continuous laparoscopic closure of the linea alba with barbed sutures combined with laparoscopic mesh implantation (IPOM Plus repair) as a new technique for treatment of abdominal hernias. Front Surg 4: 62, 2017

19) 諏訪勝仁ほか：メッシュ感染した腹壁瘢痕ヘルニア症例に対する内視鏡下component separation法．日鏡外会誌 19：97-101，2014

20) Carbonell AM et al: Posterior components separation during retromuscular hernia repair. Hernia 12: 359-362, 2008

21) Novitsky YW et al: Transversus abdominis muscle release: a novel approach to posterior component separation during complex abdominal wall reconstruction. Am J Surg 204: 709-716, 2012

22) Krpata DM et al: Posterior and open anterior components separations: a comparative analysis. Am J Surg 203: 318-322, 2012

23) Hodgkinson JD et al: A meta-analysis comparing open anterior component separation with posterior component separation and transversus abdominis release in the repair of midline ventral hernias. Hernia 22: 617-626, 2018

24) Ko JH et al: Abdominal wall reconstruction: lessons learned from 200 "components separation" procedures. Arch Surg 144: 1047-1055, 2009

25) DiBello JN Jr et al: Sliding myofascial flap of the rectus abdominus muscles for the closure of recurrent ventral hernias. Plast Reconstr Surg 98: 464-469, 1996

26) van Geffen HJ et al: Incisional hernia repair: abdominoplasty, tissue expansion, and methods of augmentation. World J Surg 29: 1080-1085, 2005

27) Gonzalez R et al: Components separation technique and laparoscopic approach: a review of two evolving strategies for ventral hernia repair. Am Surg 71: 598-605, 2005

28) 島田長人ほか：Components separation法による腹壁瘢痕ヘルニア修復術．臨外 65：956-961，2010

A. 正中腹壁瘢痕ヘルニア

第4章 腹壁瘢痕ヘルニアの手術

2 腹壁切開法

C｜Rives-Stoppa法

［嶋田　元］

　Rives-Stoppa法は，主に腹部正中切開後の腹壁瘢痕ヘルニアに対するメッシュを用いたヘルニア修復術の1つで，腹直筋後面と腹直筋後鞘の間にメッシュを展開する術式[1-3]である．メッシュを用いない術式と比較して良好な成績であったことから，本法は現在でも腹部正中の腹壁瘢痕ヘルニアにおけるゴールドスタンダード[4]と位置づけられている．

　手術の要点は，術前ケア，皮膚を含めた瘢痕組織の切除，腹直筋後面の剥離，適切なメッシュの選択，ヘルニア門から全方向で5～6 cmオーバーラップするメッシュによる修復と固定，腹直筋前鞘のtension-freeでの閉鎖である．

a. 術前ケア

1）全身状態

　ヘルニア門が10 cmを超える腹壁瘢痕ヘルニア患者では，全身および呼吸管理が長期かつ複雑であることが少なくない．体重減少，心疾患，糖尿病，腎不全は最も重大な併存症である．全身麻酔による治療が必要な病態であり，安全な手術が行えるかどうかの術前評価は極めて重要である．

2）局所ケア

　膨隆が大きな腹壁瘢痕ヘルニアでは，時に皮膚表面の変化をきたし膨隆の頂点で潰瘍を形成することがある．潰瘍の原因は毛細血管の血栓による皮膚の虚血性変化が原因とされている[5]．このほかに，非吸収糸による縫合洞（suture sinus）や肥満患者の皮膚のしわに皮膚炎を伴っていることもある．ヘルニア修復を行う前に，これら皮膚潰瘍，縫合洞，皮膚炎などの局所治療を行うことは，感染性合併症を減らすうえで大変重要である．Stoppa[5]らは，皮膚が完全に治癒してから6ヵ月以上経過してから手術を行うべきであるとしている．脱出が長期間および腹腔内容積が小さくなるloss of domain（Ⅱ-Eを参照）を起こすことがある．このような症例には通常，component separation法などの手技が必要になることが多く，本術式の適応外と考えてよい．

b. 手術手技

1）瘢痕化した皮膚の切除～腹腔内への到達

　腹壁瘢痕ヘルニアは瘢痕組織内の脆弱部分から発生するヘルニアであり，皮膚の瘢痕も含めて切除する（図1）．皮下でヘルニア嚢を同定し，ヘルニア嚢に沿うように皮下の剥離を進め，ヘルニア門を形成している腹直筋前鞘へ到達

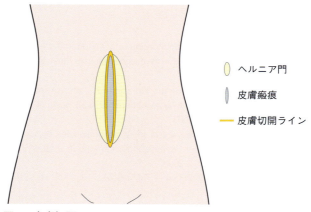

図1　皮膚切開

○ ヘルニア門
○ 皮膚瘢痕
― 皮膚切開ライン

する．腹膜を安全な部位で切開し腹腔内に到達する（図2）．術前から腸閉塞を繰り返すなど腸管癒着が疑われる場合には腹腔内の癒着剥離を行う．この手技により，腹壁と腸管との間にガーゼが留置できる程度のスペースを作成し，後述する腹直筋後面スペース作成操作に伴う腸管損傷などを予防することが可能である．腹壁瘢痕ヘルニアはスイスチーズ様にヘルニア門が多発することもあるため，術前にヘルニア門が認められなくとも，前回手術創を全長に再切開し，併存ヘルニアの有無を確認する．

2）メッシュ留置スペースの確保

　臍周囲で腹直筋後鞘を正中側切開し，腹直筋を確認しながら腹直筋後鞘の切開を頭側・尾側に進める（図3）．腹直筋後面と腹直筋後鞘の間を鈍的に剥離し，正中から正常組織が5～6 cm以上確保できるまで剥離を行う．腹直筋外側では肋間神経の神経血管束（neurovascular bundle：NVB），上腹壁動静脈，下腹壁動静脈が存在しており，これらはすべて腹直筋側につけるように剥離を行う（図4）．

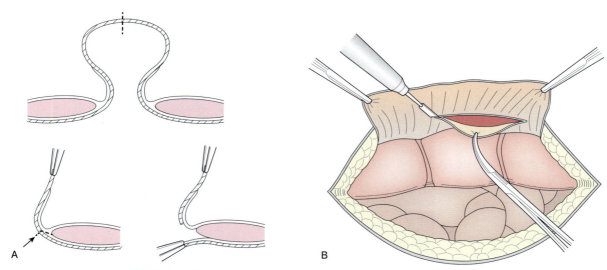

図2 ヘルニア嚢剝離と腹直筋後面への到達
皮下のヘルニア嚢の剝離後,ヘルニア嚢を切開し腹腔内に到達.腹腔内癒着剝離後,ヘルニア嚢の内縁で腹直筋後鞘を切開.
(文献12より引用)

❶ 剣状突起部分

左右の腹直筋は剣状突起部分では離開し白線のみとなる.腹直筋後面のスペースを確保するためには,白線と腹直筋後鞘の付着部を切離し,白線を体表側に残すようにする.retrorectus spaceは剣状突起部を超えて剝離することはできず,この部分では腹直筋後鞘および腹横筋を切離しtransversus abdominis muscle release(TAR)の層を剝離しメッシュが5～6 cmのオーバーラップ可能なスペースを作成する(図5).

❷ 恥骨上部分

弓状線よりも尾側では腹直筋後鞘は腱膜成分が減少し,attenuated posterior rectus sheath(APRS)となる.この層は尾側方向ではCooper靱帯に達する.腹直筋後面からumbilicoprevesical fasciaの間がメッシュを展開するスペースとなる.APRSの尾側方向の長さは個人差があり視認できなくなることもあり,umbilicoprevesical fasciaとの間の剝離になることもある.いずれのスペースであっても恥骨後面～左右のCooper靱帯まで到達することが可能で,十分なメッシュ展開スペースを確保することが可能である.ヘルニア門から恥骨までの距離が5 cm未満の場合には,恥骨後面からCooper靱帯にかけて広くメッシュを展開しCooper靱帯に縫合固定する.

❸ 鼠径部

Rives-Stoppa法では,腹壁瘢痕ヘルニアに対する予防的な鼠径部修復についての言及はない.Pauliら[6]によれば,鼠径ヘルニアや大腿ヘルニアが併存していれば同時に治療するとしている.

鼠径部を同時に修復する場合には,下腹壁動静脈起始部の外側部分で精索の内側に存在するsecondary internal ringを切離し,鼠径ヘルニアの治療における精索の壁側化が必要である.男性では腹膜鞘状突起の確認と結紮切離,女性では子宮円靱帯の結紮切離を行い,十分な精索および

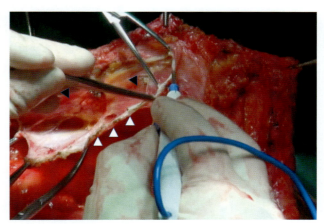

図3 左腹直筋後鞘の切開
△:左腹直筋後鞘,▼:左腹直筋.

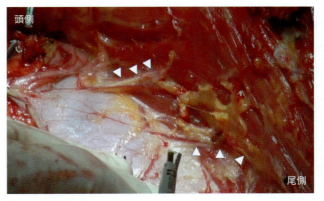

図4 NVB(左側)

精巣動静脈の壁側化が必要である.

3)腹直筋後鞘の閉鎖

腸管メッシュ瘻を予防するために,腹膜,腹直筋後鞘を

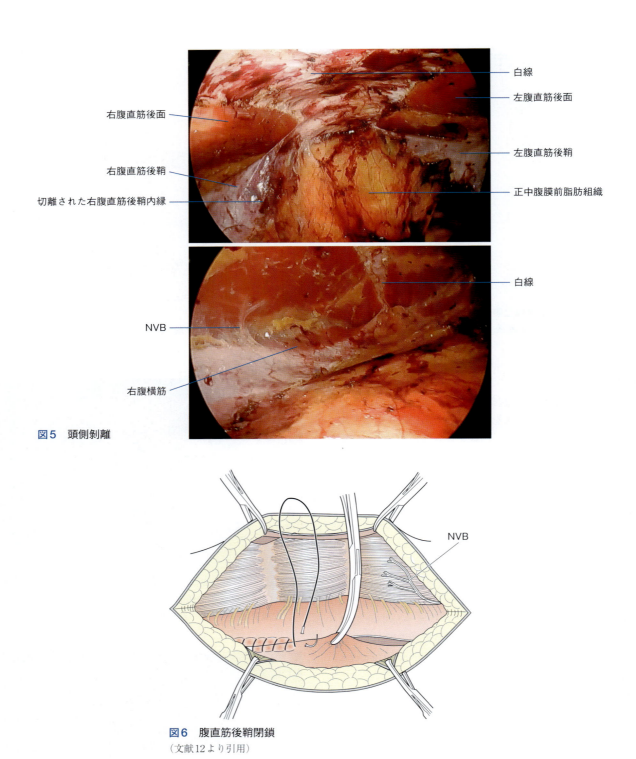

図5　頭側剥離

図6　腹直筋後鞘閉鎖
（文献12より引用）

吸収糸の連続縫合で閉鎖する（図6）．欠損が広く腸管とメッシュが直接接してしまう場合には，大網で腸管を被覆し，吸収性メッシュで欠損部を被覆する方法もある．

4）非吸収性メッシュの展開と固定

弓状線の頭側では，閉鎖した腹直筋後鞘と腹直筋の間に正常組織と5～6cmオーバーラップするように，弓状線より尾側方向では腹膜前腔に非吸収性メッシュを展開する（図7）．オーバーラップが2cm以下では再発が極めて多い（表1）[7]．メッシュの固定はCooper靱帯，恥骨結節への縫合糸による固定やタッカーによる固定または経皮経腹直筋的縫合糸固定が利用できる．肋骨弓や剣状突起より頭側や腸骨恥骨靱帯の背側での固定は神経痛や出血の原因となるためタッカーでの固定はできない．

Stoppa[5]の報告では，臍よりも上部では腹直筋後面と腹直筋後鞘の間にメッシュを展開する（図8）とし，臍よりも下部では腹膜前腔にメッシュを展開する（図9）としている．固定は皮膚に小切開を置き，腹壁全層で固定する．

広範な腹壁欠損を伴う症例でメッシュの前面を腱膜組織で被覆できない場合には，メッシュの破裂を防ぐために，32 N/cm 以上の強度を持つメッシュを用いる．16 N/cm の強度である多くの large pore メッシュは強度不足である．腹直筋前鞘が閉鎖できれば16 N/cm の large pore メッシュでもよい[8]．

5）腹直筋前鞘の閉鎖

腹直筋前鞘の閉鎖は，後々の合併症を予防するために必ず行うべきである．距離が不足している場合には，component separation 法や腹直筋前鞘の減張切開，TAR などを追加する．腹直筋前鞘が閉鎖できず左右の腹直筋間を

メッシュがブリッジすることにより，再発はハザード比で7.27，総合併症率はオッズ比で6.04，腹壁合併症はオッズ比で14.3といずれも腹直筋前鞘閉鎖と比較し有意に高い（**表2**）[9]．

6）ドレーンの留置

腹壁瘢痕ヘルニア修復術後の合併症に漿液腫があるため，皮下およびメッシュと腹直筋前鞘の間にドレーンを留置する．ドレーン留置に伴う感染性合併症，漿液腫の有無，

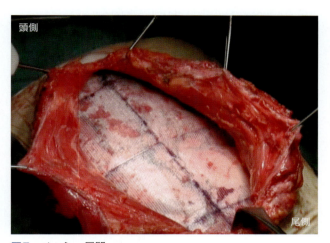

図7　メッシュ展開

表1　メッシュのオーバーラップと再発率

文献	固定部位	オーバーラップ(cm)	症例数	観察期間(月)	再発率(％)
Park et al (1998)	onlay	1.5	49	53.7 (平均)	36
Luijendijk et al (2000)	sublay	2	84	36 (累積)	24
Langer et al (1996)	sublay	5	38	36 (平均)	5.2
Schumpelick et al (1999)	sublay	5	81	22 (平均)	4.9
McLanahan et al (1997)	sublay	6	86	24 (中央値)	3.5
Toniato et al (2002)	sublay	6	77	38.3 (平均)	2.6

（文献7を参考に作成）

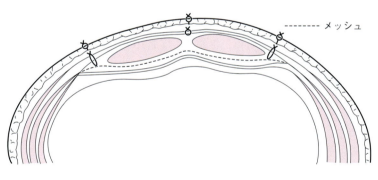

図8　臍上部でのメッシュ展開層
（文献5を参考に作成）

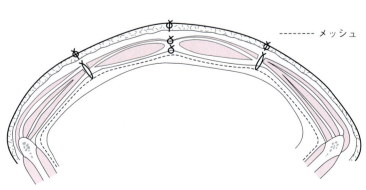

図9　臍下部でのメッシュ展開層
（文献5を参考に作成）

表2 腹直筋間のメッシュブリッジと合併症率

評価項目	ハザード比/オッズ比	95% CI		p値[*]
ヘルニア再発				
ブリッジ	7.27[†]	3.38	15.65	<0.001
幅>15 cm	2.46[†]	1.10	5.46	0.028
全合併症				
ブリッジ	6.04[‡]	2.19	16.66	<0.001
BMI≧30 kg/m^2	3.10[‡]	1.65	5.82	<0.001
腹壁合併症				
ブリッジ	14.3[‡]	5.28	38.90	<0.001
幅>15 cm	2.48[‡]	1.06	5.77	0.036
術前抗菌薬投与	0.40[‡]	0.17	0.94	0.036
創傷治療合併症				
幅>15 cm	2.13[‡]	1.08	4.20	0.029
BMI≧30 kg/m^2	4.33[‡]	2.18	8.60	<0.001

[*]p値はすべて有意差あり，[†]ハザード比，[‡]オッズ比
（文献9を参考に作成）

表3 Rives-Stoppa法の再発率

文献	症例数	観察期間	再発率（%）
Stoppa（1987）	133	平均5.5年	18.5
Wantz（1991）	23	not reported	0
Amid（1994）	54	not reported	1.9
Liakakos（1994）	102	平均7.6年	6
McLanahan（1997）	86	平均24ヵ月	3.5
Leber（1998）	119	平均6.7年	14
Schumpelick（1999）	81	平均22ヵ月	5
Luijendijk（2000）	84	3年	23
Ferranti（2003）	35	記載なし	2.8
Langer（2003）	155	平均44ヵ月	14
Flum（2003）	10,822	5年	11
Basoglu（2004）	264	記載なし	6.4
Burger（2004）	84	81ヵ月	32
Heartsill（2005）	81	30ヵ月	15
Bingener（2007）	233	30ヵ月	9
Iannitti（2008）	455	29ヵ月	1
Abdollahi（2009）	354	98ヵ月	1.1

（文献10，14を参考に作成）

入院期間の延長については議論のあるところである．

C. 成績

Rives-Stoppa法の術後再発率は報告により異なるが，おおむね3～15％である（**表3**）．

その他，出血・血腫0～6％[10-12]，漿液腫1～15％[10, 12-14]，呼吸器合併症1～2％[10, 14, 15]，手術部位感染2～11％[10, 11, 13-15]（体表手術部位感染2～11％，深部手術部位感染2～6％），メッシュ感染・メッシュ除去0.3～6.6％[10, 11, 13-15]，麻痺性イレウスを含む腸閉塞1～15％[10-12, 15]，腸瘻0.6％[14]，3ヵ月以上継続する疼痛10～20％[4]，死亡率0～0.6％[10, 12, 14]である．

腹壁瘢痕ヘルニア修復後の腹部の癌の手術などで再開腹する場合，腹腔内留置型メッシュではメッシュの取り扱いについて難渋する場合があるが，本術式はメッシュそのものが腹壁に存在するため正中切開でメッシュを切開することが可能で，閉腹時もメッシュごと連続縫合で閉鎖すればよい．この意味からも本術式は腹壁瘢痕ヘルニアに対するゴールドスタンダードであり，腹腔内へのメッシュの留置もない．ぜひマスターすべき術式である．

● 文献

1) Rives J et al: Treatment of large eventrations. New therapeutic indications apropos of 322 cases. Chirurgie **111**: 215-225, 1985

2) Stoppa R et al: Current surgical treatment of post-operative eventrations. Int Surg **72**: 42-44, 1987

3) Wantz GE: Incisional hernioplasty with Mersilene. Surg Gynecol Obstet **172**: 129-137, 1991

4) Sanders DL, Kingsnorth AN: The modern management of incisional hernias. BMJ **344**: e2843, 2012

5) Stoppa RE: The treatment of complicated groin and incisional hernias. World J Surg **13**: 545-554, 1989

6) Pauli EM, Rosen MJ: Open ventral hernia repair with component separation. Surg Clin North Am **93**: 1111-1133, 2013

7) Schumpelick V et al: Incisional abdominal hernia: the open mesh repair. Langenbecks Arch Surg **389**: 1-5, 2004

8) Conze J et al: Incisional hernia: challenge of re-operations after mesh repair. Langenbecks Arch Surg **392**: 453-457, 2007

9) Booth JH et al: Primary fascial closure with mesh reinforcement is superior to bridged mesh repair for abdominal wall reconstruction. J Am Coll Surg **217**: 999-1009, 2013

10) Yaghoobi Notash A et al: Outcomes of the Rives-Stoppa technique in incisional hernia repair: ten years of experience. Hernia **11**: 25-29, 2007

11) Strâmbu V et al: Rives technique, a gold standard for incisional hernias—our experience. Chirurgia（Bucur）**108**: 46-50, 2013

12) Gangură AG, Palade RS: Surgical treatment of large median incisional hernia using the prosthetic mesh introduced behind the rectus abdominis muscle sheath procedure（Rives-Stoppa procedure）. J Med Life **7**: 412-414, 2014

13) Bauer JJ et al: Rives-Stoppa procedure for repair of large incisional hernias: experience with 57 patients. Hernia **6**: 120-123, 2002

14) Abdollahi A et al: Prosthetic incisional hernioplasty: clinical experience with 354 cases. Hernia **14**: 569-573, 2010

15) Iqbal CW et al: Long-term outcome of 254 complex incisional hernia repairs using the modified Rives-Stoppa technique. World J Surg **31**: 2398-2404, 2007

A. 正中腹壁瘢痕ヘルニア
第4章 腹壁瘢痕ヘルニアの手術
2 腹壁切開法

d transversus abdominis muscle release (TAR法)

[諏訪　勝仁]

　腹壁瘢痕ヘルニア修復法は，そのヘルニアの性質により多岐にわたる．近年，再発を含めた手術成績の向上や腹壁機能の改善を目的としたヘルニア門の閉鎖（白線の再構築）が推奨されている[1]．この意味でretrorectus repair（Rives-Stoppa technique：RS法）は現在でも欧米を中心とし腹壁瘢痕ヘルニア手術のゴールドスタンダードであるが，腹直筋鞘の内側への授動は片側6～8 cmまでと大きなヘルニアには対応できない．Carbonellら[2]は内腹斜筋と腹横筋間を剝離することでより大きな腹直筋授動と広いメッシュの留置が可能であると報告したが，神経血管束の損傷による合併症が問題となり普及しなかった．その後，Novitskyら[3]は腹横筋（transversus abdominis muscle：TAM）をリリース（TAR）することにより，腹直筋に至る神経血管束（neurovascular bundle：NVB）を完全に温存し，さらに大きな腹直筋鞘授動を可能とする術式を報告した．

a. 手術適応

　複雑ヘルニア（横径>10 cm，メッシュ法後再発，複数開腹術後など）に有用である[4]．

b. TARのための解剖

　TAM層は上腹部では広く腹直筋背面まで存在するが，下腹部に向かうに従い外側に逸れ内側は腱膜成分になり（p276，図2参照），およそ臍頭側レベルで腹直筋外縁と交差する（p280，図8）（第Ⅱ部腹壁ヘルニア，A-第1章「腹壁再建のための解剖・分類用語」を参照）．TAM筋層切開を尾側に続けると，半月線を外側に越え半月線およびNVBを損傷する可能性がある．このためTARでは上腹部と下腹部で操作が異なる．TARの基本ラインは全長に行った場合，上腹部fatty triangleから下腹部弓状線尾側のRetzius腔に達する[5]．TARのゴールはTAMの横筋筋膜および腹膜前脂肪層からの広い剝離であり，このためには腹膜前脂肪の三つ叉矛状分布（fatty trident）を知ることが安全な操作に重要である．

c. 手術手技

1) 共通手技

　正中切開で開腹後，腹腔内癒着を可及的に剝離し，熱波及からの臓器保護のため厚手のタオルを腹壁と臓器の間に留置する．健常腹直筋後鞘（posterior rectus sheath：PRS）の内側縁から約5 mm外側で切開を入れ（図1），腹直筋とPRS間を外側に向かって剝離する．この際，腹壁動静脈を損傷せぬよう注意する．剝離を外側に進めると，筋間を内側に向かって走行し腹直筋内に入るNVBを5～6対確認できる（図2）．

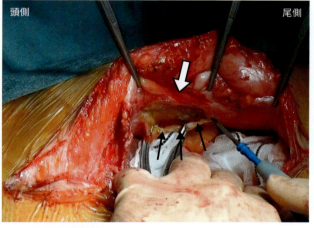

図1　腹直筋後鞘切開
健常腹直筋後鞘内側縁（太矢印）から5 mm部位（細矢印）で切開を開始する．
白矢印：健常左腹直筋後鞘内側縁，黒矢印：後鞘切開ライン

2) top down法，bottom up法

　ヘルニア部位に応じ頭側から尾側に向かうtop down法と尾側から頭側に向かうbottom up法のいずれかを選択する（p280，図8）．

❶ 頭側から尾側に向かうTAR（top down法）

　上腹部では腹直筋背面に内腹斜筋腱膜後葉（posterior lamina of internal oblique aponeurosis：PLIOA）越しにTAMが透見される．この層に現れるNVBを確認し，これを温存するようNVB内側でPLIOAを切開し露出したTAM筋層をその内側で切開する（図3）．TAM筋層は背側の横筋筋膜と強く癒着しており，鋭的鈍的にこれを外側に向かって剝離する（図4）．前述したように臍頭側の

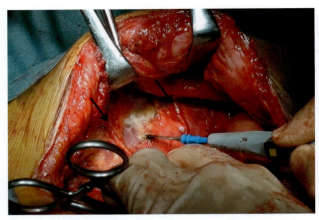

図2　NVBの確認
内腹斜筋腹横筋間を外側から走行し腹直筋内に入る．肋骨弓から鼠径部までのTARで5〜6対確認できる．
黒矢印：NVB

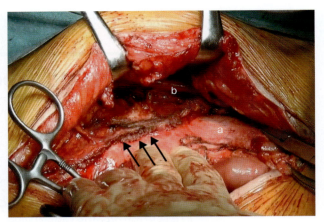

図4　腹横筋リリース
腹横筋が背側の横筋筋膜(a)からリリースされている(矢印)．腹側に腹直筋(b)とこれに向かう神経が観察できる．

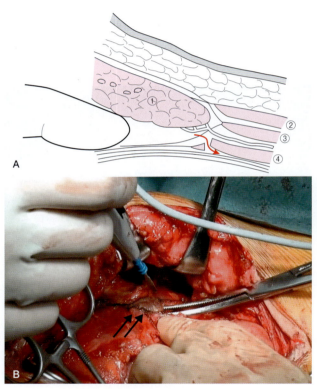

図3　PLIOAの切開・腹横筋の切開
A：PLIOA(矢印)を肋間神経が貫く手前で切開する．
①：腹直筋，②：外腹斜筋，③：内腹斜筋，④：TAM
B：神経がPLIOAを貫く手前でPLIOAを切開し(矢印)，腹横筋を露出する．腹横筋筋層をライトアングル鉗子などですくい切開する．

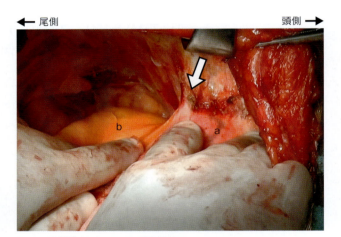

図5　腹横筋リリース面の移行部
臍頭側レベルで横筋筋膜前層(a)から腹膜前脂肪層(b)にリリース面が移行する(矢印)．

TAM腱膜移行線と腹直筋外側縁が交差する部位では，剥離空間は横筋筋膜前から腹膜前腔(腹膜前脂肪層)に移行し，Bogros腔，Retzius腔に達する(図5)．

❷ 尾側から頭側に向かうTAR法(bottom up法)(図6)

下腹部ではPRSは弓状腺尾側で減衰しattenuated posterior rectus sheath(APRS)を形成する．APRSは外側でアーチを描き腹膜前筋膜と癒合するため，これを切開し腹膜前脂肪層(Bogros腔)に達する．腹膜前脂肪層を頭側に向かって鈍的に剥離し浮いた後鞘を頭側に向かって切開する．Novitskyが述べる原法では臍頭側レベルで頭側はTAMを切開し横筋筋膜上の層で，尾側は腹膜前脂肪層(腹膜前腔)での剥離空間を作成するが，bottom up法では腹膜前腔をBogros腔からfatty triangleまで筋層を切開せずに剥離することも症例によっては可能である[5]．

❸ 剥離範囲

ヘルニア門部位やサイズによって異なるが，後のPRS閉鎖時に緊張のかからない縫合が可能となるよう剥離する．頭側は横隔膜背面－剣状突起背面，尾側は恥骨背面－Cooper靱帯背側まで剥離する．TAMは肋骨弓で横隔膜に移行し，この部位には移行部の目印となる脂肪帯(sentinel fat, watershed fat)が存在する．側腹部は閉鎖時の緊張に応じて背側(腸腰筋)まで行う．

❹ 腹膜(PRS)損傷部位の縫合閉鎖

腹膜損傷はTARにおいて比較的起こりやすく，手術時

2. 腹壁切開法／d transversus abdominis muscle release（TAR法）

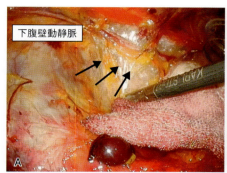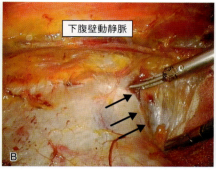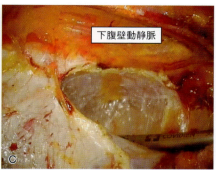

図6 bottom up 法における腹横筋リリース面への到達法
A：APRSの外側への突破．APRSの癒合部位（矢印）を切開しBogros腔へ到達する．
B：弓状腺切開．Bogros腔にできた疎な結合織空間を目安に弓状腺（矢印）を切開する．
C：Bogros腔から頭側への腹膜前脂肪層剝離．鈍的剝離によって疎な空間を頭側に広げ，浮いた後鞘を切開する．

間の延長や術後合併症に直結する．腹膜損傷が放置されると，この部位から腸管がメッシュ背面に脱出するinterstitial（intraparietal）hernia（図7）が起こり，術後早期に腸閉塞を惹起する可能性がある．このため腹膜損傷部位は可及的に閉鎖すべきであるが，損傷部位が大きいなど縫合閉鎖が困難である場合は，大網パッチや，腹腔内留置用メッシュあるいは吸収メッシュ（vicryl mesh）による閉鎖も選択肢である[4]．

❺ PRS縫合閉鎖

吸収糸による（筆者は0 PDSループ針糸）連続縫合閉鎖を行う．縫合の際，緊張が強いと腹膜やPRSが裂け（posterior sheath breakdown），前述したinterstitial herniaをきたす．この場合，緊張が緩和するよう，より外背側への剝離が必要である．

❻ メッシュ留置

筆者はheavy weightポリプロピレンメッシュを用いている．Gibreelら[6]は通常はlight weightあるいはmid-weightのlarge poreポリプロピレンを，肉体労働者やスポーツ選手にはheavy weightを用いている．ヘルニア門の大きさに応じサイズ調整を行い，剣状突起下では胸骨背面まで，恥骨上ではCooper靱帯から恥骨背面までを広く覆い，胸骨，恥骨，Cooper靱帯には縫合固定する．側腹部はメッシュ辺縁に縫合した吊り上げ糸（2-0 prolene）を皮膚の小切開からEndoCloseなどを用いて吊り上げ糸を皮下に埋没する全層固定とするが（図8），これが多いと術後疼痛の原因となる．

❼ 腹直筋前鞘（anterior rectus sheath：ARS）閉鎖

メッシュ前面に閉鎖式ドレーンを留置し，ARSを吸収糸（筆者は0 PDSループ針糸）で連続縫合閉鎖する．ARS閉鎖幅についてGibreelら[6]は片側4～8 cm可能であり，もし不可能な場合メッシュによるbridging（inlay）を行ってもよいと述べている．

d. 手術成績

これまでの報告から，複雑腹壁瘢痕ヘルニアに対する

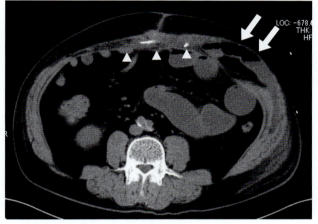

図7 interstitial（intraparietal）hernia
腹膜損傷部位からメッシュ背面へ腸管が陥入している．
矢印：陥入腸管，矢頭：留置メッシュ

TAR法の再発率は3.6～5％[3, 7-10, 14]と，RS法の5～7％[11-13]と同等あるいはそれ以下である．Novitskyら[14]は，2006～2014年の間に428例（清潔：準汚染：汚染手術＝66：26：8％）にTAR法を行い，surgical site infection（SSI）は9.1％，平均観察期間31.5ヵ月で再発率3.7％であったと報告している．ヘルニア門の平均横径は15.2（9～36）cm，面積は606（180～1,280）cm²であり，使用したメッシュの面積は1,220（600～4,500）cm²であった．また，複雑腹壁瘢痕ヘルニア［ヘルニア門面積420（100～720）cm²，ヘルニア門横径19.2±6.2 cm］に対するTAR法の長期成績では，SSI 16％，再発率4％（28.2±20.1ヵ月）であった[15]．これらの報告から本術式は大きな腹壁瘢痕ヘルニアをはじめとする複雑腹壁瘢痕ヘルニアに対しよい適応があると考えられ，安易な施行は合併症を招く恐れがある[4]．

本術式のハイライトはNVBを温存するTAM切開線決定と腹膜前脂肪層への剝離層展開である．NVBの切離は半月線ヘルニアや腹直筋萎縮など，本術式に特有の合併症

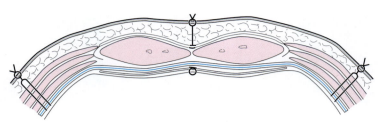

図8 メッシュ留置（ヘルニアの大きさ，部位による）
頭側は胸骨−肋骨背面，側腹部はTAM背面，尾側は恥骨背面−Cooper靱帯まで広く留置し，固定する．固定は2-0プロリン糸の吊り上げによる全層縫合で行う．

を惹起する恐れがあり，厳に注意すべきである．上腹部ではTAM筋束を切開し横筋筋膜との間を鋭的鈍的に剥離するが，fatty trident部では鈍的剥離が容易に可能であり，前述した脂肪層への到達法を熟知することが重要である．

● 文献

1) Bittner R et al: Update of guidelines for laparoscopic treatment of ventral and incisional abdominal wall hernias (International Endohernia Society (IEHS))-part A. Surg Endosc **33**: 3069-3139, 2019
2) Carbonell AM et al: Posterior components separation during retromuscular hernia repair. Hernia **12**: 359-362, 2008
3) Novitsky YW et al: Transversus abdominis muscle release: a novel approach to posterior component separation during complex abdominal wall reconstruction. Am J Surg **204**: 709-716, 2012
4) Zolin SJ et al: Transversus abdominis release (TAR): what are the real indications and where is the limit? Hernia **24**: 333-340, 2020
5) Robin-Lersundi A et al: How we do it: down to up posterior components separation. Langenbeck's Arch Surg **403**: 539-546, 2018
6) Gibreel W et al: Technical considerations in performing posterior component separation with transverse abdominis muscle release. Hernia **20**: 449-459, 2016
7) De Silva GS et al: Comparative radiographic analysis of changes in the abdominal wall musculature morphology after open posterior component separation or bridging laparoscopic ventral hernia repair. J Am Coll Surg **218**: 353-357, 2014
8) Criss CN et al: Functional abdominal wall reconstruction improves core physiology and quality-of-life. Surgery **156**: 176-182, 2014
9) Krpata DM et al: Posterior and open anterior components separations: a comparative analysis. Am J Surg **203**: 318-322, 2012
10) Johns CM et al: Posterior component separation with transversus abdominis muscle release: technique, utility, and outcomes in complex abdominal wall reconstruction. Plast Reconstr Surg **137**: 636-646, 2016
11) Paajanen H et al: Long-term pain and recurrence after repair of ventral incisional hernias by open mesh: clinical and MRI study. Langenbecks Arch Surg **389**: 366-370, 2004
12) Iqbal CW et al: Long-term outcome of 254 complex incisional hernia repairs using the modified Rives-Stoppa technique. World J Surg **34**: 2398-2404, 2007
13) Wheeler AA et al: Retrorectus polyester mesh repair for midline ventral hernias. Hernia **13**: 597-603, 2009
14) Novitsky YW et al: Outcomes of posterior component separation with transversus abdominis muscle release and synthetic mesh sublay reinforcement. Ann Surg **264**: 226-232, 2016
15) Sadava EE et al: Long-term outcomes and quality of life assessment after posterior component separation with transversus abdominis muscle release (TAR). Surg Endosc **36**: 1278-1283, 2022

A. 正中腹壁瘢痕ヘルニア

第 4 章　腹壁瘢痕ヘルニアの手術

2 ｜ 腹壁切開法

e ｜ intraperitoneal onlay mesh repair (IPOM)法

［井谷　史嗣］

　メッシュの開発と腹腔鏡下手術の進歩により，intraperitoneal onlay mesh repair（IPOM）法を開腹で行う機会は減少しているが，臍ヘルニアなどの小さいヘルニアには簡便で有効な手術法であり，また個々の状況により開腹でのIPOM法（open IPOM）が必要となる場面は残されている．本項では，open IPOMの基本手技に加えて特殊な状況での工夫などにつき述べる．

a. "IPOM" について

　IPOMという略語は，ヘルニア外科医の間では一般的となっているが，文献上は1994年にブタモデルでの腹腔鏡下鼠径ヘルニア手術に対して用いられたものが始まりである[1]．腹壁ヘルニアの分野では，LeBlancが腹壁ヘルニア修復にePTFE soft tissue patchを使用していたため，intraperitoneal onlay patch（IPOP）という語を用いた[2]ところを，BergerらがIPOMに変えて最初に文献で使用したとされている[3,4]．

　しかしながら，"sublay"，"underlay"，"onlay"など腹壁ヘルニア修復の際のメッシュ留置位置の呼び方を統一するにあたり，"onlay"は皮下で腹直筋鞘腹側に留置する場合に用いることになったため[5]，Muysomsは"IPOM"という略語より"Intraperitoneal"を用いる方が適切ではないかと述べている[4]．

b. 腹壁ヘルニア修復術における腹壁切開でのIPOM法の位置づけ

　2000年代前半からの腹腔鏡下手術の進歩により，IPOM法の大半は腹腔鏡下で施行される状況となっている．腹腔鏡下IPOM法（lap IPOM）と腹壁切開法での手術を比較したシステマティックレビュー[6]では，lap IPOMで腸管損傷のリスクはあるが，再発率などは同等で感染が有意に少ないと報告されている．また，開腹での手術においてopen IPOMと腹直筋背側にメッシュを留置した術式を比較した論文[7]では，open IPOMにおいて術後あるいは慢性疼痛が有意に多いという報告もある．最近のextended-view totally extraperitoneal repair（e-TEP法），ロボット支援手術などの導入により，メッシュの留置位置も腹腔内から腹膜外へシフトする傾向にあることなどから，open IPOMを施行する機会は著しく減少している．さらに，open IPOMの場合，ヘルニア門を閉鎖することは，ヘルニア門が小さい場合を除いては困難で，主としてブリッジでの修復となる．ヘルニア門を閉鎖しない場合の

メッシュオーバーラップがヘルニア門に対し半径比4倍以上，面積比16倍以上が望ましいことがInternational Endohernia Society（IEHS）のガイドラインに記載されており[8]，ヘルニア門がかなり小さい場合を除いては，不十分なオーバーラップとならざるを得ない．したがって，open IPOMは，臍ヘルニアなど小さなヘルニアを除いては，計画的に施行する術式というよりも，他の術式が困難な場合の次善の策としての手段となる場合が多い．しかし他の選択肢が限られる状況を考慮し，事前に手術手技を理解しておくことは重要である．

c. 適応

1）臍ヘルニア，ポートサイトヘルニア

　臍ヘルニア，ポートサイトヘルニアなどの3cm程度までの小さなヘルニアは，ヘルニア門閉鎖も可能であり，腹腔内にメッシュを置いたとしてものちの腹部手術への影響も少ないと考えられる．さらに，4cm未満のヘルニアに対するopenとlap IPOMの比較試験[9]では，open IPOMのほうが手術時間が有意に短く，漿液腫，SSI，1年の経過観察での慢性疼痛，再発に差がなかったと報告されており，open IPOMのよい適応として今後も残る可能性が十分にある．

2）肥満症例

　肥満症例で減量をしている時間的余裕のない状況で腹腔鏡下手術が困難な場合や，damage control surgeryで皮膚のみを閉鎖したのちある程度時間が経った場合の腹壁再建において，open Rives-Stoppa法やtransversus abdominis muscle release（TAR）などのcomponent separation法でも正中の閉鎖が困難な場合は，open IPOMが必要となる．

3）心窩部に及ぶヘルニア

　心窩部に及ぶヘルニアに対して開腹でのTAR法を試みた際に，腹直筋後鞘や腹膜が脆弱で後鞘の縫合閉鎖が困難

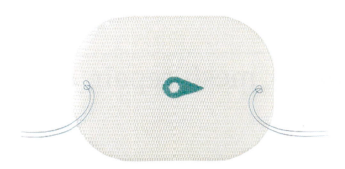

図1 シンボテックスコンポジットメッシュ(Medtronic)
3D large poreのポリエステルメッシュで腹腔内面が癒着防止のためのコラーゲンフィルムでコーティングしてある．

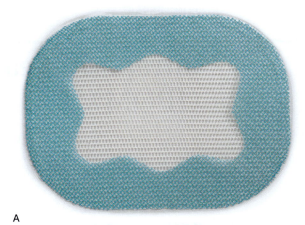

図2 シンボテックスコンポジットメッシュ フレアー付き(Medtronic)
タッキング固定しやすいよう辺縁にフレアーが付いている．

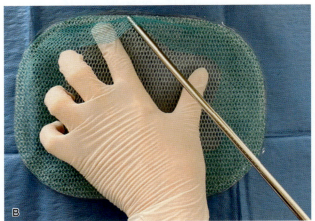

図3 ベントリオ®ST(バード®)
3D large poreポリプロピレンメッシュに腹腔内面が癒着防止のためのセプラフィルムでコーティングされている．

となった場合などはIPOM法に移行することもある．

d. 術前検査

　心肺機能，血液性化学検査，耐糖能検査など全身麻酔が安全に施行かどうかのチェックと，ヘルニアの状態のチェックのための単純造影CT，悪性病変術後であれば当然PET，内視鏡などを含む再発チェックが必須となるが，そのような状況でなくてもメッシュ留置後の手術リスクを軽減するため，悪性病変のスクリーニングは必要である．
　メッシュ固定時に腹壁動静脈を損傷することがあり，特に抗血栓薬を内服している症例では注意が必要である．腹壁動脈の走行確認に関する報告もあり[10]，造影CTで個々の腹壁血管の走行位置を把握しておくことでより安全な手術が可能となる．

e. patient optimization

　詳細は第4章1に譲るが，open IPOMを行う場合は，肥満症例，loss of domainでは術後再発，あるいはコンパートメント症候群を防ぐ意味でも，術前の減量が望ましい．また，糖尿病に関してメッシュ感染を防ぐためには，可能ならHbA1c 6台，最低限7台前半までのコントロールと，術後の血糖管理が維持できる状況にあることが必要である．周術期の抗血栓薬の管理は，剝離範囲が広くなる場合，特に重要で，事前に十分な検討，準備が必要である（p295～300参照）．周術期の深部静脈血栓症を予防することも重要で，必要に応じて低分子ヘパリンの投与も行う．

f. メッシュ

　この手技では，メッシュを腹腔内に留置するためポリエステルやポリプロピレンなどの基本的なメッシュ素材に加えて，腸管などの臓器に接触する面に癒着防止対策が施されているメッシュを使用する．ポリエステル3Dメッシュにコラーゲンフィルムをコーティングしたシンボテックス™コンポジットメッシュ(Medtronic)(図1, 2A・B)や，ポリプロピレン3Dメッシュにセプラフィルムをコーティングしたベントリオ®ST(バード®)(図3)などがあ

る．また，臍ヘルニアなど小さなヘルニアに対するメッシュとして，より簡便に使用できるよう工夫されたPCOベントラルパッチ(Medtronic)(図4)やベントラレックス®

2．腹壁切開法／e　intraperitoneal onlay mesh repair(IPOM)法

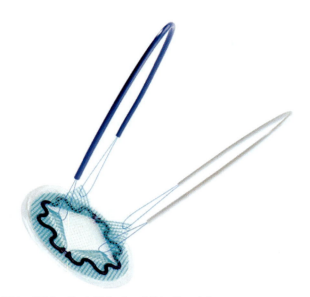

図4　PCO ベントラルパッチ(Medtronic)
S：4.6 cm, M：6.6 cm, L：8.6 cm(直径)の3種類がある．

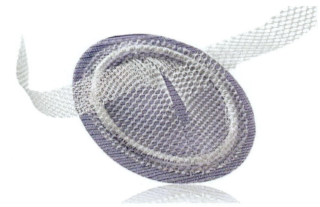

図5　ベントラレックス®ST(バード®)

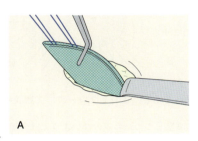 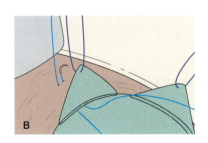
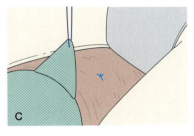 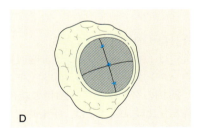

図6　PCO ベントラルパッチを用いたヘルニア修復
A：PCOベントラルパッチをコーティング面が外側になるように2つ折りとしてヘルニア門に挿入する．
B：メッシュを適切な位置に留置展開したのちにメッシュと筋膜を縫合する．メッシュに過度の緊張がかからないよう注意する．
C：グリーンフラップのある4点を縫合固定する．
D：筋膜を縫合閉鎖する．

ST(バード®)などもある(図5).

g. 手術手技

1) 臍ヘルニア

臍部の皮膚切開後にヘルニア囊を開放し腹腔内に達する．癒着を剥離しヘルニア囊は可及的に切除する．PCOベントラルパッチを生理食塩水で数秒間浸したのちに，コラーゲンフィルム面が外側になるように2つ折りにして挿入し，ハンドルを引き上げて，パッチを欠損部の中央に置き，メッシュと腹壁の間に組織が挟まっていないか確かめたのちに両端針縫合糸でメッシュと筋膜を縫合固定する．グリーンフラップ下から針をくぐらせ，エクスパンダーの内側で，かつできる限りメッシュの端に近い位置で腹直筋前鞘と縫合する．続いて他3辺にも同様の固定を行う．牽引糸を切断し，ハンドルとともに取り外し，可能な限りヘルニア門の筋膜を閉じておく(図6A～D).

ベントラレックス®-STの場合もほぼ同様であり，生理食塩水に1～3秒浸したのちに，メッシュをフィルム面が外側になるように2つ折りにして挿入し，ストラップを割いて，メッシュが適切に留置されていることを確認後，ポジショニングポケット上層メッシュと筋膜を非吸収糸で縫合固定する．ストラップ辺縁部と筋膜を縫合固定後に余分なストラップを切離する．ヘルニア門の筋膜は可及的に縫合閉鎖しておく(図7A～D).

2) 腹壁瘢痕ヘルニアに対するブリッジでのIPOM(図8A～D)

前回の皮膚切開創とほぼ同じ切開を置き，ヘルニア囊を開放，腹腔内の癒着を剥離後にヘルニア門の縦，横径を測定し，適切なメッシュを選択する．大きなヘルニアに対するopen IPOMの場合，ガイドラインに沿ったメッシュの大きさを選択するのは困難で，5 cm程度のオーバーラッ

327

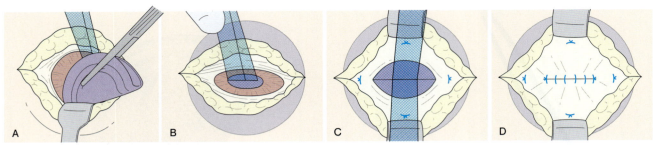

図7 ベントラレックス®STを用いたヘルニア修復
A：ベントラレックス®STをコーティング面が外側になるように2つ折りとしてヘルニア門に挿入する．
B：ストラップを持ち上げてメッシュを適切な位置に固定する．
C：ストラップを2つに裂いてポジショニングポケットと上層メッシュと筋膜を非吸収糸で縫合固定し，さらにストラップ辺縁部と筋膜を縫合固定後に余分なストラップを切り取る．
D：筋膜を縫合閉鎖する．

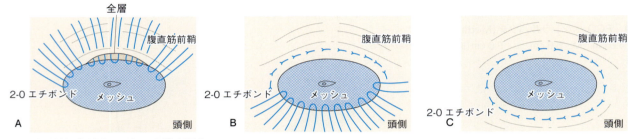

図8 IPOM法におけるメッシュの縫合固定
A：メッシュにあらかじめ2-0エチボンド糸を通しておき，エンドクローズ™で腹腔内から皮下に誘導，縫合固定する．数針は残しながら徐々に縫合固定するとより確実に操作できる．
B：まず半周縫合固定した後に残りの半周を，微調整しつつたわみのないように縫合固定する．
C：メッシュの縫合固定完了．

プを目指すのが現実的である．

固定は①モノフィラメント非吸収糸の縫合固定，②縫合にタッキングを追加する，③タッキングのみの選択肢になる．28例のタッキングと20例の縫合での固定を比較した無作為化比較試験[11]では，手術時間，合併症に差はなく，固定部位数とコストがタッキング群で有意に高いとの結果であったが，外科医は特に小さなヘルニアでは簡便性のためタッキングのみの固定を好む傾向にあったと報告されている．特に大きなメッシュを使用する際は，オーバーラップが不十分となる可能性も高いため，再発防止と適切な位置にメッシュを置く目的もあり，何らかの縫合固定を用いるのが望ましいと考える．筆者は2-0エチボンド糸のみでの縫合固定か，吸収性タックを加えて固定している．

縫合固定の場合は，オーバーラップ部分の皮下を剝離しておく必要があり，メッシュの縫合部位にあらかじめ非吸収糸をかけておく．まず半周をエンドクローズ™などを皮下から腹腔内に通して糸を皮下まで誘導し，外側から頭側，尾側に向かい縫合固定し（図8A），続いて残りの半周を同様に縫合固定するとメッシュがずれにくい（図8B・C）．フレアー付きのメッシュを使用する際も，縫合固定を加えるために，皮下の剝離はある程度は必要である．肥満症例で腹腔鏡下手術困難例からのIPOM法への移行例を提示する（図9A・B）．ヘルニア門がCT上15×13 cmであり，25×20 cmのメッシュを縫合固定した．横径はやや牽引してメッシュを縫合固定しており，オーバーラップは全周で5 cm程度となった．

3）ヘルニア門閉鎖について

十分なメッシュのオーバーラップを得るという観点から欠損部縫合閉鎖は望ましい手技であるが，open IPOMにおけるメッシュを腹腔内に置いたうえでの欠損部縫合閉鎖は，メッシュにたわみが出る可能性が高く，ブリッジでの修復となることが多い．ヘルニア門を可及的に縫合閉鎖するか，前鞘のみを縫合閉鎖する場合もある．

メッシュを恥骨上に置く場合は，腹膜を剝離し膀胱の腹側でCooper靱帯を露出し，メッシュを滑り込ませるように縫合固定する（図10）．タッキングが有用な場合もあり，確実な方法を選択するとよい．

4）心窩部のヘルニアに対するIPOM法

心窩部のヘルニアに対しては，肋骨弓より頭側でのメッシュ固定が困難である．そのため，メッシュのオーバーラップが不十分となるか，固定しないまま留置することになり，IPOM法は本来適した術式とはいいがたい．開腹TAR法あるいはe-TEP-TAR法で対応することが多いが，開腹TAR法でアプローチした場合，横筋筋膜前面の

2. 腹壁切開法／e　intraperitoneal onlay mesh repair（IPOM）法

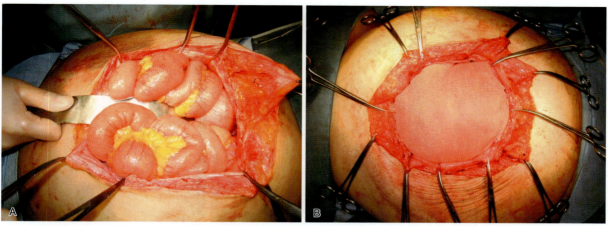

図9　腹腔鏡下手術からopen IPOMへ移行した例
A：肥満症例であり腹腔鏡での手術が困難のため開腹移行．ヘルニア門：15×13 cm.
B：25×20 cmのメッシュを使用し縫合固定．

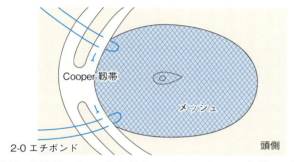

図10　下腹部ヘルニアにおけるメッシュのCooper靭帯への縫合固定
腹膜を剝離し膀胱の腹側でCooper靭帯を露出しメッシュを滑り込ませるように縫合固定する．

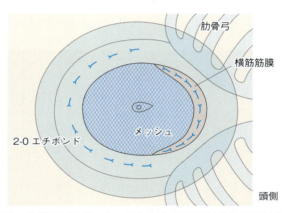

図11　心窩部に及ぶヘルニアに対してTAR法からIPOM法への移行
頭側は剝離した腹直筋後鞘からリリースした腹横筋背側の横筋筋膜と腹膜を含めてメッシュを縫合固定することで，肋骨弓近傍でもメッシュのオーバーラップ確保が可能である．尾側は全層縫合固定する．

剝離を進めると，薄い腹膜のみとなる場合もある．さらに，腹膜が脆弱で腹膜損傷を多数認め修復が困難となった場合，後鞘は縫合閉鎖できても腹膜の欠損の修復が困難であると，腸管がメッシュに直接接触し，癒着や腸管嵌頓（interstitial/intraparietal hernia）の危険性も生じてくる．このような場合は，open IPOMに切り替えることで，ヘルニア修復が可能となる．頭側はTARをしているため，タッキングでのメッシュ固定は困難だが，肋骨弓下でも剝離した腹膜と横筋筋膜に縫合固定することで，5 cm程度のオーバーラップを得ることが可能である（図11）．尾側は腹直筋前鞘から腹膜までの全層縫合固定でメッシュを固定する．

5）damage control surgery後の腹壁再建

damage control surgeryで皮膚のみの閉鎖を行い，ある程度時間がかかった場合の腹壁再建では，前回手術の影響により，開腹での手術となることが多い．このような場合，腹壁を構成する筋群の拘縮などによりcomponent separation（CS）法を行った後でも白線の縫合再建が困難なことがあり，open IPOMでの修復となる場合がある．

図12A～Cの症例は剝離前のヘルニア門が23×20 cm（図12A）で，前方CS法を行った後でも22×15 cm（図12B）と延長がほとんど認められず正中の縫合閉鎖が困難であり，30×20 cmのメッシュを用いてブリッジでのIPOM法で修復した（図12C）．

6）ドレーン

感染を考慮するとドレーンはできるだけ避けたいが，剝離範囲が広い場合は，持続吸引ドレーンを留置し，遅くとも3日目までに抜去をする（図13）．

h. 抗菌薬

予防的に術中セファゾリンナトリウムを投与する．術後創部の発赤が生じた場合は，抗菌薬を追加投与している．

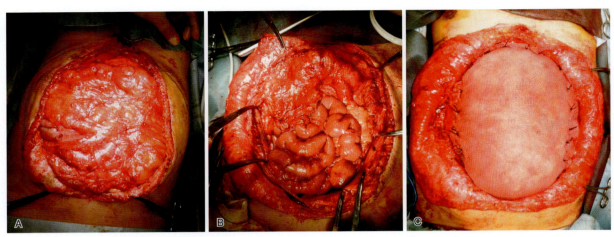

図12 damage control surgery後の腹壁再建
剥離前のヘルニア門が23×20 cm（A）で，anterior CS法後でも22×15 cm（B）と正中の縫合閉鎖が困難であり，ブリッジでのIPOM法に移行した．
C：damage control surgery後のanterior CS法＋IPOM法．30×20 cmのメッシュを使用してIPOM法で修復した．

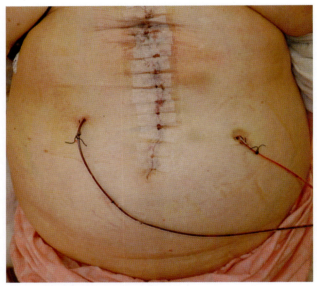

図13 持続吸引ドレーンの留置

● 文献
1) Fitzgibbons RJ et al: A laparoscopic intraperitoneal onlay mesh technique for the repair of an indirect inguinal hernia. Ann Surg **219**: 144-156, 1994
2) LeBlanc KA et al: Inguinal herniorrhaphy using intraperitoneal placement of an expanded polytetrafluoroethylene patch. Arregui MD, Nagan RF（eds）Advances or controversies. Radcliffe Medical Press Ltd, p501-504, 1994
3) Berger D et al: Postoperative complications after laparoscopic incisional hernia repair. Incidence and treatment. Surg Endosc **16**: 1720-1723, 2002
4) Muysoms F: IPOM: history of an acronym. Hernia **22**: 743-746, 2018
5) Parker SG et al: International classification of abdominal wall planes（ICAP）to describe mesh insertion for ventral hernia repair. Br J Surg **107**: 209-217, 2020
6) Al Chalabi H et al: A systematic review of laparoscopic versus open abdominal incisional hernia repair, with meta-analysis of randomized controlled trials. Int J Surg **20**: 65-74, 2015
7) Köckerling F et al: What is the outcome of the open IPOM versus sublay technique in the treatment of larger incisional hernias?: A propensity score-matched comparison of 9091 patients from the Herniamed Registry. Hernia **25**: 23-31, 2021
8) Bittner R et al: Update of Guidelines for laparoscopic treatment of ventral and incisional abdominal wall hernias（International Endohernia Society［IEHS］）— part A. Surgical Endoscopy **33**: 3069-3139, 2019
9) Loh C et al: Open versus laparoscopic intraperitoneal on-lay mesh repair: A comparison of outcomes in small ventral hernia. Asian J Surg **46**: 712-714, 2023
10) Saber AA et al: Safety zones for anterior abdominal wall entry during laparoscopy: a CT scan mapping of epigastric vessels. Ann Surg **239**: 182-185, 2004
11) Langenbach MR et al: Mesh fixation in open IPOM procedure with tackers or sutures? A randomized clinical trial with preliminary results. Hernia **24**: 79-84, 2020

第 **4** 章　腹壁瘢痕ヘルニアの手術

A. 正中腹壁瘢痕ヘルニア

2 　腹壁切開法

f | 形成外科的再建

［荒木　淳，中川　雅裕］

　腹壁瘢痕ヘルニアに対してはメッシュなどの人工物による修復術が行われることが多い[1]．しかし，創部の感染や腸管切除を含む手術などでメッシュを使えない状況がしばしばある．このような場合はcomponent separation法（CS法）も有用であるが，人工肛門が造設されている症例や傍腹直筋切開の既往がある症例では片側にしか使用できず，大きな腹壁瘢痕ヘルニアには不向きである．またCS法は正中以外のヘルニアにも不向きであるため，CS法以外のメッシュを使わない方法も習得しておく必要がある．

　本項で述べる手技は，形成外科領域で腹壁の全層欠損によく用いられる自家組織を用いた方法であり，ヘルニアにも応用できるものと考えられる．

a. 血流の保たれている組織移植と血流のない組織移植

　ヘルニアの修復に用いられる自家組織は血流の保たれている組織vascularized tissue graft（以下，VTG）と，血流のない組織non-vascularized tissue graft（以下，NTG）の大きく2つに分けられる（**表1**）．VTGは皮弁や筋膜弁などであり，血流があるため創傷治癒が早く感染にも強い．一方，NTGでは血流のない組織を移植するため，組織が血管新生により血流の再灌流を得るまでにある程度の期間がかかる．血流が再灌流するまでは白血球などの免疫細胞や抗菌薬が組織に到達せず，一時的に人工物と同様に感染に弱い状態になる．NTGは一度血流が再開すると，人工物とは異なり感染により強くなる利点がある．大腿筋膜（non-vascularized fascia）の感染リスクは手術直後の短期成績ではメッシュと変わらないが，長期成績になるとメッシュに比べ低くなる．

　NTGでは，組織の種類やボリューム（厚さ），周囲の血流のある組織との接触面積などで，血流が再灌流するまでの期間が変わってくる．組織を薄くし，周囲の血流のある組織との接触面積を増やすことで血流の再灌流が早くなる．腹腔内へのNTGの露出や，NTG周囲の漿液腫などがあると血流の再灌流が遅くなり，それだけ感染のリスクが上がる．そのためできるだけ周囲組織と密着させる必要があり，筆者らはNTG周囲に漿液腫や血腫が生じないよう，陰圧閉鎖ドレーンを挿入することが多い．

b. 手術手技

1）腹直筋前鞘反転法

　腹直筋前鞘の白線側を茎として反転しヘルニアを閉鎖する方法である（**図1A**）[2,3]．正中の腹壁瘢痕ヘルニアの修復

表1 腹壁瘢痕ヘルニアに使用できる血流のある組織と血流のない組織を使用する手術法

血流のある組織 （vascularized tissue）	血流のない組織 （non-vascularized tissue）
腹直筋前鞘反転法 有茎真皮（脂肪）弁 有茎大腿筋膜弁 遊離大腿筋膜（皮）弁移植	遊離大腿筋膜移植 遊離真皮移植

で使用する場合，茎部となる白線は前回の手術瘢痕により血流が悪いため，反転する前鞘自体も血流が悪いと考えなければならない．腹直筋が露出した部分は，腹直筋の筋体と白線部や腹直筋前鞘外側を縫合してヘルニアの再発をきたさないようにする必要がある（**図1B**）．ヘルニア門が弓状線より頭側で小さく，腹直筋の筋体がしっかりしている場合は，前鞘の欠損部周囲と筋体を糸で縫合すれば，前鞘欠損をそのままにしていてもヘルニア再発はきたしにくいが，弓状縁より尾側の場合や前鞘欠損が大きい場合，また腹直筋の筋体が薄かったり瘢痕などで萎縮していたりする場合などは，ヘルニア再発予防のため前鞘欠損部にメッシュを用いる場合もある．ヘルニア門が大きい場合は，腹直筋外側縁を越え，前鞘に外腹斜筋腱膜を付けて採取し，反転してヘルニアを閉鎖することも可能である[4]．ヘルニア門が比較的小さなものでは，縦方向からの反転も用いることができる（**図2**）[2]．

2）真皮移植

　腹壁瘢痕ヘルニアによって引き伸ばされて薄くなった皮膚を採取し，脱上皮（表皮を切除し真皮のみとする）してヘルニア修復に使用する方法である[5]．腹壁瘢痕ヘルニアでは，時にヘルニア嚢が大きくなり，ヘルニア部の皮膚・皮

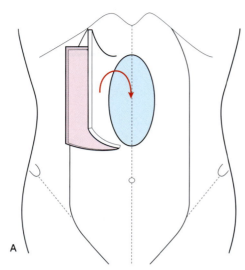

図1　腹直筋前鞘反転法

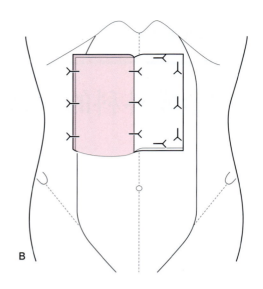

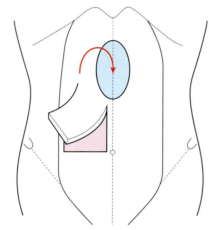

図2　腹直筋前鞘反転法（縦方向）

下組織が伸展され菲薄化していることや，手術による瘢痕組織が広がっていることがある．このような時，皮膚をヘルニア嚢から剥離すると，皮膚血流が悪くなり，このまま皮膚を縫合すると縫合不全をきたすことがある．そのため血流の悪い皮膚を切除して皮膚縫合する方がよい．その切除した皮膚を脱上皮してメッシュ代わりに再利用する．

腹壁欠損部をpatchすることも，前鞘を閉鎖しその上にonlay graftとして補強することもできる[5]．ヘルニア直上の引き伸ばされた皮膚を紡錘状に切除して皮膚を採取する．採取した皮膚は脱上皮し，脂肪もできるだけ切除し，真皮と真皮下血管網のみとして，縫縮した前鞘上にonlay patchする（図3，4）．脂肪が厚いと血流再開が難しく，脂肪の硬化や壊死をきたし，生着しにくい．また脱上皮した真皮側を前鞘側に密着させるほうが生着しやすい．真皮のみよりも，真皮下血管網を付けたほうが生着しやすいことも知られている．移植した真皮は14日目には完全に血流が再開する[6]．しかし真皮は生着しても組織が収縮することがあり，長期的には瘢痕組織に置き換わり，その後，瘢痕組織も軟らかくなることから，ヘルニア門を閉鎖せずに真皮だけを移植すると，ヘルニアが再発する可能性がある．そのため，前鞘を閉鎖し，それを補強するためのonlay graftとして使用したほうが長期のヘルニア再発は少ないと考えられる．また早期の再灌流にかかわらず術後感染のリスクはメッシュと変わらないことが報告されている[7]．

3）有茎真皮（脂肪）弁移植

遊離真皮移植では血流がないため感染の危険性が高い．本法は有茎の真皮（脂肪）弁を挙上し，ヘルニア門を閉鎖した腹直筋前鞘上にonlay graftし補強する方法である（図5）．適応は，皮膚に余剰があり，皮下脂肪があまり厚くない症例である．真皮（脂肪）弁を正中の余剰皮膚内にデザインし，皮下に挿入する部分は脱上皮する．それを腹直筋前鞘上に固定する（図6）．真皮弁の近位側は血流を阻害しないように，縫合をあまり密にかけないようにする．

4）遊離大腿筋膜移植

大腿から採取した筋膜をNTGとして腹部に移植してヘルニアを閉鎖する方法である．大腿筋膜は大腿の前方から側方に存在する白色の強靱な深筋膜であり，広い面積の筋膜が容易に採取できる（図7）．通常，成人では最大で幅10 cm，長さ20 cm程度採取できる．大腿前方では筋膜が薄くなるので，できるだけ側方の筋膜を採取する方が強度はよい．大腿外側中央部に直線かS字状にゆるいカーブした曲線の皮膚切開を置き，大腿筋膜上を広く剥離し採取する．膝関節より近位5 cmは膝関節の安定のため大腿筋膜を温存した方がよい[8]．大腿筋膜はメッシュと同様にonlay，inlay，underlay graftなど，さまざまな部位に挿入してヘルニア閉鎖できる．腹壁欠損部に移植する際には腹直筋前鞘と筋膜が2～3 cm程度重なるように縫合する必要がある[9]．また縫合時，線維方向に裂けやすいのでマット

2. 腹壁切開法／f 形成外科的再建

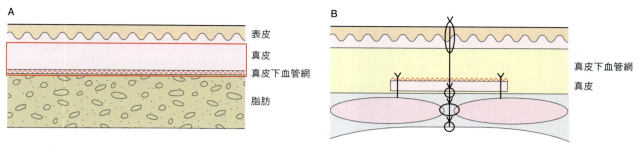

図3　真皮移植
A：ヘルニア直上の伸展した皮膚皮下組織を全層で採取する．表皮と脂肪を切除し，真皮と真皮下血管網だけとする．
B：真皮側を前鞘側，真皮血管網を脂肪側としてonlay patchする．

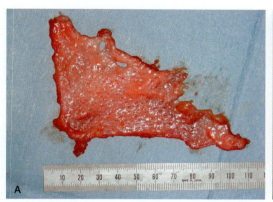
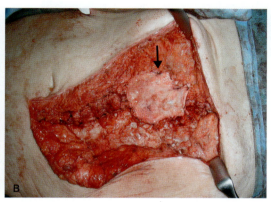

図4　真皮移植
A：脱上皮した真皮．
B：前鞘上にonlay patchしたところ．

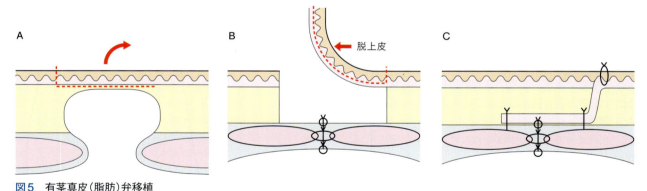

図5　有茎真皮（脂肪）弁移植

レス縫合を行う方がよい．汚染創に使われる報告が散見されるが，血流のない大腿筋膜自体は感染に弱く，一度感染を起こすと人工物であるメッシュと同様に除去する必要がある．NTGとして移植した筋膜自体が完全に再灌流を得るには術後4～6週間かかり，その間の感染には注意が必要である．また，腹壁の強度を得られるには術後3ヵ月程度かかり[10]，長期を経ると感染にも強くなる．

5）有茎大腿筋膜弁移植

明らかな感染創には血流のある筋膜弁を用いる．有茎大腿筋膜弁移植として，外側大腿回旋動脈上行枝を栄養血管とする大腿筋膜張筋弁（tensor fascia lata flap：TFL flap）と，前外側大腿皮弁と同じ外側大腿回旋動脈下行枝を栄養血管とする大腿筋膜弁移植（anterolateral thigh fascial flap：ALTF flap）がある．TFL flapの生着限界は，幅は上前腸骨棘－大転子間の中点と大腿骨外顆を結んだ線を中線とする幅12～15 cmで，遠位は膝蓋骨上縁より6～8 cmくらいまでである[8]．これらは栄養血管を茎とするため筋膜弁の到達範囲に限界がある．両皮弁は血管のpivot pointに若干の差はあるが，基本的には正中では臍よりやや上部であるため，臍部から尾側の腹壁瘢痕ヘルニアしか適応とならない（図8）．TFL flapは挙上が比較的容易であるが，

333

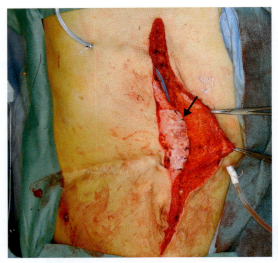

図6　有茎真皮弁移植

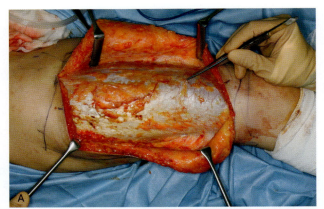

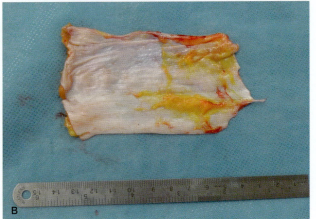

図7　遊離大腿筋膜移植

矩形の筋膜となることより筋膜の固定には若干の工夫を要する（図9）．筋膜弁の血流を阻害しないために近位筋膜の固定は縫合する方向を血流と並行として，密に縫合しないようにする必要がある．一方，ALTF flapは，穿通枝が細く枝分かれや変異が多いため挙上は困難であるが，島状弁となり筋膜の固定は容易である（図10）．固定の際は栄養血管を損傷しないように注意が必要である．

6）遊離大腿筋膜（皮）弁移植

　血流のある筋膜（皮）弁を用いるのが望ましいが，ヘルニアの位置や腹壁欠損範囲により前述の方法が使えない場合，前項5）の筋膜（皮）弁の栄養血管をいったん切離し，遊離筋膜（皮）弁として移植症の動静脈と顕微鏡下に血管吻合し生着させる方法である[11]．マイクロサージャリーの手術手技を要するが，血流のある組織移植であり，筋膜の大きさや配置の取り回しなどの自由度が高く，有用な方法である（図11）．

　固定の際は栄養血管の損傷やねじれ，圧迫などに十分な注意が必要である．

● 文献

1) Luijendijk RW et al: A comparison of suture repair with mesh repair for incisional hernia. N Engl J Med **343**: 392-398, 2000
2) 木股敬裕ほか：腹壁再建（腹壁瘢痕ヘルニア，腹壁全層欠損）．手術 **57**：1163-1167，2003
3) 宮本慎平ほか：悪性腫瘍切除後の腹壁再建．PEPARS **53**：47-54，2011
4) 米沢みなみほか：外腹斜筋腱膜翻転を付加したcomponents separation法による腹壁再建の経験．日形会誌 **41**：516-521，2021
5) Samson TD et al: Repair of infected abdominal wall hernias in obese patients using autologous dermal grafts fpr reinforcemant. Plast Reconst Surg **116**: 523-527, 2005
5) Chareton B et al: Lacing technique using dermal autografts for the management of large incisional hernias. Acta Chir Belg **94**: 291-294, 1994

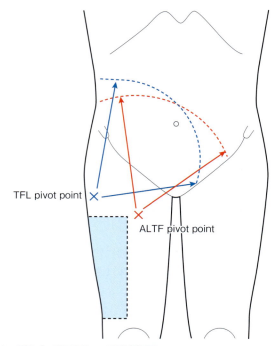

図8　TFLとALTF flapの到達範囲

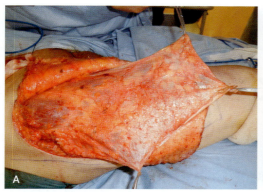
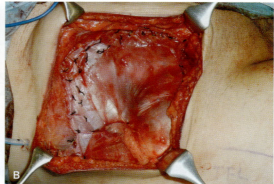

図9 TFL flap

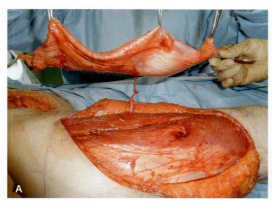
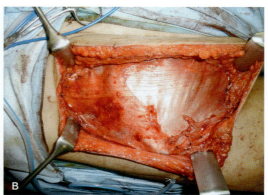

図10 ALTF flap

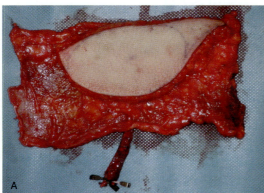
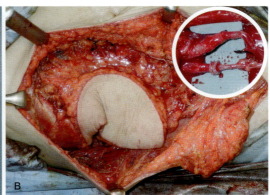

図11 遊離大腿筋膜皮弁

6) Korenkov M et al: Randomized clinical trial of suture repair, polypropylene mesh or autodermal hernioplasty for incisional hernia. Br J Surg **89**: 50-56, 2002
7) 佐々木健司ほか：腹壁再建の術式と実際. 形成外科 **47**（別冊）：S322-329, 2004
8) 大西　清ほか：下部腹壁欠損と腹壁瘢痕ヘルニアの治療. PEPARS **53**：64-74, 2011
9) Rath AM et al: The healing of laparotomies: a bibliographic study part two: technical aspects. Hernia **4**: 41-48, 2000
10) Kuo YR et al: One-stage reconstruction of large midline abdominal wall defects using a composite free anterolateral thigh flap with vascularized fascia lata. Ann Surg **239**: 352-358, 2004

第Ⅱ部　腹壁ヘルニア

A. 正中腹壁瘢痕ヘルニア

第4章　腹壁瘢痕ヘルニアの手術

2　腹壁切開法

g｜救急領域における腹壁閉鎖

［新井　正徳］

救急領域では，大量出血を伴う重症外傷や敗血症性ショックを伴う腹膜炎に対するdamage control surgery（DCS）や，これらに伴う大量の輸液・輸血などによる腹部コンパートメント症候群（abdominal compartment syndrome：ACS）において，open abdomen（OA）が救命のために必要となることが多い．しかしながら，管理が長期に及ぶとenteric fistulaや広範な腹壁瘢痕ヘルニアなどの重篤な合併症をきたすため，早期閉腹は最重要目標である．一時的閉腹法と急性期腹壁再建法は安全な管理や早期閉腹に有用であるが，今後ともさらなる改善が望まれる．

a. 救急領域におけるOA

大量出血を伴う重症外傷や敗血症性ショックを伴う腹膜炎においては，DCSが重要な治療戦略として広く認識されている[1-5]．また，これらの病態においては，大量輸液，輸血による急激な腹腔内圧（intra-abdominal pressure：IAP）の上昇からACSをきたすことがあり[1, 6-8]，いずれもOAの適応となる．これら病態の把握や治療法の発展は，治療成績の向上に大きく寄与してきた[1, 4]．

b. OAの定義

OAとは，意図的に，腹直筋の筋膜を閉鎖することなく，腹壁を開放した状態で管理を行う方法であり[9, 10]，これには腹腔内臓器を保護するために一時的閉腹法（temporary abdominal closure：TAC）が必要となる[9, 10]（図1）．

c. DCSとは

致死的な出血を伴う重症外傷において，低体温，アシドーシス，凝固障害は，死の3徴（deadly triad）と呼ばれ，これらはvicious cycleであり，制御不能な出血から死に至らしめる重要な因子である[1-4]．1993年にRotondoら[2]によりDCSと名付けられた本術式は，これらを断ち切るための重要な治療戦略として発展を遂げてきた[1-4]．

DCSは主に3段階に分けられ，第1段階はabbreviated laparotomyあるいはstaged laparotomyと呼ばれる初回手術であり，主要血管の結紮や一時的血管シャントの造設によるvascular control，また外科タオルを用いたpackingによる実質臓器損傷の圧迫止血，そして腸内容による腹腔内汚染の防止を迅速に行い，腸管，血管などの再建は施行せず，TACを行い手術を終了する．第2段階では直ちにICUに帰室し，復温と輸液・輸血による循環動態の安定化，新鮮凍結血漿・血小板製剤の補充による凝固障害の是正を行い，全身状態を安定化する．そして，第3段階

としてplanned reoperationにおいて，血管，腸管などの再建を行い，可能であれば定型的閉腹を行う[1-4]．1998年までに1,000例を超えるDCSが行われ，その生存率は約50％であったことが報告され，重症外傷における重要な治療戦略として認識されるに至った[4]．また，近年，敗血症性ショックを伴う腹膜炎などの非外傷症例においてもDCSの適応が広げられ，その有用性が認識されてきている[5]．

d. ACSとは

IAPの上昇が，呼吸，循環，腎機能などの多臓器に悪影響を及ぼすことは，動物実験において150年以上前より知られていた[6]．ACSは，急激なIAPの上昇により，多臓器障害を招き，速やかにdecompressive laparotomyが行われないと致死的となる病態である[7, 8]．急性に起こるIAP上昇の主な原因としては，腹腔内あるいは後腹膜出血，腸管あるいは後腹膜浮腫，packingに用いた外科タオル，腹水などが挙げられる[7, 8]．診断は膀胱内圧（intra-bladder pressure：IBP）の測定よって得られる[7, 8]．World Society of the Abdominal Compartment Syndromeによる ACSのガイドラインでは，IAP≧12 mmHgの場合，intra-abdominal hypertension（IAH）と定義され，IAP＞20 mmHgで新たな臓器障害の発生を認める場合，ACSと定義されている[7]．

初期治療としては，適切な輸液と腹水のドレナージや胃腸管内容の減圧などの内科的減圧手技を施行する．IAP＞20 mmHgで新たな臓器障害を伴う場合には，decompressive laparotomyとOAが必要となる[7, 8]．

ACSの病態は，IAPの上昇による腹腔内臓器の灌流障害と胸腔内臓器の二次的な圧迫による呼吸・循環障害であるが，表1に示す通り，ほぼ全身の臓器に悪影響を与えることが示されている[6]．

ACSが急速に広く認識される契機となったのは，DCS

336

第4章 腹壁瘢痕ヘルニアの手術
2. 腹壁切開法／g 救急領域における腹壁閉鎖

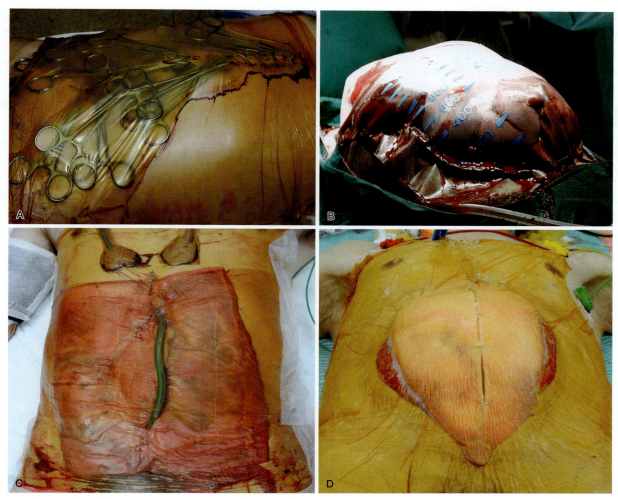

図1 TAC
A：towel clips closure.
B：silo closure.
C：Barker vacuum pack.
D：modified Barker vacuum pack

表1 IAHが各臓器に及ぼす影響

心血管系	呼吸器系	腎機能	その他
心コンプライアンス ↓	気道内圧 ↑	腎血流量 ↓	脳圧 ↑
心拍出量 ↓	肺コンプライアンス ↓	糸球体濾過率 ↓	脳血流 ↓
静脈灌流 ↓	換気血流比 ↓	腎静脈圧 ↑	腸管血流 ↓→NOMI
（下大静脈などの圧排）	$PaCO_2$ ↑	尿量 ↓	肝血流 ↓
末梢血管抵抗 ↑			下肢静脈灌流 ↓→深部静脈血栓
PCWP, CVP ↑			腹直筋鞘血流 ↓
（血管容量を反映しない）			副腎 ↑

（文献6を参考に作成）

の術後の報告例が急増したことに起因する[1]．2000年にはDCS後のACSの合併は広く認識されるようになり，その致死率が高いことから，DCS後OAが予防的に行われるようになった[1,7-10]．

e. OAの適応

現在，広く用いられているThe World Society for Emergency Surgeryのガイドラインによれば，外傷，非外傷を問わず，DCSを要する病態やACSのハイリスクが適応となる[9]．多機関国際共同研究による前向き観察研究

337

では，OAの適応として，外傷は9％に過ぎず，腹膜炎が46％，ACSが20.5％との報告がなされており[11]，本来重症外傷において行われてきた手技であるが，近年その経験が非外傷例にも広く応用されていることが示されている[9, 11]．

f. TAC

OAにはTACが必要であるが，さまざまなTACがあり，選択されるTACの方法により，enteric fistulaなどの合併症のリスクや最終的な閉腹成績が異なるため，患者の転帰に深く関わることが示されている[9-11]（**図1**）．初期にはtowel clips closureやsilo closureなどが用いられていたが，手技が簡便であり，コストが安価である一方，以下の問題点が指摘されていた[9, 10]．

・towel clips closureはACSをきたしやすい
・腹腔内貯留液のドレナージ不良
・腹水など滲出液の漏出（看護に負担）
・咳き込みなどによる腸管脱出
・腹壁と腸管の癒着や腹壁の側方退縮によるprimary fascial closure達成率の低下
・enteric fistulaの発生頻度が高い

このような理由から使用頻度は低くなってきている．これらの点を補うTACとして，現在ガイドラインにおいては，局所陰圧閉鎖療法（negative pressure wound therapy：NPWT）が推奨されている（grade 2A）[9]．NPWTは，1992年Barkerらにより，どの手術室でも常備されている外科タオル，サクションドレーン，ポビドンヨードドレープを利用したBarker vacuum packとして報告されたが[12]，現在，外科タオルをウレタンスポンジに替えたmodified Barker vacuum packが広く用いられている[13]（**図1**）．また，わが国において2018年10月から保険収載されたABThera™（KCI）は，腹腔内深部にも陰圧が維持され，効率的ドレナージと腹壁の側方退縮をある程度予防できることから，使用頻度が増加しつつある．

g. OAの合併症

OAは救命のために必要ではあるが，管理が長期間に及ぶと重篤な合併症をきたすことが示されている[9-11, 14, 15]．米国の多機関共同研究において，外傷におけるOA症例のうち，腹壁瘢痕ヘルニアとなった症例は24.1％であり，このうち敗血症，膿瘍形成は33％に，enteric fistulaは12.8％に発生し，死亡率は28.5％であったことが報告されている[15]．early fascial closureは4〜7日以内の閉腹の完遂を示すが，この場合，合併症，死亡率，在院期間が改善することが示されている[9, 10, 14]．一方，OA管理が7日を超える場合はdelayed fascial closureとなるが，腹壁の側方退縮のためprimary fascial closureは困難となることが示されている[9, 10, 14]．そのため，OAを開始したなら，できるだけ早期に最終的な閉腹を行うことがガイドライン上

推奨されている（grade 1C）[9, 10, 14, 15]．ただ，外傷症例と比較し，abdominal sepsisにおいてはearly fascial closureの達成率は低いことが示されている[16]．

h. continuous fascial traction（CFT）

primary fascial closureを完遂するためには腹壁の側方退縮を防ぐことが重要である．このため，ガイドラインにおいて，腹壁の正中方向への持続牽引（continuous fascial traction：CFT）とNPWTを併用したTACが推奨されており（grade 2B）[9]，以下の3つの方法（**図2**）があり，いずれもNPWT単独よりも成績がよいことが示されている．

1) Wittmann patch™

1993年Wittmannらにより報告された[17]．強力なベルクロシートを両側腹直筋筋膜に装着し，TACの交換時に腹壁を正中に引き寄せていくデバイスであり製品化されている[18]（**図2A**）．

2) ABRA™

1994年Benderらにより報告された[19]．シリコンシートにより腹腔内臓器を保護し，腹壁全層にロープをかけ，刺入部位でいわゆるボタンアンカーに固定し腹壁を正中に寄せていくデバイスであり製品化されている[20]（**図2B**）．

3) mesh mediated fascial traction

2007年Peterssonらにより報告された[21]．上述の2法は個人輸入が必要となるが，本法は通常の腹壁再建用のメッシュを用いるもので，世界でも広く使用されており[11]，わが国においても導入が容易と考えられる（**図2C**）．

TACの交換は24〜48時間ごとに施行されるが，腹壁を正中に引き寄せCFTを再度固定し離開幅を徐々に小さくしていく．このとき，可能なら上・下腹部の筋膜，皮膚を縫縮し，離開部の縮小に努めることが重要である．

i. 急性期腹壁再建法

上述のアプローチによっても，腹腔内臓器の浮腫の遷延や腹腔内汚染の持続などにより長期間のOAを余儀なくされた場合，primary fascial closureが極めて困難となることがある．この場合は，enteric fistulaを避けるために，可能なら皮膚のみの閉腹を試みるが，それが不可能な場合，計画的腹壁瘢痕ヘルニア（planned ventral hernia）を選択することになる（grade 2C）[9]．この場合，分層植皮ののち，腹壁再建に6〜12ヵ月を要するだけでなく，再建のために癒着剝離と複雑な再建などの困難な手術を要することとなる[9, 10]．また，腹壁再建にはさまざまな手技が用いられるが，その再発率は最大で54％であることが報告されている[22]．したがって，OA急性期における重篤な合併症を回避し，病悩期間を短縮するために，急性期の腹壁再建の適応が考えられる[9, 10]．現在のところ，急性期に行われる腹壁再建法は以下の3つの報告がある[9, 10, 23-27]．

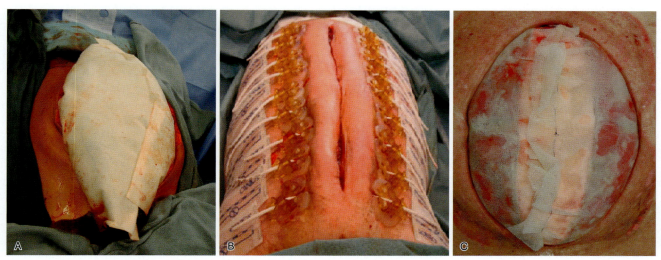

図2 CFT
A：Wittmann patch^TM.
B：ABRA^TM.
C：mesh mediated fascial traction.
（Aは Keramati M et al: The Wittmann Patch^TM a temporary abdominal closure device after decompressive celiotomy for abdominal compartment syndrome following burn. Burns **34**: 493-497, 2008 より，Bは Verdam FJ et al: Delayed primary closure of the septic open abdomen with a dynamic closure system. World J Surg **35**: 2348-2355, 2011 より許諾を得て転載）

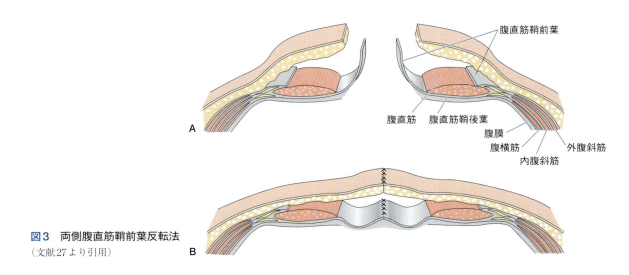

図3 両側腹直筋鞘前葉反転法
（文献27より引用）

1) biologic mesh

synthetic mesh（ポリプロピレン：PTFE）による筋膜ブリッジによる閉腹は癒着やfistulaの原因となるため，他の選択肢がない場合以外は推奨されない（grade 1B）[9]．一方，biologic meshは，大きな腹壁欠損，細菌汚染などがある場合，腹壁閉鎖に用いることができる（Grade 2B）[9]．non-cross-linked biologic meshは，linea albaが縫合可能な場合，sublay positionに補強することが望ましい[22]（grade 2B）[9]．また，cross-linked biologic meshは，linea albaを縫合できない場合，筋膜ブリッジとして用いられる（grade 2B）[9]ことが報告されている．わが国においてはまだ使用されていない現状であるが，将来的にその有用性が期待される．

2) component separation（CS）法

1990年 Ramirezら[24]により報告された自家組織を用いた腹壁再建法であり，現在，腹壁瘢痕ヘルニアの根治術として開腹や腹腔鏡下に行われている．外腹斜筋腱膜を切開し，外腹斜筋と内腹斜筋を剝離し，腹直筋を正中へ伸展させ縫合する手術法である．ただし，TACのように一時的閉鎖に使用するべきではなく，最終的な閉腹のためにのみ適応される[9,25]（grade 2C）．

3) 両側腹直筋鞘前葉反転法（図3）

当施設において2007年に報告した腹壁再建法である[26,27]．まず，腹直筋鞘の外側縁が十分露出するまで皮膚と皮下組織を腹直筋鞘から剝離する．次に露出した腹直筋鞘前葉の外側境界から1cm以上内側に縦方向に創の全

長にわたり切開を行う．腹直筋の存在を確認した後，切開部を腹直筋鞘前葉の全長に伸ばす．腹直筋鞘前葉を外側から内側に剝離し，腹直筋から遊離させ前葉をflapとする（図3A）．次に両側のflapを内側に反転させ，腹腔内臓器を覆い吸収糸にて結節縫合する．皮膚は一期的あるいは二期的に閉鎖する（図3B）．

　OAは重篤な患者の救命に必要であるが，長期に及ぶと膿瘍，腸瘻形成，広範な腹壁瘢痕ヘルニアなどの重篤な合併症を招く．そのため，いったんOAが開始されれば，早期のfascial closureが最も重要な目標となる．これを達成するためさまざまなTACが開発されてきたが，現在のところ，NPWTとcontinuous fascial tractionの併用が最も有効と考えられる．これらによっても閉腹困難な場合には，early abdominal wall reconstructionが有用と考えられるが，今後ともさらなる症例の蓄積と検討が必要である．

● 文献

1) Roberts DJ et al: History of the innovation of damage control for management of trauma patients: 1902-2016. Ann Surg **265**: 1034-1044, 2017
2) Rotondo MF et al: 'Damage control': an approach for improved survival in exsanguinating penetrating abdominal injury. J Trauma **35**: 375-382, 1993
3) Moore EE et al: Staged physiologic restoration and damage control surgery. World J Surg **22**: 1184-1191, 1998
4) Shapiro MB et al: Damage control: collective review. J Trauma **49**: 969-978, 2000
5) Jansen JO et al: Damage control surgery in a non-trauma setting. Br J Surg **94**: 789-790, 2007
6) Cheatham ML: Abdominal compartment syndrome: pathophysiology and definitions. Scand J Trauma Resusc Emerg Med **17**: 10, 2009
7) Kirkpatrick AW et al: Intra-abdominal hypertension and the abdominal compartment syndrome: updated consensus definitions and clinical practice guidelines from the World Society of the Abdominal Compartment Syndrome. Intensive Care Med **39**: 1190-1206, 2013
8) De Laet IE et al: A clinician's guide to management of intra-abdominal hypertension and abdominal compartment syndrome in critically ill patients. Crit Care **24**: 97, 2020
9) Coccolini F et al: The open abdomen in trauma and non-trauma patients: WSES guidelines. World J Emerg Surg **13**: 7, 2018
10) Chiara O et al: International consensus conference on open abdomen in trauma **80**: 173-183, 2016
11) Willms AG et al: Factors influencing the fascial closure rate after open abdomen treatment: results from the European Hernia Society (EuraHS) Registry: surgical technique matters. Hernia **26**: 61-73, 2022
12) Barker DE et al: Vacuum pack technique of temporary abdominal closure: a 7-year experience with 112 patients. J Trauma **48**: 201-206, 2000
13) Montori G et al: Negative pressure wound therapy versus modified Barker vacuum pack as temporary abdominal closure technique for open abdomen management: a four-year experience. BMC Surgery **17**: 86, 2017
14) Regner JL et al: Surgical strategies for management of the open abdomen. World J Surg **36**: 497-510, 2012
15) Dubose JJ et al: Open abdominal management after damage-control laparotomy for trauma: a prospective observational American Association for the Surgery of Trauma multicenter study. J Trauma Acute Care Surg **74**: 113-120, 2013
16) Wondberg D et al: Treatment of the open abdomen with the commercially available vacuum- assisted closure system in patients with abdominal sepsis: low primary closure rate. World J Surg **32**: 2724-2729, 2008
17) Wittmann DH et al: A burr-like device to facilitate temporary abdominal closure in planned multiple laparotomies. Eur J Surg **159**: 75-79, 1993
18) Keramati M et al: The Wittmann Patch™ a temporary abdominal closure device after decompressive celiotomy for abdominal compartment syndrome following burn. Burns **34**: 493-497, 2008
19) Bender JS et al: The technique of visceral packing: recommended management of difficult fascial closure in trauma patients. J Trauma **36**: 182-185, 1994
20) Verdam FJ et al: Delayed primary closure of the septic open abdomen with a dynamic closure system. World J Surg **35**: 2348-2355, 2011
21) Petersson Ulf et al: Vacuum-assisted wound closure and mesh-mediated fascial traction — a novel technique for late closure of the open abdomen. World J Surg **31**: 2133-2137, 2007
22) den Hartog D et al: Open surgical procedures for incisional hernias. Cochrane Database Syst Rev **16**: CD006438, 2008
23) Holihan JL et al: Mesh location in open ventral hernia repair: a systematic review and network meta- analysis. World J Surg **40**: 89-99, 2016
24) Ramirez OM et al: "Components separation" method for closure of abdominal-wall defects: an anatomic and clinical study. Plast Reconstr Surg **86**: 519-526, 1990
25) Rasilainen SK et al: Components separation technique is feasible for assisting delayed primary fascial closure of open abdomen. Scand J Surg **105**: 17-21, 2016
26) Kushimoto S et al: Usefulness of the bilateral anterior rectus abdominis sheath turnover flap method for early fascial closure in patients requiring open abdominal management. World J Surg **31**: 2-8, 2007
27) Arai M et al: The long-term outcomes of early abdominal wall reconstruction by bilateral anterior rectus abdominis sheath turnover flap method in critically ill patients requiring open abdomen. World J Emerg Surg **13**: 39, 2018

A. 正中腹壁瘢痕ヘルニア

第4章 腹壁瘢痕ヘルニアの手術

3 腹腔鏡下手術

a standard IPOM, IPOM-Plus法

[諏訪　勝仁]

　腹壁（瘢痕）ヘルニアを腹腔鏡下に腹腔内からメッシュで修復する方法である．腹腔側からみるとonlay法になるため，intraperitoneal onlay mesh（IPOM）法と呼ばれる．IPOM法は1993年にLeBlanc[1]によって初めて報告され，単純にヘルニア門をメッシュで被覆する術式はstandard IPOM（sIPOM）と呼ばれる．一方，sIPOMの欠点を補うために2004年にFranklin[2]が報告した，ヘルニア門を閉鎖後にIPOMで修復する方法はIPOM-Plus法と呼ばれる．

a. 手術適応

　清潔環境下のすべての腹壁瘢痕ヘルニアに適応となるが，ヘルニア門の大きな症例，特に横径が10 cmを超えるような症例では，open法と比較し明らかに再発率が上昇する（＜ 10 cm: 0.4 %，10〜12 cm: 20 %，12 cm ＜: 41.2 %）ため[3,4]慎重な対応が必要である．また，複数腹部手術歴など強い腹腔内癒着が予想される症例においても慎重を期すべきである．

b. 手術手技

　近年のガイドラインに基づいた筆者の基本的な手技を紹介する．

1）患者体位，室内配置（図1）

　メッシュ留置部位より外側へのトロッカー留置が必要となるため[5]，患者体位を仰臥位とし術者側上肢を過伸展にならないよう頭側に吊り上げ，対側上肢は外転位とする．ヘルニア門が大きく両側側腹部からの操作が必要である場合は，両上肢を吊り上げる．側腹部がよく露出するよう背部まで広範囲に消毒し術野を作る．これは，トロッカーが前腋窩線上，またはこれより外側に配置されるためである．筆者は術野にIoban™ drapeを貼付している．

2）ポート配置

　ヘルニアの部位や癒着の予測により異なる．トロッカーの種類や留置部位に関する定まった推奨はない．筆者は正中ヘルニアの場合，左上腹部肋骨弓1〜2横指尾側の前腋窩線上（Palmer's point）からopen法またはオプティカル法で12 mmバルーン付きトロッカーを留置し（図2），腹腔鏡下に同側に5 mmトロッカーを2本追加挿入している．メッシュタッキングに関し，多くの場合，片側のみの留置で可能であるが，大きいメッシュ（ヘルニア門横径

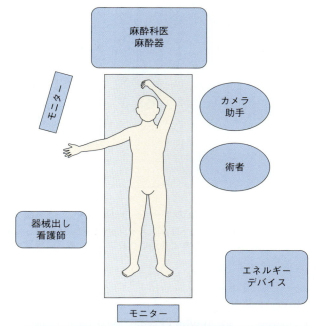

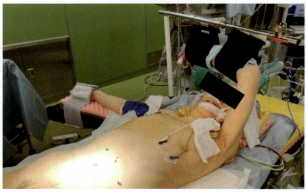

図1　患者体位・手術室内配置
術者側の患者上肢を吊り上げ，側腹部をフリーとする．カメラ助手も動きやすい．

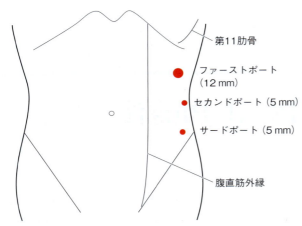

図2　ポート配置
ヘルニア部位，予想される癒着により，その離れた部位に決定する．中下腹部正中ヘルニアの場合は左上腹部（Palmer's point）から腹腔内にアクセスする．

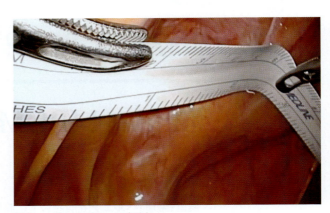

図3　ヘルニア門サイズ測定
低気腹圧に体腔内でメジャーを用いて測定する．

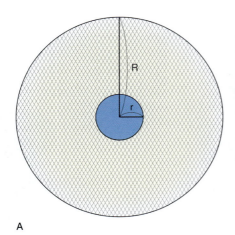

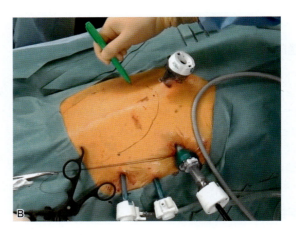

図4　メッシュのオーバーラップ・メッシュ留置デザイン決定
A：ヘルニア門半径（r）：メッシュ（R）＝1：4ないしヘルニア門面積：メッシュ面積＝1：16でメッシュサイズを決定．
B：カテラン針などを用いヘルニア門を皮膚に描き，これに対応するメッシュ留置線を描く．

＞10 cm）の場合，対側に2本5 mmトロッカーを留置することもある[5]．またIPOM-Plus法で体腔内縫合する際は，正中近傍に1本追加留置する．

3）腹腔内癒着剝離

IPOM法における重篤な合併症の1つは腸管損傷であり，その半数は癒着剝離時に起こると報告されている．このため剝離範囲はメッシュ留置のための最小限範囲にとどめるべきである[5]．剝離手技は極力モノポーラー凝固や超音波凝固切開装置を用いず，cold dissectionで行うべきである[6]．

4）ヘルニア門計測，メッシュオーバーラップ

ヘルニア門サイズは画像所見からではなく，低気腹圧（8 mmHg）下で腹腔内からルーラーなどで測定することが推奨される（図3）．腹腔内圧の差によって修復に必要なメッシュサイズは5％程度変化すると考えられている[7]．

メッシュのオーバーラップはかつてヘルニア門外縁から各方向に5 cm外側を目安としていた[6]が，現在ではヘルニア門：メッシュ面積比＝1：16あるいはヘルニア門半径：メッシュ半径＝1：4が推奨されている（図4A）[8, 9]．メッシュ留置デザインに関し，筆者はfine needleを用いた体外穿刺によってヘルニア門を皮膚に描き，これに対する面積比，半径比で決定している（図4B）．

IPOM-Plus法におけるメッシュサイズの選択の基準を閉鎖前のヘルニア門サイズ，閉鎖後の縫合線のいずれにするかは意見が分かれる[10]．IPOM-Plus法では閉鎖前のヘルニア門サイズに従ってメッシュサイズを決定した場合，より広いオーバーラップが得られ，低い再発率に寄与する可能性が期待できるが，大きなヘルニア門の場合メッシュサイズが非常に大きくなり腹腔内での展開などの取り扱いが困難になる懸念がある．筆者は閉鎖前ヘルニア門に合わせメッシュを選択している．

5）ヘルニア門閉鎖法（IPOM-Plus）

体腔外式，体腔内式に分けられ，体腔外式は単結節縫合法，連続縫合法に分けられる[10-28]．体腔内式は連続縫合が主流である．体外式は腹腔内式に比べ簡便なうえ，比較的大きなヘルニア門閉鎖も可能であるが，縫合糸刺入のための小創が多く必要となり，その後の肉芽形成などが問題視される[10]．

❶ 体腔外式

ヘルニア門の頭側縁から尾側縁まで1～1.5 cm間隔で閉鎖糸挿入のための小切開部位を皮膚にマーキングする（図5）．縫合糸は1～2号のモノフィラメント非吸収糸を用い，挿入のための器具はEndoClose™，Suture passerなど（以下，吊り上げ器具と記す）を用いる．マーキング部位に数mmの切開を置き，ヘルニア囊を損傷せぬようモスキート鉗子で皮下組織を剝離しておく．あまり浅層に結節が残ると，術後に皮膚陥没や肉芽による隆起を惹起するためである．糸は吊り上げ器具を用い腹腔内に誘導するが，この時可能な限りヘルニア囊の外側を通るように運針し，右腹直筋後面を1 cm程度貫くように腹腔内に挿入する（図6A矢線）．続いて，同じ皮膚切開から先程吊り上げ器具を通した軟部組織から少し左側にずらしヘルニア囊左外側を通り左腹直筋を1 cm貫くよう吊り上げ器具を腹腔内に穿刺し，縫合糸を体外に回収する（図6B矢線）．本操作をヘルニア門長軸にすべて行い（図6C），低気腹圧下に縫合閉鎖する（図6D）．閉鎖が困難な場合や，縫合線に強い緊張がかかる場合，endoscopic component separation法（ECS，Ⅱ-A-第3章を参照）などを行う．

❷ 体腔内式（図7）

体腔内でヘルニア門をbarbed sutureなどを用い連続縫合閉鎖する．体腔外式と比較し，吊り上げ器具挿入のための小皮膚切開が不要であるため，整容性に優れる．しかし単純閉鎖では閉鎖可能範囲が狭くなる可能性があるため，大きなヘルニアではECSを併施した方がよい．

6）メッシュ挿入，吊り上げ

メッシュに吊り上げ糸を縫合し（図8A），丸めて12 mmポートから腹腔内に挿入する．挿入時に皮膚にメッシュが接触しないよう注意する．腹腔内でメッシュを展開し，あらかじめ皮膚にマーキングしたメッシュデザインの対応部位で術者から遠い部位より吊り上げる（図8B）．吊り上げ数はメッシュの大きさに応じ4針ないし8針がポピュラーであるが，中央1点吊りでもよい．吊り上げ糸の結紮はこの時点で行わず，タッキング後に行った方がよりメッシュのたわみを防止できる．きつく結びすぎると痛みの原因となる．

7）メッシュ固定

タッカーを用いたdouble crown法固定が主流である．double crown法は無影灯をヘルニア部位に当て，腹腔鏡光源を落とすことでヘルニア門が赤く映し出される（図

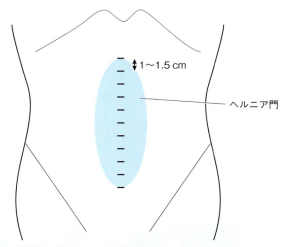

図5 体腔外式ヘルニア門閉鎖
ヘルニア門の頭側縁から尾側縁まで1～1.5 cm間隔で閉鎖糸挿入のための小切開部位を皮膚にマーキングする．

9A）ため，このすぐ外側とメッシュ辺縁で二重にタッキングする方法である（図9B）．タッキング間隔は1～2 cmである．タッキングの際，タッカーとは逆手の示指中指とタッカー先端で腹壁を挟み込み，指に向かってタッキングする感覚が重要である．吸収性タッカーのみでの固定は非吸収タッカーと比較し再発率が上昇する[29]ため，この場合，非吸収糸を用いた体腔内縫合固定を4針程度追加している．しかし，追加縫合を加えた場合，術後3ヵ月までの疼痛が増すという報告もある[30]．

8）特殊な部位（剣状突起下，恥骨上）に対するIPOM法

European Hernia Society（EHS）分類[31]では，剣状突起下ヘルニア（M1）は剣状突起尾側縁から3 cm以内，恥骨上ヘルニア（M5）は恥骨頭側縁から3 cmのヘルニアと定義しており（Ⅱ-A-第1章の図13を参照），その解剖学的特徴から修復にはいくつかの工夫が必要である．

剣状突起下：肝鎌状靭帯を切開し，メッシュ留置のためのフラットな腹壁を広く確保する．肋骨弓より頭側でのタッカーによるメッシュ固定は痛みや胸腔内合併症の可能性があり勧められない．わが国ではフィブリン糊が使用できないため，腹膜への浅い運針で縫合固定する．

恥骨上ヘルニア：膀胱を剥離授動し恥骨背面を広く露出する（図10）．恥骨背面に広めにメッシュを展開し，非吸収性タッカーで固定する．吸収性タッカーでは恥骨への打ち込みが悪く，固定が不良となることがある．膀胱を授動した剥離空間に腸管が迷入しないよう，固定後は膀胱を元の位置に戻し腹膜をメッシュに縫合する（図10）．

c. IPOM-Plus法か？ sIPOM法か？

sIPOM法に対しIPOM-Plus法に求められるものは，①再発率抑制，②偽再発（漿液腫，mesh bulging）の抑制，③腹壁機能の改善である．最近のメタアナリシスでは

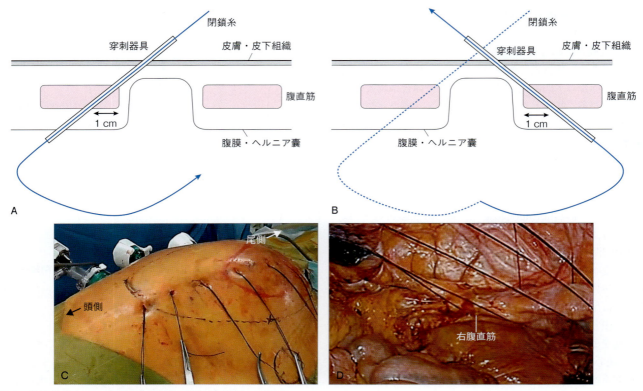

図6 体腔外式ヘルニア門閉鎖（患者左側に術者がいる場合）
A：右腹直筋後面を1 cm程度貫くように腹腔内に挿入する．
B：Aの同じ皮膚切開から先程吊り上げ器具を通した軟部組織から少し左側にずらしヘルニア嚢左外側を通り左腹直筋を1 cm貫くよう吊り上げ器具を腹腔内に穿刺し，縫合糸を体外に回収する．
C：A，Bの操作をヘルニア門長軸にすべて行う．
D：糸を結紮しヘルニア門を閉鎖する．緊張が強ければ気腹圧をさらに下げる（5 mmHg）．

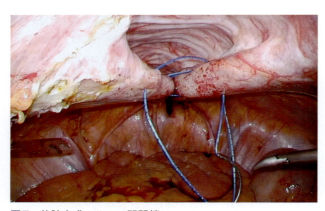

図7 体腔内式ヘルニア門閉鎖
barbed sutureを用い連続縫合で閉鎖する．

IPOM-Plus法はsIPOMと比較し，再発率および合併症発生率が低率で，痛みに関しては同等と報告されている[27]．また，IPOM-Plus法に関するレビュー[10]では，再発率0～7.7％，漿液腫発生率0～11.4％，mesh bulging 0であった．腹壁機能は呼吸，排便，排尿に関わるものであり，腹壁瘢痕ヘルニアが発生した際に機能障害が生じると考えられている．腹壁機能に関する両術式の比較においては評価方法も一定せず今後の課題である．

最近のsIPOMとIPOM-Plus法の後方視的な比較研究では，ヘルニア門面積が63 cm^{2}以上ではsIPOMの再発率が明らかに上昇させ，168 cm^{2}以上の時IPOM-Plus法（+ECS）による再発抑制効果があると報告されている[32,33]．

1）mesh bulging（図11）

ヘルニア門がメッシュに完全に被覆されているにもかかわらず，腹腔内圧によってヘルニア門からメッシュが押し出される状態[34]であり，ヘルニア門の大きな症例で起こりやすい[35,36]．鼠径ヘルニアでは手術部位に膨隆が認められた場合，再発とみなされるが，腹壁瘢痕ヘルニアでは再発の定義が明確でなく，mesh bulgingは偽再発とも呼ばれる．

d. IPOM法の問題点

1）メッシュと腹腔内臓器の直接接触による臓器障害

米国FDA（Food and Drug Administration）からは，感染ではePTFE（expanded polytetrafluoroethylene），メッシュ破損ではセプラフィルム－ポリプロピレンメッシュ，腸管障害ではコンポジックスメッシュと，いずれも腹腔内留置用メッシュの問題事例が最も多く報告されている[37]．

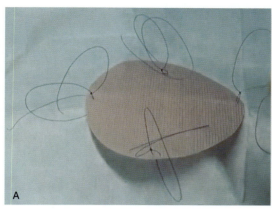
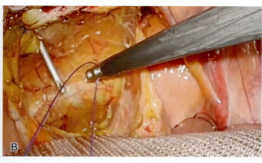

図8 メッシュの吊り上げ
A：メッシュの大きさに応じ，吊り上げ糸数は変更する．
B：術者から遠い部位から糸を吊り上げる．

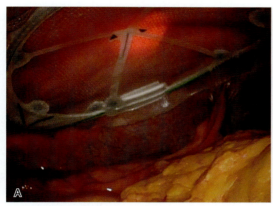
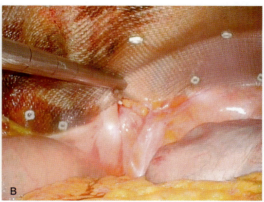

図9 double crown法
A：無影灯をヘルニア部位に当て，腹腔鏡光量を落とすと，ヘルニア門が赤く透見できる．
B：このすぐ外側に内側タッキングを行い，メッシュ外側縁に外側タッキングを行う．

2）術後疼痛

IPOM法では，術後早期，晩期疼痛ともに問題視されており，長期経過観察での慢性疼痛残存率（再発例を除く）12％[38]，Danish databaseからの解析では，IPOM法後6ヵ月での慢性疼痛発現率は7％であった[39]．

3）ヘルニア術後腹部手術における問題点

広範なメッシュ留置はその後の腹部手術に支障をきたしやすい．米国Veterans Affair医療センター16施設による1,444腹壁瘢痕ヘルニア手術症例の追跡では，経過観察期間中央値80ヵ月で25.3％の患者が腹部手術を受け，inlay法，underlay法が手術時間延長の危険因子であったと報告している[40]．また，腹壁瘢痕ヘルニア修復術後腹部手術を受けた66症例の解析では，IPOM法（$n=39$）と腹膜外留置（$n=27$）の比較で，術中合併症は77％ vs. 30％（[$p<0.001$]内腸管合併切除21％ vs. 0），術後合併症は49％ vs. 79％（$p=0.04$）と明らかにIPOM法が悪影響を与えたと報告している[41]．

これらの理由から，腹壁瘢痕ヘルニア手術のトレンドは変化している（図12）．

ドイツ，オーストリア，スイスの任意の外科医，施設から編成されたインターネットデータベースHerniamedの調査（2010～2019年）では，61,627症例中最も行われていた術式はRives-Stoppa法（36.9％）であり，次いでsIPOM法（27.2％），open IPOM法（12.4％）であった[10]．これはフランスのHernia-Club registry[11]，米国のACS-NSQIP database[12]でも同様の結果であった．Rives-Stoppa法は2019年時点でも最も行われていた術式（41.4％）であるが，腹腔鏡下IPOM法は2013年をピークに施行数が年々減少している[10]．

現時点でもRives-Stoppa法は腹壁瘢痕ヘルニア手術のゴールドスタンダードであるが，ヘルニア門が大きい場合，どの術式がベストプラクティスなのかについては一定の見解はない．今後は，新たなメッシュの開発やロボット支援手術の介入がこの分野の発展に寄与するものと考える．

● 文献

1) LeBlank KA et al: Laparoscopic repair of incisional abdominal hernias using expanded polytetrafluoroethylene: preliminary findings. Surg Laparosc Endosc **3**: 39-41, 1993
2) Franklin ME et al: Laparoscopic ventral and incisional hernia repair: 11-year experience. Hernia **8**: 23-27, 2004
3) Moreno-Egea A et al: Is outcome of laparoscopic incisional hernia repair affected by defect size? A prospective study. Am J Surg **203**: 87-94, 2012

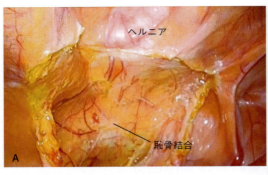

図10 恥骨上ヘルニア
A：膀胱を剝離授動し，恥骨背面を広く露出する．
B：メッシュを恥骨に固定し，膀胱部腹膜を元に戻し縫合する．

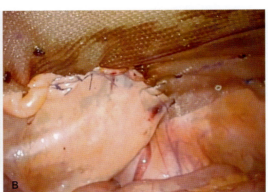

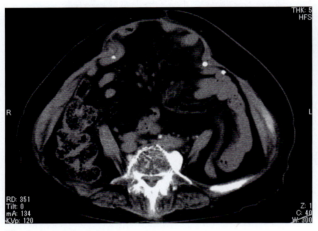

図11 mesh bulging
メッシュがヘルニア門を覆っているにもかかわらず，皮下レベルに脱出している．

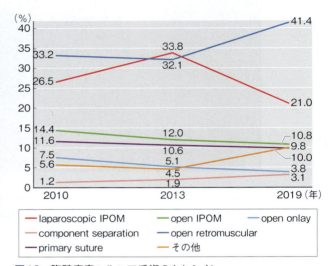

図12 腹壁瘢痕ヘルニア手術のトレンド
（文献42より引用）

4) Suwa K et al: Is fascial defect closure with intraperitoneal onlay mesh superior to standard intraperitoneal onlay mesh for laparoscopic repair of large incisional hernia? Asian J Endosc Surg 11: 378-84, 2018
5) Bittner R et al: Update of Guidelines for laparoscopic treatment of ventral and incisional abdominal wall hernias (International Endohernia Society [IEHS])—part A. Surg Endosc 33: 3069-3139, 2019
6) Bittner R et al: Guidelines for laparoscopic treatment of ventral and incisional abdominal wall hernias (International Endohernia Society (IEHS)—Part 1. Surg Endosc 28: 2-29, 2014
7) Qandeel H et al: Relationship between ventral hernia defect area and intra-abdominal pressure: dynamic in vivo measurement. Surg Endosc 30: 1480-1484, 2016
8) Tulloh B et al: Defects and donuts: the importance of the mesh: defect area ratio. Hernia 20: 893-895, 2016
9) Hauters P et al: Assessment of predictive factors for recurrence in laparoscopic ventral hernia repair using a bridging technique. Surg Endosc 31: 3656-3663, 2017
10) Suwa K et al: Closure versus non-closure of fascial defects in laparoscopic ventral and incisional hernia repairs: a review of the literature. Surg Today 46: 764-773, 2016
11) Chelala E et al: The suturing concept for laparoscopic mesh fixation in ventral and incisional hernia repair: mid-term analysis of 400 cases. Surg Endosc 21: 391-395, 2007
12) Palanivelu C et al: Laparoscopic sutured closure with mesh reinforcement of incisional hernias. Hernia 11: 223-228, 2007
13) Agarwal BB et al: Laparoscopic ventral hernia meshplasty with "double-breasted" fascial closure of hernia defect: a new technique. J Laparoendosc Adv Surg Tech 18: 222-229, 2008
14) Agarwal BB et al: Laparoscopic ventral hernia repair: innovative anatomical closure, mesh insertion without 10-mm transmyofascial port, and atraumatic mesh fixation: a preliminary experience of a new technique. Surg Endosc 23: 900-905, 2009
15) Sharma D et al: Novel technique for closure of defect in laparoscopic ventral hernia repair. J Minim Access Surg 6: 86-88, 2010
16) Orenstein SB et al: Outcomes of laparoscopic ventral hernia repair with routine defect closure using "shoelacing" technique. Surg Endosc 25: 1452-1457, 2011
17) Rea R et al: Laparoscopic ventral hernia repair with primary transparietal closure of the hernial defect. BMJ Surg 12 (Suppl 1): S33, 2012
18) Banerjee A et al: Laparoscopic ventral hernia repair: does primary repair in addition to placement of mesh decrease recurrence? Surg Endosc 26: 1264-1268, 2012

19) Liang MK et al: Laparoscopic transcutaneous closure of central defects in laparoscopic incisional hernia repair. Surg Laparosc Endosc Percutan Tech **22**: e66-70, 2012

20) Allison N et al: Technical feasibility of robot-assisted ventral hernia repair. World J Surg **36**: 447-452, 2012

21) Clapp ML et al: Trans-cutaneous closure of central defects (TCCD) in laparoscopic ventral hernia repairs (LVHR). World J Surg **37**: 42-51, 2013

22) Zeichen MS et al: Closure versus non-closure of hernia defect during laparoscopic ventral hernia repair with mesh. Hernia **17**: 589-596, 2013

23) Strey CW et al: Triple-step laparoscopic incisional hernia repair: mid-line suture closure supported by dorsal component separation and intraperitoneal onlay mesh reinforcement. World J Surg **38**: 3276-3279, 2014

24) Gonzalez AM et al: Laparoscopic ventral hernia repair with primary closure versus no primary closure of the defect: potential benefits of the robotic technology. Int J Med Robot **11**: 120-125, 2015

25) Lambrecht JR et al: Laparoscopic ventral hernia repair: outcomes in primary and incisional hernias: no effect of defect closure. Hernia **19**: 479-486, 2015

26) Nguyen DH et al: Primary fascial closure with laparoscopic ventral hernia repair: systematic review. World J Surg **38**: 3097-3104, 2014

27) Tandon A et al: Meta-analysis of closure of the fascial defect during laparoscopic incisional and ventral hernia repair. Br J Surg **103**: 1598-1607, 2016

28) 諏訪勝仁ほか：最新腹腔鏡下ヘルニア修復術-エキスパートのコツと工夫　腹腔鏡下腹壁瘢痕ヘルニア修復術　ヘルニア門閉鎖時の工夫. 手術 **69**：1575-1579, 2015

29) Christoffersen MW et al: Recurrence rate after absorbable tack fixation of mesh in laparoscopic incisional hernia repair. Br J Surg **102**: 541-547, 2015

30) Muysoms P et al: Randomized clinical trial of mesh fixation with "double crown" versus "sutures and tackers" in laparoscopic ventral hernia repair. Hernia **17**: 603-612, 2013

31) Muysoms P et al: Classification of primary and incisional abdominal wall hernias. Hernia **13**: 407-414, 2009

32) Pasquini MT et al: Laparoscopic ventral hernia repair: does IPOM plus allow to increase the indication in larger defects? Hernia **26**: 525-532, 2022

33) Pasquini MT et al: Ring closure outcome for laparoscopic ventral hernia repair (IPOM plus) in medium and large defects. Long-term follow-up. Surg Endosc 10.1007/s00464-022-09738-1, 2022

34) Kurmann A et al: Long-term follow-up of open and laparoscopic repair of large incisional hernias. World J Surg **35**: 297-301, 2011

35) Tse GH et al: Pseudo-recurrence following laparoscopic ventral and incisional hernia repair. Hernia **14**: 583-587, 2010

36) Schoenmaeckers EJP et al: Bulging of the mesh after laparoscopic repair of ventral and incisional hernias. JSLS **14**: 541-6, 2010

37) Robinson TN et al: Major mesh-related complications following hernia repair: events reported to Food and Drug Administration. Surg Endosc **19**: 1556-1560, 2005

38) Langbach O et al: Long-term quality of life and functionality after ventral hernia mesh repair. Surg Endosc **30**: 5023-5033, 2016

39) Eriksen JR et al: Pain, quality of life and recovery after laparoscopic ventral hernia repair. Hernia **13**: 13-21, 2009

40) Snyder CW et al: Effect of mesh type and position on subsequent abdominal operations after incisional hernia repair. Am Coll Surg **212**: 496-502, 2011

41) Halm JA et al: Intraperitoneal polypropylene mesh hernia repair complicates subsequent abdominal surgery. World J Surg **31**: 423-429, 2007

42) Köckerling F et al: What are the trends in incisional hernia repair? Real-warld data over 10 years from the Herniamed registry. Hernia **25**: 255-265, 2021

43) Kroesea LF et al: Primary and incisional ventral hernias are different in terms of patient characteristics and postoperative complications – a prospective cohort study of 4,565 patients. Int J Surg **51**: 114-119, 2018

44) Savitch SL et al: Closing the gap between the laparoscopic and open approaches to abdominal wall hernia repair: a trend and outcomes analysis of the ACS-NSQIP database. Surg Endosc **30**: 3267-3278, 2016

第Ⅱ部　腹壁ヘルニア

A. 正中腹壁瘢痕ヘルニア

第 4 章　腹壁瘢痕ヘルニアの手術

3 ｜ 腹腔鏡下手術

b ｜ enhanced TEP（e-TEP）法

［今村　清隆］

近年，intraperitoneal onlay mesh（IPOM）法に代わり enhanced view totally extra-peritoneal（e-TEP）法が注目を集めている．理由として，IPOM 法は術後の急性疼痛が強く，まれではあるがメッシュ腸管瘻などの慢性期メッシュ関連合併症を認めることがある．一方で，e-TEP 法は transversus abdominis muscle release（TAR）を用いることにより，腹膜外腔に"よりテンションフリーな状態"でメッシュ留置が可能であることから，理想的な修復と考えられている．ただし e-TEP 法は導入初期に特にさまざまな合併症が起こりやすいので慎重に行う必要があり，十分なトレーニングを行ってから行うことが勧められる．

a. e-TEP 法の概念

e-TEP 法は，従来の TEP 法と異なり上腹部からポートを留置し，広い視野で剥離を行う鼠径ヘルニア修復術の亜型として 2012 年に報告された[1]が，それを 1960 年代から行われている腹壁ヘルニア修復術である Rives-Stoppa（RS）法や後方 component separation の 1 種である TAR[2]と組み合わせたことで，ヘルニア門を閉鎖することと腹膜外腔に内視鏡下にて大きなメッシュを留置することを可能にした[3]．なお，e-TEP 法の"e"は論文によって"enhanced"，"extended"のどちらでも使われている[4,5]．

ほかにも e-TEP 法には，血流のよい腹膜外腔にメッシュを留置することでメッシュ感染が少ないこと[6]や，腹膜を介することで腸管との癒着が起こりにくいことから次の腹部手術時の腸管損傷リスクの低下[7]や，メッシュ腸管瘻などが少ないことも期待されている．また，IPOM 法のように強いメッシュ固定が不要なことも術後疼痛の低減につながる[8]．

腹壁切開法での TAR は術後創部感染率が 9.1 ％と高く，入院日数も 5.9 日と長いのに対し[6]，e-TEP 法 -TAR では術後創感染率が 0 ％，入院日数も 2.7 ± 1.3 日と短い利点がある[3]．また高度肥満症例でも e-TEP 法は合併症が増えないことや[9]，途中で開腹移行しても（これをハイブリッドと呼ぶ）最初から腹壁切開法で行うより創合併症率が低い[10]など，腹壁切開法に比べて優位性を示している報告があり期待できる．

ヘルニア部位とサイズによって，e-TEP 法 -RS 法 /e-TEP 法 -RS 法 +TAR/e-TEP 法 - 片側 TAR/e-TEP 法 - 両側 TAR と使い分ける（図 1）．TAR を片側に行えば臍のレベルで 8 ～ 10 cm 腹直筋を正中方向に寄せることが可能なこと[11]から，横径 16 cm のヘルニアでも閉鎖することができる[12]．ほかにも，心窩部腹壁瘢痕ヘルニア[13]や側腹部瘢痕ヘルニア[14]も e-TEP 法で修復可能である．

【補足】

正中にヘルニアのない側腹部ヘルニアでは e-TEP 法 - 片側 TAR が可能であるが，ヘルニア門が正中から近い（目安としてヘルニア門内側縁が正中から 7 cm 以下にある）と，メッシュのオーバーラップが少なくなり，ヘルニア門閉鎖の縫合が難しいことがある．そのために反対側の RS 法を行い crossover（後述）してから TAR を行うこともある．

このようにさまざまな点で優れる e-TEP 法であるが，十分な解剖理解と技術が必要で，IPOM 法に比べ難易度が高く手術時間が長いこと，のちに述べる intraparietal hernia（論文により interparietal hernia, interstitial hernia などとも呼ばれる）や血腫などの e-TEP 法特有の合併症（p399「6. 術中・術後合併症とその対処法」参照）を生じることから，十分な準備を行う必要がある．理想的には，カダバーを用いたフォーマルなトレーニングを受け，メンターと緊密な指導体制の下で導入するほうがよい[5]．

症例により難易度は大きく異なる（表 1）．

348

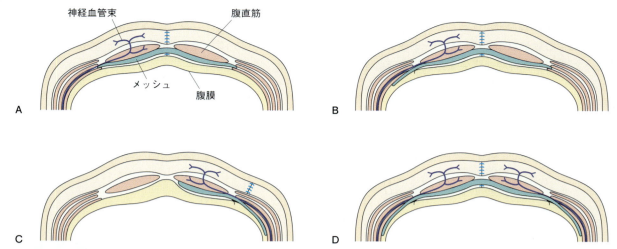

図1 ヘルニア門の位置とサイズで使い分ける
A：e-TEP法-RS法．ヘルニア門横径が1〜6cmで正中のヘルニアにはRS法を行う．
B：e-TEP法-RS＋TAR．ヘルニア門横径が6〜8cmで正中のヘルニアは片側にRS法を，対側にTARを行う．
C：片側e-TEP法-TAR．ヘルニア門横径が1cm以上で側腹部のヘルニアで，正中にヘルニアがない場合にはヘルニア門のある側だけのe-TEP法-TARを行う．
D：両側e-TEP法-TAR．ヘルニア門横径が8cm以上で正中のヘルニアまたは，腹部全体に複数のヘルニア門がある場合は両側e-TEP法-TARを行う．

表1 e-TEP法導入に適した症例，適さない症例

［導入に適した症例］
・臍周囲の4cm未満の症例（EHS分類M3W1）
［難易度が高い症例］
・ヘルニア門横径10cmを超える（EHS分類W3）
・側腹部瘢痕ヘルニア（EHS分類L1〜4）や横切開の既往がある症例
・心窩部腹壁瘢痕ヘルニア（EHS分類M1）
・IPOM法術後再発症例
・ストーマを伴う腹壁瘢痕ヘルニア
・傍ストーマヘルニア
・高度肥満症例（BMI 35 kg/m² 以上）

コラム　解剖のポイント

① 上腹部では腹横筋筋線維が腹直筋外側縁を越えて内側に伸びている（図2）．
② 腹膜前脂肪の分布が三つ叉矛（トライデント）の形である[15]（図3）．
　TARを行う際に腹膜前脂肪がない部位では腹膜に穴を開けないために腹横筋と横筋筋膜の間（pretransversalis space）で剝離する必要がある．
③ 腹直筋外縁に6対の神経血管束があり温存する．（図4）
　腹直筋を栄養支配する神経血管束が腹直筋外縁から並んでいる所見は"lamp post sign"と呼ばれてい

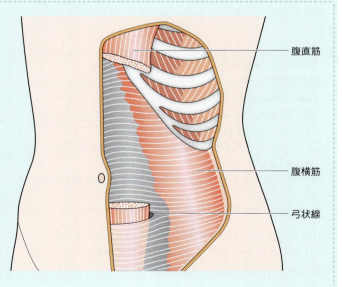

図2　腹横筋の解剖
上腹部では腹横筋が腹直筋外側縁を越えて内側に伸びている．

る[16]．この神経血管束は第7～12胸椎からの肋間神経，および動静脈である．ただ，剝離の際に必ずしも6対すべての神経血管束を露出して確認する必要はなく，メッシュと神経の接触を避けるために損傷しないように，その内側で剝離を開始してよい．

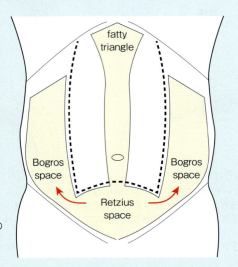

図3　腹膜前脂肪の分布
腹膜前脂肪の分布が三叉矛（トライデント）の形である．
（文献15を参考に作成）

※三叉矛（トライデント）のイメージ図

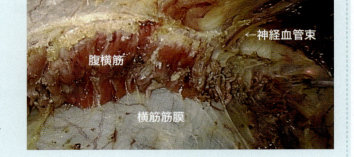

図4　神経血管束を同定し，その手前でTARを行った様子
右側TARで写真右が頭側．

b. 術前準備

硬膜外麻酔は必須ではない．以下の症例は手術適応外とする．

- ASA-PS class 3以上
- 全身麻酔ができない
- loss of domainがある
- 活動性の感染がある
- 1ヵ月以上の禁煙が守れていない
- コントロール不良な糖尿病がある
- BMI 40 kg/m² 以上*
- 十分な説明をしたうえで，手術について十分な理解が得られていない

＊BMI 35 kg/m² 以上の高度肥満例は，適応を有する場合，先に減量代謝手術を行って二期的な腹壁瘢痕ヘルニア修復が望ましい[17]．

c. 手術体位

腹壁がなるべく伸展するように，また鉗子が操作の際に当たらないように，背屈位にする（図5）．両上肢は体幹固定する．側腹部ヘルニアの場合はヘルニア門が上になるように半側臥位または側臥位にする．正中と側腹部に2ヵ所にヘルニア門がある場合は，術中にベッドを左または右にローテーションできるように固定具などを工夫する．

d. 手術方法

1）腹直筋後腔の剝離

ヘルニア門の位置によってポート留置部は異なる（dynamic port settingと呼ぶ）（図6）．基本的にヘルニア門から離れた位置からポートを用いてオプティカル法で腹直筋後腔の剝離を行う．このときに特に女性は男性に比べ後鞘が薄いため，後鞘を破らないように筋鉤を用いて腹直筋後鞘を直視下に腹直筋後腔を剝離するとよい．バルーンを使って腹直筋後腔を広げてもよいが，広げすぎて外側にあ

第4章　腹壁瘢痕ヘルニアの手術

3. 腹腔鏡下手術／b　e-TEP法

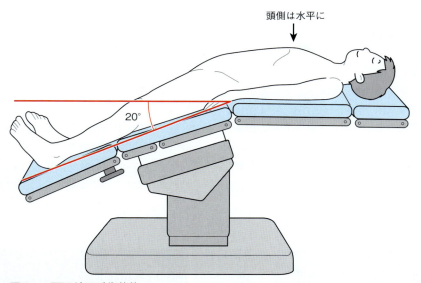

図5　e-TEP法の手術体位
背屈位とし，剣状突起と恥骨の間の距離が伸びるようにする．

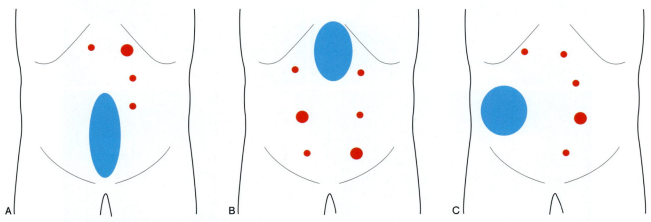

図6　ヘルニア門位置に応じたポート配置の例
A：M3-5 W1に対するポート留置の例．e-TEP-RS法．
B：M1-2 W2に対するポート留置の例．e-TEP-両側TAR，右から左への下腹部crossover．
C：L2, W3に対するポート留置の例．e-TEP-RS法（左）＋TAR（右）．

る神経血管束（NVB）を損傷し出血させないように注意する．ある程度，剥離して空間を広げたら第2，第3のポートをそれぞれ5〜8 cm離して腹直筋後腔に留置する．ポートを留置する前に，あらかじめ電気メスで前鞘を切開しておくとポートを刺す際に強く押し込む必要がなくなるので，狭い空間でのポート留置が容易になる．12 mmポートを入れる位置は，後に前鞘縫合をしやすいように場所を選ぶ．

2）crossover

crossoverとは左右の腹直筋後腔を腹腔内に入ることなく連続させることである．上腹部，または下腹部で施行可能で，既往手術による瘢痕有無やヘルニア門位置によってどちらかの方法を選択する．臍周囲は腹膜前脂肪が少ない（解剖のポイント②）ので，腹膜前脂肪の多い上腹部か恥骨上でcrossoverを行うと気腹になりにくい．白線損傷を避けるため術前に超音波やCTで白線の幅を計測しておく．白線から5〜10 mm背側で切開することで白線損傷を予防する[5]．

コラム crossoverの工夫

・上腹部 crossover

　中央のポートにカメラを入れ，頭尾側の2本のポートをco-axial settingで剝離に用いる報告が多い．しかし，この方法では，①頭側のポートから入れた右手の鉗子が白線に近すぎること，②気嚢になっているためすでに緊張がかかっていて，左手鉗子での背側への圧排が不要なことから，狭い空間で鉗子やカメラが干渉しにくい方法を考案した（subxiphoid crossover）（図7）．

　これは，3本目に留置した最尾側のポートから30°斜視鏡を頭側に向かって挿入し，術者が左手でカメラを持ち，2本目に留置した中央のポートから右手で電気メスを持って操作する方法である．これによって，カメラで正中の白線部を正面視することができる．また，使わない頭側のポートは一時的に抜去し皮膚切開創を助手の指で押さえれば，剣状突起すぐ尾側でのcrossoverも可能になることから，M2領域のヘルニアであっても対応可

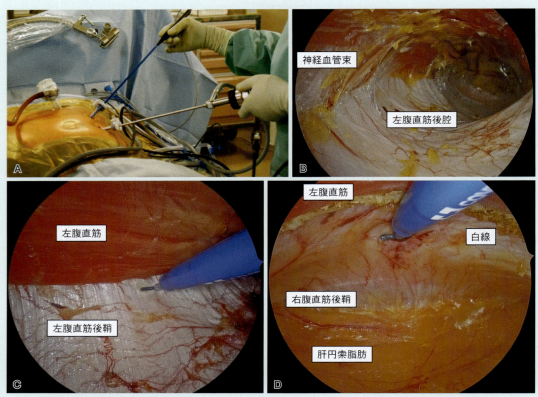

図7　上腹部 crossover（次頁に続く）
A：筆者は図のように左手でカメラを持ち，右手だけでcrossoverを行っている．この方法では剣状突起直下でもcrossoverを行う（subxiphoid crossoverと呼称）ことも可能になる．
B：左腹直筋後腔の剝離（写真左が頭側）．5mmポートを2本留置しcrossoverを行う．
C：左腹直筋後鞘の内側縁を切開（写真右が頭側）．白線から5mm背側に離して切開する．
D：肝円索と白線の間を剝離し，右腹直筋後鞘を切開する．
E：右腹直筋後腔にフック型電気メス先端を入れ，手前上に牽引することで右腹直筋後鞘の内側縁の位置がわかる．そこから5mmほど背側にずらした部位で右腹直筋後鞘を切開する．
F：右腹直筋後腔を同定し剝離した．右腹直筋後腔（三角部）に5mmポートを挿入し，頭側から観察する．
G：腹膜越しに大網が呼吸で動いていることが確認でき癒着がないことを確認した．右はハサミで腹膜を切開し，気腹になった瞬間を示す．矢印が腹膜切開した部分．

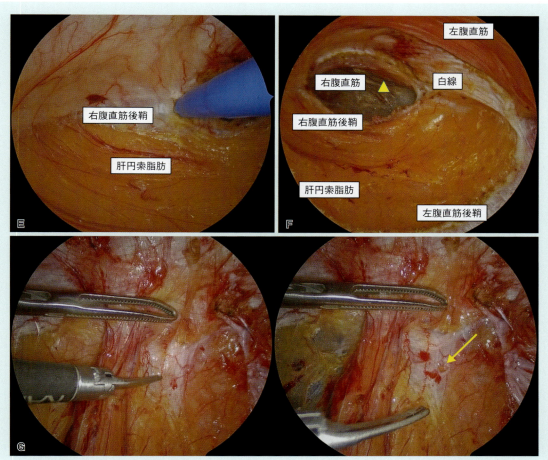

図7　上腹部 crossover（続き）

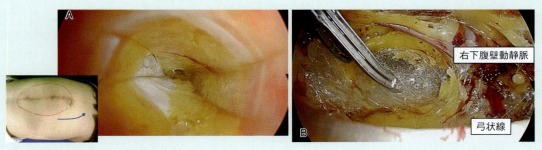

図8　下腹部 crossover（次頁へつづく）
A：下腹部での crossover．臍よりやや頭側の高さから，右腹直筋後腔を尾側に向かって剥離する．
B：右下腹壁動静脈，弓状線を示す．
C：下腹部正中にポートを追加した．左下の図では黄色矢印にあたる部位．
D：左下腹壁動静脈，および弓状線を同定した．この間（黄矢印）が，左腹直筋後腔の入口になる．
E：左腹直筋後腔を剥離．写真奥が頭側．
F：ヘルニア嚢は鋭的にハサミで切開する．電気メスや超音波凝固切開装置を使用しないことで，腸管損傷リスクを減らす．
G：ヘルニア嚢を切開し腹腔内に入った様子を示す．

能となる．
　その他にも，剣状突起すぐ近くで crossover する方法として precostal top-down approach が報告されている[18]．これは肋骨弓より頭側では腹直筋は肋骨の腹側（＝上側）にあることから，肋骨弓より頭側で腹直筋後腔に入ることができ，crossover が剣状突起近傍で可能と

なる．
　対側の腹直筋の同定には，術前 CT 画像からの情報（白線の幅を確認する），色調の違い（うっすらと腹直筋が後鞘から透けて赤く見える），感触（腹直筋の軟らかいふくらみが段差として触れる），収縮（一瞬電気メスで通電すると筋収縮が得られる）の4つを組み合わせる（覚え方：

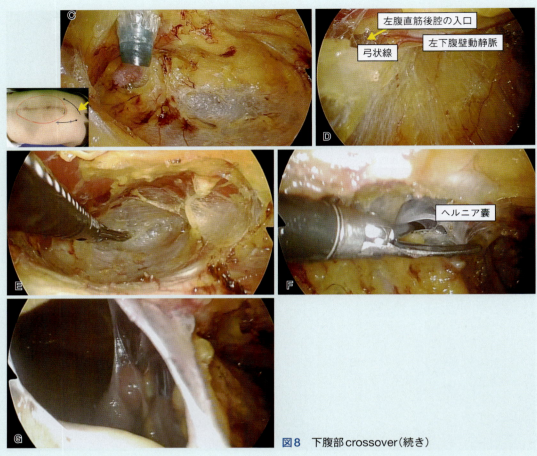

図8 下腹部crossover(続き)

4つのC：CT image, color change, cushion sign, contraction).

両側の腹直筋後腔をあらかじめ剝離してから，連続させる方法もあるが，上記方法で対応可能なことから筆者は行っていない．

白線損傷を恐れるあまりに外側方向に腹膜前腔を剝離しすぎると，腹直筋後鞘と思って切開した際に腹横筋が出てくることがあるので注意する．

・下腹部crossover

Retzius腔を剝離して対側の下腹壁動静脈を探し，それに沿って頭側に剝離し弓状線を同定し，腹直筋後鞘の腹側で剝離を行う．誤って腹直筋後鞘の背側の腹膜前腔に入りやすいので注意が必要(図8)．

3) ヘルニア囊の処理

crossoverを行い，両側の腹直筋後腔を十分剝離してからヘルニア門周囲の剝離を行う．これによって，途中で誤って気腹になっても腹直筋後腔の剝離したスペースが潰れて操作ができなくならないようにする．もしも気腹になり腹直筋後腔の剝離やcrossoverに支障が出た場合は，腹膜の穴を縫合閉鎖するか，離れた部位から慎重に腹腔内に脱気用のポートを留置する．

臍ヘルニアや一部の瘢痕ヘルニアではヘルニア囊をすべて引き出すことができることがあるが，多くの瘢痕ヘルニアではヘルニア囊の切開が必要で腹腔内と交通する(cf. しばしば"e-TEP access concept"[5]と呼ばれるのは，操作の過程で腹腔内に入る必要があり，完全な腹膜外修復ではないことに由来する)．ヘルニア囊を切開して腹腔内に入るときには電気メスや超音波凝固切開装置などの熱を使用しない．内視鏡用ハサミ(つまり，cold scissors)で切開することで不用意な腸管損傷を防ぐ．

4) transversus abdominis muscle release (TAR)

頭側から尾側に向かう top down TAR (最初に始めたNovitskyにちなみNovitsky's approachともいわれる[2])とbottom up TAR (スペインから報告されたことからMadrid approachともいわれる[15])の2種類がある．どちらで行ってもよいが，右利きの術者にとって，右側はtop down，左側はbottom upで行う(つまり天井からみて反時計回り)方が剝離しやすい(図9)．

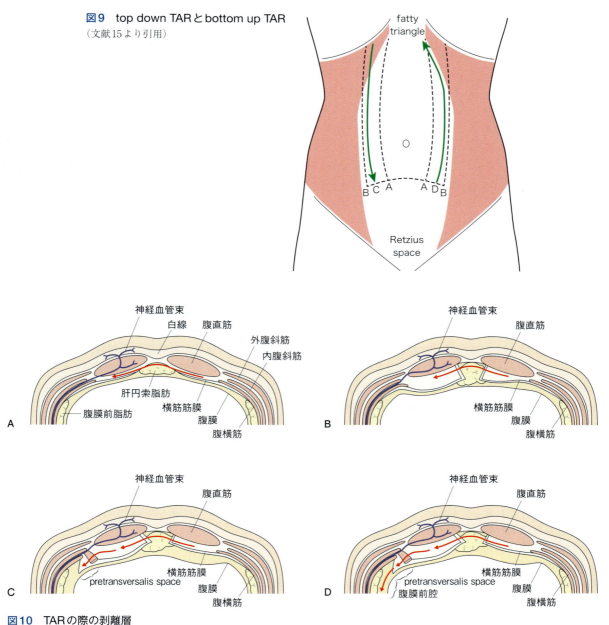

図9 top down TARとbottom up TAR
（文献15より引用）

図10 TARの際の剥離層
最初はretrorectus，次はpretransversalis，最も外側ではpreperitonealとなる．

　top downで行う際は，頭側では腹横筋が腹直筋の背側にあること（解剖のポイント①）から，腹直筋後鞘つまり内腹斜筋後葉を切離すると腹横筋を確認できる．腹横筋を切開すると横筋筋膜が白い膜様構造物として観察できる．この位置では腹膜前脂肪がないため（解剖のポイント②），横筋筋膜前腔（pretransversalis spaceと呼ぶ）で剥離しないと腹膜に穴が開きやすい．腹膜に穴が空いたら場所がわからなくなる前に縫合する．pretransversalis spaceの剥離を外側に広げると腹膜前脂肪が現れる．そこからは腹膜前脂肪と腹膜の間（腹膜前腔 preperitoneal space）を剥離する．これによって脂肪より壁側にある神経をメッシュの接触から守ることができる．そのまま外側に剥離を続けると腸腰筋まで到達することが可能となる（図10）．

　尾側にTARを進めると腹横筋は腱膜成分になり，弓状線から尾側では腹直筋の背側には横筋筋膜またはattenuated posterior rectus sheath（APRS）が残ることになる．尾側のTARのゴールは下腹壁動静脈の内側で弓状線との交点になり，ここはbottom up TARを行うときの開始点と同じである（図11）．

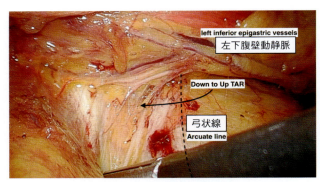

図11 左側bottom up TAR（写真左が頭側）
bottom up TAR の開始点は弓状線と下腹壁動静脈の交点の内側．

> **コラム** **TARがヘルニア門閉鎖に役立つ理由とは**
>
> Novitskyは腹横筋が腹壁のくびれをつくるコルセットのような役割をする筋肉で，腹横筋の牽引方向が外内腹斜筋よりも真横を向いているので，これを切開することで腹腔内容積が増え，腹直筋が内側に寄せられると考え，このことを"hoop tension"（フープ応力：内圧を受ける円筒に生じる応力）を減らすと説明した[2]．しかし，Madrid approachのように必ずしも腹横筋の筋線維を切らなくてもヘルニア門閉鎖につながるため，内腹斜筋腱膜後葉を切開することがヘルニア門を閉鎖するのに最も役に立っているのかもしれない．TARが腹腔内圧や呼吸機能に及ぼす影響を調べた報告[19]や，大きなヘルニア門に対して術後に腹壁機能を改善させた報告[20]があり，TARと術後腹壁機能の関係は非常に注目されている領域である．

　bottom up TARのゴールは剣状突起で，頭側に進むにつれ内側にラインをとるようにする（図12）．これによって誤って横隔膜を損傷することを防ぐ．また，そうすることで，実際には腹横筋の筋線維を切離しなくてもTARが可能になる（Madrid approach）．横隔膜との境にはちょうど肋骨弓の位置にsubdiaphragmatic fat pad*と呼ばれる脂肪塊が存在し，腹横筋と横隔膜は筋線維の向きが直交していることも両者を判別する目印となる（図12B）．横隔膜に沿って剝離することで，剣状突起から5〜6cm頭側への剝離が可能で，M1ヘルニアに対しても十分なメッシュオーバラップをとることが可能となる（図13）．

*普段の腹腔鏡手術でもsubdiaphragmatic fat padは腹膜越しに観察できる．

　剝離に慣れていないとTARの途中で腹膜に穴が開くことがよくある．ヘルニア囊を処理する際に腹腔内と交通したときに観察して，容易に剝離できる腸管癒着はあらかじめ剝離しておくと腸管損傷を防ぐことができる．ただしTARの前に癒着剝離を全例で行う必要はなく，慎重にL

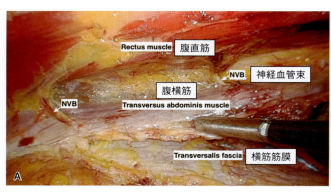 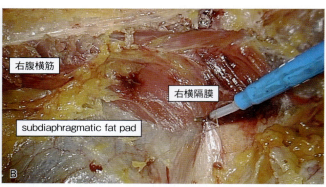

図12 bottom up TAR
A：写真右が尾側，左が頭側．神経血管束を温存し，剣状突起方向に向かって腹横筋腱膜を切開しpretransversalis space を剝離する．
B：subdiaphragmatic fat pad を示す．右側であり，写真右が頭側で左が尾側．腹横筋と横隔膜の筋線維の向きが直交している，ちょうど肋骨弓に相当する部分の背側に境界をなすsubdiaphragmatic fat pad が存在する．

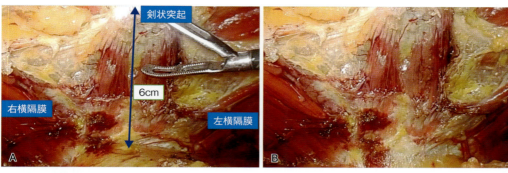

図13　頭側のTAR
剣状突起から6cm剥離ができていることを示している．

字フック型電気メスで手前に牽引しながら切離することで腸管損傷を回避することが可能となる．剥離の途中で腹膜に穴が空いた場合には縫合が必要だが，手間を省くために穴が近くに複数箇所存在している場合は，1つずつ縫合するより順に連続縫合閉鎖する方が時間短縮となる．

コラム　これって腸管損傷？

婦人科術後の腹壁瘢痕ヘルニア修復術でTARを行っている際に，黄色い壊死物質が出てきた（図14）．一瞬，大腸穿孔かと不安になったが，既往手術を再確認すると，卵巣成熟奇形腫で術中に破裂していた．メッシュ留置し，後の培養でも細菌陰性で，その後も2年半問題なく経過した．最初に腹腔内の観察をすればこのようなことは起きないが，腹腔内の癒着などの影響を受けにくいことがe-TEP法のメリットでもあり，最初に観察するかどうかは悩ましいところである．

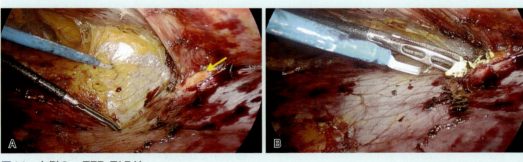

図14　右側のe-TEP-TAR法
A：尾側から頭側に向かって腹膜前腔を剥離している様子（写真右が頭側）．よく見ると黄色矢印の部位に腹膜結節が写っているが，まだ気がついていない．
B：剥離を続けると黄色い壊死物質が出てきて，直後は腸管損傷を疑った．ヘルニア門部から腹腔内を観察すると他にも多数の同様の結節が腹膜に点在していて，成熟奇形腫の播種であると診断した．メッシュ留置するか悩んだが感染性はないと考え，留置した．細菌培養も陰性で，メッシュ感染なし．

5）後層閉鎖

吸収性2-0 V-Loc™（Medtronic社）を用いて連続縫合する．海外の手術ビデオでは癒着防止材を腹腔内に留置していないが，著者はV-Locの有棘部が腸管に直接当たり癒着性腸閉塞の原因となることを避けるため癒着防止材を腹腔内に広げてから縫合することがある．寄せたときに緊張がないことが，後層離開によるintraparietal herniaを防ぐために重要である．緊張を減らすために，必ずしも後鞘同士を合わせる必要はなく，腹膜同士を縫合してもよい．緊張がある場合には大網やヘルニア囊などを利用することや，片側だけTARを追加することがある（片側だけTARを行って，術後に腹筋のアンバランスで問題になったことはない）．

またはIPOM法用のcomposite meshを後層の欠損部に縫合しパッチのように使う報告があるが，メッシュ自体が高価であることと，メッシュを腹膜外留置にしたいことから筆者は行っていない.

後鞘を寄せる方が術後に腹壁の輪郭が丸みをおびる"swollen abdomen"を防ぐ効果があるのではないかという報告がある[21]．しかしintraparietal herniaの予防のために後層を緊張なく寄せることの方が重要と考える.

6) メッシュ留置

剥離した範囲はすべて覆うようにメッシュを広げる．メッシュ留置を前層閉鎖の前に行うか，後に行うかを検討する．先にメッシュを展開する方が空間の広いうちにメッシュを隅まできれいに広げることが容易であるが，前層縫合の運針操作によって途中でメッシュの位置が動くことがある．前鞘縫合の後に行うとヘルニア門が大きい場合に空間が狭くなるため，メッシュ展開が難しくなる．メッシュの方向がわかりやすいように，目印として十字の線を引いてからメッシュを挿入する．特に側腹部など彎曲が強い部分で，誤差なくメッシュサイズを決定することは意外と難しく，メッシュサイズが剥離範囲に比べて足りなくなるよりは，メッシュが余ったときには隅で折る方が問題となりにくいと考え，若干大きめのメッシュを挿入し，入れてからメッシュを折ったりトリミングしたりする．メッシュ固定は原則不要であるが，恥骨上のヘルニア（EHS分類M5）で尾側へのオーバーラップが足りない場合や，後腹膜剥離の既往がある症例で外側剥離が不十分な場合などにはタッキングを行うこともある．ドレーンをメッシュ上に留置する場合には，ドレーンを抜去する際にメッシュがずれることを懸念し，1～2針メッシュと腹膜や後鞘などを軽く縫合しておくと安心である.

7) 前層閉鎖

非吸収性0または1号V-Loc™（Medtronic社）で連続縫合する（吸収糸で縫合している報告もある）．1号V-Loc™の糸は45 cmと長いが，刺した後に12 mmポートから針ごと体外に引き抜き，術者の手を使って最適な感触で締めることが可能である．牽引の際に鉗子で強く糸を把持して糸を潰すと，強い牽引によって切れやすくなるので注意が必要である．他には，何回か連続して運針してから，少しずつ糸を牽引する方法がある（これは靴紐のようにみえるので"shoelace technique"と呼ばれロボット支援手術での修復時によく行われている）．また腹壁瘢痕ヘルニアのヘルニア門は固く，持針器に対して針を斜めに持つとうまく刺すことができないので，縫合閉鎖する方向を考えてポート留置を行う必要がある．運針のバイトは広すぎず，前鞘だけをできるだけ拾うようにし，腹直筋はなるべく刺さないようにする．また，運針のピッチが広いと抜管の際に強い腹圧で糸が切れることがあるので注意が必要である．漿液腫予防にヘルニア嚢を裏から拾って空間を潰す際には，

針先が皮膚を貫通して糸が体外に出ないように運針する．天井部の縫合は普段慣れていないことから，事前に十分に練習してから手術に臨む必要がある[4, 22].

8) ドレーン留置

ドレーンは入院日数を増やし逆行性感染のリスクがあるため，必要性を判断し最小限にとどめる．e-TEP法において，ドレーン留置が不要という報告がある[23]．なるべく清潔を保つため下腹部ではなく上腹部の5 mmポート部から先端が尾側を向くように留置する．逆行性感染予防のため閉鎖陰圧式のドレーンを選択する．ドレーン抜去基準はさまざまな報告があり，以前は排液が50 mL／日以下になるか術後5日目になったら抜去していた．最近では，早期退院を目指しているときは手術翌日に漿液性なら排液量にかかわらず抜去することも行っている．体内にメッシュが入っていることからなるべく清潔を保つため，胸腔ドレーンのように抜去した後にすぐに皮膚を閉鎖できるように術中にあらかじめドレーン刺入部にタバコ縫合をかけておくのもよい.

e. 術後管理

手術当日から飲水・食事・歩行が可能で，痛みがなくなれば翌日から退院可能とする．腹帯は2ヵ月ほど希望者に使用する．激しい運動や重たい物を持つのは2週間以降にする．術後2～3週後に外来受診し診察および血液検査を行う．その後は3ヵ月，半年後に診察し，1年目の診察時にはCTを撮影しヘルニア再発がないか調べる．その後もできるだけ半年から年1回の診察を継続する．わかりやすいハンドアウトを作成し，術前から患者に渡して説明すると，手術の理解を助け術後合併症の早期発見にもつながる（図15）.

f. よくあるピットフォール

最後に，よくあるe-TEP法術中のピットフォールを示す.

❶ 途中で腹腔鏡IPOM法に切り替えること

剥離やヘルニア門閉鎖がうまくいかない時は，腹腔鏡下IPOM法を行うのではなく，開腹移行してRS法またはTAR法を行う方がよいと考える.

❷ ヘルニア門周囲にSwiss cheese defectが広がっている場合

RS法で予定していてもヘルニア門周囲に瘢痕がありいくつも小さなヘルニア門があったりする．後層の欠損が大きくなった場合でもTARをできるようにしておく．後層の緊張がある時は躊躇せずにTARを片側だけ追加する[24].

❸ 癒着防止付きメッシュを使用すること

術後の漿液腫が問題となることがあり避けた方がよい．漿液腫から後層離開や感染につながることを危惧する.

第4章 腹壁瘢痕ヘルニアの手術

3. 腹腔鏡下手術／b　e-TEP法

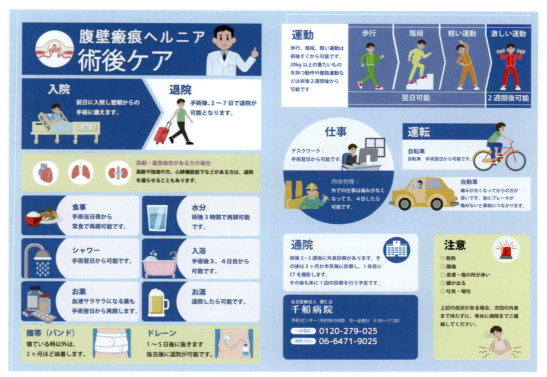

図15　術後ケアのハンドアウトの一例
わかりやすい資料を渡して説明すると患者の理解を助けるのに有用である．

コラム　どうしたら，より安全に効率的にe-TEP法を行えるか

　高価なメッシュやタッカーを使用しない分，e-TEP法の方がIPOM法に比べて医療材料コストが圧倒的に低い．しかし，手術時間が長いこと，操作が複雑なことが難点である．手術時間が長いことや手術難易度は，今後の術式の洗練によって徐々に解消すると信ずる．
　では，どのようにして手術時間を減らすことができるか．腹壁瘢痕ヘルニアは，既往手術の内容によりヘルニア門の部位やサイズが異なり，それによって体位やポート留置部位，crossover部位，TAR必要性の有無，ヘル

ニア門閉鎖の方向などさまざまな選択肢がある．最初は剥離や縫合がやりやすいようにポート数を制限しない方がよい．ヘルニア門閉鎖においては，持針器を入れるポートをヘルニア門から直交する部位に入れることがポイントである．
　人工物であるメッシュを留置するために，一度も腸管損傷させてはならないという緊張感を維持する必要のある手術である．そして，最後の前鞘縫合の場面が大変なので，剥離の場面で気力を使い果たさないようにする．

---

　e-TEP法は，最初の腹膜外腔の剥離と，最後のヘルニア門閉鎖に時間がかかる．逆にいえば，多くの症例を経験し解剖に慣れることと，天井縫合の技術さえあれば難しくはない．ロボット支援手術が導入されれば経腹的アプローチが増えると思われるが，それでも腹腔内癒着を剥離する手間を回避できるe-TEP法にはメリットも多いと考える．

●文献
1) Daes J: The enhanced view-totally extraperitoneal technique for repair of inguinal hernia. Surg Endosc **26**: 1187-1189, 2012
2) Novitsky YW et al: Transversus abdominis muscle release: a novel approach to posterior component separation during complex abdominal wall reconstruction. Am J Surg **204**: 709-716, 2012
3) Belyansky I et al: A novel approach using the enhanced-view totally extraperitoneal (eTEP) technique for laparoscopic retromuscular hernia repair. Surg Endosc **32**: 1525-1532, 2018
4) Azevedo MA et al: Training model in abdominal wall endoscopic surgery for ventral hernias. Extended totally extraperitoneal approach (e-tep). Acta Cir Bras **36**: e360808, 2021
5) Daes J et al: Anatomical Considerations and tips for laparoscopic and robotic-assisted enhanced-view totally extraperitoneal Rives-Stoppa repair for midline hernia. J Am Coll Surg **233**: e1-11, 2021

6) Novitsky YW et al: Outcomes of posterior component separation with transversus abdominis muscle release and synthetic mesh sublay reinforcement. Ann Surg **264**: 226-232, 2016

7) Halm JA et al: Intraperitoneal polypropylene mesh hernia repair complicates subsequent abdominal surgery. World J Surg **31**: 423-430, 2007

8) Penchev D et al: Endoscopic enhanced-view totally extraperitoneal retromuscular approach for ventral hernia repair. Surg Endosc **33**: 3749-3756, 2019

9) Addo A et al: Impact of body mass index(BMI)on perioperative outcomes following minimally invasive retromuscular abdominal wall reconstruction: a comparative analysis. Surg Endosc **35**: 5796-5802, 2021

10) Addo A et al: Hybrid versus open retromuscular abdominal wall repair: early outcomes. Surg Endosc **35**: 5593-5598, 2021

11) Majumder A et al: Assessment of myofascial medialization following posterior component separation via transversus abdominis muscle release in a cadaveric model. Hernia **22**: 637-644, 2018

12) 今村清隆ほか：eTEPを用いた内視鏡下瘢痕ヘルニア修復術の手術成績：腹腔鏡下IPOM修復術との比較．日鏡外会誌 **27**：51-62，2022

13) 今村清隆：腹壁瘢痕ヘルニアに対するeTEPを用いた修復法．手術 **76**：1603-1616，2022

14) 今村清隆：側腹部ヘルニアや横切開瘢痕を伴う腹壁ヘルニアに対する修復術．臨床外科，2023

15) Robin-Lersundi A et al: How we do it: down to up posterior components separation. Langenbecks Arch Surg **403**: 539-546, 2018

16) Ramana B et al: Signs and landmarks in eTEP Rives-Stoppa repair of ventral hernias. Hernia **25**: 545-550, 2021

17) Eisenberg D et al: 2022 American Society for Metabolic and Bariatric Surgery (ASMBS) and International Federation for the Surgery of Obesity and Metabolic Disorders(IFSO): indications for metabolic and bariatric surgery. Surg Obs Relat Dis **18**: 1345-1356, 2022

18) Köhler G et al: Precostal top-down extended totally extraperitoneal ventral hernia plasty(eTEP): simplification of a complex technical approach. Hernia **24**: 527-535, 2022

19) Oprea V et al: The influence of transversus abdominis muscle release(TAR)for complex incisional hernia repair on the intraabdominal pressure and pulmonary function. Hernia **25**: 1601-1609, 2021

20) Oprea V et al: Truncal function after abdominal wall reconstruction via transversus abdominis muscle release(TAR)for large incisional hernias: a prospective case-control study. Hernia **26**: 1285-1292, 2022

21) Cossa JP et al: Stapled VTEP (sVTEP), diastasis and the "swollen abdomen." Surg Endosc **36**: 3382-3388, 2022

22) 今村清隆：腹壁瘢痕ヘルニア縫合閉鎖．内視鏡下縫合・結紮手技トレーニング，第2版，日本内視鏡外科学会教育委員会(監)，南江堂，2023

23) Arora E et al: Are drains useful in eTEP ventral hernia repairs? an AWR surgical collaborative(AWRSC)retrospective study. Surg Endosc **36**: 7295-7301, 2022

24) 今村清隆ほか：内視鏡下transversus abdominis muscle release(eTAR)法を用いて腹壁瘢痕ヘルニア修復を行った1例．日鏡外会誌 **26**：25-31，2021

A. 正中腹壁瘢痕ヘルニア

第4章 腹壁瘢痕ヘルニアの手術

3 腹腔鏡下手術

c endoscopic anterior component separation 法

［諏訪　勝仁］

　汚染環境下や大きな腹壁瘢痕ヘルニア修復術あるいは腹壁欠損閉鎖術の術式選択には制限があり，その治療に難渋することがある．anterior component separation（ACS）法は，1990年にRamirezら[1]によって報告された，人工物を用いず大きな腹壁欠損を閉鎖できる有用な術式である．しかし，従来のopen ACS（OCS）法では広範な皮下組織の剝離が必要となり，腹壁動脈の穿通枝が切離されることによるskin flapの壊死や創感染が比較的高率に発生する．この問題点を解消しうる方策として，1999年にLoweら[2]は内視鏡下ACS法（ECS法）を報告した．創関連合併症に関するECS法の有用性は多く報告され[3-11]，最近のシステマティックレビュー[12]ではOCSと比較し明らかに手術時間が短く，創離開が少ないと結論づけられている．

a. 手術適応

　非汚染環境下腹壁ヘルニア修復術におけるECS法は腹腔鏡下修復術（sIPOM法）に比べ，創合併症などが多く在院日数が延長すると報告されている[3]．このため，近年では汚染環境における大きな正中腹壁欠損閉鎖[12]，あるいはIPOM-Plus法やretromuscular法などの腹腔鏡下腹壁瘢痕ヘルニア修復術の補助術式として行われることが多い[13]．

b. 術式

1）患者体位，術野形成

　患者体位は仰臥位とし，両上肢を過度な牽引を避け頭側に吊り上げる．手術室内配置は図1のように行う．肋骨弓，鼠径靱帯，腹直筋外縁，後腋窩線をマーキングし（図2），腹部を背側まで広範に消毒後ドレープを貼付し術野を作成する．

2）トロッカー留置

　右第11肋骨先端約1cm尾側に1.5cm長の皮膚横切開を置き，外腹斜筋筋膜を露出する（図3A）．筋膜を切開，筋層を鈍的に剝離し，内腹斜筋筋膜を露出する（図3B）．内外腹斜筋間に示指を挿入し，抵抗なく剝離可能であることを確認し，ここからバルーンディセクターを挿入し，体表からの膨隆範囲（図4）および内視鏡による筋層間剝離を観察しながら（図5），バルーンに送気し空間作成を行う．剝離範囲は，頭側は肋骨弓下，尾側は鼠径靱帯，内側は腹直筋外縁，外側は後腋窩線とする．十分に剝離が完了した後にディセクターを抜去し，同部位から剝離空間にバルーン付き12mmトロッカーを挿入し送気を開始する．筆者は5mmフレキシブルスコープを用いている．内視鏡観察下

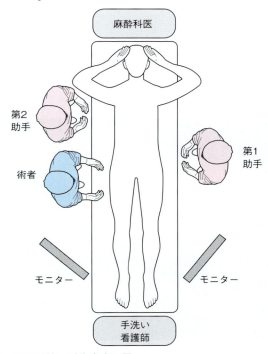

図1　患者体位・手術室内配置

に，最初のトロッカーから5cm外側で腸骨稜頭側に5mmポート，鼠径靱帯頭側で腹直筋外縁外側部に5mmポートを追加留置する（図6）．

　本術式は内外腹斜筋間に安全に到達することがキーポイントであり，上記到達法以外に，鼠径ヘルニアに対する鼠径部切開法の要領で外腹斜筋腱膜と内腹斜筋の間に到達する方法も有用である[12]．

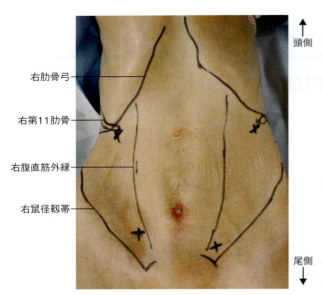

図2　皮膚マーキング
肋骨弓，腹直筋外縁，鼠径靱帯をマーキングしておく．第12肋骨先端の1cm尾側で腹直筋外縁から3cmの部位にファーストポートのための皮膚切開を置く．

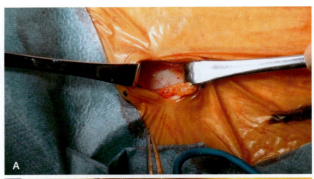

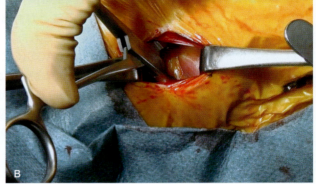

図3　内外腹斜筋間への到達
A：外腹斜筋筋膜（右側）．皮下を剝離すると筋体が透見できる白色の外腹斜筋筋膜が観察される．
B：内腹斜筋筋膜（右側）．外腹斜筋をスプリットすると背側に内腹斜筋が観察される．

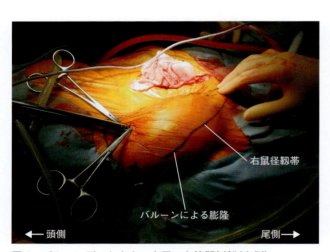

図4　バルーンディセクターを用いた筋間剝離（右側）

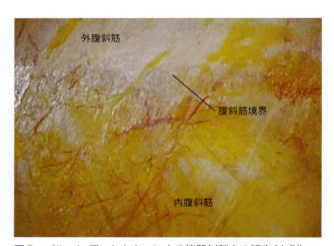

図5　バルーンディセクターによる筋間剝離中の観察（右側）
上方に外腹斜筋，下方に内腹斜筋が観察される．

3）送気圧

送気圧は通常の腹腔鏡下手術よりも高めに設定する．本術式は術者の片手操作になるため，送気圧が高い方が筋膜切開が容易である．15 mmHg程度が推奨される[5]が，筋間剝離が背側に及ぶため後腹膜腔気腫や腸管気囊症などを惹起することがあり，可能であれば操作中も適宜腹腔内観察を行うべきである．

4）腹斜筋間剝離

右側の場合，内視鏡観察では腹側に外腹斜筋，背側に内腹斜筋，左側に腹直筋外縁が観察される（図7）．

5）筋膜切開

ファーストポートからの内視鏡観察下にセカンドポートから挿入した電気メスを用い，外腹斜筋腱膜の切開を開始する．切開は助手に腹直筋外縁から約1 cm外側のラインを体外から指示させ，頭側からの内視鏡観察で尾側から頭

3. 腹腔鏡下手術／c endoscopic anterior component separation法

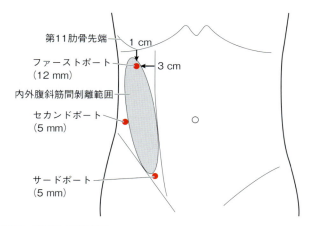

図6 筋間の剥離範囲
頭側：肋骨弓，尾側：鼠径靱帯，内側：腹直筋外側縁，外側：後腋窩線．

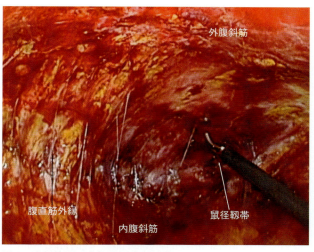

図7 腹斜筋間の内視鏡観察（右側）
15 mmHg程度の送気圧を保つ．

側に向かって始める（図8）．臍レベルまで切開が及んだら，内視鏡を鼠径靱帯上のポートから挿入し，先ほどの切開を肋骨弓方向へ伸ばしていく．中腹部の切開ではミラーイメージに近くなるため，側腹部ポートから内視鏡を挿入し，尾側ポートから電気メス操作を行うと切開が容易になる．腱膜を切開すると皮下脂肪織が現れ，Scarpa筋膜までを切開するが，深く切開しすぎると皮膚穿孔や，皮膚熱傷をきたすため注意が必要である．肋骨弓下から鼠径靱帯までの切開を行うと，送気による空間圧のため，腱膜切開部より内側と外側が離開することが確認できる．この操作を左側についても行う．

一方向の切開で視野が良好であるため，鼠径部切開法による単孔式術式も報告されている[12]．

6）ドレーン留置，腹壁閉鎖

剥離空間が広いため，筆者らは閉鎖式ドレーンを留置している．ECS後腹壁閉鎖に移る．

c. 合併症

合併症は少ないが，腹斜筋群と腹直筋の結合部位を誤って切開すると，半月線ヘルニアをきたすことがあり注意が必要である．

d. OCS法とECS法

OCS法では創合併症が比較的高率に発生し，臍周囲の動脈穿通枝温存が創合併症減少に寄与すると報告されており[14-16]，この理論を応用し開発されたのがECS法である．ECS法ではOCS法と比較し，腹直筋鞘切開がなく，また皮下剥離もないため，授動範囲が小さくなる懸念があるが，Rosenら[17]はECS法で修復可能であった平均筋層欠損面積は338 cm^2，最大欠損は15×35 cmであり，RamirezらのOCS法の報告の平均欠損面積216 cm^2，最大欠損18×35 cmと比較し全く遜色がなかったと報告して

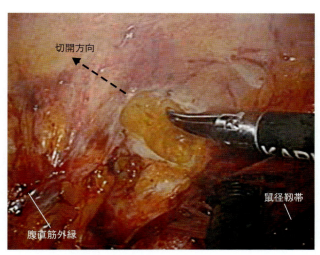

図8 外腹斜筋腱膜切開（右側）
腹直筋外側縁の約1 cm外側で外腹斜筋腱膜に切開を入れる．浅在筋膜の深さまでとし，鼠径靱帯から肋骨弓まで切開する．

いる．再発率においてHarthら[4]は15ヵ月と短期フォローであるものの，OCS法で32％，ECS法で27％と有意差はないと報告している．創感染に関してCoxら[18]はOCS法で0～50％であるのに対し，ECS法では0～17％であり，その抑制に寄与すると報告している．最近のメタアナリシス[13]では両術式のさまざまな検討項目から，ECS法は手術時間短縮および皮膚離開抑制のみに有用であったと報告している．しかし，これまでの報告では，両術式における統一された状況下（腹壁瘢痕ヘルニア，汚染環境での腹壁欠損閉鎖など）での前向き比較試験はいまだ存在せず，今後も検証が必要である．

●文献

1) Ramirez OM et al: "Components separation" method for closure of abdominal wall defects: an anatomic and clinical study. Plast Reconstr Surg **86**: 519-526, 1990

2) Lowe JB et al: Endoscopically assisted "components separation" for closure of abdominal wall defects. Plast Reconstr Surg **105**: 720-729, 2000

3) Gonzalez R et al: Components separation technique and laparoscopic approach: a review of two evolving strategies for ventral hernia repair. Am Surg **71**: 598-605, 2005

4) Harth KC et al: Endoscopic versus open component separation in complex abdominal wall reconstruction. Am J Surg **199**: 342-347, 2010

5) Albright E et al: The component separation technique for hernia repair: a comparison of open and endoscopic techniques. Am Surg **77**: 839-843, 2011

6) Fox M et al: Laparoscopic component separation reduces postoperative wound complications but does not alter recurrence rates in complex hernia repairs. Am J Surg **206**: 869-875, 2013

7) Azoury SC et al: A single institutional comparison of endoscopic and open abdominal component separation. Surg Endosc **28**: 3349-3358, 2014

8) Azoury SC et al: Endoscopic component separation for laparoscopic and open ventral hernia repair: a single institutional comparison of outcomes and review of the technique. Hernia **18**: 637-645, 2014

9) Jensen KK et al: Endoscopic component separation for ventral hernia causes fewer wound complications compared to open components separation: a systematic review and meta-analysis. Surg Endosc **28**: 3046-3052, 2014

10) Nathaniel NG et al: Outcomes of laparoscopic versus open fascial component separation for complex ventral hernia repair. Am Surg **81**: 714-719, 2015

11) 諏訪勝仁ほか：メッシュ感染した腹壁瘢痕ヘルニア症例に対する内視鏡下 component separation 法．日鏡外会誌 **19**：97-101, 2014

12) Miyasaka M et al: Inguinal single-port approach of endoscopic component separation for abdominal wall defects: a case series. Ann Med Surg(Lond)**82**: 104611, 2022

13) Switzer NJ, et al: Endoscopic versus open component separation: systematic review and meta-analysis. Surg Endosc **29**: 787-795, 2015

14) Dumanian GA et al: Comparison of techniques for major incisional hernias. Am J Surg **185**: 61-65, 2003

15) Balla A et al: Minimally invasive component separation technique for large ventral hernia: which is the best choice? A systematic literature review. Surg Endosc **34**: 14-30, 2020

16) Saulis AS et al: Periumbilical rectus abdominis perforator preservation significantly reduces superficial wound complications in "separation of parts" hernia repairs. Plast Reconstr Surg **109**: 2275-2280, 2002

17) Rosen MJ et al: Laparoscopic component separation in the single-stage treatment of infected abdominal wall prosthetic removal. Hernia **11**: 435-440, 2007

18) Cox TC et al: Rives-Stoppa incisional hernia repair combined with laparoscopic separation of abdominal wall components: a novel approach to complex abdominal wall closure. Hernia **14**: 561-567, 2010

A. 正中腹壁瘢痕ヘルニア

第 4 章　腹壁瘢痕ヘルニアの手術

4 ロボット支援手術

a transabdominal transversalis fascial/preperitoneal法

[嶋田　元]

鼠径ヘルニアにおけるtransabdominal preperitoneal repair（TAPP法）では，壁側腹膜およびヘルニア嚢のみを剥離する印象が強いが，腹壁瘢痕ヘルニアおよび原発性を含む腹壁ヘルニアにおいて，腹膜1枚を剥離すると高率に腹膜損傷をきたす．また技術的難易度の高さから腹壁ヘルニアに対する腹腔鏡下TAPP法はこれまでほとんど行われてこなかった．

ロボット支援手術の登場により，安定かつ高精細な手術野による微細解剖の認識と多関節機能による精緻な手術操作により，腹壁ヘルニアに対するTAPP法が注目を集めている．

a. 解剖

ICAP (International classification of abdominal wall planes)（図1）[1]によれば，transversalis fascialは弓状線より頭側では前面が内側では腹直筋後鞘（弓状線より尾側では腹直筋），外側では腹横筋，後面が横筋筋膜と，preperitonealは前面が横筋筋膜で後面が腹膜と定義される（表1）．

腹膜前脂肪組織には特徴的な分布がある．剣状突起周辺には菱形に，正中部分は線状に，下腹部から左右の側腹部・後腹膜に尾側から頭側に向かい三つ叉に分布している[2,3]（Ⅱ-A-第1章を参照）．

左右の肋骨弓下および弓状線より頭側の腹直筋後鞘の背面には腹膜前脂肪組織が分布しておらず，この部分では腹膜と横筋筋膜，腹直筋鞘後葉が密に接している．よってこの部分の腹膜外剥離は腹膜損傷のリスクが高くなる．腹膜前脂肪組織が存在しない部分でいかに腹膜損傷することなく空間を作成できるかが本手術のキーポイントかつ技術的難易度が高いパートである．腹直筋後鞘から腹膜間に存在する結合組織様の横筋筋膜を壁側腹膜側にのこすtransversalis fascialで行うことがポイントである．

b. 適応

transversalis fascialでの剥離腔は理論上腹壁のすべての領域で作成可能であり，どの部位の腹壁瘢痕ヘルニアでも実施可能である．一方で，ヘルニアの治療コンセプトである脱出臓器・組織の還納，ヘルニア門閉鎖による腹壁再建を考慮すると，component separationが不要なサイズのヘルニアが対象となる．

腹膜が非常に薄い症例，腹膜前脂肪組織がほとんどない症例，ヘルニア門が4cmを超える場合には技術的な問題からretrorectus repairに変更する場合もある[4]．

全身麻酔，気腹が可能，感染を伴わない症例が適応となる．ポリサージェリーなど腹腔内の高度癒着が予想される場合やメッシュの適応とならない感染例は適応外である．

c. 術前準備

通常の腹壁瘢痕ヘルニア手術と同様に血糖コントロール，体重コントロール，禁煙などに加え，腹腔内の癒着評価のための超音波によるvisceral sliding testである程度癒着の状況を把握しておくとファーストポート位置を定めやすい．

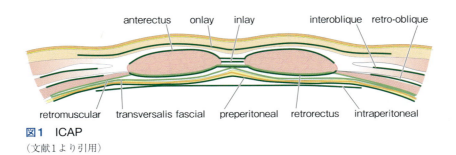

図1 ICAP
（文献1より引用）

表1 ICAP定義

面の名称	解剖学的説明
A：onlay	前面：皮下組織
	後面：腹直筋鞘前葉と外腹斜筋
B：anterectus	前面：腹直筋鞘前葉
	後面：腹直筋
C：Inlay	ヘルニア門の縁に重なることなくメッシュを配置する
D：interoblique	前面：外腹斜筋
	後面：内腹斜筋
E：retro-oblique	前面：内腹斜筋
	後面：腹横筋
F：retrorectus	前面：腹直筋
	後面：腹直筋鞘後葉
H：retromuscular（TAR performed）*	前面：腹直筋（内側），腹横筋（外側）
	後面：腹直筋鞘後葉（内側：尾側では存在しないため尾側後面は横筋筋膜），横筋筋膜（外側）
I：transversalis fascial*	前面：腹直筋鞘後葉（内側：尾側では存在しないので尾側前面は腹直筋），腹横筋（外側）
	後面：横筋筋膜（内側），横筋筋膜（外側）
J：preperitoneal	前面：横筋筋膜
	後面：腹膜
K：intraperitoneal	前面：腹膜
	後面：腹腔

*弓状線より尾側は，HとIは同じ解剖学的な位置関係にある．TAR：transversus abdominis muscle release.
［文献1より引用（筆者訳）］

d. ポート配置（図2）

両上肢は体幹固定で前腹壁伸展位10～15°程度とする．前腋窩線レベルに8 mmポートを挿入する．上前腸骨棘に近い部分のポート配置は大腿や骨によりアームの動作制限をきたしやすいため内側頭側に配置することが多い．適切な操作には少なくともヘルニア門から10 cm以上離れた位置に留置するとよい．

癒着がない部分で5 mmオプティカル法にてファーストポートを挿入することで，腹腔内観察し適切な位置にポート配置することやアシストポートとしても使用可能である．

e. 腹膜切開（図3）

ヘルニア門からおよそ5 cm外側で，直線または弓状に腹膜切開する．腹膜と腹直筋後鞘の間には結合組織が存在している．この組織を壁側腹膜から剥離すると腹膜の伸縮性が増し容易に損傷しやすくなる．部位によりその濃密さは異なるがしっかりと腹膜を牽引し腹直筋後鞘から結合組織を鋭的に切離することで，この組織を壁側腹膜側に温存することができる．

f. 臍頭側正中部の剥離（図4）

同側の腹直筋後鞘後面の剥離を内側に進めると，白線裏の腹膜前脂肪組織に到達する．この部分で腹直筋鞘後面・白線に腹膜前脂肪組織を残すと対側の剥離時に高率に腹膜損傷をきたすため，すべての腹膜前脂肪組織を白線から剥離する．さらに対側に剥離を進めると腹膜前脂肪組織は消失するためしっかりとした牽引で結合組織を鋭的に切離することで腹膜損傷を回避する．

g. 臍尾側正中部の剥離（図5）

臍を頂点とし左右の内側臍ヒダにより作成される三つ叉の中心部分に向かうに従い腹直筋後鞘と横筋筋膜間の剥離は次第に困難になる．

最終的に臍部では内側臍ヒダ，および正中臍索を切離する必要があること，臍を頂点とし左右内側臍ヒダ間に認められる膀胱下腹筋膜と横筋筋膜間の剥離が容易であること，以上から臍よりも尾側ではtransversalis fascialからpreperitonealへ剥離層を切り替える．

h. ヘルニア門処理と対側剥離（図6）

ヘルニア門の頭側・尾側でヘルニア門に沿った剥離を行ったのち，肝円索・左右内側臍ヒダ・正中臍索を切離しつつヘルニア門に到達する．ヘルニア嚢は後層の閉鎖に問題がなければ完全抜去または環状切開のいずれでも構わない．ヘルニア門処理後は，予定メッシュ展開ラインまで，対側の腹直筋後鞘後面の剥離を同側と同様に行う．

4. ロボット支援手術／a transabdominal transversalis fascial/preperitoneal法

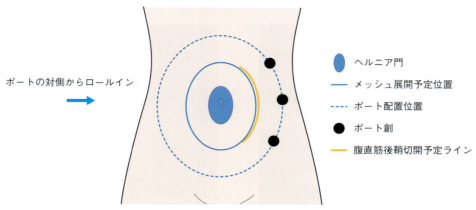

図2 ポート配置

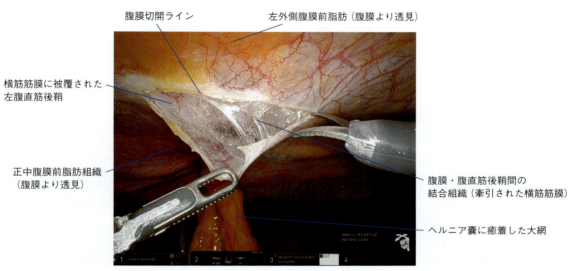

図3 腹膜切開

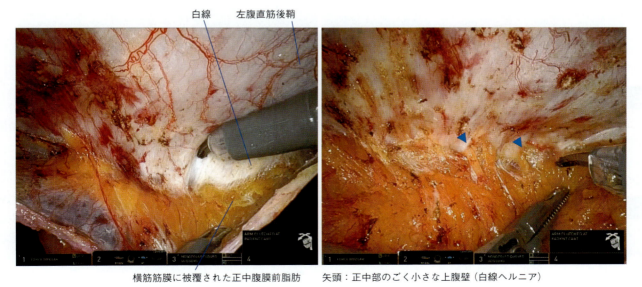

図4 臍頭側正中部の剝離

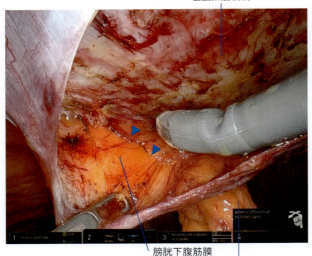

図5 臍尾側正中部の剝離
矢頭：横筋筋膜切離面.

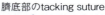

図6 ヘルニア門処理と対側剝離

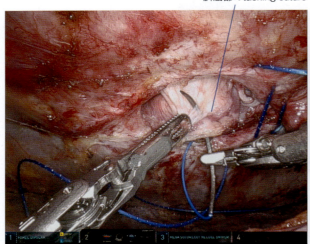
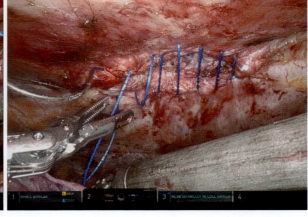

図7 ヘルニア門閉鎖

i. ヘルニア門閉鎖（図7）

非吸収1号V-Locでヘルニア門を縫合閉鎖する．ヘルニア門閉鎖の際に，皮下組織または残存したヘルニア囊を拾うように縫合することで術後の漿液腫予防ならびに臍形成になる．

j. メッシュ展開（図8）

ヘルニア門サイズによるが，少なくとも5cm以上のオーバーラップを目安に過不足ないメッシュを選択・展開する．術後ヘルニア門・白線部の離開を考慮し6〜7cm程度のオーバーラップを取ることが多い．使用するメッシュは腹膜外留置メッシュを用いる．通常固定は必要ないが，固定する場合には白線や腹直筋後鞘などが利用可能である．

k. 腹膜閉鎖（図9）

腹膜切開部を連続縫合にて閉鎖し手術を終了する．使用する縫合糸は好みによる．通常ドレーンは必要ない．

l. 成績

Maatoukらによるメタアナリシスの報告[5]では，IPOM法と比較して有意に，痛みが少なく，手術部位感染が少なく，コストが低いこと，またe-TEP法と比較し，有意に手術時間と入院期間の有意な減少が報告されている．

m. 利点と課題

本術式は臍レベルを境に頭側ではtransversalis fascial，尾側ではpreperitonealと異なる剝離層を利用した手術である．利点は温存すべき主要な血管や構造物がないこ

4. ロボット支援手術／a　transabdominal transversalis fascial/preperitoneal法

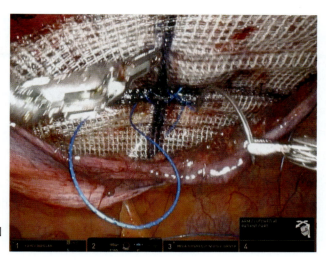

図8　メッシュ展開と固定

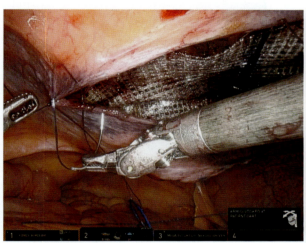 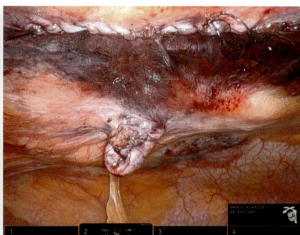

図9　腹膜閉鎖

と，腹壁のいずれの部分にも適応可能である．腹直筋後面をバージンプレーンとして温存するため再発時に腹直筋後面を利用した腹膜外修復術も可能となる．

一方，腹膜前脂肪組織がほとんどない部分では腹膜損傷をきたす可能性が高く技術的難易度の高い手術である．また個人差により腹膜前脂肪組織が存在していたとしても結合組織の濃密さからtransversalis fasciaでの剥離が困難な症例も存在する．この場合には腹直筋後鞘を切開しretrorectusでの修復に切り替えることも可能である．わが国では実施症例数が少なく，今後の症例集積による結果が待たれる．

● 文献

1) Parker SG et al: International classification of abdominal wall planes (ICAP) to describe mesh insertion for ventral hernia repair. Br J Surg **107**: 209-217, 2020
2) Garcia-Urena MÁ et al: Pathways of the preperitoneal plane: from the "fatty triangle" in Rives to the "fatty trident" in extended retromuscular abdominal wall reconstruction. A tribute to Prof. Schumpelick. Hernia **27**: 395-407, 2022
3) Robin-Lersundi A et al: How we do it: down to up posterior components separation. Langenbecks Arch Surg **403**(4): 539-546, 2018
4) Baur J et al: Robotic hernia repair II. English version. Der Chirurg **92**(Suppl 1): S15-26, 2021
5) Maatouk M et al: Can ventral TAPP achieve favorable outcomes in minimally invasive ventral hernia repair? a systematic review and meta-analysis. Hernia **27**: 729-739, 2022.

A. 正中腹壁瘢痕ヘルニア

第4章 腹壁瘢痕ヘルニアの手術

4 ロボット支援手術

b transabdominal rectorectus法

[嶋田　元]

ロボット支援腹膜外修復術は，2012年にAbdallaらにより下腹部腹膜外アクセス[1]が，2017年にWarrenらにより経腹腔アクセス[2]が，2018年にBelyanskyらによりextended（enhanced）-view totally extraperitoneal（e-TEP）アクセス[3]が報告された．

a. 適応

全身麻酔，気腹が可能，感染を伴わない症例が適応となる．ポリサージェリーなど腹腔内の高度癒着が予想される場合やメッシュの適応とならない感染例は適応外である．
現時点ではヘルニア門横径が3〜7 cmまででTARなどを必要としない臍ヘルニア・腹壁瘢痕ヘルニアが対象となる．

b. 術前準備

通常の腹壁瘢痕ヘルニア手術と同様に血糖コントロール，体重コントロール，禁煙などに加え，腹腔内の癒着評価のための超音波によるvisceral sliding testである程度癒着の状況を把握しておくとファーストポート位置を定めやすい．

c. ポート配置

前項「transabdominal transversalis fascial/preperitoneal法」を参照．

d. 腹膜・腹直筋後鞘切開（図1）

ヘルニア門からおよそ5 cmの部分で，直線または弓状に腹膜および腹直筋後鞘を切開し腹直筋と腹直筋後鞘の間に到達する．この際，半月線，下腹壁動静脈，神経血管束（neurovascular bundle：NVB）の損傷に特に注意を払う．術後の半月線損傷は修復が困難になることが多く回避すべき合併症である．また腹横筋筋部内縁は上腹部に向かうにつれ内側に位置するようになり，これに伴いNVBの腹直筋後鞘の貫通位置も内側に偏位するため，上腹部でのNVBの損傷には特にこの手技では注意が必要である．

NVBおよび半月線損傷を最小化するため，腹膜切開後，腹膜および横筋筋膜を腹直筋後鞘から剝離し腹直筋外縁の内側で確実に後鞘切開を行う方法も合併症を回避する1つのmodificationである．

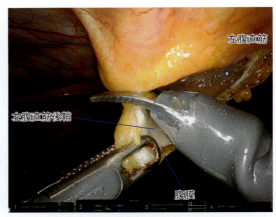

図1　腹膜・腹直筋後鞘切開

e. crossover（図2, 3）

同側の腹直筋後面を十分剝離後，同側腹直筋後鞘内縁から約1 cmの部分で切開し，crossoverを開始する．上腹部では白線背面に存在する腹膜前脂肪組織をすべて白線より剝離することで対側の腹直筋を透見しやすくなる．白線側に脂肪組織が残存していると腹膜損傷をきたしやすいため適宜腹腔側から腹直筋位置を確認する．ヘルニア門の頭側・尾側でcrossoverを完了したのちにヘルニア門処理を行う．ヘルニア囊の抜去は必須ではないがある程度抜去することで後層の閉鎖に余裕ができる．

f. 対側腹直筋後面剝離

ヘルニア門処理（図4）により対側の腹直筋後面・腹直筋鞘の視野が良好となる．NVB，下腹壁動静脈の損傷に注意しつつメッシュ展開予定範囲の剝離を行う（図5）．ヘルニア門および剝離面はメジャーで実測することで過不足ないメッシュ修復術となるため必ず実施したほうがよい．

g. 前層閉鎖（図6）

非吸収の1号のV-Locでヘルニア門を縫合閉鎖する．ヘルニア門閉鎖の際に皮下組織または残存したヘルニア囊を

第4章 腹壁瘢痕ヘルニアの手術

4. ロボット支援手術／b transabdominal rectorectus法

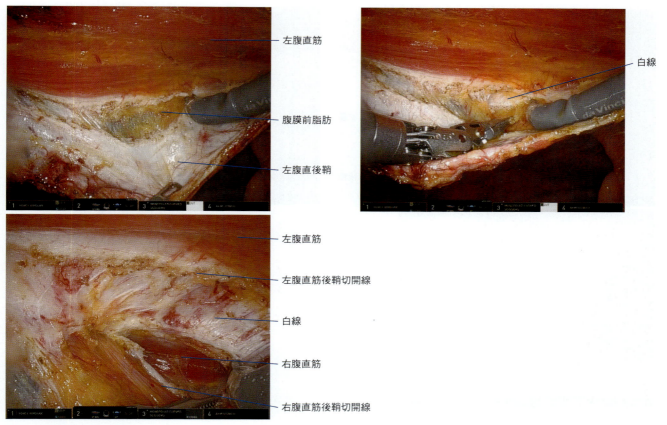

図2 上腹部 crossover

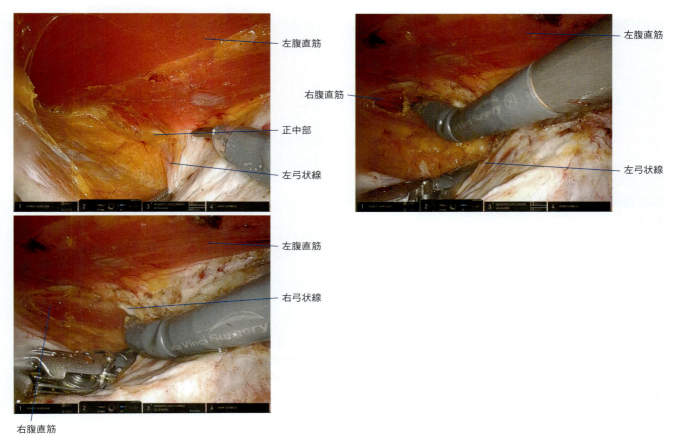

図3 下腹部 crossover

371

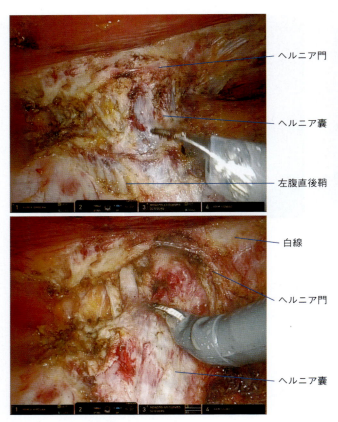

図4 ヘルニア門処理

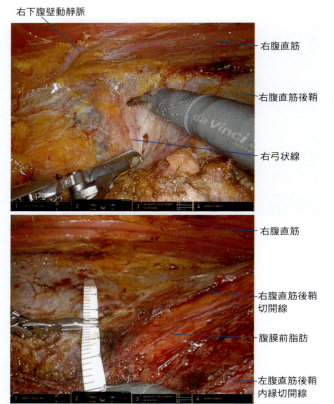

図5 対側腹直筋後面剥離

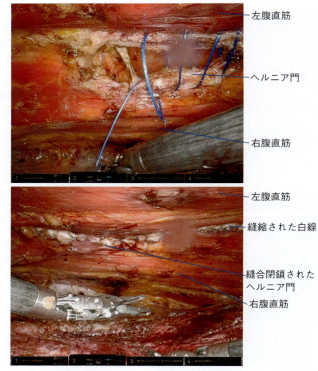

図6 前層閉鎖

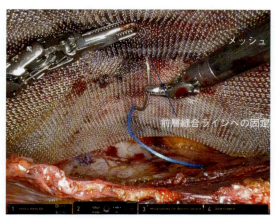
図7 メッシュ展開

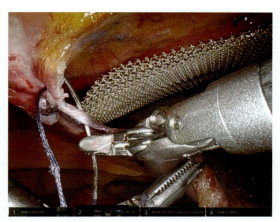
図8 後層閉鎖

拾うように縫合することで術後の漿液腫予防並びに臍形成になる．crossoverを行った白線部分は，術後に白線離開様に膨隆することがある．筆者らはcrossover部白線およびヘルニア門をすべて縫合閉鎖している．

h. メッシュ展開（図7）

ヘルニア門サイズによるが，少なくとも5 cm以上のオーバーラップを目安に過不足ないメッシュを選択・展開する．術後ヘルニア門・白線部の離開を考慮し6〜7 cm程度のオーバーラップを取ることが多い．使用するメッシュは腹膜外留置メッシュを用いる．通常固定は必要ないが，固定する場合には白線や腹直筋後鞘などが利用可能である．

i. 後層閉鎖（図8）

下腹壁動静脈・NVBの縫い込みに特に注意を払い，切開した腹膜および腹直筋後鞘を縫合閉鎖する．使用する縫合糸は好みによる．通常ドレーンは必要ないが，剝離範囲が広い場合には留置してもよい．

j. 腹腔鏡と比較したロボット支援経腹腔アプローチ

2002年にMiserezらによりtotally extraperitoneal retrorectus repair[4]が，2012年にSchroederらによりlaparoscopic TARM (transabdominal) repair[5]が，2018年にBelyanskyらによりenhanced-view totally extraperitoneal (e-TEP) technique[6]が報告され，IPOM法の潜在的な合併症への懸念から腹膜外留置メッシュによる低侵襲手術へのシフトが進んでいる．

Schroederらにより報告されたlaparoscopic transabdominal retrorectus mesh repairは，本術式とほぼ同様の手順で行う腹腔鏡下手術であるが，この手法が広まらなかった要因の1つに技術的難易度の高さが指摘されている．

ヘルニア門横径が3.4〜7 cmのdefectに対しrobotic transabdominal single-dock approachが行われており[7-10]，ロボットを用いることでextensive myofascial dissectionおよび縫合操作が容易で縫合中の外科医の人間工学的位置も非常に改善されることが利点であるとされる．またメッシュ修復術において腹腔鏡と比較してロボット支援下手術で腸管損傷は有意に少ない[11]．

k. ロボット支援e-TEP法と比較した経腹腔アプローチの特徴

e-TEPアプローチの利点は腹腔内癒着剝離が最小限で済むことであるが，安定した操作のためにヘルニア門よりも離れた部位からのアプローチとなり剝離範囲が大きくなりやすい傾向にあること，ドッキング前に腹腔鏡である程度空間を作成する必要があること，空間作成中に気腹となり視野確保が困難になることが課題である．十分な腹直筋後面剝離中または後に腸管穿孔を認めた場合，術後メッシュ感染のリスクからメッシュ使用がためらわれる場合があることなどがある．

Lateral dockのe-TEP法では腹直筋幅が少なくとも7.5 cmは必要[3]で，わが国での適応は限られるといわざるを得ない．海外の論文引用にはe-TEPアクセスの症例が数多く含まれていることに注意が必要である．

腹腔内アプローチの利点は，ヘルニア門および前腹壁の腹腔内観察の先行，腹腔内癒着が少なければドッキングまでの時間が短くなること，良好な視野での癒着剝離が腹直筋後面の剝離に先行することである．癒着剝離中の腸管損傷であれば，腹直筋後鞘切開を行わず腸管損傷修復のみを行いいったん手術を終了し，腹腔内汚染の改善を待って後日修復術を実施する．腹直筋後面がバージンプレーンとして温存されており，再度，同様の手術を行うことが可能である．この点はe-TEPアクセスと異なる特徴の1つである．

課題はファーストポートの位置決めと，広範に腹腔内に癒着がある場合である．

●文献

1) Abdalla RZ et al: Procedimento de Rives/Stoppa modificado robô-assistido para correção de hernias ventrais da linha média. ABCD. Arquivos Brasileiros de Cirurgia Digestiva (São Paulo) **25**: 129-132, 2012

2) Warren JA et al: Standard laparoscopic versus robotic retromuscular ventral hernia repair. Surg Endosc **31**: 324-332, 2017

3) Belyansky I et al: Early operative outcomes of endoscopic (eTEP access) robotic-assisted retromuscular abdominal wall hernia repair. Hernia **22**: 837-847, 2018

4) Miserez M, F Penninckx: Endoscopic totally preperitoneal ventral hernia repair. Surgi Endos **16**: 1207-1213, 2002

5) Schroeder AD et al: Laparoscopic transperitoneal sublay mesh repair: a new technique for the cure of ventral and incisional hernias. Surg Endosc **27**: 648-654, 2013

6) Belyansky I et al: A novel approach using the enhanced-view totally extraperitoneal (eTEP) technique for laparoscopic retromuscular hernia repair. Surgical Endoscopy **32**: 1525-1532, 2018

7) Baur J et al: Robotic hernia repair II. English version. Der Chirurg **92** (Suppl 1): S15-26, 2021

8) Halpern DK et al: Ascending the learning curve of robotic abdominal wall reconstruction JSLS **23**: e2018.00084, 2019

9) Muysoms F et al: Robotic transabdominal retromuscular umbilical prosthetic hernia repair (TARUP): observational study on the operative time during the learning curve. Hernia **22**: 1101-1111, 2018

10) Rodrigues V, López-Cano M: TARUP technique: advantages of minimally invasive robot-assisted abdominal Wall surgery. Cir Esp (Engl Ed) **99**: 302-305, 2021

11) Thomas JD et al: Comparing rates of bowel injury for laparoscopic and robotic ventral hernia repair: a retrospective analysis of the abdominal core health quality collaborative. Hernia **26**: 1251-1258, 2022

A. 正中腹壁瘢痕ヘルニア

第4章　腹壁瘢痕ヘルニアの手術

4　ロボット支援手術

C　e-TEP Rives–Stoppa/TAR法

［松原　猛人］

　e-TEP Rives-Stoppa/transversus abdaminis muscle release（TAR）法は，ヘルニア門縫合閉鎖，腹膜外メッシュ留置，低侵襲アプローチといった腹壁瘢痕ヘルニア修復術の重要キーワードをすべて満たす新たな術式である．intraperitoneal onlay mesh（IPOM）法と比較して固定が最少で痛みが少なく，癒着防止加工のされていないメッシュをするため低コストであるという利点を有する[1, 2]．一方で，手技の難易度は高く，特に，腹壁再建のための縫合手技は熟練者でもしばしば難渋する．本術式にロボットプラットフォームを適応することで，術者負担，難易度が軽減されることが期待される[3, 4]．

a. 体位

　両上肢を体幹に固定し，手術台を15〜20°程度背屈させたフレックス体位とする．この目的は，肋骨弓と腸骨稜の間のスペースを開き，ポート間距離を確保することである．また，アームと肋骨弓や腸骨稜との干渉を避けることができる．

b. ポート配置

　ヘルニアの発生部位に応じたポート配置とする．一般に，頭側アプローチ（upper dock）は下腹部のヘルニア，尾側アプローチ（lower dock）は上腹部のヘルニアに対してよい適応がある．

　近年，発生部位によらず，側腹アプローチ（side dock）が有用であるとする報告がある[5, 6]．興味深いことに，側腹アプローチのポート配置は，腹壁瘢痕ヘルニアに対するTEP法を初めて報告したMiserezらのlongitudinal approachと同一である[7]．側腹アプローチは，腹腔鏡では難易度が非常に高く，Belyanskyらのrobotic eTEPの登場まで長らく追随した報告はなされなかった[8]．Belyanskyらは，側腹アプローチの注意点として，腹直筋後腔の幅が最低7.5 cm必要であると述べている[8]．体格の小さいアジア人に適応可能かどうか検証が必要である．

c. 相対禁忌

　剣状突起から恥骨結節までの広範な手術瘢痕を有する症例では，左右の腹直筋後腔を正中の腹膜前腔を介して連結させるcrossoverが手術瘢痕のため困難となる．

　そのような症例では，transabdominal TARが有用である．

　季肋部切開や，側腹部斜切開，L字切開などの手術既往も難易度を著しく上げるため，各術者の技量に応じて適否を慎重に判断する必要がある．

d. 手術手技

　robotic e-TEPは，ロボット操作に移る前に腹腔鏡操作で腹膜外腔のワーキングスペースを十分に確保する必要がある．したがって，ロボット操作のみならず，e-TEP法の手術手技に精通したうえでの導入が望ましい．ここでは，頭側アプローチと尾側アプローチについて解説する．

1）頭側アプローチ（upper dock）

❶ STEP 1：左側腹直筋後腔の剝離

　剣状突起下2横指やや左側の**図1A**-aの位置に小切開を加え，5 mmオプティカル法（Kii® Fios® First Entry 5×150 mm）で腹直筋後腔に到達する．腹直筋鞘前葉（以下，前鞘）を突破し筋組織に到達したら腹壁に対して垂直となっているカメラポートを腹壁に対して鈍角になるよう倒して腹直筋鞘後葉（以下，後鞘）を同定することがポイントである（**図2A**〜**C**）．腹直筋後腔に到達したら，送気を開始する．Kii® Fios® First Entryは，オブチュレーターを挿入したまま送気可能であるため筆者は好んで使用している．

　オプティカル法による鈍的剝離に続いて，**図1A**-bの位置から5 mmポートを挿入する．尾側に向かって剝離を進め，dの位置から5 mmポートを挿入する（**図2D**）．腹膜外腔にポートを挿入する場合，体外からの圧迫のみでは正確な位置を把握しづらい．体外より針を刺入して挿入位置を確認するとよい．

❷ STEP 2：左右腹直筋後腔のクロスオーバーからドッキングまで

　カメラポートを**図1A**-dの位置に変更し，aのポート挿入部位の頭側まで腹直筋後腔の剝離を行う．次に，左腹直筋後鞘を切開し，腹膜前脂肪組織を露出する．白線損傷を

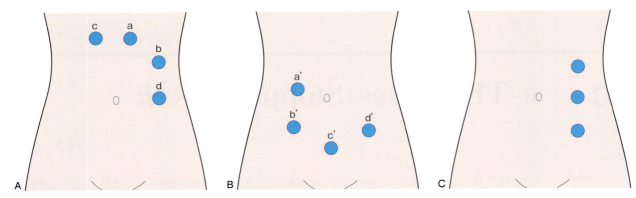

図1　ポート配置
A：頭側アプローチ（upper dock）．
B：尾側アプローチ（lower dock）．
C：側腹アプローチ（lateral dock）．

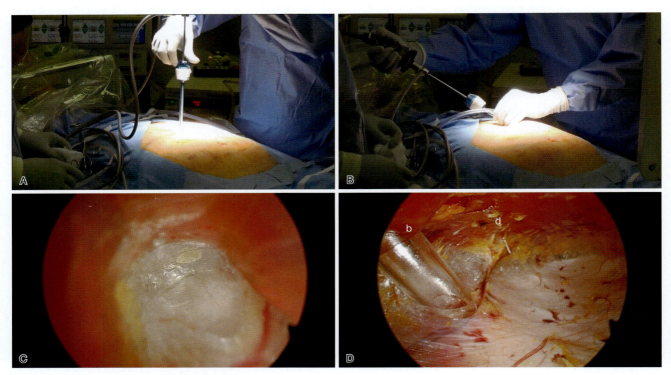

図2　5 mm optical 法による腹直筋後腔の剝離
A：腹直筋前鞘を突破するまでは垂直．
B：腹直筋の筋組織に到達したら，腹壁に対して水平になるようにカメラポートを倒して剝離を進める．
C：腹直筋を突破した先に白色の腹直筋後鞘が確認される．
D：図1A-aからのビュー．体外から針を刺入して，dのポート位置を確認している．

避けるため，腹直筋後鞘は腹直筋内縁から0.5〜1.0 cm程度の距離をおいて切開する（図3A）．

腹膜前脂肪組織の剝離は，白線の腱膜組織を露出する層で進めることがポイントである．これを意識せずに単純に剝離可能層を追い求めると腹膜損傷をきたしやすい．腹膜前腔の剝離を患者右側に進めると，右腹直筋後鞘およびその後面に存在する右腹直筋が赤みを帯びて透けてみえてくる（図3B）．同部位で後鞘を切開し，左右の腹直筋後腔を正中腹膜前腔を介して連結する．これがクロスオーバーと呼ばれる手技である（図3C）．症例によっては腹直筋が透見されない（認識しづらい）こともある．術前に超音波を用いて白線の位置をマーキングしておくと，体外から針を刺入することで後鞘切開位置の確認ができるので有用である（図3B）．誤って白線を切開してしまうと医原性ヘルニアとなりうるため注意が必要である．

図1A-cの位置から8 mmカニューラを挿入し，a, bのポートも8 mmカニューラへ変更する．ペイシェントカートを患者右側よりロールインしドッキングする（図3D）．

4. ロボット支援手術／c　e-TEP Rives-Stoppa/TAR法

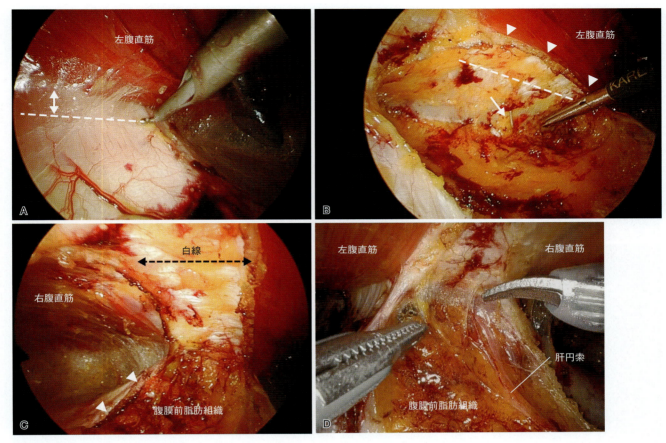

図3　頭側アプローチ．クロスオーバーからドッキングまで
A：左側腹直筋後鞘切開．図1A-dの位置からのビュー．腹直筋内縁から0.5〜1.0 cm程度距離を離して切開する（白点線）．
B：正中腹膜前腔の剝離．図1A-dの位置からのビュー．左腹直筋後鞘切開縁（△）と点線の間が白線である．点線の外側（写真奥）では赤みを帯びた右腹直筋が透見される．右腹直筋後鞘の切開ラインは点線の外側0.5〜1.0 cmである．術前マーキングを参考に，体外から針を刺入し（白矢印），安全な後鞘切開ラインを確認することも可能である．
C：クロスオーバー後．図1A-dの位置からのビュー．矢頭：右腹直筋後鞘切開縁．
D：手術支援ロボットのドッキング．図1A-aの位置からのビュー．

なお，図1A-dポートは12 mmアシストポートとして使用する．

❸ STEP 3：ヘルニア門での腹膜環状切開

正中の腹膜前脂肪組織を剝離して安全なワーキングスペースを確保しながら左右の腹直筋後鞘をヘルニア門に向かって切離する．腹腔内に到達せずにヘルニア囊をすべて還納できる場合もあるが，そのような症例はまれである．通常，ヘルニア門周囲で瘢痕化が強くなり，腹膜のみを剝離することが困難となる．同部位で腹膜を切開し，腹腔内に到達する．必要に応じて腹壁と腹腔内臓器の癒着剝離を行う．

ヘルニア門に沿って左右の腹直筋後鞘，および腹膜の環状切開を行う（図4A）．

腹膜がテンションフリーで縫合閉鎖できない症例では，腹横筋リリース（transversus abdominis muscle release：TAR）を追加する．右側TARは図1A-bをエンドスコープポート，図1A-a・dをワーキングポートとして行う．

❹ STEP4：右側TAR

右側TARの開始点は正中腹膜前脂肪組織である．神経血管束（neurovascular bundle：NVB）を指標に，その内側で切開ラインを想定する（図4B）．内腹斜筋後葉に切開を加えて，その背面にある腹横筋を同定しこれをモノポーラシザーズで凝固しながら切離する（図4C）．腹横筋の筋組織は尾側に向かうにしたがって外側に変位していくため，尾側では腹横筋の腱膜成分を切離していくことになる．腹横筋腱膜の切離は弓状線まで行う．その後，外側に向かって腹横筋と横筋筋膜の間の層（pretransversalis layer），または横筋筋膜と腹膜の間の層（preperitoneal layer）で剝離を行う．pretransversalis layerを使用するのは主に腹膜前脂肪組織がほとんど存在しない季肋部領域で，腹膜前脂肪組織が豊富になる外側に到達した段階でpreperitoneal layerに切り替える（図4D）．本手技は頭側から尾側に向かって剝離を進めることから，"top down TAR"ともいわれる．

❺ STEP 5：腹壁再建

カメラポートを図1A-a，ワーキングポートをb・cの位

377

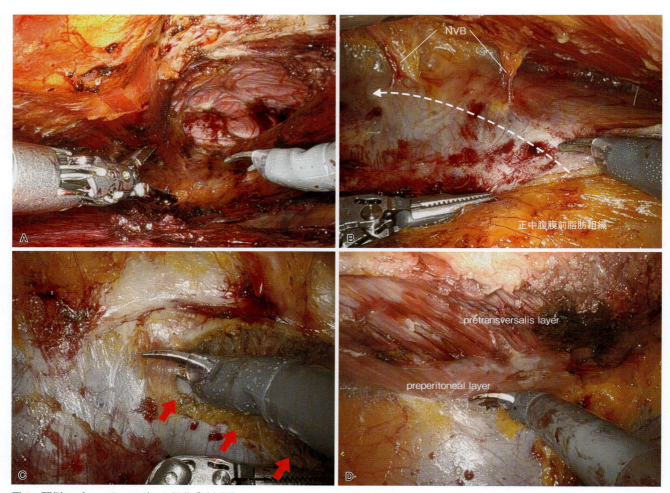

図4 頭側アプローチ．ロボット操作①（右側）
A：ヘルニア門の環状切開．
B：TAR．正中腹膜前脂肪組織からNVBの内側に向かってTARの切開ラインを定める．
C：TAR．内腹斜筋後葉を切開すると，その背面に腹横筋が同定される．赤矢印：腹横筋切離縁．
D：preperitoneal layerとpretransversalis layer．季肋部領域は腹膜が非常に薄く，腹膜と横筋筋膜の間のpreperitoneal layerで剝離を進めるのは困難である．同部位では，腹横筋と横筋筋膜の間のpretransversalis layerで剝離を行う．

置へ戻し，腹膜を2-0吸収糸を用いて連続縫合閉鎖する（図5A）．腹膜縫合で注意すべき合併症は，腹膜の縫合不全（posterior layer break down）による内ヘルニア（interparietal herniaまたは，intraperitoneal hernia）である[9]．縫合部に過度の緊張がかかる場合，対側のTARを追加する．

次に1号V-Loc™ PBTクロージャーデバイスを用いてヘルニア門の縫合閉鎖を行う．ここでは，漿液腫を予防するため，ヘルニア囊にも運針して，死腔を減じている（図5B）．手術支援ロボットによるヘルニア門縫合閉鎖は，腹腔鏡操作では不可能な左右のアーム角度が180°以上開いた状態でのカメラポート近傍の腹壁縫合を術者負担なく正確に行うことができ有用である[10]．

❻ **STEP 6：メッシュ挿入・展開**

必要なメッシュサイズを計測し，トリミングを行う．頭尾側方向にメッシュをロール状に丸め，3ヵ所で自然に展開されないよう固定した状態で腹膜外腔に挿入する（図5A）．尾側メッシュは恥骨上縁に固定するため，5〜6 cmはロールに含めないことがポイントである．恥骨上縁に3-0吸収糸で縫合固定する（図5C）．メッシュの固定糸を外し，尾側から頭側に向かってメッシュを展開する（図5D）．メッシュの上縁を腹直筋後鞘切開縁と3-0吸収糸で縫合固定し，閉鎖式ドレーンをメッシュ前面に挿入する．ポート挿入部は2-0 slowly absorbable sutureを用いて閉鎖する．

2）尾側アプローチ（lower dock）

❶ **STEP 1：右側腹直筋後腔の剝離**

図2B-a'の位置に小切開を加え，5 mm optical法で右腹直筋後腔の剝離を行う．図2B-b'の位置より5 mmポートを挿入する．

❷ **STEP 2：クロスオーバー**

下腹部で左右の腹膜前腔をクロスオーバーする（図6A）．弓状線より尾側では腹直筋後鞘は存在しないため，

4. ロボット支援手術／c　e-TEP Rives-Stoppa/TAR法

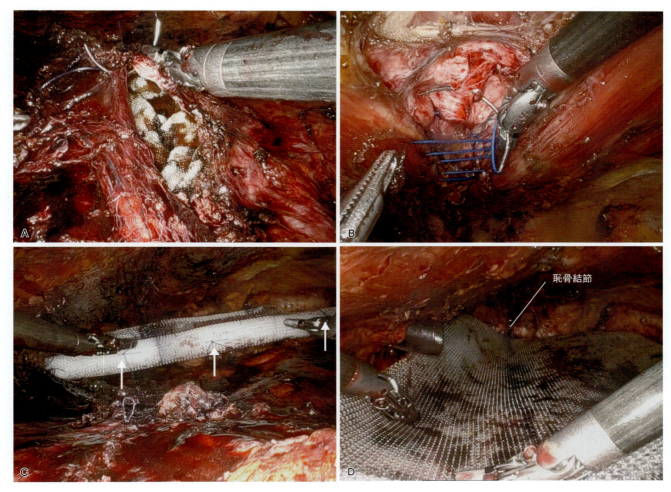

図5　頭側アプローチ．ロボット操作②
A：腹膜縫合．縫合部に緊張がかかる場合は対側のTARを追加する．本症例では癒着防止目的にインターシード®を挿入している．
B：ヘルニア門の縫合閉鎖．死腔を減らすため，ヘルニア嚢にも運針を行っている
C：メッシュ挿入．メッシュを頭尾側方向に丸めて，3ヵ所で固定（矢印）した状態で腹膜外腔に挿入する．
D：メッシュの展開．恥骨上縁に縫合固定を行ったのち，メッシュを展開する．

本手技は頭側アプローチより容易である．下腹部正中やや右側c'の位置に5mmポートを挿入し，患者左側に向かって腹膜前腔の剝離を進め，左下腹壁血管および左弓状線を露出する（図7B）．図1B-d'の位置から8mmカニューラを挿入する．b'・c'のポートを8mmカニューラに入れ替え，患者右側からペイシェントカートをロールインしてドッキングする．

❸ STEP 3：ヘルニア門の環状切開

頭側アプローチSTEP 3と同様の手順で白線を温存しながら左右の腹直筋後鞘を切開し，ヘルニア門の位置で腹膜の環状切開を行う（図6D）．メッシュのオーバーラップに必要な空間を確保するため，腹直筋後腔の剝離はヘルニア門の頭側5cm以上行う．

❹ STEP 4：左側TAR

腹膜縫合がテンションのため困難な場合，左側TARを行う．本手技は尾側から頭側に向かうことから，"bottom up TAR"ともいわれている．bottom up TARの開始点は弓状線の外縁である（図6B）．同部位で，弓状線後面の

preperitoneal layerに入り，腹横筋の腱膜成分（正確には内腹斜筋後葉＋腹横筋腱膜）をNVBの内側のラインで頭側に向かって切開する（図7A）．preperitoneal layerで剝離を進めていくと，季肋部領域に近づくにつれ腹膜が薄くなり，次第に剝離困難となってくる．ここで，preperitoneal layerからpretransversalis layerに層を乗り換える（図7B）．pretransversalis layer剝離のコツは筋周膜を鋭的に切離することである．筋周膜は二次筋線維束を束ねる膜である．横筋筋膜から連続し筋束の間に入っていく筋周膜を同定し，鋭的に切離することで横筋筋膜が確実に温存され，不要な腹膜損傷を回避できる（図7C）．筋周膜内を走行する毛細血管は出血源となるため，確実に凝固しておく．

頭側に向かってpretransversalis layerで剝離を進めていくと，急に組織の粘着性が弱くなり，鈍的剝離が容易となる領域に到達する．これは横隔膜後面に到達したことを意味する．同部位には，watershed fatと呼ばれる脂肪パッドが認められ，腹横筋と横隔膜を隔てる解剖学的に重

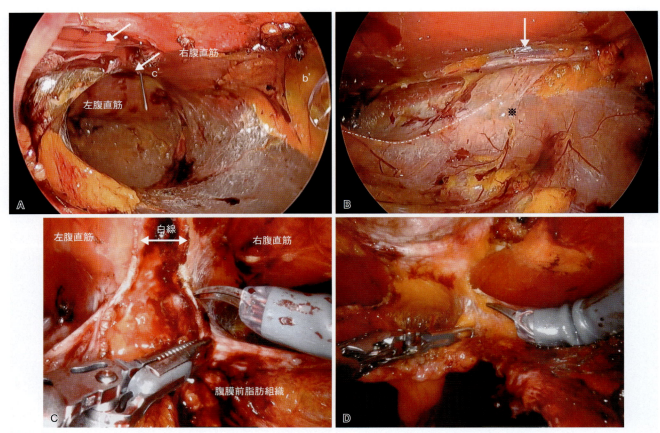

図6 尾側アプローチ
A：下腹部でのクロスオーバー．図1B-a'からのビュー．針を刺入し，c'ポート挿入位置を確認する．
B：左側の腹膜前腔／腹直筋後腔の剝離．図1B-d'ポートは左下腹壁血管（矢印）の外側，弓状線（点線）より尾側で挿入する．bottom up TARの開始点は弓状線の外縁（※）である．
C：左右腹直筋後鞘の切開．
D：ヘルニア門での腹膜環状切開．

要なランドマークとなる（図7D）．
STEP 5，6は頭側アプローチと同様の手順で行う．

e. ロボットと腹腔鏡の比較

Luらは腹腔鏡（$n=120$）とロボット支援下eTEP法（$n=86$）をレトロスペクティブに比較した．ロボット群で有意に手術時間が長く（120.4 vs 174.7分，$p<0.05$），入院費用が高かったが（5,091 vs 6,751ドル，$p=0.005$），複雑な症例が有意にロボット群で多かったことが影響を与えている可能性がある．平均観察期間，腹腔鏡5.7ヵ月，ロボット5.5ヵ月（$p=0.735$）の再発率は腹腔鏡1.7％，ロボット1.2％と差がなく，30日以内に術後合併症は有意にロボット群で少なかった．頻度の高い合併症は症候性漿液腫，血腫であった．ロボット群で合併症が少ない理由は，腹壁再建時にヘルニア嚢を含めた運針が容易に行えることから，死腔が減少した可能性があること，視認性が向上したことにより非常に正確で出血の少ない腹直筋後腔の剝離が可能になったことが考えられるとしている．

● 文献

1) Bellido Luque J et al: Endoscopic retromuscular technique (eTEP) vs conventional laparoscopic ventral or incisional hernia repair with defect closure (IPOM+) for midline hernias. A case-control study. Hernia 25: 1061-1070, 2021
2) Jain M et al: Comparison of extended totally extra peritoneal (eTEP) vs intra peritoneal onlay mesh (IPOM) repair for management of primary and incisional hernia in terms of early outcomes and cost effectiveness-a randomized controlled trial. Surg Endosc 36: 7494-7502, 2022
3) Lu R et al: Comparative review of outcomes: laparoscopic and robotic enhanced-view totally extraperitoneal (eTEP) access retrorectus repairs. Surg Endosc 34: 3597-3605, 2020
4) 松原猛人ほか：ロボット支援下enhanced-view totally extraperitoneal (eTEP) access Rives-Stoppa (R-eTEP Rives-Stoppa) 法で行った腹壁瘢痕ヘルニアの1例．日内視鏡外会誌 27: 16-21, 2022
5) Kudsi OY et al: Lateral approach totally extraperitoneal (TEP) robotic retromuscular ventral hernia repair. Hernia 25: 211-222, 2021
6) Morrell ALG et al: Standardization and ten essential steps in the lateral robotic extended totally extraperitoneal (eTEP) repair of ventral hernias. Rev Col Bras Cir 47: e20202622, 2020

4．ロボット支援手術／c　e-TEP Rives-Stoppa/TAR法

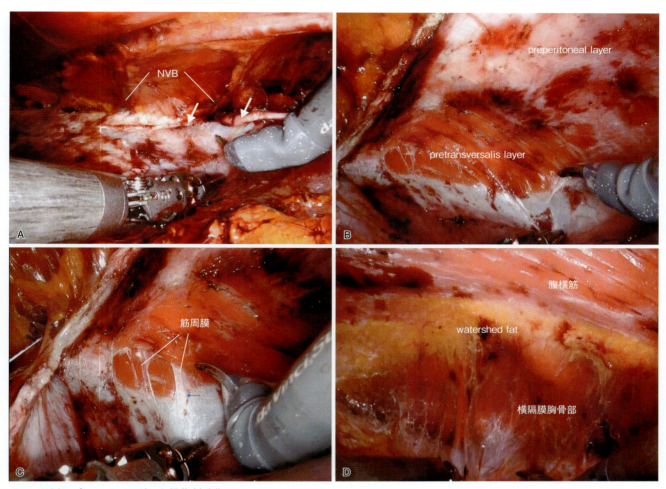

図7　尾側アプローチ．ロボット操作（左側）
A：bottom up TAR．NVBの内側でTARの切開ラインを定める（矢印：腹横筋腱膜の切開縁）．
B：preperitoneal layerとpretransversalis layer．
C：筋周膜と毛細血管（矢印）．横筋筋膜は筋周膜によって，固定されているため，pretransversalis layerはperitoneal layerと比べ粘着性が高く剝離しづらい．
D：watershed fat．腹横筋と横隔膜の境界に存在する．

7) Miserez M et al: Endoscopic totally preperitoneal ventral hernia repair. Surg Endosc **16**: 1207-1213, 2002
8) Belyansky I et al: Early operative outcomes of endoscopic (eTEP access) robotic-assisted retromuscular abdominal wall hernia repair. Hernia **22**: 837-847, 2018
9) 松原猛人ほか：【合併症管理を極める】腹部ヘルニア手術．消外 **44**：569-580，2021
10) 松原猛人ほか：ロボット支援下enhanced-view totally extraperitoneal（eTEP）access Rives-Stoppa（R-eTEP Rives-Stoppa）法で行った腹壁瘢痕ヘルニアの1例．日内視鏡外会誌**27**：16-21，2022
11) Lu R et al: Comparative review of outcomes: laparoscopic and robotic enhanced-view totally extraperitoneal (eTEP) access retrorectus repairs. Surg Endosc **34**: 3597-3605, 2020

A. 正中腹壁瘢痕ヘルニア

第4章 腹壁瘢痕ヘルニアの手術

4 ロボット支援手術

d | transabdominal TAR法

[松原　猛人]

　robotic transabdominal TAR法は，横径10 cmを超える巨大な腹壁瘢痕ヘルニアに対しても，腹壁再建，腹膜外メッシュ留置を低侵襲手術で行える優れた術式である．Belyanskyらも述べているように，本術式を腹腔鏡に適応するのは，特に腹壁縫合において非常に困難である[1]．まさにロボットプラットフォームが可能とした術式の1つであるといえる[2]．
　本項では，手術手技を中心に解説する．

a. 手術適応

　M1～5の横径8 cm以上の腹壁瘢痕ヘルニアによい適応がある．本術式は，剣状突起からRetzius腔まで広範に剥離するため縦径による制限はない．

b. 術前準備

　術前に超音波癒着マッピングを行い，癒着の部位，程度を評価しておくことが重要である[3]．特に1stポート挿入予定部は，腸管損傷を避けるため念入りに確認しておくとよい．広範な癒着が予想される症例においては，各術者の技量に応じて本術式の適応を慎重に検討する．

c. 患者体位

　患者体位を仰臥位とし両上肢は体幹側とする．体格の小さい症例では，背屈位15～20°とし腹壁を伸展させて，十分なポート間距離を確保する（図1）．
　背屈位に伴い患者前腕が過伸展になる場合がある．体圧分散ウレタンフォームなどを使用して，負担が加わらないよう調整する．

d. 使用機材

左手：フォースバイポーラ．
右手：モノポーラカーブドシザーズ，Mega SutureCut ニードルドライバ．
内視鏡カメラ：ステレオエンドスコープ プラス30°．

e. 症例提示

　EHS分類M1～5の正中腹壁瘢痕ヘルニア＋ストーマ閉鎖部のヘルニア（傍ストーマヘルニア）を有する症例（図2）．

f. 手術手技

1）ファーストポート挿入～ドッキングまで

　筆者は，ファーストポートは5 mm オプティカル法で

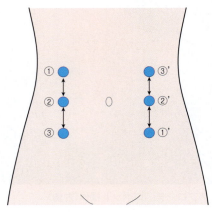

図1　ポート配置
各ポート間距離は7～8 cm確保する．
①を12 mm カニューラとして、針やメッシュなどの出し入れに使用する．出血に対応するアシストポートはそのときの状況により追加する．
あるいは，すべて8 mm カニューラとして，12 mm ポートをアシストポートとして，上腹部，または下腹部に挿入する．

経腹直筋的に上腹部から挿入することを好んでいるが，前述のように癒着が予想される場合は，他部位から挿入する．
　腹腔内を観察し，傍ストーマヘルニア対側の側腹部に8 mm カニューラを3本挿入する．ポート間距離は7～8 cm確保する（図1）．癒着により，ロボットアームの可動域（各カニューラから5 cm程度の空間）が確保できない場合，必要に応じて腹腔鏡下に癒着剥離を行う．
　ロボット操作に必要な空間が確保されたら，ドッキングを行う．筆者の施設では，常に患者右斜め尾側からda Vinci Xiペイシェントカートをロールインしドッキングしている．

2）ロボット操作による癒着剥離

　ロボットアームの可動域さえ確保できれば癒着剥離はロボット支援下で行ったほうが容易である．ロボットによる

4. ロボット支援手術／d transabdominal TAR 法

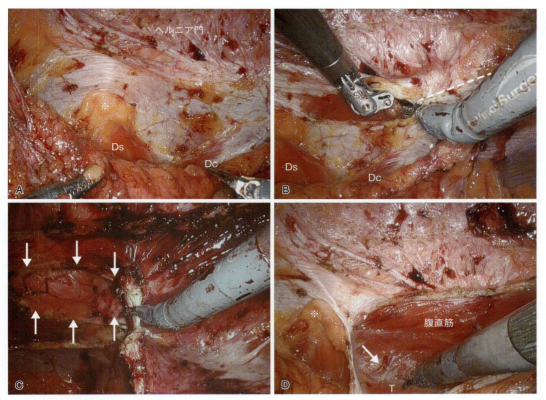

図2　左側腹直筋後腔の剝離（図1②からのビュー）
A：剣状突起（※）と横隔膜胸骨部（Ds），横隔膜肋骨部（Dc）が観察される．
B：腹直筋後鞘の切開はヘルニア門の辺縁から0.5 cm程度離して行う（白点線）．
C：傍ストーマヘルニア（矢印）は，ヘルニア門の辺縁に沿って環状切開を行う．
D：腹直筋後腔の剝離を行う．上腹部では，腹横筋（T）は正中近くまで腹直筋後面を裏打ちしている．外側にはNVB（矢印）が確認される．

癒着剝離は腹腔鏡と比較して，触覚が欠如するという弱点はあるものの，3D立体視，関節機能，モーションスケーリングにより安全に施行可能である．腹腔鏡およびロボット支援による腹壁ヘルニア修復術の腸管損傷率を比較した，1万人以上を対象とした大規模レジストリー分析では，腸管損傷率はロボットで有意に少なかったとされている（1.3％ vs 0.8％，$p = 0.01$）．

筆者は腹壁全域の癒着剝離を好むが，必ずしもすべての癒着を剝離する必要はない．

3）腹直筋後腔・腹膜前腔の剝離

ヘルニア門の頭側でヘルニア囊内の腹膜を切開する．腹膜前脂肪組織をtake downし白線と腹直筋鞘後葉（以下，後鞘）を露出する．ヘルニア門が心窩部の場合，この段階で剣状突起とその裏面を裏打ちする横隔膜胸骨部や横隔膜肋骨部が同定される（図2A）．ヘルニア門の辺縁から5 mm程度離して腹直筋後鞘を尾側に向かって切開していく（図2B）．ヘルニア門の辺縁で切開してしまうと，腱膜組織が奥に引っ込んでしまい，白線再建の難易度が上がるため注意されたい．

傍ストーマヘルニアはヘルニア門のレベルで腹直筋後鞘・腹膜の環状切開を行う（図2C）．

腹直筋後腔の剝離を外側に向かって進めていくと，腹横筋とその外側に神経血管束（neurovascular bundle：NVB）が確認される（図2D）．NVBの損傷は腹直筋の筋萎縮を招くため，損傷しないよう細心の注意を払う必要がある．

弓状線より尾側では腹直筋後鞘はattenuated posterior rectus sheath（APRS）となり消退する．したがって，この部位では，腹膜前腔で剝離を行うことになる．恥骨近傍にヘルニアを認める場合，膀胱や腹膜前脂肪組織がヘルニア内容として滑脱していることがある（図3A）．膀胱損傷を避けるために，同部位の腹膜切開はヘルニア門の内側で行い，滑脱した腹膜前脂肪組織を膀胱とともに恥骨後面まで十分に剝離する（図3B・C）．

4）TAR

頭側から尾側に向かって行うtop down TARと尾側から頭側に向かって行うbottom up TARの2種類の方法がある．筆者は両者を組み合わせて行っている．

bottom up TARの開始点は弓状線の外縁である．弓状線外縁のすぐ尾側で膜様組織（横筋筋膜）を切開し，弓状線の背側の空間を確保する（図4A・B）．内腹斜筋後葉と腹横筋の腱膜成分で形成される腹直筋後鞘を頭側に向かって

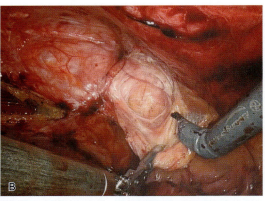
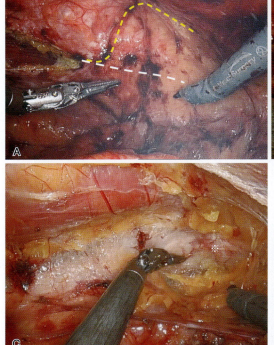

図3 左側腹膜前腔の剝離
A：膀胱損傷を避けるため，ヘルニア門の内側の腹膜を切開（黄点線）し，滑脱した腹膜前脂肪組織と膀胱を剝離する．ヘルニア門のレベル（白点線）で腹膜切開を行うのは危険である．
B：滑脱した腹膜前脂肪組織を膀胱とともに take down する．
C：Retzius 腔の剝離は恥骨後面まで十分に行う．
※：恥骨結節

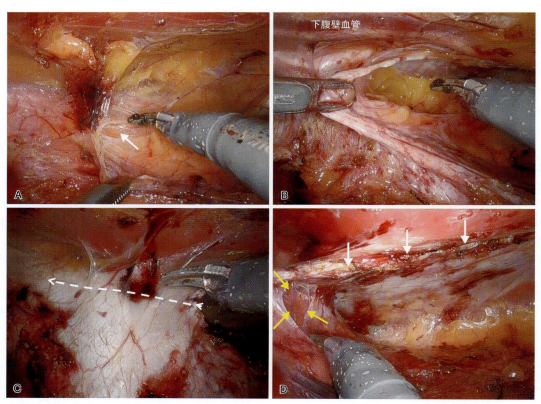

図4 TAR
A：TAR の開始点は弓状線のすぐ尾側である．膜様組織（横筋筋膜）を切開（矢印）し，腹直筋後鞘の背面の空間を確保する．
B：後鞘（内腹斜筋後葉＋腹横筋の腱膜成分）の背面を剝離して安全な空間を確保する．
C：後鞘を頭側に向かって切離する．切開ラインは NVB の内側である．
D：腹膜損傷し，腹壁に癒着した腸管が確認される（黄色矢印）．剝離に難渋する場合，top down TAR への切り替えを検討する（白矢印：後鞘切開ライン）．

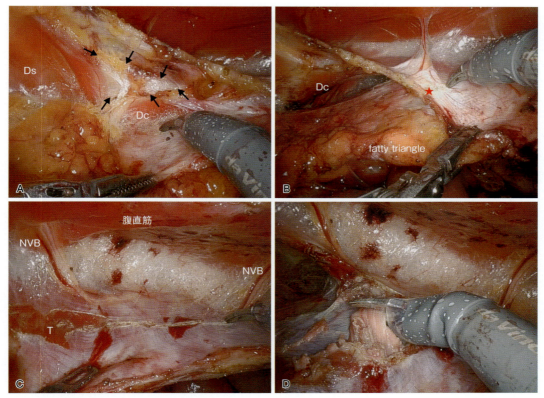

図5 剣状突起周辺解剖と top down TAR
A：胸肋三角（矢印）と横隔膜肋骨部（Dc），横隔膜胸骨部（Ds）．
B：top down TAR の開始点（赤星印）．
C：内腹斜筋後葉切開と腹横筋（T）．
D：腹横筋切離．

neurovascular bundle の内側で切開する（図4C）．bottom up TAR で剥離を進める層は腹膜と横筋筋膜の間の層（preperitoneal layer）である．通常，季肋部付近まで剥離はスムーズに進むが，腹膜損傷や，ドレーン挿入孔などで剥離困難となる場合もある．その場合は，top down TAR に切り替える（図4D）．

top down TAR を開始する前に横隔膜肋骨部と腹膜の間を剥離する（図5A）．腹横筋と横隔膜肋骨部の間の胸肋三角を誤って剥離してしまうと，前縦隔や胸腔に到達してしまい医原性の横隔膜ヘルニア（右：Morgagni 孔ヘルニア，左：Larrey 孔ヘルニア）をきたしうるため注意が必要である．

top down TAR の開始点は，正中腹膜前脂肪組織（fatty triangle）である（図5B）．fatty triangle から内腹斜筋後葉と腹横筋の腱膜成分を NVB の内側で尾側に向かって切開していく．尾側に進むと，内腹斜筋後葉の裏面は腹横筋の筋組織となる（図5C）．筋組織をモノポーラーシザーズで挙上しながら凝固切離する（図5D）．季肋部領域では腹膜は非常に薄く損傷しやすいため，横筋筋膜を腹膜側に付着させる pretransversalis layer で剥離を進める（図6A）．外背側に剥離を進めると脂肪組織が豊富となるため，再び preperitoneal layer へ剥離層を変更する（図6B）．横隔膜と腹横筋の境界部には，watershed fat と呼ばれる脂肪組織が認められ，解剖学的に重要なランドマークとなる（図6C）．腹膜が正中を越えて伸展可能となるまで十分外側まで剥離を行う．

5）ストーマサイトヘルニアの閉鎖，側腹部へのカニューラ追加挿入

ストーマサイトヘルニアを1号 v-Loc™ PBT クロージャーデバイスを用いて縫合閉鎖する．半月線のすぐ外側で，左右対称となるよう 8 mm カニューラを3本挿入する（図1①'②'③）．

ペイシェントカートをアンドックし，ブームを180°回転させて，再度ドッキングおよびターゲティングを行う．

6）対側の腹直筋後腔・腹膜前腔の剥離，TAR

図4の工程を対側においても同様に行う．異なる点は，TAR の手術操作時に，腹腔内に挿入したカニューラを腹膜外まで助手に引き抜いてもらうことである．腹膜に開いた小孔は，腹膜縫合の前に吸収糸ですべて縫合閉鎖する．

7）腹膜縫合閉鎖，白線再建，メッシュ展開

腹膜を 2-0 吸収糸または，v-Loc™ クロージャーデバイスを用いて連続縫合閉鎖する（図7A）．

続いて，白線再建を1号 v-Loc™ PBT クロージャーデバ

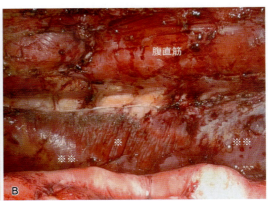
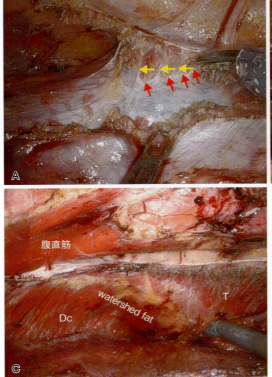

図6 横筋筋膜を境とした2つの剥離層
A：横筋筋膜（赤矢印）と横筋筋膜から連続する二次線維を束ねる筋周膜（黄矢印）が観察される．横筋筋膜を腹膜（※）に付着させて剥離するlayerがpretransversalis layerである．
B：pretransversalis layer（※）とpreperitoneal layer（※※）で剥離した部位の比較．白色半透明の膜（※※）が横筋筋膜である．
C：Bの頭側．横隔膜胸骨部（Dc）と腹横筋（T）の境界部にあるwatershed fat．

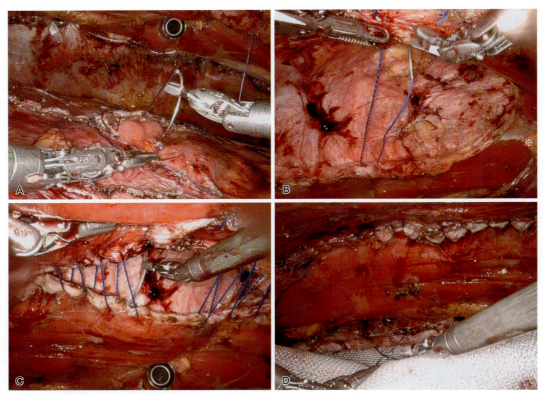

図7 腹壁再建（図1②'からのビュー）
A：腹膜縫合を2-0吸収糸で行う．
B：ヘルニア門縫合閉鎖による腹壁再建．※：剣状突起．
C：ヘルニア門が大きい場合，複数箇所からアプローチして外側に変位した筋組織を伸展させる．
D：メッシュをロール状に丸めて挿入し展開する．

イスを用いて行う（**図7B〜D**）．本症例のようにヘルニア門が大きい場合，複数個所から同時に縫合閉鎖すると，外側に変位した腹直筋が徐々に進展され縫合閉鎖が可能となる．

筆者は，TARを行った場合，heavy weight ポリプロピレンメッシュを使用し，閉鎖式ドレーン（19 Fr. ブレイク®シリコンドレイン）を挿入している本症例では，36×24 cmのメッシュをロール状に丸めて腹膜外腔に挿入し，展開した．固定は行わなかった．恥骨裏のオーバーラップが不十分であると判断したため，同部位にはProGrip 15×10 cmを腹壁側に貼付した．

カニューラ挿入孔は2-0 PDS糸で縫合閉鎖する．

●文献

1) Belyansky I et al: A novel approach using the enhanced-view totally extraperitoneal (eTEP) technique for laparoscopic retromuscular hernia repair. Surg Endosc **32**: 1525-1532, 2018
2) Warren JA et al: Standard laparoscopic versus robotic retromuscular ventral hernia repair. Surg Endosc **31**: 324-332, 2017
3) Borzellino G et al: Detection of abdominal adhesions in laparoscopic surgery. A controlled study of 130 cases. Surg Laparosc Endosc **8**: 273- 276, 1998

第Ⅱ部　腹壁ヘルニア

A. 正中腹壁瘢痕ヘルニア

第 **4** 章　腹壁瘢痕ヘルニアの手術

5 | ハイブリッド手術

a | mini- or less-open sublay（MILOS）法/eMILOS法

［松原　猛人］

　mini- or less-open sublay mesh（MILOS）法は，ヘルニア門経由で腹直筋後腔にメッシュを留置する腹壁切開法または内視鏡手術とのハイブリッド法である．腹腔内メッシュ留置に起因する癒着による腸閉塞や瘻孔形成，タッキングなどの外傷性固定具による急性疼痛，慢性疼痛を避けるために，Reinpoldらによって開発された新しい術式である[1]．

　本項ではMILOS法およびその類似術式であるmini- or less-open preperitoneal mesh（MILOP）法を解説する．

a. MILOS法のコンセプト

　MILOS法は以下の3つの方法，またはその組み合わせからなる．皮膚切開長は，使用メッシュの最大長径の1/4以下，mini open ＜ 6 cm，less open ＜ 12 cmと定義される[1]．

1）MILOS

　ヘルニア門直上の小切開創からヘルニア門経由で腹直筋後腔に到達し，メッシュを留置する腹壁切開法である．Endotorch[TM]（Wolf Company）という本術式専用の内視鏡ライトチューブを用いて行うと容易であるとしているが，わが国では未承認である．

2）endoscopically assisted MILOS

　ヘルニア門直上の小切開創からヘルニア門経由で腹直筋後腔に到達し，気囊を行わないビデオアシスト下に内視鏡機器を用いてメッシュ修復術を行う方法である．

3）endoscopic MILOS（EMILOS）

　ヘルニア門経由で腹直筋後腔の剥離を直視下に行った後，気囊下の内視鏡下手術に移行して手術を行う方法である．基本的にはsingle port laparoscopic surgery（SILS）となるが，必要に応じてポートの追加挿入やtransversus abdominis muscle release（TAR）を行うとされる．

b. 手術適応

　筆者は臍部4 cm未満の腹壁瘢痕ヘルニアや，2 cm以上の臍ヘルニア，白線ヘルニアに対しよい適応があると考えている．

c. 患者体位

　患者体位は仰臥位とし両上肢は体幹側とする．

d. 手術手技

1）ヘルニア門直上の皮膚切開〜腹直筋後腔の作成

　ヘルニア門直上の皮膚を切開し，ヘルニア嚢の剥離を行う．ヘルニア嚢の剥離は，ヘルニア門を全周性に露出するまで行う（**図1A**）．非還納性ヘルニアの場合，ヘルニア嚢を切開し，脱出したヘルニア内容を腹腔内に還納する（**図1B**）．ヘルニア嚢の小切開孔からカメラポートを挿入し，気腹することで腹腔内情報を得ることも可能である（**図1C**）．腹腔内を観察した場合，脱気用の留置針，またはポートを追加しておくとよい．これは，針孔程度の腹膜損傷でも気腹による影響で腹膜外の手術操作が著しく困難となるためである．ヘルニア門から腹膜前腔に到達し，全周性に2 cm程度剥離を行う（**図1D**）．

　次に，腹直筋鞘後葉（以下，後鞘）を切開し，腹直筋後腔に到達する（**図2A・B**）．白線を損傷しないように，頭尾側方向に左右の腹直筋後鞘を切開する（**図2C・D**）．この操作によって，正中腹膜前腔と左右の腹直筋後腔が連結される（e-TEP法のcrossoverに相当する手技）．白線を損傷すると医原性ヘルニアの原因となりうるため注意が必要である．

2）内視鏡操作

　切開創にラッププロテクター[TM]などのSILSデバイスを装着し気囊を開始する．直視下操作で行った腹直筋後鞘切開を頭尾側方向にさらに進め十分なスペースを確保する（**図3A**）．左右の腹直筋後腔も外側に向かって剥離する（**図3B・C**）．この際，肋間神経を含む神経血管束（neurovascular bundle：NVB）を損傷しないよう注意を払う．弓状

388

5. ハイブリッド手術／a mini- or less-open sublay(MILOS)法/eMILOS法

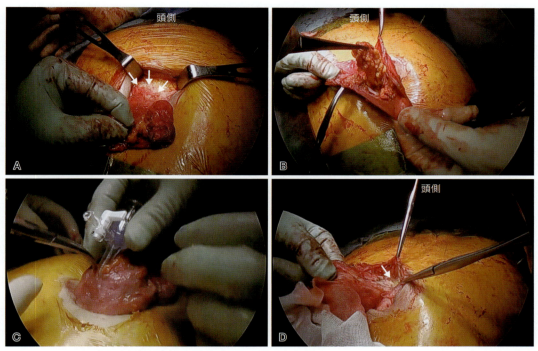

図1 ヘルニア嚢同定から腹膜前腔へのアプローチ
A：ヘルニア門（矢印）を全周性に露出する．
B：ヘルニア内容の還納．
C：ヘルニア嚢経由での腹腔内観察．
D：腹膜前腔（矢印）の剝離を全周性に行う．コッヘル鉗子はヘルニア門の腱膜組織を把持している．

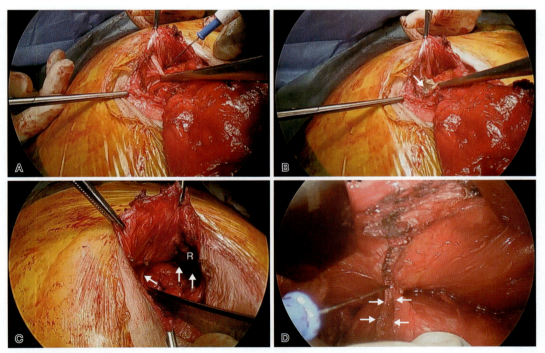

図2 腹膜前腔と腹直筋後腔の連結
A：腹膜前腔を全周性に2 cm程度剝離し，腹直筋後鞘（鑷子で把持）を露出する．
B：腹直筋後鞘を切開して腹直筋（矢印）を確認，腹直筋後腔へ到達する．
C：白線を温存しながら，左右の腹直筋後鞘（矢印は後鞘切開縁）を頭側へ切離する．R：腹直筋．
D：尾側でも同様に，左右の腹直筋後鞘（矢印は後鞘切開縁）を切離する．

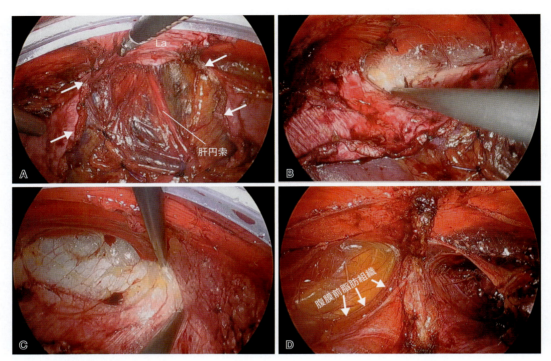

図3 内視鏡手術操作
A：ヘルニア門頭側の剝離．白線（La）を損傷しないように左右の腹直筋後鞘を切開する（矢印：腹直筋後鞘切開縁）．
B：右腹直筋後腔の剝離．
C：左腹直筋後腔の剝離．
D：ヘルニア門尾側の剝離．左側のみ腹膜前脂肪組織が観察される（矢印）．弓状線の位置は左右差を認めることもある．

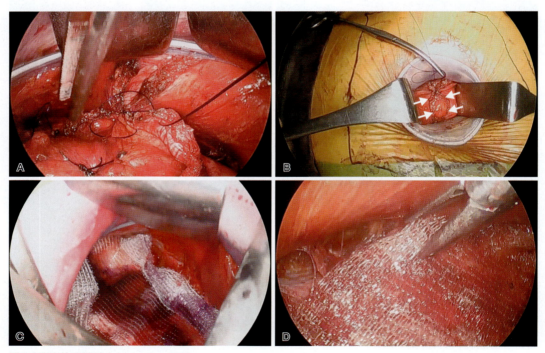

図4 腹直筋後鞘縫合とメッシュ展開
A：腹直筋後鞘の縫合閉鎖（内視鏡補助下）．
B：腹直筋後鞘（矢印）の縫合閉鎖（直視下）．
C：メッシュの挿入・展開（直視下）．
D：メッシュの挿入・展開（内視鏡下）．直視下では困難となる深部のメッシュ展開は，内視鏡下に行う．めくれ上がりなどがいように，メッシュの位置を微調整する．

5. ハイブリッド手術／a mini- or less-open sublay(MILOS)法/eMILOS法

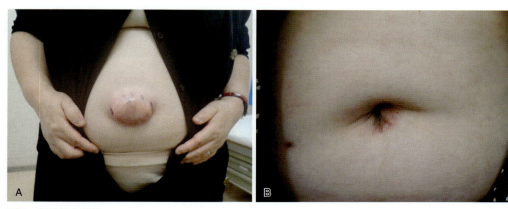

図5 術前後の比較
A：術前．
B：術後．

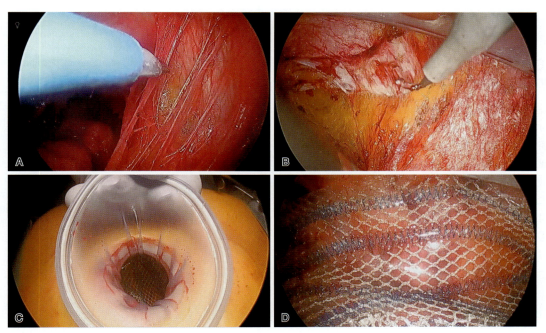

図6 MILOP
A：ビデオアシスト下の腹膜前腔剥離操作．
B：気嚢下での剥離操作．外側に向かうにつれ腹膜前脂肪組織が減少し，腹膜は非常に薄くなる．
C：メッシュ挿入．MILOS法と同様直視下に行う．
D：内視鏡下でのメッシュの位置調整．

線より尾側では腹直筋後鞘は消退し，腹膜前脂肪組織のみ確認される．弓状線の高さは症例によって左右差を認めることもある（図3D）．

3) 腹直筋後鞘閉鎖～メッシュ展開

腹直筋後鞘の縫合閉鎖は必ずしも必須ではない．筆者は，緊張なく行える場合は，整容性の観点から縫合閉鎖した方がよいと考えている．

MILOS法の最大のメリットは，内視鏡操作では難易度が高く時間を要する腹直筋後鞘およびヘルニア門の縫合閉鎖，メッシュ展開などの手術操作が，ビデオアシストまたは，直視下に腹壁切開法と同様の手術器具を用いて行えることである（図4A・B）．2-0 slowly absorbable suture material を使用して連続縫合閉鎖を行う．

メッシュは直視下に挿入・展開し，術野が不良となる深部では，内視鏡操作で位置の微調整を行う（図4C・D）．

4) ヘルニア門の縫合閉鎖～閉創

ヘルニア門を2-0または，1号 slowly absorbable suture material を用いて連続縫合閉鎖する．

余剰皮膚や，菲薄化した皮膚は切除して，閉創する．ヘルニア門が臍の場合，整容性の観点から臍形成を行う（図

5A・B）．

e. 治療成績

Reinpoldらは，6,510例のレジストリーデータを用いた傾向スコア分析を行い，MILOS法は腹腔鏡IPOM法と比較して，手術関連合併症（$p < 0.001$）一般的合併症（$p < 0.004$），再発（$p < 0.001$），慢性疼痛（$p < 0.001$）のいずれも有意に少なく，開腹sublay法との比較において，手術関連合併症（$p < 0.001$），再手術率（$p < 0.001$），創感染（$p = 0.007$），一般的合併症（$p < 0.001$），再発率（$p = 0.017$），慢性疼痛（$p < 0.001$）が有意に少なかった．以上より，開腹sublay法と腹腔鏡IPOM法の長所を兼ね備えている再現性の高い術式であると報告している．

わが国においては，田崎らによって良好な初期導入成績が示された．小数例の検討ではあるものの，IPOM-Plus法と比べ手術時間に差はなく，術後1，7日目の疼痛は有意に少なかった[2]．

f. MILOS法コンセプトの応用：mini- or less-open preperitoneal repair（MILOP）[4]

MILOS法と同様の手順でヘルニア門を経由して腹膜前腔に到達する（図6A）．MILOS法と異なる点は，腹直筋後鞘の切開は行わずに，腹膜と腹直筋後鞘の間の腹膜前腔のみを剝離して，メッシュ挿入のスペースを確保することである．腹膜前腔は，NVBが存在しない安全な剝離層である．また，腹直筋後鞘を切開しないことから，e-TEP法やMILOS法より低侵襲で腹直筋後腔をvirgin areaとして温存できる利点を有する（図5B）．

一方，臍レベルでの腹膜前脂肪組織の平均横径は2.8 cmと極めて狭く，外側に向かうにつれ腹膜は非常に薄くなり，腹直筋後鞘との癒着が強くなる[3]．したがって，腹膜損傷のリスクが高くなることが欠点である．ひとたび腹膜に孔が開くと，気腹の影響で手術操作が著しく困難となるため緻密で丁寧な剝離操作が要求される．

MILOS法と同様，直視下にメッシュを挿入し，内視鏡下にメッシュの展開位置を微調整する．

g. 手術適応

2 cm以上の臍ヘルニア，白線ヘルニアによい適応がある．腹壁瘢痕ヘルニアでは，創部の瘢痕化により腹膜前腔のみの剝離は難易度が上がるため，MILOS法のほうが適している．

●文献

1) Reinpold W et al: Mini- or less-open sublay operation (MILOS): a new minimally invasive technique for the extra-peritoneal mesh repair of incisional hernias. Ann Surg **269**: 748-755, 2019

2) 田崎達也ほか：腹壁ヘルニアに対するmini- or less-open sublay operationの導入．日臨外会誌 **83**：466-472，2022

3) Garcia-Urena MA et al: Pathways of the preperitoneal plane: from the "fatty triangle" in Rives to the "fatty trident" in extended retromuscular abdominal wall reconstruction: a tribute to Prof. Schumpelick. Hernia **27**(2): 395-407, 2023

4) Nakabayashi R et al: The endoscopic-assisted or endoscopic mini- or less-open preperitoneal (E/MILOP) approach for primary and incisional ventral hernia repair. Asian J Endosc Surg **16**: 482-488, 2023

5. ハイブリッド手術／b　e-TEP法

A. 正中腹壁瘢痕ヘルニア

第 **4** 章　腹壁瘢痕ヘルニアの手術

5 │ ハイブリッド手術

b │ e-TEP法

［嶋田　元］

　腹壁瘢痕ヘルニアに対する治療のアプローチには，腹壁切開法と腹腔鏡・ロボット支援による低侵襲手術の2種類がある．

　一般に切開法は手術時間が短い，痛みが強い，手術部位感染が多いなど，低侵襲手術では手術時間が長い，痛み，手術部位感染が少ないという特徴がある．この2つのアプローチの利点を享受する方法がハイブリッド法であり，サイズの大きい腹壁瘢痕ヘルニアや側腹部の腹壁瘢痕ヘルニア，瘢痕組織や余剰皮膚の切除が必要な際に適応となる．ハイブリッド法があらかじめ計画される場合もあれば，低侵襲手術時に癒着剥離困難や出血・臓器損傷などの術中合併症により切開法にコンバージョンする場合もある．計画的に行われたもののみをハイブリッド法とすることもあれば，術中コンバージョンもハイブリッド法に含める場合もある[1]．

a. 切開法先行

　経ヘルニア門的に腹腔内に到達し，癒着剥離およびヘルニア嚢の抜去，腹壁修復を行った後に，腹腔鏡を用いてIPOM法で修復を行う方法[2]である．

　経ヘルニア門的に癒着剥離，retrorectus space確保，posterior layerを直視下で縫合閉鎖を行い，その後，腹腔鏡デバイスを用いて剥離，メッシュ展開，anterior layerの縫縮を行うE/MILOS法[3]もハイブリッド法の代表である．MILOS法の詳細は他項（p388）を参照のこと．

b. 低侵襲先行

　腹腔鏡下IPOM法では術後漿液腫やメッシュバルジなどの合併症が報告されており，この合併症を軽減する目的でハイブリッド法が導入された．

　メッシュ留置部位によりハイブリッドIPOM-Plus法，ハイブリッドe-TEP法，ハイブリッド経腹RS法，TARがある．

　ハイブリッドIPOM-Plus法は腹腔鏡下に癒着剥離を行い，切開法に移行しヘルニア嚢抜去，メッシュ挿入，腹壁修復し，その後，再び腹腔鏡下にメッシュ固定を行う方法[4,5]である．

　ハイブリッドe-TEP法，ハイブリッド経腹RS法，TARなど腹膜外留置メッシュを用いた方法[6-9]も近年報告が増加している．腹腔鏡下またはロボット支援下にe-TEP法または経腹腔的に腹直筋後面の剥離，場合によりTAR追加を行い，その後，開腹操作により余剰皮膚の切除，腹壁再建，メッシュ補強を行う方法である．

　利点としては，肋骨弓や側腹部から背側などの切開法では視野確保が困難な部位の剥離が十分行えることが特徴で

ある．メッシュ留置範囲を腹腔鏡下またはロボット支援下で実施するため，切開法による皮下組織の露出時間が限られ，手術部位感染の低減が期待される．

　当院で経験したハイブリッドe-TEP-TAR（両側）の症例を示す．

c. 症例

①**症例**：69歳，男性．

②**主訴**：左腹部膨隆．

③**現病歴・手術既往**：

　X-19年　解離性大動脈瘤で上行大動脈置換術（胸部正中切開）

　X-12年　下行大動脈置換術（左前胸部切開）

　X-3年　胸腹部大動脈置換術（左側胸腹部切開）後1ヵ月で左側腹部の膨隆が出現

　X-2年　左腎癌で腎部分切除（側腹部切開）
　　　　　糸球体硬化症による慢性腎不全で血液透析開始

　X-0.5年　紹介受診

④**身体所見**：

　来院時 175 cm，81 kg，BMI 26.4 kg/m²．手術時77 kg，BMI 25.1 kg/m²．左側腹部に著明な膨隆を認める（**図1**）．臥位にて還納可能．

⑤**CT**：

　左腹直筋萎縮あり．左半月線部に縦13 cm横12 cmのヘルニア門あり．腹腔内臓器脱出あり（**図2**）．

⑥**手術**：

　ハイブリッドe-TEP-TAR（両側）

　1. 右半側臥位（**図3**）

　2. 右腹直筋後面剥離（3ポート）［**図4**］

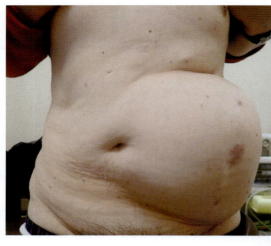
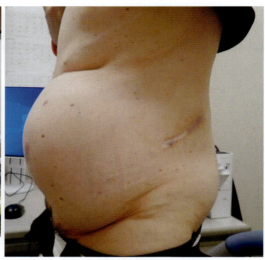

図1　術前身体所見

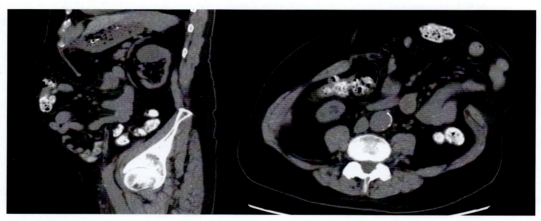

図2　術前CT

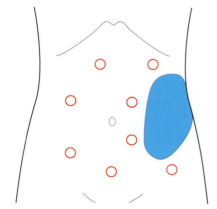

図3　ヘルニア門位置，ポート配置

3. ポート追加（下腹部正中）
4. crossover
5. 白線背面剝離（順次，左腹直筋後面3ポート追加．図5）
6. ポート追加（左下腹部）
7. 左側TAR（図6〜9）
8. 側腹部手術創で開腹
9. ヘルニア囊抜去
10. posterior layer直視下縫合閉鎖
11. メッシュ展開（heavy weightメッシュ36×26 cm使用）
12. anterior layer直視下縫合閉鎖（0 non-absorbable barbed suture）
13. ドレーン挿入（19 Fr closed suction drain 1本）
14. 余剰皮膚切除

手術時間473分，出血量50 mL 術後10日目に合併症なく独歩退院（図10）．

d. 成績

ヘルニア門が3〜4 cmに対する腹腔鏡下IPOM法とハイブリッドIPOM-Plus法の比較[2, 10, 11]では術中合併症，手術時間，腸管損傷，術後1年QOL，術後疼痛，再発，血腫・漿液腫に差はなかった（表1，2）．

ヘルニア門が13〜14 cmの症例に対するハイブリッドe-TEP法と切開法の比較[8]では，ドレーン挿入期間，在

第4章 腹壁瘢痕ヘルニアの手術

5. ハイブリッド手術／b e-TEP法

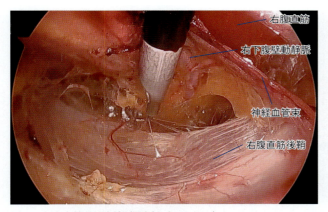

図4 右腹直筋後面剝離（頭側からのview）

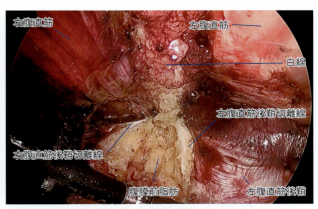

図5 尾側から頭側への白線背面剝離

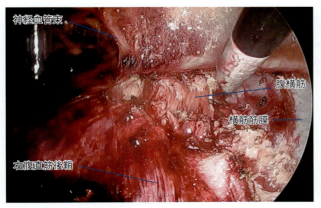

図6 右側TAR（up to down）

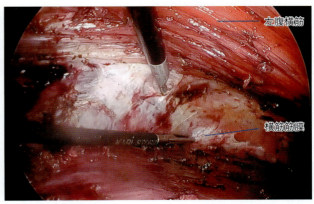

図7 左TAR（頭側部分）

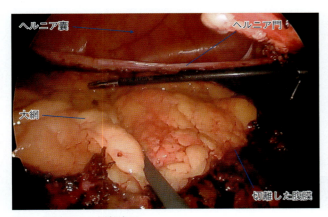

図8 腹腔鏡での剝離完了

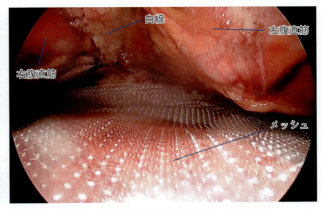

図9 ハイブリッドe-TEP法-TAR（bilateral）終了後

395

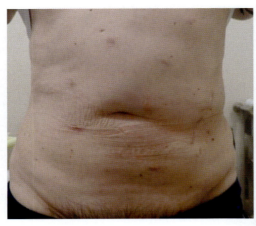
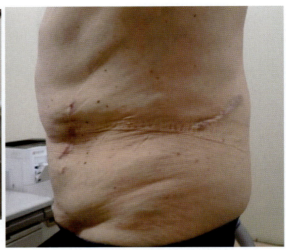

図10　術後身体所見

表1　ヘルニア門3～4cmに対するハイブリッドIPOM-Plus法．術中合併症

	腹腔鏡下手術群（n＝94）	ハイブリッド手術群（n＝90）	p値
メッシュサイズ，cm²（SD）	393.2（140.7）	362.5（152.7）	0.16
周術期合併症			
腸管損傷	5（5.3）	1（1.1）	0.11
出血	1（1.1）	4（4.4）	0.16
膀胱損傷	0	1（1.1）	0.41
出血量，mL（SD）	22（43.9）	22（29.17）	＞0.90
癒着			0.69
なし	36（38.3）	38（42.2）	
大網	32（34）	32（35.6）	
腸管	36（27.7）	20（22.2）	
癒着剥離			0.081
なし	36（38.3）	39（43.3）	
単純	33（35.1）	39（43.3）	
複雑	25（26.6）	12（13.3）	
手術時間，分（SD）	84（46.7）	84（29）	0.66

（文献2より引用）

表2　ヘルニア門3～4cmに対するハイブリッドIPOM-Plus法．長期合併症

	腹腔鏡下手術群（n＝65）	ハイブリッド手術群（n＝60）	腹腔鏡下手術群とハイブリッド手術群の差（95％CI）	p値
ヘルニア再発，n（％）	11（16.9％）	10（16.7％）	0.25％（−13～13）	＞0.9
再発に対する再手術，n（％）	3（4.6％）	5（8.3％）		0.48
身体所見で再発，n（％）	4（6.2％）	2（3.3％）		0.47
超音波で再発，n（％）	4（6.2％）	4（6.6％）		0.90
abdominal operation from any reason, n（％）	14（21.5％）	12（20％）	1.5％（−13～16）	0.80
腸閉塞手術，n（％）	2（3.1％）	0（0％）	3.1％（−0.1～7.2）	0.50
疼痛 NRS，0～10（SD）	1.1（2.3）	0.7（1.8）	0.4％（−1.1～0.4）	0.43
観察期間（月），平均（range, SD）	87（65～115, 12）	87（65～101, 11）		0.77

連続変数には標準偏差（SD）を示した．
95％信頼区間（CI）
（文献10より引用）

第4章　腹壁瘢痕ヘルニアの手術

5. ハイブリッド手術／b　e-TEP法

表3　ヘルニア門13〜14 cmに対するハイブリッドe-TEP法．周術期合併症

	ハイブリッド群($n=10$)	開腹群($n=55$)	p値
周術期			
手術時間（分）	294.5±66.0	267.5±67.9	0.25
在院日数	3.6±1.3	5.3±2.3	0.03[†]
ヘルニア横径(cm)	14.4±6.6	13.6±5.8	0.75
メッシュ面積(cm^2)	947.5±191.0	1071.5±265.6	0.21
ドレーン留置(n, %)	10(100)	55(100)	1.00
ドレーン留置日数（日）	6.8±3.4	12.3±6.4	0.01[†]
観察期間（月）	12.3	12.6	0.91
コスト(USD)	16,426	19,054	0.43
ヘルニア背景			
再発ヘルニア(n, %)	6(60.0)	34(61.8)	0.92
腹直筋離開(n, %)	5(50.0)	25(45.5)	0.80
強固な癒着(n, %)	5(50.0)	34(61.8)	0.49
loss of domain(n, %)	2(20.0)	16(29.1)	0.56
メッシュ摘出(n, %)	2(20.0)	17(30.9)	0.49
合併症			
再手術(n, %)	0(0.0)	5(9.1)	0.32
30日以内再入院(n, %)	0(0.0)	4(7.5)	0.40

[†]有意差
（文献8より引用）

表4　ヘルニア門13〜14 cmに対するハイブリッドe-TEP法．短期合併症

	30日以内合併症		30日超の合併症		Clavien-Dindo grade	p値	
	開腹手術群($n=55$)	ハイブリッド手術群($n=10$)	開腹手術群($n=55$)	ハイブリッド手術群($n=10$)		30日以内	30日超
総合併症	11(20)	1(10)	4(7.3)	0(0)	—	0.45	0.38
創部合併症	6(10.9)	1(10)	2(3.6)	0(0)	—	0.93	0.54
漿液腫	1(1.8)	1(10)	2(3.6)	0(0)	Ⅲa	0.20	0.54
血腫	3(5.5)	0(0)	0(0)	0(0)	Ⅲa	0.45	—
手術部位感染	2(3.6)	0(0)	0(0)	0(0)	Ⅱ	0.54	—
非創部合併症	5(9.1)	0(0)	2(3.6)	0(0)	—	0.32	0.54
小腸閉塞	2(3.6)	0(0)	2(3.6)	0(0)	Ⅲb	0.54	0.54
術後イレウス	2(3.6)	0(0)	0(0)	0(0)	Ⅰ	0.54	—
肺塞栓	1(1.8)	0(0)	0(0)	0(0)	Ⅳa	0.67	—
ヘルニア再発	0(0)	0(0)	0(0)	0(0)	—	—	—

（文献8より引用）

院日数がハイブリッド法で有意に短く，合併症，再手術，30日以内の再入院，手術時間に差がないことが報告された（**表3**，**4**）．

2021年に報告されたシステマティックレビュー[12]では，腹腔鏡下手術と比較して，術中合併症は1.8％（vs 2.8％ 有意差なし），surgical site occurrence（SSO）は23％（vs 26％，$p=0.02$），surgical site occurrences requiring interventions（SSOPIs）は1.5％（vs 4.1％，$p<0.01$）と報告され，手術部位関連合併症が少ないことが示された（**図 11**，**12**）．

◉文献

1) Yang S et al: Outcomes and complications of open, laparoscopic, and hybrid giant ventral hernia repair. World J Clin Cases **10**: 51-61, 2022

2) Ahonen-Siirtola M et al: Laparoscopic versus hybrid approach for treatment of incisional ventral hernia: a prospective randomized multicenter study of 1-month follow-up results. Hernia **22**: 1015-1022, 2018

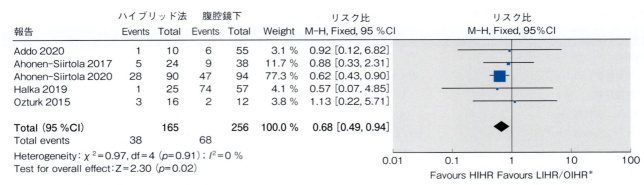

図11 surgical site occurrences（SSOs）
ハイブリッドと腹腔鏡手術でのSSOsのフォレストプロット．M-H，random＝Mantel-Haenszelランダムエフェクトモデル；df＝自由度．
＊Addo 2020はハイブリッド法と開腹ヘルニア修復術を比較．
（文献12より引用）

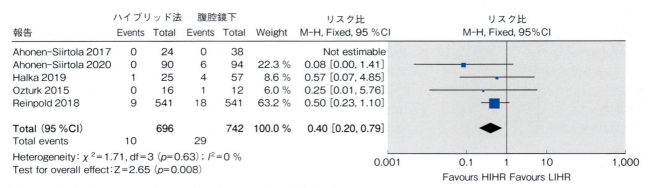

図12 surgical site occurences requiring interventions（SSOPIs）
ハイブリッド群と腹腔鏡群のSSOPIs発生のフォレストプロット．M-H，random＝Mantel-Haenszelランダムエフェクトモデル；df＝自由度．
（文献12より引用）

3) Reinpold W: Endoskopisch total extraperitonealer transhernialer sublay -Bauchwand-Hernienverschluss in singleport-technik. Hernien, Schumpelick V（ed）, Georg Thieme Verlag, p301-304, 2015
4) Bell-Allen N et al: Ventral hernia repair with a hybrid laparoscopic technique. ANZ J Surg **92**: 2529-2533, 2022
5) Ji Y et al: Combined laparoscopic and open technique for the repair of large complicated incisional hernias. Surg Endosc **27**: 1778-1783, 2013
6) Khetan M et al: MIS retromuscular repair of lateral incisional hernia: technological deliberations and short-term outcome. Hernia **26**: 1325-1336, 2022
7) Kudsi OY et al: Hybrid robotic hernia repair for incisional hernias: perioperative and patient-reported outcomes. J Laparoendosc Adv Surg Tech A **31**: 570-578, 2021
8) Addo A et al: Hybrid versus open retromuscular abdominal wall repair: early outcomes. Surg Endosc **35**: 5593-5598, 2021
9) Halka JT et al: Robotic and hybrid robotic transversus abdominis release may be performed with low length of stay and wound morbidity. Am J Surg **215**: 462-465, 2018
10) Hiekkaranta JM et al: Laparoscopic versus hybrid approach for treatment of incisional ventral hernia: a 5-10-year follow-up of the randomized controlled multicenter study. Hernia **28**: 191-197, 2024
11) Ahonen-Siirtola M et al: Laparoscopic versus hybrid approach for treatment of incisional ventral hernia: a prospective randomised multicentre study, 1-year results. Surg Endosc **34**: 88-95, 2020
12) Van Den Dop LM et al: Hybrid operation technique for incisional hernia repair: a systematic review and meta-analysis of intra- and postoperative complications. Hernia **25**: 1459-1469, 2021

A. 正中腹壁瘢痕ヘルニア

第4章 腹壁瘢痕ヘルニアの手術

6 術中・術後合併症とその対処法

[今村 清隆]

次々と腹壁瘢痕ヘルニアの新しい治療法が登場したことと，症例数が増えてきていることで，新たな合併症も出現するようになってきた．手術の成功のためには，合併症を起こさないことが何より重要であるが，合併症が起きた際の適切な対処法をあらかじめ知っておくことも大切である．ここでは，intraperitoneal onlay mesh（IPOM）法とそれ以外の修復法に分けてそれぞれに代表的な合併症についてまとめた．

手術総件数の増加や高齢患者の増加により，腹壁瘢痕ヘルニア手術件数は増加傾向であり，世界中で年間200万件が行われている[1]．これまで主に行われていたIPOMに加え，e-TEP法やMILOS法，SubCutaneous OnLay endoscopic Approach（SCOLA）など新たな内視鏡下腹膜外メッシュ留置術が行われるようになり，これら新たな術式に特有の合併症も次々と報告されるようになった．

腹壁瘢痕ヘルニアそれ自体がすでに既往手術による合併症であり，合併症が起こると次の修復がさらに難しくなる[2]ことから，この治療に臨む際にあたり，さらなる合併症を起こさないことが何より肝要である（「Ⅱ-A-第4章-1. 手術適応・patient optimization」参照）．

つまり個々の症例ごとに特徴的な生理学的・解剖学的特徴を術前に把握し，是正しうる危険因子を取り除き（pre-habilitation），ハイリスク群を同定し自施設で対応できるかを判断し，テイラーメードアプローチを行ううえで不足しているスキルについて適切なトレーニングを受ける必要がある[3]．

また，横径10cmを超える，loss of domainがある，傍ストーマヘルニアがある，腸管皮膚瘻がある，再発ヘルニア，腹壁の端の方にあり骨格に近い，複数のヘルニア門があるなどのヘルニアは，complex abdominal wall hernia（CAWH）と呼ばれ[4]，治療には専門的な知識や経験を要する．

腹壁瘢痕ヘルニア修復術は術前から術後長期にわたってさまざまな局面で介入を要することから，各施設でクリニカルパスを作成するとよい（図1）．また術後の生活の注意や予測しうる経過について患者と共有することによって，合併症が生じた際の早期発見につながる［「Ⅱ-A-4章-3b. enhanced-view totally extra-peritoneal法（e-TEP）法，図15」参照］．患者側からみた治療体験を"patient journey"と呼ぶが[5]，周術期の安全性を向上させるためには，患者の健康状態に関する患者の視点と経験を把握し，治療計画を共有することが望ましい．

一方で，症状が軽度の腹壁瘢痕ヘルニアに対して手術を勧めるべきか悩ましい場合があるが，腹壁瘢痕ヘルニア修復術の8.5%が嵌頓による臨時手術であり[1]，嵌頓による臨時手術は死亡率，再手術率，再入院率が定期手術の15倍高いことを見過ごすことができない[6]．このように，腹壁瘢痕ヘルニア修復術を行わないことにもリスクを伴うことから，バランスの取れた判断が要求される．

また，メッシュ留置後の将来の腹部手術の際にも，メッシュとの腸管癒着による影響やメッシュ感染の懸念があり，メッシュ留置による長期的な弊害についても考慮する必要がある[7,8]．

本項では「a）腹壁瘢痕ヘルニア修復術IPOM法に代表的

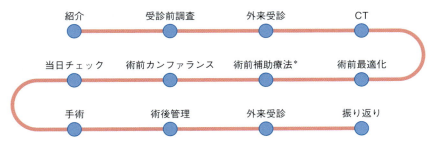

図1 腹壁瘢痕ヘルニア治療の全体図
医療者にとっては，各患者がどのフェーズにいるのかを把握することが必要で，患者にとっては腹壁瘢痕ヘルニア修復術はlong journeyである．治療の全体図を共有することがチームとして機能するために有用である．
*術前補助療法とはボツリヌス毒素注射法やpreoperative progressive pneumoperitoneum のこと（Ⅱ-E-第2章参照）．

399

表1 IPOM法修復術後の合併症頻度

合併症の重篤度	合併症の種類	頻度(%)
major	再発	3.2～20
	癒着性腸閉塞	1.1～3.7
	メッシュ感染	0～6
	腸管皮膚瘻	0～4.8
minor	創感染	1.3～18
	慢性疼痛	2.3～31.6
	血腫	0～2.3
	漿液腫	0.7～21

(文献9より引用)

表2 術後漿液腫の分類

偶発症 (incident)	type 0	0a	臨床的にも画像的にも漿液腫なし
		0b	臨床的にはないが, 画像的には認める
	type 1		1ヵ月以内で消失
	type 2	2a	1～3ヵ月持続
		2b	3～6ヵ月持続
合併症	type 3		症候性で内科的治療を要する
	type 4		穿刺などの治療を要する

(文献14より引用)

な合併症」と,「b) e-TEP法など新たな内視鏡下腹膜外メッシュ留置術の出現によって注目されている合併症」に分けて述べる.

a. IPOMに代表的な合併症と対処法

1990年代から行われているためIPOM法は長期成績が明らかとなっており, その合併症の頻度を**表1**に示す[9]. 代表的な合併症に対する対処法を示す.

1) 術中腸管損傷

最初のポート挿入時や腸管癒着剥離時に起こりやすい. IEHSガイドライン2019では, メッシュを留置するのに必要な範囲だけに限定して剥離することで腸管損傷リスクを下げることが勧められている(grade B)[1]. これまでは汚染創にはメッシュは使用できないというのが常識であったが, macroporous meshが普及した現在では, 2020年のWorld Society of Emergency Surgery(WSES)ガイドラインで緊急手術における準清潔(CDC class Ⅱ：clean contaminated)な術野でメッシュ使用が推奨されている(grade 1A)[10]. また, 2021年のシステマティックレビューによると, 基となる研究のエビデンスレベルは低いものの, 汚染創でもメッシュの使用が許容できる可能性がある[11]. 腸管損傷で術野が汚染した場合の対応を術前から患者と相談しておくことが望ましい. 選択肢としては, 腸管損傷部を修復したのち, ヘルニア修復を行わず二期的にヘルニア修復するのか, メッシュを使用せずにヘルニア修復を行うのか, そのままメッシュ使用するのかが挙げられる. しかし, 腸管損傷を起こさないことが何より肝要なので, 腸管癒着が著しい場合には, 開腹移行を躊躇してはならない.

2) 再発

米国では, 腹壁ヘルニア再発を1%減少させることでおよそ1億4,000万米ドルの医療費を節約できるとの報告がある[12]. 1993年にLeBlancが腹腔鏡下IPOM法について初めて報告した時は, メッシュオーバーラップは2～3cmであった[13]が, 推奨されるメッシュサイズは徐々に大き

くなり, IEHSガイドライン2019ではメッシュ面積とヘルニア門面積の比が少なくとも16：1になるように勧められている(level 3, grade C)[1]. ただし, ヘルニア門が10cmを超えるような大きなヘルニアの場合, 16倍の面積のメッシュは物理的に置くことができないためメッシュサイズに限界がある.

3) 術後疼痛

腹壁全層との固定(transfascial suture)を追加すると術後3ヵ月までの疼痛が増加し, 再発率についてはタッカーだけでも変わらない(IEHSガイドライン2019). 腹腔鏡下腹壁ヘルニア修復術後にはおよそ25%まで慢性疼痛が生じる(IEHSガイドライン2019).

4) 漿液腫

21%ほどに出現するといわれ, 非常に多い. 腹腔鏡下腹壁ヘルニア修復術後の漿液腫の分類として**表2**のものがある[14]. メッシュの端の方から腹壁に固着していくため, メッシュ中央部分に漿液腫が溜まる[9]. ヘルニア門を閉鎖する方が漿液腫の発生は減る[1]. 保存的にみて8～12週で吸収され消失することが多い. 漿液腫の発生を減らす目的で腹帯(abdominal binder)を装着することは, 効果や適切な期間について不明な点が多い. また, 電気メスでヘルニア嚢に切開を入れることも漿液腫の頻度を減らさない[1].

5) メッシュ感染

緊急手術, 長時間手術, onlay mesh, 開腹手術, 糖尿病, 肥満症, ステロイド使用, ASA-PS class 3～4, 喫煙が危険因子と報告されている[15](**図2**). 感染した際に, メッシュの材質によってPTFEではメッシュ除去が必要となるが, macroporous meshではドレナージと抗菌薬による保存的加療で対応できることがある.

6) メッシュ腸管瘻

腹腔内留置メッシュと腸管の癒着により, 慢性期にメッシュ腸管瘻を生じることが報告されているが, 発生頻度は明らかでない[16]. 抗菌薬投与や栄養療法などの保存的治

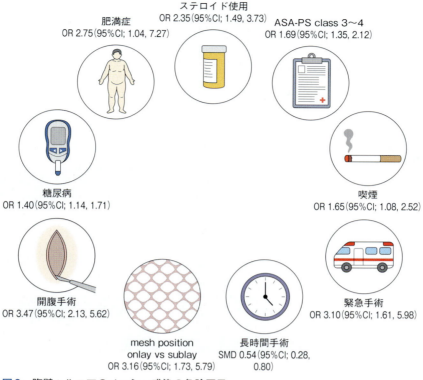

図2 腹壁ヘルニアのメッシュ感染の危険因子
（文献15を参考に作成）

療を試みることもあるが，多くの場合はメッシュ除去を含む外科的治療が必要となることが多い[16].

【症例】
腹壁到達法でのIPOM法術後，13年目に腸管穿通で発症した腹壁膿瘍合併メッシュ感染に対して小腸部分切除とメッシュ除去を行った．20×20 cmほどに収縮したメッシュに複雑に小腸が癒着していた．メッシュはすべて摘除した．瘢痕組織と皮膚を可及的に温存し，皮膚閉鎖できない部分は持続陰圧吸引療法を行い閉鎖した．術後2年が経過するがヘルニア症状は認めていない（図3）．

7）まれだが注意すべき合併症

上腹部にタッカーを打つことで気胸や心タンポナーデの報告があり注意が必要である[17].

b. e-TEP法など新たな術式の出現によって注目されている合併症

e-TEP法では，2％の術中合併症，1％の重篤な合併症が出現する[18]ため，十分な注意が必要である．e-TEP法で認められる合併症の頻度については表3にまとめた[18]．IPOM法とe-TEP法を比較して漿液腫，血腫，術中合併症，術後の腸閉塞について頻度の差がなかった[19]とあるが，e-TEP法に関してはハイボリューム施設の結果であることから解釈に注意が必要である．
術中腸管損傷を避けるために，慣れないうちは，crossoverの際の腸管損傷を避けるために剣状突起から恥骨まで手術創があるような症例は適応から外すことが望ましい．
ほかにも，e-TEP法に特徴的な合併症としてintraparietal hernia（IPH）［別名：posterior layer disruption/dehiscence, interstitial hernia, interparietal hernia］，血腫，半月状線ヘルニア，肋間神経損傷による腹直筋萎縮がある．

1）intraparietal hernia

これは，後層離開によってメッシュと腹膜または後鞘の間に腸管が入り込むことであり，腸閉塞やメッシュと腸管の癒着を起こす．発生頻度については腹壁切開法でのRives-Stoppa法を行った511名の9名（1.8％）に発生した報告がある[20]．うち6名は腸閉塞症状で術後早期に，1名は腹痛を契機に10ヵ月後に診断された．残る2名は他の理由でCTを撮影し診断されたもので，症状なく経過観察になっている．咳嗽，嘔吐，術後早期の強い運動，腸閉塞，漿液腫，血腫などが発症リスクであり，術後に腸閉塞症状を呈した場合にはCTで確認し，審査腹腔鏡を行う必要がある．intraparietal herniaの発生を防ぐためにできるだけ緊張がないように後層閉鎖を行う必要がある．緊張を避けるために腹膜だけを縫合することを勧める意見[21]と，術後に腹部全体が張ったような状態になる"swollen abdomen"を避けるために後鞘を縫合すべきという意見[22, 23]に分かれている．後層はメッシュを腸管から隔てることが目的であり，筆者は腹膜だけ縫合すればよいと考える．腹膜を使う以外に，後層を緊張なく閉じる方法には，ヘルニア嚢や大網，IPOM法用メッシュの使用がある．また後層の

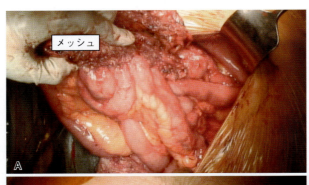
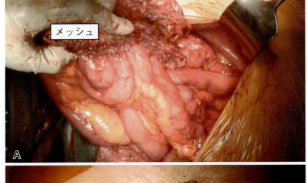
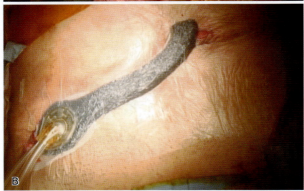
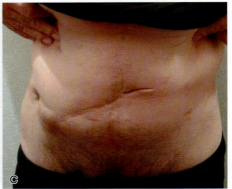

図3 腹壁切開法でのIPOM術後，13年目に腸管穿通による腹壁膿瘍合併メッシュ感染の症例（写真上が頭側）
A：メッシュに小腸が複雑に癒着し，小腸合併切除を要した．
B：20×20cmほどのメッシュをすべて摘除し，寄せられる皮膚は縫合閉鎖し，皮膚が足りない部位には持続陰圧吸引療法を行った．
C：術後2年後の立位腹部写真．現時点で明らかなヘルニア再発を認めない．

表3 e-TEP法の合併症とその頻度

合併症種類	頻度（％）
ヘルニア再発	1
CD 3-4	1
再手術	1
再入院	1
創感染	0
血腫	1
漿液腫	5
開腹移行	1

（文献18より引用）

緊張を減らすために，片側だけTARを行うことも選択肢としてある[24]．

横径6cm以下の腹壁ヘルニアでも，腹直筋後腔の剥離を行うと14％にTARを要したとの報告がある[25]．その理由として，①白線を温存するために前鞘と比べ後層側は2cm以上余計に剥離しなくてはならないこと，②後層は前鞘と剥離することで張力に対する強度が減少すること，③剥離したのちに収縮するため距離が必要になることが挙げられる[26]．

intraparietal herniaによる腸閉塞が出現した場合には再手術が必要となる．強固な癒着を認めれば腸切除やメッシュ除去が必要になることもある．腸管とメッシュの癒着を剥離できれば，腹腔鏡下でIPOM法を行うことや，初回手術でTARをしていなければ，TARを行い後層の間隙を閉鎖する方法がある．

【症例1】
腹壁瘢痕ヘルニアEHS分類M 3W 2横径45mmに対してe-TEP-RS法を行った．腹膜およびヘルニア嚢の一部を後層閉鎖に使用し縫合閉鎖したが，若干緊張が強かった可能性がある．術後3週間目に嘔気出現しCTでintraparietal herniaと診断し再手術を行った．幸い腸管とメッシュの間に癒着は認めずに腹腔鏡下に両側TARを行うことで後層閉鎖が可能となった（図4）．

2）血腫

血流の豊富な腹直筋後腔と腹膜の間にメッシュを留置することで再発や感染が少ない利点があるが，広範な剥離空間に大きな血腫を起こしうる．頻度としては0～3％に出現する．出血源として，以下の4ヵ所が考えられる．①TARを行った際の腹横筋断面，②ヘルニア門前層閉鎖時の筋縫合，③神経血管束，下腹壁動静脈の枝，④ポート刺入部[22]である．手術終了前にこれらの部位の止血を丁寧に確認し，抜管時の強い腹圧が出血を起こす可能性があるので麻酔科に協力を要請する．腹痛増悪やドレーンからの出血，ヘモグロビンの低下などから疑いCTを撮影する．大量の腹直筋後腔の血腫はメッシュが綺麗に広がることを妨げたり，血腫感染の原因となったりするため内視鏡下に除去する．たいていの場合，出血はすでに止まっていて出血源が同定できないことが多い[22]．初回手術の創部から内視鏡下に観察し，吸引と洗浄を行い必要な止血を行ったうえ，メッシュが正しく広がっていることを確認する．

第4章 腹壁瘢痕ヘルニアの手術
6. 術中・術後合併症とその対処法

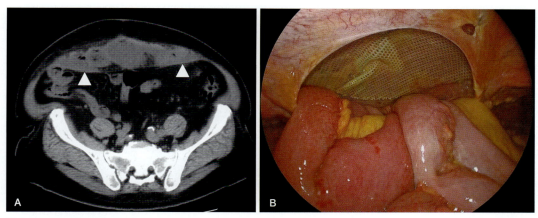

図4 intraparietal hernia
A：術前CT軸位断像．後層の腹側に腸管が入り込んでいる．矢頭が後層．
B：術中所見．腸管とメッシュの間の癒着を認めなかった．上腹部についてはメッシュも後層もしっかりと固着し，治癒に向かっていたが，下腹部については（この写真のように）腹水の影響かメッシュが腹壁に癒着していなかった．

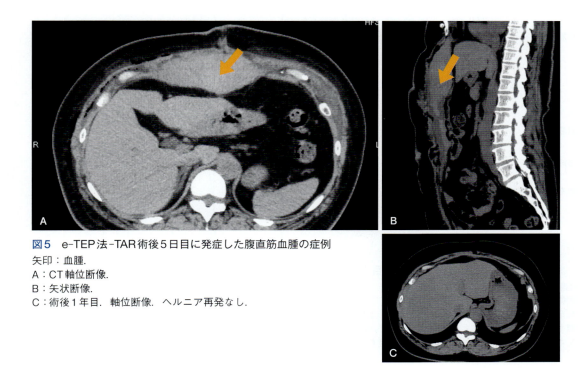

図5 e-TEP法-TAR術後5日目に発症した腹直筋血腫の症例
矢印：血腫．
A：CT軸位断像．
B：矢状断像．
C：術後1年目．軸位断像．ヘルニア再発なし．

【症例2】
　50歳代女性，抗凝固・抗血小板薬内服なし．EHS分類M2 W2 横径6cmの腹壁瘢痕ヘルニアに対して，e-TEP法-TARを行い術後4日目に自宅退院した．退院帰りに買い物が可能なほど良好な経過であったが，術後5日目に急に腹痛出現し来院した．CTで血腫を認め内視鏡下に再手術を行った．出血量は350gで出血点は不明であった．溜まった血液を吸引しドレーン留置した．再手術後6日目に自宅退院し，その後1年間，合併症なく経過した（図5）．

3）半月状線ヘルニア（図6），肋間神経損傷による腹直筋萎縮

　これらの合併症は，神経血管束を温存してその内側でTARを正しく行えば起こらない．ただし，下記のような状況では神経血管束の同定が困難となり，注意が必要である．

- 側腹部ヘルニアで正中にヘルニアがない場合，片側だけのe-TEP法-TARを行うことがある．この際，crossoverせずに片側だけTARを行うときは腹直筋後腔が狭いため視野が悪く，神経血管束を誤って損傷しないよう注意が必要である．

403

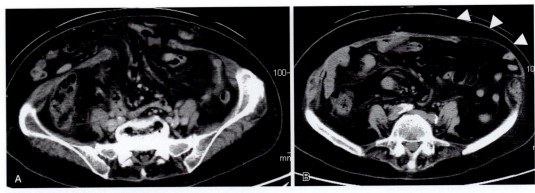

図6 腹壁切開法でのTAR後の半月状線ヘルニアCT
A：術前．
B：術後3年目．retrorectus meshの外側から発生した半月状線ヘルニア（矢頭）（JA広島総合病院　田崎達也先生のご厚意による）．

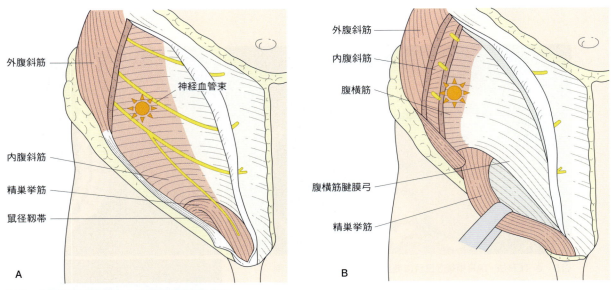

図7 上腹部と下腹部の内腹斜筋の走行に注目
A：内腹斜筋．
B：腹横筋．
内腹斜筋の筋線維は上腹部では頭側内側に向かうが，下腹部では真横に向かう．下腹部では腹横筋と線維の向きが平行であり，区別が難しくなる．大事なことは，「☀マークを付けたあたりで，腹横筋と内腹斜筋の筋線維の向きが実はどちらも平行に＝左右に走っており，腹横筋と間違って内腹斜筋を切開すると神経血管束を傷つけ，腹直筋の萎縮という合併症が起こること」である．

- 下腹部では腹横筋と内腹斜筋の筋線維の方向が平行であるため（図7），下腹部に人工肛門閉鎖の既往があるような場合，瘢痕により腹横筋と内腹斜筋を混同しやすいので注意が必要である．

なお神経血管束の損傷を予防する対策として，下記の2点が挙げられる．

- TARを行う際には筋線維は剝離層の腹側（剝離した背側に筋組織はない）に常にあると覚えておけば間違いがない．
- 超音波凝固切開装置を使うと神経血管束を損傷しても気が付かないことがあるが，電気メスでは大抵出血するので，たとえ損傷しても完全離断までにはいかないことが多い．

4）その他：intra-abdominal hypertension（IAH），腹部コンパートメント症候群（abdominal compartment syndrome：ACS）

IAHは腹腔内圧12 mmHg以上，ACSは20 mmHg以上を指す．腹壁瘢痕ヘルニア修復術後に出現するACSは第4の（quaternary）ACSと呼ばれる．大きなヘルニアを閉鎖した後に腎障害や呼吸器合併症，腸管壊死などを起こしうるため注意が必要である[27]．術後に肺炎などの呼吸器合併症が起こる確率は，気道のプラトー圧が6 cmH$_2$O以上上昇すると8.67倍，9 cmH$_2$O以上上昇すると11.5倍にな

第4章　腹壁瘢痕ヘルニアの手術

6. 術中・術後合併症とその対処法

ることから，6 cmH$_2$O 上昇したときは圧が正常化するのを待つために人工呼吸管理を一晩行うことが望ましい[28]（詳細については「E. loss of domain」の章を参照のこと）．

● 文献

1) Bittner R et al: Update of guidelines for laparoscopic treatment of ventral and incisional abdominal wall hernias（International Endohernia Society（IEHS））— part A. Surg Endosc 33(10): 3069-3139, 2019

2) Holihan JL et al: Adverse events after ventral hernia repair: the vicious cycle of complications. J Am Coll Surg 221: 478-485, 2015

3) Köckerling F et al: The reality of general surgery training and increased complexity of abdominal wall hernia surgery. Vol. 23, Hernia. Springer, p.1081-1091, 2019

4) Slater NJ et al: Criteria for definition of a complex abdominal wall hernia. Hernia 18: 7-17, 2014

5) Beleffi E et al: The patient journey. Textbook of Patient Safety and Clinical Risk Management, Donaldson L（eds）, Springer, 2021

6) Helgstrand F et al: Outcomes after emergency versus elective ventral hernia repair: a prospective nationwide study. World J Surg 37: 2273-2279, 2013

7) Patel PP et al: Risks of subsequent abdominal operations after laparoscopic ventral hernia repair. Surg Endosc 31: 823-828, 2017

8) Snyder CW et al: Effect of mesh type and position on subsequent abdominal operations after incisional hernia repair. J Am Coll Surg 212: 496-502, 2011

9) Soare AM et al: Complications of intraperitoneal mesh techniques for incisional hernia: a systematic Review. Chirurgia（Bucur）116: S36-42, 2021

10) De Simone B et al: Emergency repair of complicated abdominal wall hernias: WSES guidelines. Hernia 24: 359-368, 2020

11) Maatouk M et al: Surgical site infection in mesh repair for ventral hernia in contaminated field: a systematic review and meta-analysis: mesh repair for ventral hernia in contaminated field. Vol. 63, Annals of Medicine and Surgery. Elsevier, 2021.

12) Schlosser KA et al: Ventral hernia repair: an increasing burden affecting abdominal core health. Hernia 27: 415-421, 2023

13) LeBlanc KA et al: Laparoscopic repair of incisional abdominal hernias using expanded polytetrafluoroethylene: preliminary findings. Surg Laparosc Endosc 3: 39-41, 1993

14) Morales-Conde S: A new classification for seroma after laparoscopic ventral hernia repair. Hernia 16: 261-267, 2012

15) Quiroga-Centeno AC et al: Systematic review and meta-analysis of risk factors for mesh infection following abdominal wall hernia repair surgery. Am J Surg 224: 239-246, 2022

16) Arnold MR et al: Mesh fistula after ventral hernia repair: what is the optimal management? Surgery 167: 590-597, 2020

17) Malmström ML, Thorlacius-Ussing O: Cardiac tamponade as a rare complication in laparoscopic incisional hernia repair. Hernia 14: 421-422, 2010

18) Aliseda D et al: Short-term outcomes of minimally invasive retromuscular ventral hernia repair using an enhanced view totally extraperitoneal（eTEP）approach: systematic review and meta-analysis. Hernia 26: 1511-1520, 2022

19) Li J et al: The comparison of eTEP and IPOM in ventral and incisional hernia Repair: a systematic review and meta-analysis. Surg Laparosc Endosc Percutan Tech 32: 252-258, 2022

20) Davis JR et al: Interparietal hernia complicating retromuscular ventral hernia repair. Am Surg 82: 658-659, 2016

21) Radu VG, Lica M: The endoscopic retromuscular repair of ventral hernia: the eTEP technique and early results. Hernia 23: 945-955, 2019

22) de Figueiredo SMP et al: Pitfalls and complications of enhanced-view totally extraperitoneal approach to abdominal wall reconstruction. Surg Endosc 37: 3354-3363, 2023

23) Cossa JP et al: Stapled VTEP（sVTEP），diastasis and the "swollen abdomen." Surg Endosc 36: 3382-3388, 2022

24) 今村清隆ほか：内視鏡下 transversus abdominis muscle release（eTEP-TAR）法を用いて腹壁瘢痕ヘルニア修復を行った1例. 日鏡外会誌 26：25-31，2021

25) Vargas M et al: S041 — Trends and short-term outcomes of three approaches to minimally invasive repair of small ventral hernias: an ACHQC analysis. Surg Endosc 37: 4885-4894, 2023

26) Afaque MY: Anatomical causes for why retrorectus repair requires component separation at smaller hernia width than other repairs. J Plast Reconstr Aesthet Surg 81: 130-131, 2023

27) Kirkpatrick AW et al: Intra-abdominal hypertension and abdominal compartment syndrome after abdominal wall reconstruction: quaternary syndromes?. Scand J Surg 106: 97-106, 2017

28) Blatnik JA et al: Predicting severe postoperative respiratory complications following abdominal wall reconstruction. Plast Reconstr Surg 130: 836-841, 2012

29) Lindmark M et al: Major complications and mortality after ventral hernia repair: an eleven-year Swedish nationwide cohort study. BMC Surg 2022 22: 426, 2022

第4章　腹壁瘢痕ヘルニアの手術

B．非正中および特殊な部位の瘢痕ヘルニア

B | 非正中および特殊な部位の瘢痕ヘルニア

［蛭川　浩史］

　本項では，剣状突起下，肋骨弓下，側腹部，腸骨上，恥骨上などの特殊な部位の瘢痕ヘルニアについて述べる．分類はEuropean Hernia Society（EHS）による分類を用いる[1]．EHS分類の詳細については，他項に譲る．

　これらの部位のヘルニアは，いずれも腹壁の辺縁に局在し，肋骨弓，剣状突起，恥骨，腸骨稜など，骨性の構成物が介在している．また，腹壁を構成するさまざまな筋層やこれらを支配する神経血管束（neurovascular bundle：NVB）が関与しており，解剖学的に複雑で，ヘルニア修復術を困難にしている．修復術はメッシュを使用した術式が使用しない術式に比べ，再発率，合併症発生率などの点で優れているとされており[2]，本項ではメッシュを用いた修復術のみについて述べる．

　これらの部位のヘルニアにおいても，大きなメッシュを，適切な層に挿入してヘルニアを補強すること（giant prosthetic reinforcement）と，確実にメッシュを固定することが重要で，腹壁の詳細な解剖知識を要する[2-7]．

　腹壁瘢痕ヘルニアに対する低侵襲手術（minimally invasive surgery：MIS）の代表的な方法は，1990年に報告されたintraperitoneal onlay mesh repair（IPOM）法で，その後欠損部を縫合閉鎖するIPOM-Plus法が報告された[8-10]．近年，新たなMISとして，内視鏡下Rives-Stoppa修復術ともいえる腹腔鏡下腹膜外修復術が行われるようになった[8, 11, 12]．また，腹壁のcomponent separation（CS）法として，腹横筋を切離するtransversus abdominis muscle release（TAR）が報告され，腹壁辺縁の困難部位や，巨大な腹壁瘢痕ヘルニア症例に対する治療方法の選択肢が増えた[6]．

　本項では，これらの新たな方法についても述べる．

a. 剣状突起下ヘルニア

　剣状突起下腹壁瘢痕ヘルニア（sub-xiphoidal incisional hernia：SIH）は，EHS分類では，剣状突起から3 cm以内のヘルニアとされ，M1と分類されている[1]．

　EHS分類では，コンセンサスは得られていないものの，他の領域にまたがる大きなヘルニアの分類は，手術の難易度を反映したものとなる．手術は困難な順にM1，M5，M3，M2，M4とされている．剣状突起下を含み他の領域にまたがる大きなヘルニアも，手術の難易度を反映しM1に分類される．SIHは，上腹部正中切開の術後，胸骨正中切開を伴う冠動脈バイパス術後，メッシュを使用したヘルニア術後の再発などとして発生することが多く，その頻度は1～4.2％と報告されている[13]．

　剣状突起周辺は，胸骨，肋軟骨などの骨・軟骨性構造や，頭側には心囊や胸膜などが存在し，前方は腹直筋と白線が，後方背側には横隔膜が付着しているという解剖学的に複雑な構造である．このため，頭側への十分なメッシュの展開と固定が困難で，通常の腹壁瘢痕ヘルニアより再発率が高いとされている．単純縫合閉鎖後の再発率は80％と高率であり，メッシュを使用した修復術後は0～30％と，

報告によりばらつきが大きい[14]．

　メッシュの適切な層への挿入と十分な被覆，確実な固定が重要であるが，これに対する明確な指標は，International Endohernia Society（IEHS）のガイドラインでも報告されていない[15]．

　メッシュを適切な層に挿入するためには，剣状突起周囲の解剖理解が重要である（図1）．剣状突起背側に横隔膜が付着している点に留意すべきである．

　Conzeらは，開腹手術における，剣状突起頭側の剝離方法を詳細に述べている[17, 18]．ヘルニア門頭側縁の左右の腹直筋鞘後葉内側縁を剣状突起に沿って切離し，剣状突起背側腔（retroxiphoid space）の脂肪織の層（fatty triangle）を露出する．この脂肪織を剣状突起背側から剝離すると，横隔膜胸骨部が現れる．横隔膜胸骨部は剣状突起，胸骨などから鈍的に剝離することが可能で，容易に心外膜の脂肪織が露出される．これらの操作により，剣状突起頭側に広いスペースを作成することができると報告した[17-19]．この方法はIEHSのガイドラインにも記載されており，開腹，腹腔鏡とも必須の手技であると述べられている[15]．しかし胸骨正中切開での心臓の手術後では，創瘢痕と心囊，心筋などの癒着に注意が必要である[13]．また，Conzeらの

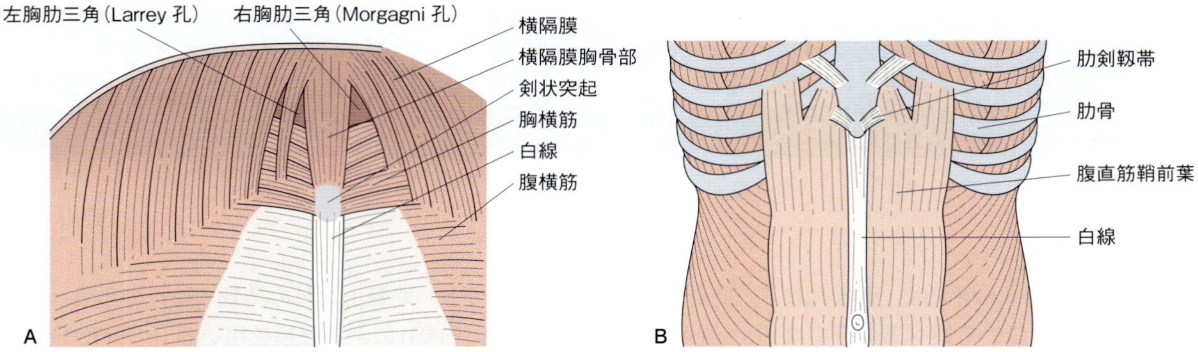

第Ⅱ部　腹壁ヘルニア

図1　剣状突起周囲の解剖

剣状突起には，次の4つの構造が付着している．
1. 腹直筋と腹直筋前鞘および白線は前方を被覆する．白線は剣状突起の背側も被覆している．
2. costoxiphoid ligament：肋剣靱帯は第6〜第7肋軟骨前端から剣状突起に至る．
3. transversus thoracis：胸横筋は胸骨と剣状突起から起始し第6肋軟骨に至る．
4. 横隔膜の胸骨部が背面から起始する．
A：腹腔側．
B：体表．

（Cohen MJ et al: Repair of subxiphoid incisional hernias with marlex mesh after median sternotomy. Arch Surg **120**: 1270-1271, 1985 を参考に作成）

報告では，頭側の剥離方法が詳細に述べられているが，外側方向への剥離方法は述べられていない．

剣状突起の頭側の腹膜外腔にメッシュをオーバーラップさせるためには，横隔膜と腹膜の間の剥離が必須である．このスペースに進入するためには，第7〜12肋軟骨の内側面から起始する腹横筋を切離し，同様に肋軟骨から起始する横隔膜下面に進入しなければならない．このため，両側の肋骨弓に沿ったTARは必須である．肋骨弓内側でTARを行うことで，腹横筋と横筋筋膜の間のスペースに安全にかつ確実に進入することができる．さらに剥離を外側に進めると，腹横筋と横隔膜の境界に存在する脂肪織が露出し，さらに剥離を進めると急に剥離が容易になり，腹横筋の筋束の走行とは異なった走行を呈する横隔膜が露出される．剣状突起の両側で横隔膜を露出し，両側の剥離層をつなげるように剥離し，腱中心まで剥離する（**図2**）．

1）開腹手術

開腹手術では，既存の創瘢痕を切離し，ヘルニア嚢に沿って剥離を外側に進める．ヘルニア辺縁で腹直筋背側に剥離を進め，腹直筋と腹直筋後鞘の間を広く剥離する．剣状突起から肋骨弓に沿ったラインで，腹直筋後鞘を切離し，TARを行う．腹横筋と腹膜（あるいは横筋筋膜）の間の剥離を頭側外側に進め，横隔膜と腹膜の間の層に連続させる（**図3**）．横隔膜と腹横筋の間には，肋骨弓に沿って脂肪織を認め，ランドマークとなる．横隔膜と腹膜の間の剥離を正中に進め，剣状突起下の頭側背側で横隔膜の腱中心まで剥離する．これを左右で行い，剣状突起および左右肋骨弓の頭側にメッシュ留置のための広いスペースを作成する．

メッシュの固定は，剣状突起両側の結合組織に縫合固定

する．強固な固定が必要な場合は，肋骨弓下で，腹壁の全層固定を，両側で2〜4針ずつ行う[2]．

剣状突起の頭側への剥離が困難な場合は，筋膜上（supra-aponeurotic repair, onlay, overlay）への留置を考慮する．筋膜上は骨性成分に遮られることなく容易に広い範囲を剥離することができる[13, 20]．通常の筋膜上メッシュ留置は，腹直筋前鞘を縫合閉鎖し，5〜6cmオーバーラップできるメッシュを留置する．Chevrel法では，腹直筋前鞘を正中より約2cm外側で縦切開し，縫合閉鎖することで新たな白線を作成し，3〜4cmオーバーラップできるメッシュを挿入する[21, 22]．

メッシュは浮き上がらないよう筋膜に結節あるいは連続で縫合固定する．使用する糸は吸収糸あるいは非吸収糸が用いられる[23]．死腔を閉鎖するため，フィブリン糊が散布される場合もあるが，わが国での適応はない[24]．

onlay法は，術後の漿液腫，感染などが問題で，十分なドレナージや予防的抗菌薬の投与が必要である[13, 20]．onlay法で筋膜上を広く剥離すると，腹直筋鞘を貫いて皮膚に分布する血管の穿通枝を切離するため，皮弁の虚血をきたし創感染の原因となると考えられている．腹壁への穿通枝は臍周囲5cmの部位に太い枝が集中しており傍臍穿通枝（paraumbilical perforator）と呼ばれる．その認識は，前腹壁の大きな皮下剥離を行う際に重要である[25]．

2）腹腔鏡下手術

標準的に行われている腹腔鏡下腹壁瘢痕ヘルニア修復術はIPOM（Plus）法である．SIHにおいても，IPOM-Plus法が行われている．他の術式と同様に頭側へのメッシュのオーバーラップが問題となる．IPOM法では，鎌状間膜の切離を肝静脈や食道の近傍まで進め，頭側に広いスペース

408

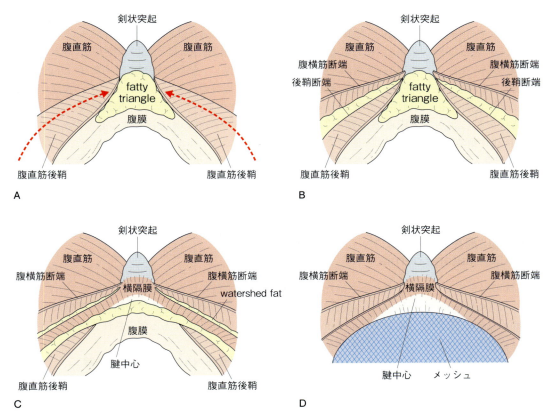

図2 剣状突起背側の剥離
剣状突起頭側の腹膜外腔の剥離は，肋骨弓内側でTARの手技で腹横筋を切離し，腹横筋と横筋筋膜の間のスペースに進入する．剥離を外側に進めると，腹横筋と横隔膜の境界に存在する脂肪織を露出し，その外側頭側に横隔膜が露出される．剣状突起の両側で横隔膜を露出し，腱中心まで剥離することができる．

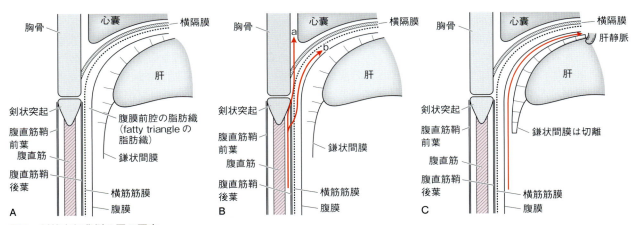

図3 剣状突起背側の層の同定
A：正中部（白線部）の矢状断面図．
B：開腹手術でのメッシュの展開．a，bは症例に応じて選択する．
C：腹腔鏡下手術でのメッシュの展開（IPOM法の場合）．剣状突起背側を剥離し，頭側に広いスペースを確保するための層は，鈍的な剥離を頭側に進め，横隔膜の胸骨部も鈍的に剥離して，縦隔内を心囊までスペースを広げる方法が報告されている(a)．創瘢痕などで剥離困難な場合は，横隔膜と腹膜の間を頭側に剥離する(b)．一方，腹腔鏡下手術では，これらの手技が困難と考えられる場合は，鎌状間膜を頭側まで十分に切離し，肝臓の頭側に広くメッシュを挿入する方法が報告されている．

を確保する[2]．次に，ヘルニア門を体外からあるいは体腔内から縫合閉鎖する．次に癒着防止のコーティングが行われたメッシュを挿入する．

メッシュの固定では，腹壁への固定は，数ヵ所の全層固定とタッキングで行うことができる．肋骨弓より頭側の横隔膜へのタッキングは，肺や心囊，心筋などの損傷の危険があり禁忌である[2,13]．Ghanemらは，非吸収糸にて横隔膜下の腹膜に縫合固定する方法を報告している[26]．

SIHに対する内視鏡下腹膜外修復術に関する報告は少ない。e-TEP法に則って行う場合，右腹直筋背側へファーストポートを挿入し，さらにその尾側にポートを追加し，下腹部でクロスオーバーを行う。さらに右下腹部，右側腹部にポートを追加して手術を行う。左右の腹直筋背側を剝離し，両側のTARを追加する。開腹手術の項で述べた方法と同様に，剣状突起に向かって腹直筋後鞘を切離しTARを行い，腹横筋背側の剝離を肋骨弓より頭側に進め，横隔膜と腹膜の間に進入する。剝離は腱中心まで行う。剝離した範囲はすべてメッシュで被覆する。メッシュの固定は，剣状突起周囲の結合組織に非吸収糸で固定する。閉鎖式ドレーンを挿入する。

b. 正中より外側に局在するヘルニア，側腹部ヘルニア（lateral hernia）

半月線より外側に局在するヘルニア（lateral hernia）には，肋弓下ヘルニア（subcostal hernia，L1），側腹部ヘルニア（flank hernia，L2），腸骨部ヘルニア（iliac hernia，L3），腰ヘルニア（lumbar hernia，L4）が分類される[1]。腰ヘルニアは他項で詳述されるため，本項ではL1-L3の側腹部ヘルニアについて述べる。

1）側腹部ヘルニア（flank hernia）

flankヘルニアは腹直筋外縁の外側で臍の上下3cmの部位のヘルニアで，EHS分類ではL2に分類される[1]。腹壁のヘルニアの1.5〜2％と比較的まれである。多くは男性に発症する。

側腹部の筋膜欠損を伴う真のヘルニアは原発性（primary），続発性（secondary）に分類される。原発性ヘルニアは，Spigelヘルニアと腰ヘルニアが含まれる[27]。

続発性ヘルニアの原因は主に，外傷，腫瘍切除に伴う腹壁の欠損，腎臓，大動脈，脊椎に対する手術のための側背部の横切開や斜切開，肋骨弓下の大きな斜切開などが原因となる。

腎手術後の14.9％，大動脈手術後の20.6％に発生すると報告されている[28]。

外傷性flank herniaは腹部の鈍的外傷に伴う腹筋の損傷によるもので，交通外傷や，シートベルトによる損傷が多い。頻度は鈍的外傷の0.2％とまれである[29]。外傷後の腹腔内圧の上昇に伴う嵌頓の危険もあるため注意が必要である[29]。

近年，腹腔鏡下手術の増加に伴い，側腹部のポートサイトヘルニアが増加している[30,31]。その発生率は腹腔鏡下手術の1.7％と高率で，側腹部の10mm以上のトロッカー刺入部は確実に縫合閉鎖すべきであると考えられるようになった[30,31]。

flank herniaは左右非対称性で，腹壁にアンバランスな力がかかる。ヘルニア門が広いため腹圧の影響により急速に進行する場合が多いとされている。また，片側への不均衡な腹圧によって脊椎の靱帯に緊張がかかり，腰痛や脊椎の側弯などの原因となりうる[32]。嵌頓のリスクは25％，絞扼のリスクは8％と報告されている[33]。

flank herniaは初回の腹壁切開の際に，側腹部のNVBを損傷し，筋層の脱神経性の膨隆（bulging）をきたしている可能性がある[33]。したがって，膨隆が真の腹壁の欠損（真性ヘルニア）なのか，神経損傷に伴う腹壁の膨隆（偽性ヘルニア）なのかを区別する必要がある。一般に真のヘルニアでは，ヘルニア門が触知可能である（palpable hernia edge）とされている。また，CT検査などによる画像所見もその鑑別に有効とされている。ただし明瞭に区別できない場合や両者が混在している場合も多い。

欠損部を適切に補強しても，神経損傷に伴う部位の膨隆が残る場合がある。また，大きなメッシュによっても腹壁の膨隆や違和感は残ってしまうこともある[34]。Petersenらは，メッシュによる修復後に膨隆が残ったとしても，腹壁に左右差がなくなることが重要であると述べている[34]。側腹部の瘢痕ヘルニアの術後の再発率は，7.4％，慢性疼痛の発生率は11％と報告されている[28]。

2）側腹部ヘルニア手術の方法論

側腹部ヘルニア修復術の原則は，欠損部の閉鎖とメッシュによる補強および生理的な緊張を伴う腹壁の再建である[35]。

側腹部ヘルニアの発生部位は，正中に比べ，強固な腱膜が存在しない。このため修復術においては，腱膜を縫合閉鎖し，メッシュで補強するという正中と同様の方法が行いにくい。また，メッシュを固定する頑丈な組織も乏しく，mesh bulgingを起こしやすい[32]。

CS法のように腹壁を授動することができないため，正中の瘢痕ヘルニアと同様な修復術の方法論がとれない場合が多い。また，骨性構造に囲まれた部位であり，メッシュの十分な固定やオーバーラップができない場合がある。背側や骨盤内の神経損傷のリスクも高く，慢性疼痛や術後の感覚障害をきたす可能性もある。

これらのことから，手術手技は症例に応じて十分に検討されるべきで，すべての病態に対応可能な単一の術式はない[35]。

欠損部のみを広く被ういわゆるbridging repairでは，欠損部周囲の筋層が脱神経支配をきたしている場合，メッシュが効果的に固定されないためmesh bulgingをきたす可能性が高い。またonlay法であっても，筋そのものの脱神経による萎縮には対応できない。

したがって，側腹部のヘルニアに対しては，ヘルニアそのものを補強するという考えではなく，側腹部全体を補強すると考えるべきである。メッシュは，肋骨弓から腸骨稜やCooper靱帯，背側の傍脊椎筋群などの骨や筋膜への固定，健常な腹壁への全層固定などで，強固に固定することが重要であると報告されている[36]。

❶ 開腹手術

アプローチ法として正中切開と，側腹部の創瘢痕を切開

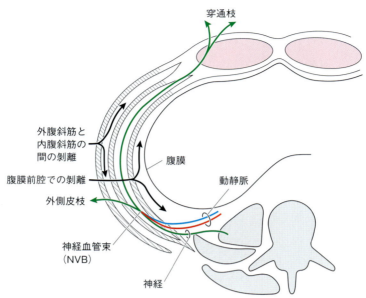

図4 腹壁の筋層と神経血管束，側腹部ヘルニアへの外側からアプローチ
腹壁の筋層とこれらの間を走行する神経血管束を示す．NVBは内腹斜筋と腹横筋の間を走行し，腹直筋や皮膚への穿通枝を分枝する．背側では，外側皮枝を分枝する．
側腹部ヘルニアでのメッシュ留置のための層も示す．外・内腹斜筋間の剥離を腹直筋背側や，外背側に進めると，これらのNVBを損傷する可能性がある．腹横筋と腹膜の間の剥離では，NVBの損傷はないが，腹膜を損傷しやすく，また，腹直筋背側への剥離が困難と考えられる．

する方法が報告されている(図4)．また，メッシュ留置部位として，内外腹斜筋間に留置する方法，腹膜外腔に留置する方法が報告されている．筋間の剥離より腹膜外腔の剥離はより広範囲な剥離が可能と考えられる．

Katkhoudaら[32]は，メッシュは外・内腹斜筋間に留置し肋骨下縁と腸骨稜にボーンアンカーなどで確実に固定するべきであるとしている．

外腹斜筋は，胸郭も覆っており，第5〜第12肋骨から起始し，剣状突起，白線，腸骨稜などに停止する．一方，内腹斜筋は，腰筋膜，腸骨稜，鼠径靱帯から起始し，第10〜12肋骨下縁に停止する．したがって外・内腹斜筋間を剥離することで，肋骨弓や腸骨稜に剥離を進めることができる[32]．また，これらの操作は腹腔鏡では困難で，開腹で手術を行うべきであるとしている[32]．

Phillipsら[37]は，既往の側腹部の創瘢痕を切開し，ヘルニア門から腹膜外腔に入り上下に広く剥離を行う方法を報告している．腹膜外腔の剥離は，層を隔てる構造がなく，頭側では肋骨弓を越えて横隔膜下まで，尾側では腸骨稜を越えてCooper靱帯まで，内側では白線まで，背側では尿管，性腺動静脈，大血管群などの構造を確認，温存して広い範囲を剥離することができる[37]．腹膜外腔アプローチでは，大腰筋の外側縁は，重要なランドマークとなる[35]．大腰筋の内側には，腸骨血管や性腺血管，尿管，陰部大腿神経，腸骨鼠径神経，腸骨下腹神経，外側大腿皮神経などが走行しており，必ず確認して温存する．メッシュの固定の際には，これらの重要構造物の認識は重要な情報である[35]．

骨盤の辺縁から神経を温存しながら内鼠径輪を越えて十分に背側内側まで行い，メッシュ留置のための広いスペースを作成することは，筋層への強固なメッシュの固定が制限されてしまう外側ヘルニアでは，重要な操作となる．内側では，腹膜外腔から，半月線近傍で腹横筋を切離し，腹直筋後鞘へ剥離を進める，いわゆる逆TAR (reverse TAR)が行われる場合があるが，NVBの損傷の危険があること，あるいは半月線そのものを損傷して筋層全層の損傷をきたす可能性があり，難しい手技である[35]．

メッシュの固定は，腹壁全層固定やCooper靱帯への縫合固定，腸骨稜，肋骨弓などへのボーンアンカーによる固定などを用い，確実に固定する必要がある．

ヘルニアが比較的小さな場合は，正中切開で腹直筋背側を剥離し，TARを行い腹膜外腔の剥離を進め，腸骨稜などに固定する方法が報告されている[28,33]．

メッシュの固定が不十分になった場合は，メッシュをinlayやonlayとして追加するdouble mesh repair法も報告されている[38]．sutureless onlay hernia repairの報告もみられるが，術後の感染に注意する必要がある[29]．

❷ 腹腔鏡下手術(図5)

アップデート版IEHSガイドラインでは，横径15 cm以下の側腹部ヘルニアに対する腹腔鏡下修復術は，開腹手術と比較して，感染性創合併症は少ないが，再発率と慢性疼痛の発生率は同等とし，grade Cで推奨している．ただし，15 cm以上は開腹手術を行うべきとしている[39]．

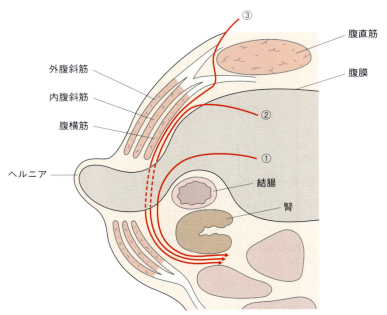

図5 腹腔鏡下手術のアプローチ方法
①TAPE法におけるアプローチ：腹膜を切開し結腸と腎の背側に剝離を進める．
②TAPP法におけるアプローチ：欠損部の手前で腹膜を切開し腹膜外腔を剝離する．
③e-TEP法におけるアプローチ：腹直筋背側でTARを行い，腹膜外腔に剝離を進める．

体位は，ヘルニア門を上部にした側臥位か，半側臥位が有効である[33]．

腹腔鏡下手術の方法として，IPOM(-Plus)法，transabdominal partialy extraperitoneal repair (TAPE) 法，transabdominal preperitoneal repair(TAPP)法，e-TEP法などが報告されている[27,40]．また，これらの方法をロボット支援下で行う方法も報告されてきている[41]．

IPOM(-Plus)法は比較的欠損部の小さな症例で消化管の受動の必要のない場合に行われる．吸収糸あるいは非吸収糸を用いて欠損部を縫合閉鎖し，メッシュで補強する．これは正中部の瘢痕ヘルニアの手技と同様である．

欠損部が外側で結腸の受動を要する場合は，TAPE法を行う．TAPE法では，結腸の腹側で腹膜を切開し，結腸を腹膜ごと授動する．後腹膜腔の剝離を腹壁に沿って進める．腎筋膜を授動して腎筋膜の背側に入り，腰筋を露出する．授動の範囲はヘルニアの位置，大きさ，メッシュの大きさによって決める．メッシュは背側まで十分に被覆しCooper靱帯や腸骨稜などに固定する．大腰筋の前面を走行する神経に注意しながら背側で腹壁前項固定する方法も報告されている[42]．

TAPP法では，メッシュによる補強部位を想定し，それより外側で腹膜を切開し，腹膜外腔を剝離する．腹膜外腔の剝離をヘルニア門に向かって進め，ヘルニア囊を処理する．さらに剝離範囲を広げ，想定したメッシュが挿入可能な範囲を剝離する．欠損部は縫合閉鎖し，メッシュを挿入し，必要に応じてタッカーなどで固定する．最後に腹膜を縫合閉鎖する．

e-TEP法では，欠損部の大きさと挿入するメッシュの大きさによりアプローチ部位が異なる．欠損部の同側の腹直筋背側からアプローチする方法がクロスオーバーの操作がなく容易であろうと考えられる．正中の腹壁瘢痕ヘルニアに対する方法と同様の方法で腹直筋後鞘を切開しTARを行い，剝離を外側背側に進める．欠損部でヘルニア囊を処理し，十分に大きな範囲を剝離する．欠損部は縫合閉鎖し，メッシュを挿入し，必要に応じてタッカーなどで固定する[27]．

これらの腹膜外修復術は，血流が良好な部位へのメッシュの留置により，適切な腹壁補強を可能にし，メッシュの固定や腹腔内留置に伴う合併症を軽減する可能性があると報告されている[40]．

Wijerathneらは，側腹部ヘルニアに対する症例に応じたテーラーメードの腹腔鏡下修復術を選択することで，最低12ヵ月の観察期間中に再発はなかったとしている[27]．

3) flank bulge

flank bulgeは真のヘルニアではない．側腹部の斜切開による肋間神経の損傷に伴い，腹直筋や腹斜筋群のdenervationが起こり，筋層の萎縮をきたすことが原因となった，術後の側腹部の膨隆(flank bulge)である[43-46]．

1974年にWordらにより報告され，泌尿器科手術における胸背部切開後，3%に発症するとされた[44]．しかし，2004年にChatterjeeらは，49%と高頻度であると報告し

た[43].

　Gardnerらは，後側方切開による後腹膜アプローチでの腹部大動脈瘤術後症例で，19.35％にflank bulgがみられたと報告し，腹壁の切開を後方に広げすぎない（特に，第11肋骨の肋間に切開が及ばないようにする）ことによりflank bulgeは予防できると述べている[45].

　flank bulgeの自然治癒はまれであり[46]，膨隆が遷延し整容性が悪い場合や，慢性疼痛をきたした症例では，メッシュによる補強が必要となる場合もある[43].

4）肋骨弓下ヘルニア

　肋骨弓下から臍上部3cmまでの側腹部のヘルニアで，EHS分類ではL1に分類される[1].

　肋骨弓下の瘢痕ヘルニアは，肝胆道手術，膵や腎手術，肝移植などで用いられる肋弓下切開後に生じる[47, 48]．術後の腹壁瘢痕ヘルニアの発生は，正中切開に比べて少ないとされている[48]．肋弓下の瘢痕ヘルニアは，肋間神経や血管の損傷により，腹斜筋群や腹直筋の不全麻痺をきたしている可能性があること，大きな腹圧がかかることなどから，大きなヘルニアで境界が不明瞭なことが多く，再発率も高い．Gauduchonらは，両側巨大肋弓下ヘルニアを避けるため，肋弓下切開を用いたいわゆるMercedes型切開は行うべきではなく，Makuuchiのinverted L type incisionを用いるべきであると述べている[49].

　腹腔鏡下手術後の再発率は5～25％と報告により差がある[4, 51]．これに対し開腹手術では4.1～4.9％と報告されている[34, 52]．いずれの方法でも，肋骨弓下で離断された神経が支配する領域は十分にメッシュで被覆する必要がある．

❶ 開腹手術

　メッシュを留置する部位は，外腹斜筋と内腹斜筋の間を剝離する方法[49, 52]と，腹膜前腔を剝離する方法[54]が報告されている．

　創瘢痕によって切離された可能性のある肋間神経の領域を十分にメッシュで被覆できるよう，大きなメッシュの留置が必要である[33, 34].

　メッシュは，肋骨弓尾側の腹壁に全層固定する．また，肋骨の上縁から胸壁全層に縫合固定する方法と，肋骨に直接固定する方法が報告されているが，肋間神経や血管の損傷には十分に注意する必要がある．

❷ 腹腔鏡下手術

　前述したように，IPOM（-Plus）法，TAPP法，e-TEP法などの選択肢があり，症例に応じて選択する[27, 40]．大きなメッシュの留置が必要であり，留置すべきメッシュの辺縁から十分に離れた部位にポートをセッティングする．メッシュの固定は，腹膜外腔にメッシュが留置された場合は最小限でよい．IPOM法では，腹壁と肋骨下縁での腹壁全層固定を行う方法，肋骨上縁にタッキングする方法，横隔膜下に非吸収糸で縫合固定する方法などが報告されている[4, 26].

4）腸骨部ヘルニア（iliac hernia）

　臍より3cm尾側の水平線と鼠径部，腹直筋外縁に囲まれた部位のヘルニアで，EHS分類L3に分類される[1].

　腸骨部ヘルニア（iliac hernia）は非常にまれなヘルニアである[53-59]．腸骨稜からの骨移植片採取部位から発生する場合[53, 54]，先天性[56]，外傷[57]，腹腔鏡のトロッカー挿入[60]などの原因が報告されている．

　iliac herniaはこれまでlumbar herniaとして報告されているものも多く，詳細な頻度は不明である[59]．骨移植片採取後は5～9％の発生率と報告されている[53, 54].

　修復術は，側腹部の修復術と同様であるが，弓状線より尾側であり，メッシュ留置のために腹膜前で剝離を行うことが合理的と考えられる．筋膜を欠き骨に囲まれた部位であり，メッシュの固定はCooper靱帯や，腸骨稜などに確実に固定する必要がある[60]．ヘルニアが背側に及ぶ場合は，腰ヘルニアに準じた修復術が必要となる[59].

C. 恥骨上ヘルニア

　恥骨から3cm頭側までのヘルニアで，EHS分類ではM5に分類される．M5を含み他の領域にまたがるヘルニアも，手術の困難な部位を反映してM5に分類される．剣状突起から恥骨に至るヘルニアでは，M1に分類される[1].

　恥骨上ヘルニアは，恥骨近傍に至る下腹部正中切開や横切開，恥骨上でのカテーテル挿入部などに発生する[2].

　この部位の修復術は，開腹手術，腹腔鏡下手術を問わず，恥骨，Cooper靱帯を露出すること，さらにメッシュを恥骨上の腹壁全層固定，Cooper靱帯への固定などにより確実に固定することが最も重要である[2, 61-63]．術後の再発率は5.5～6.9％と報告されている[2].

❶ 開腹手術

　腹直筋背側の剝離を尾側に進める．弓状線より尾側では腹膜前腔の剝離になる．鈍的剝離で容易に恥骨結合を確認できる．頭側はメッシュによる5cm以上のオーバーラップが可能な範囲を剝離する[2]．側方へは，必要に応じTARを用い，腹膜前腔の剝離を側方に広げる．メッシュを腹膜前腔に留置し，恥骨上縁で腹壁全層固定を複数針行う．またCooper靱帯に非吸収糸を用いて縫合固定する（図6）．

　恥骨上ヘルニアにおける最も再発の多い部位は，下部の恥骨上であり，恥骨やCooper靱帯などへの下方のメッシュの固定が最も重要である[2]．上方のメッシュの固定は，腹壁全層固定（transfascial fixation）を行う（図6）．

❷ 腹腔鏡下手術

　IPOM（-Plus）法では，腹膜を高位で横切開し腹膜外腔の剝離を進める．膀胱に250～400mLの生理食塩水を注入し，膀胱を拡張させると，膀胱損傷を予防し，腹膜切開の目安となる[2]．手技は腹腔鏡下鼠径ヘルニア修復術と同様である．IPOM法とするかIPOM-Plus法とするかは症例に応じて選択する[62]．メッシュは恥骨上縁から背側に2cm以上オーバーラップできるように，長めにトリミン

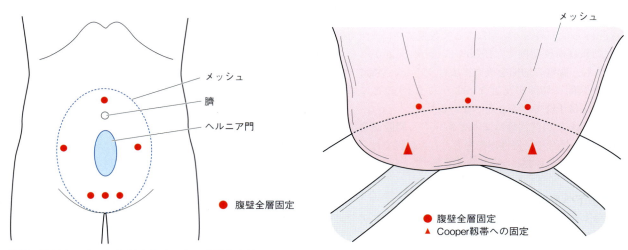

図6 恥骨上ヘルニアに対するメッシュの固定方法
恥骨上ヘルニアの再発は恥骨上縁が最も多い．固定には，恥骨上縁で複数箇所の腹壁全層固定を置くべきである．また，Cooper靱帯へも非吸収糸による縫合やタッキングが必要である．頭側の固定は，正中創の腹壁瘢痕ヘルニア手術と同様である．必要に応じてタッキングを追加して，確実に固定する．

グする[63]．メッシュは，恥骨上縁で複数針，腹壁全層固定し，恥骨やCooper靱帯などへタッキングし確実に固定する[61-63]．腹壁の全層固定は，メッシュの頭側，左右などに追加する[61]．そのほかの部位の固定は，タッキングを追加して確実に固定する[61]．切離した腹膜は縫合閉鎖する必要はない[61]とするもの，腹膜を縫合閉鎖し，メッシュの一部が腹膜外に留置されるように工夫したもの[63]などが報告されている．

e-TEP法では，メッシュで補強する範囲より十分に頭側で，左腹直筋背側に入り，腹直筋背側の剥離を上下に広げ，創瘢痕より頭側でクロスオーバーを行う[12]．さらに右上腹部にポートを追加し，右腹直筋背側の剥離を尾側に進める．次にヘルニア嚢を切離し腹腔内に入る．さらに恥骨周囲の剥離を背側に進め，メッシュ留置のための十分なスペースを作成する．後壁の縫合閉鎖が困難であればTARを追加する．前後壁を縫合閉鎖し，メッシュを留置する．メッシュの固定は最小限でよい．ドレーンは低圧持続吸引ドレーンを挿入する[12]．

恥骨上ヘルニア修復術で，メッシュによる腹壁正中の瘢痕化により，あたかも前立腺癌術後のように鼠径ヘルニアが発生する可能性が考えられる．詳細な報告はみられないが，手術の際，内鼠径輪も被覆する必要があると考えられる[64]．

● 文献

1) Muysoms FE et al: Classification of primary and incisional abdominal wall hernias. Hernia **13**: 407-414, 2009
2) Hope WW et al: Atypical hernias: suprapubic, subxiphoid, and flank. Surg Clin North Am **93**: 1135-1162, 2013
3) Moreno-Egea A et al: Midline versus nonmidline laparoscopic incisional hernioplasty: a comparative study. Surg Endosc **22**: 744-749, 2008
4) Moreno-Egea A et al: Management of non-midline incisional hernia by the laparoscopic approach: results of a long-term follow-up prospective study. Surg Endosc **26**: 1069-1078, 2012
5) Petro CC et al: Transversus abdominis muscle release for repair of complex incisional hernias in kidney transplant recipients. Am J Surg **210**: 334-339, 2015
6) Novitsky YW et al: Transversus abdominis muscle release: a novel approach to posterior component separation during complex abdominal wall reconstruction. Am J Surg **204**: 709-716, 2012
7) Stoppa RE: The treatment of complicated groin and incisional hernias. World J Surg **13**: 545-554, 1989
8) Köckerling F et al: What are the trends in incisional hernia repair?: real-world data over 10 years from the Herniamed registry. Hernia **25**: 255-265, 2021
9) LeBlanc KA et al: Laparoscopic repair of incisional abdominal hernias using expanded polytetrafluoroethylene: preliminary findings. Surg Laparosc Endosc **3**: 39-41, 1993
10) Agarwal BB et al: Laparoscopic ventral hernia repair: innovative anatomical closure, mesh insertion without 10-mm transmyofascial port, and atraumatic mesh fixation: a preliminary experience of a new technique. SurgEndosc **23**: 900-905, 2009
11) Daes J: The enhanced view-totally extraperitoneal technique for repair of inguinal hernia. Surg Endosc **26**: 1187-1189, 2012
12) Belyansky I et al: A novel approach using the enhanced-view totally extraperitoneal(eTEP)technique for laparoscopic retromuscular hernia repair. Surg Endosc **32**: 1525-1532, 2018
13) Losanoff JE et al: Subxiphoid incisional hernias after median sternotomy. Hernia **11**: 473-479, 2007
14) Raakow J et al. A comparison of laparoscopic and open repair of subxiphoid incisional hernias. Hernia **22**: 1083-1088, 2018
15) Bittner R et al: Guidelines for laparoscopic treatment of ventral and incisional abdominal wall hernias(International Endohernia Society (IEHS)—part 1. Surg Endosc **28**: 2-29, 2014
16) Cohen MJ et al: Repair of subxiphoid incisional hernias with marlex mesh after median sternotomy. Arch Surg **120**: 1270-1271, 1985
17) Conze J et al: Technical consideration for subxiphoidal incisional hernia repair. Hernia **9**: 84-87, 2005
18) Conze J et al: Pitfalls in retromuscular mesh repair for inci-

sional hernia: the importance of the "fatty triangle". Hernia **8**: 255-259, 2004

19) Robin-Lersundi A et al: How we do it: down to up posterior components separation. Arch Surg **403**: 539-546, 2018

20) Carbonell TF et al: Subxiphoid incisional hernia treatment: a technique using a double mesh adjusted to the defect. Cir Esp **89**: 370-378, 2011

21) Köckerling F: What do we know about the chevrel technique in ventral incisional hernia repair. Front Surg **6**: 15, 2019

22) Köckerling F: Onlay technique in incisional hernia repair: a systematic review. Front Surg **5**: 71, 2018

23) Mommers EHH: A modified Chevrel technique for ventral hernia repair: long-term results of a single centre cohort. Hernia **21**: 591-600, 2017

24) Licheri S et al: Chevrel technique for midline incisional hernia: still an effective procedure. Hernia **12**: 121-126, 2008

25) Moon HK et al: The vascular anatomy of rectus abdominis musculocutaneous flaps based on the deep superior epigastric system. Plast. Reconstr. Surg **82**: 815-829, 1988

26) Ghanem OM et al: Laparoscopic subxiphoid hernia repair with intracorporeal suturing of mesh to the diaphragm as a means to decrease recurrence. J Laparoendosc Adv Surg Tech A **26**: 129-132, 2016

27) Wijerathne S et al: Minimally invasive repair for lateral ventral hernia: tailored approach from a hernia centre at a tertiary care institution. Hernia **25**: 399-410, 2021

28) Zhou DJ et al: Incidence, etiology, management, and outcomes of flank hernia: review of published data. Hernia **22**: 353-361, 2018

29) Bender JS et al: Traumatic flank hernias: acute and chronic management. Am J Surg **195**: 414-417, 2008

30) Mathews J: Incisional hernia after laparoscopic surgery. World J Lap Surg **3**: 13-17, 2010

31) Bunting DM: Port-site hernia following laparoscopic cholecystecyomy. JSLS **14**: 490-497, 2010

32) Katkhouds M et al: Management of lateral abdominal hernias. Hernia **24**: 353-358, 2020

33) Zieren J et al: Flank hernia and bulging after open nephrectomy: mesh repair by flank or median approach? report of a novel technique. Int Urol Nephrol **39**: 989-993, 2007

34) Petersen S et al: Sublay prosthetic repair for incisional hernia of the flank. J Urol **168**: 2461-2463, 2002

35) LaPinska MP et al: Open flank hernia repair. Hernia Surgery, Novitsky YW (ed), Springer, p183-194, 2016

36) Baumann DP et al: Lateral abdominal wall reconstruction. Plast Surg **26**: 40-48, 2012

37) Phillips MS et al: Retromuscular preperitoneal repair of flank hernias. J Gastrointest Surg **16**: 1548-1553, 2012

38) Moreno-Egea A et al: Repair of complex incisional hernias using double prosthetic repair: single-surgeon experience with 50 cases. Surgery **148**: 140-144, 2010

39) Bittner R et al: Update of guidelines for laparoscopic treatment of ventral and incisional abdominal wall hernias (International Endohernia Society (IEHS)): part B. Surg Endosc **33**: 3511-3549, 2019

40) Shahdhar M et al: Laparoscopic ventral hernia repair: extraperitoneal repair. Ann Laparosc Endosc Surg **3**: 79, 2018

41) Pereira X et al: Robotic versus open lateral abdominal hernia repair: a multicenter propensity score matched analysis of perioperative and 1-year outcomes. Hernia **27**: 293-304, 2023

42) Novitsky YW et al: Laparoscopic repair of traumatic flank hernias. Hernia **22**: 363-369, 2018

43) Chatterjee S et al: Permanent flank bulge is a consequence of flank incision for radical nephrectomy in one half of patients. Urol Oncol **22**: 36-39, 2004

44) Ward JN et al: Lumbar approaches to kidney: complications associated with procedure. Urology **3**: 163-167, 1974

45) Gardner GP et al: The retroperitoneal incision: an evaluation of postoperative flank 'bulge'. Arch Surg **129**: 753-756, 1994

46) Lantz AG et al: Flank bulge following supracostal percutaneous nephrolithotomy: a report of 2 cases. Can Urol Assoc J **7**: 547-549, 2013

47) Berg AA III: Surgical treatment of cholelithiasis: a report of the operations for cholelithiasis, in the service of Dr. A. G. Gerster, at Mount Sinai Hospital, during the five years, 1898-1902. Ann Surg **38**: 343-358, 1903

48) Hughes K et al: The lateral paramedian: revisiting a forgotten incision. Am Surg **75**: 321-323, 2009

49) Gauduchon L et al: Technical aspects of right subcostal incisional hernia repair. J Visc Surg **151**: 393-401, 2014

51) Gianchandani R et al: Feasibility and effectiveness of laparoscopic incisional hernia repair after liver transplantation. Transplant Proc **43**: 742-744, 2011

52) Veyrie N et al: Lateral incisional hernia repair by the retromuscular approach with polyester standard mesh: topographic considerations and long-term follow-up of 61 consecutive patients. World J Surg **37**: 538-544, 2013

53) Prabhu R et al: Iliac crest bone graft donor site hernia: not so uncommon. BMJ Case Rep **12**: 1-3, 2013

54) Velchuru VR et al: Hernia through an iliac crest bone graft site: report of a case and review of the literature. Bull Hosp Jt Dis **63**: 166-168, 2006

55) Craft RO et al: Laparoscopic repair of incisional and other complex abdominal wall hernias. Perm J **13**: 38-42, 2009

56) Siriwardena AK: Intestinal obstruction secondary to a congenital pre-iliac hernia. Postgrad Med J **65**: 112-113, 1989

57) Singal R et al: Delayed presentation of the traumatic abdominal wall hernia; dilemma in the management—review of literature. Indian J Surg **74**: 149-156, 2012

58) Bhandarkar DS et al: Transabdominal preperitoneal repair of a port-site incisional hernia. J Laparoendosc Adv Surg Tech A **15**: 60-62, 2005

59) Radais F et al: Transiliac hernia. Am J Surg **201**: 41-42, 2011

60) Blair LJ et al: Bone anchor fixation in abdominal wall reconstruction: a useful adjunct in suprapubic and para-iliac hernia repair. Am Surg **81**: 693-697, 2015

61) Carbonell AM et al: The laparoscopic repair of suprapubic ventral hernias. Surg Endosc **19**: 174-177, 2005

62) Alanivelu C et al: Laparoscopic repair of suprapubic incisional hernias: suturing and intraperitoneal composite mesh onlay: a retrospective study. Hernia **12**: 251-256, 2008

63) Sharma A et al: Laparoscopic repair of suprapubic hernias: transabdominal partial extraperitoneal (TAPE) technique. Surg Endosc **25**: 2147-2152, 2011

64) Matsunaga R et al: Prophylactic procedure for inguinal hernia after radical retropubic prostatectomy. Hernia **19**: 785-788, 2015

第4章　腹壁瘢痕ヘルニアの手術

C. 傍ストーマヘルニア

C | 傍ストーマヘルニア

［諏訪　勝仁］

　傍ストーマヘルニア（PSH）は，ストーマ造設後最多の合併症であり，疼痛，ストーマ装具貼付困難，ボディイメージの変化など負の整容性をもたらし，時に嵌頓，閉塞，絞扼など緊急手術の適応となるため，ストーマ保有患者にとって大きな問題である．PSH修復術はThorlakson法[1]を代表とする組織縫合法にはじまり，位置変更術，メッシュによる修復へと変遷しているが，いまだ標準的術式は確立していない．PSHは腹壁瘢痕ヘルニアの1つであるため腹腔鏡下手術が手術部位感染症を抑制する可能性がある[2]．近年のガイドライン[3]では，腹腔鏡下PSH修復術ではスリットのあるメッシュの使用は推奨されていない．

a. 傍ストーマヘルニアの成因・疫学・予防

1) PSHの疫学

　PSHの発生率は作成後の経過観察期間に応じて増加し，12ヵ月までに30％以上，2年までに40％で，それ以降では50％を超える[3]．PSHは単孔式回腸ストーマの1.8～28.3％，双孔式回腸ストーマの6.2％，単孔式結腸ストーマの4～48.1％，双孔式結腸ストーマの30.8％に発生すると報告されている[4,5]が，実際の発生率は不明である．ガイドラインでは単孔式結腸ストーマが双孔式結腸ストーマ，双孔式回腸ストーマと比較し頻度が高く，回腸導管や単孔式回腸ストーマ後の発生頻度は不明であると記述している[3]．筆者らのPSH 33例の解析[6]では，男女比16:17，年齢中央値74（48～87）歳であり，ヘルニア発生部位はストーマ内側58％，外側15％，頭側12％，尾側12％，全周性3％であった．

2) PSHの成因・予防

　PSHの成因およびストーマ作成時の予防には古くから以下のような工夫が試みられたが，現時点で強い推奨はない．

❶ 腹直筋経路

　Cochrane systematic reviewでは，腹直筋貫通経路と傍腹直筋経路後のPSH発生率を比較した7つの後向き研究からPSH発生率に差はないと結論づけている[7]．しかし，いずれの研究もクオリティは低く，信頼性に乏しい．

❷ 筋膜（腱膜）切開サイズ

　Hongらは108人の患者からロジスティック回帰分析を用いPSHの危険因子を解析したところ，筋膜切開の大きさが単独危険因子であったと報告している[8]が，各因子のカットオフ値が不明瞭であり信頼性に乏しい．

❸ 後腹膜経路

　最近のメタアナリシスでは腹膜外経路はPSH予防に有効であると考えられている[9]．今後の無作為化比較試験が期待される．

❹ ストーマ作成時予防的メッシュ留置

　腹腔内留置（keyhole型，Sugarbaker型），retromuscular型と自動吻合器を用いてメッシュを腹膜，腹直筋鞘にステープル固定するSMART[10]（stapled mesh stoma reinforcement technique）（図1）に分かれる．Jänesら[11]がストーマ作成時にretromuscular型メッシュを留置する前向き研究によりPSHの発生率を抑制したと初めて報告して以来，同様の研究結果[12-14]が相次いだことから予防的メッシュ留置は強く推奨されてきた[3]．近年のシステマティックレビュー／メタアナリシスでは，12の無作為化比較試験から，単孔式結腸ストーマ作成時予防的メッシュ留置群は非留置群と比較し，PSH発生を有意に抑制する（OR：0.60，95％CI：0.46～0.80，$p = 0.0003$，$I^2 = 74$％）と報告している[15]が，これらの解析では方法，特に予防的メッシュ留置部位や観察期間にバラツキがあることに注意が必要である．最近の単孔式結腸ストーマ作成時retromuscular法での予防的メッシュ留置における2つの無作為化比較試験[16,17]では，3年間と5年間の経過観察期間で予防的メッシュ留置はPSH発生を抑制できなかったと報告している．また，Sugarbaker変型，keyhole型，retromuscular型留置の無作為化比較試験のレビューでは，keyhole型でPSH発生までの期間が最も短かった[18]．予防的メッシュ留置の再発抑制効果については，今後も議論の余地がある．

3) PSHの症状

　最近のケースシリーズでは，膨隆以外の症状は順にストーマ装具貼付困難39.8％，運動制限35.0％であり，次いで疼痛であった[19]．French federation of ostomy patients（FSF）[20]の調査では，最も多い症状は疼痛（35％）で，次いでストーマ装具貼付困難（28％），便漏れ（27％），皮

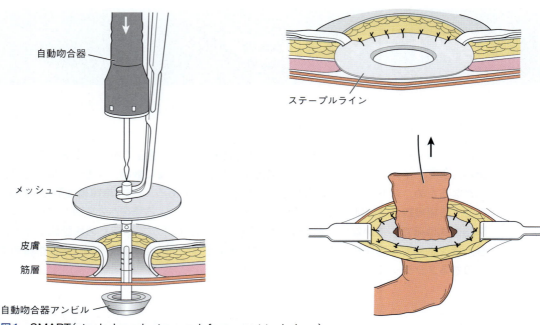

図1 SMART(stapled mesh stoma reinforcement technique)
(文献10を参考に作成)

表1 EHS分類

type Ⅰ	≦5 cm, 併存腹壁瘢痕ヘルニアなし	P(初発)
		R(再発)
type Ⅱ	≦5 cm, 併存腹壁瘢痕ヘルニアあり	P(初発)
		R(再発)
type Ⅲ	>5 cm, 併存腹壁瘢痕ヘルニアなし	P(初発)
		R(再発)
type Ⅳ	>5 cm, 併存腹壁瘢痕ヘルニアあり	P(初発)
		R(再発)

(文献23より引用)

膚障害(22％)であった．

4) PSHの診断

仰臥位，立位，Valsalva手技における身体所見が重要であり，画像ではCTあるいは超音波検査が有用である[3]．

5) PSHの分類

これまでいくつかの分類が報告されたが[21, 22]，いずれも普及していない．近年ではEuropean Hernia Society (EHS)からヘルニア門の大きさと正中腹壁瘢痕ヘルニアの有無のみに着目した簡易な分類(表1)が報告された[23]．PSHに正中腹壁瘢痕ヘルニアの合併が多いことから，EHS分類は術式選択に有用な分類と考えられる．筆者らのデータからは，EHS分類type Ⅰ-P 39％，type Ⅰ-R 9％，type Ⅱ-P 15％，type Ⅱ-R 3％，type Ⅲ-P 24％，type Ⅲ-R 3％，type Ⅳ-R 3％であった[6]．

b. PSHの治療

1) 手術適応およびwatchful waiting

PSHの多くは膨隆のみの症状であり，修復後も再発率が高いことから，watchful waitingが一般的である．消化管閉塞，絞扼，穿孔などは緊急手術の適応になり，疼痛や排泄障害，ストーマ装具貼付困難などは待機手術の適応となる．ボディイメージの変化などの整容的因子も相対的適応である．筆者らのデータから，待機的手術における最頻の適応は疼痛であり，次いで負の整容性であった[6]．PSH嵌頓の発生頻度は不明であるが，FSFの調べ[20]では，18％の患者に腸閉塞症状がみられたと報告されている．PSH嵌頓臓器は小腸が多いが，胃などが嵌頓することもある(図2)．

2) 術式

組織縫合法とメッシュ法に大別され，メッシュ法は腹壁切開法と内視鏡法に分かれる．汚染環境で根治的修復が困難な場合，位置変更術も選択肢の1つである．

❶ 組織縫合法

ⅰ) Thorlakson法(図3)

1965年にThorlakson[1]によって報告された組織縫合法である．開腹を要さずヘルニア門の一時閉鎖であるため簡便であるが，再発率が46.2〜80.6％と高率であるため現在は推奨されない[24]．

❷ 位置変更術

複雑な手技を要さないため簡便であるが，PSH再発生率は同側腹部に作成した場合で86％，対側で57％と高率である[25]．

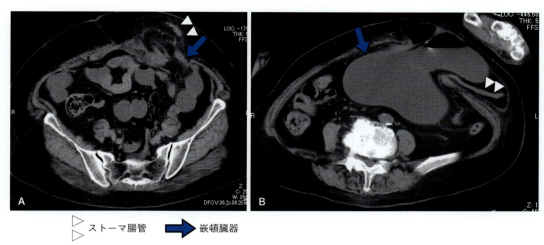

図2　嵌頓症例（自験例）
A：小腸嵌頓．
B：胃嵌頓．

▷ ストーマ腸管　⬅ 嵌頓臓器

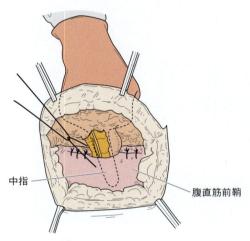

図3　Thorlakson法
（文献1を参考に作成）

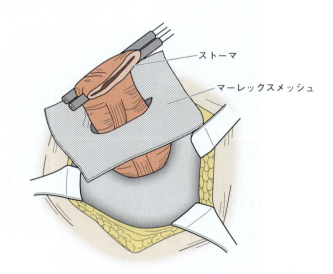

図4　onlay（Rosin）法
（文献26を参考に作成）

❸ メッシュ法
ⅰ）腹壁切開法
　a）onlay法（図4）：1976年Rosinら[26]によって報告された．PSHに初めてメッシュを用いた修復法である．ストーマ外側に弧状皮膚切開を置き腹直筋前鞘上にスリットメッシュを留置する．
　b）retromuscular法（図5）：2000年にKasperkら[27]によって報告された．スリットメッシュを腹直筋後面に留置する修復法である．
　c）intraperitoneal onlay mesh（IPOM）法：Keyhole法とSugarbaker法が一般的である．
　（1）keyhole法（図6）：Byersら[28]が1992年に報告したPSH修復術で，メッシュのスリット（keyhole）にストーマ脚を通しヘルニア門を被覆する術式である．メッシュをストーマにfunnel shape（漏斗状）に巻き付けることが重要で

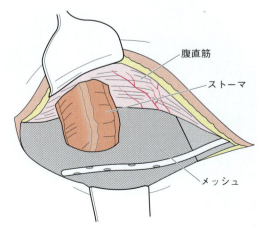

図5　open retromuscular（Kasperk）法
（文献27を参考に作成）

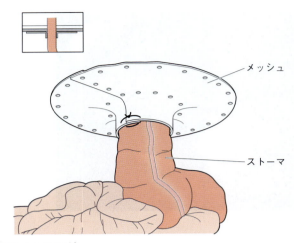

図6 keyhole法
（文献24を参考に作成）

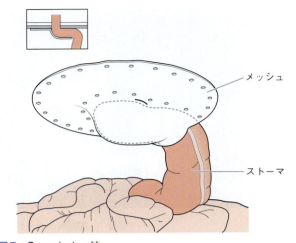

図7 Sugarbaker法
（文献24を参考に作成）

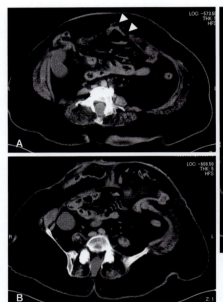

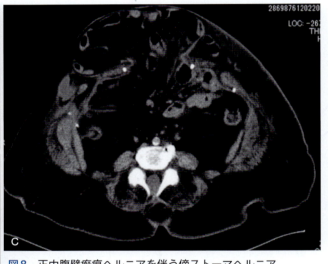

図8 正中腹壁瘢痕ヘルニアを伴う傍ストーマヘルニア
A：傍回腸導管ヘルニアと小さい正中腹壁瘢痕ヘルニア．
B：傍結腸ストーマヘルニア．
C：2つの傍ストーマヘルニア修復後正中ヘルニアの増大．

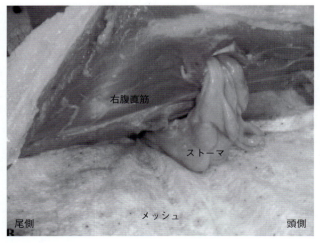

図9 Pauli法
（Pauli EM et al: How I do it: novel parastomal herniorrhaphy utilizing transversus abdominis release. Hernia 20: 547-552, 2016より許諾を得て転載）

ある．

(2) Sugarbaker法（図7）：Sugarbaker[29]が1985年に報告した，ストーマ脚を側腹壁に縫合固定し，メッシュで再後腹膜化する術式である．

d）正中腹壁瘢痕ヘルニア合併例に対するPauli法（transversus abdominis muscle release [TAR] + modified Sugarbaker法）：PSHは高率に正中腹壁瘢痕ヘルニアを合併する（22〜92％）[6,30]．PSHのみの修復で正中ヘルニアを放置すると，術後腹圧の上昇による増大が見られることがある（図8）ため，同時修復が望ましい．PSHと正中ヘルニアを同時修復する場合，IPOM（Sugarbaker法）では大きなメッシュの腹腔内での取り扱いが困難であるため，PauliはTAR後にSugarbaker法に準じてストーマを壁在化させ，筋層下に広くメッシュを留置する術式を考案した（図9）[31]．Pauli法は正中腹壁瘢痕ヘルニア合併PSHに有用な術式と考えられるが，プラスティッ

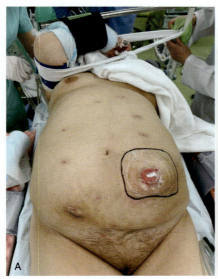 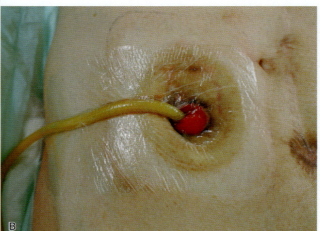

図10 患者体位およびストーマアイソレーション
A：単孔式結腸ストーマの場合.
B：回腸導管ストーマの場合.

ク系メッシュのストーマ腸管への直接接触による合併症（腸管虚血やmesh erosion）が無視できない[30]ため，工夫が必要である．

ⅱ）内視鏡法

腹腔内からメッシュを留置するIPOM法と筋層下（腹膜前腔）に留置するretromuscular/sublay法がある．

a）IPOM法

腹壁切開法同様keyhole法，Sugarbaker法と，これらを併せたsandwich法[32]がある．腹腔鏡下keyhole法は，腹壁切開法のようにストーマへのメッシュの漏斗状巻き付けが容易ではなく，再発率が高い．このため，腹腔鏡下手術ではkeyhole法は推奨されず，現時点では，Sugarbaker法が推奨術式である．sandwich法はストーマ外側に発生したPSHによい適応がある．

筆者らの行う2点メッシュ吊り上げおよびジグザグタッキングによる腹腔鏡下Sugarbaker法について手技の詳細を解説する．

（1）腹腔鏡下Sugarbaker法（LS）

❶患者体位およびストーマアイソレーション（図10）：患者を仰臥位とし，ストーマと対側の上肢を過伸展にならないよう吊り上げ固定する．大腸ストーマでは，軽く湿らせたガーゼを小さく丸めてストーマ孔から挿入しポリウレタンフィルムドレッシングテープを貼付する（図10A）．回腸導管では，24 Fr Foleyカテーテルを導管内に留置後バルーンに注水し尿が術中導管外に漏れないようにしたのち，ポリウレタンフィルムドレッシングテープを貼付する（図10B）．ポリウレタンフィルム内は汚染環境としてとらえ，フィルム外縁をマジックなどでマーキングし，のちの操作で穿刺器具などをこの内部を貫通させないようにする．腹壁の外側が術野になるため背部近傍までを消毒しア

イオバン™インサイズドレープを貼付しドレープする．

❷メッシュ：現在，わが国にPSH修復に特化したメッシュは存在しない．これまでLS法におけるメッシュはexpanded polytetrafluoroethylene（ePTFE）が用いられることが多かった[33]が，ガイドライン[3]では特別なメッシュ使用の推奨はない．ePTFEは易収縮性や易癒着性などの問題点があるため，筆者らはLSにプラスチック系メッシュを用いている．しかし，プラスチック系メッシュのストーマ腸管への直接接触は術後早期または晩期合併症の原因になる[30]ため，腹腔内留置用メッシュ（Ventralight ST）を円形と帯状にトリミングし，セプラコーティング面がそれぞれ腹腔側，ストーマ側に向くよう縫合し（図11）使用している．メッシュの大きさはヘルニア門サイズに応じるが，通常15 cmないし20 cm直径円でよいと考えている．

❸トロッカー留置・癒着剥離：ファーストトロッカーはストーマ対側肋骨弓の1〜2横指尾側前腋窩線上に置く．ランドマークとしては第11肋骨先端から1〜2横指程度尾側である．術前超音波検査による癒着マッピングを行い，癒着がない場合optical法が最も簡便である．癒着が予測される，あるいは否定できない場合，約1.5 cmの皮膚横切開で腹斜筋群，腹横筋をsplitし腹腔内に到達し，バルーン付き12 mmトロッカーを留置する（図12）．気腹圧を10〜12 mmHgに設定し手術を開始する．12 mmポート同側にさらに5 mmトロッカーを2本留置し（図11），必要に応じ，対側（ストーマ側）にも5 mmトロッカーを1本留置する．PSH修復術では腹腔内癒着が高度であることが多く，腸管損傷を起こさぬよう，エネルギーデバイスを用いないcold dissectionによる癒着剥離を心がける．前腹壁の癒着剥離ヘルニア門の同定が終了したらヘルニア囊内

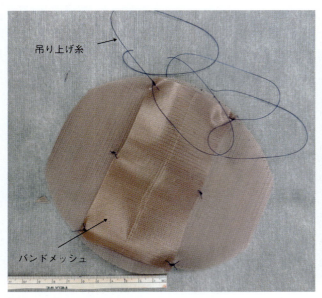

図11 tailored mesh
バンドと円形メッシュのコーティング面が反対に向くよう縫合固定してある.

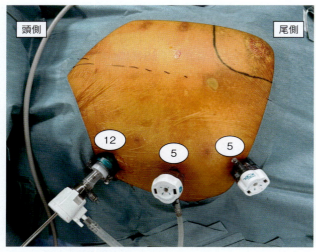

図12 ポート配置(右側)

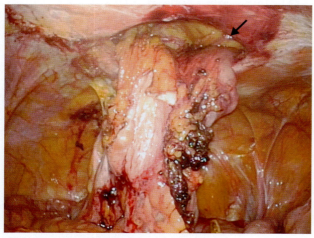

図13 ストーマ脚剥離・直線化
矢印：ヘルニア門.

に弯曲して癒着する過長ストーマ腸管が皮下から腹腔内まで完全に直線化するよう剥離する．直線化の指標としては，ストーマ腸管を軽く下方に牽引し離した際，ヘルニア嚢内に腸管が引き戻されないことである(図13).

 ⓓヘルニア門閉鎖・ストーマ腸管の側腹壁への固定：近年の腹壁瘢痕ヘルニア手術における推奨のように，ヘルニア門閉鎖(筋腱膜縫合)は重要であると考えられ，可能な限り行うべきである(図14)．外側のヘルニアでは，閉鎖しない場合，門から離してストーマ腸管を腹壁に固定する必要があり，手術の難易度が高まる．このような症例ではsandwich法の選択も一考である.
 Sugarbaker法原法[29]ではストーマ腸管を側腹壁に縫合固定している．ストーマの状況により必須ではないが，ストーマ腸管が過長の場合，腸管がヘルニア内にスライディングする可能性があるため，可能な限り行うべきである(図15).

 ⓔメッシュ留置デザイン：ヘルニア門径を測定し，メッシュのサイズ選択および留置のデザインを行う．ストーマを覆うバンド幅は概ね6cmで事足りる．腹壁瘢痕ヘルニアでは，ヘルニア門とメッシュサイズは，半径比1：4，面積比は1：16以上が望ましいと記載されているが，PSH修復メッシュは弯曲のある側腹部に留置されるため，デザインが困難な場合がある．筆者らはヘルニア門に対し各方向5cmオーバーラップできるものを選択している．ヘルニア門のストーマ腸管における位置，大きさは気腹圧を5〜8mmHgに下げて行う．直線化した腸管を腹壁に固定する対側部位をメッシュの最内側点(a点)とする(図16A)．ヘルニア門内側縁から5cmの内側点を腹腔内からネラトンチューブで測定，指示し(図16B)，腹腔外皮膚にマーキングする．先に述べたtailored meshはバンド部分の幅が6cmであるため，この最内側点から左右3cmの部位(b，c点)にマーキングする(図17).

 ⓕメッシュ吊り上げ糸固定・腹腔内挿入：メッシュの腹壁側バンドの2点(b，c点にあたる)に2-0ポリプロピレン糸を固定する(図11)．メッシュは生理食塩水で浸軟させ丸め，12mmポートから腹腔内に挿入する．腹腔内に挿入後主メッシュのセプラ面が腹側，バンドメッシュセプラ面がストーマに向くようメッシュを展開する．吊り上げを2点とする理由は，LSではメッシュを固定する腹壁が平面でないため多点で吊り上げするとメッシュの変形を惹起する可能性があるためであり，最近では1点で吊り上げタッキングし，その後吊り上げ糸は結紮せず切除している.

 ⓖメッシュ吊り上げ(図18)・タッキング(図19)：先のb，c点からEndoClose™などの吊り上げ器具を用い吊り上げ糸を体外へ回収する．結紮はこの時点では行わず，最も引き出した状態で助手に把持させる．これはのちにメッシュのヘルニア門への留置バランスが悪くなった場合の調節のためである．メッシュ外側を暖簾をまくるような操作でストーマ脚を包むよう対側腹壁に固定し，両側バンド端からバンドに左右交互にジグザグにタッキングしていく

第4章　腹壁瘢痕ヘルニアの手術
C．傍ストーマヘルニア

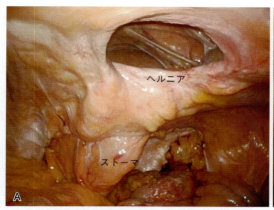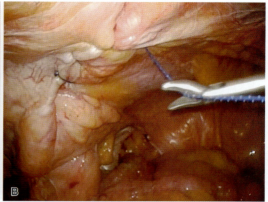

図14　ヘルニア門閉鎖
A：後腹膜経路でストーマ作成後の傍ストーマヘルニア．
B：ヘルニア門の縫合閉鎖後．

（図18）．タッキング間隔は1.5 cm程度にする．この操作によりストーマ腸管が左右片方に偏ることなく，バンド内に春巻き状に収まる．バンドのタッキングが終了したら吊り上げ糸を結紮あるいは切除し，double crown法でタッキングを終了する（図19）．この後状況により，筆者らはさらに数ヵ所でメッシュと筋層を体腔内縫合で追加固定している．

b）retromuscular/sublay法，内視鏡下Pauli法

内視鏡下sublay腹壁瘢痕ヘルニア修復術やロボット支援手術の普及により近年報告が増えている[34-36]．正中腹壁瘢痕ヘルニア併存例に適応があり，TARが必要となる．筆者らの行う正中腹壁瘢痕ヘルニア合併PSHに対する内視鏡下Pauli法について解説する．

（1）内視鏡下Pauli法

❶患者体位・ポート配置・皮膚切開からcrossoverまで（「Ⅱ-A-第4章3-b．e-TEP法」の項を参照）：全身麻酔下に仰臥位両上肢体幹固定で手術を開始する．上腹部の剝離縫合操作が予測される場合，恥骨レベルで背屈位になるよう手術テーブルをセッティングする．ヘルニア部位に応じ，筋層下到達法を選択する．

❷ストーマ周囲の完全剝離：本術式では，ストーマ腸管を腹膜および周囲組織から完全に剝離後，再度外側腹壁に縫合固定し腹膜（後鞘）を縫合する（図20）．

❸PSHヘルニア門閉鎖：ヘルニア門はストーマが血流障害や閉塞にならぬよう配慮し，可能な限り閉鎖する（図21）．

❹正中腹壁瘢痕ヘルニア門の後鞘（腹膜）および前鞘の縫合閉鎖（e-TEP法の項を参照）：縫合線に緊張がかからないよう十分なTARを行って閉鎖する．

❺メッシュ留置：Tastaldiの報告[30]のように，メッシュとストーマ腸管の直接接触はメッシュ関連合併症を惹起する可能性がある（Tastaldiの報告では8％）．このため，本術式ではストーマのメッシュ接触面に対する工夫が必要である．筆者らは筋層下の広いメッシュにストーマが接触す

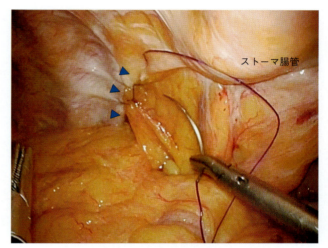

図15　ストーマ腸管の側腹壁への縫合固定
ストーマがヘルニア内に引き戻されないよう，腹壁に固定（矢頭）する．

る部位に，小さめの腹腔内留置用メッシュを腹腔側コーティング面がストーマに向くよう留置し筋層にタッキングした後（図22），大きい筋層下メッシュ（heavy weightポリプロピレン）を留置している（図23）．

c　PSHの術中・術後合併症およびその対処法

1）術中合併症

❶腸管損傷

PSHに特化した報告はないものの，PSH手術では腹腔内癒着が比較的強い傾向があり[37]，最も注意すべき合併症である．腸管損傷は腹腔内癒着剝離時に最も多く発生し，小腸が多い[38]．LeBlancら[39]のレビューでは，腹腔鏡下腹壁瘢痕ヘルニア修復術中の腸管損傷は1.78％であり，癒着の高度な症例に多くみられると報告されている．術中に損傷が認識されず術後に発見された場合の死亡率は40％にも及ぶとされ，非常に重篤な合併症になりう

423

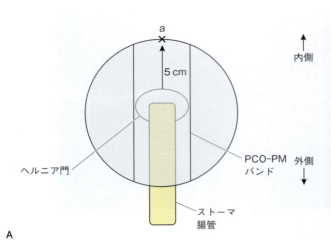
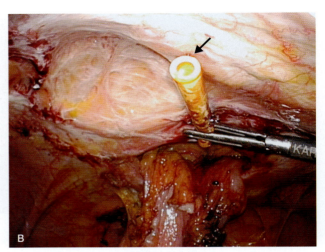

図16
A：メッシュ留置デザイン（シェーマ）．
B：メッシュ留置デザイン（矢印：腹腔側からのa点の決定）．

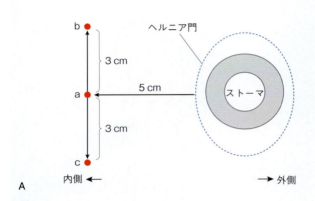

図17
A：ヘルニア門とメッシュ吊り上げ点（シェーマ）．
B：ヘルニア門とメッシュ吊り上げ点（腹壁面）．

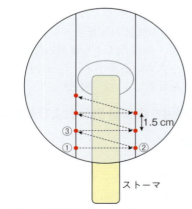

図18　ジグザグタッキング（シェーマ）

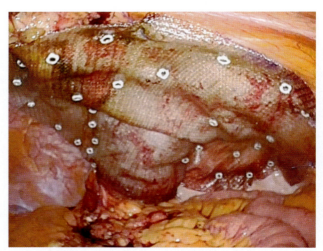

図19　タッキング
ジグザグタッキング後，double crown法でタッキングする．

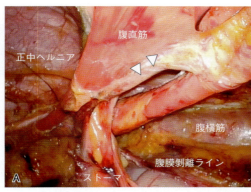
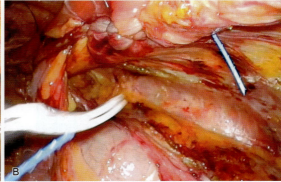

図20　内視鏡下Pauli法におけるヘルニア門閉鎖（右側）
A：ストーマ頭側に発生したヘルニア（矢頭）．
B：ヘルニア門縫合閉鎖後．

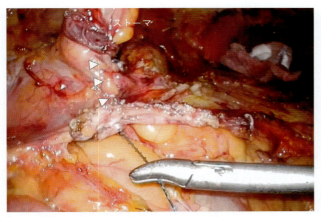

図21　ストーマの再壁側化および腹膜閉鎖
矢頭：ストーマ内側腹膜（後鞘）の縫合閉鎖．

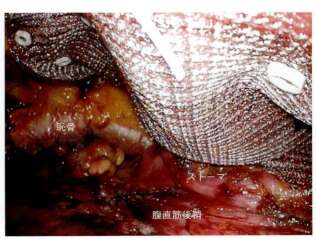

図22　ストーマを腹腔内留置メッシュで被覆
腹腔内留置用メッシュのコーティング面がストーマに接触するよう留置している．

る[40]．術中腸管損傷が認識された場合の対処について強い推奨はないが，最近のガイドライン[38]では，腸管内容の流出が多くない場合は損傷部位を縫合閉鎖しヘルニア修復を行うことも選択肢の1つであると記述されている．また，損傷部位をいったん修復し5～7日間経過したのち，腹腔鏡手術を行うことも選択肢である．

筆者は傍回腸導管ストーマヘルニアの手術で1例の回腸導管損傷をきたしたが，術前留置したバルーンカテーテルで腸管腔を閉塞させていたため腸内容（尿）が漏出せず，損傷部位閉鎖後LSを行い術後経過良好であった．PSH修復には腹腔鏡下手術にアドバンテージがあると考えられ，強い腹腔内癒着に対して腹腔鏡手技に限界がある場合は，小開腹による癒着剝離を躊躇してはならない．いずれにしても，さまざまな局面を想定した患者に対する術前の十分な説明が不可欠である．

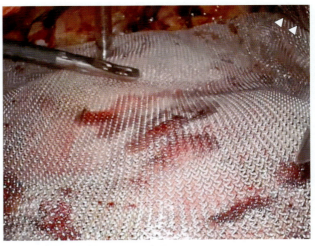

図23　筋層下の広いメッシュ留置
矢頭：ストーマを覆ったメッシュ．

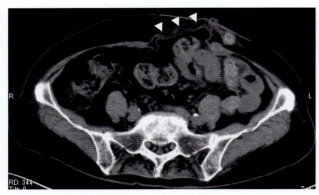

図24　mesh bulging
内側型傍ストーマヘルニアに対する腹腔鏡下Sugarbaker法術後mesh bulging（矢頭）．

表2　メッシュ法の手術成績

術式		合併症			再発率*
		創感染	メッシュ感染	その他	
onlay法		1.9%	2.6%	8.3%	17.2%
retromuscular法		4.8%	0	7.1%	6.9%
開腹手術	keyhole法	2.2%	2.2%	17.8%	7.2%
	Sugarbaker法	5.0%	0	10.0%	15.0%
腹腔鏡下	keyhole法	―	―	―	36.4%
	Sugarbaker法	―	―	―	11.6%
	sandwich法	2.1%	0	2.1%	2.1%

*12ヵ月以上フォローアップされている報告の統合データ
（文献24より引用）

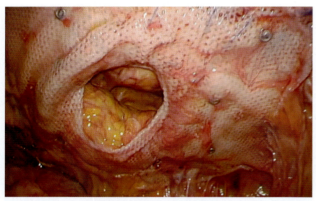

図25　central mesh fracture
メッシュの穿孔がみられる．

2) 術後合併症

❶ メッシュ感染

PSHの解剖学的特性から，術中汚染により術後メッシュ感染が起こりやすいと考えがちであるが，そのような報告はない．一般的な腹壁瘢痕ヘルニア手術に準じる（「Ⅱ-A-第4章6．術中・術後合併症とその対処法」を参照）．術中ストーマからの便や尿の流出による術野汚染を避けるために，手術開始前のストーマのアイソレーション（前述）が重要である．

❷ mesh bulging

正中腹壁瘢痕ヘルニア手術同様，ヘルニア門を閉鎖しないstandard IPOM型Sugarbakerでは起こりうる（図24）．このため，ヘルニア門は極力閉鎖した方がよい．

❸ メッシュによる臓器圧迫症状

LSではストーマ腸管をメッシュで包み込み腹壁に固定するが，その密着度についての一定の見解はない．筆者は固定部遠位からの腸管の滑り込み再発を予防するために，メッシュをストーマ腸管に対しきつめに巻いている．このためcolostomy患者におけるPSHでは，便秘や排便前腹痛がみられることがあり，緩下剤処方などの対応が適宜必要である．また，回腸導管症例で尿管の吻合部位が不明な症例には注意を要する．筆者は傍回腸導管ヘルニアに対するLS後の尿管閉塞の1例に対し，内視鏡的レーザー法により閉塞解除を行った[37]．

❹ 再発

Hanssonら[3]による各術式の再発率の統合解析データを表2に示す．

メッシュ法では各術式間に再発率の違いはないが，腹腔鏡下ではkeyhole法よりもSugarbaker法で再発率が有意に低いと報告されている．またHanssonらは自験例から平均観察期間26ヵ月で再発率6.6％とLS法の有用性を報告している．筆者の施設では2006年5月から2023年8月までに41例の内視鏡下PSH手術（LS法 38例，Pauli法 3例）を行っており，フォローアップ期間中央値51（1～110）ヵ月で，再発4例（9.8％）であった．再発の詳細としてLS法後が3例，Pauli法後1例であり，LS法 3例のうち1例はメッシュの変位によるものであったが，2例はcentral mesh fracture（CMF）であった（図25）．CMFをきたしたメッシュはすでにリコールにより販売中止となったものであり，この2例を除くと筆者らのLS法の再発率は長期フォローで2.6％であり，これまでの報告[24]と比較しても非常に良好な成績である．

LSBは複雑腹壁瘢痕ヘルニアの1つとして考えられ，修復困難な症例もしばしば経験する．現時点では正中腹壁瘢痕ヘルニアの併存の有無によりLS法と内視鏡下Pauli法を選択しているが，それぞれに解決の必要な問題点が存在し，成熟した術式とはいえない．メッシュの改良も含め，今後検討課題の多いヘルニアである．

● 文献

1) Thorlakson RH: Technique of repair of herniations associated with colonic stomas. Surg Gynecol Obstet **120**: 347-350, 1965
2) Sauerland S et al: Laparoscopic versus open surgical techniques for ventral or incisional hernia repair. Cochrane Database Syst Rev **3**: CD007781, 2011
3) Antoniou SA et al: European Hernia Society guidelines on

prevention and treatment of parastomal hernias. Hernia **22**: 183-198, 2018

4) Carne PWG et al: Parastomal hernia. Br J Surg **90**: 784-793, 2003

5) Leslie D: The parastomal hernia. Surg Clin North Am **64**: 407-415, 1984

6) Suwa K et al: Feasibility of using a tailored mesh in laparoscopic Sugarbaker parastomal hernia repair. Asian J Endosc Surg **15**: 344-351, 2022

7) Hardt J et al: Lateral pararectal versus transrectal stoma placement for prevention of parastomal herniation. Cochrane Database Syst Rev **11**: CD009487, 2013

8) Hong SY et al: Risk factors for parastomal hernia: based on radiological definition. J Korean Surg Soc **84**: 43-47, 2013

9) Lian L et al: Extraperitoneal vs. intraperitoneal route for permanent colostomy: a meta-analysis of 1,071 patients. Int J Colorectal Dis **27**: 59-64, 2012

10) Williams NS et al: A case-controlled pilot study assessing the safety and efficacy of the Stapled Mesh stomA Reinforcement Technique (SMART) in reducing the incidence of parastomal herniation. Hernia **19**: 949-54, 2015

11) Jänes A et al: Preventing parastomal hernia with a prosthetic mesh. Arch Surg **139**: 1356-1358, 2004

12) Serra-Aracil X et al: Randomized, controlled, prospective trial of the use of a mesh to prevent parastomal hernia. Ann Surg **249**: 583-587, 2009

13) Hammond TM et al: Parastomal hernia prevention using a novel collagen implant: a randomised controlled phase 1 study. Hernia **12**: 475-481, 2008

14) Wijeyekoon SP et al: Prevention of parastomal herniation with biologic/composite prosthetic mesh: a systematic review and meta-analysis of randomized controlled trials. J Am Coll Surg **211**: 637-645, 2010

15) McKechnie T et al: Prophylactic mesh for prevention of parastomal hernia following end colostomy; an updated systematic review and meta-analysis of randomized controlled trials. J Gastrointest Surg **26**: 486-502, 2022

16) Ringblom C et al: No reduction in parastomal hernia rate 3 years after stoma construction with prophylactic mesh: three-year follow-up results from STOMAMESH- a multicenter double-blind randomized controlled trial. Ann Surg **277**: 38-42, 2023

17) Brandsma HT et al: Prophylactic mesh placement during formation of an end-colostomy. Ann Surg **278**: e440-446, 2023

18) López-Cano M et al: Parastomal hernia prevention with permanent mesh in end colostomy: failure with late follow-up of cohorts in three randomized trials. Hernia **27**: 657-664, 2023

19) Park J et al: Parastomal hernia rates and exercise after ostomy surgery. Dis Colon Rectum **66**: 823-830, 2023

20) Ripoche J et al: Parastomal hernia. a study of the French federation of ostomy patients. J Visc Surg **148**: e435-441, 2011

21) Devlin HB: Peristomal hernia. Operative Surgery, volume I: alimentary tract and abdominal wall, 4th Ed, Dudley HD (ed), Butterworths, p441-443, 1983

22) Rubin MS et al: Parastomal hernias. Intestinal Stomas: principles, techniques and management, MacKeigan T et al (eds), Quality Medical Publishing, p245-267, 1993

23) Śmietański M et al: European Hernia Society classification of parastomal hernias. Hernia **18**: 1-6, 2014

24) Hansson BME et al: Surgical techniques for parastomal hernia repair: a systematic review of the literature. Ann Surg **255**: 685-695, 2012

25) Pearl RK: Parastomal hernias. World J Surg **13**: 569-572, 1989

26) Rosin JD et al: Paracolostomy hernia repair with Marlex mesh: a new technique. Dis Colon Rectum **20**: 299-302, 1977

27) Kasperk R et al: The repair of large parastomal hernias using a midline approach and a prosthetic mesh in the sublay position. Am J Surg **179**: 186-188, 2000

28) Byers JM et al: Repair of parastomal hernias using polypropylene mesh. Ann Surg **127**: 1246-1247, 1992

29) Sugarbaker PH: Peritoneal approach to prosthetic mesh repair of paraostomy hernias. Ann Surg **201**: 344-346, 1985

30) Tastaldi L et al: Single center experience with the modified retromuscular Sugarbaker technique for parastomal hernia repair. Hernia **21**: 941-949, 2017

31) Pauli EM et al: How I do it: novel parastomal herniorrhaphy utilizing transversus abdominis release. Hernia **20**: 547-552, 2016

32) Berger D et al: Laparoscopic repair of parastomal hernias: a single surgeon's experience in 66 patients. Dis Colon Rectum **50**: 1668-1673, 2007

33) Bittner R et al: Guidelines for laparoscopic treatment of ventral and incisional abdominal wall hernias (International Endohernia Society [IEHS])-part 3. Surg Endosc **28**: 380-404, 2014

34) Li B et al: Totally endoscopic sublay/extraperitoneal Sugarbaker mesh repair for parastomal hernia. Asian J Endosc Surg **1**: 244-248, 2022

35) Imamura K et al: Laparoscopic parastomal herniorrhaphy utilizing transversus abdominis release and a modified Sugarbaker technique: a case report. Asian J Endosc Surg **14**: 106-108, 202

36) Maciel V et al: Robotic retrorectus repair of parastomal hernias. J Robot Surg **13**: 483-489, 2019

37) Suwa K et al: Laparoscopic modified Sugarbaker parastomal hernia repair with 2-point anchoring and zigzag tacking of Parietex^TM Parastomal Mesh technique. Surg Endosc **30**: 5628-5634, 2016

38) Bittner R et al: Update of Guidelines for laparoscopic treatment of ventral and incisional abdominal wall hernias (International Endohernia Society [IEHS])—part A. Surg Endosc **33**: 3069-3139, 2019

39) LeBlanc KA et al: Enterotomy and mortality rates of laparoscopic incisional and ventral hernia repair: a review of the literature. JSLS **11**: 408-414, 2007

40) Misiakos EP et al: Current trends in laparoscopic ventral hernia repair. JSLS **19**: e2015.00048, 2015

D. 腹壁ヘルニア

第1章 成人の腹壁ヘルニアおよび類似疾患

1 臍ヘルニア

［松原　猛人］

臍ヘルニアは，臍部にその中心を有する初発ヘルニアと定義される．ヘルニア門の大きさにより，small（0〜1cm），medium（1〜4cmまで），large（4cm以上）に分類される．質の高いエビデンスは不足しているものの，European Hernia Society（EHS）およびAmericas Hernia Society（AHS）のガイドライングループは，無症候性臍ヘルニアに対する慎重な経過観察は安全で推奨されるとした[1]．また有症状の臍ヘルニアには，腹壁切開法でのフラットメッシュを用いた腹膜前修復法を推奨するとした．

本項では，臍ヘルニアの疫学，発生原因，診断，手術適応，治療法について述べる．

a. 疫学

European Hernia Society（EHS）は，臍ヘルニアを臍部にその中心を有するprimary ventral herniaと定義した[1]．したがって，手術介入後の再発性臍ヘルニアは原則incisional herniaに分類されることになる．ヘルニア門の大きさにより，small（0〜1cm），medium（1〜4cmまで），large（4cm以上）に分類される[1]．わが国においては，2020年4月〜2021年3月までの1年間に6,157件の臍ヘルニア手術が行われている[2]．このうち20歳以上の成人臍ヘルニアは3,269件に行われている（図1）．

b. 発生原因

臍動脈と臍静脈は生誕後に閉塞し瘢痕収縮する．閉塞した臍静脈（円靱帯）は通常臍輪の下縁に付着する．付着部には尿膜管の遺残物と2本の閉塞した臍動脈が存在する．円靱帯は臍輪を横切り，臍輪を部分的に覆っていることから，ヘルニア発生の予防機構となっていると考えられている[3]．しかし，円靱帯，尿膜管，臍ヒダの構造は5つのバリエーションがあり（図2），円靱帯が臍輪を横切らずに臍輪の頭側縁に分かれて臍輪に付着する場合，潜在的な脆弱性がある[3,4]．臍筋膜も同様に臍輪を覆っているが，これが欠損している場合，臍輪を覆っていない，あるいは部分的に覆っている場合はより脆弱である[3]．

一般に成人の臍ヘルニアは小児ヘルニアの残存ではなく，異なった発生形式であると考えられている．したがって，自然経過，治療方針は両者で異なる[3]．以前は一過性の極端な腹圧上昇に伴って発生すると考えられていたが，近年では，linea albaのtype 1コラーゲンの減少，およびエラスチン増加との関連が示唆されている[5,6]．

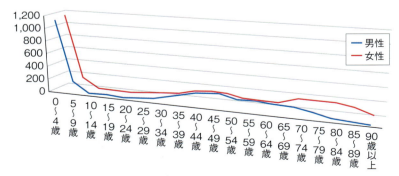

図1　本邦における臍ヘルニアの手術件数（2020年4月〜2021年3月）
［厚生労働省．第7回NDBオープンデータより作成］

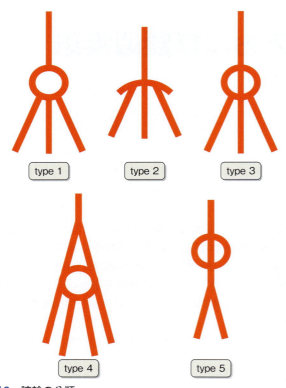

図2　臍輪の分類
（文献4より引用）

c. 症状，診断

咳，いきみなど，腹圧上昇時に出現する臍部ないし，その周囲の膨隆が主徴である．大部分の症例は身体所見のみで診断可能であるが，肥満症例においては触診で同定困難な場合もあり，画像評価が必要となることもある．成人臍ヘルニアは小児の臍ヘルニアと比較し14倍嵌頓しやすく，大腿ヘルニアの3倍の嵌頓リスクがある[7]．

d. 危険因子

肥満，高齢，肝硬変，腹膜透析などが挙げられる[8-10]．特に，腹水を伴った肝硬変例では20％の症例がその経過で臍ヘルニアになる[9]．

e. 手術適応

症候性臍ヘルニアは手術適応であるが，無症候性臍ヘルニアでは，慎重な経過観察は安全で推奨されるとガイドラインに記載されている．そのため，手術の必要性は，医療提供者と患者の共同の意思決定に基づいて判断されるべきである．

2013年のIEHSガイドラインでは，2 cm以上の原発性ヘルニアに対しては，メッシュ修復術を第一選択肢として検討すべきとしていた[11]．しかし，2019年のアップデートにより，1 cm以上の臍ヘルニアに対してもメッシュ修復術が推奨されるようになった（推奨グレードA）[12]．

したがって，組織縫合法は臍ヘルニアの中でも1 cm以下の小さなヘルニアに限定される．EHSおよびAHSガイドラインには，1 cm以下の小さなヘルニアについては組織縫合法が検討可能であると記載されている[13]．

手術の適否を判断する際に悩ましい特殊な状況として肝硬変，腹膜透析中，妊娠可能年齢の女性などが挙げられる．

1）肝硬変

Snitkjærらのシステマティックレビューによると，臍ヘルニア修復術を受けた肝硬変群3,229例の死亡率は6％（191/3,229）であり，一方，非肝硬変群では死亡率は1％（56,130例中558例）であった[14]．ただし，肝硬変群3,229例のうち，緊急手術は43％（1,387例）に行われていた．肝硬変群は非肝硬変群と比較して，手術後に死亡するリスクが8倍以上高く（OR：8.50, 95％CI：1.91～37.86），肝硬変群の緊急手術と待機手術を比較すると緊急手術例で死亡リスクは2倍高かったことが報告された．

Carbonellらは，全国規模のコホート研究を行い，肝硬変群1,197例と非肝硬変群30,836例の腹壁ヘルニア修復術のアウトカム比較を行った[15]．肝硬変群における待機手術の死亡率は非肝硬変群と比較して差はなかった（0.6％ vs 0.1％：$p = 0.06$）が，緊急手術では死亡率が7倍以上高かった（3.8％ vs 0.5％：$p < 0.0001$）．合併症発生率は待機手術において差は認められなかったが（15.6％ vs 13.5％：$p = 0.18$），緊急手術において有意に高かった（17.3％ vs 14.5％：$p = 0.04$）．以上のことから，肝硬変症例に対する緊急手術は避けるべきであり，肝機能の最適化（栄養状態の改善，腹水コントロールなど）ののちに待機的手術を行うことが望ましいとした．

一方，Model for End-Stage Liver Disease（MELD）score＞15の症例は予後不良である[16, 17]．Choらは，MELD score＞15の肝硬変を有する臍ヘルニア症例の待機手術における死亡率は11.1％に対し，MELD score 15以下の症例の死亡率は1.3％であったと報告している[16]．また，多変量解析の結果から，65歳以上，MELD score 15以上，アルブミン3 g/dL未満，敗血症例における待機手術は避けるべきであるとした．Eckerらは，MELD scoreが15を1超えるごとに合併症リスクが約3％増加するとした[17]．

以上のことから，EHSおよびAHSガイドラインでは，MELD score 15以下の症例では，肝機能の最適化を行ったうえでの待機手術を提案している[13]．一方で，MELD score＞15の症例においては言及を避けている．

腹水を伴った肝硬変症例の臍ヘルニアは，腹壁破裂などの合併症が発生すると死亡率は30％に及ぶ[18]．Marsmanらの腹水を伴った肝硬変症例の臍ヘルニアに対する慎重な経過観察と待機手術を比較した後ろ向き研究では，慎重な経過観察群において有意に合併症発生率が高かった（77％ vs 18％：$p = 0.002$）[19]．本研究のMELD score中央値は両群ともに23で背景因子に差はなかった．この結果から，腹水を伴った肝硬変症例の臍ヘルニアに対する慎重な経過

第1章　成人の腹壁ヘルニアおよび類似疾患

1. 臍ヘルニア

表1　死亡率予測ノモグラム

| | MELD score | | | | | | | | | | | |
	6	9	12	15	18	21	24	27	30	33	36	
白血球数<10.0												アルブミン(g/dL)
血小板数>150	0.2	0.4	0.6	0.9	1.4	2.2	3.4	5.1	7.8	11.6	17.0	4.0
	0.4	0.5	0.9	1.3	2.0	3.1	4.8	7.3	10.9	16.0	22.9	3.5
	0.5	0.8	1.3	2.0	3.1	4.7	7.2	10.8	15.8	22.7	31.4	3.0
	0.9	1.4	2.1	3.3	5.0	7.7	11.4	16.7	23.9	32.8	43.2	2.5
	1.7	2.6	3.9	6.0	9.0	13.4	19.4	27.3	36.9	47.7	58.7	2.0
	3.6	5.5	8.4	12.5	18.2	25.7	35.0	45.6	56.7	67.1	76.0	1.5
血小板数<150	1.0	1.6	2.5	3.8	5.8	8.7	12.9	18.8	26.5	36.0	46.7	4.0
	1.5	2.3	3.5	5.4	8.2	12.2	17.7	25.1	34.4	44.9	56.0	3.5
	2.3	3.5	5.3	8.1	12.0	17.6	24.9	34.1	44.6	55.7	66.2	3.0
	3.7	5.7	8.6	12.7	18.5	26.2	35.6	46.3	57.3	67.6	76.5	2.5
	6.7	10.1	14.9	21.4	29.8	39.8	50.8	61.6	71.5	79.6	85.9	2.0
	13.9	20.0	28.1	37.8	48.7	59.6	69.7	78.2	84.8	89.7	93.1	1.5
白血球数>10.0												
血小板数>150	1.1	1.6	2.5	3.9	5.9	8.9	13.2	19.2	27.0	36.6	47.3	4.0
	1.5	2.4	3.6	5.5	8.3	12.4	18.1	25.6	34.9	45.6	56.6	3.5
	2.3	3.6	5.5	8.3	12.3	17.9	25.4	34.7	45.3	56.3	66.7	3.0
	3.8	5.8	8.8	13.0	18.9	26.7	36.2	46.9	57.9	68.2	77.0	2.5
	6.9	10.3	15.2	21.9	30.3	40.4	51.4	62.2	72.0	80.0	86.2	2.0
	14.2	20.5	28.6	38.5	49.3	603	70.3	78.6	85.2	89.9	93.3	1.5
血小板数<150	4.4	6.6	10.0	14.7	21.2	29.5	39.4	50.4	61.3	71.1	79.3	4.0
	6.2	9.3	13.8	20.0	28.0	37.8	48.6	59.6	69.7	78.2	84.8	3.5
	9.2	13.7	19.8	27.8	37.5	48.3	59.3	69.4	78.0	84.6	89.6	3.0
	14.5	20.9	29.1	39.1	50.0	60.9	70.8	79.1	85.5	90.2	93.5	2.5
	24.0	33.0	43.4	54.5	65.1	74.4	81.9	87.6	91.7	94.5	96.4	2.0
	41.4	52.4	63.2	72.8	80.6	86.6	91.0	94.0	96.1	97.5	98.4	1.5

（文献21より引用）

観察は避けるべきで待機手術が望ましいと述べた.

　Hassanらは,肝硬変,腹水を有する臍ヘルニア症例に肝機能の最適化を行った後,待機手術（腹壁切開法によるRives-Stoppa法）を行った70例の報告をした[20].平均MELDスコアは18（範囲：12〜25）で,46例（65.7％）がChild-Pugh B,24人（34.3％）がChild-Pugh Cであったが,術後90日死亡は認められなかったとしている.

　このようにMELD score>15の臍ヘルニア症例についていまだ議論の余地がある.腹水を有する症例に対する死亡率予測には,MELDスコア,白血球数,血小板数,アルブミンを含む多変量ロジスティック回帰分析に基づいたノモグラムが報告されており有用である（**表1**)[21].

2) 腹膜透析

　透析液注入に伴う腹圧上昇および腹水漏出のリスクを伴うことから,腹腔内へのアプローチは避けるべきである.腹壁切開法による腹膜前修復法やonlay mesh repairが推奨される[13].腹腔内に到達しない鏡視下腹膜外修復術も適応になりうると筆者は考える.

3) 妊娠可能な女性

　手術後の妊娠は再発リスクが1.6倍高まるため,手術を行うタイミングが大変重要である.可能な限り最後の予定妊娠,出産後まで手術を延期すべきである.妊娠中の還納可能なヘルニアに対しては,慎重な経過観察が安全であることから,手術は緊急時のみに制限すべきである[13].

　手術の延期が困難な症例においては,妊娠中の慢性疼痛の発生リスクから単純縫合閉鎖が提案される[13].

4) 腹直筋離開を伴った臍ヘルニア

　腹直筋離解を伴った臍ヘルニアに対する組織縫合法は,再発のハイリスク因子となる.Köhlerらは,ヘルニア門2cm以下および腹直筋離解を伴った症例の組織縫合法での再発率はabsorbable sutureで55.5％,nonabsorbable

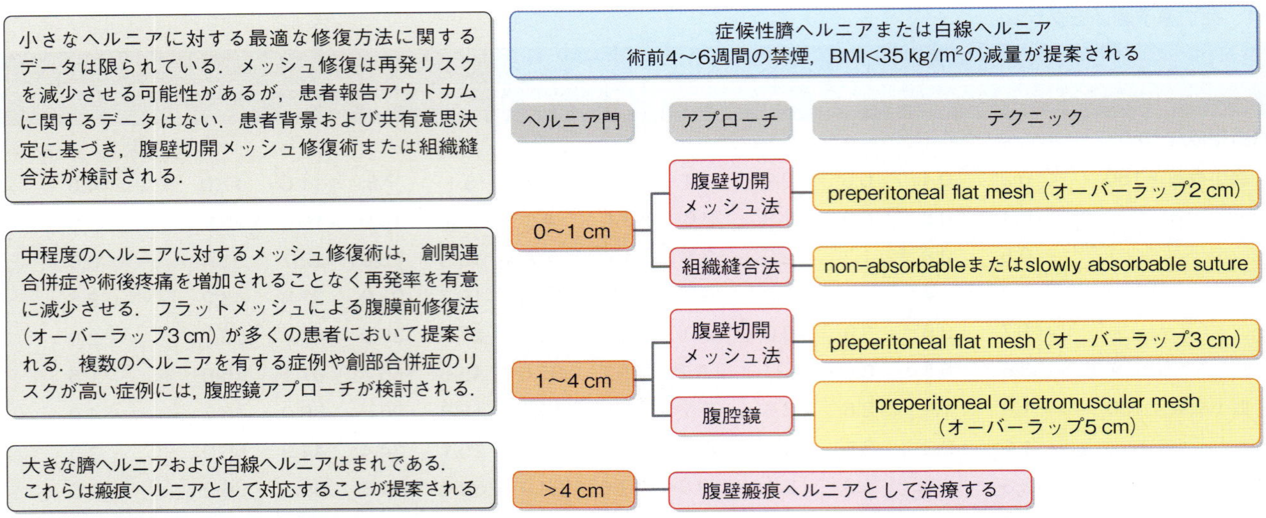

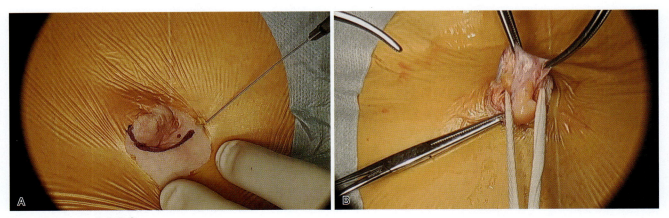

図3 臍ヘルニアおよび白線ヘルニアの治療アルゴリズム
（文献1を参考に作成）

図4 臍ヘルニア修復術①
A：臍下縁での弧状切開.
B：ヘルニア嚢のテーピングは臍底部を含めて行う.

suture 15.8％と報告し，腹直筋離開を伴わない症例と比較して有意に再発率が高く，多変量解析の結果，absorbable sutureおよび腹直筋離解は独立した再発の危険因子であることを報告した[22]．この結果を踏まえ，ガイドラインでは腹直筋離開のある臍ヘルニアに対しては，メッシュ修復を行うことが提案され，腹直筋離開の同時修復はオプションであるとした[13]．

f. 術式選択

ガイドラインには症候性臍ヘルニアおよび白線ヘルニアに対する治療アルゴリズムが提案されている[13]．筆者らもこのアルゴリズムに従って治療を行っている（図3）．

1）組織縫合法

原則1cm以下の小さなヘルニアが対象となる．皮膚切開法（弧状切開，臍縦切開），ヘルニア門を縫合する方向（縦方向，横方向），縫合法（連続縫合，結節縫合，Mayo overlap法），使用する糸の種類（nonabsorbable，rapidly absorbable，slowly absorbable）など選択肢が多数あり，特定の縫合法や縫合糸を推奨する根拠は乏しい．

ガイドラインでは，nonabsorbableまたはslowly absorbable materialの使用が推奨され，rapidly absorbable materialは使用すべきでないとされる[13]．

筆者は，臍下縁または上縁の弧状切開を行い，まずヘルニア嚢を臍底部とともにテーピングしている（図4A・B）．続いて，臍底部の皮膚損傷に注意を払いながらヘルニア嚢の剝離を行い，腹膜前腔に還納する．ヘルニア門は2-0 slowly absorbable materialを使用して横方向に連続または結紮縫合で閉鎖している．

2）腹壁切開腹膜前修復法

一般に，1cm以上のヘルニアが対象となる．
基本的に組織縫合法と同一の手順でヘルニア嚢の還納を行う．ヘルニア門が大きい場合，臍は縦切開したほうが良

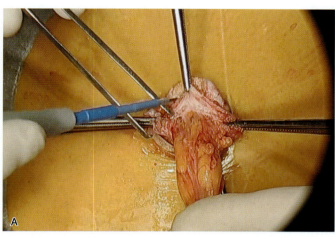
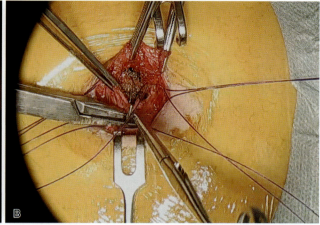

図5 臍ヘルニア修復術②
A：ヘルニア門から3cm以上の腹膜前腔剥離を行う（コッヘル鉗子でヘルニア門を把持している）．
B：ヘルニア門の中央でメッシュと腱膜を縫合固定する．

好な術野が得られる．ヘルニア門から腹膜前腔に到達し，3cm以上全周性に剥離を行う（図5A）．頭尾側方向への剥離は容易であるが，側方への剥離は外側に向かうにつれ腹膜が薄くなり損傷しやすくなるため，緻密な操作が要求される．続いて，剥離した腹膜前腔にメッシュを挿入する．ヘルニア門は2-0 slowly absorbable materialを使用して横方向に閉鎖する．ヘルニア門の中央とメッシュの中央を1ヵ所縫合固定する（図5B）．

3）腹腔鏡下腹膜前修復術

腹腔鏡を用いた腹膜前修復法は3つのアプローチ法が報告されている．恥骨上から腹膜前腔に到達する totally extraperitoneal approach（TEP法），剣状突起の尾側2～3cmより到達する endoscopic totally preperitoneal approach（e-TPA法），ヘルニア門経由で腹膜前腔に到達する endoscopic-assisted or endoscopic mini-or less-open preperitoneal approch（e-MILOP法）である[23-25]．

これらのアプローチは enhanced-view totally extraperitoneal approch（e-TEP法）や mini- or less-open sublay operation（MILOS法）と異なり，腹直筋後腔の剥離，腹直筋後鞘切開は行わないことから，より低侵襲であると考えられる[23-25]．しかしながら，腹膜前腔の側方方向への剥離は限界があり，一般に適応は中程度までの原発性ヘルニアに限定される[23-25]．e-MILOPの詳細については，第4章5-aの mini- or less-open sublay（MILOS）法/eMILOS法の項を参照されたい．

g. 合併症

再発率の観点からは，メッシュ修復術が好ましいことは間違いない．ガイドラインでは，メッシュ修復術は再発率を低下させる一方で，手術部位感染（SSI）や術後疼痛の発生率を増加させないと記載されている．しかし，一方で，漿液腫，SSIは組織縫合法のほうが低頻度であるというメタアナリシス結果もある[26]．

以上のことから，筆者は患者本人にメッシュ使用の有無を最終的に選択してもらうこととし，情報を十分に提供している．

● 文献

1) Henriksen NA et al: Guidelines for treatment of umbilical and epigastric hernias from the European Hernia Society and Americas Hernia Society. Br J Surg **107**: 171-190, 2020
2) 厚生労働省：第7回NDBオープンデータ〈https://www.mhlw.go.jp/stf/seisakunitsuite/bunya/0000177221_00011.html〉
3) Radhakrishnan J: Umbilical hernia. Hernia, 4th Ed, Nyhus LM, Condon RE（ed），JB Lippincott, p361-371, 1995
4) Fathi AH et al: Surgical anatomy and morphologic variations of umbilical structures. Am Surg **78**: 540-544, 2012
5) Fachinelli A, Trindade MR: Qualitative and quantitative evaluation of total and types I and III collagens in patients with ventral hernias. Langenbecks Arch Surg **392**: 459-464, 2007
6) Fachinelli A et al: Elastic fibers in the anterior abdominal wall. Hernia **15**: 409-415, 2011
7) Morgan WW et al: Prophylactic umbilical hernia repair in childhood to prevent adult incarceration. Surg Clin North Am **50**: 839-845, 1970
8) Lau B et al: Obesity increases the odds of acquiring and incarcerating noninguinal abdominal wall hernias. Am Surg **78**: 1118-1121, 2012
9) Belghiti J et al: Abdominal wall hernias in the setting of cirrhosis. Semin Liver Dis **17**: 219-226, 1997
10) Nelson H et al: Abdominal wall hernias as a complication of peritoneal dialysis. Surg Gynecol Obstet **157**: 541-544, 1983
11) Bittner R et al: Guidelines for laparoscopic treatment of ventral and incisional abdominal wall hernias（International Endohernia Society［IEHS］）-part 1. Surg Endosc **28**: 2-29, 2014
12) Bittner R et al: Update of guidelines for laparoscopic treatment of ventral and incisional abdominal wall hernias（International Endohernia Society［IEHS］）— Part A. Surg Endosc **33**: 3069-3139, 2019
13) Henriksen NA et al: EHS and AHS guidelines for treatment of primary ventral hernias in rare locations or special circum-

stances. BJS Open **4**: 342-353, 2020

14) Snitkjær C et al: Umbilical hernia repair in patients with cirrhosis: systematic review of mortality and complications. Hernia **26**: 1435-1445, 2022

15) Carbonell AM et al: Poor outcomes in cirrhosis-associated hernia repair: a nationwide cohort study of 32,033 patients. Hernia **9**: 353-357, 2005

16) Cho AW et al: Umbilical hernia repair in patients with signs of portal hypertension. Arch Surg **147**: 864-869, 2012

17) Ecker BL et al: Hernia repair in the presence of ascites. J Surg Res **190**: 471-477, 2014

18) Lemmer JH et al: Management of spontaneous umbilical hernia disruption in the cirrhotic patient. Ann Surg **198**: 30-34, 1983

19) Marsman HA et al: Management in patients with liver cirrhosis and an umbilical hernia. Surgery **142**: 372-375, 2007

20) Hassan AMA et al: Outcome of sublay mesh repair in non-complicated umbilical hernia with liver cirrhosis and ascites. Int J Surg **12**: 181-185, 2014

21) Saleh F et al: Management of umbilical hernias in patients with ascites: development of a nomogram to predict mortality. Am J Surg **209**: 302-307, 2015

22) Köhler G et al: Sutured repair of primary small umbilical and epigastric hernias: concomitant rectus diastasis is a significant risk factor for recurrence. World J Surg **39**: 121-126, 2015

23) Li B et al: Endoscopic totally extraperitoneal approach（TEA）technique for primary ventral hernia repair. Surg Endosc **34**: 3734-3741, 2020

24) Li B et al: Subxiphoid top-down endoscopic totally preperitoneal approach（ETPA）for midline ventral hernia repair. Langenbecks Arch Surg **406**: 2125-2132, 2021

25) Nakabayashi R et al: The endoscopic-assisted or endoscopic mini- or less-open preperitoneal（E/MILOP）approach for primary and incisional ventral hernia repair. Asian J Endosc Surg **16**: 482-488, 2023

26) Nguyen MT et al: Comparison of outcomes of synthetic mesh vs suture repair of elective primary ventral herniorrhaphy: a systematic review and meta-analysis. JAMA Surg **149**: 415-421, 2014

2. 上腹壁ヘルニア（白線ヘルニア）

D. 腹壁ヘルニア

第 1 章　成人の腹壁ヘルニアおよび類似疾患

2 │ 上腹壁ヘルニア（白線ヘルニア）

［嶋田　元］

　上腹壁ヘルニア（白線ヘルニア）は，剣状突起から臍の間の白線にヘルニア門があるヘルニア[1, 2]で，primary ventral herniaに分類される[3]．

a. 疫学

　海外の報告では上腹壁ヘルニアの有病率は3～5％[4]，腹壁ヘルニア手術のうちの3.6～6.9％[5]，男女比は3：1で男性に多く[1]，緊急手術の割合は6.5％[6]と報告されている．

　厚生労働省から公表されたNDBオープンデータ[7]によれば，2014年4月～2015年3月までの1年間に，わが国では353件の上腹壁ヘルニア手術が実施されており，7年間の腹壁ヘルニア（臍・白線・半月線・腹壁瘢痕ヘルニア）手術の約10万件うちの1.6％を占めている．

b. 病因・病態

　出生時から先天的に発生するもの，出生時から存在し成人になり顕在化するもの，後天的に発生するものに大別される[8]が，その頻度は定かではない．主要なリスクとして激しいトレーニング，肺疾患による激しい咳嗽，過体重，肥満，潜在的な因子として喫煙，慢性定期なステロイドの使用，糖尿病，高齢，男性が報告されている[9]．また腹圧上昇以外の原因として外傷による白線の破綻，白線のコラーゲンtype Iの減少とエラスチンの増加がヘルニアの原因ともいわれている[10, 11]．

　上腹壁ヘルニアの原因として2つの説が唱えられている．1つは，白線を貫通する小血管の血管腔に腹膜前脂肪組織が脱出し，経時的に脱出が大きくなりヘルニアとなる説[12]で，もう1つは，白線の交差パターンにより上腹壁ヘルニアになるという説[13]である．

c. 症状

　急な脱出として自覚することが多い．仕事で重い荷物を持ち上げたとき，ウエイトリフティング時，咳嗽時，腹部に力を入れた際などに起こることが報告されている[8]．また，痛み，違和感，膨隆の増大で気がつくこともある．

d. 診断

　多くは身体所見（図1A・B）のみで診断可能であるが，上腹壁ヘルニアは多発することが知られているため，患者の訴え以外にもヘルニアがないかを検索すべきである．腹圧を十分かけた状態でCTを施行することで，白線の欠損，ならびに脱出内容物の確認が可能である（図1C・D）．2 cm未満が約45％，2～4 cmが約38％，4 cm以上が約16％とサイズの小さなものがおよそ半数を占めている（図2）[14]．

e. 分類

　2009年のEuropean Hernia Society（EHS）による，primary and incisional abdominal wall hernia分類[3]では，primary abdominal wall herniaには正中ヘルニアとして上腹壁ヘルニア，臍ヘルニアが，側腹ヘルニアとしてSpigelianヘルニアと腰ヘルニアが明記され，ヘルニア門のサイズに応じてsmall（2 cm未満），medium（2～4 cm未満），large（4 cm以上）と分類された（表1）．しかし，2020年のEuropean Hernia SocietyとAmerican Hernia Society（AHS）によるガイドライン[2]では，このEHS分類と治療選択が一致しないという議論からsmallを0～1 cm，mediumを1～4 cm，largeを4 cm以上とした新たな分類を提唱している．

f. 手術適応

　急性嵌頓や絞扼性イレウスを伴う上腹壁ヘルニアは手術適応である．無症候性の上腹壁ヘルニアに対しwatchful waitingが以下の理由から弱く推奨されている（図3）[2]．

　18歳以上のventral herniaを対象としたwatchful waitingの安全性を調査した報告[15]によると，臍ヘルニア600例，上腹壁ヘルニア189例の計789例のうち43.2％（341人）でwatchful waitingが行われ，中央値31ヵ月の経過観察で手術移行は11.1％（38例）で，予定手術が7.9％（27例），緊急手術が3.2％（11例）であった．5年間のwatchful waitingによる手術移行は16％とされている．

g. 術式

　術式は開腹と腹腔鏡の2種類があり，メッシュ使用の有無，メッシュ展開層，ヘルニア門の閉鎖により分けられる．ヘルニア門が1 cm未満であれば非吸収糸または遅発性吸収糸を用いた縫合閉鎖が，ヘルニア門が2 cmを超える場合にはメッシュを用いた修復術が推奨されている[2]．レジストリを用いた研究[5]では，予定手術では単純縫合閉鎖法33.4％，lap IPOM法 22.6％，Rives-Stoppa法 20.4％，open IPOM法 9.7％，open onlay法 2.8％，component separation（CS）法 1.4％，その他が9.7％とされる（表2）．また2013年と2019年で比較すると，lap IPOM法は

435

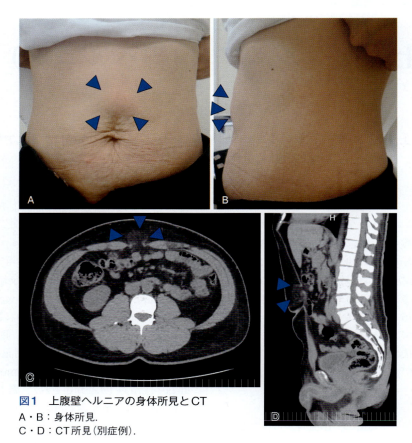

図1　上腹壁ヘルニアの身体所見とCT
A・B：身体所見.
C・D：CT所見（別症例）.

EHS Defect Size Classification	2010	2013	2019	*p* (2013 vs 2019)*
small (<2 cm)	*n*=135/298 (45.3%)	*n*=854/1,878 (45.5%)	*n*=2.041/4,497 (45.4%)	1.0000
medium (≧2〜4 cm)	*n*=118/298 (39.6%)	*n*=720/1,878 (38.3%)	*n*=1.721/4,497 (38.3%)	1.0000
large (>4 cm)	*n*=45/298 (15.1%)	*n*=304/1,878 (16.2%)	*n*=735/4,497 (16.3%)	1.0000
		p=0.9908		

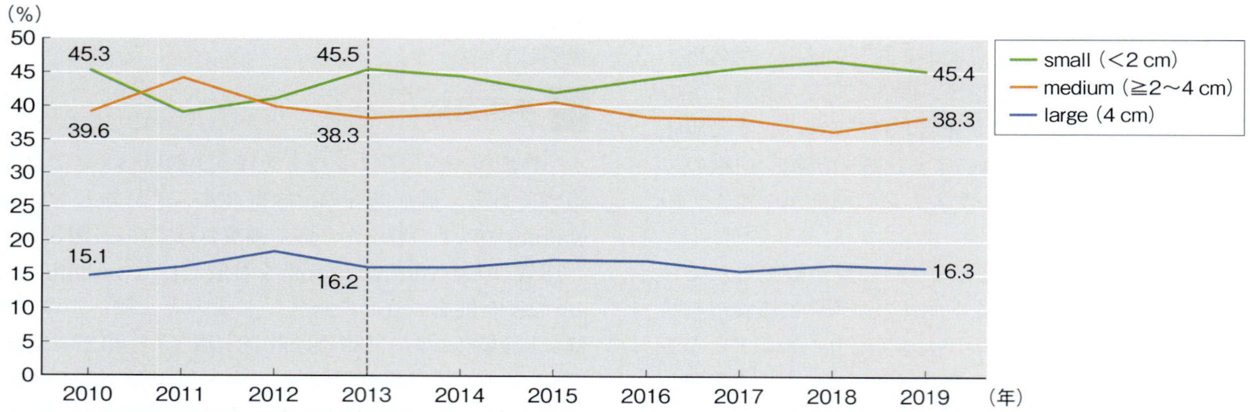

図2　上腹壁ヘルニア分類別頻度
（文献14より引用）

26.0％から18.2％へと有意に減少し，Rives-Stoppa法は16.5％から21.8％へと有意に増加，またMILOS法，eMILOS法，e-TEP法，preperitoneal flat mesh手術などのその他の手術が8.3％から15.3％へと有意に増加していた（**図4**）.

1）単純縫合閉鎖

1〜2 cm未満に対して用いられることが多い．非吸収糸，早期吸収糸，遅発性吸収糸など縫合糸の素材の選択，縦方向か横方向の閉鎖方向，筋膜のオーバーラップの有無がある．詳細な術式については臍ヘルニアの項を参照され

表1　EHS原発性腹壁ヘルニア分類

		径（cm）		
		small（＜2 cm）	medium（≧2～4 cm）	large（≧4 cm）
正中	上腹壁（白線）			
	臍帯			
非正中	Spigelian			
	腰			

（文献3より引用）

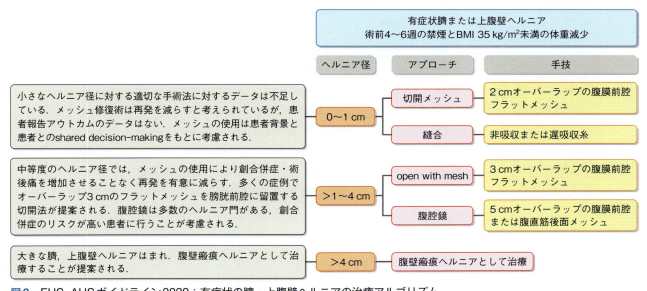

図3　EHS, AHSガイドライン2020：有症状の臍・上腹壁ヘルニアの治療アルゴリズム
（文献2を参考に作成）

たい．

2）メッシュ法

メッシュ留置位置はonlay, retrorectus（sublay）, pre-peritoneal, intraperitonealが主に用いられる．切開法，腹腔鏡，ロボット支援手術がアプローチ法として用いられる．

EHS, AHSガイドライン[2]では，1 cm未満であればオーバーラップ2 cmを取った腹膜前修復術が，ヘルニア門が1～4 cmであれば，切開法によりオーバラップ3 cmを取ったフラットメッシュを腹膜前腔に留置しヘルニア門を縫合閉鎖する方法や，腹腔鏡によりオーバーラップを5 cm以上のメッシュで腹膜前または腹直筋後面に留置し可能であればヘルニア門を閉鎖することが推奨されている．またIPOM法であれば非吸収性の縫合糸またはタッカー固定を推奨している．ヘルニア門4 cm以上であれば腹壁瘢痕ヘルニアに準拠した治療方法が推奨されている．

各術式詳細についてはそれぞれの項を参照されたい．

h. 合併症

レジストリ研究[14]で2013年と2019年を比較すると総合

表2　上腹壁ヘルニア：予定手術の術式頻度

術式	n	％
切開縫合閉鎖	8,515	33.4
切開腹直筋後面	5,207	20.4
開腹IPOM	2,473	9.7
腹腔鏡下IPOM	5,762	22.6
切開onlay	712	2.8
CS法	361	1.4
その他手術（eMILOS, MILOS, e-TEP, 腹膜前腔フラットメッシュ法など）	2,488	9.7

（文献5より引用）

併症率は3.8％から1.9％と有意に減少し，特にlap IPOM法（4.3％から2.0％），Rives-Stoppa法（8.1％から3.0％）で有意に減少していた（図5）．合併症に起因する再手術率，術後1年の安静時疼痛，術後1年の怒責時疼痛，慢性疼痛，再発率（図6）ではいずれも有意差は認められなかった．

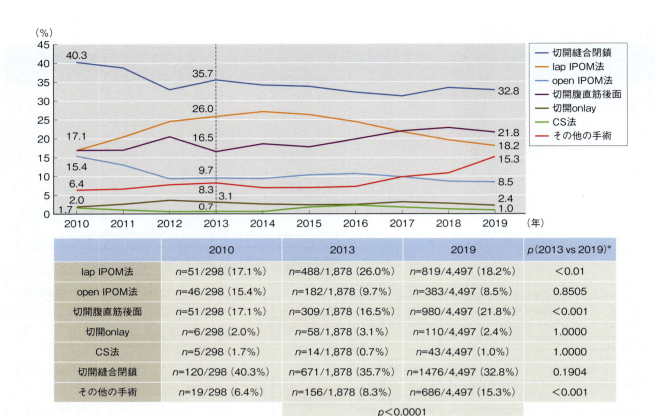

図4 上腹壁ヘルニア予定手術術式の変遷
（文献5より引用）

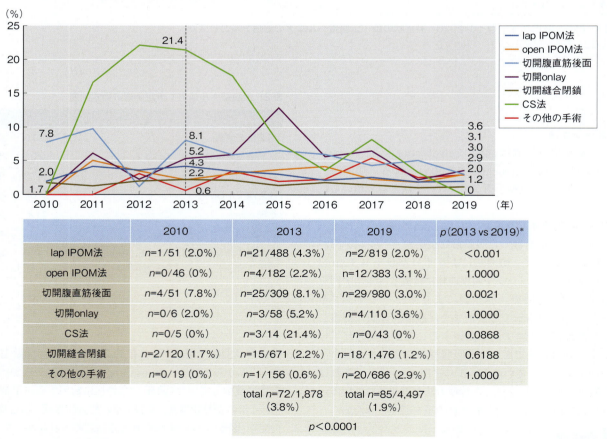

図5 術式別術後合併症
（文献14より引用）

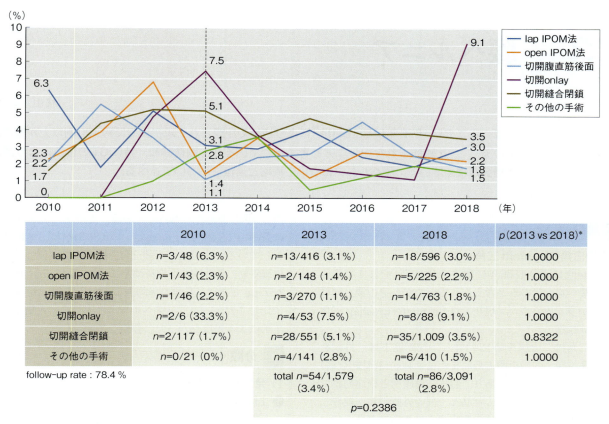

図6 術後1年の再発率
(文献14より引用)

文献

1) Fitzgibbons RJ, Greenburg AG: Epigastric hernia. Nyhus and Condon's Hernia, Fitzgibbons RJ, Greenburg AG (eds), Lippincott Williams & Wilkins, p398-404, 2002
2) Henriksen NA et al: Guidelines for treatment of umbilical and epigastric hernias from the European Hernia Society and Americas Hernia Society. Br J Surg 107: 171-190, 2020
3) Muysoms FE et al: Classification of primary and incisional abdominal wall hernias. Hernia 13: 407-414, 2009
4) Ponten JE et al: A collective review on mesh-based repair of umbilical and epigastric hernias. Indian J Surg 76: 371-377, 2014
5) Köckerling F et al: What is the reality in epigastric hernia repair?—a trend analysis from the Herniamed Registry. Hernia 25: 1083-1094, 2021
6) Helgstrand F et al: Outcomes after emergency versus elective ventral hernia repair: a prospective nationwide study. World J Surg 37: 2273-2279, 2013
7) 厚生労働省：第1回NDBオープンデータ．平成24 (2014) 年度〈https://www.mhlw.go.jp/stf/seisakunitsuite/bunya/0000177182.html〉
8) Earle DB, McLellan JA: Repair of umbilical and epigastric hernias. Surg Clin North Am 93: 1057-1089, 2013
9) Ponten JEH et al: Pathogenesis of the epigastric hernia. Hernia 16: 627-633, 2012
10) Fachinelli A, Trindade MRM: Qualitative and quantitative evaluation of total and types I and III collagens in patients with ventral hernias. Langenbeck's Arch Surg 392: 459-464, 2007
11) Fachinelli A et al: Elastic fibers in the anterior abdominal wall. Hernia 15: 409-415, 2011
12) Moschcowitz AV: The pathogenesis and treatment of hernia of the linea alba. Surg Gynecol Obstet 18: 504-507, 1914
13) Askar OM: A new concept of the aetiology and surgical repair of paraumbilical and epigastric hernias. Ann R Coll Surg Engl 60: 42-48, 1978
14) Köckerling F, Adolf D, Zarras K et al: What is the reality in epigastric hernia repair?-a trend analysis from the Herniamed Registry. Hernia 25: 1083-1094, 2021
15) Kokotovic D et al: Watchful waiting as a treatment strategy for patients with a ventral hernia appears to be safe. Hernia 20: 281-287, 2016

第Ⅱ部　腹壁ヘルニア

D. 腹壁ヘルニア
第 1 章　成人の腹壁ヘルニアおよび類似疾患

3 | 腰ヘルニア

［横山　隆秀］

腰ヘルニアは1672年にBarbette[1]により初めて記録され，現在までに約400例以上が報告されている[2-5]．比較的まれなヘルニアと考えられているが，画像診断，特にCTの普及により遭遇する機会が増えている．腰ヘルニアについて概略と治療法について述べる．

a. 解剖（表1，2）

1）上腰三角（Grynfeltt三角）

Grynfelttにより1866年に報告された[6]．それまでは後述の下腰ヘルニアのみと考えられていたが，その後も同様の報告が多くみられ[7]，現在ではGrynfeltt-Lesshaft三角とも呼ばれる．

上腰三角は，上縁を第12肋骨と下後鋸筋下縁，外縁を内腹斜筋後縁，内縁を腰方形筋または仙棘筋（脊柱起立筋）の前縁で囲まれた三角であり，腹横筋腱膜弓と横筋筋膜で構成されている．これを広背筋と一部の外腹斜筋が被覆している．また，肋骨弓下は横筋筋膜を外腹斜筋が覆っていないため，特に弱いとされる（図1）．

Goodmanら[8]は，76例の剖検にて93.5％に，Loukasら[9]は25例の剖検にて82％に認めたと報告している．また右の上腰三角を構成する部位の仙棘筋，内腹斜筋，下後鋸筋と第12肋骨の平均長はそれぞれ，4.54 cm，4.52 cm，2.33 cmであり，全体の平均長4.33 cm，4.1 cm，2.1 cmnに比して大きいが，人種や性別，年齢による差はなかったと報告している[9]．

2）下腰三角（Petit三角）

Petit[10]により，1744年に初めて記載された．下腰三角は外縁を外腹斜筋後縁，内縁を広背筋前縁，下縁を腸骨稜により囲まれ，内腹斜筋（腱膜），胸腰筋膜，横筋筋膜で構成されている（図2）．

発生頻度については剖検の報告がいくつかある．Lesshaft[7]は成人108例と新生児34例においてそれぞれ，84

例と9例に認めたと報告している．その後，Goodmanら[8]は76例中63.13％，Loukasら[11]は80例中82.5％に認めたとしている．また右の下腰三角を構成する部位の広背筋，外腹斜筋，腸骨稜の平均長はそれぞれ，3.44 cm，4.53 cm，2.57 cmであり，左側の平均長4.57 cm，3.25 cm，3.1 cmnに比して大きいが，上腰ヘルニアと同じく，人種や性別，年齢による差はなかったと報告している[11]．

b. 分類

1）発生部位による分類
❶ 上腰ヘルニア

上腰三角から脱出する．下腰三角に比べて脆弱部位が大きく，1920年以降の報告は本脱出形態が多い[2, 3]．わが国

表1　腹壁の構造とGrynfeltt三角，Petit三角

体表
皮膚
浅腹筋膜　　Camper筋膜，Scarpa筋膜
表層筋　　広背筋，外腹斜筋　　　　　　　Petit三角で欠損
胸腰筋膜
中層筋　　仙棘筋，下後鋸筋，内腹斜筋　　Grynfeltt三角で欠損
深層筋　　腰方形筋，大腰筋
横筋筋膜
腹膜前脂肪
腹膜
腹腔内

表2　Grynfeltt三角とPetit三角の大きさによる分類

		type 0 no triangle	type Ⅰ small	type Ⅱ intermediate	type Ⅲ large	type Ⅳ no triangle
Grynfeltt三角 ($n=50$)	サイズ	no triangle 18％	$<5\,cm^2$ 50％	$5\sim15\,cm^2$ 22％	$>15\,cm^2$ 10％	
	左右対称		30％	11％	1％	
Petit三角 ($n=80$)	サイズ		$<8\,cm^2$ 43.7％	$8\sim12\,cm^2$ 26.2％	$>12\,cm^2$ 12.5％	no triangle 17.5％
	左右対称		25.0％	17.5％	3.7％	

（文献11より引用）

440

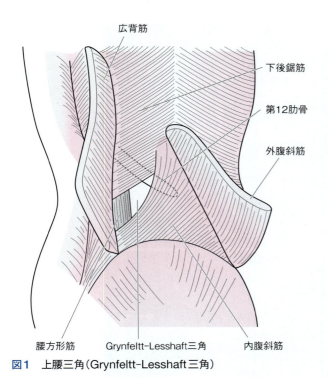

図1　上腰三角（Grynfeltt-Lesshaft三角）

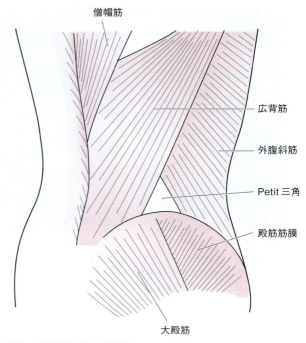

図2　下腰三角（Petit三角）

における腰ヘルニア報告例の集計においても122病変中73病変は上腰ヘルニアである[12]．ヘルニア内容は後腹膜脂肪組織のことが多く，脂肪ヘルニアともいわれている[13,14]．右側が少なく，これは肝臓があるためと考えられている[2,8,13]（図3，4）．その他，嵌頓臓器として上行結腸，下行結腸や小腸などがある．

❷下腰ヘルニア

下腰三角から脱出する．ヘルニア内容が臓器であることが多く[4,12]，嵌頓の報告も下腰ヘルニアの方が多い[15]．嵌頓臓器として上行結腸，横行結腸，下行結腸，小腸などがある．左側に多く，外傷性腰ヘルニアの70％を占める[16]（図5）．

❸広範型

約5％を占め，そのほとんどが外傷性か医原性（側腹部斜切開創の瘢痕ヘルニア）である[2-4,12,14]（図6）．

2）病因による分類

❶先天性

腰ヘルニアの10〜20％を占めるとされており[2,3,14,17]，現在まで，平均年1例発生し，85例以上が報告されている[18,19]．近年の報告[19]では，平均9.7歳，範囲1日から10歳で発見され，男児55.7％，女児44.3％であった．小児における後天性腰ヘルニアはまれとされている[20]．38.9〜71.8％に合併奇形を有しており[18,19,21]，特に肋骨・椎体奇形を伴うものを腰肋脊椎症候群と称し，約20例が報告されている[22]．腰肋脊椎症候群はTouloukian[21]により報告され，第3〜5胚形成期の障害により体節の部分欠損や椎体，肋骨，体幹筋群の分化異常が生じることにより発症すると考えられている．合併奇形としては，心房中隔欠損，四肢奇形（関節拘縮，内反足），生殖器尿路奇形（停留精巣，無形成腎，尿管恥骨結合部位閉塞），仙骨奇形，総排泄腔外反，肛門直腸奇形，腹部ヘルニア，横隔膜ヘルニア，神経芽細胞腫，肝の限局性結節性過形成，神経管欠損，水頭症，髄膜瘤，脊髄係留症などが報告されている[18,21,24]．ヘルニアの発生部位としては，上腰三角が多いとされていたが[4]，近年，18例中12例は下腰ヘルニアであったとの報告もある[17]．しかしながら，筋欠損などを認める症例も多く，部位診断の困難な症例も多いと思われる．最近のシステマティックレビュー[19]では，上腰ヘルニアが41.8％，下腰ヘルニアが32.8％，広範型が25.4％であり，左側47％，右側42.4％，両側10.6％と報告されている．治療についてSharmaら[17]は，ヘルニア門が10cm以上であった場合はメッシュの使用が有効であり，5cm以下ではメッシュを使用せずとも修復可能であったと報告している．システマティックレビュー[19]によると，先天性腰ヘルニアの83.3％に手術が行われ，開腹手術が93.3％と多く，腹腔鏡下手術はわずか6.7％であった．ヘルニア門の処理は，直接縫合閉鎖が71.7％，メッシュによる閉鎖は28.3％であった．術後合併症を6.7％に認め，再発を3.3％に認めたと報告されている．

❷後天性

（1）特発性

腰ヘルニアの55％を占める[2-4,14,17]．最近のシステマティックレビュー[5]では，上腰ヘルニア69.4％，下腰ヘルニア24.5％，上腰ヘルニアと下腰ヘルニアをともに認める症例が6.1％であったと報告されている．発症年齢は60歳台以上の中高年に多く[13,17]，男女差は2：1で男性に多いとされているが[8,13]，やや女性が多いとの報告もある[5]．

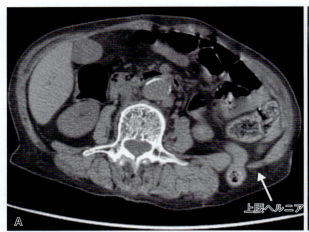
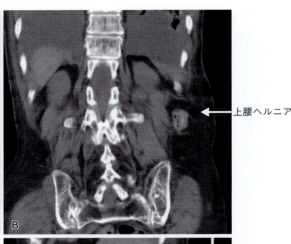

図3　左特発性上腰ヘルニア
77歳女性．慢性腎不全による急性肺水腫の精査にて発見された．ほかにも全身合併疾患多数あり，経過観察中．
A：軸位断．下行結腸の脱出を認める．
B：冠状断．
C：矢状断．

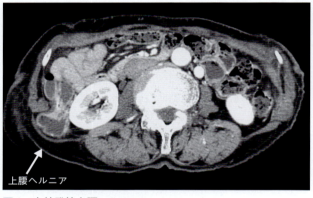
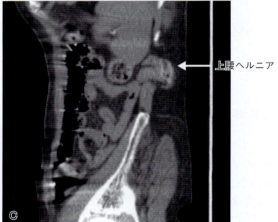

図4　右特発性上腰ヘルニア
上行結腸の脱出を認める．
75歳女性．胆嚢癌精査中に発見された．胆嚢癌は高度進行癌のため，根治切除不可能と判断し，化学療法施行．14ヵ月後，癌進行のため原病死．

左右差は2：1で左に多い[8, 13]．片側例が多く，両側例は数％～9.1％に認められる[5, 8, 13]．わが国の報告でも上腰ヘルニアの93.1％は特発性であり，2：1で左側に多いが，男女差は認められなかった[12]．発症の原因としては，腹壁の変化（加齢，筋萎縮，激しい痩せ，衰弱性疾患）や腹圧の上昇（妊娠，肥満，腹水，慢性呼吸器疾患）が考えられている[2-4, 13]．

(2) 続発性

腰ヘルニアの25％を占める[2, 4, 14, 17]．外傷性，医原性，感染性などがある．

外傷性ヘルニアは，Selby[25]により転落事故後の発症例が最初に報告された．その後，現在の主要な原因である，シートベルト外傷による発症の報告がMcCarthyら[26]によりされた．Burtら[16]の報告によれば，発症部位は下腰三角に多く，70％を占める．71％が車の衝突による交通外傷である．61％に内臓の損傷を伴っており，腸間膜損傷が36％と最も多い．多発外傷に対する診断的開腹術が58％に行われている．ヘルニアの修復は診断時に41％，異時性に17％が施行されている．また，ヘルニア修復のみ単独で施行された症例は3％にすぎなかったと報告されている．

医原性ヘルニアは，側腹部斜切開による術後の瘢痕ヘルニア（斜切開創部ヘルニア：flank hernia）や広背筋皮弁採取後，腸骨稜採骨後などが主な原因となって生じる[2-4, 13, 14]．斜切開創部ヘルニアを生じる手術としては，腎尿路系手術や副腎手術，腹部大動脈瘤手術などがあり，肋下神経の切断による筋萎縮などが原因と考えられている[4, 14, 27]．斜切開創部ヘルニアはKelton[28]により1939年に最初の報告がされ，Kretschmer[29]により，腎臓系手術後11例の報告が1951年に報告されている．広範型が多い．側腹部斜切開による腎摘後（泌尿器科手術）の14.9～49％[27, 30, 31]，腹部大動脈手術の11.1～31.3％に創部の膨隆を生じるとされているが[27, 32, 33, 34]，すべてがヘルニアとは限らず，偽ヘルニア（筋萎縮，薄弱化により，脆弱化した腹壁全体が膨隆し，ヘルニア門がないもの）のこともあり，注意が必要である[3]．最近のreview[27]では側腹部斜切開創の17.1％に生じ，その内容は，偽ヘルニアが

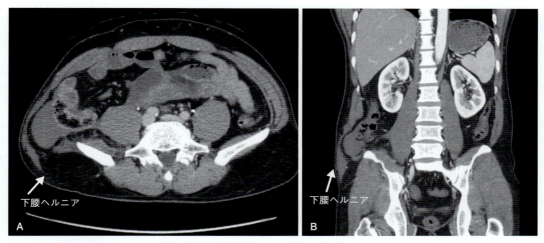

図5 左外傷性下腰ヘルニア
41歳男性．交通外傷．シートベルト着用あり．小腸穿孔とS状結腸腸間膜損傷を認め，開腹手術を施行した．ヘルニアは経過観察とした．
A：軸位断．回盲部の脱出を認める．
B：冠状断．

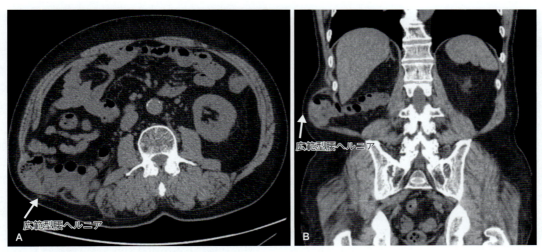

図6 右広範型腰ヘルニア（側腹部斜切開創部ヘルニア）
70歳男性．右腎癌にて，右腎摘出術施行後のヘルニア．疼痛などの症状なく，経過観察中．
A：軸位断．上行結腸，小腸の脱出を認める．
B：冠状断．

13.6％，ヘルニアが3.6％であったと報告されている．また，危険因子として15 cm以上の切開と神経損傷が指摘されている．広背筋皮弁採取後のヘルニアはMoonら[35]により報告された．上腰三角から大腸の脱出を認め，メッシュにて修復されている．腸骨稜採骨後のヘルニアはOldfield[36]により報告され，大殿筋腱膜と遊離大腿筋腱膜にて修復されている．その後，メッシュを使用する修復法として，Pyrtexら[37]が腸骨欠損部を大腿筋膜弁とtantalumメッシュにて修復する方法を報告している．現在は種々のメッシュによる欠損部の修復が行われている．発生頻度としては腸骨稜採骨後の5％に生じるとされる[38]．感染性ヘルニアの原因は，骨盤の骨や肋骨の感染，肝膿瘍，後腹膜血腫の感染などによる急性炎症が腹壁構造を破壊するためと考えられている[2, 4, 13]．従来，感染性ヘルニアは続発性腰ヘルニアの17％を占めるとされていたが[17]，近年の報告においては2％と減少しており，代わりに斜切開創部ヘルニアが10％から30％と増加している[3]．

3）ヘルニア内容による分類[17]

腰ヘルニアは他のヘルニアに比し，ヘルニア嚢を欠くことが多く[4, 13]，わが国では40.3％にヘルニア嚢の欠損を認めた[12]．ヘルニア内容としては，後腹膜脂肪，結腸が多い．そのほかに，小腸，腎，大網，胃，脾臓などがある[2-4, 13, 14, 17]．

　Ⅰ．extra peritoneal型：ヘルニア嚢がない．
　Ⅱ．paraperitoneal型：腹膜が滑脱し，臓器に癒着があるもの．
　Ⅲ．intraperitoneal型：脱出臓器に完全なヘルニア嚢を有するもの．

c. 症候

視診にて，背部もしくは側腹部に半球状の膨隆を認める．時間経過とともに増大傾向を示す．還納可能な膨隆を呈することもある．しかし，高度の肥満を伴う場合は不明瞭となる．自覚症状を全く認めないことも多い．背部痛や，坐骨神経痛を訴えることもあるが，疼痛は増悪と軽快を繰り返すことがある．Valsalva法で膨隆の出現を認め，腹臥位で膨隆の消失や疼痛の軽減がみられることもある．また，膨隆内に腸蠕動を聴取可能なこともある．嵌頓や絞扼を生じると腸閉塞症状を呈する．また，腎臓が脱出した場合は血尿や乏尿，疝痛などを生じることがある．嵌頓および絞扼は特発性に多く，特発性の24〜30.8％に嵌頓を認めた[5, 8]，もしくは18％に絞扼を認めたとの報告がある[17]．全体では25％に嵌頓を認めたが[14]，緊急手術を必要とした絞扼例は，全体の9％であった[3, 14]．

鑑別診断としては，脂肪腫，線維腫，その他の軟部組織腫瘍，肉腫，血腫，膿瘍，腎腫瘍，脂肪織炎などがある[2-4, 13]．

d. 画像診断

Bakerら[39]は，1例の特発性と6例の続発性腰ヘルニアを提示しCTの有用性について初めて報告した．その後もCTの有用性についての報告は多く，特発性腰ヘルニアの感度は98％であり[5]，外傷性腰ヘルニアでも98％は診断可能であったとの報告がある[16]．また，偽ヘルニアとの鑑別においてもCTは有用である[40]．その他にMRIや超音波検査も有用とされている[41]．ヘルニア内容が脂肪組織であった場合，超音波検査単独では，脂肪腫との鑑別が難しいが，腹圧にてヘルニア門から後腹膜脂肪の脱出が観察される場合もある[42]．また，結腸の嵌頓例に注腸造影が有効であったとの報告もあるが[43]，現在ではより迅速に行いうるCTが最も有用と思われる．

e. 手術適応

嵌頓の危険性から全例，早期の手術を推奨する報告が多い．わが国でも，嵌頓で緊急手術が行われた症例は7例あり，上腰ヘルニア2例，下腰ヘルニア5例であった．このうち，穿孔もしくは絞扼で腸切除を必要とした3例中2例は死亡しており，絞扼の発見が遅れると予後は不良である．しかし，特発性では嵌頓の可能性はある程度高いが，腰ヘルニア全体の絞扼例は10％に満たない[3, 14]．続発性の腰ヘルニアでは，嵌頓のリスクが比較的低いため，近年，患者の全身状態によっては手術をせずに経過観察となっている症例も報告されている．筆者も特発性上腰ヘルニアの経過観察中に，発見の契機となった悪性疾患で原病死した症例を経験している．また，どの手術法においても再発の報告があり，手術法によっては症例報告のみのことも多い[5, 56]．手術の適応および手術術式の選択は，術者の経験と患者の全身状態，ヘルニアのタイプなどを考慮し，慎重に決定する必要がある．

f. 手術

Ravaton[44]が1750年に初めて，妊婦の絞扼性腰ヘルニアに対して手術を施行したとされるが，正確なヘルニア門の記載はない．ヘルニア門の修復は，Owen[45]が1888年に行い，当初は単純縫合閉鎖であった．1907年にDowd[46]が筋膜弁を利用した下腰ヘルニアの修復を報告した．上腰ヘルニアでは，筋膜弁を使用する修復法としてRavidin[47]が遊離大腿筋膜で二重に被覆する修復法を報告した．

メッシュによる修復は1950年にThorek[17]が，左上腰ヘルニアに対してtantalumメッシュを使用したのが最初である．1955年にはKoontz[48]が下腰ヘルニアに対して，大腿筋膜弁と大殿筋膜弁でヘルニア門を閉鎖後にtantalumメッシュで被覆し，修復を行っている．1963年にはHafnerら[49]がDowd法施行後にMarlexメッシュで筋膜欠損部を含めて被覆し，修復する方法を報告している．その後はさまざまな種類のメッシュ使用や留置法が考案されており，2層にメッシュを留置する方法[50]や，後腹膜腔（筋層下）に留置する方法[51]など，多岐にわたる．メッシュ使用後の再発例に対しては，正中創の腹壁瘢痕ヘルニアに対して行われているcomponent separation（CS）法を付加し，外腹斜筋の背側への可動性をよくして，外腹斜筋と腸骨，仙棘筋，腰方形筋，広背筋と縫合する方法なども報告されている[52]．

腹腔鏡下手術は，transabdominal preperitoneal repair（TAPP）法をBurickら[53]が，外傷性ヘルニアに対して施行し（ただし，和文の報告であるが，松田ら[54]が1995年に下腰ヘルニアの修復を最初に報告している），totally extraperitoneal repair（TEP）法はWoodwardら[55]が，腸骨採骨後のヘルニアをメッシュで修復したのちの，再発例に対して施行したのが最初である．腹腔鏡下手術は前方到達法と比べて，手術時間，在院日数，日常生活への復帰期間が短く，術後疼痛が少ないという報告や，肥満症例に有効であるとの報告がある[56, 57]．

メッシュを使用した方法は，感染を伴う場合は使用が困難となる．また筋膜弁などを使用する場合は虚血や壊死などの合併症を生じるリスクがあり，術式選択を慎重に行う必要がある．Moreno-Egeaら[3]は，治療法選択のための分類を提唱している（表3）．術後の再発率はメッシュを使用した前方到達法で7〜15％[56, 58]，腹腔鏡下手術で0〜2.9％との報告がある[56, 59]．しかしながら前向き研究においては，術後合併症発症率と再発率に有意差を認めていない[56]．最近のシステマティックレビューでは，特発性腰ヘルニアで再発率が2.0〜5.9％[5]，斜切開創部ヘルニアでは再発率7.4％，術後合併症発症率20％で術後慢性疼痛を11％に認めた[27]との報告がある．また，再発は広範型やヘルニア門15cm以上に多いとの報告がある[56]．

以後に代表的な術式について述べる．

表3 治療法選択のための分類
上記6項目中2項目以上合致した治療法を選択.

	A	B	C	D
サイズ	<5 cm	5〜15 cm	>15 cm	
位置	上腰ヘルニア	下腰ヘルニア	広範型ヘルニア	偽ヘルニア
内容物	脂肪	内臓	内臓	
原因	特発性	医原性(手術創)	外傷性	
筋萎縮	無(ごく軽度)	軽度	高度	高度
再発例	―	＋(前方到達法術後)	＋(腹腔鏡手術後)	
治療法	前方到達法で後腹膜留置 TEP法	TAPP法	前方到達法	前方到達法(ダブルメッシュ法)

(文献3より引用)

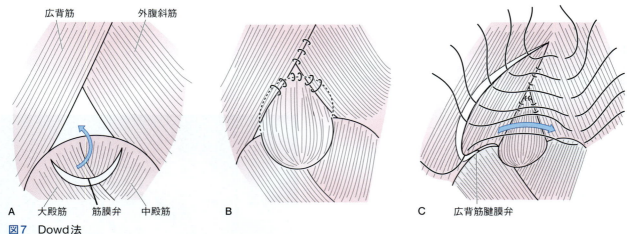

図7 Dowd法
A：筋膜弁を腸骨稜で反転する．
B：ヘルニア門を被覆するように筋膜弁を固定する．
C：広背筋膜弁でさらに被覆する．

1) Dowd法[4, 46]

下腰ヘルニアに対する組織縫合法である．

大腿筋膜と大殿筋腱膜，中殿筋腱膜をフラップ状に切開して，腸骨稜で反転し，横筋筋膜および，外腹斜筋と広背筋に縫合．頭側は外腹斜筋と広背筋を直接縫合してヘルニア門を閉鎖する．さらにこれを，広背筋腱膜をフラップ状に切開し，反転して外腹斜筋に縫合して被覆する(図7)．

2) 上腰ヘルニアに対する組織縫合法[4, 60]

横筋筋膜と第12肋骨を縫合してヘルニア門閉鎖部を被覆する．さらに内腹斜筋，腰方形筋，下後鋸筋の筋膜を縫合して互いに重なり合わせ，2層に被覆する(図8)．

3) 前方到達法による腹膜前メッシュ修復法[34, 51]

上腰ヘルニア，下腰ヘルニアどちらにも施行可能である．ヘルニア囊直上に皮膚切開を置き，ヘルニア囊およびヘルニア門に到達する．ヘルニア囊は切除せずに，ヘルニア門から後腹膜腔に到達し，ヘルニア門から3 cm以上のマージンをとって，全筋層下にメッシュを留置する．メッシュ辺縁を腹横筋や腰方形筋，上腰ヘルニアでは第12肋骨，下腰ヘルニアでは腸骨骨膜に縫合固定し，さらにヘルニア門を構成する筋肉辺縁とメッシュを固定し修復する方法である．広範囲の剥離を行うため，肋下神経，腸骨下腹神経，腸骨鼠径神経，陰部大腿神経，外側大腿皮神経を損傷しないようにする(図9)．大きなメッシュが留置可能であり，22例に行い，術後合併症なく，再発率は4.5％であったとの報告がある[34]．

症例：76歳女性．30歳時に右尿管結石で結石除去術を受けており，側腹部斜切開創を認める．20年前から創部に膨隆が出現しはじめ，膨隆の増大とともに疼痛が出現したため受診した(図10)．広範型ヘルニアと診断し手術を行った．左側臥位で前回手術創に沿って皮膚切開を行った．ヘルニア囊は切除せず，後腹膜を広範囲に剥離した．頭側は第11肋骨，尾側は腸骨から鼠径靱帯，腹側は腹直筋近傍まで，背側は大腰筋まで露出した．ヘルニア門は6×4 cmであったが，縫縮可能であり，体型も小柄であったため，12×7.5 cmのlight weight型のポリプロピレンメッシュを後腹膜腔(全筋層下)に留置した．メッシュ辺縁は第11肋骨上縁の肋間筋，鼠径靱帯，腹横筋，腰方形筋に固定し，さらにヘルニア門を構成する筋層を縫縮しなが

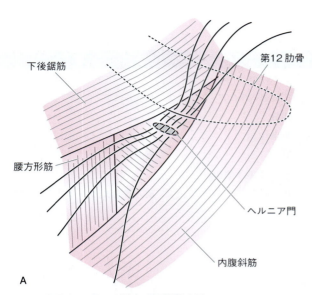

図8　上腰ヘルニアに対する組織縫合法
A：横筋筋膜と第十二肋骨を縫合してヘルニア門を閉鎖する．
B：さらに内腹斜筋，腰方形筋，下後鋸筋を縫合して被覆する．

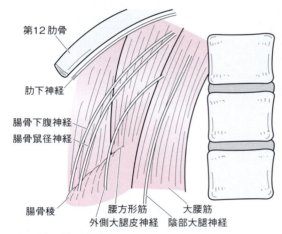

図9　背側の主な神経走行

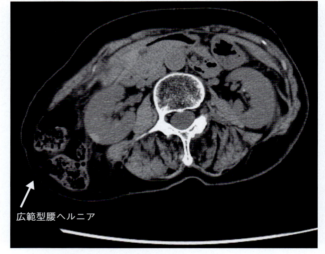

図10　右広範型腰ヘルニアのCT
上行結腸と右腎の脱出を認める．

らメッシュと固定した．手術時間73分，出血量カウント外．術後合併症なく術後8日目退院し，35ヵ月後再発を認めていない（図11）．

4）腹腔鏡手術[56, 59, 61-63)]

TAPP法が多く行われている．体位は半側臥位もしくは側臥位とし，通常は3ポートで行う（図12）．結腸をToldt白線に沿って切開し，後腹膜下筋膜を切開する．結腸および後腹膜臓器（腎，膵など）を授動して大腰筋を露出する．ヘルニア門から3〜5cmのマージンをとって，メッシュを留置する．メッシュの固定は，腹壁全筋層貫通固定を行う方法や，第10肋骨より頭側の横隔膜，腸骨稜の骨膜，腰方形筋もしくは脊柱起立筋膜，腹横筋に縫合もしくはタッキングする方法がある．両方の固定を併用してもよい．次にメッシュの被覆を行うが，癒着防止機能付きメッシュであれば，結腸を元の位置に再固定し，メッシュすべてを被覆する必要がない（intraperitoneal onlay mesh repair：IPOM法もしくはtrans-abdominal partial extraperitoneal technique：TAPE法[64)]）（図13[65)]）．この方法を14例に行い，開腹手術へのコンバージョンなし，術後合併症や再発を認めなかったと報告されている[64)]．また，TAPP法でも，後腹膜剝離を広範囲に行うことにより，メッシュを完全に腹膜で被覆する方法も行われている[66, 67)]（図14）．メッシュ固定による肋間神経損傷回避のため，セルフグリッピングメッシュや形状記憶リング付メッシュ使用も選択肢の1つである．近年ではロボット支

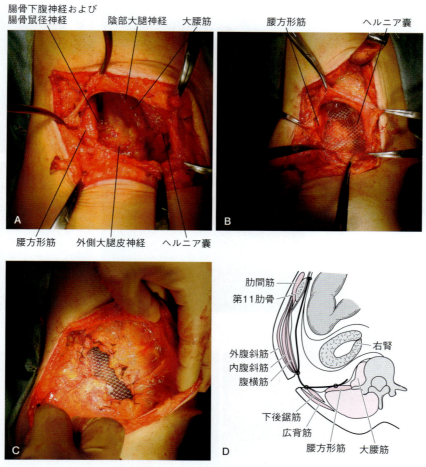

図11 前方到達法による腹膜前メッシュ修復法
A：ヘルニア門をペアン鉗子で保持している．全筋層下剝離終了時．
B：メッシュ辺縁を筋層に縫合固定した．
C：ヘルニア門を縫縮するようにして，ヘルニア門を構成する筋層をメッシュに縫合固定した．
D：メッシュ展開，固定のシェーマ．

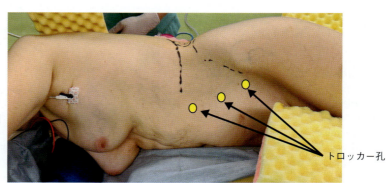

図12 手術体位（左上腰ヘルニア症例）
患側を上に，半側臥位または側臥位とし，3ポートで手術を行う．
（諏訪勝仁先生のご厚意による）

援手術も行われるようになってきている[68]．
　TEP法も通常3ポートで行われている．癒着防止機能付きメッシュを使う必要がない．タッキングも行う必要がないため，神経損傷のリスクが軽減される．10例に施行し，平均在院日数1.5日で，術後合併症や再発を認めなかったとの報告がある[69]．

● 文献

1) Barbette P: Opera chirugico-anatomica. Lugduni, Gelder, p26, 1672
2) Suarez S et al: Laparoscopic repair of a lumbar hernia: report of a case and extensive review of the literature. Surg Endosc **27**: 3421-3429, 2013
3) Moreno-Egea A et al: Controversies in the current manage-

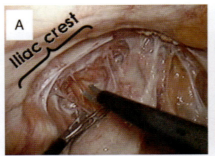
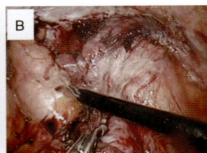
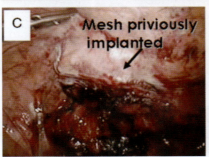
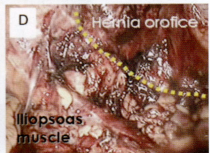

図13 腸骨稜採骨後の右下腰ヘルニアに対するTAPP法
A：ヘルニア門から上行結腸が脱出している．
B：癒着した上行結腸を剝離して還納する．
C：採骨時に留置されたメッシュは腸骨稜辺縁と背側縁が外れている．
D：剝離終了後のヘルニア門．
（Kawashita Y et al: Successful laparoscopic repair of a lumber hernia occurring after iliac bone harvest. Surg laparosc Endosc percutan Tech 20: e38-e41, 2010 より許諾を得て転載）

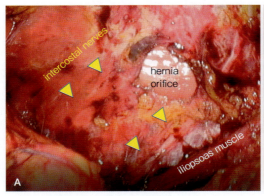
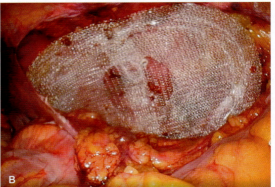

図14 左上腰ヘルニアに対するTAPP法
A：下行結腸を授動してヘルニア門を露出．
B：メモリーリコイルリング付きメッシュを後腹膜腔に留置して，腹膜で完全に被覆する．
（諏訪勝仁先生のご厚意による）

ment of lumbar hernia. Arch Surg 142: 82-88, 2007
4) Geis WP et al: Lumbar hernia. Hernia, Nyhus LM, Condon RE (eds), 4th ed, J.B.Lippincott, p412-424, 1995
5) Steensel SV et al: Pitfalls and clinical recommendations for the primary lumbar hernia based on systematic review of the literature. Hernia 23: 107-117, 2019
6) Grynfeltt J: Quelques mots sur la hernie lombaire. Montpellier Med 16: 329-347, 504-526, 1866
7) Lesshaft P: Die lumbalgegend in anat. Chirurgischer hinsicht. Arch Anat Physiol Wissensch Med Leipzig 37: 264-270, 1870
8) Goodman EH et al: Lumbar hernia. Ann Surg 63: 548-560, 1916
9) Loukas M et al: The clinical anatomy of the triangle of Grynfeltt. Hernia 12: 227-231, 2008
10) Petit JL: Traite des maladies chirurgicales, et des operations qui leur conviennent. TF Didot, II, p255-269, 1774
11) Loukas M et al: The clinical anatomy of the triangle of Petit. Hernia 11: 441-444, 2007
12) 内田卓之ほか：特発性上腰ヘルニアの1例．日臨外会誌 68: 2388-2392, 2007
13) Watson LE: Lumbar hernia. Hernia, 3rd ed, Mosby, p443-456, 1948
14) Stamatiou D et al: Lumbar hernia: surgical anatomy, embryology, and technique of repair. Am Surg 75: 202-207, 2009
15) Fokou M et al: Strangulated or incarcerated spontaneous lumbar hernia as exceptional cause of intestinal obstruction: case report and review of the literature. World J Emerg Surg 9: 44, 2014
16) Burt BM et al: Traumatic lumbar hernia: report of cases and comprehensive review of the literature. J Trauma 57: 1361-1370, 2004
17) Thorek M: Lumbar hernia. J Int Coll Surg 14: 367-393, 1950
18) Sharma A et al: Congenital lumbar hernia: 20 years' single centre experience. J Paediatr Child Health 48: 1001-1003, 2012
19) Tasis N et al: Congenital lumbar hernia: a systemic review.

Hernia **26**: 1419-1425, 2022

20) 原理大ほか：先天性腰ヘルニアに対して修復術を施行した腰肋脊椎症候群の1例. 日小外会誌 **58**：52-56，2022

21) Frkhry SM et al: Observations and current operative management of congenital lumbar hernias during infancy. Surg Gynecol Obstet **172**: 475-479, 1991

22) AKcora B et al: Adifferent type of congenital lumbar hernia associated with the lumbocostovertebral syndrome. J Pediatr Surg **43**: e21-23, 2008

23) Touloukian RJ: The lumbocostovertebral syndrome: a single somatic defect. Surgery **71**: 174-181, 1972

24) Sengar M et al: Intercostal variant of lumbar hernia in lumbocostovertebral syndrome: our experience with 6 cases. J Pediatr Surg **46**: 1974-1977, 2011

25) Selby CD: Direct abdominal hernia of traumatic origin. JAMA **47**: 1485-1486, 1906

26) McCarthy MC et al: Traumatic lumbar hernia: a seat belt injury. J Trauma **40**: 121-122, 1996

27) Zhou DJ et al: Incidence, etiology, management, and outcomes of flank hernia: review of published data. Hernia **22**: 353-361, 2018

28) Kelton W: Lumbar hernia. Northwest Med **38**: 127-129, 1939

29) Kretschmer HL: Hernia of the kidney. J Urol **65**: 944-949, 1951

30) Soto Delgado M et al: Lumbar eventration as complication of the lumbotomy in the flank: review of our series. Actas Urol Esp **26**: 345-350, 2002

31) Chatterjee S et al: Permanent flank bulge is a consequence of flank incision for radical nephrectomy in one half of patients. Urol Oncol **22**: 36-39, 2004

32) Gardner GP et al: The retroperitoneal incision: an evaluation of postoperative flank 'bulge'. Arch Surg **129**: 753-756, 1994

33) Honig MP et al: Wound complications of the retroperitoneal approach to the aorta and iliac vessels. J Vasc Surg **15**: 28-33, 1992

34) Cavalli M et al: An extraperitoneal approach for complex flank, iliac, and lumbar hernia. Hernia **25**: 535-544, 2021

35) Moon HK et al: Lumbar hernia after latissimus dorsi flap. Plast Reconstr Surg **75**: 417-419, 1985

36) Oldfield MC et al: Iliac hernia after bone-grafting. Lancet **248**: 810-812, 1945

37) Pyrtek LJ et al: Management of herniation through large iliac bone defects. Ann Surg **152**: 998-1003, 1960

38) Auleda J et al: Hernia through iliac crest defects: a report of four cases. Int Orthop **19**: 367-369, 1995

39) Baker ME et al: Lumbar hernia: diagnosis by CT. AJR **148**: 565-567, 1987

40) Salameh JR et al: Lumbar incisional hernias: diagnostic and management dilemma. JSLS **8**: 391-394, 2004

41) Armstrong O et al: Lumbar hernia: anatomical basis and clinical aspects. Surg Radiol Anat **30**: 533-537, 2008

42) 西村元伸ほか：エコーが診断に有用であった背部腫瘤を認めない上腰ヘルニアの1例. 外科 **79**：1409-1412，2017

43) Horovitz IL et al: A lumbar hernia presenting as an obstructing lesion of the colon. Dis Colon Rectum **29**: 742-744, 1986

44) Ravaton H: Traite des plaies d'arms a feu. 277, 1750

45) Owen E: Lumbar hernia, radical operation, recovery. Brit M J **1**: 957-958, 1888

46) Dowd CN: Congenital lumbar hernia, at the triangle of Petit. Ann Surg **45**: 245-248, 1907

47) Ravdin IS: Lumbar hernia through Grynfeltt and Lesshaft's triangle. Surg Clin North Am **3**: 267-274, 1923

48) Koontz AR: An operation for massive incisional lumbar hernia. Surg Gynecol Obstet **101**: 119-121, 1955

49) Hafner CD et al: Patit's lumbar hernia: repair with Marlex mesh. Arch Surg **86**: 180-186, 1963

50) Bigolin AV et al: Petit lumbar hernia- a double-layer technique for tension free repair. Int Surg **99**: 556-559, 2014

51) Cavallara G et al: Primary lumbar hernia repair: the open approach. Eur Surg Res **39**: 88-92, 2007

52) 西嶌暁生ほか：外傷性腰ヘルニアに対してComponents separation法を応用し外腹斜筋弁により被覆し得た1例. 日形会誌 **34**：622-627，2014

53) Burick AJ et al: Laparoscopic repair of a traumatic lumbar hernia: a case report. J Laparoendosc Surg **6**: 259-262, 1996

54) 松田正裕ほか：腹腔鏡下に修復術を施行した下腰ヘルニアの1例. 日臨外会誌 **56**：2477-2479，1995

55) Woodward AM et al: Laparoscopic retroperitoneal repair of recurrent postoperative lumbar hernia. J Laparoendosc Adv Surg Tech A **9**: 181-186, 1999

56) Moreno-Egea A et al: Surgical options in lumbar hernia: laparoscopic versus open repair. A long-term prospective study. Surg Innov **20**: 331-344, 2013

57) Bickel A et al: Laparoscopic management of lumbar hernia. Surg Endosc **11**: 1129-1130, 1997

58) Park SH et al: Lumbar hernia in South Korea: different from that in foreign literature? Hernia **19**: 835-839, 2015

59) Edwards C et al: Laparoscopic transperitoneal repair of flank hernias: a retrospective review of 27 patients. Surg Endosc **23**: 2692-2696, 2009

60) Orcutt TW: Hernia of the superior lumbar triangle. Ann Surg **173**: 294-297, 1971

61) Heniford BT et al: Laparoscopic inferior and superior lumbar hernia repair. Arch Surg **132**: 1141-1144, 1997

62) Arca MJ et al: Laparoscopic repair of lumbar hernia. J Am Coll Surg **187**: 147-152, 1998

63) Meinke AK: Totally extraperitoneal laparoscopic repair of lumbar hernia. Surg Endosc **17**: 734-737, 2003

64) Sun J et al: Implementation of the trans-abdominal partial extra-peritoneal (TAPE) technique in laparoscopic lumber hernia repair. BMC Surgery **15**: 118, 2015

65) Kawashita Y et al: Successful laparoscopic repair of a lumber hernia occurring after iliac bone harvest. Surg laparosc Endosc percutan Tech **20**: e38-41, 2010

66) Shekarriz B et al: Transperitoneal preperitoneal laparoscopic lumbar incisional herniorrhaphy. J Urol **166**: 1267-1269, 2001

67) Yamashita R et al: Primary upper lumber hernia repaired by transabdominal preperitoneal approach technique using a self-expanding mesh with a memory-recoil ring, report of a case. Surg Case Rep **9**: 1, 2023

68) Beffa LR et al: Flank and lumbar hernia repair. Surg Clin N Am **98**: 593-605, 2018

69) Li B et al: Retroperitoneal totally endoscopic prosthetic repair of primary lumbar hernia. Hernia **25**: 1629-1634, 2021

D. 腹壁ヘルニア

第1章 成人の腹壁ヘルニアおよび類似疾患

4 Spigelianヘルニア（半月線ヘルニア）

[中島　紳太郎]

　1645年にベルギーの解剖学者Adriaan van der Spigelは，腹横筋が腱膜に移行する半月線と腹直筋外縁との間に存在する腱膜をSpigelian腱膜と名付けた[1]．そして1764年にJosef Klinkoschが同腱膜に発生した腹壁ヘルニアをSpigelianヘルニア（半月線ヘルニア）として第1例報告を行った[1]．Spigelianヘルニアはヘルニア門が小さく，嵌頓のリスクがあるため迅速な診断と手術治療が検討されるべき腹壁ヘルニアである．その解剖学的特性から好発部位は明らかであるが，典型的な臨床症状を伴わないことが多く，視触診では診断に至らないことがあるため積極的な画像検査が必要である．腹腔鏡下手術は他の腹壁ヘルニア修復術と同様に在院機関の短縮に有用であるが，腹壁切開法でも再発率に差はなく，患者の耐術能などから適応は決定されるべきである．同ヘルニアはSpigelian hernia，Spigel hernia，Spigel's hernia，半月線ヘルニア，半還状線ヘルニア，側腹壁ヘルニアなどとも呼称されていたが，現在はSpigelian herniaで統一されている．

a. 疫学

　発生頻度は全腹壁ヘルニアの0.12～2％以下とされ，比較的まれな腹壁ヘルニアである[2]．Spangen[1]らは1988年までに876例を集計報告したが，ほとんどが後天性に発生し，加齢，肥満，多産，開腹手術の既往，手術，腹圧の上昇の要因（咳嗽，腹水，慢性便秘，重労働）などを有する例に多いとしている．

　前述のように呼称が複数存在し，疾患概念が浸透していなかった時代に腹壁ヘルニアとして取り扱われていた背景もあり，正確な症例数の把握は困難と思われる．海外の報告では症例の年齢は40～70歳代，男女比は1：1.8と差はない[1]．わが国では小林ら[3]が最多症例の集計を行っており，これによると65例の症例中，平均年齢は55±24歳，男女比は1：2で，左右差はない．多発例の報告は極めて少なく，欧米ではSpangen[1]らが876例中29例の両側発症例を報告し，この中では同側多発例が6例であった．

b. 解剖学的特徴と発症因子

　Spigelian腱膜は前述のように半月線と両側腹直筋外縁との間に存在し，この腱膜は解剖学的にDouglas窩まで連続している．しかし，Spigelianヘルニアの90％以上が左右上前腸骨棘を結ぶinterspinal planeから頭側6cmに発生し，この領域は特に「Spigelianヘルニアベルト」と呼ばれる（図1）[1, 4]．この領域では腹囲が最大となり，最も高い腹腔内圧がかかるため，Spigelian腱膜が他の場所よりも伸展される．また，Spigelian腱膜は「内腹斜筋と腹横筋の筋線維の方向が平行に近い形で重なることなく存在するため裂隙が生じやすい」「弓状線から尾側では後鞘が存在せず前鞘のみである」「内腹斜筋と腹横筋の筋線維は半月線から外側で束状になり裂隙が生じやすい」などの特徴があり，

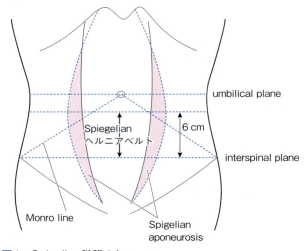

図1 Spigelian腱膜のシェーマ
Spigelianヘルニアの90％以上が両上前腸骨棘を結ぶinterspinal planeから頭側6cmのSpigelianヘルニアベルトに発生する．

この3つが同腱膜特有の解剖学的脆弱性として挙げられる．さらにZimmerman[5]らは，500例の剖検例中，腹横筋腱膜の欠損が16.4％，さらに内腹斜筋の欠損が21.8％に認められたと報告し，先天的な脆弱性も示唆される．このような解剖学・先天的な腹壁の脆弱性に加え，手術歴，外傷，腹圧の上昇，慢性閉塞性肺疾患，腹膜透析，過度の肥満などの後天的要因がヘルニアの発生に関与しているといわれている[6]．原田[7]らによると，わが国では同ヘルニアの59％の症例で下腹部に手術歴もしくは外傷歴が認められたと報告されており，後天的要因の関与を示唆するものと考えられる．Spigelian腱膜の解剖を図2に示すが，同部のヘルニアのタイプは，「A) 腹横筋腱膜を貫通し内腹斜筋下に脱出」「B) 腹横筋腱膜と内腹斜筋下を貫通し外腹斜

450

筋腱膜下に脱出」「C）腹横筋と内腹斜筋が癒合し，腹直筋との間で外腹斜筋腱膜下に脱出」「D）外腹斜筋腱膜まで貫通し皮下に脱出」，以上の4タイプに分類され，B)C)の内腹斜筋腱膜と腹横筋腱膜を欠くタイプが最も多いとされる[4]．

c. 診断

腹部の膨隆をきたす症例であれば診断は容易であるが，外腹斜筋腱膜下に発生して腹壁からヘルニアや膨隆を触知することが困難なタイプも存在する．そもそもSpigelianヘルニアは筋腱膜間に位置していることが多く，"intramural/intramuscular/interparietal hernia"の病態であるため膨隆などの身体所見に乏しく，疼痛や違和感を訴える程度で典型的な症状に乏しい．このためmasked herniaとして診断に至らないこともあり注意が必要とされる[6]．また，低位（尾側）のSpigelianヘルニアが鼠経ヘルニアと誤診されることがあり，立位での診察を推奨する報告もある[8]．

診断は画像検査が有用であり，近年の報告では超音波検査によるSpigelianヘルニアの診断感度は83〜90％とされ[9]，非侵襲的に腱膜の欠損や脱出内容の評価を行うことが可能である．実際の臨床ではCT検査が選択されることが多く，ヘルニア門のサイズ，ヘルニアサックの内容や血流障害の有無などの詳細な情報を短時間で得ることが可能である（図3A・B）．しかし，撮影時の体位でヘルニアが腹腔内に還納され，明らかなヘルニア門が画像上認められず，腹壁軟部腫瘍と診断された症例も報告されており注意が必要である[10,11]．このようなヘルニアが顕在化しないmasked herniaを呈する場合はCT検査の際に腹臥位とする，腹圧をかけさせる，ヘルニアの存在が疑われる部位に円座を入れて撮影するなどの工夫を行い，総合的に評価する．明らかな嵌頓を呈していない症例であっても，Spigelianヘルニア好発部位での疼痛，違和感などの自覚症状を訴える症例では積極的に画像検査を行い，同疾患を念頭に置いた診断を進める必要がある．

d. 治療

海外のデータによるとSpigelianヘルニアにおけるヘルニア門のサイズは0.5〜2cmと比較的小さく，嵌頓や絞扼が起こりやすいとされている[1,5,9]．わが国でも手術時に嵌頓を呈した頻度は24.1％と高く[11]，診断確定後の迅速な治療が必要と考えられる．Spangen[1]によるとヘルニア囊の還納と単純閉鎖のみで再発率は0.7％とされている．しかし，ヘルニア門周囲組織の脆弱性に起因する疾患であり，ヘルニア門が非常に小さい症例を除き他のヘルニア同様にtension free repairを検討する．European Hernia Society（EHS）のガイドラインでも腹壁切開法と腹腔鏡下手術での決定的な優先順位はなく，アプローチ法は術者の裁量に任されるが，修復法はtension free repairが推奨される[12]．古典的な腹壁切開法から腹腔鏡下手術など術式

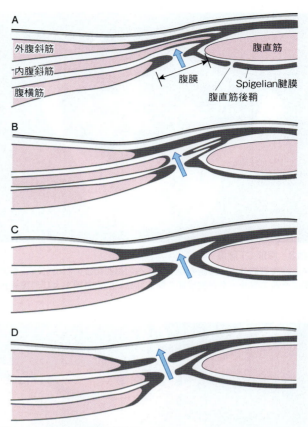

図2　Spigelian腱膜の解剖
A：腹横筋腱膜を貫通し内腹斜筋下に脱出するタイプ．
B：腹横筋腱膜と内腹斜筋下を貫通し外腹斜筋腱膜下に脱出するタイプ．
C：腹横筋と内腹斜筋が癒合し，腹直筋との間で外腹斜筋腱膜下に脱出するタイプ．
D：外腹斜筋腱膜まで貫通し皮下に脱出するタイプ．

の要点について述べる．

1）腹壁切開法

仰臥位で体位を固定し，ヘルニア門直上に皮膚切開を置いて，皮下組織を切開して外腹斜筋腱膜を露出し，ヘルニアサックとヘルニア門を周囲組織から剥離する．この際にヘルニア嚢を切開してメッシュを腹腔内に留置する方法と腹膜前腔を剥離して同部にメッシュを留置する方法が選択される．それぞれに留置場所およびヘルニア門のサイズに合わせたメッシュを選択し，十分に展開を確認する．図4は前方アプローチによるIPOM法の修復術であるが，Composix mesh（Composix® Kugel® patch "s" size）を腹腔内に展開し，メッシュ外縁と腹壁を4ヵ所縫合固定，さらにヘルニア門でメッシュと健常腱膜を固定した．メッシュの十分な展開と正常腱膜への固定が重要であり，ヘルニア門が小さいことが多い同疾患ではself-expanding meshを選択した方が展開は容易である．さらに外腹斜筋腱膜を縫合閉鎖し，皮下組織と皮膚を閉鎖して手術を終了する．

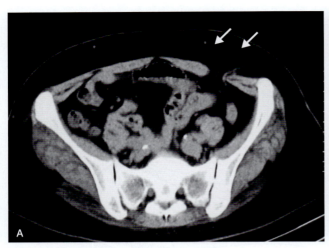
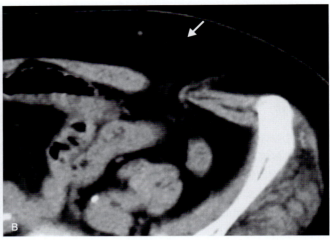

図3　腹部CT画像
A：左腹直筋外縁に腹腔内から皮下への脂肪組織の脱出（矢印）を認め，ヘルニア門は直径1.5×1.8cmであった．
B：ヘルニアサックが腹横筋と腹直筋筋鞘間の腱膜および内腹斜筋と外腹斜筋腱膜を完全に貫通（矢印）したタイプであった．

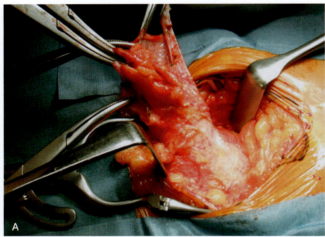
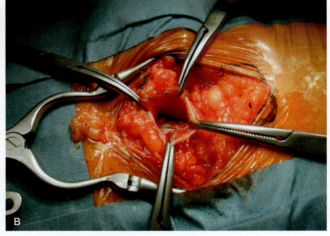
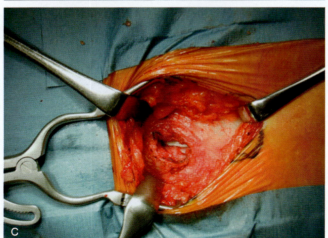

図4　術中写真（腹壁切開法）
A：ヘルニアサックの剝離を進め健常腱膜を完全に露出する．
B：ヘルニアサックを切開して腹腔内に到達し，癒着の有無や脱出内容の確認を行う．メッシュの展開範囲に癒着があれば慎重に剝離を行い，脱出内容が腸管であれば血流の評価を行う．
C：Composix Kugel patch s size を腹腔内に展開する．メッシュ外縁と腹壁を4ヵ所縫合固定し，さらにヘルニア門でメッシュと健常腱膜を固定する．

2）腹腔鏡下手術

❶ IPOM法

仰臥位で体位を固定し，術者および助手はヘルニアの対側に立ち手術を行う．臍からのアプローチではヘルニア門との距離が短く，十分な操作性が得られないため避けるべきである．対側のSpigelian筋膜を避けて中腋窩腺より外側から10もしくは12mmポート1本をopen-cut down法により挿入する．気腹を行い，5mmポートをtriangle formationとなるように少なくとも2本ワーキングポートとして挿入する（図5）．ヘルニアを腹腔内から観察し，腸

4. Spigelianヘルニア（半月線ヘルニア）

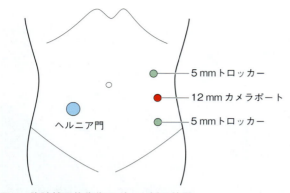

図5　腹腔鏡下修復術のポート挿入位置
臍からのアプローチではヘルニア門との距離が短く，十分な操作性が得られないため避けるべきである．ヘルニア門対側のSpigelian筋膜を避けて中腋窩腺より外側から10 mmもしくは12 mmポート1本をopen-cut down法により挿入し，5 mmポートをtriangle formationとなるように2本挿入する．

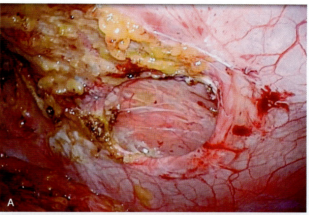

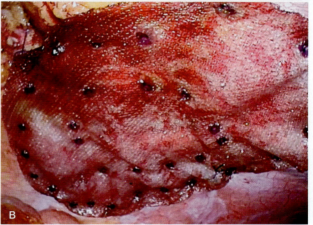

図6　術中写真（腹腔鏡下修復術：IPOM法）
A：十分に剥離を行い，気腹圧を10 mmHgから6～8 mmHgに下げて，腹腔内からヘルニア門のサイズを計測する．
B：デュアルフェイスメッシュを用いて，4ヵ所に固定糸を付けて腹腔内に挿入する．メッシュの中心とヘルニア門の中心が一致するように配置し，固定糸を筋膜上で結紮・固定する．吸収性タッカーを用いてdouble crown法に準じてタッキングを行う．

管および大網と腹壁の癒着は可及的にcold dissectionで剥離する．大網と腹壁との剥離など十分に視野が確保でき腸管損傷の可能性がない場合はエネルギーデバイスを使用して手術時間の短縮に努める．ヘルニア門が小さければ縫合閉鎖を行ってもよい．メッシュを用いる場合であれば，気腹圧を10 mmHgから6～8 mmHgに下げて，腹腔内からヘルニア門のサイズを計測する（図6A）．使用するメッシュのサイズは他の腹壁瘢痕ヘルニア修復術に準じて，ヘルニア門：メッシュ半径比1：4，ヘルニア面積：メッシュ面積比1：16以上を選択する．メッシュの中心の腹腔内側に目印を付け，さらに上下左右4方向（メッシュサイズが小さければ少なくとも2方向）に固定用の非吸収糸をかけてから，メッシュを細長く巻いて10 mmもしくは12 mmポートより腹腔内に挿入し展開する．ヘルニア門外縁から6～7 cmの部位の体表にマーキングを行い，同部の皮膚を5 mm程度切開してラパヘルクロージャーを用いて固定用の非吸収糸を吊り上げ，メッシュの中心とヘルニア門の中心が一致するように配置し，固定糸を筋膜上でゆるく結紮・固定する．吸収性タッカーを用いてメッシュの外縁を1 cm間隔でタッキングする．次にdouble crown法に準じてヘルニア門から1 cm程度の距離をとって内縁のタッキングを同様に行う（図6B）．小開腹創は2層で閉腹し，皮膚小切開部は閉創する．

❷ TAPP法

近年，腹腔内メッシュ留置のいくつかの問題点から，メッシュ留置部位が筋層下（retromuscular）に移行しており，Spigelianヘルニアも例外ではない．患側対側上腹部にカメラポートを留置し，co-axial settingによる3ポートで手術を行う．ヘルニア門から5 cm程度頭側に弧状腹膜切開を置き，腹膜と筋層間を剥離する（図7A）．鼠径部でattenuated posterior rectus sheathを切開しBogros腔に到達し，弓状腺頭側の腹横筋腱膜，内腹斜筋腱膜後葉を切開すると，外側への視野が展開できる．ヘルニア門を比

吸収糸で縫合閉鎖し，メッシュを留置する．メッシュの固定は縫合，タッキングのどちらでもよいが，多く行う必要はない（図7B）．メッシュ留置後腹膜を縫合閉鎖し，手術終了とする．

❸ TEP法

仰臥位で体位を固定し，臍下に皮膚切開を置いて，前鞘を切開して腹直筋を筋鉤で分けて腹膜前腔に入り，鈍的にスペースを確保したのちにバルーンディセクターを挿入する．送気を開始し腹膜前腔の剥離を行い，5 mmトロッカー2本を正中もしくは左右下腹部からtriangle formationとなるように挿入する．腹膜前腔の剥離をさらに進めヘルニアサックを確認し，メッシュの展開に十分なスペースを確保する．ヘルニア門の計測を行い，縫合閉鎖し，メッシュを留置する．メッシュの固定はTAPP法と同様であるが，TEP法では固定を行わない場合もある．特にself-gripping meshの使用では，固定の必要がない．ヘルニアが大きい場合など視野確保が困難な症例ではenhanced-view totally extraperitoneal repair（e-TEP法）

453

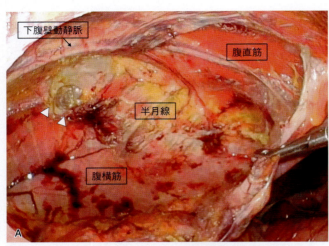 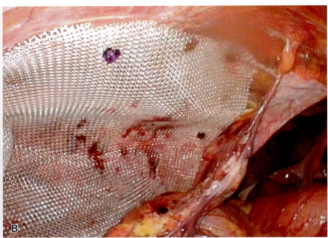

図7　術中写真（右側Spigelianヘルニア腹腔鏡下修復術：TAPP法）
A：ヘルニア門から5cm程度頭側に弧状腹膜切開を置き，腹膜と筋層間を剝離する．ヘルニア門（矢頭）を非吸収糸で縫合閉鎖し，メッシュを留置する．
B：メッシュの固定は縫合，タッキングのどちらでもよいが，多く行う必要はない．

も適応となる．

e. 手術合併症

いずれの術式においてもSpigelianヘルニア特有の合併症はなく，他のヘルニアと同様に術後出血や漿液腫の形成，メッシュ感染などが挙げられる．漿液腫に関しては保存的治療，メッシュ感染は抗菌薬投与で対応するが，感染のコントロールが得られない場合はメッシュ除去を検討する．慢性疼痛に関して合併率などのデータはないが，これも同様に鎮痛剤の投与や神経ブロックなどで対応を行う．疼痛には精神的要因が関与していることもあり，必要に応じて麻酔科や精神科との連携をとることも重要である．Moren[13]らによると腹壁切開法と腹腔鏡下手術の非盲検・無作為化試験（$n=22$）では，腹壁切開法群は平均在院日数が5日に対して腹腔鏡下手術群は全例が日帰り手術で対応可能であったこと，術後血腫は保存的治療で対応が可能であったが腹壁切開法群の方が発生率は高く，短期成績ではあるがヘルニアの再発は全例で認めなかったと報告されている．

● 文献

1) Spangen L: Spiegelian hernia. World J Surg **13**: 573-80, 1989
2) Klinklosch JT: Spontaneous lateral ventral hernia. Ann Surg **75**: 677-85, 1922
3) 小林　隆ほか：腹壁瘢痕ヘルニアと鑑別を要した半月状線ヘルニアの1例．日臨外会誌 **51**：55-57，2004
4) Spangen L: Spiegelian hernia. Nyhus LM, Condon RE (eds), Hernia, 4th Ed, J.B.Lippincott, p381-392, 1995
5) Zimmerman LM et al: Ventral hernia due to normal banding of the abdominal muscles. Surgery **78**: 536-540, 1994
6) Eric G Sheu et al: Spiegelian Hernia. Daniel B Jones(ed), Hernia, p385-392, Lippincott, 2012
7) 原田直樹ほか：両側SpigelヘルニアのI例．日臨外会誌 **64**：2883-2887，2003
8) Webber V et al: Contemporary thoughts on the management of Spigelian hernia. Hernia, 2017
9) Hanzalova I et al: Spigelian hernia: current approaches to surgical treatment-a review. Hernia **26**: 1427-1433, 2022
11) 仲宗根朝紀ほか：外腹斜筋筋膜を貫いたSpigelヘルニアの1例．日臨外会誌 **60**：3024-3027，1999
12) Henriksen NA et al: EHS and AHS guidelines for treatment of primary ventral hernias in rare locations or special circumstances. BJS Open **4**: 342-353, 2020
13) Moreno-Egea A et al: Open vs. laparoscopic repair of spigelian hernia. Arch Surg **137**: 1266-1267, 2002

D. 腹壁ヘルニア

第1章　成人の腹壁ヘルニアおよび類似疾患

5　腹直筋離開

[嶋田　元]

　腹直筋離開は，白線の菲薄化と広がりにより左右の腹直筋が2 cm以上離開した状態である．ボディイメージの変化，体幹の不安定性，痛み，骨盤・腸管関連問題などの症状を呈し，妊娠・出産・多産後に多くみられる．男性にも認められ加齢・肥満・ウエイトトレーニング・腹部大動脈瘤が関連するとされる．腹直筋離開のみで嵌頓の報告はなく，保存的治療から手術治療までさまざまな方法が提案されている．いずれも少数の報告であり，どの治療方法が最も適しているかは現時点でははっきりしない．

a. 定義

　腹直筋離開は，通常白線の菲薄化と広がりの結果として左右の腹直筋が一定以上に開いた状態である[1]．左右の腹直筋間距離・白線幅は部位により距離が異なることが報告されており，未出産女性では9〜27 mmと報告されている[2,3]．EHSガイドライン[4]ではどの腹壁レベルでも2 cm以上を腹直筋離開と定義している．

b. 症状

　腹直筋離開を伴う患者には多彩な症状が出現するが，直接的に腹直筋離開と関連する症状はごく一部と考えられている（表1）．関連性の最も高い症状はボディイメージと体幹の不安定性である．EHSガイドライン[4]ではその他に痛みや骨盤，腸管関連の問題が指摘されている．

c. 診断

　過去に白線切開などを伴う手術を受けており，その部位に膨隆を認める場合には腹壁瘢痕ヘルニアとして扱う．腹直筋離開は立位では正中部の膨隆がわかりにくいことがある．患者を仰臥位とし臍を覗くように頭部を挙上させる，または両下肢を挙上させることに加え，白線部を触診することで容易に診断可能である（図1）．
　多くは剣状突起下から臍下までの白線が膨隆するが，出産後女性では臍上下のみの膨隆を示すこともある．超音波検査は非侵襲検査かつ簡便で最も診断が容易な検査である．CTは併存する腹壁ヘルニアや手術方針決定のために有用とされる．臍上3 cmでキャリパーまたは超音波で腹直筋間距離の計測を行うことが弱く推奨されている[4]．

1）分類

　少なくとも5つの分類[2-4]が報告されている．20〜45歳までの健康な未出産女性における白線の距離を計測した研究（Beer分類）[2]では，剣状突起部分で平均7±5（0〜31）mm，臍上3 cmで平均13±7（1〜35）mm，臍下2 cmで平均8±6（0〜31）mmと報告され，20〜45歳の未出産の

表1　腹直筋離開に関連すると報告された頻度の高い症状

ボディイメージ	腹部膨隆 でべそ 産後の腹部
体幹不安定	体動 呼吸問題
疼痛	（腰）背部 股関節 骨盤 性交中
骨盤問題	便失禁 尿失禁 臓器脱
腸管問題	便秘 腹部膨満

（文献4より引用）

body mass index＜30 kg/m^{2}の女性では剣状突起レベルで15 mm，臍上3 cmで22 mm，臍下2 cmで16 mmが正常であるとしている（表2）．解剖結果による報告（Rath分類）[3]では白線平均は29.11 cm，剣状突起から臍までの白線幅は11〜21 mmで，臍下から恥骨までの白線幅は2〜11 mmとされている（表3）．原因により分類された報告（Nahas分類）[5]では妊娠，腱筋膜層の弛緩，先天性，肥満に分類され，それぞれに対応した治療法が提案されている（表4）．2019年にドイツヘルニア学会とInternational Endohernia Society（IEHS）からは詳細な分類[6]が提案され（図2），2021年にEHSでは簡便化した分類[4]を報告した（表5）．

2）危険因子

　腹直筋離開は妊娠，出産，産後，多産に関連する[7]．胎児発育や腹部臓器の位置異常により腹壁が機械的に伸ばされ，ホルモンによる結合組織の変化により起こるとされている[8]．腹直筋間距離は妊娠14週ごろに増加し始め，妊娠後期に最も多く認められる[9]．
　出産後1〜8週で自然軽快または大部分が改善する．

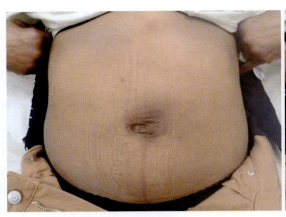
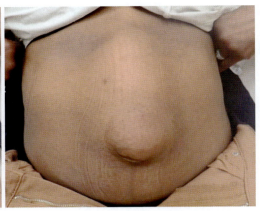

図1　臍ヘルニアを伴う腹直筋離開

表2　Beer分類
20～45歳の150人のBMI 30未満の未出産女性の白線最大幅．

レベル	幅
剣状突起部	15 mm
臍上3 cm	22 mm
臍下2 cm	16 mm

（文献2より引用）

表3　Rath分類（cadaverを用いた白線の最大幅）

レベル	45歳未満	45歳以上	全年齢
臍上（剣状突起と臍の中点）	0.5 cm	15 mm	1.72 cm
臍輪部	2.0 cm	27 mm	2.24 cm
臍下（臍と恥骨結節の中点）	0.5 cm	14 mm	0.66 cm

（文献3より引用）

表4　Nahas分類（変形と原因による分類）

変形型	原因	手術治療
A（74％）	妊娠	腹直筋前鞘の正中縫縮
B（16％）	筋腱膜層の弛緩	外腹斜筋腱膜の縫縮
C（8％）	先天的	腹直筋の延長
D（2％）	肥満	腹直筋前鞘縫縮と腹直筋の延長

（文献5より引用）

表5　EHS腹直筋離開分類

T型	D腹直筋間距離	H臍または上腹壁ヘルニア合併
T1＝妊娠後	D1＞2～3 cm	H0＝なし
T2＝肥満あり	D2＞3～5 cm	H1＝あり
	D3＞5 cm	

（文献4より引用）

Candidoら[10]は，エクササイズをした経産婦は，腹直筋離開がないか，または軽度であり，エクササイズをしていない女性では中等度から重度の腹直筋離開があるとしている．男性の腹直筋離開の報告は少ないが，加齢，肥満，腹囲増加，腹筋運動，ウエイトトレーニング，腹部大動脈瘤がリスクとして報告されている[11, 12]．

3）保存的治療

出産後の腹直筋離開の自然回復は1日～8週の間に起こり，それ以降は変わらない[13]．妊娠前や妊娠初期に定期的にエクササイズをしている女性では腹直筋離開のリスクは少なく，腹直筋離開のサイズも少ないと考えられている[14]．産後の腹横筋トレーニングにより腹直筋間距離が平均0.63 cm改善するという報告がある[15]．また出産後の腹部エクササイズや電気刺激法やキネシオテープ法やそれらの併用療法は産後の腹直筋離開を改善する可能性が指摘されている[16]．どのようなエクササイズプログラムを行うと腹直筋離開の予防や治療になるかははっきりとしていない[17]．

4）手術適応，術式

腹直筋離開のみでは嵌頓や絞扼は起こらず，膨隆，体幹不安定，痛みなどが主な手術適応となる．白線縫縮方法，メッシュ使用の有無，アプローチ方法により治療方法が異なる．妊娠後の腹直筋離開では皮膚のたるみなども併発しておりabdominoplastyが欧米では広く行われている．軽度～中等度の腹直筋離開には縫縮法が，中等度～高度の場合にはonlayまたはretrorectusのメッシュ留置を追加することが多い[17, 18]．

❶ 腹壁切開法

adbominoplastyに追加される方法が多く報告されている．腹壁切開法による非メッシュ治療では，白線または腹直筋前鞘を切開せず吸収糸または非吸収糸を用いた腹直筋前鞘内縁の1列または2列で縫縮する方法[19-21]が報告されている．メッシュ治療では腹直筋前鞘内縁を切開し白線をposterior layer化しretrorectusにメッシュを挿入しanterior layerを連続縫合し白線を再建するRives-Stoppa変法[22]などが報告されている．

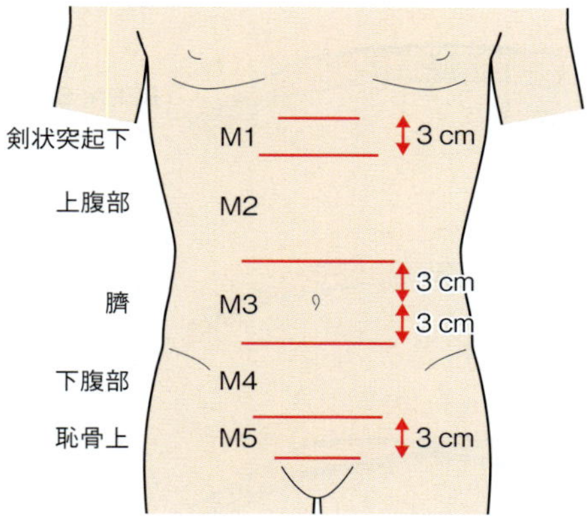

第1章 成人の腹壁ヘルニアおよび類似疾患

5. 腹直筋離開

腹直筋離間分類			
正中	M1 剣状突起下		
	M2 上腹部		
	M3 臍		
	M4 下腹部		
	M5 恥骨上		
縦径： cm	横径： cm		
Width cm	W1 <3 cm	W2 3～≦5 cm	W3 >5 cm

臍ヘルニア	yes ☐	no ☐
上腹壁ヘルニア	yes ☐	no ☐
ポートサイトヘルニア	yes ☐	no ☐
腹壁瘢痕ヘルニア	yes ☐	no ☐

手術歴なし	☐
Previous laparoscopic primary ventral hernia repair	☐
Previous open primary ventural hernia repair	☐
Previous other laparoscopic procedures	☐
Previous other open procedure with midline incision	☐
Previous other open procedure with lateral incision	☐
Previous cesarion section	☐

妊娠1回	☐		
妊娠2回	☐		
妊娠3回	☐		
妊娠4回	☐		
妊娠4回以上	☐		
多産	☐	双胎	☐
		品胎	☐
		要胎以上	☐

S0	皮膚のたるみなし かつ しわなし	☐
S1	皮膚の軽度なたるみ かつ わずかなしわ	☐
S2	皮膚の重度なたるみ かつ 多くのしわ	☐

立位での膨隆	☐
腹筋運動での膨隆	☐
ノギス	☐
超音波	☐
MRI	☐
CT	☐
術中計測	☐

術前安静時疼痛		Yes ☐	No ☐
疼痛部位	白線 ☐	背部 ☐	その他 ☐

VAS Score

1	2	3	4	5	6	7	8	9	10

術前体動時疼痛		Yes ☐	No ☐
疼痛部位	白線 ☐	背部 ☐	その他 ☐

VAS Score

1	2	3	4	5	6	7	8	9	10

▶性別
▶BMI
▶ASAスコア
▶年齢
▶危険因子
（COPD, 糖尿病, 大動脈瘤, 免疫不全, 喫煙, 出血傾向, 抗血小板薬, 抗血栓療法）

メッシュタイプ
メッシュサイズ
ヘルニア門閉鎖
メッシュ固定, 縫合, タッカー, グルー, 併用

図2 ドイツヘルニア学会とIEHSによる分類
（文献6より引用）

❷ 腹腔鏡下手術

腹腔鏡下手術による修復には数多くの方法が報告されている。非メッシュ治療では，単層単結紮縫縮[23]，腹直筋前鞘連続縫縮[24]が報告されている。メッシュを用いた治療方法では，臍辺縁切開で腹直筋前鞘縫縮にonlayメッシュを留置する方法[25]や，それぞれの著者らがREPA[26, 27]，

457

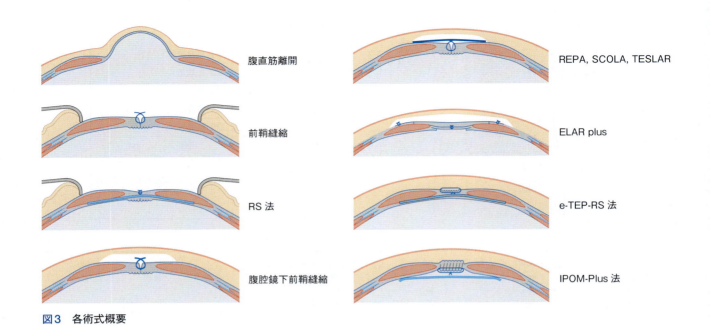

図3　各術式概要

表6　各手術と合併症

アプローチ		層	材質と縫合法	論文数	患者数	再発(%)	観察期間(月)	合併症
メッシュなし	開腹	1層縫縮	非吸収連続縫合	4	75	0	6〜25	未報告3，創哆開3%（1報告）
			非吸収，連続有棘縫合	1	10	30	6	未報告
			短期吸収連続縫合	2	78	0〜40	6〜64	未報告1，皮膚知覚鈍麻71%
		2層縫縮	長期吸収連続縫合	1	44	0	12	深部静脈血栓1.6%，未報告
			非吸収単結紮	1	38	2.6	60	血腫（再手術）1，漿液腫2
			非吸収縫合	3	32	0	6〜81	未報告2，漿液腫8.3%（1報告）
			長期吸収	3	39	0	6〜40	未報告2，漿液腫5.8%（1報告）
			長期吸収有棘縫合	3	60	0〜4	12〜34	創感染5.8〜18%，漿液腫11.6〜14%
	腹腔鏡	1層縫縮	非吸収単結紮	1	85	—	—	創感染1.2%，漿液腫7%
		2層縫縮	非吸収連続縫合	1	88	—	66	皮下溢血10.2%，漿液腫3.4%
メッシュあり	開腹	1層＋腹直筋後面メッシュ	長期吸収連続縫合	1	29	0	12	創感染31%，漿液腫17%，血腫7%
			非吸収単結紮	2	184	0	14〜24	創感染6%，漿液腫5%
		1層＋onlayメッシュ	非吸収単結紮	1	12	0	24	血腫3%，漿液腫25%
	腹腔鏡	1層＋IPOMメッシュ	非吸収連続縫合	2	55	0	24〜48	疼痛21〜11%，異物感8%
			連続縫合	1	10	20	15	血腫10%，脂肪壊死10%

（文献17〜35より作成）

SCOLA[28]，TESLAR[29]などと命名している．腹直筋前鞘を切開し縫縮後にonlayメッシュをブリッジするように腹直筋前鞘辺縁に縫縮するendoscopic-assisted linear alba reconstruction（ELAR）-Plus[30]も報告されている．

onlayメッシュ以外では，IPOM-Plus法[31]，腹腔内から左右腹直筋後鞘および白線をカーテン状に縫縮し腹腔内メッシュ留置を行うvenetian blinds法[32]，eTEP-RS法[33]や下腹部経腹アプローチで左右腹直筋後面を露出し自動縫合器による白線再建およびretrorectusにメッシュ留置する方法[34]，ロボット支援による経腹腔RS法（robotic trasabdominal retromuscular rectus diastasis repair：r-TARRD）[35]も報告されている．

❸ 合併症

どの術式でも重篤な合併症の報告は少ない（表6）．SSI，漿液腫，血腫，疼痛，異物感，脂肪壊死，知覚障害などの報告が多いが，いずれも少数の検討からの報告である．

●文献

1) Hickey F et al: A systematic review on the outcomes of correction of diastasis of the recti. Hernia **15**: 607-614, 2011
2) Beer GM et al: The normal width of the linea alba in nulliparous women. Clin Anat **22**: 706-711, 2009
3) Rath A et al: The abdominal linea alba: an anatomo-radiologic and biomechanical study. Surg Radiol Anatomy **18**: 281-288, 1996
4) Hernández-Granados P et al: European Hernia Society guidelines on management of rectus diastasis. Br J Surg **108**: 1189-1191, 2021
5) Nahas FX: An aesthetic classification of the abdomen based on the myoaponeurotic layer. Plast Reconstr Surg **108**: 1787-1795; discussion 96-97, 2001
6) Reinpold W et al: Classification of rectus diastasis: a proposal by the German Hernia Society (DHG) and the International Endohernia Society (IEHS). Front Surg **6**: 1, 2019
7) Akram J, Matzen SH: Rectus abdominis diastasis. J Plast Surg Hand Surg **48**: 163-169, 2014
8) Radhakrishnan M, Ramamurthy K: Efficacy and challenges in the treatment of diastasis recti abdominis: a scoping review on the current trends and future perspectives. Diagnostics **12**: 2044, 2022
9) Mota P et al: The immediate effects on inter-rectus distance of abdominal crunch and drawing-in exercises during pregnancy and the postpartum period. J Orthop Sports Phys Ther **45**: 781-788, 2015
10) Candido G et al: Risk factors for diastasis of the recti abdominis. J Assoc Chartered Physiother Womens Health **97**: 49-54, 2005
11) McPhail I: Abdominal aortic aneurysm and diastasis recti. Angiology **59**: 736-739, 2008
12) Lockwood T: Rectus muscle diastasis in males: primary indication for endoscopically assisted abdominoplasty. Plast Reconstr Surg **101**: 1685-1691; discussion 92-94, 1998
13) Coldron Y et al: Postpartum characteristics of rectus abdominis on ultrasound imaging. Man Ther **13**: 112-1121, 2008
14) Benjamin DR et al: Conservative interventions may have little effect on reducing diastasis of the rectus abdominis in postnatal women: a systematic review and meta-analysis. Physiotherapy **119**: 54-71, 2023
15) Gluppe S et al: What is the evidence for abdominal and pelvic floor muscle training to treat diastasis recti abdominis postpartum? A systematic review with meta-analysis. Braz J Phys Ther **25**: 664-675, 2021
16) Weingerl I et al: The effects of conservative interventions for treating diastasis recti abdominis in postpartum women: a review with meta-analysis. SN Compr Clin Med **5**: 10, 2022
17) Nahabedian M.: Management strategies for diastasis recti. Semin Plast Surg **32**: 147-154, 2018
18) Novitsky YW: Hernia surgery: current principles, Springer International Publishing AG, xix, p530, 2016
19) Gama LJM et al: Single-layer plication for repair of diastasis recti: the most rapid and efficient technique. Aesthet Surg J **37**: 698-705, 2017
20) Nahas FX et al: An efficient way to correct recurrent rectus diastasis. Aesthetic Plast Surg **28**: 189-196, 2004
21) Rosen A, Hartman T: Repair of the midline fascial defect in abdominoplasty with long-acting barbed and smooth absorbable sutures. Aesthet Surg J **31**: 668-673, 2011
22) Cheesborough JE, Dumanian GA: Simultaneous prosthetic mesh abdominal wall reconstruction with abdominoplasty for ventral hernia and severe rectus diastasis repairs. Plast Reconstr Surg **135**: 268-276, 2015
23) Zukowski ML et al: Endoscopic intracorporal abdominoplasty: a review of 85 cases. Plast Reconstr Surg **102**: 516-527, 1998
24) Chang CJ: Endoscopic: assisted abdominoplasty. Clin Plast Surg **50**: 163-170, 2023
25) Ngo P et al: Minimally invasive bilayer suturing technique for the repair of concomitant ventral hernias and diastasis recti. Surg Endosc **37**: 5326-5334, 2023
26) Juárez Muas DM: Preaponeurotic endoscopic repair (REPA) of diastasis recti associated or not to midline hernias. Surg Endosc **33**: 1777-1782, 2019
27) Signorini FJ et al: Preaponeurotic endoscopic repair (REPA) indication in men could be controversial. Hernia **27**: 431-438, 2022
28) Claus C et al: SubCutaneous OnLay endoscopic Approach (SCOLA) for midline ventral hernias associated with diastasis recti. Hernia **25**: 957-962, 2021
29) Kler A, Wilson P: Total endoscopic-assisted linea alba reconstruction (TESLAR) for treatment of umbilical/paraumbilical hernia and rectus abdominus diastasis is associated with unacceptable persistent seroma formation: a single centre experience. Hernia **24**: 1379-1385, 2020
30) Köckerling F et al: Endoscopic-assisted linea alba reconstruction plus mesh augmentation for treatment of umbilical and/or epigastric hernias and rectus abdominis diastasis: early results. Front Surg **3**: 27, 2016
31) Huguier V et al: Laparoscopy coupled with classical abdominoplasty in 10 cases of large rectus diastasis. Ann Chir Plast Esthet **57**: 350-355, 2012
32) Palanivelu C et al: Laparoscopic repair of diastasis recti using the 'Venetian blinds' technique of plication with prosthetic reinforcement: a retrospective study. Hernia **13**: 287-292, 2009
33) Moga D et al: Laparo-endoscopic repair of ventral hernia and rectus diastasis. JSLS **25**: e2020.00103, 2021
34) Manetti G et al: A new minimally invasive technique for the repair of diastasis recti: a pilot study. Surg Endosc **35**: 4028-4034, 2021
35) Cuccurullo D et al: Robotic transabdominal retromuscular rectus diastasis (r-TARRD) repair: a new approach. Hernia **26**: 1501-1509, 2022

D. 腹壁ヘルニア

第2章 小児の腹壁ヘルニア

1 臍ヘルニア

[林 豊, 長江 逸郎]

鼠径部ヘルニア以外の小児ヘルニアとして, 臍ヘルニア・臍帯ヘルニア・横隔膜ヘルニア・食道裂孔ヘルニア・内ヘルニア(傍十二指腸ヘルニアや腸間膜裂孔ヘルニアなど)・上腹壁ヘルニア(白線ヘルニア)などが挙げられる. 本項では一般診療で多く扱われる, 臍ヘルニアに関する治療法を解説する.

a. 病態

小児の臍ヘルニアと成人の臍ヘルニアの違いは, 乳児期の臍ヘルニアの約9割は自然治癒し, 必ずしも手術の必要がないことである. 小児の臍ヘルニアは生後2～3週間以降, 臍帯脱落後に症状を示してくることが多い. 多くは生後2～3ヵ月頃にヘルニアの大きさとしては最大となり, 以後縮小し, 生後6～9ヵ月頃までに臍部膨隆は改善傾向を示す. 本来, 臍帯脱落後にヘルニア門(臍輪)は瘢痕収縮して臍を形成するが(図1A), その際に完全に閉鎖しない場合に臍ヘルニアとなる(図1B). 臍輪は臍窩より頭側に起こることが多いとされている.

b. 治療方針

成人の場合, 嵌頓の可能性があり手術が治療の第一選択であるが, 小児の場合嵌頓の危険性は極めて少なく, 1歳で80％, 2歳で90％が自然治癒すると考えられている[1]. わが国では臍輪の自然閉鎖を促すために保存的治療法(スポンジ圧迫法など)が普及してきている. 施設により圧迫療法の器材・方法は異なるが, 接触皮膚炎や血流障害などに留意し, 家族への十分な利点・欠点の説明を行ったうえで行われるべきである[2]. 手術適応となるものは, 約1割の自然治癒しない症例や, 余剰皮膚による臍突出のため, 臍の醜形をきたした症例に対して患児・家族の精神的な負担軽減目的に臍ヘルニア根治術・臍形成術が行われる.

c. 手術手技

臍ヘルニア根治術の基本はヘルニアの処置とできる限り深い臍窩を形成することである. ヘルニアの処置については開腹手術の際の腹壁閉鎖と要領は同じであるが, 深い臍窩を形成することについては皮膚切開のデザインが重要である.

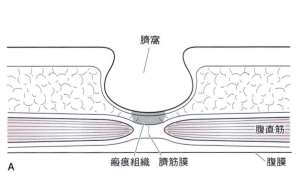
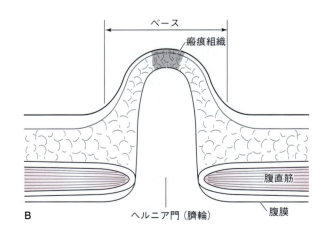

図1 臍の形態について(断面図)
A：正常臍. ヘルニア門は閉鎖され, 同部位に瘢痕組織が存在し臍窩が形成される.
B：臍ヘルニア. ヘルニア門が開大し, 同部位から腹膜から連続するヘルニア嚢が脱出する. 腸管などの腹腔内臓器が脱出することで腹壁が膨隆する.

第2章 小児の腹壁ヘルニア

1. 臍ヘルニア

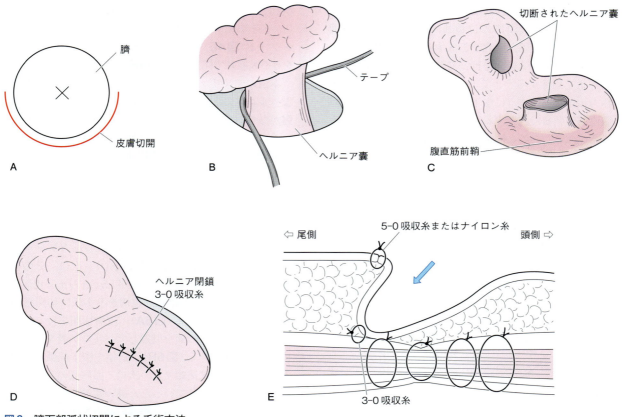

図2 臍下部弧状切開による手術方法
A：皮膚切開．臍下半分を弧状に切開する．
B：皮下を剝離し，全周性にヘルニア囊を剝離した後に綿テープを頭側にかける．
C：ヘルニア囊を臍頂部直下で横断する
D：腹直筋前鞘を十分に露出させたのちにヘルニア門を縦方向に1層または2層結節縫合し閉鎖する．
E：やや上向きの臍になるように，皮膚をやや尾側の腹直筋前鞘にかけて臍窩を形成する．

1）臍下部弧状切開による手術方法

臍下縁半周を弧状に切開する方法で，元来，小児の臍は成人と異なり横長の臍であるという特徴から，この皮膚切開法を用いることが多い（図2A）．

皮膚切開後に皮下を剝離し，ヘルニア囊および腹直筋前鞘に到達した後にヘルニア囊を全周性に剝離し，綿テープをヘルニア囊にかけておく（図2B）．それを牽引しながらヘルニア囊とその周囲組織とを腹直筋前鞘まで剝離し，ヘルニア囊を臍頂部直下で横断する（図2C）．この際，ヘルニア囊内に脱出臓器がないことを確認しながら横断することと，臍頂部の皮膚を同時に切開しないことが肝要である．

開放したヘルニア囊を4本のモスキートペアン鉗子で把持し，腹直筋前鞘を十分に露出させたのちに，3-0吸収糸で臍輪を縦方向に1層または2層結節縫合し閉鎖する（図2D）．

臍を陥凹させることが必要であるため，臍頂部の残存したヘルニア囊や結合織を一部除去したのちに，その臍頂部と腹直筋前鞘のやや尾側とを3-0吸収糸を用いて1～2針縫合し，上向きの臍をデザインする．皮膚を5-0吸収糸またはナイロン糸を用いて結節縫合で閉創する（図2E）[3]．

術後は陥凹した臍内に綿球またはソフラチュール®を挿入し，臍下の浸出液貯留と感染予防に努める．

本術式は大きな臍ヘルニアでは幅が広い大きな臍になることが多いため，術後の経年的な変形が起こりにくく，適しているとはいえない．逆に臍ヘルニアの皮膚の幅が狭くて高さも低い，小さな臍ヘルニアに適していると考えられる．患児の臍が大きい場合は，次に述べる手術方法や鬼塚法[4]などの別の皮膚切開法をとるべきであると考えている（図3）．

2）皮弁法を用いた手術術式

臍の審美性を気にする患者やその家族が増加していることから，手術方法の選択については美容的観点も考慮し，臍の大きさ，高さ，臍窩形成の有無などにより以下のように決定している．

❶臍窩が存在する症例に対する手術

臍ヘルニアの中には，臍窩は形成されているが臍窩頭側に臍輪があり，同部位から膨隆を認める症例が存在する．従来の臍窩を極力温存することが創部の整容性を高めるために重要であり，下記手術方法による臍形成術が第一選択となる．

まず臍頂部を中心とした逆Y字に切開を加える．臍下部

の幅については約1.5 cmの幅になるようにデザインをおき，頭側は臍輪の最頭側の位置まで切開を加える（図4A）．切開を加える際，臍窩を形成する尾側皮膚に2針ナイロン糸でマットレス縫合を行っておくと，臍形成の際，術後の形状を想像するうえで役に立つ（図4B）．ヘルニア嚢を極力損傷しないように皮下とヘルニア嚢との間を剝離し，腹直筋前鞘まで到達する．先の臍下部弧状切開による臍形成術に記載したのと同様の方法で臍輪を閉鎖し臍形成に移る．まず，臍窩に当たる部位を3-0吸収糸で1～2針

臍窩と腹直筋前鞘とを縫合する（図4C，D）．縫合した後に，左右の皮弁を必要があれば逆V字になるようにトリミングする（図4E）．臍形成する際，臍窩付近および正中創を5-0吸収糸で閉鎖する（図4F）．

本法のデメリットは正中創ができることであるが，小さなヘルニアの症例であれば目立ちにくい．また，臍下部に傷がなく，成長に伴って臍が縦長になっても凹凸ができにくく自然な形になりやすいのがメリットである．

❷ 臍窩を認めない症例：梶川法

梶川らは臍（幅）の大きさ，高さをもとに5つに分類しており（図5A），各々の状態により皮膚切開を変更する方法を推奨している（図5B）[5]．

(1) 第1法

本来の臍の位置を中心に1.5 cm大の正方形をイメージし（BCDF），その対角線を描く（BD）．次に，その正方形の頭側および尾側に辺上に1辺が1.5 cmの正三角形を描く（BAC，DEF）．その結果，皮膚をS字状に切開線がデザインされることになる（図6A）．皮膚切開を行った後にヘルニア嚢と皮下との間を剝離し，ヘルニア嚢を腹直筋前鞘レベルまで剝離する（図6B）．臍輪を臍下部弧状切開での手術方法と同様に閉鎖する．次に，頭尾側の三角形の両端の皮下を3-0吸収糸でいったん縫い寄せ（BC，FD），左右の皮弁を正中で合わせる．臍窩の高さを決め，臍突出が大

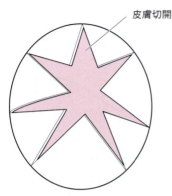

図3　鬼塚法
星型に臍の皮膚を切除する方法である．

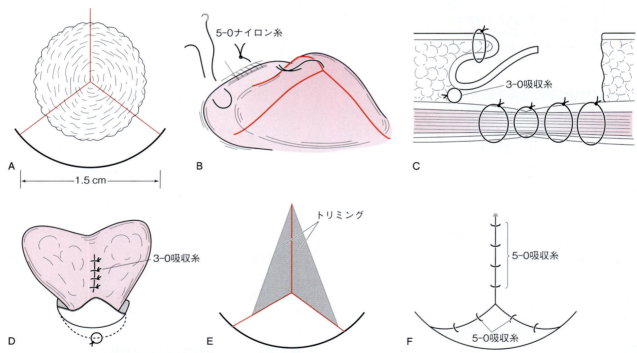

図4　臍窩が存在する症例に対する手術方法
A：皮膚切開方法．臍頂部を中心とした逆Y字に切開を加える．
B：皮膚切開を加える前に，従来の臍窩を残すために5-0ナイロン糸でマットレス縫合を行っておくと，後の臍デザインを考える際に有用である．
C：ヘルニア門を閉鎖した後に，尾側の皮膚を腹直筋前鞘のやや尾側の位置で縫合固定する（断面図）．
D：正面図．
E：術後創部の形状が逆Y字になるように余剰皮膚をトリミングする．
F：臍窩の部位は抜糸困難なため吸収糸で皮膚閉鎖し，それ以外はナイロン糸で縫合し閉創する．

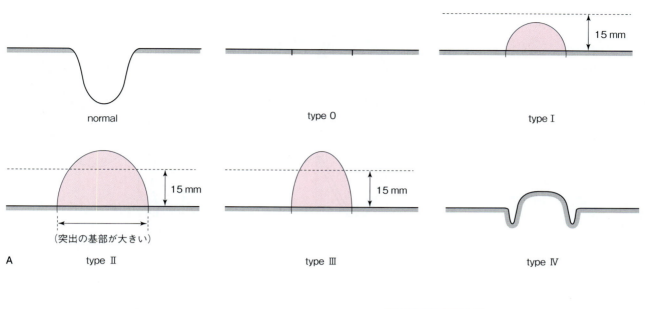

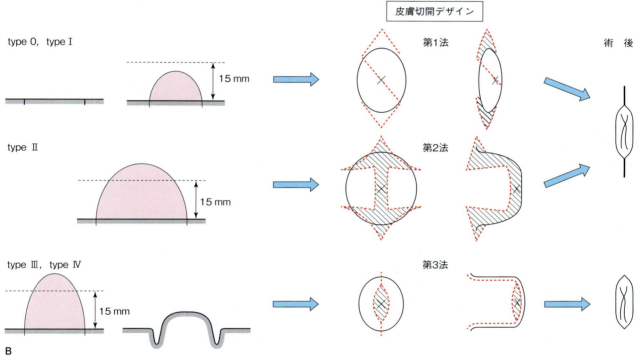

図5 梶川らが提唱した臍の形状による臍形成法について
A：臍の形状による分類について．
臍の大きさ，高さにより5つの分類を行う．type 0：臍窩がなくほぼフラット．type Ⅰ：ベースが狭く（15 mm未満），かつ高さも低い（15 mm未満）．type Ⅱ：ベースが広く（15 mm以上），かつ高さも高い（15 mm以上）．type Ⅲ：ベースは狭いが（15 mm未満）高さは高い（15 mm以上）．type Ⅳ：臍窩が一部形成されている．
B：タイプ別の皮膚切開方法一覧．type0 およびⅠは第1法，type Ⅱは第2法，type ⅢおよびⅣは第3法を行う．
（Aは文献5より引用）

きい場合は皮膚を一部切離しトリミングする（図6C）．まず左右の皮弁の頂部（臍窩の底になる部位）と腹直筋前鞘とを3-0吸収糸で2針縫っておく（結紮はしない）（図6D）．次に，小児の場合，深部は抜糸が困難であるため左右の皮弁を5-0吸収糸で皮膚を合わせて袋を形成する（A'D'，B'E'）（図6E）．袋を翻転させ，先に左右皮弁と腹直筋前鞘とをかけた縫合糸を結紮する（図6F）．最後に頭・尾側の三角形の部位に皮下は3-0吸収糸で，皮膚は5-0吸収糸を用いて閉創する（図6G）[6]．

(2) 第2法

臍の幅が広い症例や，高さのある症例に用いる方法である．

第Ⅱ部 腹壁ヘルニア　　D. 腹壁ヘルニア

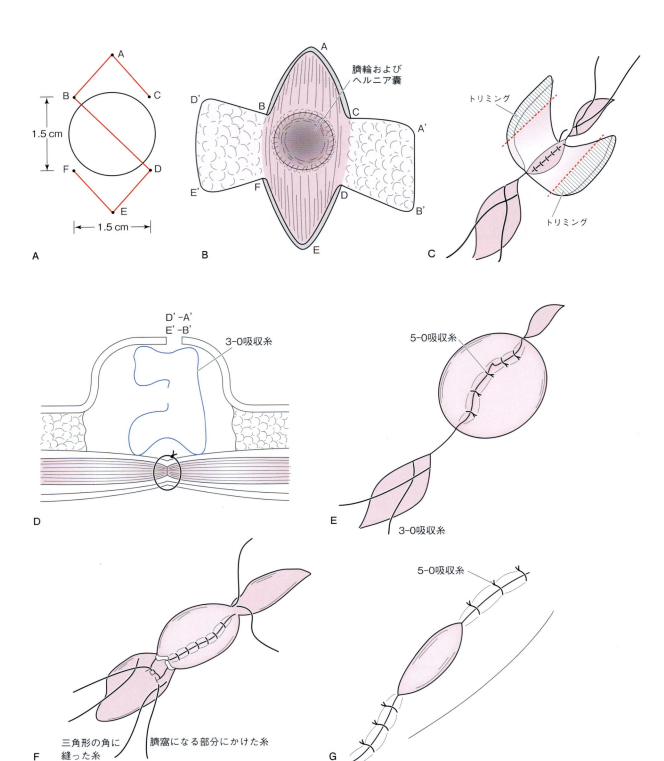

図6　第1法

A：皮膚切開は1辺1.5cmのS状になるようにデザインする．
B：ヘルニア嚢を損傷しないように皮下を剥離し，ヘルニア嚢を腹直筋前鞘レベルまで剥離する．
C：BC，FDを結紮しないが縫い寄せておき，臍窩となる部位の高さ（深さ）を考えトリミングする．
D：左右の皮弁の頂部（臍窩の底になる部位）と腹直筋前鞘とをあらかじめ吸収糸で3針かけておく．
E：臍窩となる部位の抜糸は困難であるため左右の皮弁（A'D'，B'E'）を5-0吸収糸で合わせて袋を形成する．
F：袋を翻転させ，左右皮弁と腹直筋前鞘とをあらかじめ縫っておいた縫合糸を結紮する．
G：臍窩の上下にある創は5-0吸収糸で閉創する．

464

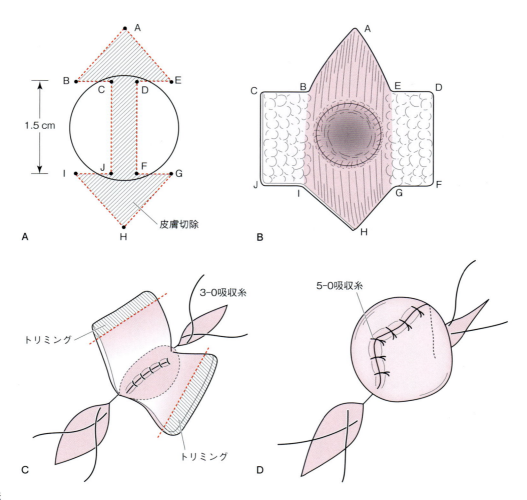

図7 第2法
A：双方向性の矢印になるようにデザインする．CJ間およびDF間は1.5cmになるようにする．斜線の部位はヘルニア囊の損傷を予防しながら剝離し切除する．
B：ヘルニア囊および周囲組織を腹直筋前鞘まで剝離しヘルニア門を同定する．
C：BE，GIを縫い寄せておき，臍窩となる部位の高さ（深さ）に合わせてトリミングを行う．
D：臍窩となる部位（DC，FJ）の皮下と腹直筋前鞘との間に3-0吸収糸をかけた後に5-0吸収糸で皮膚を閉創する．

　双方向性の矢印となるようにデザインする（図7A）．手術終了時に臍の縦の長さが1.5cmになるようにする．第1法と同様，ヘルニア囊を損傷しないように皮下とヘルニア囊との間を剝離して臍輪およびヘルニア囊を同定し（図7B），臍下部弧状切開による手術と同様に臍輪を閉鎖する．上下三角形部の下縁両端（BE，GI）を3-0吸収糸で縫い寄せトリミングして（図7C），先に第1法と同様に臍窩となる部位の臍を形成する（DC，FJ）．臍窩となる部位を3-0吸収糸で皮下と腹直筋前鞘とを2針あらかじめ縫合し，5-0吸収糸で閉創する（図7D）．（結紮する順番は第1法と同じ）．その後，上下の矢印三角部の皮下を3-0吸収糸で，皮膚を5-0吸収糸で閉創する[6]．

（3）第3法
　いわゆる臍突出症の症例に用いる．
　臍突出部を正中で切開し（図8A），慎重に皮下とヘルニア囊を剝離する．臍輪を閉鎖した後に臍窩部にあたる部位の瘢痕組織を紡錘形に切除し（図8B），前述の手術法と同

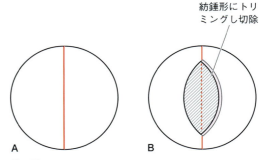

図8 第3法
A：皮膚切開について．臍の正中部位を縦切開する．
B：臍窩部にあたる部位の瘢痕組織を紡錘形に切除する．

様に臍窩となる部位を3-0吸収糸で皮下と腹直筋前鞘とを2針あらかじめ縫合し，臍窩となる部位の皮膚を袋状に形成し，皮膚を翻転した後に腹直筋前鞘と縫合する[6]．
　いずれの方法についても，術後，臍内にソフラチュー

ル®を挿入し，臍下の浸出液貯留とそれに伴う感染予防に努める．また，術後管理としては術後1日目に創部のチェックと臍内に挿入したソフラチュール®を必要であれば交換し，ビニール地のドレッシング材を貼っておく．原則1日目以降の交換は不要であるが，浸出液が多い場合は適時交換する．

臍の整容性に関しては，成人期になった際に縦長になる臍が好まれるが，小児期に臍ヘルニアの手術を行った症例のすべてが縦長になるわけではない．その際には修正が必要になる可能性があり，可能であれば最初から深い，縦長の臍窩を作るべきであるということ，そして仮に修正が必要になった際，横に伸びた傷を縦に修正することは困難な場合があるので，最初から縦に伸びた傷のほうがよいと考える．

● 文献

1) 大塩猛人，石川正志：臍ヘルニア，白線ヘルニア．小児外科 **54**：48-51，2022
2) 田附裕子：臍ヘルニア　圧迫療法 vs 自然経過観察．小児内科 **53**：269-273，2021
3) Engum SA, Grosfeld JL: Hernias in children. Operative Pediatric Surgery, 6th Ed, Spitz L, Coran AG (eds), Hodder Arnold, p237-255, 2006
4) 鬼塚卓弥，小島和彦：でべその治験例．形成外科 **11**：221-223，1968
5) Kajikawa A et al: How to reconstruct a natural and deep umbilicus. Ann Plast Surg **68**: 610-615, 2012
6) 梶川明義，上田和毅：臍の形態異常に応じた自然な臍窩の形成．形成外科 **51**：503-511，2008

D. 腹壁ヘルニア

第 **2** 章　小児の腹壁ヘルニア

2 ┃ 臍帯ヘルニア

[林　豊, 長江　逸郎]

　ヘルニアと名前の付く疾患の中でも，小児に特有のヘルニアの1つに臍帯ヘルニアがある．臍帯ヘルニアは腹部中央の腹壁欠損であり，ヘルニア嚢は腹膜，Whartonジェリー，羊膜により形成されている[1]．また，発生頻度は4,000～5,000出生に1人程度とされている[2]．

　欠損孔の大きさや部位によって分類され，欠損孔の大きさが4cm以下のものが臍帯内ヘルニアと呼ばれ，それ以上のものは巨大臍帯ヘルニアとされ，欠損孔の位置により臍上部型，臍部型，臍下部型に分類される．

　体壁と体腔の形成は胎生4週ごろから始まり，頭側，尾側，左右の側方の4つの皺襞が臍部で癒合し中央の間隙が原始臍輪となる．中腸の発育は腹腔内容積の増大よりも早いため[3]，胎生6週頃から生理的臍帯ヘルニアを形成し，11週頃に脱出している中腸は回転しながら腹腔内に還納される．その還納機転が障害されたものが臍帯内ヘルニアと考えられている．一方，巨大な臍帯ヘルニアのうち，臍上部型は頭側皺襞の形成異常によるため肝臓や消化管が脱出し，Cantrell症候群を有することがある．また臍部型は左右の皺襞の形成異常であることから肝臓や消化管を中心とした腹腔内臓器の脱出がみられ，将来悪性腫瘍を合併しやすいBeckwith-Wiedemann症候群を合併することが知られている．さらに臍下部型は尾側の皺襞の形成異常であり，腸管や膀胱が脱出し，恥骨離開，膀胱外反，総排泄腔外反などを合併する[3]．

　臍帯ヘルニアの治療は脱出臓器を腹腔内に還納して腹壁を閉鎖することを目標とする[2]．臍帯内ヘルニアは欠損孔が小さいため一期的閉鎖を期待することができるが，欠損孔が大きい症例などでは多期的手術が必要になる．また30～69％に染色体異常を合併するとされ[4]，致死的染色体異常や複雑心奇形の合併例では治療方針の決定には手術以外の方法も含めて検討する必要がある．

　本項では臍帯ヘルニアに対する外科治療について解説する．

a. 臍帯内ヘルニア

　臍帯内ヘルニアは近年臍を残す形での手術の報告が散見され，ほとんどの症例は初回手術において腹膜，筋膜を閉鎖する一期的閉鎖術が可能である．

1) 手術方法

　一期的閉鎖術は，ヘルニア孔基部周囲に切開をおき臍帯を皮膚から分離し開腹していく．その際，臍形成部位(主に下縁)は皮下切開のみとして臍帯の一部を残す(のちに同部位に臍を形成)．次に，全周性に皮下と筋層の間の剝離を行い，腹膜・筋層を一緒に寄せて縫合する．腹壁を寄せても緊張が強い場合，指を用いて腹壁を伸展し5-6針1号ナイロンにて皮膚を含めて全層縫合を行う．それでも緊張が強い場合は，3号ネラトンを用いて腹壁を両側から圧排しナイロン糸を用いて縫合する(術後2週間でネラトンは抜去)．この際，腹腔内圧の上昇に伴い呼吸循環不全に注意する必要があり，術後，人工呼吸管理を行う必要がある．皮膚縫合は臍形成部分に一部臍帯を残し，それ以外は3-0ナイロン糸にて結節縫合する．臍形成部では臍帯-皮膚切離面にて反転し，その断端を筋鞘に縫合して臍としての陥凹を形成する(**図1**)．

　小さな臍帯内ヘルニアで，余剰皮膚が十分ある場合はヘルニア孔の基部で全周性に切開し，臍帯を切離．腹膜・筋層を閉鎖後に臍ヘルニアの項で前述した臍形成術を行う．

b. 巨大な臍帯ヘルニア

　実質臓器である肝臓も臍帯内に脱出を認めるような欠損孔が大きい症例では，一期的に腹壁閉鎖を行うことは困難であり，段階的に手術を行っていく多期的閉鎖術が行われる．

　腹腔内に臓器を還納する際に注意すべき点としては，大血管の屈曲による血圧低下や臓器の灌流障害，特に腸管壊死・穿孔が挙げられる．腹腔内に臓器還納の可否の指標として，腹腔内圧を反映しているとされる膀胱内圧や胃内圧をモニタリングしながら還納すると有効とされ，膀胱内圧が20mmHg以下であれば問題ないとされる．

　臓器還納後の注意すべき合併症としては，腸閉塞，鼠径ヘルニア，腹壁瘢痕ヘルニア，胃食道逆流症，停留精巣などが挙げられ，それぞれ適切な手術適応の判断と加療が必要となる．

　多期的閉鎖術にはGross[5]が提唱した皮膚被覆法から始

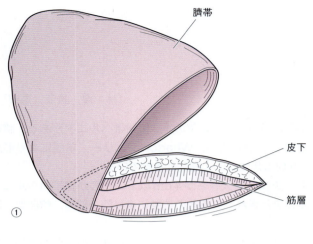
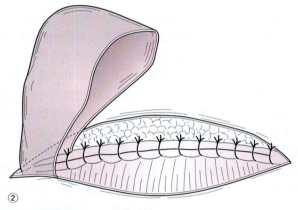
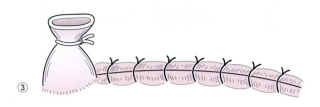
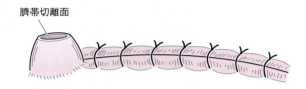
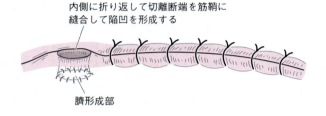

図1 臍帯内ヘルニア手術手技

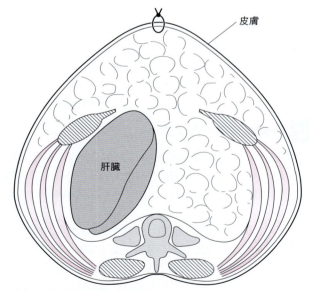

図2 Gross法による皮膚被覆法
筋層の欠損部位を閉鎖できないため，皮膚のみ閉鎖する方法．
（文献5より引用）

まり（図2），Schuster[6]により，人工布で腹壁欠損部を被いその上を皮膚で被覆したSchuster法（図3）．人工布でサイロを作成し約1週間かけて徐々に腹腔内に臓器を還納し腹壁を閉鎖するAllenn-Wrenn法[7]（図4）．臍帯を温存しそれを被いかぶせるようにして人工膜をサイロ状に形成しヘルニア孔基部の皮膚に下部を全周性に縫合したのち，Allenn-Wrenn法と同様に段階的に腹腔内に臓器を還納していく方法などを中條[8]が提示している（図5）．

皮膚被覆法は根本的治療に至るのに長期間を要するのが欠点である．Schuster法は一時，人工布の感染から敗血症になって死亡する症例が少なくなく，あまり行われなくなっているが，近年，腹腔内留置用のメッシュの進歩や新生児管理の発展から再度見直されてくるものと推察される．

ここではAllenn-Wrenn法に準じた術式を提示する．

1）手術方法

まず，一期的閉鎖術同様に，ヘルニア孔基部周囲に切開をおき臍帯を皮膚から分離し開腹していく．ただし，臍帯は残さず全周性にすべての臍帯を腹壁から切離する．次に，人工膜を使用してサイロを形成するが，医療用の専用の素材がないため，現在では，腸管との癒着防止機能の付いたパリテックスコンポジットメッシュ，点滴用の容器，開創に用いるウーンドリトラクター Alexis®（Applied

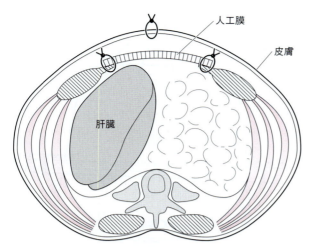

図3 Schuster法による被覆方法
筋層の欠損部位を人工布で覆い，その上を皮膚で被覆する方法．
（文献6より引用）

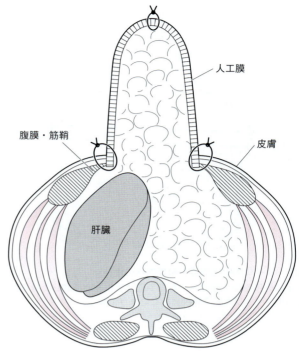

図4 Allen-Wrenn法による被覆方法
人工膜を腹膜および筋鞘と縫合してサイロを形成する方法．
（文献7より引用）

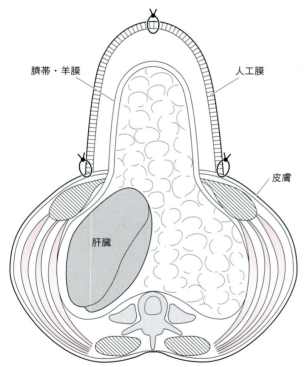

図5 中條法による被覆方法
羊膜を残存させ，その上に人工膜を被せる方法．
（文献8より引用）

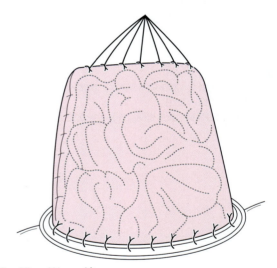

図6 Allen-Wrenn法
人工膜を用いてサイロを形成する．欠損孔の皮膚と筋層を剝離し，人工膜を腹膜および筋鞘と縫合する．

Medical社）などを用いるケースが増えてきている．
　皮膚と筋層を剝離しメッシュは腹膜，筋層を含めて腹腔内側に下端を装着する．フラットタイプのメッシュの場合は反対側の腹壁にもう1枚のメッシュを装着後，左右のメッシュを縫縮してサイロを形成する（**図6**）．
　サイロの上部に滅菌済みの割りばしと輪ゴムを使用し，割りばしでメッシュを挟み込み，輪ゴムで両端を固定する

（**図7**）．
　サイロ内の臓器の重さによって徐々に腹腔内容積の増量と，割りばしを上方から腹腔内側へと絞り込んでいくことにより，腹直筋筋層の伸展を利用して腹壁を形成するが，感染や体液管理の点から長くとも約1週間の期間で腹腔内に臓器を留置し腹壁を閉じる必要がある（**図8**）．臓器を腹壁レベルまで還納できた時点で，全身麻酔下に十分な筋弛

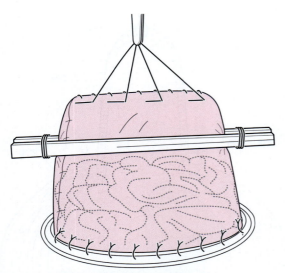

図7 サイロ内脱出臓器の腹腔内への還納
サイロの頂部から腹腔内にむけて圧力をかけ，還納した分を割りばしやクリップなどで再脱出しないように押さえておく．

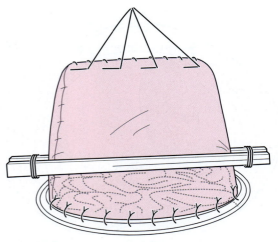

図8 腹壁閉鎖直前
徐々にサイロ内脱出臓器を腹腔内に還納し，呼吸状態が落ち着いていれば筋層の閉鎖を行う．サイロから腹水の流出や感染予防のため，または欠損孔が大きく腹壁に強い圧力がかかる症例は，あらかじめプレジェットを用いるなどしてサイロの損傷を予防しておく．

緩をかけて筋層の縫縮を行う．術後は筋弛緩を継続して行い，人工呼吸下に管理し，呼吸・循環動態を観察しつつ，徐々に条件を下げていき，人工呼吸器からの離脱を図る．最終的に呼吸・循環動態の改善が得られない場合は，腹壁筋層の縫縮を解除し，皮膚被覆法などの術式への変更も考慮しなければならない．

● 文献
1) 岡崎任晴，三上敬文：横隔膜ヘルニア，臍帯ヘルニア．小児科診療 **79**：1069-1075，2021
2) 松浦俊治，田口智章：新生児期に外科手術を受けた児：腹壁破裂―臍帯ヘルニア．周産期医学 **48**：1143-1146，2018
3) 田中 潔ほか：腹壁破裂・臍帯ヘルニア．小児外科 **52**：1029-1035，2020
4) 早田 桂ほか：腹壁破裂・臍帯ヘルニア．周産期医学 **51**：1345-1350，2021
5) Gross RE: A new method for surgical treatment of large omphaloceles. Surgery **24**: 277-292, 1948
6) Schuster SR: A new method for the staged repair of large omphaloceles. Surg Gynecol Obstet **125**: 837-850, 1967
7) Allen RG, Wrenn EL: Silon as a sac in the treatment of omphalocele and gastroschisis. J Pediatr Surg **4**: 3-8, 1969
8) 中條俊夫：臍帯ヘルニア，腹壁破裂．新臨床外科学，第2版，中村紀夫ほか(監)，p786-788，医学書院，1989

E. loss of domain

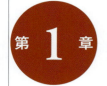第 1 章 **loss of domainの定義・疫学**

[蛭川　浩史]

　腹壁瘢痕ヘルニアによって腹腔内臓器が多量に腹壁外に脱出している状態は，腹腔内臓器が本来の居場所(domain)を失った状態として，loss of domain(LOD)，loss of abdominal domainと呼ばれ，治療法に難渋する複雑なヘルニアと考えられている．LODに対するコンセンサス会議において，"LODとは，大きな腹壁ヘルニアで，ヘルニア内容の単純な還納や腹壁の一期的閉鎖とも何らかの再建法を加えないと困難で，術後の著明な腹腔内圧の上昇に伴う合併症をきたす可能性があるもの"，と定義された．
　治療には術前管理，手術方法，術後管理とも難渋する場合が多く，治療方針については，個々の症例で詳細に検討する必要がある．

a. LODの定義

　腹壁縫合閉鎖法の進歩にもかかわらず腹壁瘢痕ヘルニアの発生率，再発率，合併症発生率は依然高く，その頻度は徐々に上昇傾向にある[1-4]．
　その理由として，複雑な外科手術の増加，高齢者の増加，肥満，糖尿病などのハイリスク症例の増加などが挙げられる．また，術後管理方法や閉腹法の進歩によって，創感染や腹腔内膿瘍，open abdomen，コンパートメント症候群など，従来であれば閉腹が困難であった重症症例に対する治療法の進歩も，複雑な腹壁瘢痕ヘルニア発生に関与しているとされている[2-4]．
　"複雑なヘルニア"を考える場合，その要素となり得る状態は，ヘルニアの大きさのみならずさまざまな要素が挙げられる．Slaterら[5]は，複雑な腹壁瘢痕ヘルニアを4つの要素に分類した．
　①defect size and location，②patient history and risk factors，③contamination and soft tissue condition，④clinical scenarioである．
　これらの要素のうち，defect size and locationにおいて，腹腔内容積に対するヘルニア容積が20％を超えるヘルニアをLODとし，複雑なヘルニアに分類している．
　腹壁瘢痕ヘルニアによって腹腔内臓器が多量に腹壁外に脱出している状態は，腹腔内臓器が本来の居場所（domain）を失った状態として，loss of domain(LOD)，loss of abdominal domainと呼ばれ，治療法に難渋する複雑なヘルニアと考えられている[3,4]．
　しかし，その定義は曖昧で，報告によって異なっている場合が多く，コンセンサスの得られた定義を行う必要があった[3]．
　腹腔内容積とヘルニア容積の比をLODの指標とすることは，客観的な数値としてLODを定義することができるため有用であると考えられ，LODに対するコンセンサス会議(International Delphi Consensus)で討論された[3]．
　この会議では，腹腔内容積とヘルニア容積の比を測定する方法として，Tanaka index[6]とSabbagh index[7]が取り上げられた（図1）．
　腹腔内容積とヘルニア容積の比を測定するTanaka法に対し，腹腔内とヘルニア内の全腹腔内容積に対するヘルニア容積の比を参照するSabbagh法が適切であるとのコンセンサスが得られた（図2）．しかし，その閾値に関して，20％以上とすべきか，30％以上とすべきかについてはコンセンサスが得られなかった[3,8]．
　このコンセンサス会議では，LODの定義としてパネリスト全員の同意が得られたのは，
　"LODとは，大きな腹壁ヘルニアで，ヘルニア内容の単純な環納や腹壁の一期的閉鎖とも何らかの再建法を加えないと困難で，術後の著明な腹腔内圧の上昇に伴う合併症をきたす可能性があるもの"，という定義であった(A ventral hernia large enough such that simple reduction in its contents and primary fascial closure either cannot be achieved without additional reconstructive techniques or cannot be achieved without significant risk of complications due to the raised intra-abdominal pressure)[3]．

b. LODの病態生理

　腹壁は，体幹の筋群と横隔膜，骨盤などによる閉鎖された筒状の構造をしており，ほぼ一定の内圧を有している[9]．腹直筋は腹壁の主な屈筋で，歩行時の骨盤の安定性を保っている．側腹部の筋層はそれぞれ収縮のベクトルが異なっているが，協同し腹壁の回転運動を司っている．脊柱起立筋は腹壁の筋群とともに体幹の安定性と運動能力を維持している．

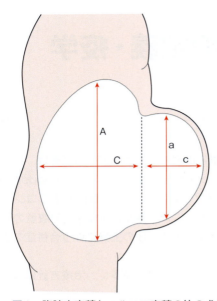
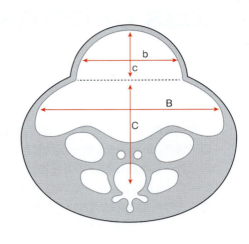

図1 腹腔内容積とヘルニア容積の比の求め方
Tanaka index．図のように腹腔，ヘルニア，それぞれについて，CT画像で，縦，横，高さ（深さ）を計測する（腹腔：A，B，C，ヘルニア：a，b，c，半径はそれぞれ，R1，R2，R3，r1，r2，r3）．楕円の球体の体積は，V＝4/3×π×r1×r2×r3で，これは，≒0.52×a×b×cと近似できる．
Sabbagh indexでは，それぞれの容積はCTに搭載されたソフトウェアで計測する．
（文献6，7を参考に作成）

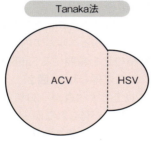
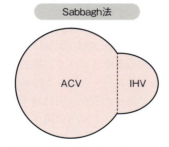

図2 それぞれの閾値
Tanaka indexでは，VR＝HSV/ACV（VR：volume ratio，HSV：hernia sac volume，ACV：abdominal cavity volume）と定義され，LODは，25＞VRとした．
Sabbagh indexでは，IHV：incisional hernia volume，ACV：abdominal cavity volume，PV：peritoneal volume＝IHV+ACVと定義され，LODは，IHV/PV比＞20％とした．
（文献3を参考に作成）

　これらの筋群の収縮により腹腔内圧が高まり排便や排尿，呼吸などのさまざまな重要な腹壁の生理機能を果たしている．
　腹壁瘢痕ヘルニアが発生すると，筋層の保護を欠いた欠損部は，Laplaceの法則（腹壁の張力は腹腔内圧および内径に比例する）に則り，徐々に張力が高まり，欠損部のサイズが大きくなる[10]．欠損部が増大すると，白線が伸展し菲薄化し，腹直筋および側腹部の筋群の機能低下を引き起こす．機能低下をきたした筋群は弾力性と伸展性が低下し，短縮し腹直筋を外側背側に牽引する[9,11]．
　腹直筋と脊柱起立筋は，2本の柱として，体幹の安定性と運動能力を維持している．

白線の破壊により，腹直筋が機能不全になり，2本の柱としての協調運動が阻害され，脊椎の後弯が強調され，腰部筋群への負荷が増加する．腰痛は，巨大な腹壁瘢痕ヘルニアの主要症状の1つになる[9, 11]．

しかし，これらの変化は，Dubay らによれば，可逆性であり腹壁再建後に改善するとされている[12]．

肺機能障害，呼吸障害も重要な問題である．呼吸運動は，腹筋と肋間筋や横隔膜との協調運動で調節される．腹筋は，機能低下によって，吸気時と呼気時の両方で，横隔膜と連動した運動ができなくなり，逆説的呼吸と呼ばれる呼吸障害をきたす[11]．呼気時には腹筋と，肋間筋や横隔膜とが連動して収縮し有効な呼気を維持するが，腹筋の機能が低下すると，この協調運動が阻害され，強い呼気ができなくなる．これは，運動時の呼吸や咳，分泌物の喀出にも影響する[11]．

腹腔内臓器のヘルニア内への脱出により，腹腔内圧が低下する．また，腹筋の機能低下により腹圧を十分にかけることができなくなり，便秘，失禁などの消化管障害，排尿障害を引き起こす[11]．

腹腔内圧の低下は，腸間膜や消化管壁の慢性的な肥厚や浮腫をもたらす．静脈とリンパ液の灌流が阻害され続けることで，腹腔内臓器全体の体積が増大する．

慢性的に腹部外側に脱出している臓器は重力による牽引によって引き伸ばされ，腸間膜の拡張や肥厚，浮腫を悪化させる．その結果，慢性的な腸の拡張，運動障害をきたす．ヘルニア内への消化管の脱出に伴う慢性的な嵌頓症状も問題となる．

これらの障害により運動能力は低下し，肥満が増悪し，結果としてヘルニアの増大をきたすという悪循環となる．患者の心理的ストレスも問題となる[9]．

皮膚もまた，重要な変化を受ける．内臓の圧迫により，膨隆部の皮下脂肪がなくなり，皮膚は非常に薄くなる．皮膚の循環の障害は，膨隆部の局所的な虚血を引き起こし，皮膚潰瘍を生じさせる[11]．

c. 術前管理，prehabilitation

LOD を含め，巨大腹壁瘢痕ヘルニア（large incisional hernia：LIH）では術後合併症軽減のため，術前管理は極めて重要である．特に，禁煙，体重や血糖コントロール，栄養管理，心肺機能の評価と改善などが含まれる（表1）[13, 14]．近年，病的肥満の症例では，体重減少のため肥満手術が行われる場合もある．

術後合併症を減少させるための戦略としてのprehabilitationのシステマティックレビューでは，術後創部の感染性合併症の軽減に寄与したのは，禁煙と体重減少のみであったとし，今後のさらなる検討が必要とされている[15]．

術前に腹壁の筋層に対する負荷，伸展などのリハビリテーションを行い，腹壁瘢痕ヘルニアによって拘縮した筋層の形態と機能を改善してからヘルニア修復術を行う方法も報告されており今後の成績が期待される[16]．

表1 術前管理のための評価と目標

1. 禁煙の徹底
   喫煙を継続している症例は手術を行わない
   少なくとも4週以上の禁煙
2. 肥満のコントロール
   BMI≧30 kg/m² は術後合併症の発生因子
   BMI≧50 kg/m² は手術の適応外
   BMIが30～50 kg/m² は，肥満手術も念頭に置いた体重コントロールが必要
3. 低栄養のアセスメント
   十分な血中タンパク質値，アルブミン値，電解質異常の改善などが必要
   アルギニン，ω3系脂肪酸，RNAに富んだ経腸栄養剤は術後の免疫機能低下や感染性合併症の発症を改善することを目的に使用される．
4. 血糖コントロール
   HbA1c＜7％にコントロールする
   HbA1c＞6.5％は術後の合併症発生率が増加する
   HbA1c＞8％は手術を行うべきではない
5. 呼吸機能の評価
   予測肺活量（VC：vital capacity）の80％未満は拘束性障害
   一秒率（FEV1.0％＝FEV₁.₀/VC），75％前後が正常，それ以下は閉塞性障害の可能性
6. 心機能の評価
7. リハビリテーション

d. 修復術の原則

LODをきたしたヘルニアに対する修復術では，生理的，機能的な腹壁の再建，脱出したヘルニア内容を腹腔内に還納することが主な目的となる．このために，手術の原則としては，生理的なテンション下の筋膜の縫合閉鎖，白線の再建，メッシュによる補強が重要となる[9]．

外側背側に変位した筋層を正中に授動して縫合閉鎖するために，anterior component separation 法[17]，およびtransversus abdominis muscle release（TAR）が用いられている[18]．

メッシュは十分に強度を有するものを選択するべきで，light weight メッシュや，extra light weight メッシュは避けるべきであると報告されている[9]．

e. 腹壁拡張術

LODは定義として，腹壁の単純縫合閉鎖のみでは修復不可能なヘルニアである．このため前述のようにanterior CS法やTARが行われる．巨大腹壁瘢痕ヘルニア，特にLODをきたした腹壁瘢痕ヘルニアでは，腹壁拡張術が併用される場合が多い[9, 19, 20]．

腹壁拡張術は，腹壁を拡張あるいは伸展させるか，あるいは何らかの方法で腹腔内の容積を増やす，あるいは腹腔内臓器の体積を減らすことで，脱出したヘルニア内容の還納と欠損部の縫合閉鎖を行おうとする方法である．

これらの方法には，腹腔内に留置したカテーテルから空

表2 IAHのgradingシステム

Grade I	IAP 12～15 mmHg
Grade II	IAP 16～20 mmHg
Grade III	IAP 21～25 mmHg
Grade IV	IAP ＞25 mmHg

IAHはintra-abdominal pressure（IAP）が12 mmHgの場合を指す. 腹部コンパートメント症候群（ACS）は, IAPが20 mmHg以上で呼吸, 循環, 腹腔内臓器などの機能障害をきたした病態を指す.
（文献27を参考に作成）

気を送り込み, 腹腔容積を拡張させ腹壁を伸展させるprogressive preoperative pneumoperitoneum（PPP）[21], 筋層間や皮下に留置したバルーンを拡張させ腹壁を伸展させるtissue expander[22], ボツリヌス毒素（botulinum toxin：BTX）を筋層に注入しこれを弛緩させることで腹壁を伸展させる方法[23]などがある. tissue expanderは, 単純な腹壁の欠損に用いられる場合が多く, 腹壁瘢痕ヘルニアに対して用いられる場合は少ない[22].

腹腔内容積を増加させる方法として, 大網切除, 消化管切除などのdebulking resection, 横隔膜切除（phrenectomy）, 肥満手術による減量などが行われることがある[24,25].

IEHS guidelines updateでは, 横径10 cm以上の大きなヘルニアにおいて白線の再建や筋膜の縫合閉鎖を, BTXの使用や, PPP, intramuscular expandersなどによる腹壁の拡張術が, grade Dで推奨されている[19,20].

PPPやBTXは, わが国ではまだ認可されていない方法であるが, 今後の導入が期待される.

f. LODに対する術後の病態生理学

1）腹腔内圧上昇, 腹部コンパートメント症候群

LODに対する術後, 最も問題となるのは, 脱出した臓器を還納することに伴う腹腔内圧（IAP）の上昇である. IAPの上昇は腹腔内圧上昇（intra-abdominal hypertension：IAH）や, 腹部コンパートメント症候群（abdominal compartment syndrome：ACS）をきたす[26].

IAHは腹腔内圧が12 mmHg以上の状態を指す. これは, World Society of the Abdominal Compartment Syndrome（WSACS）によって定義され, 重症度分類されている（表2）. また, IAPが20 mmHg以上で呼吸不全, 循環不全などいずれかの全身症状を伴ったものをACSとすると定義されている[27].

2）IAH, ACSの病態

IAPの上昇により, 腹腔内臓器や血管が圧迫され, 臓器灌流が低下し肝機能, 腎機能障害をきたす. 尿量の低下はIAHの重要な初期症状の1つである.

腹壁の血流の低下は創感染や壊死性筋膜炎をきたす. また, 下肢静脈灌流の低下は深部静脈血栓症や肺静脈塞栓症などをきたす.

また, 横隔膜の挙上や胸腔内圧の上昇による静脈灌流の低下による心室コンプライアンスの低下, IAPの上昇に伴う後負荷の増加により心拍出量が低下する.

横隔膜の挙上, 胸腔内圧の上昇により気道内圧は上昇し, 無気肺, 肺コンプライアンスの低下, 高炭酸ガス血症, 低酸素血症をきたす.

胸腔内圧の増加は, 脳静脈灌流障害と脳圧の亢進をきたし, 脳障害の原因となる[28].

3）IAPの測定方法

腹腔内圧は, 尿道カテーテルを用いて膀胱内圧として測定する方法が, WSACSのコンセンサスレポートでゴールドスタンダードとして推奨されている[27,30].

尿道カテーテルから測定する手技としては, 膀胱内の尿を完全に排出した後, 膀胱内に20～25 mLの生理食塩水を注入しカテーテルをクランプする, クランプの近位側を圧トランスデューサーに接続し, 圧モニターで測定する, という方法が簡便である（図3）[31-34]. トランスデューサーを用いない場合は, 点滴のエクステンションチューブを用いて恥骨結合から垂直に伸ばし, 液面レベルを測定する（水中であるため, cmは1.36で割ってmmHgに換算する）（図4）[33]. カテーテルを挙上して測定する方法も用いられている[31]. 通常は4～8時間おきに測定する[33].

腹部灌流圧（abdominal perfusion pressure：APP）とは, 平均動脈圧（mean arterial pressure：MAP）とIAPの差として測定される（APP = MAP − IAP）[27]. APPはIAPと比較して予後の予測因子として重要とされている. APP ≧ 60 mmHgを維持することを目標に管理することが重要と報告されている[29].

4）創合併症

創合併症は, 40％にみられるとする報告がある[9]. 主なものは, 手術部位感染（surgical site infection：SSI）, 漿液腫, 血腫, 皮弁の壊死などである. 特に肥満の症例で増加する. また, anterior CS法後では, 皮弁の虚血および壊死に注意が必要である.

● 文献

1) Muysoms FE et al: European Hernia Society guidelines on the closure of abdominal wall incisions. Hernia 19: 1-24, 2015
2) Deerenberg EB et al: Updated guideline for closure of abdominal wall incisions from the European and American Hernia Societies. Br J Surg 109: 1239-1250, 2022
3) Parker SG et al: Definitions for loss of domain: an international Delphi consensus of expert surgeons. World J Surg 44: 1070-1078, 2020
4) Parker SG et al: What exactly is meant by "loss of domain" for ventral hernia?: systematic review of definitions. World J Surg 43: 396-404, 2019
5) Slater NJ et al: Criteria for definition of complex abdominal wall hernia. Hernia 18: 7-17, 2014

第1章 loss of domainの定義・疫学

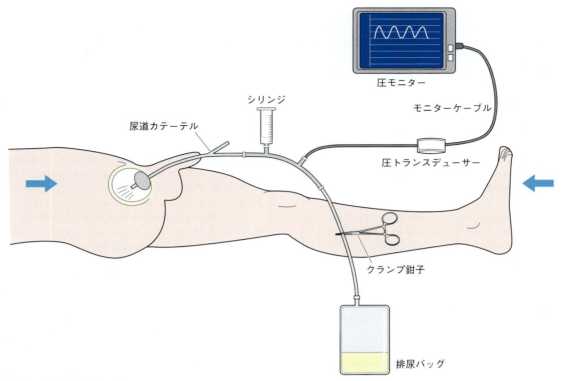

図3 IAP測定方法，圧トランスデューサーを用いる場合
矢印：中腋窩線をゼロ点としてマークしておく．
（文献31-34を参考に作成）

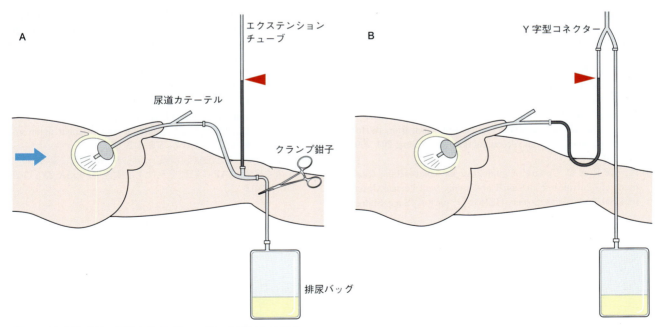

図4 IAP測定方法，圧トランスデューサーを用いない場合
矢印：中腋窩線をゼロ点としてマークしておく．
A：エクステンションチューブを接続し，液面の高さ（矢頭）を測定する．エクステンションチューブの先端は開放しておく．
B：Y字型コネクターを用いる方法．コネクターの先端は開放しておく．排液バッグ側はクランプする必要はない．
（文献31を参考に作成）

6) Tanaka EY et al: A computerized tomography scan method for calculating the hernia sac and abdominal cavity volume in complex large incisional hernia with loss of domain. Hernia **14**: 63-69, 2010

7) Sabbagh C et al: Peritoneal volume is predictive of tension-free fascia closure of large incisional hernias with loss of domain: a prospective study. Hernia **15**: 559-565, 2011

8) Opera VC et al: Is transversus abdominis muscle release sustainable for the reconstruction of peritoneal volumes?: a retrospective computed tomography study. J abdominal wall and hernia surg **3**: 25-33, 2020

9) Mancini GL et al: Loss of abdominal domain: definition and treatment strategies. Hernia Surgery, Novitsky YW (ed), Springer, p361-370, 2016

10) Radu VG: Laparoscopic retromuscular repair of ventral hernias: eTEP and eTEP-TAR. Techniques and Innovation in Hernia Surgery, Guttadauro A (ed), p21-38, 2020

11) Toma M et al: Incisional hernias with loss of abdominal domain: a new look to an older issue or the elephant in the living room: literature review. Chirurgia **117**: 5-13, 2022

12) DuBay D et al: Incisional herniation induces decreased abdominal wall compliance via oblique muscle atrophy and fibrosis. Ann Surg **245**: 140-146, 2007

13) Oprea V et al: The influence of transversus abdominis muscle release(TAR) for complex incisional hernia repair on the intraabdominal pressure and pulmonary function. Hernia **25**: 1601-1609, 2021

14) Liang MK et al: Ventral hernia management: expert consensus guided by systematic review. Ann Surg **265**: 80-89, 2017

15) Jensen KK et al: The European Hernia Society Prehabilitation Project: a systematic review of patient prehabilitation prior to ventral hernia surgery. Hernia **26**: 715-726, 2022

16) Perez JE et al: Evolving concepts in ventral hernia repair and physical therapy: prehabilitation, rehabilitation, and analogies to tendon reconstruction. Hernia **25**: 1-13, 2021

17) Ramirez OM et al: "Components separation" method for closure of abdominal-wall defects: an anatomic and clinical study. Plast Reconstr Surg **86**: 519-526, 1990

18) Novitsky YW et al: Transversus abdominis muscle release: a novel approach to posterior component separation during complex abdominal wall reconstruction. Am J Surg **204**: 709-716, 2012

19) Bittner R et al: Update of guidelines for laparoscopic treatment of ventral and incisional abdominal wall hernias(International Endohernia Society [IEHS]) — part A. Surg Endosc **33**: 3069-3139, 2019

20) Bittner R et al: Update of Guidelines for laparoscopic treatment of ventral and incisional abdominal wall hernias(International Endohernia Society[IEHS]): part B. Surg Endosc **33**: 3511-3549, 2019

21) Oprea V et al: Progressive preoperative pneumoperitoneum (ppp) as an adjunct for surgery of hernias with loss of domain. Chirurgia **109**: 664-669, 2014

22) Patel NG et al: The best of abdominal wall reconstruction. Plast Reconstr Surg **141**: e113-136, 2018

23) Zendejas B et al: Outcomes of chemical component paralysis using botulinum toxin for incisional hernia repairs. World J Surg **37**: 2830-2837, 2013

24) Karthikeyan VS et al: Giant inguinoscrotal hernia: report of a rare case with literature review. Int Surg **99**: 560-564, 2014

25) Touroff AS: Phrenicetomy as aid to repair of large abdominal hernias. JAMA **154**: 330-332, 1954

26) Kirkpatrick AW et al: Intra-abdominal hypertension and abdominal compartment syndrome after abdominal wall reconstruction: quaternary syndromes? Scand J Surg **106**: 97-106, 2017

27) Malbrain MLNG et al: Results from the international conference of experts on intra-abdominal hypertension and abdominal compartment syndrome. I. definitions. Intensive Care Med **32**: 1722-1732, 2006

28) Cheatham ML: Abdominal compartment syndrome: pathophysiology and definitions. Scand J Trauma. Resusc Ernerg Med **17**: 10, 2009

29) Cheatham ML et al: Abdominal perfusion pressure: a superior parameter in the assessment of intra-abdominal hypertension. J Trauma **49**: 621-627, 2000

30) Cheatham ML et al: Results from the international conference of experts on intra-abdominal hypertension and abdominal compartment syndrome. II. recommendations. Intensive Care Med **33**: 951-962, 2007

31) Sugrue M et al: A user's guide to intra-abdominal pressure measurement. Anaesthesiol Intensive Ther **47**: 241-251, 2015

32) Milanesi R et al: Intra-abdominal pressure: an integrative review. Einstein(Sao Paulo)**14**: 423-430, 2016

33) 織田順：腹腔内圧測定法と abdominal compartment syndrome の診断基準．ICU と CCU **7**：505-512，2010

34) 関谷宏祐ほか：腹腔内圧の測定，膀胱内圧測定方法，新しいデバイスの応用，IAP に影響を及ぼす危険因子．LiSA **25**：1162-1167，2018

E. loss of domain

第2章 loss of domainのマネジメント

1 progressive preoperative pneumoperitoneum (PPP)

[小丹枝 裕二]

progressive preoperative pneumoperitoneum (PPP：術前気腹療法) とは，間欠的気腹により収縮した腹壁筋を徐々に伸展させ，腹腔内容積を増加させ，内臓の領域が再確立されるようにするものである．これにより，合併症リスクの高いloss of domain hernia (LODH) に対して，より安全な周術期管理が可能となる．近年ではPPPに加えてボツリヌス毒素併用の有用性が報告されている（次項を参照）が，本項ではPPP単独療法について述べる．

a. PPPの概念

LODHに対する手術においては，筋膜閉鎖により腹腔内圧が上昇し，腹部コンパートメント症候群 (abdominal compartment syndrome：ACS) や呼吸抑制，ヘルニア再発などの問題が出てくる[1]．合併症率10～15％，死亡率1～2％とリスクの高い困難な手術である[2]．

PPPは1947年にGoñi Morenoらが提唱した，LODHに対して致命的な合併症を防ぐための戦略である．その主な目的は腹腔内の容積を増大させることであり，脱出臓器を腹腔内に還納させつつ，より忍容性の高い手術が可能となる[3]．

Delphiコンセンサスによると，LODHとは腹腔内圧の上昇による合併症のリスクなしには，そして追加の再建術なしには筋膜閉鎖が達成できないほどの大きな腹壁ヘルニアと定義している[4]．コンセンサスではLOD indexをSabbaghらが提唱したヘルニア容積 (incisional hernia volume：IHV) /ヘルニア容積IHV＋腹腔内容積 (abdominal cavity volume：ACV) で表すこととしたが，そのカットオフ値については定義されていない[4]．

PPPの利点としては，15～21日の空気注入により49～53％程度腹腔内容積が増大すること，腹壁の長さが最大9cmまで延長すること，空気による癒着剝離がなされること，横隔膜機能が改善すること，腸管膜の浮腫が改善すること，臓器容積が減少すること，術後鎮痛薬を減らせることなどが報告されている[5]．システマティックレビューにおいては，PPPを行った269例において，84％で筋膜閉鎖が可能であり，再発率は7.2％であった，とその有用性を報告している[6]．

b. PPPの適応

ヘルニアが大きく，脱出臓器容積が多く，筋膜閉鎖が不

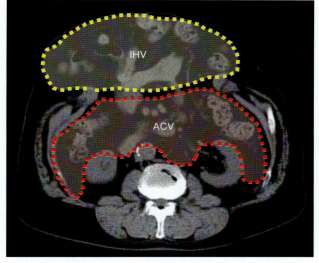

図1 LOD index
IHV：incisional hernia volume.
ACV：abdominal cavity volume.
ⅰ) Tanaka's index ＝ IHV/ACV.
ⅱ) Sabbagh's index ＝ IHV/(IHV + ACV).

可能な場合，また脱出臓器を腹腔内に還納することにより，ACSが予測される場合に適応となる．

具体的には，TanakaらはCTからIHVとACVを測定し，IHV/ACV＞25％をPPPの適応としている[7]．一方で，SabbaghらはIHV/全腹腔容積 (PV＝IHV+ACV) が20％以上の場合，筋膜閉鎖困難の予測因子であったため，PPPの適応としている (図1)[8]．

PPPの絶対禁忌としては，Ⅲ/Ⅳの重度心不全，重度呼吸不全，慢性腎不全，Child-Pugh Cの肝不全，不安定な動脈瘤，悪性腫瘍，腸閉塞が，相対禁忌としては抗凝固療法中，腸管皮膚瘻などと報告されている[9]．

c. PPPの方法

CTや超音波ガイド下穿刺が汎用されているが，腹腔鏡下含め外科的留置なども報告される[10]．穿刺針はスパイナル針やVeress針が，留置カテーテルはピッグラールカテーテルや中心静脈カテーテルが使用されている[11-13]．

注入する気体については，多くの報告でroom airが使用されており，それによる合併症は報告されていない[14]．最近ではミリポアフィルターを用いてroom airを濾過する報告もある[10]．

注入方法に関しては，53編のシステマティックレビューでは，1日あたり200〜1,300 mLを，6〜21日間行い，合計量の平均は10,701 mLであったと報告している．Bueno-Lledóらは腹膜からの吸収分を補うために，IHVの3倍量を注入すると報告しており[15]，目標注入量として妥当なラインと考えられている．注入終了の基準としては，目標量への到達やヘルニア容積の減少が得られた場合であるが，中止理由の多くは嘔気，呼吸苦，疼痛などの患者の不快感であった[16]．

d. PPP中の合併症対策

深部静脈血栓症（DVT）対策として弾性ストッキング着用と抗凝固療法を，また感染対策として抗菌薬の予防投与を行う．呼吸機能の維持・改善目的で呼吸リハビリテーションを行う．腹腔内容積を増大させるために腹帯を着用する[13]．

e. PPPの合併症

痛みや呼吸苦，皮下気腫，気胸，縦隔気腫，出血，腸管穿孔，腹腔皮膚瘻，カテーテル閉塞，カテーテル自己抜去，膿瘍形成，DVT，肺動脈塞栓症，死亡が報告されている[9, 11, 17-19]．システマティックレビューではPPPを行った1,216例において合併症発生率は12％であり，うち死亡は5例（0.4％）であったとしている[16]．PPP施行中は合併症対策と厳重な経過観察が必要であり，合併症発生時にはPPPの中断を検討すべきである．

f. 根治手術

腹腔内圧上昇（intra-abdominal hypertension：IAH）を予防するため，臓器容積の減量と腹腔内容積の拡大を可能な範囲で行う．臓器容積を減らす方法としては，大網切除や右半結腸切除，小腸切除などが施行可能だが，腸瘻やメッシュ感染を起こさないためには腸管切除は極力回避すべきである．腹腔内容積はanterior component separation法やposterior component separation法（transversus abdominis muscle release：TAR）などのcomponent separation法（CS法）により拡大させることができる[20]．PPP症例に対しては基本的には開腹手術が選択されており，術式としてはRives-Stoppa法や，CS法を併用したメッシュ修復術が行われている[15]．原則ヘルニア門の閉鎖が理想であるが，閉鎖困難な場合や，閉鎖によりACSが懸念される場合には欠損部にメッシュを補填するブリッジングも有用である[15]．

腹腔内圧（intra-abdominal pressure：IAP）のモニタリングには，World Society of the Abdominal Compartment Syndromeのガイドラインで推奨されているように，最も近似する膀胱内圧の測定を行う．わが国で使用可能な膀胱内圧測定キットとして，バードIAPモニタリングデバイス®を用いる．膀胱内にデバイスのカテーテルを留置しておき，仰臥位で中腋窩線をゼロ点とし，測定時には腹壁が弛緩した状態で膀胱内に生理食塩水25 mL以下を注入し，30〜60秒経過後の呼気終末時に測定を行う．IAPの正常範囲は5〜7 mmHgであり，IAP＞12 mmHgの場合，腹腔内圧上昇として治療介入が必要となり，さらにIAPが20 mmHg以上で臓器障害を伴った場合はACSと診断され外科的減圧術の適応となる[21]．IAPは筋膜閉鎖時や術後に適宜測定することで減圧処置の要否を判断することができる．術後の腹腔内圧上昇を避けるためには，筋弛緩・人工呼吸器管理も有用である．

g. 症例

70歳男性．胃潰瘍穿孔に対する上腹部正中切開後．術後翌月に腹部膨隆が出現し，術後2年6ヵ月に他疾患で入院中腹壁瘢痕ヘルニアを指摘され，当科紹介となった．既往歴は肺気腫と肺化膿症．身長162 cm，体重60 kg．上腹部正中切開痕に一致して，心窩部から臍上にかけて縦横25 cm高さ15 cmの膨隆あり，臥位でも還納不可能であった．CT volumetryにてIHV：2,422 mL，ACV：5,221 mLであり，IHV/ACV比：46.4％，IHV/IHV+ACV比：31.6％であり（図2），M1-3，W3（横径14 cm）のLODHの診断でPPPの方針とした．PPPは当院臨床倫理委員会の承認を得たうえで行った．

h. 治療経過

合併症対策として，入院後から呼吸器リハビリテーションを開始し，入院中は継続した．PPP開始後は感染対策として第3世代セフェム系抗菌薬の内服を継続．また血栓対策としてエノキサパリンナトリウム1日2回皮下注および弾性ストッキング着用を行った．気腹カテーテル留置は安全性確保および根治手術に向けた癒着剥離を行うため，腹腔鏡下癒着剥離を行い，鏡視下に8 Fr Argyle™トロッカーアスピレーションキットを左側腹部に留置した．しかし翌日にはカテーテルが腹腔外へ逸脱したため，同日再度腹腔鏡下に8 Frおよび12 Frアスピレーションキットを左右腹部に留置した．カテーテル留置翌日から毎日ベッドサイドで，カテーテルに接続したフィルター（ポール®トランスデューサープロテクターP）を通してPPPを施行し（図3）．PPP中はバストバンドでヘルニア囊を圧迫した．当初の計画では1日あたり500〜1,000 mLの空気を注入，計14日間でヘルニア容積の3倍量（7,500 mL）を目標とし

第2章　loss of domainのマネジメント
1. progressive preoperative pneumoperitoneum（PPP）

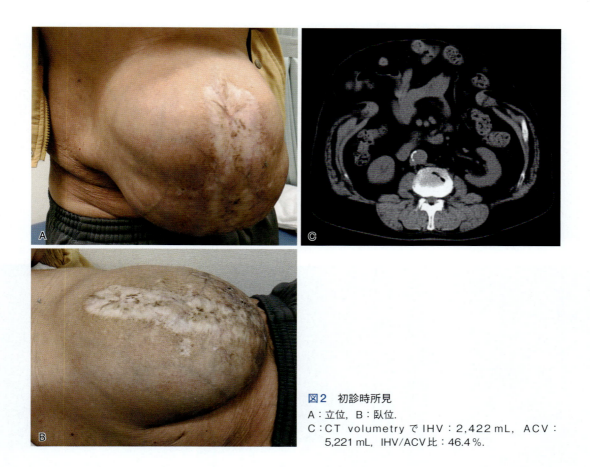

図2　初診時所見
A：立位，B：臥位．
C：CT volumetryでIHV：2,422 mL，ACV：5,221 mL，IHV/ACV比：46.4 %．

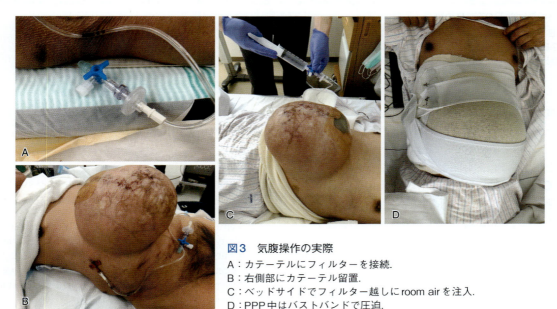

図3　気腹操作の実際
A：カテーテルにフィルターを接続．
B：右側部にカテーテル留置．
C：ベッドサイドでフィルター越しにroom airを注入．
D：PPP中はバストバンドで圧迫．

たが，結果として300〜700 mLを20日間かけて合計9,500 mLを注入し（図4），その段階で脱出臓器が腹腔内に還納しえたため（IHV：0 mL）（図5），根治手術の方針となった．

i. 根治手術

手術はハイブリッドe-TEP法TAR+両側腹直筋前鞘減張切開を行った．e-TEP法アプローチにて可及的にTAR操作を行ったのち，余剰な皮膚を切除し前方切開法に移行した．減圧目的で大網を切除したうえで後鞘腹膜を2-0吸収糸で連続縫合閉鎖した．ヘルニア門は縦15 cm×横14 cm．筋層背側腹膜前腔に縦26 cm横32 cmのバードメッシュを留置し，固定はしなかった．ヘルニア門は1号非吸収糸で結節縫合閉鎖しつつ，鏡視下操作で左右の腹直

479

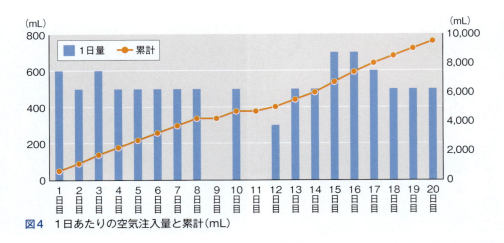

図4　1日あたりの空気注入量と累計（mL）

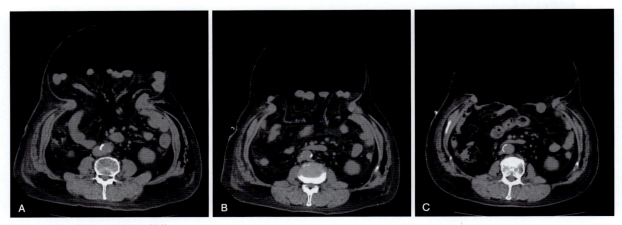

図5　PPPに伴うCT所見の推移
A：5日目．累計2,700 mLの時点で脱出臓器の容積2,000 mL．
B：12日目．累計5,500 mLの時点で脱出臓器の容積664 mL．
C：20日目．累計9,500 mLの時点で脱出臓器の容積0 mL．

筋前鞘を減張切開したが，完全閉鎖は困難であったため，縦10 cm×横4 cmの範囲で筋膜欠損のままとし，筋膜辺縁とメッシュを0号吸収糸で全周性に縫合固定した．左右メッシュ上と皮弁下にドレーンを留置して手術を終了した（図6A～C）．手術時間は6時間47分，出血は148 mLであった．手術開始後から適宜IAPを測定した．手術終了時のIAPは9～11 mmHg程度であり，ACSの懸念はなかったが酸素化不良があり，人工呼吸器管理のままICUへ入室した．術後1日目には抜管し，2日目に一般病棟へ転床した．5日目にIAPが17 mmHgまで上昇し，CTで腸閉塞の診断であった．イレウス管挿入にてIAPは減少し，閉塞も速やかに改善した．8日目にイレウス管を抜去した．10日目に食事を開始した．エノキサパリンナトリウムは13日目まで継続した．周術期通じてDVTは認められなかった．31日目（PPP開始後51日）にリハビリテーション目的で転院となった（図6D）．術後2年の時点で再発は認めていない．

　PPPについて当科治療経験を踏まえて概説した．PPPは治療に躊躇しうるLODHに対する有用な治療法の1つである．PPPという概念の普及とともに，ボツリヌス毒素療法が保険適用となることを期待したい．

● 文献
1) Quraishi AHM et al: Pre-operative progressive pneumoperitoneum for repair of a large incisional hernia. Updates Surg **65**: 165-168, 2013
2) Van Geffen HJAA et al: Incisional hernia repair: abdominoplasty, tissue expansion, and methods of augmentation. World J. Surg **29**: 1080-1085, 2005
3) Moreno IG: Chronic eventrations and large hernias: preoperative treatment by progressive pneumoperitoneum-original procedure. Surgery **22**: 945-953, 1947
4) Parker SG et al: Definitions for loss of domain: an international Delphi consensus of expert surgeons. World J Surg **44**: 1070-1078, 2020
5) Toma M et al: Incisional hernias with loss of abdominal domain: a new look to an older issue or the elephant in the living room: literature review. Chir **117**: 5-13. 2022
6) Alam NN et al: Methods of abdominal wall expansion for repair of incisional herniae: a systematic review. Hernia **20**: 191-199, 2016
7) Tanaka EY et al: A computerized tomography scan method for calculating the hernia sac and abdominal cavity volume in

第2章 loss of domainのマネジメント

1. progressive preoperative pneumoperitoneum（PPP）

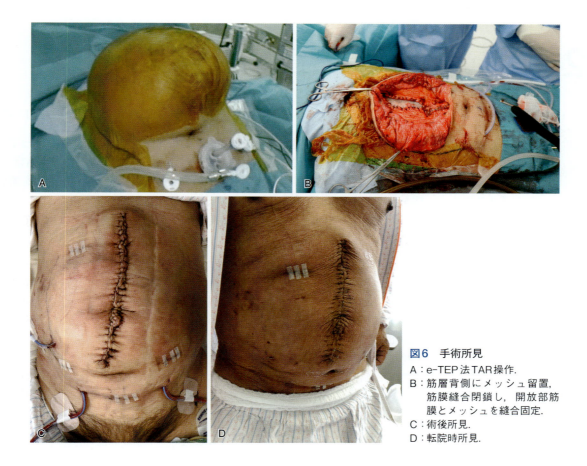

図6 手術所見
A：e-TEP法TAR操作．
B：筋層背側にメッシュ留置，筋膜縫合閉鎖し，開放部筋膜とメッシュを縫合固定．
C：術後所見．
D：転院時所見．

complex large incisional hernia with loss of domain. Hernia 14: 63-69, 2010
8) Sabbagh C et al: Peritoneal volume is predictive of tension-free fascia closure of large incisional hernias with loss of domain: a prospective study. Hernia 15: 559-565, 2011
9) Guerrero-Antolino P et al: Accidental peritoneum-cutaneous fistula after insufflation of preoperative progressive pneumoperitoneum in a large incisional hernia with loss of domain. BMJ Case Rep 15: 1-5, 2022
10) Holzmer S et al: Preoperative progressive pneumoperitoneum for incisional hernia repair with loss of domain. Am Surg 84: 748-749, 2018
11) Elstner KE et al: Preoperative progressive pneumoperitoneum revisited. Front Surg 8: 1-5, 2021
12) Cunha LAC et al: Management of complex hernias with loss of domain using daily and fractioned preoperative progressive pneumoperitoneum: a retrospective single-center cohort study. Hernia 25: 1499-1505, 2021
13) Allart K et al: Intraperitoneal catheter introduction for preoperative progressive pneumoperitoneum for abdominal hernia with loss of domain（Goni-Moreno technique）. J Visc Surg 157: 335-340, 2020
14) Murr M et al: The use of pneumoperitoneum in the repair of giant hernias. Obes Surg 4: 323-327, 1994
15) Bueno-Lledó J et al: Preoperative botulinum toxin and progressive pneumoperitoneum in loss of domain hernias: our first 100 cases. Front Surg 7: 1-8, 2020
16) Martínez-Hoed J et al: A systematic review of the use of progressive preoperative pneumoperitoneum since its inception. Hernia 25: 1443-1458, 2021
17) van Rooijen MMJ et al: Fascial closure in giant ventral hernias after preoperative botulinum toxin a and progressive pneumoperitoneum: a systematic review and meta-analysis. Surgery 170: 769-776, 2021
18) de la Fuente Añó A et al: Iatrogenic pneumothorax after preoperative progressive pneumoperitoneum. Cir Esp 9: 2020-2021, 2020
19) Mcadory RS et al: Progressive preoperative pneumoperitoneum for hernias with loss of domain. Am Surg 75: 504-508, 2009
20) Oprea V et al: Is transversus abdominis muscle release sustainable for the reconstruction of peritoneal volumes?: a retrospective computed tomography study. Int J Abdom Wall Hernia Surg 3: 25, 2020
21) Kirkpatrick AW et al: Intra-abdominal hypertension and the abdominal compartment syndrome: updated consensus definitions and clinical practice guidelines from the World Society of the Abdominal Compartment Syndrome. Intensive Care Med 39: 1190-1206, 2013

第Ⅱ部　腹壁ヘルニア

E. loss of domain
第 2 章　loss of domainのマネジメント

2 | ボツリヌス毒素注射法

[蛭川　浩史]

> 腹壁瘢痕ヘルニア修復術の主要な目的の1つである白線の再建のため，ヘルニアによって外側背側に偏位した筋膜を，緊張なく正中で縫合閉鎖する必要がある．現在行われている方法は，component separation（CS）法である．近年，ボツリヌス毒素（botulinum toxin：BTX）を筋層に注入することで，筋を弛緩させ正中に授動し縫合閉鎖する方法が報告されるようになった．多くの良好な成績が海外から報告されているものの，BTX注入療法は腹壁瘢痕ヘルニアに対しては適応外の治療で，わが国で行うことは困難である．

a. BTX注入療法について

正中の腹壁瘢痕ヘルニアにおいて，腹壁の機能障害をきたす原因として，ヘルニアによる筋組織の機能障害だけではなく，白線部への筋層の欠如と，筋層の側方への偏位という解剖学的な変化もまた大きく関与している[1,2]．

側腹部の筋群が側後方へ偏位することで，筋収縮による牽引力は正中の腹壁瘢痕ヘルニアが徐々に大きくなる大きな要因となる．したがって，腹壁の機能を再建するためには，正中で筋膜を縫合閉鎖するという解剖学的な再建が必要と考えられている．

これを実現するために現在行われている方法は，CS法である．しかし筋層を切離し授動する方法はこれに伴う合併症も報告されている．

近年，神経毒であるBTXを，腹壁瘢痕ヘルニアにより側方へ偏位し萎縮した筋層に注入することで筋層を弛緩させ，授動し，筋膜の縫合閉鎖を行う方法が報告されている．

従来の筋層を破壊する外科的CS法に対し，化学的コンポーネントセパレーション法（chemical component separation technique）と呼ばれている[4-6]．

b. BTXの作用機序

BTXは，嫌気性グラム陽性桿菌である *Clostridium botulinum* が産生するタンパクで，神経筋接合部でのアセチルコリンの放出を阻害し，平滑筋および横紋筋の弛緩作用をもたらす．

筋の弛緩作用は，筋肉内注射後3日目には発現し，2～3週間後には最大となり，効果は3～6ヵ月持続するが，その後は完全に神経機能が回復するとされている[7]．

BTXはそのほかに，アセチルコリンや侵害受容性神経ペプチド，サブスタンスP，カルシトニン遺伝子関連ペプチド，グルタミン酸などの特定の神経伝達物質の放出を阻害すること，また，炎症性痛覚過敏の原因となる侵害刺激受容体のバニロイド受容体TRPV1（カプサイシン受容体）の発現を阻害することで，鎮痛効果を発現する可能性も考えられている[8-10]．最近の無作為化比較試験では，BTXが三叉神経痛，末梢神経因性疼痛，糖尿病性神経因性疼痛，外傷後神経痛，慢性片頭痛などの慢性疼痛状態の治療に有効であるというエビデンスも得られており，慢性疼痛に対する有効な薬剤として期待されている[8]．

Blahaらは，BTXによる術中の神経ブロックにより，術後の有効な鎮痛が得られオピオイドの使用を減量することができたとし，術後の鎮痛に有効な可能性があると報告している[11]．

c. BTXの適応

BTXにはA～G型の7種類があり，ヒトにおける比活性（重量あたりの生物活性）が最も高いA型BTXが製剤として用いられている[6,7]．

現在，わが国において，A型BTX製剤は，脳性麻痺児の局所的な痙縮治療，過活動膀胱における尿意切迫感，神経因性膀胱による尿失禁などに用いられるが，腹壁瘢痕ヘルニア修復術は認可されていない[12,13]．

わが国において，BTXは猛毒として，その使用方法や管理，配送状況などが厳しく管理されており，適応外の使用は，有益なものであったとしても極めて困難な状況である．

欧米でも同様で，BTXの腹壁瘢痕ヘルニアへの適応は，FDAでも認可されておらず，自由診療として行われている[14]．

現在，phase Ⅱ studyが行われているが，その結果はまだ明らかにされていない[15]．

d. BTXの注入方法

BTXの注入は，超音波ガイド下に側腹部の各筋層に注入する方法が一般的である（図1）．術者の考えや患者の状態により，注入方法や注入量などが変更されている（図2）[3,16]．

BTXの注入のタイミングに関しても統一されたものはなく，平均で手術の4週間前（同日～6週間）と報告されている[3]．

BTX注射に伴う合併症は，注射部位の痛み，腹部膨満

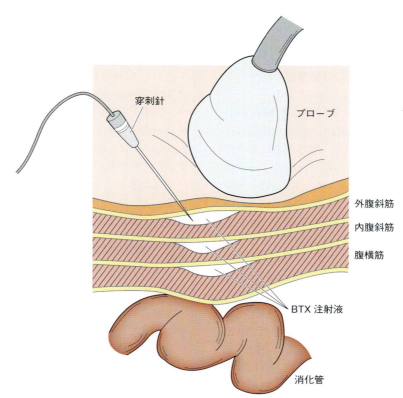

図1 超音波ガイド下穿刺方法
超音波ガイド下に側腹部の各筋層にBTX注射液を注入する．
（文献16を参考に作成）

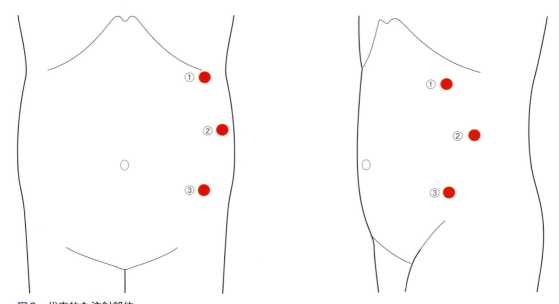

図2 代表的な注射部位
①肋骨弓下，②後腋窩線，③上前腸骨棘，の3ヵ所で側腹部の各筋層に注入する．
これを両側の側腹部で行う．
（文献16を参考に作成）

感，咳やくしゃみが弱くなる，腰痛などが報告されているが，いずれも治療の介入の必要のない軽微なものであったと報告されている[3]．

BTXの注入により側腹部の筋層の伸長距離は，片側でそれぞれ3.2 cm，全体で6.3 cmの延長がみられたと報告されている[3]．

第Ⅱ部　腹壁ヘルニア　　E. loss of domain

e. BTXの成績，合併症

　Ibarra-Hurtadoらは，17例の腹壁瘢痕ヘルニア症例に対するBTXによる治療後，4週後には側腹部の筋層の厚みの低下と筋層の幅の増加が得られたとしている[17]．

　Wegdamらは，14例のBTX療法に関する報告のレビューで，横径の中央値12(10〜15)cmの巨大腹壁瘢痕ヘルニア症例に対するBTX療法の結果，側腹部の筋層の伸展は，片側で中央値で4.0cmが得られ，注射による合併症はなかったとした．腹壁瘢痕ヘルニア患者にBTXを使用するためのエビデンスは少なく，断片的であるが，一期的筋膜閉鎖が困難な巨大腹壁瘢痕ヘルニア症例に対する"abdominal wall prehabilitation"として期待できるとしている[4]．

　Bueno-Lledóらは，EHS分類で腹壁正中の横径11〜17cmの巨大瘢痕ヘルニア症例80例を，BTX療法を行った群と行わなかった群に振り分けて比較した．BTX療法を行った群では，Rives-Stoppa(RS)法により全例で筋膜の縫合閉鎖が可能であったが，行わなかった群では，CS法を必要とした．創合併症はCS法を行った群のみに観察され，BTX療法を行った群ではみられなかったとし，BTX療法は，巨大腹壁瘢痕ヘルニア症例において，外科的修復術をRS法にダウンステージできたと結論した．また，これらの結果は，anterior CS法に伴う腹壁の破壊や創感染などのデメリットを最小限に抑えることに貢献しているとした[18]．

　腹壁を拡張させる方法として，欧米ではBTXのほかに，preoperative progressive pneumoperitoneum(PPP)が行われている(前項も参照)．PPPでは，腹腔内に空気を送り込むことで腹壁を伸展させるが，腹壁の伸展とともにヘルニア嚢も伸展される．PPPが有効に腹壁を拡張させているかどうかは症例により異なっていると考えられる．これに対し，BTXは純粋に腹壁の筋層のみを伸展させることができるため，側腹部の筋層にBTXを注入し弛緩させることで，PPPの腹壁拡張効果を増強させうることが期待される[19]．

　Elstnerらは，16例の多再発腹壁瘢痕ヘルニア症例に対し，側腹部の筋層にBTXを注入後，PPPを行うというプロトコールで術前加療を行ったのち，腹壁瘢痕ヘルニア修復術を行い，その成績を報告した．BTXの注入により筋層の弛緩が得られ，PPPを行った期間は平均6.2日と短期間であったとしている．全例，巨大腹壁瘢痕ヘルニアで，28％はloss of domain(LOS)の症例だったが，すべての症例で筋膜の縫合閉鎖が可能だったと報告した．術前のPPPの至適継続期間に関して，明確に推奨されたものはないが，BTXの注入により，PPPの継続期間を短縮できる可能性があると述べている[20]．

　Bueno-Lledóらは，BTXは横径の大きなヘルニアに対して有効であるが，PPPは容積の大きなヘルニアに対して有効であろうと述べている．PPPには，腹圧の上昇により肺が圧迫された状態に，全身を慣れさせる効果もあるとしている．これらの方法は，互いに異なった利点を有しており，これらを組み合わせた治療が巨大腹壁瘢痕ヘルニアに対して有効であろうと述べている．Bueno-Lledóらは70例のloss of domainヘルニア症例の術前の処置として，PPPとBTXを併用した方法を行い，ヘルニア修復術を行った．これにより平均16.6％のvolume of incisional hernia(VIH)/volume of abdominal cavity(VAC)比の減少が得られたとした．

　引き続き行った手術はanterior CS法が54例，TARが14例，RS法が2例で，平均34.5±22.3(12〜60)ヵ月の観察期間で再発は5.7％と優れた成績を報告した[21]．

f. 今後の展望

　BTX，PPPとも，わが国では腹壁瘢痕ヘルニアに対する治療方法として認可されておらず，巨大腹壁瘢痕ヘルニア症例，特にLODをきたした症例に対する有効な治療法が限られている．

　海外では，CS法のような腹壁の筋層を破壊する方法に変わる方法として，またLODをきたした巨大ヘルニアや多発・再発の複雑な腹壁瘢痕ヘルニアに対し，筋膜の縫合閉鎖を行うことによる術後の腹腔内圧の過度の上昇を予防するための，術前の腹壁拡張術として行われている．

　特にBTXは重大な副作用の報告はなく，腹壁瘢痕ヘルニア修復術前のprehabilitationとして用いられること，腹壁の筋層破壊を伴うCS法に対し，ダウンステージングし筋層を温存できる可能性があること，注入後には一定の期間ののち，筋層の収縮力が回復すること，術後の鎮痛作用が期待できることなどより，複雑な瘢痕ヘルニアに対する効果が期待される．現状では，わが国での使用は極めて困難な状況だといわざるを得ない．今後の，PPP，BTXの有効性に関する成績の集積が期待される．

●文献

1) Jensen KK et al: Histology and function of the rectus abdominis muscle in patients with incisional hernia. J Surg Res **253**: 245-251, 2020

2) Seretis F et al: Botulinum toxin in the surgical treatment of complex abdominal hernias: a surgical anatomy approach, current evidence and outcomes. In Vivo **35**: 1913-1920, 2021

3) Timmer AS et al: A systematic review and meta-analysis of technical aspects and clinical outcomes of botulinum toxin prior to abdominal wall reconstruction. Hernia **25**: 1413-1425, 2021

4) Wegdam JA et al: Prehabilitation of complex ventral hernia patients with Botulinum: a systematic review of the quantifiable effects of Botulinum. Hernia **25**: 1427-1442, 2021

5) Elstner KE et al : Preoperative chemical component relaxation using botulinum toxin A: enabling laparoscopic repair of complex ventral hernia. Surg Endosc **31**: 761-768, 2017

6) Zielinski MD et al: Chemical components separation with botulinum toxin A: a novel technique to improve primary fascial closure rates of the open abdomen. Hernia **17**: 101-107, 2013

7) Linsenmeyer TA: Use of botulinum toxin in individuals with

484

neurogenic detrusor overactivity: state of the art review. J Spinal Cord Med **36**: 402-419, 2013

8) Wei J et al: The efficacy and safety of botulinum toxin type A in treatment of trigeminal neuralgia and peripheral neuropathic pain: a meta-analysis of randomized controlled trials. Brain Behav **9**(10): e01409, 2019

9) Sandrini G et al: Botulinum neurotoxin type A for the treatment of pain: not just in migraine and trigeminal neuralgia. J Headache Pain **18**: 38, 2017

10) Numazaki M et al: Structural determinant of TRPV1 desensitization interacts with calmodulin. Proc Natl Acad Sci U S A **100**(13): 8002-8006, 2003

11) Blaha L et al: Intraoperative botulinum toxin chemodenervation and analgesia in abdominal wall reconstruction. Surg Innov **28**: 706-713, 2021

12) 水野稚香ほか：当科の痙縮に対するボツリヌス療法と外科治療. 日脳性麻痺の外研会誌 **31**：69-76，2022

13) 横山 修ほか：過活動膀胱と切迫性尿失禁. 診断と治療 **110**：747-752，2022

14) Brin MF et al: Botulinum toxin type A products are not interchangeable: a review of the evidence. Biologics **8**: 227-241, 2014

15) A study to evaluate adverse events and effectiveness of ona-botulinum toxin A in participants undergoing open abdominal ventral hernia repair for the achievement of primary fascial closure without the use of component separation technique-full text view-ClinicalTrials.gov〈https://clinicaltrials.gov/ct2/show/NCT05606757〉

16) Rosen MJ: chemical component separation with botox. Atlas of Abdominal Wall Reconstruction, 2nd Ed, Rosen MJ（ed）, Elsevier, p214-222, 2017

17) Ibarra-Hurtado TR et al: Effect of botulinum toxin type A in lateral abdominal wall muscles thickness and length of patients with midline incisional hernia secondary to open abdomen management. Hernia **18**: 647-652, 2014

18) Bueno-Lledó J et al: Botulinum toxin to avoid component separation in midline large hernias. Surgery **168**: 543-549, 2020

19) Seretis F et al: Botulinum toxin in the surgical treatment of complex abdominal hernias: a surgical anatomy approach, current evidence and outcomes. In Vivo **35**: 1913-1920, 2021

20) Elstner KE et al: Preoperative progressive pneumoperitoneum complementing chemical component relaxation in complex ventral hernia repair. Surg Endsc **31**: 1914-1922, 2017

21) Bueno-Lledó J et al: Preoperative combination of progressive pneumoperitoneum and botulinum toxin type A in patients with loss of domain hernia. Surg Endosc **32**: 3599-3608, 2018

F 食道裂孔ヘルニア・横隔膜ヘルニア

[小村　伸朗]

胸腔と腹腔は横隔膜により隔てられている．横隔膜を臓器や血管が貫くため，いくつかの間隙や孔が横隔膜には存在する（図1）．これらの間隙を通して腹腔内臓器が脱出した状態を横隔膜ヘルニアと呼称する．横隔膜ヘルニアの中で圧倒的に多いのが食道裂孔ヘルニアであり，その他のヘルニアの頻度は少ない．

I 食道裂孔ヘルニア

a. 定義

縦隔内を走行する食道が腹腔内へ入り，横隔膜の間隙である食道裂孔を通過する．腹腔内で腹部食道から胃へと移行する．したがって食道胃接合部は腹腔内に位置する．食道裂孔より胃を中心とした諸臓器が縦隔内へ逸脱した状態を「食道裂孔ヘルニア」と呼称する．解剖学的な食道下端は，内視鏡によって認められる下部食道柵状血管の下端と定義されている．

b. 分類

食道裂孔ヘルニアは以下のように分類される．

1）滑脱型食道裂孔ヘルニア（type Ⅰ）

食道胃接合部が食道裂孔より縦隔内へ変位し，胃体上部が脱出した状態である．食道裂孔ヘルニアの中では最もよく認められる（図2）．

2）傍食道型食道裂孔ヘルニア（type Ⅱ）

食道胃接合部は解剖学的正常位に位置するものの，食道裂孔を介して胃穹窿部の一部が脱出した状態．純粋な傍食道型の頻度は少ない（図3）．

3）混合型食道裂孔ヘルニア（type Ⅲ）[1]

食道胃接合部が食道裂孔より縦隔内へ変位し，胃体部と穹窿部が脱出した状態であり，比較的大きな食道裂孔ヘルニアでは混合型となる（図4）．

4）複合型（type Ⅳ）

ヘルニア内容として胃以外の他臓器の脱出を伴うもの．臓器としては結腸，特に横行結腸が多い．その他としては，小腸，脾臓，膵臓などが報告されている（図5）．

5）upside down stomach

食道胃接合部が比較的食道裂孔近傍に位置しながら，全

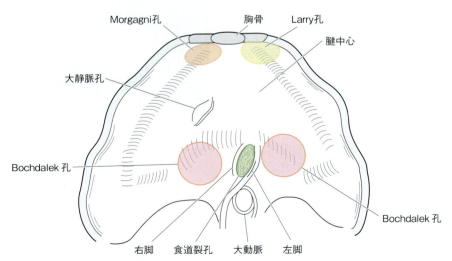

図1　横隔膜ヘルニアの発生部位
横隔膜には生理的にいくつかの間隙や孔がある．これらの間隙が開大し，腹腔内臓器が脱出しヘルニアとなる．代表的な疾患は食道裂孔ヘルニアであり，大半を占める．また先天性に生じた間隙からもヘルニアが生じる．

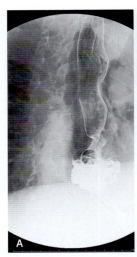

図2　滑脱型食道裂孔ヘルニアの上部消化管X線造影
噴門部を含めた胃上部が縦隔内へ逸脱している．

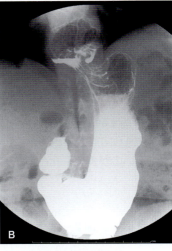

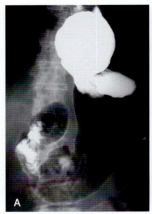

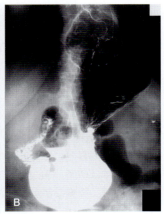

図4　混合型食道裂孔ヘルニアの上部消化管X線造影
噴門部を含めた胃上部と胃穹窿部の縦隔内への脱出が認められる．

胃が縦隔内へ脱出した状態．まれである．食道が大きく変位し走行する場合もある．胃軸捻転を伴っており，長軸捻転と短軸捻転に分類される．長軸捻転は「臓器軸性捻転」，短軸捻転は「間膜軸性捻転」とも呼称される．上部消化管造影検査における，食道胃接合部の位置と幽門輪の位置によって判断する（図6）．

C. 症状

食道裂孔ヘルニアによって，食道胃接合部が縦隔内へ変位すると，下部食道括約部が縦隔内へ移行し，胃食道逆流防止機能が低下する．そのことによって，胃酸を中心とした胃内容物が食道内へ逆流する．この病態を「胃食道逆流症（gastroesophageal reflux disease：GERD）」と呼ぶ．胸やけ，呑酸，胸骨後部灼熱感，つかえ感などが定型的症状である．滑脱型や混合型では胸やけや呑酸などの酸逆流症状を認めることが多い．大きな混合型ヘルニアでは酸逆流症状とともに，食道の変位によりつかえ感を認めることがしばしばある．また upside down stomach では胃食道

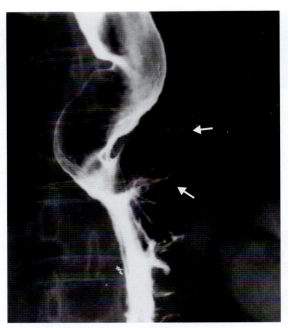

図3　傍食道型裂孔ヘルニアの上部消化管X線造影
食道胃接合部はほぼ正常の位置に認められるが，胃穹窿部の脱出が認められる．

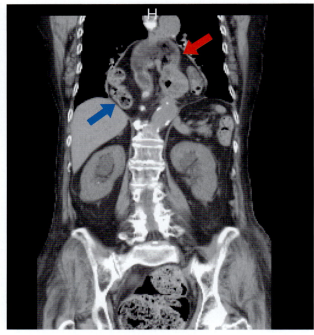

図5　複合型食道裂孔ヘルニアのCT（冠状断）
ほぼすべての胃（赤矢印）が縦隔内へ脱出するとともに，腸管（青矢印）の脱出が認められる．

逆流症状を伴うことは少なく，無症状なことも多い．しかし突如として食事がまったく胃に落ちていかず，嚥下困難によって来院することもある．一方，非定型的症状としては胸痛（non-cardiac chest pain），咳嗽などが知られている．胸痛は激烈な場合もあり，しばしば心疾患との鑑別が必要となる．咳嗽は逆流内容物が直接気道内へ誤嚥する場

F. 食道裂孔ヘルニア・横隔膜ヘルニア

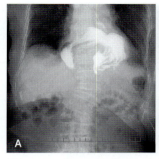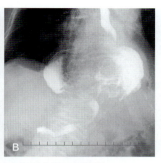

図6 upside down stomachの上部消化管X線造影
全胃が縦隔内へ脱出している．長軸捻転が認められる．

表1　Nissen法とToupet法の比較

	Nissen法	Toupet法
腹部食道を被覆する範囲	全周（360°）	非全周（240°）
腹部食道を被覆する長さ	約2 cm	約4 cm
術中食道のcalibrationの必要性	必要	不必要
術後早期のつかえ感	＞	
術後後期のつかえ感	≧	
奏効率	≒	

合，逆流内容物が下部食道を刺激し，その刺激が迷走神経を介して症状として出現する場合がある．

d. 逆流性食道炎

食道裂孔ヘルニアでは酸逆流によって，10～15％程度の割合で逆流性食道炎を併発する．逆流性食道炎の分類としてはロサンゼルス分類が有名であり，わが国でも頻用されている．食道粘膜傷害（mucosal break）の長さや程度によりgrade N～grade Dまでに分類されている．逆流性食道炎との関連でBarrett食道がある．食道粘膜は本来重層扁平上皮であるが，扁平上皮が円柱上皮に置換された状態を指す．特殊円柱上皮の存在は食道癌発生の危険因子である．欧米人にみられる食道癌のおおむね半数は食道腺癌でありBarrett食道が関与している．

e. 治療方針

食道裂孔ヘルニアは解剖学的異常であり，薬物療法によってヘルニアを修復することはもちろんできない．食道裂孔ヘルニアによって生じるGERDによってもたらされる症状に対して薬物療法を行う．逆流内容物の主体は胃酸であることから，胃酸分泌抑制薬が第一選択となる．potassium-competitive acid blocker（P-CAB）やプロトンポンプ阻害薬を投与する．一方，食道裂孔ヘルニアの外科的治療としては，食道裂孔ヘルニア修復に加えて胃食道逆流防止術（噴門形成術）を併施することが多い．アプローチ法としては，腹腔鏡下手術が標準である．GERDや食道裂孔ヘルニアに対する手術適応のガイドラインが米国内視鏡外科学会より出されている．

f. 手術術式

代表的な術式として現在施行されているものはNissen法とToupet法である．両術式の差異を表1に示す．以下にToupet法の術式について概説する．

1）患者体位とトロッカー挿入部位（図7）

患者は仰臥位で開脚とする．術者は患者右側に，第一助手は患者左側に，第二助手（カメラ助手）は脚間に立つ．臍上にオープン法で12 mmトロッカーを挿入する．次いで

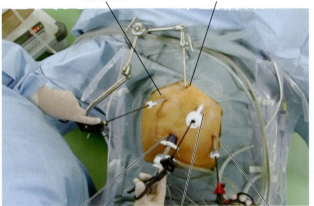

図7　腹腔鏡下食道裂孔ヘルニア修復術のトロッカー配置
術者は患者の右側，助手は左側，カメラ助手は脚間に立つ．

内視鏡ガイド下に右鎖骨中線上肋骨弓下に5 mm，左鎖骨中線上肋骨弓下に12 mm，左前腋窩線上側腹部に5 mmトロッカーを挿入する．最後に肝外側区域挙上用にネイサンソンフックレバーリトラクターを心窩部より挿入する．腹腔内を観察し，愛護的に腹腔内に胃を引き戻す（図8）．

2）短胃動静脈の切離

混合型ヘルニアでは，短胃動静脈切離を先行したほうが，解剖学的オリエンテーションをつけやすい．大網のやや薄いところを切開し，網嚢腔に入る．胃穹窿部に沿って血管を切離していく（図9）．短胃動静脈はすべて切離することになる．噴門部に近づくにつれて胃脾間隙が狭くなり，切離が難しくなる．この際は，術者が左手の把持鉗子で胃穹窿部後壁中央を，助手が胃体上部後壁中央を同時にモニター画面上10時方向に牽引すると，切離スペースを確保しやすい．後胃動静脈の切離に関しては穹窿部の可動性の状況によるが，脾側の血管を適宜1～2本処理する．

3）小網切開

横隔膜右脚の視認，食道右側の剝離のため小網を切開する．この際，迷走神経肝枝を確実に温存することが重要である（図10）．

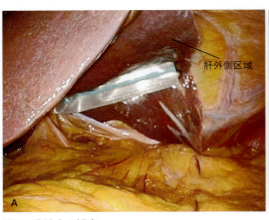
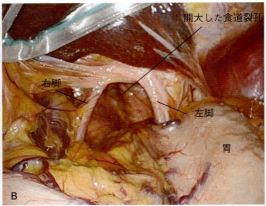

図8　腹腔内の観察
A：Penroseドレーンで肝外側区域を挙上する．
B：胃を腹腔内に還納すると，開大した食道裂孔を確認できる．

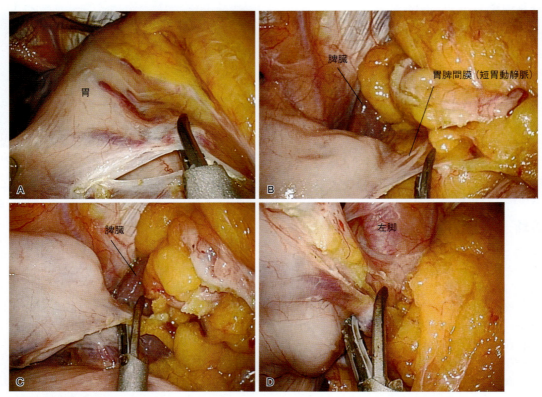

図9　短胃動静脈切離
胃大弯側に沿って頭側に切離する．大きなヘルニアでは胃脾間隙のスペースが比較的広く切離しやすい．脾臓の損傷に注意する．

4）食道右側の剝離

横隔膜右脚からヘルニア嚢や結合織を切離しながら，食道右側に達する．迷走神経後幹を損傷しないように注意する．食道壁に流入する血管を切離しながら，食道長軸に沿って剝離する（図11）．

5）食道左側の剝離

横隔膜左脚を露出するようにヘルニア嚢の切離を進める．迷走神経前幹を損傷しないように食道からやや離れた位置で剝離する（図12）．

6）食道のテーピングと食道の剝離

食道右側に戻り，食道後面をトンネリングして，windowを作成する．このwindowから10 Fr Penroseドレーンを誘導し，食道を牽引する．食道後面を露出するように食道壁に沿って流入血管を切離する（図13A・B）．おおむね4～5 cm剝離すると後幹が食道壁から背側へやや急峻に下降していく走行を確認できる（図13C・D）．後幹が食道壁から離れる位置まで剝離していれば，確保する腹部食道長としては十分である．次いで，食道左側の剝離を追加する．前幹は食道前面につけたまま食道を口側に剝離す

F．食道裂孔ヘルニア・横隔膜ヘルニア

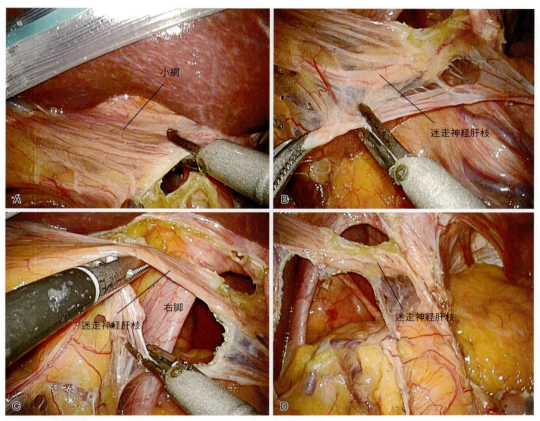

図10　小網切開
迷走神経肝枝を確認し，損傷しないように注意する．

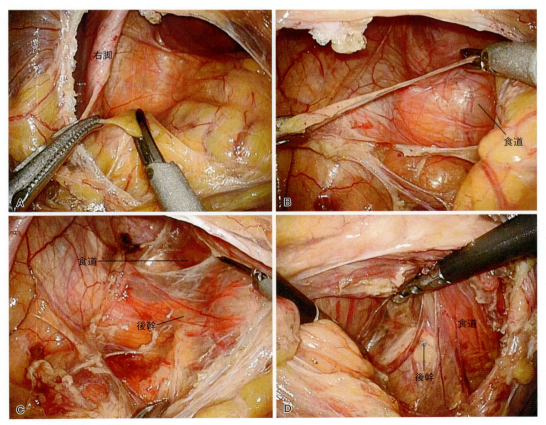

図11　食道右側の剥離
ヘルニア嚢を切離しながら食道右側を剥離する．迷走神経後幹を確認する．

491

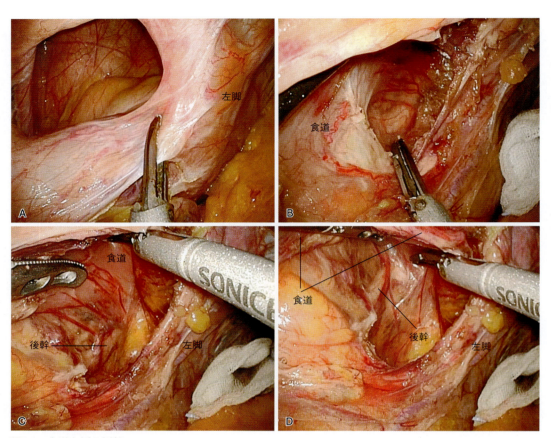

図12 食道左側の剥離
左脚を露出しながら食道左側を剥離する．迷走神経後幹を確認する．

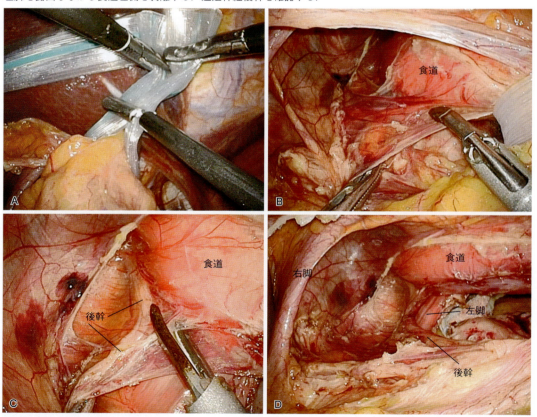

図13 食道後面の剥離
食道後面を剥離してwindowを作成し，食道をPenroseドレーンで牽引する．食道を十分に牽引した状態で食道を剥離する．後幹の走行を確認する．

F. 食道裂孔ヘルニア・横隔膜ヘルニア

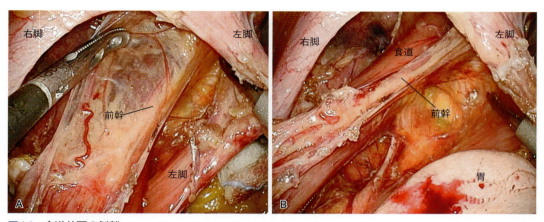

図14 食道前面の剥離
食道を十分に牽引した状態で，前幹の走行を確認しながら剥離を進める．

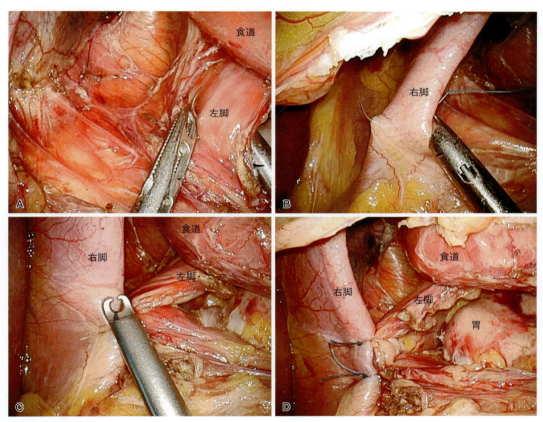

図15 裂孔縫縮①
食道背側から非吸収糸で縫縮する．

る（図14）．

7）食道裂孔の縫縮

食道裂孔の縫縮は食道背側から行うことが原則である．非吸収糸で2〜3針縫縮を行う（図15）．食道裂孔の開大が著しく，背側からの縫縮で不十分な場合は，腹側から2〜3針追加する（図16）．食道裂孔縫縮後の裂孔と食道との間隙は1cm弱程度がよい．食道裂孔縫縮後のメッシュによる補強の有用性については統一された見解はまだ得られ

ていない．メッシュを使用する際は，食道にメッシュが直接接触することのないよう注意を払う（図17）．

8）噴門形成

食道背側よりwrapとなる穹窿部を授動する．食道前面において左右のwrapを各々腹側と背側方向に動かし，wrapにゆとりがあることを確認し（shoe shine maneuver），wrapと食道の縫合部位を見極める（図18）．まず，食道右側と同側のwrapを3〜4針程度縫合する．縫合長は

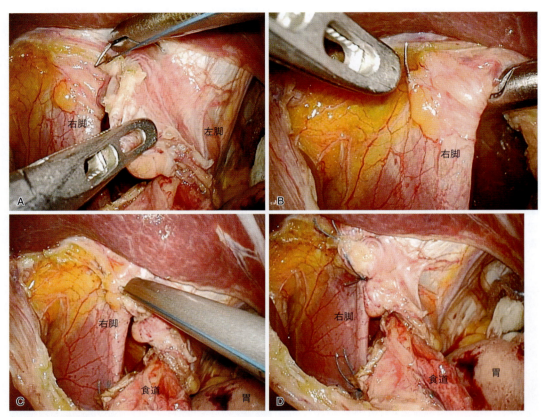

図16　裂孔縫縮②
裂孔の大きく開大している場合には，食道腹側からも縫縮する．

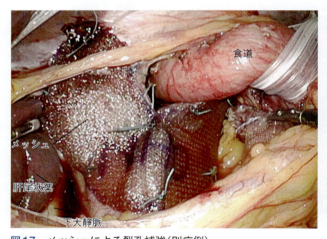

図17　メッシュによる裂孔補強（別症例）
裂孔縫縮後にメッシュで被覆する．食道とメッシュが直接接触することのないようメッシュをトリミングする．メッシュの部分は胃穹窿部によるwrapと接触するが，食道とは接触しない．

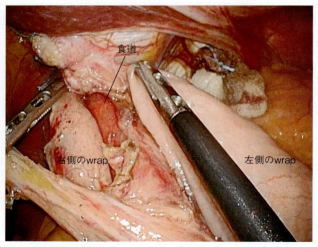

図18　shoe shine maneuver
左右のwrapが適切に位置しているのか，緊張がかかっていないのかを確認する作業を行う．

約4cmとする（図19A・B）．次いで，食道左側と同側のwrapを縫合する（図19C・D）．この際，前幹の走行を十分に確認し，損傷しないように注意する．Toupet法では食道後壁を中心に約2/3周被覆する．

9）wrapの固定

噴門形成部の縦隔内への逸脱を予防する目的で，wrapの固定を行う．食道右側と右脚（図20），右側wrapと右脚（図21），左側wrapと左脚をそれぞれ縫合する（図22）．この操作によりToupet噴門形成術は完成となる．

F. 食道裂孔ヘルニア・横隔膜ヘルニア

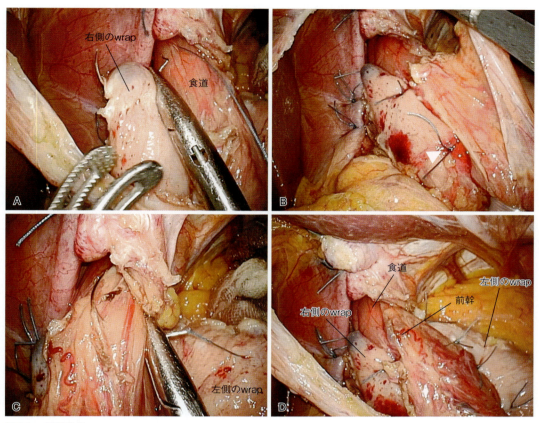

図19 噴門形成
食道右側から行う．頭側から尾側にかけて3～4運針する．次いで食道左側を同様に行う．

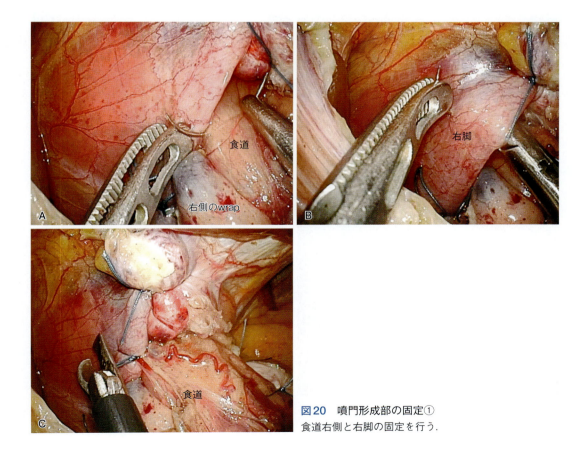

図20 噴門形成部の固定①
食道右側と右脚の固定を行う．

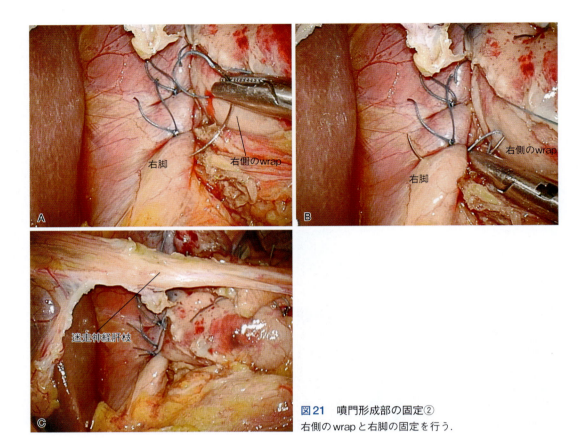

図21 噴門形成部の固定②
右側のwrapと右脚の固定を行う．

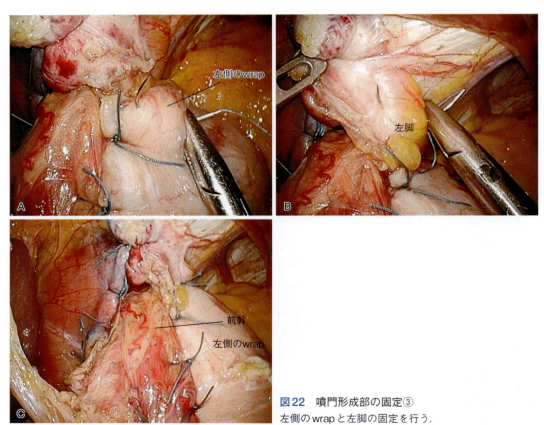

図22 噴門形成部の固定③
左側のwrapと左脚の固定を行う．

F. 食道裂孔ヘルニア・横隔膜ヘルニア

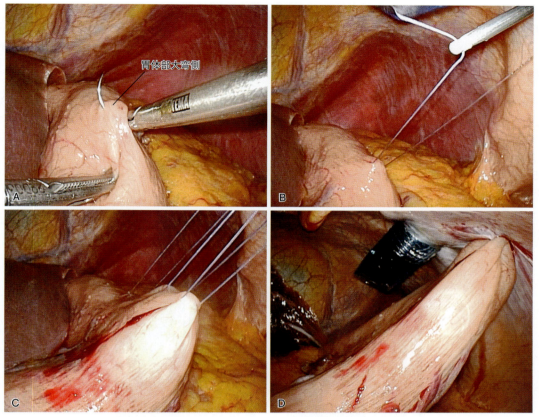

図23　腹壁固定
胃体部大弯寄りの前壁を腹壁に3針程度固定する．

10）胃前壁の腹壁固定

ヘルニアの再発予防とし，胃体部前壁と腹壁を吸収糸で3針程度固定する（図23）．この際，気腹圧を5 mmHg程度まで下げた状態で行う．

g. 手術成績

GERD防止手術の奏効率はおおむねね80～90％と良好である．また長期的にも良好な成績が報告されている[2-5]．開腹手術あるいは開胸手術が主流であった1990年代以前にはNissen法，Hill法，Menguy法，Belsey Mark IV法などが施行されていた．腹腔鏡下手術が導入されるようになり，術式の主流はNissen法とToupet法になった．Nissen法とToupet法の逆流防止効果の差異について，いくつかの無作為化比較試験がある．結果として，両術式間の逆流防止効果に差異はないと考えられる[6,7]．ただし，術後早期のつかえ感の頻度・程度はNissen法がToupet法と比較して高率であり，患者のQOLは低い．日本消化器病学会から刊行された胃食道逆流症診療ガイドライン2021[8]には「逆流防止効果についてNissen法とToupet法は同等と考えられる．術後早期の嚥下障害を回避するには非全周性のToupet手術が適しており短期的にはToupet手術のほうが優れている」と記されている．Dor法を積極的に施行している施設は少ないが，Nissen法と同等の治療成績であったというメタアナリシスもある[9]．一方，食道裂孔縫縮後にメッシュによる補強の有用性については結論が得られていないが，有用とする報告も多い[10,11]．筆者らの検討ではメッシュ単独での再発予防効果は少なく，腹壁固定の併用が有用であった[12,13]．またさまざまな疾患に対して，reduced port surgeryやsingle incision laparoscopic surgeryが施行されるようになってきたが，GERDに対して施行している施設もあり，良好な成績が報告されている[14]．

なお，欧米と比較してGERD防止手術自体の件数がわが国では圧倒的に少なく，エビデンスレベルの高い報告は少ないが，わが国の手術成績も欧米と同様に良好である[15]．

h. その他

磁石を数珠状に連ねたリングを腹腔鏡下に食道胃接合部に被覆させることで胃食道逆流を防止するデバイス（LINX®）が開発された．欧米を中心に施行され良好な成績が報告されている[16]．食道裂孔ヘルニアがある場合には裂孔縫縮後にLINX®を装着する．

またGERDに対する内視鏡的逆流防止粘膜切除術が2022年度から保険収載されたことで，軽度なヘルニアに対して施行される機会が増加すると思われる．

II その他の横隔膜ヘルニア

a. 胸骨後ヘルニア

横隔膜が胸骨に付着する部位に生理的脆弱部位が存在する．この脆弱部位をヘルニア門とし，縦隔内に腹腔内臓器が逸脱した状態が「胸骨後ヘルニア」である．

胸骨の右側から脱出するものをMorgagni孔ヘルニア（図24，25），左側から脱出するものをLarry孔ヘルニア（図26）と呼称する．

b. 胸腹裂孔ヘルニア

胎生期の胸腹裂孔の閉鎖不全によって，腹腔内臓器が胸腔内に脱出する先天性横隔膜ヘルニアであり，Bochdalek孔ヘルニアもしくは後外側ヘルニアと呼ばれる．

ヘルニア門は横隔膜後部であり，75%は左側に発生する．出生直後より呼吸器障害を認め，全体としての死亡率は25%近い．

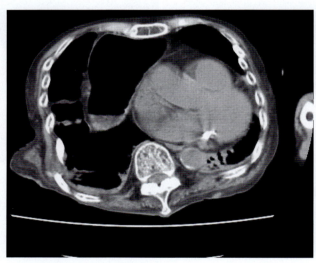

図24　胸骨後ヘルニアのCT
胸骨の右側から脱出したMorgagni孔ヘルニア．

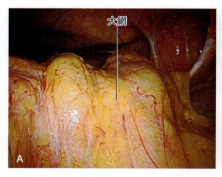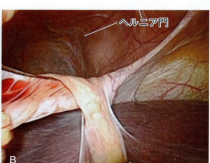

図25　胸骨後ヘルニアの腹腔内所見
図24で示した症例の術中所見．

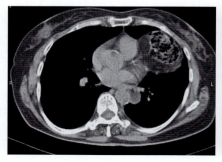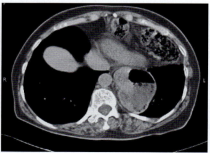

図26　胸骨後ヘルニアのCT
胸骨の左側から脱出したLarry孔ヘルニア．

c. 外傷性ヘルニア

外傷によって横隔膜が損傷し，損傷部位より腹腔内臓器が胸腔内に脱出した状態を指す．

発症時期により急性期，慢性期，閉塞期に分類される．

d. 特発性横隔膜破裂

外傷などの明らかな原因がなく，激しい咳嗽，運動，陣痛などによる腹腔内圧の亢進によって横隔膜が裂傷し，同部位より腹腔内臓器が脱出した状態．横隔膜破裂全体の約1%と報告されている．左側に多い．

●文献

1) Omura N et al: Minimally invasive surgery for large hiatal hernia. Ann Gastroenterol Surg **3**: 487-495, 2019

2) Shaw JM et al: Long-term outcome of laparoscopic Nissen and laparoscopic Toupet fundoplication for gastroesophageal reflux disease: a prospective, randomized trial. Surg Endosc **24**: 924-932, 2010

3) Engström C et al: Twenty years of experience with laparoscopic antireflux surgery. Br J Surg **99**: 1415-1421, 2012

4) Simorov A et al: Long-term patient outcomes after laparoscopic anti-reflux procedures. J Gastrointest Surg **18**: 157-162, 2014

5) Neuvonen P et al: Endoscopic evaluation of laparoscopic nissen fundoplication: 89% success rate 10 years after surgery. World J Surg **38**: 882-889, 2014

6) Zornig C et al: Nissen vs Toupet laparoscopic fundoplication. Surg Endosc **16**: 758-766, 2002

7) Strate U et al: Laparoscopic fundoplication: Nissen versus Toupet two-year outcome of a prospective randomized study of 200 patients regarding preoperative esophageal motility. Surg Endosc **22**: 21-30, 2008

8) 日本消化器病学会(編)：胃食道逆流症(GERD)診療ガイドライン2021，第3版，南江堂，2021

9) Broeders JA et al: Laparoscopic anterior 180-degree versus nissen fundoplication for gastroesophageal reflux disease: systematic review and meta-analysis of randomized clinical trials. Ann Surg **257**: 850-859, 2013

10) Petersen LF et al: Permanent mesh results in long-term symptom improvement and patient satisfaction without increasing adverse outcomes in hiatal hernia repair. Am J Surg **207**: 445-448, 2014

11) Alicuben ET et al: Resorbable biosynthetic mesh for crural reinforcement during hiatal hernia repair. Am Surg **80**: 1030-1033, 2014

12) Yano F et al: Treatment strategy for laparoscopic hiatal hernia repair. Asian J Endosc Surg **14**: 684-691, 2021

13) 増田隆洋ほか：GERD・食道裂孔ヘルニアに対する腹腔鏡下手術．消外 **45**：25-36，2022

14) Sukharamwala P et al: Over 250 laparoendoscopic single site (LESS)fundoplications: lessons learned. Am Surg **81**: 870-875, 2015

15) Omura N et al: Surgical results of laparoscopic Toupet fundoplication for gastroesophageal reflux disease with special reference to recurrence. Esophagus **15**: 217-223, 2018

16) Ayazi S et al: Clinical outcomes and predictors of favorable result after laparoscopic magnetic sphincter augmentation: single-institution experience with more than 500 patients. J Am Coll Surg **230**: 733-743, 2020

G. その他のヘルニア

第1章 閉鎖孔ヘルニア

[横山　隆秀]

閉鎖孔ヘルニアは，Pierre Roland Arnaud de Ronsilにより，1724年に報告された比較的まれな疾患である[1]．以前は術前診断困難であり，予後不良とされてきた．これを克服するためにさまざまな診断法，治療法が考案されてきており，臨床病理学的特徴とともに解説する．

a. 解剖

閉鎖孔は骨盤腔の前方に位置し，恥骨，腸骨，坐骨に囲まれた抵抗減弱部位である．内閉鎖膜，内閉鎖筋，外閉鎖膜，外閉鎖筋で構成された組織により被覆されているが，多数の裂隙を有する．閉鎖孔の上前方部位は閉鎖動静脈，閉鎖神経が走行する閉鎖管があり，最も大きな裂隙となっている．閉鎖管は恥骨の閉鎖溝と閉鎖膜，内外閉鎖筋に囲まれた，逆三角形の大きさ1cm以下，深さ2〜3cmの管腔であり，この抵抗減弱部位にヘルニアが発生する[2,3]．

b. 発生

Grayらは，閉鎖孔ヘルニアの発生過程を以下の3段階に提示している（図1）[3]．

1st stage：腹膜に変化がないものの，腹膜前結合組織および脂肪が"pilot tag"として閉鎖管に侵入し始める．

2nd stage：腹膜が鼠径管内への侵入が始まり，腹膜の陥凹を認める（図2）．

3rd stage：臓器の脱出により，ヘルニアを発症する．

この3rd stageは最初に突然，小腸などの脱出を生じ，自然還納することによって生じる，とされている．しかしながら，全く症状のないoccultヘルニアを反転してみるとかなり大きなヘルニア嚢を形成していることや（図3），Richter型の嵌頓でも同様に大きなヘルニア嚢を有していることが多いため，臓器が脱出することがなくても，脂肪組織の萎縮や腹圧によりヘルニア嚢は事前に形成されていると思われる．また，ヘルニア門のサイズと嵌頓する腸管の相対的な状況によりRichter型や完全型の嵌頓形態を呈するものと思われる．よって原典[3]を一部改変して提示した．

閉鎖孔ヘルニアの脱出形態は，その脱出部位によって3タイプに分類されている（図4）[2]．type 1は閉鎖管を通過

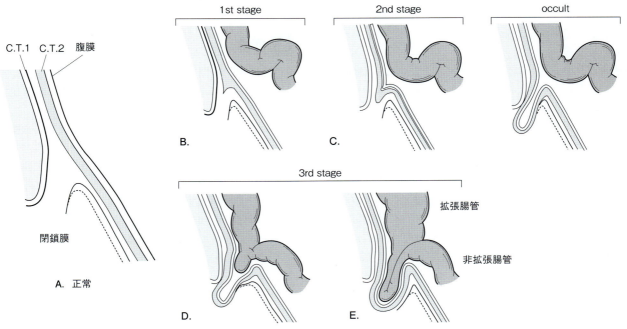

図1　閉鎖孔ヘルニアの発生
C.T.1=preperitoneal layer, C.T.2=preperitoneal connective tissue.
（文献3を参考に作成）

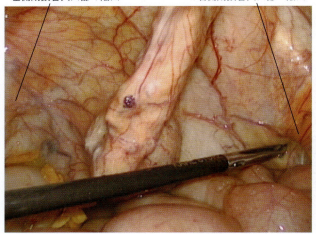

図2　閉鎖管入口部の陥凹
右側の腹膜を牽引してもヘルニア嚢はない．左側の陥凹は小さい．

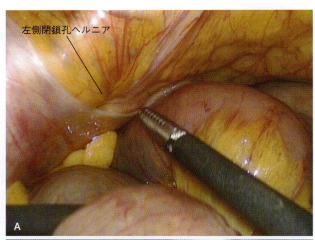
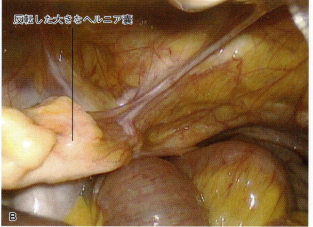

図3　左側のoccultヘルニア
A：ヘルニア門は小さい．
B：反転すると大きなヘルニア嚢を形成している．

して恥骨筋背側に脱出し，頻度が最も高い．type 2は外閉鎖筋を貫き，閉鎖神経後枝に沿って脱出する．type 3は内外閉鎖膜の間に脱出し，まれである．

c. 疫学

発生頻度は，全ヘルニアの0.05〜2.2％とされ[4,5]，腸閉塞の状態で緊急受診することが多く，腸管切除を必要とする腸閉塞の0.2〜1.6％に認められる[4,6]．

男女比は1：6〜1：35といわれているが[3,7]，報告のほとんどは女性であり，男性はかなりまれと思われる．これは，一般に女性は骨盤の幅が広く，閉鎖管入口部も広いためであり，多産女性に多いとの報告もある[2]．

発症年齢は，主に70〜80歳代と高齢者に多い[3]．

身体的特徴としては，痩せ型の体型であり，脂肪組織の減少による閉鎖管入口部の開大を生じるためと考えられている．

嵌頓は1：1〜1：4で右側に多い[7,8]．左側はS状結腸があり，嵌頓しにくいと考えられている．両側例は5〜63％と報告にかなりばらつきがある[9,10]．また，閉鎖孔ヘルニアには鼠径部ヘルニアの合併が多く，特に大腿ヘルニアの合併が16.7〜88％に認められたとの報告がある[10,11]．

嵌頓内容は小腸がほとんどであるが，まれに大腸，卵巣，子宮，膀胱，大網，虫垂，Meckel憩室なども報告されている[3,12]．小腸の嵌頓ではRichter型が多く，56〜100％と報告されている[6,12]．嵌頓例の20〜100％に腸管切除を要したとされ[8,10]，報告に差を認めるが，Richter型で0〜67％[12,13]，完全型で50〜100％[13,14]に腸管切除が必要であったと報告されている．

閉鎖孔ヘルニアのoccultヘルニアについての報告は少ない．まれに，鼠径部ヘルニアに対し手術を行った際に偶然発見された症例が報告されている[10,15]．occultヘルニアや対側の閉鎖孔ヘルニアの修復の必要性について確立されたエビデンスはないが，短期間に対側発症の報告もあり[16]，

全身状態が許せば同時手術も考慮すべきと思われる．

d. 症候

原因不明の腸閉塞として受診することが多い．痩せた高齢女性の場合は特に疑って診察にあたることが重症であり，診断への近道である．

大腿上部内側に腫瘤を触れることがある．直腸や腟の内診を併用するとわかることもある[2]．また，ヘルニアの嵌頓と自然還納を繰り返していることも多く，腸閉塞様症状を前駆発作として有することが23〜35％ほどあるとされ[3,14]，問診や触診が重要である．

閉鎖神経の圧迫症候として，Howship-Romberg signとHannington-Kiff signがある[17]．閉鎖神経は前枝と後枝があり（図4），前枝は長内転筋と短内転筋の間を走行し，恥骨筋，長内転筋，短内転筋，薄筋に分布する．後枝は外閉鎖筋を貫き，短内転筋と大内転筋の間を走行して外閉鎖筋，短内転筋，大内転筋に分布するが，それらの支配領域はバリエーションが多いとされている．Howship-Romberg signは閉鎖神経前枝の圧迫症状であり，大腿内側から膝にかけての疼痛やしびれを呈し，大腿を伸展や内

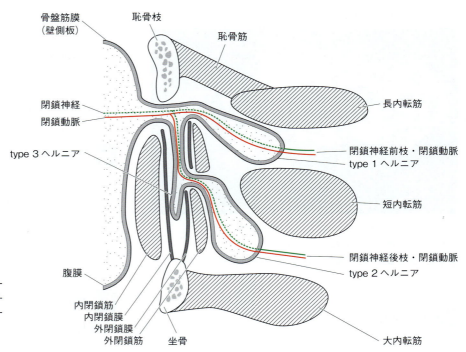

図4 diagrammatic longitudinal section of the upper thigh showing potential pathways of obturator hernia
（文献3を参考に作成）

転すると増悪し，屈曲すると軽快する．12.5〜65％に認められるが[8,18]，個々の神経分布状況により非典型的な症状を呈することもある．Karasakiらは[19]，閉鎖神経前枝に沿って脱出するtype 1ヘルニアにおいて67％に認められ，type 2では30％であったと報告している．Hannington-Kiff signでは[20]，膝蓋腱反射は正常だが，内転筋反射（大腿骨内側上顆の5cm頭側の大内転筋を打診すると大内転筋が収縮する反射）は消失している状態を陽性とする．閉鎖神経後枝の圧迫症状である．

e. 画像診断

注腸造影[21]，ヘルニオグラフィー[22]，超音波検査，CT検査がある．ヘルニオグラフィーは観血的検査ではあるが，非嵌頓性のヘルニアを発見することが可能であり，ヘルニア様症状を有する50例中2例に閉鎖孔ヘルニアを認めたとの報告がある[23]．また，ヘルニオグラフィーの1時間後に単純CTを撮影することにより，さらに診断能力が上がるとの報告がある[24]．

超音波検査は救急外来などでも簡便に行える検査である．筆者らは閉鎖孔ヘルニアを疑った15例の腸閉塞患者に超音波検査を行い，閉鎖孔ヘルニアの4例をすべて迅速に術前診断可能であった[5]．どの症例も，鼠径部短軸・長軸像，大腿内側長軸像において診断可能であった（図5）．

CTはCubillioにより報告され[25]，近年，最も有効な診断法として広く活用されている．閉鎖孔ヘルニア嵌頓例で，骨盤部軸位断にて，恥骨筋と外閉鎖筋の間に腸管の脱出を認める（図6）．劔持ら[26]は，恥骨筋と外閉鎖筋の距離を測定し，正常女性は1.5〜8（平均3.8）mm，非嵌頓例は5〜12.5（9）mm，嵌頓例は18〜30（24.1）mmであったとし

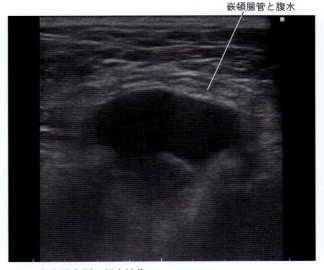

図5 左大腿内側の超音波像
ヘルニア嚢内の嵌頓腸管と腹水が確認される．この症例では，このまま圧迫すると嵌頓が解除された．

ている．以前の術前診断率は0〜38％とされていたが[6,8]，CTの普及により，嵌頓の診断は100％可能であるとの報告もある[17]．診断率の向上により，腸管切除率と術後死亡率が改善されたとの報告がある一方[27]，腸管切除率は減少するが，予後に差がない[9]，または腸管切除率や術後合併症発症率，予後のどれも改善しなかったとの報告があるが[7,28]，今後CTによる早期診断により予後が改善していくと推測される．

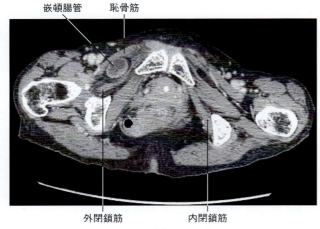

図6 閉鎖孔ヘルニア嵌頓(右側)のCT
恥骨筋と外閉鎖筋の間に腸管が嵌頓している(自験例の症例6).

f. 嵌頓整復法

非観血的整復法と観血的整復法がある.

非観血的整復法としては,徒手整復法がある.大腿内側に腫瘤を触知する場合は,愛護的に用手的圧迫,もしくは,載石位にして経腟的,経直腸的に用手的還納を試みる[2].また,このときに超音波ガイド下に観察しながら行うと有用である.直接,超音波で観察しながら小型の超音波プローブで圧迫して還納する方法も報告されている[29].近年,超音波ガイド下の整復法が普及してきており,嵌頓解除成功率は67〜87%と報告されている[30,31].また,Shigemitsuら[32]は,仰臥位で患側の股関節と膝関節をゆっくり,繰り返し屈伸させるとともに,下肢を内外転することにより,内外閉鎖筋の弛緩とヘルニア嚢の圧迫を得る整復法を報告している.これに超音波プローブの圧迫を加えることにより,100%嵌頓解除が可能であったとの報告もある[33].

近年,非観血的整復後に待機手術が行われる症例が増えている[30,31,33,34].非観血的整復法を施行可能な,明確な基準はないが,CTの軸位断1cm幅スライスで嵌頓腸管が2スライス以下では腸管切除を必要としなかったという報告や[35],発症24時間以内で嵌頓腸管の造影不良域がなく,血清CRP値が1.0mg/dL以下では腸管切除が不要であり,整復可能であるとの報告がある[36].しかしながら,高率に腸管切除を必要とする疾患であり,非観血的整復時に生じたと思われる腸管穿孔の報告もあることから[34],非観血的整復が成功しても入院などの厳重な経過観察を行う必要がある.また,非観血的に整復困難な場合は,整復にこだわることなく,速やかに手術治療に切り替えることが大切である.

観血的整復法としては,牽引法,用手圧迫法,水圧法がある.牽引法は腸管損傷の危険が高く,大腿内側部の用手的圧迫を併用しながら,愛護的に牽引することが望ましい.筆者は牽引+用手圧迫にて腸管損傷することなく還納している.水圧法は[11,37],ヘルニア門に7〜8Frのネラトンカテーテルを挿入し,生理食塩水を比較的急速に注入する方法である.筆者は,愛護的な牽引で還納できない場合はこの方法で還納しているが,いずれの方法も嵌頓期間が長期にわたると瘢痕化や膿瘍形成を生じ,還納不可能なことがある.また,これらのどの方法でも整復時の腸管穿孔の報告があり,慎重に行う必要がある[38].

g. 自然還納

診断から術中までの間に自然還納がみられることがあり,その頻度は14〜60%であったと報告されている[10,34].これは,もともと前駆発作が多い疾患であり,嵌頓と自然還納を繰り返しやすいことに,手術麻酔による筋弛緩が得られることが加わり,整復されたものと思われる.

h. 手術法

1)下腹部正中切開による開腹法

古くから最も多く行われている.拡張腸管に視野を邪魔されることなくヘルニア門に到達可能であり,用手的に嵌頓腸管の愛護的整復を行いうる.腸管切除や腹膜炎にも容易に対応可能である.

2)腹膜外到達法

腸管の血流確認や腸管切除を必要とする場合は,腹膜を切開して開腹する必要がある.

❶ 鼠径部切開法

鼠径管前壁を開放し,横筋筋膜を切開して腹膜前腔へ到達する.Cooper靱帯の内側を尾側へ剝離を進めるとヘルニア嚢を認める.

❷ Kugel法

原法のKugel法に基づいた皮膚切開を行う.嵌頓症例では腹膜前腔剝離の前に腹腔内観察を行い,嵌頓解除後に腹膜閉鎖して腹膜前腔剝離を行う.患者の体型が小柄なことが多く,容易にヘルニア門に到達可能であり,ヘルニア門をKugel patchで被覆する.手術時間が短い[39,40].

❸ 大腿法(経閉鎖管法)[2]

大腿動脈と恥骨棘の中間を縦切開する.長内転筋と恥骨筋の間を分け入るとヘルニア嚢に達する.まれなtype 3型の場合は,さらに外閉鎖筋を切開しないとヘルニア嚢に到達できない.

❹ Cheatle-Henry到達法[41,42]

元は,鼠径部ヘルニア,特に大腿ヘルニアに対して施行されている方法である.下腹部正中切開にて腹膜外腔を剝離する.視野は非常に良好である(図7).両側例にも有効であり,閉鎖孔から鼠径部まで大きなメッシュを展開することが可能である[43].筆者の施設では全身麻酔が困難な症例や腹腔鏡下手術ができない場合,瘢痕が強固であったり膿瘍形成がある症例などに施行している.

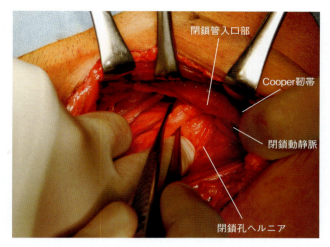

図7 Cheatle-Henry到達法による右閉鎖孔ヘルニア修復術
徒手整復後に待機手術を行った全身麻酔困難症例．小切開でも良好な視野のもと，ヘルニア嚢の処理とメッシュ展開が可能である．

3）腹腔鏡下手術

近年，開腹手術に比べて，在院期間の短縮や合併症の減少，死亡率の減少を認めたという報告が多くなってきている[44-46]．また，手術時間が長く，在院期間も長いとの報告[11]もあったが，最近のシステマティックレビューでは手術時間は同等で在院期間も短くなっている[46]．

❶ totally extraperitoneal repair（TEP法）

嵌頓と自然還納を繰り返す患者の非嵌頓時に予定手術としてわれわれが世界で最初に報告した[47]．非嵌頓例には非常に有効な治療法である．嵌頓例にも近年行われているが，腸管血流の確認目的に腹腔内観察は必要となる[48]．

❷ transabdominal preperitoneal repair（TAPP法）

Tuckerらが[49]，最初に7例を報告している．対側や併存ヘルニアの観察，腸管血流の確認が行えるが，拡張腸管による視野不良を生じることがある．また，腸管切除時には小開腹の追加が必要となる．筆者は本法を第一選択としている．術式の詳細については後述する．

i. ヘルニア門の閉鎖法

古くから最も多く行われていたのは，単純縫合閉鎖である[2, 3]．また，生体組織によるヘルニア門の被覆を行っている報告としては，膀胱壁，子宮壁，子宮円索，卵巣，大網などがある[12]．しかしながら，これらの臓器は嵌頓内容としての報告もあることから推奨できないと思われる．また，ヘルニア嚢を遺残させた状態での縫合閉鎖や被覆を行うと，遺残したヘルニア嚢が原因で膿瘍形成を生じたとの報告があり[50]，必ずヘルニア嚢を反転もしくは切除しておく必要がある．

メッシュを用いた方法としては，メッシュをロール状に加工，もしくはプラグなどを使用して閉鎖管内に挿入固定する方法と[51]，フラットメッシュを使用して閉鎖管入口部を被覆する方法がある．閉鎖管内への異物の挿入は閉鎖神経症状を惹起する可能性があり注意を要する．

表1 閉鎖孔ヘルニア23症例（自験例）

性別（男性/女性）	2/21
年齢（歳）	85（52～96）*
BMI	16.7（12.7～22.7）*
嵌頓/occult	15/8
両側/片側	14/9
鼠径部ヘルニアの合併（有/無）	14/9
外鼠径ヘルニア	4
内鼠径ヘルニア	5
大腿ヘルニア	13
2病変以上の合併	7

（例）

*Median（range）
（文献10より作成）

j. 二期的手術

腸管切除を伴うような汚染手術においては，メッシュの使用は避けるべきと思われる．しかしながら，単純縫合閉鎖においては，再発の報告が散見されている[3, 16, 52]．そこで筆者は二期的手術を考案した[10]．1st stageは通常TAPP法で手術を開始し，ヘルニア嚢の反転結紮切除＋小開腹による腸管切除吻合．2nd stageは後日，全身状態の回復と局所の炎症の改善を待って，腹膜外経路などでフラットメッシュを使用した修復を行う．これによりメッシュ感染のリスクが回避されると考える．患者の状況により，術式の組み合わせ方は適宜変更可能である[53]．

k. 自験例（表1〜3）

筆者は2001〜2022年の間に23例の閉鎖孔ヘルニアを経験した．女性が21例（93％）であり，80歳以上が20例（87％），BMI 18.5未満が70％であった．15例が嵌頓例であり，8例は鼠径部ヘルニアなどの手術時に偶然発見されたoccultヘルニアであった．両側例は14例（61％）で，鼠径部ヘルニアの合併を61％に認め，そのうちの13例（93％）に大腿ヘルニアを合併していた．また，全症例の30％に複数の鼠径部ヘルニアの合併を認めた．嵌頓例15例中10例（67％）は右であり，Richter型6例（40％）で6例は手術時に自然還納していたため，嵌頓形式は不明であった．腸管切除は4例のみで，Richter型と完全型それぞれ2例ずつであった．嵌頓例は全例，整復を試みることなくTAPP法で緊急手術を行っていたが，現在は状況により超音波ガイド下の整復を試みたり，Cheatle-Henry到達法による腹膜外到達法での修復も行っている．ヘルニア門の閉鎖はフラットメッシュを使用し，腸管切除時はヘルニア嚢の反転結紮か切除を行っている．その後，全身状態を考慮し，可能であれば二期的手術を行い，フラットメッシュで閉鎖している．Clavien-Dindo Ⅱ以上の術後合併症は2例（8.7％）であり，全例生存退院し，再発を認めていない．

表2 嵌頓閉鎖孔ヘルニア15症例（自験例）

Howship-Romberg sign（有/無）	8/7
前駆症状（有/無）	6/9
腫瘤触知（有/無）	3/12
発症から受診まで（日）	0（0～24）*
嵌頓側（右/左）	10/5
術前嵌頓解除（有/無）	1/14
手術時期（緊急/待機）	14/1
嵌頓形式（complete/Richter/自然解除[a]）	2/6/6
術中嵌頓解除法（鉗子/水圧法）	6/2
腸管切除（有/無）	4/11
手術法　　two-stage[b]　　TAPP法　　Cheatle-Henry到達法　　開腹	1　8　4　2
ヘルニア門処理（フラットメッシュ/反転結紮または切除）	11/4[c]
手術時間（分）	115（51～158）*
在院日数（日）	15（7～57）*
術後合併症（Clavien-Dindo II以上）	2[d]
予後（1年以上の生存確認）	15

（例）

* Median（range）
[a] 診断から術中までの間に自然還納した症例.
[b] 手術法と手術時間はそれぞれ，1st-stage：TAPP法（ヘルニア嚢の反転結紮）＋小開腹下腸管切除，118分，2nd-stage：Kugel法，32分.
[c] two-stage 1例待機中，3例は希望なし.
[d] 急性心不全＋誤飲性肺炎1例，胆嚢捻転1例.
（文献10より作成）

表3 occult typeの閉鎖孔ヘルニア8症例（自験例）

Howship-Romberg sign（有/無）	0/8
前駆症状（有/無）	0/8
腫瘤触知（有/無）	0/8
手術法　　TAPP法　　開腹	7　1[a]
ヘルニア門処理（フラットメッシュ/反転結紮）	7/1[a]
手術時間（分）	128（57～198）*
在院日数（日）	5（3～27）*
術後合併症（Clavien-Dindo II以上）	0
予後（1年以上の生存確認）	8

（例）

* Median（range）
[a] 腸管切除を伴う，索状物による絞扼性イレウス症例（腸切除あり）.
（文献10より作成）

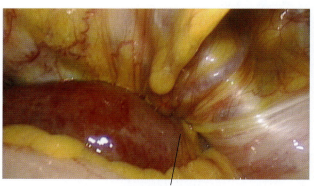

右側閉鎖孔ヘルニア
Richter型嵌頓

図8　Richter型嵌頓
腸管のねじれを解除した．

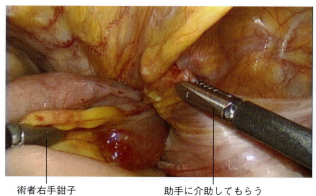

術者右手鉗子　　助手に介助してもらう

図9　用手圧迫法＋牽引法による嵌頓解除
術者の左手は大腿内側部を圧迫し，右手で腸間膜を愛護的に牽引する．右鉗子は助手に腹膜を把持してもらう．

I. 手術手技：TAPP法

1）トロッカー挿入から腹腔内観察

　通常の鼠径部ヘルニアに対するTAPP法と変わりなく，臍下と左右腹直筋外縁に挿入する．頭低位とし，患側を挙上する．左右閉鎖孔および鼠径部を観察し，合併ヘルニアを確認しておく．嵌頓症例では拡張腸管により視野が不良となることがある．手術開始までに時間の余裕があれば，事前にイレウス管を留置しておくと気腹により腸管内容が排泄され，視野が改善することがある．
　まず，嵌頓腸管を確認し，ヘルニア門での腸管のねじれを解除する（図8）．右側の嵌頓であれば，左手で大腿内側を圧迫しながら，右手の鉗子で嵌頓腸管の腸間膜を愛護的に牽引し，嵌頓を解除する（図9）．このとき，決して腸管を直接鉗子で把持しないことが大切である．嵌頓解除が難しい場合は水圧法を試みる．それでも無理な場合はCheatle-Henry到達法を追加して解除を試みる．嵌頓解除後は必ず，ヘルニア嚢を反転し，腹腔内を洗浄する（図10）．

この間に腸管の血流を確認する．筆者はインドシアニングリーン（ICG）蛍光法にて腸管血流を確認している．腸管切除が必要な場合は二期的手術に切り替える．

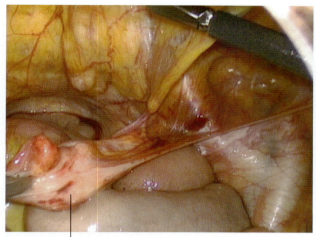

図10 ヘルニア嚢の反転
ヘルニア嚢内には通常，暗赤色の腹水の貯留を認める．必ずヘルニア嚢を反転し，死腔がないようにする．

2）腹膜切開からヘルニア門露出

多くの場合，鼠径部ヘルニアの合併を認めるため，内鼠径輪を横切開し，通常の鼠径部ヘルニアと同様にmyopectineal orificeを剥離露出させる．子宮円索は切離している．その後，閉鎖孔ヘルニアへアプローチしていく．Cooper靱帯の内側を切開していくが，通常，内鼠径輪の内側は腹膜前筋膜深葉が切離されており，Cooper靱帯は腹膜前筋膜浅葉と思われる組織に覆われている．また，閉鎖動静脈や死冠がCooper靱帯表面に透見されるので，十分注意する．Cooper靱帯内側の腹膜前筋膜浅葉を切開すると，Grayら[3]の提唱するpreperitoneal connective tissueとobturator membraneの間に入り，容易に剥離可能な層へと入ることができる．尾側へと剥離を進めるが，この層では閉鎖神経，閉鎖動静脈が若干の脂肪組織に被覆されるのみで走行しており，愛護的操作が必要となる．

はじめにヘルニア嚢を反転してあったにもかかわらず，preperitoneal connective tissueに包まれた脂肪組織が陥入している（図11）．これを還納する（図12）．ヘルニア嚢の単純結紮処置では，このpreperitoneal connective tissueの陥入が遺残し，これにより再度，腹膜が牽引されて再発すると思われる（図13）．

3）メッシュ展開，固定

閉鎖管入口部を覆うように，骨盤部に7.5×7.6 cmもしくは7.5×10 cmのフラットメッシュを挿入し，メッシュの頭側を2ヵ所Cooper靱帯へ固定する（図14）．閉鎖神経や閉鎖動静脈への影響を考慮し，large pore light-weightメッシュを使用している．さらに，体格に合わせて8.5×13.7 cmまたは10×15 cmのメッシュをもう1枚使用してmyopectineal orificeを被覆する（図15，16）．

腹膜は吸収糸で連続縫合閉鎖する．対側にあるヘルニアも同時に手術を施行している．

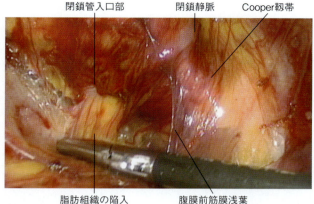

図11 右閉鎖管入口部
preperitoneal connective tissueに包まれた脂肪組織が陥入している．

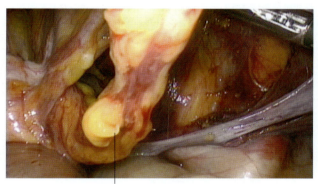

図12 還納後
ヘルニア嚢から連続する多量の結合組織が還納される．

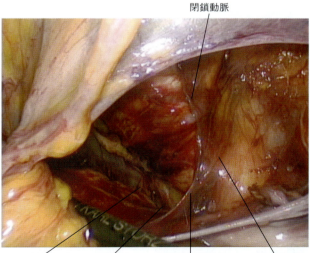

図13 メッシュ挿入前
Cooper靱帯の内側で，腹膜前筋膜浅葉が切開されており，Cooper靱帯前面を閉鎖動静脈が走行している．閉鎖神経が背側から閉鎖管へ向かって走行している．

m. 再発

ヘルニア門の閉鎖にメッシュを使用すると再発は0％で

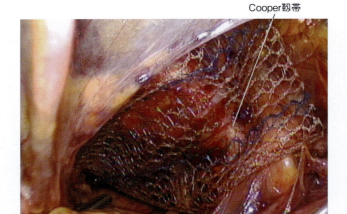

図14 骨盤部メッシュ留置
閉鎖動静脈に注意してCooper靱帯へ2ヵ所タッキングして固定している．他は固定せず，メッシュがめくり返らないよう，剝離は十分に行っておく．

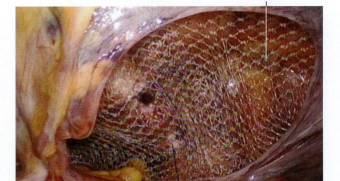

図15 鼠径部メッシュ留置
myopectineal orificeを十分に覆う．通常，体格の小さな患者が多く，あまり大きなメッシュを必要としない．

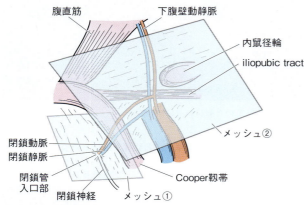

図16 メッシュ展開図
2枚のメッシュで閉鎖管入口部とmyopectineal orificeを十分に覆う．

あったが，メッシュを使用しなかった75例中，22％に再発を認めたとの報告がある[54]．また，開腹手術と腹腔鏡下手術の比較では差がなかったとの報告がある[44]．しかし，最近の報告ではヘルニア門の処理を行わないと15％，開腹手術の縫合閉鎖で10％，腹腔鏡下手術でメッシュを使用すると0％との報告[55]があり，腹腔鏡下手術でメッシュを使用した修復が再発予防に重要であると思われる．

n. 予後

1990年代以前の報告では，術後合併症率，術後合併症率ともに高く，死亡率は6.2〜38％とさまざまだが[3, 6-8, 12, 14, 18]，その多くの報告は20〜30％台であった．しかし2000年代になると死亡率の報告は0〜18.8％と減少傾向にある[10, 27, 56, 57]．しかし依然，死亡率47.6％といった高い報告もまだある[9]．最近の報告では，術後合併症発症率の増加因子として高齢，開腹手術，腸管切除[45, 46]，

減らす因子として腹腔鏡下手術やメッシュ使用が挙げられている[46]．死亡率については腸管切除が増加因子として，術前CT検査と腹腔鏡下手術が減少因子として報告されている[46]．死亡原因となる術後の重篤な合併症としては，肺炎が多く，次いで心血管系合併症，敗血症などがある[6-9, 13, 14, 27, 54]．

CT検査および疾病の認知度向上により，迅速な診断が可能となってきている．しかし，高齢者に多い病態であり，受診時の全身状態により[13]，予後も大きく変わってくると思われ，症例ごとに適宜対応していく必要がある．近年，閉鎖孔ヘルニアに対する腹腔鏡下手術が多くの施設で行われるようになり，成績も良好なことから，さらに普及していくものと思われる．

● 文献

1) Rogers FA: Strangulated obturator hernia. Surgery 48: 394-403, 1960
2) Wakeley CPG: Obturator hernia: its aetiology, incidence, and treatment, with two personal operative cases. Br J Surg 26: 515-525, 1939
3) Gray SW et al: Strangulated obturator hernia. Surgery 75: 20-27, 1974
4) Ziegler DW et al: Obturator hernia needs a laparotomy, not a diagnosis. Am J Surg 170: 67-68, 1995
5) Yokoyama T et al: Preoperative diagnosis of strangulated obturator hernia using ultrasonography. Am J Surg 174: 76-78, 1997
6) Lo CY et al: Obturator hernia presenting as small bowel obstruction. Am J Surg 167: 396-398, 1994
7) Yokoyama Y et al: Thirty-six cases of obturator hernia: does computed tomography contribute to postoperative outcome? World J Surg 23: 214-217, 1999
8) Hsu CH et al: Obturator hernia: a report of eight cases. Am Surg 59: 709-711, 1993
9) Chan KV et al: Surgical morbidity and mortality in obturator

hernia: a 10-year retrospective risk factor evaluation. Hernia **18**: 387-392, 2014

10) Yokoyama T et al: Transabdominal preperitoneal repair for obturator hernia. World J Surg **35**: 2323-2327, 2011

11) Hayama S et al: Laparoscopic reduction and repair for incarcerated obturator hernia: comparison with open surgery. Hernia **19**: 809-814, 2015

12) Bjork KJ et al: Obturator hernia. Surg Gynecolo Obstet **167**: 217-222, 1988

13) Rodriguez-Hermosa JI et al: Obturator hernia: clinical analysis of 16 cases and algorithm for its diagnosis and treatment. Hernia **12**: 289-297, 2008

14) Yip AWC et al: Obturator hernia: a continuing diagnostic challenge. Surgery **113**: 266-269, 1993

15) Chowbey PK et al: Endoscopic totally extraperitoneal repair for occult bilateral obturator hernias and multiple groin hernias. J Laparoendosc Adv Surg Tech A **14**: 313-316, 2004

16) Rimmer JA et al: Bilateral and recurrent obturator hernia. Br J Clin Prac **44**: 784, 1990

17) Yale SH et al: Role of the signs of obturator hernia in clinical practice. Hernia **25**: 235-236, 2021

18) Ijiri R et al: Obturator hernia: the usefulness of computed tomography in diagnosis. Surgery **119**: 137-140, 1996

19) Karasaki T et al: Obturator hernia: the relationship between anatomical classification and the Howship-Romberg sign. Hernia **18**: 413-416, 2014

20) Hannington-Kiff JG: Absent thigh adductor reflex in obturator hernia. Lancet **816**: 180, 1980

21) Glicklich M et al: Incarcerated obturator hernia: case diagnosed at barium enema fluoroscopy. Radiology **172**: 51-52, 1989

22) Carriquiry LA et al: Pre-operative diagnosis of non-strangulated obturator hernia: the contribution of herniography. Br J Surg **75**: 785, 1988

23) Hall C et al: Evaluation of herniography in the diagnosis of an occult abdominal wall hernia in symptomatic adults. Br J Surg **77**: 902-906, 1990

24) 長浜雄志ほか：Herniagraphy からみた非嵌頓閉鎖孔ヘルニアの病態．手術 **75**：1365-1371，2021

25) Cubillo E: Obturator hernia diagnosed by computed tomography. AJR Am J Roentgenol **140**: 735-736, 1983

26) 劒持雅一ほか：CTによる非嵌頓閉鎖孔ヘルニア診断の可能性について．日臨外会誌 **62**：353-357，2001

27) Kammori M et al: Forty-three cases of obturator hernia. Am J Surg **187**: 549-552, 2004

28) 岩田力ほか：閉鎖孔ヘルニア61例の検討．日臨外会誌 **75**：2073-2078，2014

29) 大野健次ほか：超音波ガイドによる徒手整復が可能であった閉鎖孔ヘルニアの2例．消外 **23**：1735-1737，2000

30) Kawanaka H et al: Therapeutic strategy for incarcerated obturator hernia using preoperative manual reduction and laparoscopic repair. J Am Coll Surg **226**: 891-901, 2018

31) Maeda Y et al: Ultrasound-guided non-invasive retraction for strangulated obturator hernia allows elective radical surgery: analysis of 12 cases. Surg Case Rep **7**: 83, 2021

32) Shigemitsu Y et al: The maneuver to release an incarcerated obturator hernia. Hernia **16**: 715-717, 2012

33) Togawa Y et al: Evaluation of 4-hand reduction for obturator hernia with the guidance of sonography as a new treatment strategy. Medicine **101**: 43, 2022

34) 登内晶子：閉鎖孔ヘルニアの非観血的整復法の検討．日外科系連会誌 **40**：663-667，2015

35) 植木匡ほか：閉鎖孔ヘルニアにおける嵌頓腸管のCTスライス数計測の意義．日臨外会誌 **66**：2372-2376，2005

36) Takahashi Y et al: The possibility of elective surgery in obturator hernia. 日外科系連会誌 **39**: 662-667, 2014

37) 光岡晋太郎ほか：閉鎖孔ヘルニア嵌頓に対する水圧による整復術の2例．臨外 **57**：1717-1719，2002

38) 林英司ほか：閉鎖孔ヘルニアにおける嵌頓整復法の検討．日消外会誌 **44**：1212-1218,2011

39) Togawa Y et al: Minimal incision transinguinal repair for incarcerated obturator hernia. Hernia **18**: 407-411, 2014

40) Hosoi Y et al: Treatment outcomes of Kugel repair for obturator hernias: a retrospective study. BMC Surgery **20**: 131, 2020

41) Mikkelsen WP: et al: Femoral hernioplasty: suprapubic extraperitoneal (Cheatle-Henry) approach. Surgery **35**: 743-748, 1954

42) Nyhus LM et al: Preperitoneal herniorrhaphy: a preliminary report in fifty patients. West J Surg Obstet Gynecol **67**: 48-54, 1959

43) Bergstein JM et al: Obturator hernia: current diagnosis and treatment. Surgery **119**: 133-136, 1996

44) Ng DCK et al: Fifteen-year experience in managing obturator hernia: from open to laparoscopic approach. Hernia **18**: 381-386, 2014

45) Kohga A et al: Laparoscopic repair is a treatment of choice for selected patients with incarcerated obturator hernia. Hernia **22**: 887-895, 2018

46) Sxhizas D et al: Obturator hernias: a systematic review of the literature. Hernia **25**: 193-204, 2021

47) Yokoyama T et al: Laparoscopic mesh repair of a reducible obturator hernia using an extraperitoneal approach. Surg Laparosc Endosc **8**: 76-78, 1997

48) Shapiro K et al: Totally extrsperitoneal repair of obturator hernia. Surg Endosc **18**: 954-956, 2004

49) Tucker JG et al: Laparoscopic herniorrhaphy: technical concerns prevention of complications and early recurrence. Am Surg **61**: 36-39, 1995

50) 佐藤純ほか：閉鎖孔ヘルニア嵌頓術後大腿部膿瘍の1例．日腹部救急医会誌 **33**：741-744，2013

51) Tchupetlowsky S et al: Bilateral obturator hernia: a new technique and a new prosthetic material for repair—case report and revew of the literature. Surgery **117**: 109-112, 1995

52) Fakim A et al: Recurrent strangulated obturator hernia. Ann Chir Gynecol **80**: 317-320, 1991

53) Sasaki A et al: Two-stage laparoscopic treatment for strangulated inguinal, femoral and obturator hernias: totally extraperitoneal repair followed by intestinal resection assisted by intraperitoneal laparoscopic exploration. Hernia **20**: 483-488, 2016

54) Karasaki T et al: Long-term outcomes after obturator hernia repair: retrospective analysis of 80 operations a single institution. Hernia **18**: 393-397, 2014

55) Holm MA et al: Laparotomy with suture repair is the most common treatment for obturator hernia: a scoping review. Langenbecks Arch Surg **406**: 1733-1738, 2021

56) Chang SS et al: A review of obturator hernia and a proposed algorithm for diagnosis and treatment. World J Surg **29**: 450-454, 2005

57) Igari K et al: Clinical presentation of obturator hernia and review of the literature. Hernia **14**: 409-413, 2010

G. その他のヘルニア

第2章 会陰ヘルニア

［諏訪　勝仁］

　会陰ヘルニアは会陰に発生するまれなヘルニアであり，一次性（先天性，後天性）と二次性に分類される．一次性先天性会陰ヘルニアは胎生期cul de sacの消退障害，一次性後天性会陰ヘルニアは妊娠，肥満，慢性腹水，骨盤底慢性感染症などが起因する．二次性会陰ヘルニアは腹壁瘢痕ヘルニアに分類され，腹会陰式直腸切断術や泌尿器科手術に続発する．

a. 一次性会陰ヘルニア

1）疫学
　先天性会陰ヘルニアは1743年にDe Garangeot[1]によって初めて報告された極めてまれな疾患であり，2010年まで9例の報告しかない[2,3]．後天性ヘルニアも比較的まれで，2008年までに100例程度の報告である[4]．

2）解剖（図1）
❶ 前方会陰ヘルニア
　女性のみに起こり，坐骨海綿体筋，球海綿体筋，浅会陰横筋に囲まれた尿生殖隔膜に発生する．
❷ 後方会陰ヘルニア
　男性女性の両方に起こる．恥骨尾骨筋と腸骨尾骨筋の間から発生する上後方ヘルニアと腸骨尾骨筋と尾骨筋の間から発生する下後方ヘルニアに分類される．

3）発生因子
❶ 先天性
　胎生期cul de sacの消退障害によると考えられている．
❷ 後天性
　妊娠，肥満，慢性腹水などの腹圧上昇，骨盤底慢性感染症に伴って発生すると考えられている．

4）症状
　先天性は幼少期に発症し，後天性は腹圧上昇に伴い成人期に発症する．ヘルニア門は比較的広く，弾力のある筋層に囲まれるため絞扼はまれである．ヘルニア内容は腸管や大網などの腹腔内臓器が多いが，膀胱などの腹腔外臓器であることもある．
❶ 前方会陰ヘルニア
　陰唇周囲の膨隆として発症し，立位で著明になる（図2）．進行した症例では失禁を伴う．
❷ 後方会陰ヘルニア
　殿部，会陰部の片側性膨隆として発症する．

5）診断
　超音波検査，CT，MRI，ヘルニオグラフィーが有用であるが，ヘルニア門の同定が困難な場合もある[5]．脂肪腫，線維腫，Bartholin腺囊胞，直腸瘤，膀胱瘤，直腸脱などとの鑑別が必要である．

6）治療
　かつては経腹的あるいは経会陰的アプローチによる筋層

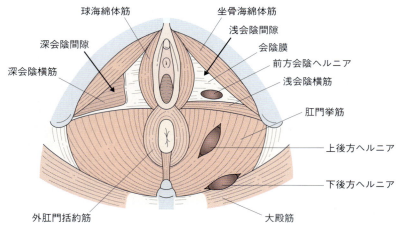

図1　会陰部の解剖と一次性会陰ヘルニア発生部位

縫合が行われていたが，再発の観点から最近ではメッシュによる修復が主流になっている．一次性会陰ヘルニアは術前診断が困難なこともあり，Sorelliら[6]は診断的意義も含め腹腔鏡下手術が最も有用な方法であると述べている．

b. 二次性会陰ヘルニア

1) 疫学

1939年にYeoman[7]によって初めて報告された．直腸肛門疾患に対する腹会陰式直腸切断術（APR）や，会陰式前立腺切除術や根治的膀胱尿道切除術などに続発する．APR後の二次性後方会陰ヘルニア発生率は1〜13％と報告され[8]，泌尿器科手術後の二次性前方会陰ヘルニアは極めてまれである[9]．

2) 解剖（図3）

前回手術による筋層欠損範囲により異なるが，前立腺（腟）背面から尾骨にかけての（楕）円形ヘルニア門を形成する．

3) 発生因子

危険因子として，女性，尾骨切除，子宮摘出後，術前放射線治療，小腸腸間膜過長，会陰創感染，会陰部腹膜開放，括約筋外APRなどが挙げられる[10-17]．

4) 診断

CT矢状断で容易に診断可能である（図4）．

5) 症状

会陰部膨隆に伴う不快感・疼痛，排尿障害，皮膚障害がみられる[18]．

6) 治療

これまでの報告は，ほとんどがAPR後の後方ヘルニアである．組織縫合法・メッシュ法と経腹的・経会陰的アプローチに分かれるが[8, 18]，最近ではロボット支援下経腹的手術の報告が増えている[19]．統一性を欠く術式による短期観察下ケースシリーズでの報告がほとんどであるため，正確な手術成績は不明である．組織縫合法はメッシュ法に比べ明らかに再発率が高い[18]．最近の観察期間中央値2年以上での報告[20]では，経腹的アプローチの再発率は40％，経会陰的アプローチの再発率は50％と良好な成績とはいいがたく，標準術式の確立が望まれる．経腹的アプローチと経会陰的アプローチの比較（表1）では，それぞれに長所・短所がある．再発率に明らかな差はないが，経会陰的アプローチのほうが創関連合併症が多い．

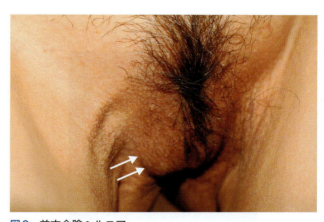

図2　前方会陰ヘルニア
（順天堂大学練馬病院外科　渡野邉郁雄先生のご厚意による）

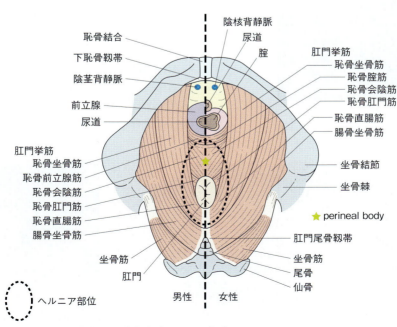

図3　会陰部の解剖と二次性会陰ヘルニア部位

❶ 経腹的アプローチ

開腹あるいは腹腔鏡的に腹腔内癒着剥離後，腹腔内留置用メッシュでヘルニア門を覆い周囲健常組織に固定する（図5）．固定の際注意すべき点は，ヘルニア門両外側および後方は筋層や尾骨仙骨などのいわゆる"ヘルニア修復のための強固な組織（good stuff）"が存在するが，前方は前立腺や膣であり固定部位を欠くことである．筆者は経腹的腹腔内留置法後に膀胱を伴った滑脱型再発を経験しており（図6），より広いメッシュ留置やメッシュの吊り上げなどの工夫が必要であると考えている．

腹壁瘢痕ヘルニアに対する治療ガイドラインが示すようヘルニア門の閉鎖は会陰ヘルニアにも施されるようになっている．しかし，初回手術の筋層切除範囲によっては全例が適応となるわけではない．腹腔鏡下手術はより非侵襲的と思われるが，開腹手術との比較データはない．

❷ 経会陰的アプローチ

1）二次性前方会陰ヘルニア（SAPH）

前方は尿道が切除されていれば恥骨，側方は残存肛門挙筋，坐骨までの到達および固定は容易であるが，後方は浅会陰横筋以外固定する強靱な組織はなく，また，直腸との境界が薄いため人工物の使用が躊躇される．Garzónら[9]は女性の膀胱癌に対する膀胱尿道全摘術後のSAPHについてメッシュを用いた修復術を報告しており，ヘルニア背側が膣であるためメッシュの直接接触による晩期合併症が懸念される．筆者が経験した男性に対する膀胱前立腺尿道全摘出後のSAPHでは，メッシュを留置した場合の直腸への晩期合併症を鑑み，左薄筋を用いた筋弁術を行った．まず会陰縦切開にてヘルニア囊に到達後，周囲組織から深部に向かって剥離し，前方では恥骨，側方では坐骨，後方では浅会陰横筋を露出した（図7A）．ヘルニア囊を腹腔側に内翻した（図7B）後，左薄筋を動脈柄付きで皮下トンネルを通しヘルニア部に誘導し（図8），ヘルニア門から腹腔側に充填後，両側坐骨，恥骨，浅会陰横筋に縫合固定した（図9）．

2）二次性後方会陰ヘルニア

会陰切開によりヘルニア囊を周囲組織から剥離し（図10A），骨筋層レベルより腹腔側に還納する．経会陰的アプローチの手術成績が不良であるのは，メッシュ固定の

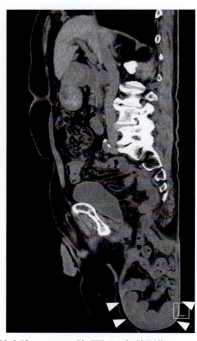

図4　二次性会陰ヘルニア（矢頭）CT矢状断像

表1　アプローチによる違い

	経腹式	経会陰式
メッシュ留置位置	IPOM	inlay
利点	ヘルニア門を一望視可能 overlapを広くとれる	アプローチしやすい
欠点	腹腔内癒着剥離が必要 臓器損傷の可能性	創関連合併症が多い
合併症発生率	20％	37.5％
再発率 （中央値25ヵ月）	40％	50％

IPOM：intraperitoneal onlay mesh

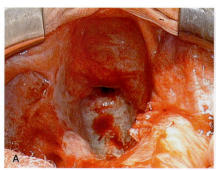 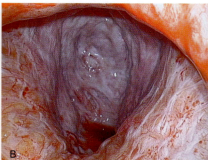 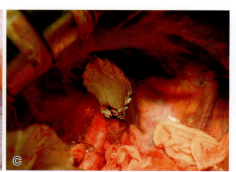

図5　経腹的腹腔内留置メッシュ修復術

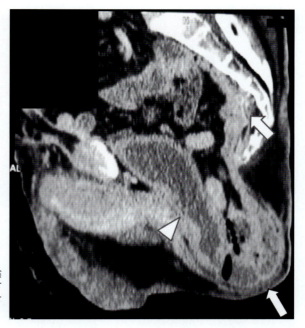

図6 経腹的腹腔内留置メッシュ修復術後再発
前回留置したメッシュの仙骨前面との固定は保たれていたが，腹側から会陰部に向けてメッシュが偏位し（矢印），同部から小腸が骨盤底筋群を越えて下垂し皮下へ脱出していた．膀胱の一部（矢頭）も同様に脱出しており，膀胱下垂を伴った会陰ヘルニア再発と診断した．

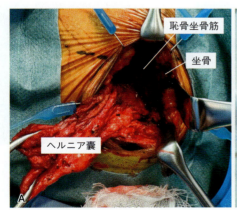
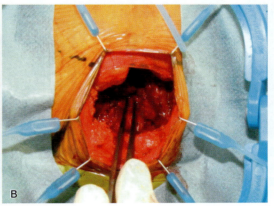

図7 二次性前方会陰ヘルニア囊剝離
A：ヘルニア囊の完全剝離
B：ヘルニア囊の腹腔側への翻転

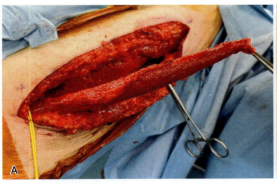
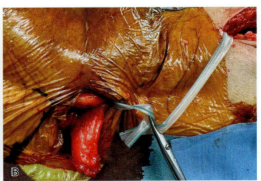

図8 左薄筋の採取
A：左薄筋遠位端の切離．
B：動脈柄付き筋弁を皮下トンネルを通しヘルニア部位に誘導．

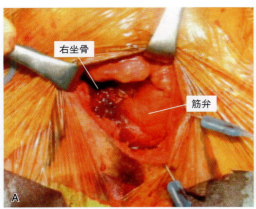
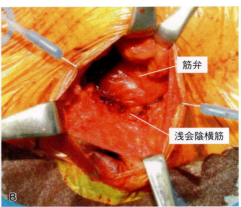

図9　筋弁固定
A：坐骨への縫合固定.
B：浅会陰横筋への縫合固定.

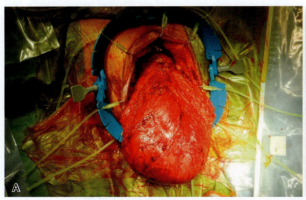
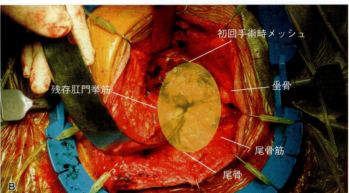

図10　二次性会陰ヘルニア会陰的アプローチ（再発会陰ヘルニア）
A：ヘルニア嚢完全剥離後．ヘルニア嚢を骨筋層レベルまで完全に剥離する．
B：ヘルニア嚢還納後．　　　の範囲にメッシュを留置，固定する．

"good stuff"の固定不十分が原因である．筋層への固定は前回術式の筋層切除範囲によって異なるが，尾骨および尾骨筋は温存されていることが多いため，よい固定部位になる（図10B）．両外側は残存肛門挙筋か，これを欠く場合，坐骨結節に固定する．前方は経腹的アプローチ同様，よい固定部位を欠くため，軟らかいメッシュでは再発をきたす恐れがある．このため筆者は形状記憶リング付きメッシュを用いた修復を行っており[21,22]，観察期間中央値35（9〜151）ヵ月で再発はみられていない．

謝辞

本稿の作成にあたり，順天堂大学練馬病院　渡野邉郁雄先生に身体所見写真の掲載をご快諾いただき，心より厚く御礼申し上げます．

●文献

1) De Garengeot RJC: Sur plusieurs singulières. Mem Acad R Chir 1: 699, 1743
2) Steffensen TS et al: Congenital perineal hernia in a fetus with trisomy 18. Fetal Pediatr Pathol 28: 95-99, 2009
3) Nieto-Zermeno J et al: Posterior perineal hernia. Report of a case and review of the literature. Bol Med Hosp Infant Mex 50: 741-744, 1993
4) Stamatiou D et al: Perineal hernia: surgical anatomy, embryology, and technique of repair. Am Surg 76: 474-479, 2010
5) Watanobe I et al: Primary anterior perineal hernia: a case report and review of the literature. Asian J Endosc Surg 13: 600-604, 2020
6) Sorelli PG et al: Laparoscopic repair of primary perineal hernias: the approach of choice in the 21st century. Colorectal Dis 14: 72-73, 2012
7) Yeoman FC: Hernia, perineal and pudendal. Am J Surg 43: 695-697, 1939
8) Balla A et al: Perineal hernia repair after abdominoperineal excision or extralevator abdominoperineal excision: a systematic review of the literature. Tech Coloproctol 21: 329-336, 2017
9) Garzón HJA et al: Synthetic mesh repair of an anterior perineal hernia following robotic radical urethrocystectomy. Int Braz J Urol 43: 982-986, 2017
10) So JB et al: Postoperative perineal hernia. Dis Colon Rectum 40: 954-957, 1997

11) Bach-Nielsen P: New surgical method of repairing sacral hernia following abdominoperineal excision of the rectum. Acta Chir Scand **133**: 67-68, 1967

12) De Campos FG et al: Incidence and management of perineal hernia after laparoscopic proctectomy. Surg Laparosc Endosc Percutan Tech **15**: 366-370, 2005

13) Ghellai AM: Laparoscopic repair of postoperative perineal hernia. Surg Laparosc Endosc Percutan Tech **12**: 119-121, 2002

14) Frydman GM, Polglase AL: Perineal approach for polypropylene mesh repair of perineal hernia. Aust N Z J Surg **59**: 895-897, 1989

15) Guzzo CP, Kratzer GL: Late evisceration of small bowel through postoperative perineal hernia after abdominoperineal resection: case report. Dis Colon Rectum **6**: 135-138, 1963

16) Perl JI: Repair of postoperative perineal hernia: report of a case. J Int Coll Surg **34**: 86-92, 1960

17) Sayers AE et al: Perineal hernia formation following extralevator abdominoperineal excision. Colorectal Dis **17**: 351-355, 2015

18) Mjoli M et al: Perineal hernia abdominoperineal resection: a pooled analysis. Colorectal Dis **14**: e400-406, 2012

19) Maurissen J et al: Robot-assisted repair of perineal hernia after extralevator abdominoperineal resection. Tech Coloproctol **23**: 479-482, 2019

20) Bertrand K et al: The management of perineal hernia following abdomino-perineal excision for cancer. Hernia **24**: 279-286, 2020

21) 宇野能子ほか：Kugel patchを用いて修復した再発会陰ヘルニアの1例. 日臨外会誌 **74**: 2002-2007, 2013

22) Suwa K et al: Transperineal repair of secondary perineal hernia using a mesh with a memory-recoil ring. J Anus Rectum colon **7**: 301-306, 2023

G. その他のヘルニア

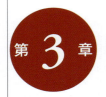

第3章 特殊な内ヘルニア

1 子宮広間膜ヘルニア，Douglas窩腹膜欠損ヘルニア

［諏訪　勝仁］

女性ではその解剖学的特徴により独特な内ヘルニアが発生しうる．その代表は子宮広間膜ヘルニア (broad ligament hernia：BLH)で，1861年にQuain[1])によって剖検例から初めて報告された．また，極めてまれではあるが，Douglas窩の腹膜欠損に発生する内ヘルニアも近年報告が増えている[2,3])．両者は比較的近似した画像所見や臨床症状を示すことが多く，腹部手術歴のない女性に発生することがあるため，認識しておく必要がある．

a. 子宮広間膜ヘルニア（BLH）

1) 疫学，成因

BLHは子宮広間膜に生じた腹膜欠損に腹腔内臓器が陥入することによって発生し，内ヘルニアの4～7％を占める[4-6])．本疾患の典型例は，腹部手術歴のない中年の多産婦女性であり[7-9])，その成因として①Müller管の遺残，広間膜内の囊胞などの先天奇形，②妊娠に伴う裂創，③分娩歴(回数および異常分娩の既往)，④加齢による靱帯・広間膜の弾力低下，⑤骨盤腹膜炎，⑥子宮内膜症による広間膜損傷などが指摘されている[10])．最近の報告[11])によると平均発症年齢は44.7歳で，約20％が妊娠出産歴および内膜症歴を欠き，約40％は腹部手術後である．

2) 分類（表1）

BLHはHunt[10])によって形態上3つ（fenestra type, pouch type, hernia sac type）に分類され，部位別ではCilleyら[12])によって3つに分類されている．Cilley分類は後にFafetら[13])によって4つに改訂されている（図1A・B）．

発生頻度については，形態上はfenestra typeが最多とされている．2021年に49例のBLHをまとめた報告[11])では，35例にのみCilley分類が適応とされており，そのうち25例(71.4％)がtype Ⅰ（子宮円靱帯尾側型），7例(20％)がtype Ⅱ（子宮円靱帯頭側型），3例(8.6％)がtype Ⅲ（円靱帯広間膜間型）であった．

3) 症状

脱出臓器により異なるが，多くは小腸が嵌入し腸閉塞で急性発症する[14])．嵌頓による絞扼をきたしやすいため緊急手術を要することが多い．嵌頓臓器は80％が小腸であるが[11])，結腸，卵巣，尿管の報告もある[8,12,15,16])．片側性が多く左右差はないが，約18％が両側性発生であ

表1　子宮広間膜ヘルニアの分類

A：Hunt分類（形態別分類）

fenestra type	子宮広間膜2葉の腹膜欠損
pouch type	1葉のみの腹膜欠損，片葉が盲囊を形成
hernia sac type	2葉の脆弱化した腹膜がヘルニア囊を形成

B：Cilley分類（部位別分類）

type Ⅰ	子宮円靱帯尾側
type Ⅱ	子宮円靱帯頭側
type Ⅲ	円靱帯と広間膜の間
type Ⅳ*	卵管間膜内

*Fafetら[13])によって追記

る[6,11,16])．

4) 診断

BLHの術前診断にはCTが有用であり[17-19])，特にMDCTにより診断精度は高まる[7,20,21])．CT所見では，①子宮と卵巣の距離開大，②鏡面像を有する拡張小腸腸管の骨盤内集簇，③これらの腸管の背外側にS状結腸直腸が，腹側に子宮が存在することが比較的特徴的であり（図2），MDCTにより広間膜への陥入像およびその部位でのcaliber changeが認められれば確定診断に至ることも可能である[22,23])．

5) 治療

絞扼性腸閉塞あるいは保存的治療抵抗性の腸閉塞を呈することが多いため手術適応となる．術式は嵌頓腸管の整復と広間膜欠損部位の閉鎖であるが，腸管壊死を伴って場合は腸管切除が必要となる．また，ヘルニア門が大きい場合には円靱帯切離や間膜切開による開放術も有用である．近年，急性腹症に対しても診断的用途を含めた腹腔鏡下手術

1. 子宮広間膜ヘルニア，Douglas窩腹膜欠損ヘルニア

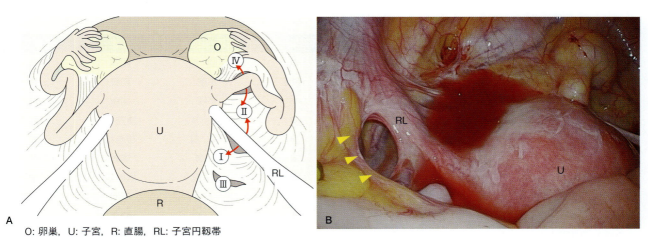

図1　子宮広間膜ヘルニアの形態分類
A：Cilley分類（Fafetらによって改訂）
B：Cilley分類-type Ⅰ．U：子宮，RL：子宮円靱帯，矢頭：ヘルニア門．
（Bunni J et al: Pouch of Douglas pelvic hernia: a rare entity managed laparoscopically. Hernia 16: 601-603, 2012 より許諾を得て転載）

が一般化し[24]，BLHにおいても腹腔鏡下手術の報告例が多くなっている[4,25]．

b. Douglas窩腹膜欠損ヘルニア

1）概念

骨盤内内ヘルニアは7％とまれであり[3]，解剖学的に筋膜の破綻部位によって坐骨孔，閉鎖孔，会陰部に分類される．坐骨ヘルニアは先天的あるいは後天的に起こり，次の3つに分類される．(a)梨状筋上で大坐骨窩に生じるもの，(b)梨状筋下で大坐骨窩に生じるもの，(c)小坐骨窩に生ずるもの．閉鎖孔ヘルニアは腹膜前脂肪織あるいは腸管が閉鎖孔から脱出するものであり，多くは70〜80歳代の高齢女性にみられる．会陰ヘルニアは骨盤底筋群の脆弱性によって腹腔内臓器が滑脱するものであり，従来の内ヘルニアとは異なる（会陰ヘルニアの項を参照）．会陰ヘルニアはヘルニア門が通常大きく，軟らかく，時に萎縮した筋肉によって囲まれるため臓器が絞扼されることはまれである．会陰ヘルニアはpelvic hernias, ischiorectal hernias, pudendal hernias, posterior labial hernias, subpubic hernias, vaginal hernias, hernias of the (rectouterine) pouch of Douglasと同義ないしは含有するものである[2]．hernias of the pouch of Douglas[26,27]とは骨盤底筋筋層の脆弱化を伴うposterior perineal herniaに属し，本項で述べるDouglas窩腹膜欠損に起こるヘルニアとは異なる[2]．

2）疫学，成因（表2）

極めてまれな疾患と考えられ，これまで17例の報告しかない[2,3,28-42]．BLH同様の成因が考えられているが，実際は不明である．腹部手術歴のない症例が多いことから(56.3％)，多くは先天性のDouglas窩腹膜欠損が原因と思われるが，子宮手術などの症例が散見され，発生要因が異なる可能性がある．平均発症年齢は46歳であり，妊娠出

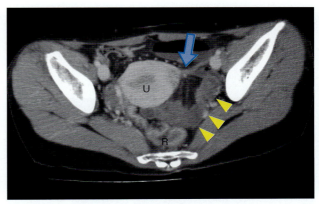

図2　子宮広間膜ヘルニアのCT所見
U：子宮，R：直腸，青矢印：腸管絞扼部位，黄色矢頭：子宮と直腸に挟まれる拡張腸管．
（Bunni J et al: Pouch of Douglas pelvic hernia: a rare entity managed laparoscopically. Hernia 16: 601-603, 2012 より許諾を得て転載）

産歴は多彩である．

3）症状・診断

これまでの報告では，全例腸閉塞により急性発症している．松井ら[36]は，造影MDCTにおける軸位断で①Douglas窩にclosed loopが存在すること，②そのclosed loopにより直腸が圧排，偏位を受けていること，③矢状断でDouglas窩のラインを確認し，そこからヘルニア門を介し仙骨方向にclosed loopが突出していること，の3点を画像上特徴として挙げている．しかし，術前診断し得た報告は本報告のみであり，実際の診断は困難であるといわざるを得ない．筆者の経験では本疾患の画像所見はBLHに近似しており，拡張した腸管が子宮と直腸に挟まれる所見を呈していた（図3）．

表2 Douglas窩腹膜欠損ヘルニア報告例

著者（報告年）	年齢（歳）	病態	腹部手術歴	妊娠/出産歴	術式	腸管切除
Fiirgaard（1988）	17	小腸閉塞	無	1回/無	開腹	無
Hoeffel（1992）	76	小腸閉塞，水腎症	不明	不明	開腹	有
Inoue（2002）	80	小腸閉塞	有	不明	開腹	無
松井（2006）	80	小腸閉塞	有	1回/有	腹腔鏡	無
川上（2008）	40	小腸閉塞	無	2回/有	腹腔鏡	無
中村（2011）	31	小腸閉塞	有	有/無	開腹	有
小久保（2011）	24	小腸閉塞	無	無/無	腹腔鏡	無
Yang（2012）	60	小腸閉塞	有	不明	不明	不明
Suwa（2013）	28	小腸閉塞	無	無/無	開腹	無
Apturkar（2013）	50	不明	有	不明	不明	不明
松井（2015）	33	小腸閉塞	無	無/無	腹腔鏡	無
盛口（2015）	46	小腸閉塞	無	有	開腹	有
Muthukumar（2017）	74	小腸閉塞	有	不明	開腹	無
Choi（2017）	26	小腸閉塞	無	無	開腹	有
上野（2018）	43	小腸閉塞	無	有	開腹	無
三浦（2019）	41	小腸閉塞	無	有	腹腔鏡	無
Hari（2020）	33	小腸閉塞	有	有	腹腔鏡	無
集計	46(17〜80)	小腸閉塞(100%)	無(56.3%)			無(73.3%)

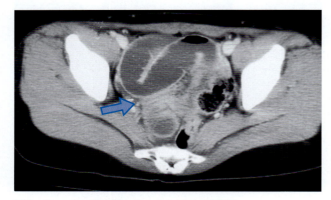

図3 Douglas窩腹膜欠損ヘルニアのCT所見
矢印：caliber change.

4）治療

修復法に関してはBLH同様定まった術式はないが，腹腔鏡下手術の報告が増えている．本ヘルニアは筋層の脆弱化を伴わないため（図4，5），人工物の使用は必須ではない．術式については，ヘルニア門の単閉鎖で終了することが多い（73.3%）．

BLHおよびDouglas窩腹膜欠損に生じる内ヘルニアにおける報告は，まれであるものの徐々に増加している．これらの疾患にも特徴的な臨床および画像所見があり，これを認識することで早期診断，治療に結びつくものと考える．

謝辞

本稿の作成にあたり，亀田総合病院外科 松波昌寿先生，加納宣康先生に術中写真，CTの掲載をご快諾いただき，心より厚く御礼申し上げます．

文献

1) Quain: Case of internal strangulation of a large portion of the ileum. Trans Pathol Soc Lond 7: 103, 1861
2) Suwa K et al: Internal hernia through a peritoneal defect in the pouch of Douglas: report of a case. Int J Surg Case Rep 4: 115-117, 2013
3) Fiirgaard B et al: Internal Richter's hernia due to congenital peritoneal defect. case report. Acta Chir Scand 154: 537, 1988
4) Guillem P et al: Small bowel incarceration in a broad ligament defect. Surg Endosc 17: 161-162, 2003
5) Kanbur AS et al: Jejunal obstruction and perforation resulting from herniation through broad ligament. J Postgrad Med 46: 189-190, 2000
6) Nozoe T et al: Incarceration of small bowel herniation through a defect of the broad ligament of the uterus: report of a case. Surg Today 32: 834-835, 2002
7) Kosaka N et al: Utility of multi-detector CT for preoperative diagnosis of internal hernia through a defect in the broad ligament. Eur Radiol 17: 1130-1133, 2007
8) Chapman VM et al: Internal hernia through a defect in the broad ligament: a rare cause of intestinal obstruction. Emerg Radiol 10: 94-95, 2003
9) Agresta F et al: Incarcerated internal hernia of the small intestine through a breach of the broad ligament: two cases and a literature review. JSLS 11: 255-257, 2007
10) Hunt AB: Fenestra and pouches in the broad ligament as an actual and potential cause of strangulated intra-abdominal

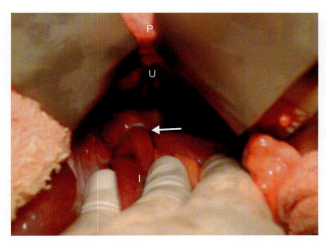

図4　嵌頓Douglas窩腹膜欠損ヘルニアの術中所見
P：恥骨，U：子宮，I：回腸．矢印：嵌頓部位．

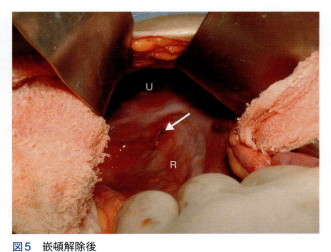

図5　嵌頓解除後
U：子宮，R：直腸．矢印：Douglas窩腹膜欠損．

 hernia. Surg Gynecol Obstet **58**: 906-913, 1934
11) Sajan A et al: Herniation through defects in the broad ligament. JSLS **25**: 1-11, 2021
12) Cilley R et al: Defects of the broad ligament of the uterus. Am J Gastroenterol **81**: 389-391, 1986
13) Fafet P et al: Internal hernia of the small intestine through a breach of the broad ligament, apropos of a case. review of the literature. J Chir **132**: 314-317, 1995
14) Takeyama N et al: CT of internal hernias. Radiogr Rev Publ Radiol Soc N Am Inc **25**: 997-1015, 2005
15) Rabushka SE: Colon hernia through a hiatus in the broad ligament. Report of a case and review of the literature. Obstet Gynecol **31**: 261-265, 1968
16) Karmali S et al: Herniation through the broad ligament. Can Med Assoc J **182**: 174, 2010
17) Ishihara H et al: Strangulated herniation through a defect of the broad ligament of the uterus. Gynecol Obstet Invest **35**: 187-189, 1993
18) Suzuki M: Radiologic imaging of herniation of the small bowel through a defect in the broad ligament. Gastrointest Radiol **11**: 102-104, 1986
19) 諏訪勝仁ほか：CT診断が有用であった子宮広間膜ヘルニアの1例．日臨外会誌 **59**：1654-1658，1998
20) Brion BB et al: Small bowel obstruction due to broad ligament hernia: computed tomography findings. Hernia **15**: 353-355, 2011
21) Aufort S et al: Multidetector CT of bowel obstruction: value of post-proceeding. Eur Radiol **15**: 2323-2329, 2005
22) Marraoui W et al: Internal hernia of the broad ligament: CT diagnosis for laparoscopic management. Diagn Interv Imaging **93**: 621-624, 2012
23) Quioga S et al: Small bowel obstruction secondary to internal hernia through a defect of the broad ligament: preoperative multi-detector CT diagnosis. Abdom Imaging **37**: 1089-1091, 2012
24) Sauerlenad S et al: Laparoscopy for abdominal emergencies: evidence based guidelines of the European Association for endoscopic surgery. Surg Endosc **20**: 14-29, 2006
25) Matsunami M et al: Broad ligament hernia successfully treated by laparoscopy: case report and review of literature. Asian J Endosc Surg **7**: 327-329, 2014
26) Bunni J et al: Pouch of Douglas pelvic hernia: a rare entity managed laparoscopically. Hernia **16**: 601-603, 2012
27) Zhang MQ et al: Pouch of Douglas hernia in a patient on peritoneal dialysis. Kidney Int **101**: 1090, 2022
28) Hoeffel JC et al: Demonstration by computed tomography of a case of internal small bowel herniation. Br J Radiol **65**: 1045-1046, 1992
29) Inoue Y et al: CT of internal hernia through a peritoneal defect of the pouch of Douglas. AJR **179**: 1305-1306, 2002
30) 松井則親ほか：稀なダグラス窩腹膜欠損が原因となった内ヘルニアの腹腔鏡下根治術の1例．日内視鏡外会誌 **11**：301-305，2006
31) 川上浩司ほか：ダグラス窩腹膜欠損部に生じた内ヘルニアの1例．日臨外会誌 **69**：2713-2716，2008
32) 中村勇人ほか：直腸子宮窩に発生した内ヘルニアの1例．日消外会誌 **44**：213-218，2011
33) 小久保健太郎ほか：腹腔鏡下手術にて修復したDouglas窩に生じた内ヘルニアの1例．日臨外会誌 **72**：3180-3183，2011
34) Yang D et al: Internal hernia through the pouch of Douglas after hysterectomy: a case report. J Korean Soc Radiol **66**: 469-472, 2012
35) Apturkar DK et al: A rare case of internal hernia through a rent in pouch of Douglas, six years after abdominal hysterectomy. Int J Biomed Adv Res **4**: 258-260, 2013
36) 松井俊樹ほか：造影multi-detector CTで術前診断し，腹腔鏡下に治療しえたダグラス窩腹膜欠損部を介した内ヘルニアの1例．日消外会誌 **48**：264-271，2015
37) 盛口佳宏ほか：Douglas窩腹膜欠損部に生じた内ヘルニアの1例．日臨外会誌 **76**：2061-2064，2015
38) Muthukumar V et al: Report of a case and review of literature of internal hernia through peritoneal defect in pouch of Douglas: a rare occurrence. Int J Appl Basic Med Res **7**: 196-198, 2017
39) Choi PW: Small bowel obstruction caused by internal hernia through a peritoneal defect of the pouch of Douglas: report of a case and review of the literature. Case Rep Surg 2017: 9819270, 2017
40) 上野剛平ほか：Douglas窩腹膜欠損による内ヘルニアの1例．日臨外会誌 **79**：1905-1910，2018
41) 三浦亮ほか：単孔式腹腔鏡下に治療したDouglas窩腹膜欠損部に生じた内ヘルニアの1例．日臨外会誌 **80**：1244-1249，2019
42) Hari GSC et al: Pouch of Douglas internal hernia successfully treated laparoscopically. J Minim Access Surg **16**: 271-272, 2020

G. その他のヘルニア

第3章 特殊な内ヘルニア

2 Petersenヘルニア

[小村 伸朗]

胃切除後のRoux-en Y再建や肥満手術のRoux-en Y再建後では，挙上した小腸の腸間膜と横行結腸間膜との間に間隙が生じる．この間隙のことをPetersen's defect（Petersen's space）と呼ぶ（図1）．そしてこのPetersen's defectに腸管が陥入した内ヘルニアはPetersenヘルニアと呼ばれている．

1）疫学，成因

腹腔鏡下手術では開腹手術と比較して癒着の発生が少ないため，発生頻度が開腹手術よりも高いとされる．また比較的急激な体重減少が発生要因の一因として考えられている．堀井ら[1]は1983～2015年を対象期間として，胃切除後のPetersenヘルニア41例をレビューしている．男性が32例（女性4例，不詳5例）と多く，術式の内訳は腹腔鏡補助下幽門側胃切除14例，腹腔鏡補助下胃全摘12例，開腹幽門側胃切除8例，開腹胃全摘7例であった．再建経路は結腸前が36例と多く約9割近くを占めた．一方，手術から発症までの日数は1日から20年と幅が広く一定の傾向はなかったと報告している．

2）治療，予後

手技的な問題はあるものの，内ヘルニア予防のためにはPetersen's defectを閉鎖するほうが望ましい．Haraら[2]はbarbed sutureを用いた簡便な閉鎖法を提唱し，その安全性と有用性を報告している．

自験例のCTを図2に示す．

CT所見としては，腸間膜血管がうず巻状を呈する"whirl sign"や，腸間膜血管の異常伸展像，限局した嵌入腸管ループの集簇形成があり[3,4]，診断率は87～92％である[5,6]．

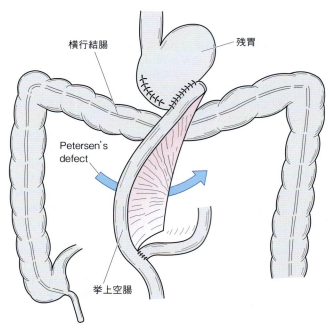
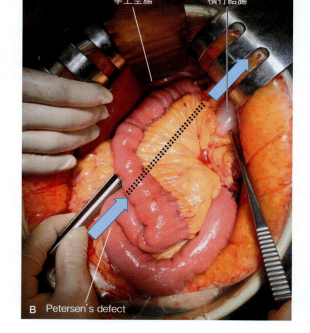

図1 Petersenヘルニア

第3章 特殊な内ヘルニア
2. Petersenヘルニア

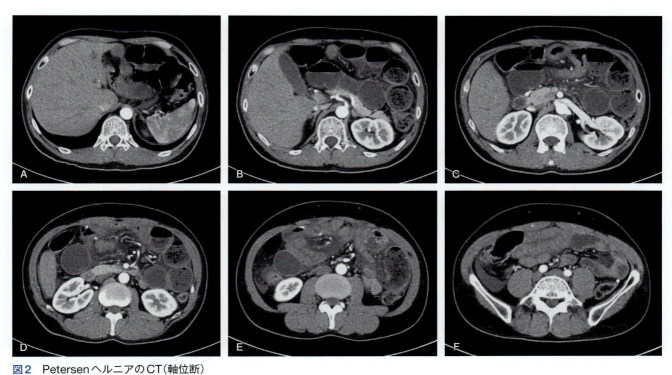

図2 PetersenヘルニアのCT（軸位断）
結腸前経路で挙上した空腸との間に生じたPetersen's defectより小腸が嵌入した．

● 文献
1) 堀井伸利ほか：腹腔鏡補助下胃全摘術後にPetersen's herniaをきたした2例．日腹部救急医会誌 **37**：427-430, 2017
2) Hara K et al: An easy and reliable method to close Petersen's defect using barbed suture to prevent internal hernia from developing after gastrectomy with Roux-en-Y reconstruction. Asian J Endosc Surg **13**: 238-241, 2020
3) Gunabushanam G et al: Small-bowel obstruction after laparoscopic Roux-en-Y gastric bypass surgery. J Comput Assist Tomogr **33**: 369-375, 2009
4) Finnell CW et al: Non-closure of defects during laparoscopic Roux-en-Y gastric bypass. Obes Surg **17**: 145-148, 2007
5) Ahmed AR et al: Trends in internal hernia incidence after laparoscopic Roux-en-Y gastric bypass. Obes Surg **17**: 1563-1566, 2007
6) Srikanth MS: Computed tomography patterns in small bowel obstruction after open distal gastric bypass. Obes Surg **14**: 811-822, 2004

G. その他のヘルニア
第3章 特殊な内ヘルニア

3 傍十二指腸ヘルニア

[中島　紳太郎]

　Treitz靱帯の近傍には，発生段階において後腹膜のヒダによって形成された腹膜窩（凹み）が複数存在する[1]．この腹膜窩に腸管が陥入して生じる内ヘルニアが傍十二指腸ヘルニアである．腹膜窩は複数存在し，「ヘルニア門が右側を向き，ヘルニア嚢が下腸間膜動静脈の背側を通って下行結腸間膜の後面に陥入するものが左傍十二指腸ヘルニア」「ヘルニア門が左側を向き，ヘルニア嚢が上腸間膜動静脈の背側を通って上行結腸間膜の後面に陥入するものが右傍十二指腸ヘルニア」と分類されている．

　傍十二指腸ヘルニアに特徴的な症状はなく，1990年代以前は絞扼性腸閉塞の診断で緊急開腹手術となり，最終診断に至ることが多いとされていた．しかし，近年の高次元画像技術の進歩によって詳細な血管走行の評価が可能となったことで術前診断が可能となり，待機的手術の適応も増加している．

a. 疫学

　傍十二指腸ヘルニアは1786年にNeubauerらによって初めてその存在が記載され，以後TreitzやWaldeyerらによって後腹膜窩に小腸が嵌入して生じる内ヘルニアとして報告された[1]．全小腸閉塞の中で内ヘルニアに起因するものは全体の0.2～0.9%とされ比較的まれな病態ではあるが，傍十二指腸ヘルニアが内ヘルニアの中で占める割合は欧米では約50%，わが国では腸間膜裂孔ヘルニアに次ぐ約25%と報告され，内ヘルニアの代表的な疾患である[2-5]．左右比は2～3：1と左型が多く，男女比は3：1と男性に多いとされている[5]．

b. 解剖学的特徴と発症因子

　Moynihan[6]らは十二指腸周囲には発生学的に9つの腹膜窩の存在があり，これらを①上十二指腸窩（superiorduodenal fossa of Eppinger），②傍十二指腸窩（paraduodenal fossa of Landzert），③下十二指腸窩（inferior duodenal fossa of Treitz），④内結腸間膜窩（intermesocolic fossa of Broesike），⑤腸間膜窩側壁窩（mesentericparietal fossa of Waldeyer），⑥結腸間膜窩（mesocolic fossa of Cooper），⑦後十二指腸窩（posterior duodenal fossa of Gruber），⑧十二指腸空腸（duodenojejunal fossa of Huschke），⑨内十二指腸窩（infraduodenal fossa of Jonnesco）に分類し報告した．しかし実際には個人差もあり，これら9つの腹膜窩のすべてが全例に存在するわけではない．臨床的に重要であると考えられているものは①～⑤であるとされ，この中でも傍十二指腸ヘルニアの左側型は傍十二指腸窩に，同じく右側型は腸間膜側壁窩に発生することがほとんどである[7]（図1）．

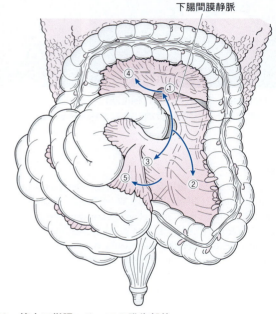

図1　傍十二指腸ヘルニアの発生部位
①上十二指腸窩（superiorduodenal fossa of Eppinger）
②傍十二指腸窩（paraduodenal fossa of Landzert）
③下十二指腸窩（inferior duodenal fossa of Treitz）
④内結腸間膜窩（intermesocolic fossa of Broesike）
⑤腸間膜窩側壁窩（mesentericparietal fossa of Waldeyer）
傍十二指腸窩ヘルニアはヘルニア嚢が左を向く左傍十二指腸ヘルニアであり，他の4つはすべてヘルニア嚢が右を向く右傍十二指腸ヘルニアである．この中では下十二指腸窩ヘルニアが最も多く，上十二指腸窩ヘルニアがそれに次いで，他のヘルニアはまれである．
（舟山裕士：傍十二指腸ヘルニア．改訂版 消化器外科手術のための解剖学　食道，胃・十二指腸，腹壁・ヘルニア，松野正紀ほか（編）p168, 2006より許諾を得て転載）

　傍十二指腸ヘルニアの発生機序はMoynihan[6]らの「胎生期に存在する後腹膜裂孔あるいは腹膜窩などの脆弱な部分に腹圧の上昇や蠕動異常によって腸管が陥入・脱出してヘルニアが発生するといった後天的要因による説」と，Andrews[8]らの「胎生期における腸管の回転異常や後腹膜への固定異常が原因となる先天的要因による説」が代表的である．Passas[9]らは先天的要因では右傍十二指腸ヘルニアは

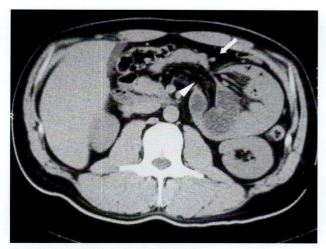

図2　左傍十二指腸ヘルニア．腹部単純CT
Treitz靱帯近傍から左前腎傍腔へ脱出する囊状構造（sac-like appearance）に覆われた拡張腸管ループ像を認める．偏位した下腸間膜動静脈（矢印）の背側に腸間膜血管の放射性集積とヘルニア門（矢頭）が認められる．

腸回転異常，同じく左傍十二指腸ヘルニアは固定異常に起因すると報告し，現在の時点ではこの考えが最も有力とされている．腸回転異常は胎生期腸回転の第2段階において中腸の右半分が回転を停止し，左半分が正常な回転を続ける結果，上行結腸間膜の後方に腸管が捕捉された形になるとされている[10]．固定異常は結腸の後腹膜への不完全な癒合や壁側腹膜に結腸が誤って固定されてしまった場合に結腸と後腹膜の間に異常な腔が形成され，ここに後天的に小腸が陥入し発生するパターンなどが考えられる[11]．

c. 診断

傍十二指腸ヘルニアは他の内ヘルニアと同様に①無症状，②慢性症状で軽い消化器症状程度，③慢性不完全腸閉塞症状，④急性腸閉塞症状の4タイプで発症するとされ[11]，血流障害を伴うような急性腸閉塞症状であれば迅速な対応が可能である．しかし，間欠的な腹痛や腹部膨満感が慢性的な症状としてみられ非継続的な便秘，下血，腸閉塞症状を認める場合もある．一般的な外来において，このような症例すべてにMDCTのような詳細な検査が行われることはないが，傍十二指腸ヘルニアには特徴的な画像所見があり，診断に有用である．

腹部単純X線検査ではヘルニア囊に一致した部位の小腸が円弧状の境界をもった集塊を形成し，これらは体位変換や圧迫によって移動せず，骨盤内に小腸陰影を欠くことが多いとされている[12]．しかし，腹部単純X線検査のみで確定診断に至ることは極めて困難であり，これに対しCT画像は特徴的な所見を有し，術前診断に比重に有用である．まず，左傍十二指腸ヘルニアは大半が傍十二指腸窩（paraduodenal fossa of Landzert）から下行結腸間膜および横行結腸間膜背側の左側にあたる前腎傍腔に小腸が陥入するものであり，ヘルニア門であるparaduodenal foldは自由縁に下腸間膜動静脈を含む．これを反映した所見とし

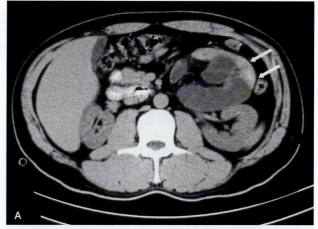

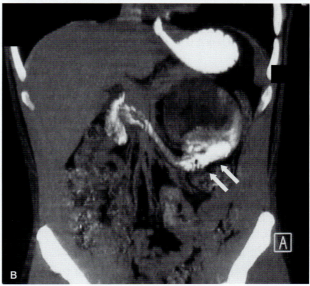

図3　左傍十二指腸ヘルニア．腹部造影CT
A：造影剤は囊状構造内の一部腸管のみに流入し，同部における停滞（矢印）を認めた．
B：冠状断像では十二指腸空腸移行部より肛門側に造影剤の停滞（矢印）を認め，囊状構造内の空腸は拡張している．

て滑らかな囊状構造に覆われた拡張小腸ループが左上腹部に認められ，これが下行結腸間膜を腹側に圧排するため下腸間膜動静脈および左結腸動脈上行枝は腹側へ圧排される[12]（図2〜4）．これに対して右傍結腸ヘルニアは大半が腸間膜側壁窩（mesentericoparietal fossa of Waldeyer）から上行結腸間膜および横行結腸間膜背側の右側にあたる前腎傍腔に小腸が陥入するものである．腸間膜側壁窩は第1空腸ループの所属腸間膜によって形成され，自由縁に上腸間膜動静脈が含まれる．これを反映した所見として滑らかな囊状構造に覆われた小腸ループが右上腹部に認められ，これが上行結腸間膜を腹側に圧排するため上腸間膜動静脈は腹側へ圧排される[12]（図4）．以上のような滑らかな類円型の囊状構造，いわゆる"sac-like appearance"で覆われた拡張腸管ループ像は非常に特徴的な所見であり，傍十二指腸ヘルニアの診断に重要であるとされている．また造影CTであればより詳細な血管走行の評価のみでなく，

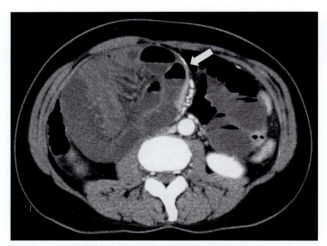

図4　右傍十二指腸ヘルニア．腹部造影CT
右上腹部に上腸間膜動静脈を腹側に圧排・偏位させて右前腎傍腔方向に脱出する嚢状構造（sac-like appearance）を認める．

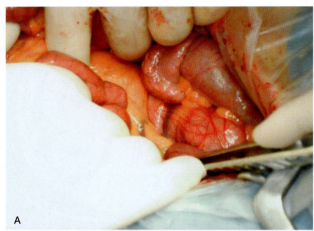
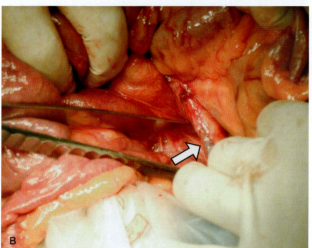

図5　左傍十二指腸ヘルニアの術中所見
A：傍十二指腸窩から左前腎傍腔に陥入した空腸が後腹膜を介して透見された．
B：ヘルニア門（鑷子挿入部）の自由縁には下腸間膜動静脈（矢印）が確認された．

嵌頓腸管の血流障害の有無まで評価が可能であり，さらに有益な術前情報が得られる．

d. 治療

　開腹，腹腔鏡下手術ともに治療の基本はヘルニア内容の整復とヘルニア門の閉鎖処理である．ヘルニア門の取り扱いに関しては報告例のほとんどで閉鎖が行われているが，大きく開放したままの症例もある．閉鎖・開放の是非に関して言及した論文は，国内外ともに確認されないが，一度ヘルニア嵌頓を起こした深い腹膜窩をそのままにしておくことには疑念が残り，閉鎖操作も外科医にとっては特別なものではないので，閉鎖すべきであると考える．腸管壊死を合併した場合は腸管切除が必要となり，わが国の報告例の21％で腸管壊死のため腸切除が行われている[13]．また，Treitz靱帯の形成がなく，腸回転異常を伴う場合にはLadd手術またはBill手術の付加が推奨される．メッシュを使用した修復術は海外・国内を問わず一般的ではなく，現在の時点では再発の症例もしくは非常に大きなヘルニア門の症例に限られるべきであると考える．保存的治療後での軽快例や他の内ヘルニア術後に傍十二指腸ヘルニア嵌頓による絞扼性腸閉塞に陥った症例も報告されており，診断がついた時点での積極的な手術が検討されるべきである．

1）開腹手術

　上腹部正中切開で開腹し，Treitz靱帯近傍の観察を行う．ヘルニア門を確認し，脱出腸管を愛護的に戻し，血流の評価を行い，必要に応じて腸管切除を追加する．左傍十二指腸ヘルニアであればヘルニア門の自由縁に下腸間膜動静脈（矢印）が存在し（図5），右傍十二指腸ヘルニアであれば上腸間膜動静脈（矢印）が存在するので（図6），これらの重要血管を損傷しないようにヘルニア門の腹膜や腸間膜を吸収糸で縫合閉鎖し手術を終了する．Treitz靱帯周囲の過度の操作は術後にTreitz症候群による十二指腸の排出障害をきたす可能性があるので最低限にとどめる．

2）腹腔鏡下修復術

　開腹手術と要点は同じであり，ヘルニア内容の整復とヘルニア門の閉鎖を行う．小腸閉塞による拡張腸管はヘルニア嚢内にとどまっているため視野の確保は容易である．しかし，回転異常や軸捻転を合併している症例においては注意が必要である．また，腸管の癒着や拡張・浮腫が高度であり，体位変換などを追加しても良好な視野を得られず，十分なworking spaceが確保できない症例においては開腹への移行をためらうべきではない．
　仰臥位で体位を固定し，術者はヘルニアの対側もしくは下肢の間に立ち手術を行う．臍もしくは対側の前腋窩線より外側から1stポートを挿入して気腹を行い，さらにワーキングポート2本をtriangle formationとなるように挿入する．ヘルニア嚢内の腸管は腹腔内から腹膜を介して透見可能であり，血流の評価を行いながらヘルニア嚢内から脱出腸管を愛護的に還納する．血流障害をきたしているようであれば腸管切除を追加する．ヘルニア門を縫合閉鎖する

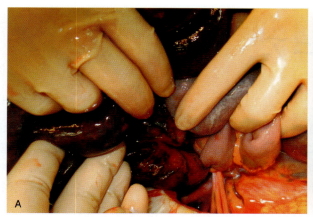
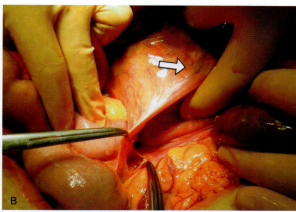
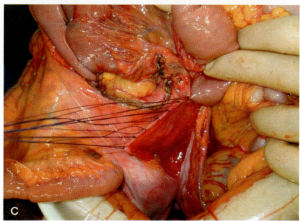

図6　右傍十二指腸ヘルニアの術中所見
A：腹腔内に約100mLの血性腹水を認め，虚血に陥った拡張した小腸を認めた．
B：腸間膜側壁窩が約4cm大のヘルニア門を形成していた．ヘルニア門の自由縁には上腸間膜動静脈（矢印）が確認された．
C：ヘルニア門は3-0吸収糸で単純閉鎖した．

が，開腹手術と同様にヘルニアの自由縁の上・下腸間膜動静脈の走行に注意する．小開腹創は2層で閉腹し，皮膚小切開部は閉創する．

　いずれの術式を選択するかは症例の年齢や全身状態を踏まえた術者の判断に委ねられるが，右傍十二指腸ヘルニアはヘルニア内容である陥入腸管が上腸間膜動静脈を圧排するため，小腸全体の血流障害をきたしやすく急性腹症として開腹手術に至る傾向があり，対して左傍十二指腸ヘルニアは腹膜刺激症状を呈する症例が少なく，待機的な腹腔鏡手術の適当となるとの報告[14]もあり，さらなる症例の蓄積が必要である．

e. 手術合併症

　傍十二指腸ヘルニアの手術において特有の合併症の報告はなされていない．他の内ヘルニア同様に腸管操作を愛護的に行うなどの留意すべき点はあるが，何よりも重要なのは的確な診断と迅速な手術であると考える．また腹腔鏡手術において脱出腸管が大量で操作性や視野の確保が困難な場合はタイミングを逃さずに開腹へ移行することも重要である．開腹術と腹腔鏡手術の比較試験の報告は海外でもなされていないが，他の内ヘルニア手術と同様に腹腔鏡手術の方が術後疼痛の軽減や在院日数の短縮が期待される．

● 文献

1) Brigham RA, d'Avis JC：Paraduodenal hernia. Hernia, 3rd Ed, Nyhus LE, Condon RE（eds）, Lippincott, p481-486, 1989
2) Hansman GH：Intra-abdominal hernia, report of a case and review of the literature. Arch Surg 39：973-986, 1939
3) Meyers MA：Paraduodenal hernias: radiologic and arteriographic diagnosis. Radiology 95：29-37, 1970
4) Passas V et al: Computed tomography of left paraduodenal hernia. J Comput Assist Tomogr 10: 542-543, 1986
5) 天野順二：傍十二指腸ヘルニア，沖永功太（編），ヘルニアのすべて，へるす出版，p247-263，1995
6) Moynihan BGA, Loud MS：The arris and gale lectures on the anatomy and surgery of the peritoneal fossa. Br Med J 4：522-525, 1899
7) John ES, Stephen WG：The paraduodenal hernia. Hernia Surgical Anatomy and Technique. McGraw-Hill, p283-387, 1989
8) Andrews E: Duodenal hernia：a misonomer. Surg Gynecol Obstet 37: 740-750, 1923
9) Passas V et al: Computed tomography of left paraduodenal hernia. J Comput Assist Tomogr 10: 542-543, 1986
10) 柵瀬信太郎，牧野永城：内ヘルニア，新外科学大系，25巻B，腹壁・腹膜・イレウスの外科II，中山書店，p193-203，1990
11) Jones TW：Hernia and hernias of the foramen of Winslow. Hernia, JB Lippincott, p577-601, 1964
12) 沖野由里子ほか：ヘルニア，画像診断 27：295-307，2007
13) 中島紳太郎ほか：典型的なCT所見を呈し術前診断が可能であった左傍十二指腸ヘルニア嵌頓の1例．日腹部救急医会誌 30：61-64，2010
14) 岡﨑靖史ほか：左傍十二指腸ヘルニアに対する腹腔鏡下修復術の1例．日腹部救急医会誌 36：111-114，2016

第Ⅱ部　腹壁ヘルニア

G. その他のヘルニア

第 3 章　特殊な内ヘルニア

4 | その他の内ヘルニア

[小村　伸朗]

　　内ヘルニアの分類はSteinke[1]の分類（**表1**）が基本となり現在に至っている（**表2**）[2]．本分類は「腹膜窩ヘルニア」と「異常裂孔ヘルニア」に大別されている．前者は腸管の腸管膜が消失して後腹膜に固定される部分と腸管膜を有する部分の境界付近に生じ，後者は先天性もしくは後天性に，本来は閉鎖していなければならない部分の欠損孔から腸管が逸脱する．ただし，近年の報告例では病名に"異常"を付けることはほぼない．

　　異常裂孔ヘルニアの中で，腸間膜が関与するヘルニアの1つである腸管膜裂孔ヘルニアは，腸間膜の両葉が欠損し，腸管膜内に孔が開いている状態を指すが，腸管膜の片葉が欠損し，腸間膜内へ腸管が嵌入する場合は腸間膜内ヘルニアと呼称され，腹膜窩ヘルニアの中に分類されることが多い．したがって，本項では腸間膜内ヘルニアは腹膜窩ヘルニアの中に記載する．

　　一方，報告例の中には，結腸間膜窩ヘルニアと腸間膜内ヘルニアの区別が厳密につかず，混同されている場合がある．このことが実際の発生頻度や集計を難しくしている．

a.　腹膜窩ヘルニア（傍十二指腸ヘルニア除く）

1）盲腸周囲ヘルニア

　盲腸周囲の陥凹には解剖学的に上回盲窩，下回盲窩，虫垂後窩，盲腸後窩がある（**図1**）．盲腸周囲ヘルニアは上記の陥凹から生じた内ヘルニアである．一方，Meyerは臨床例の検討から，内側型盲腸周囲ヘルニア（上回盲窩・下回盲窩・虫垂後窩が含まれる），外側型盲腸周囲ヘルニア，盲腸後窩型ヘルニア，分類不能型に分類している．

　今井ら[3]によると，盲腸周囲ヘルニアは61例報告されており，盲腸後窩型が32例（52.5％）と最も多く，次いで傍盲腸溝もしくは傍結腸溝型（外側型）8例（13.1％），下回盲

窩型6例（9.8％），上回盲窩型2例（3.3％），ヘルニア門未特定13例（21.3％）であった．解剖型見地からみた分類に含まれない外側型に関して，貴島ら[4]はわが国の9例を総括している．

2）傍上行結腸窩ヘルニア

　上行結腸外側より発生するヘルニアであり，高須ら[5]によると，会議録を除き8例の報告のみである．男性5例，平均年齢71歳（54〜81歳），術前に正診に至った報告はな

表1　Steinke分類

1）retroperitoneal
　　paraduodenal
　　　　right
　　　　left
　　　　duodenojejunal
　　paracecal
　　　　ileocecal
　　　　　　superior
　　　　　　inferior
　　　　rectocecal
　　　　ileocolic
　　intersigmoid
　　foramen of Winslow

2）anomalous openings
　　through the mesentery
　　through the omentum
　　through or into the broad ligament

（文献1より引用）

表2　Steinke分類に基づいた分類

A.　腹膜窩ヘルニア
　　1.　傍十二指腸ヘルニア
　　　　a.　左傍十二指腸ヘルニア
　　　　b.　右傍十二指腸ヘルニア
　　2.　盲腸陥凹ヘルニア
　　　　a.　上回盲腸陥凹ヘルニア
　　　　b.　下回盲腸陥凹ヘルニア
　　　　c.　盲腸後陥凹ヘルニア
　　　　d.　回結腸陥凹ヘルニア
　　3.　S状結腸間膜陥凹ヘルニア
　　4.　横行結腸間膜陥凹ヘルニア
　　5.　Winslow孔ヘルニア
　　6.　膀胱窩ヘルニア
　　7.　その他
B.　異常裂孔ヘルニア
　　1.　腸間膜異常裂孔ヘルニア
　　　　a.　小腸間膜異常裂孔ヘルニア
　　　　b.　結腸間膜異常裂孔ヘルニア
　　2.　大網および小網異常裂孔ヘルニア
　　3.　広靭帯異常裂孔ヘルニア
　　4.　その他

（文献2より引用）

く，いずれも手術が施行されている．ヘルニア門は比較的小さく，5例が縫合閉鎖，3例は開放されている．腸管切除が必要であった症例は1例のみであった．

3）横行結腸間膜窩ヘルニア

横行結腸間膜窩ヘルニアをキーワードに検索すると，会議録を除き3例の報告のみであるが，呉山ら[6]は高橋ら[7]の論文を引用し，腹膜窩ヘルニア107例中4例，3.7％が横行結腸間膜窩ヘルニアであると記載している．また塚原ら[8]は腸重積を合併した横行結腸間膜窩ヘルニア3例をまとめているが，いずれも十二指腸への逆行性腸重積であった．

4）下行結腸間膜窩ヘルニア，傍下行結腸窩ヘルニア

下行結腸間膜窩ヘルニアは下行結腸の異常窩にヘルニアを発症したもので，大熊ら[9]の報告ではこれまでにわずか2例のみである．同報告では，異常窩辺縁は背側が下腸間膜動脈で，腹側が左結腸動脈であり，下行結腸を腹側に押し上げるように前腎傍腔に小腸が脱出していたと記載している．

傍下行結腸窩ヘルニアは下行結腸外側より発生するヘルニアであり，穂坂ら[10]は11例を総括している．平均年齢67歳（38〜82歳），男性7例，開腹歴なしが9例，術前正診例はCTで下行結腸背側に小腸の係蹄を認めた1例のみであった．ヘルニア門の大きさは8例が3 cm以下であり，処置はヘルニア門開放5例，ヘルニア門閉鎖が3例であり，4例が腹腔鏡下手術であった．

5）S状結腸間膜窩ヘルニア

S状結腸間膜に関連する内ヘルニアは比較的多い．S状結腸間膜窩ヘルニア，S状結腸間膜内ヘルニア，S状結腸間膜裂孔ヘルニアがあり，その割合は24.6％，57.4％，18.0％とされている[11]．S状結腸間膜窩はS状結腸間膜後葉と壁側腹膜との癒合不全で生じる窪みと考えられているが，和氣ら[12]は45例のS状結腸間膜窩ヘルニア報告を総括している．平均年齢52歳（21〜81歳），男女比は28：17で男性に多く，腹部手術歴は8例（18％）のみであった．手術のアプローチ法は開腹26例，腹腔鏡下19例であったが，2015年以降はほとんどの症例が腹腔鏡下で施行されている．腸管切除が必要であった症例は4例（9％）のみと比較的少なく，ヘルニア門に対する治療は縫合閉鎖31例，開放10例，なし1例，不明2例であった．術前の正診率は腹部手術歴ありが38％，なしが43％とほぼ同様であった．

6）傍直腸窩ヘルニア

室谷ら[13]によると会議録を除きこれまでに7例の報告がある．年齢は9〜79歳と幅広く，6例（86％）が女性で，うち3例に婦人科手術の既往があった．腹膜窩の発生部位は直腸右側が6例（86％）と多く，手術のアプローチ法は開腹4例，腹腔鏡下手術3例であった．開腹例では全例腸管切

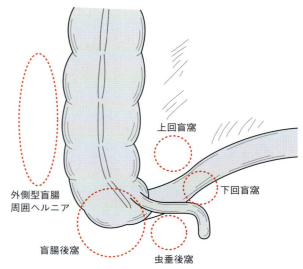

図1　盲腸周囲ヘルニア

除が施行されている一方，腹腔鏡下手術では腸切例はなかった．ヘルニアの修復方法は縫合閉鎖4例，ヘルニア囊開放とメッシュが各1例，1例は不明であった．

7）膀胱上窩ヘルニア

膀胱上窩ヘルニアは正中臍索帯（襞），内側臍索帯（襞）ならびに外側臍索帯（襞）に囲まれた膀胱上窩より発生する内ヘルニアである．外膀胱上窩ヘルニアと内膀胱上窩ヘルニアに分類される．

内膀胱上窩ヘルニアに関して，渡辺ら[14]が21例の報告をレビューしている．平均年齢64.6歳で，3例を除き50歳代以降の発症であった．男女比は18：3で男性に多く，サブタイプとしてはanterior supravesical herniaが19例と圧倒的に高率であった．また全例が腸閉塞で発症し，鼠径部の膨隆を認めた症例は3例のみであった．治療はヘルニア門の閉鎖は必要であるが，ヘルニア囊の切除は膀胱壁損傷の可能性も考慮し，必須とはされていない．岩城ら[15]はCT所見に着目しているが，CTを施行した17例中15例で小腸ループの膀胱圧排所見を認めたとしている．

外膀胱上窩ヘルニアは鼠径部の膨隆で発症する．貝崎ら[16]は18例をレビューしているが，平均年齢68歳（39〜88歳），男女比15：3，左右比7：10（両側1），鼠径ヘルニアの合併を6例に認めた．術式はTAPP法12例，TEP法2例，前方3例，開腹1例であり，2015年以降の報告はすべてTAPP法であった．

8）腸間膜内ヘルニア

腸管膜の片葉が欠損しており，文字通り腸間膜内へ腸管が嵌入する（図2A）．小腸間膜内ヘルニアと結腸間膜内ヘルニアがある．

小腸間膜内ヘルニアは極めてまれである．平野ら[17]の報告によるとわが国ではわずか4例の報告しかない．術前に確定診断が得られた症例はなく，ヘルニア門は回腸終末

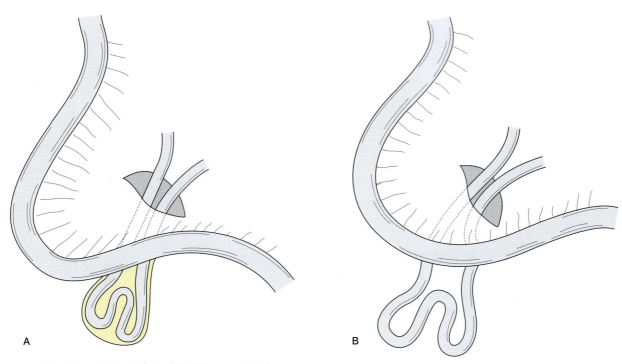

図2 腸間膜内ヘルニア(A)と腸間膜裂孔ヘルニア(B)
腸間膜内ヘルニアは片葉のみの欠損．腸間膜裂孔ヘルニアは腸間膜の両葉が欠損．

部に集中，絞扼による壊死で腸管切除を必要とした症例はなかったと報告している（漿膜炎による回腸切除1例あり）．一般的に腸間膜の両葉が欠損し，孔が形成された小腸間膜裂孔ヘルニア（経腸間膜ヘルニア）の場合は，絞扼による血流障害が発生しやすいが，腸間膜内ヘルニアでは腸管が嵌入する空間が制限されるため比較的血流障害が発生しづらいとされている．

結腸間膜内ヘルニアに関して，服部ら[18]の報告によると，S状結腸間膜内ヘルニアはわが国で53例の報告がある．平均年齢59歳（14～96歳），男性45例（85％）と男性に多く，右葉欠損型，左葉欠損型各26例で差はなかったとしている．術前診断可能であった症例は11例のみであったが，診断手段として冠状断・矢状断CT検査が有用としている．発症から手術までの日数は1～34日，平均10.6日と長く，腸管切除を必要とした症例は6例（11％）のみであった．

9）Winslow孔ヘルニア

生理的に存在するWinslow孔より腸管が脱出する内ヘルニアである．中原ら[19]は27例の報告をレビューしている．平均年齢51.1歳，女性15例，嵌入臓器は小腸22例，胆囊4例，結腸1例であった．疾患の解剖学的要因として，Winslow孔の開大，総腸間膜症，上行結腸の後腹膜への固定異常，小腸間膜の過長，肝右葉肥大，遊走胆囊などが挙げられている．嵌入臓器の整復後は，Winslow孔の閉鎖を行っていない報告が多いが，再発は認められていない．一方，原田ら[20]の検索では53例報告があり，平均年齢44.2歳，男女比30：23，嵌入臓器は小腸45例（84.9％），胆囊4例（7.5％），結腸4例（7.5％）であったが術式の記載はない．山崎ら[21]は2000年以降に報告された22例をレビューしているが，嵌入臓器は2例（胆囊，左結腸曲各1例）を除き小腸であり，9例（45％）で小腸切除が施行，Winslow孔の縫縮は全体の14％しかなされていない．

b. 異常裂孔ヘルニア

1）腸間膜裂孔ヘルニア

経腸間膜ヘルニアとも呼称される．腸間膜の両葉が欠損しており，この間隙から腸管が嵌入する（図2B）．小腸間膜裂孔ヘルニアと結腸間膜裂孔ヘルニアがある．

結腸間膜裂孔ヘルニアの報告例は横行結腸とS状結腸が多い．中林ら[22]は横行結腸間膜ヘルニア44例をレビューしているが，それによると男性15例（34％），平均年齢75.5歳，結腸間膜は両葉欠損23例（横行結腸間膜裂孔ヘルニア），片葉欠損19例（横行結腸間膜内ヘルニア），欠損なしと不明が各1例であった．また裂孔径は2cm以上5cm未満が32例と多く，5cm以上は7例，詳細不明が5例であったと報告している．小野ら[23]はS状結腸間膜裂孔ヘルニア16例をまとめているが，男性7例（44％），平均年齢61.6歳，裂孔の大きさは2.75cm（1～5cm）であった．開腹既往を6例に認め，術式は全例で単純閉鎖が施行されているが，腸切除術が7例に併施された．

中川ら[24]によると，上行結腸間膜裂孔ヘルニアはこれまでに7例の報告がある．年齢の中央値は80歳（16～91歳）で高齢者に多く，女性が4例であった．腹部手術歴は2

例，ヘルニア内容は全例小腸で，1例はS状結腸も脱出していた．また下行結腸間膜裂孔ヘルニアは会議録での報告3例のみである．

2）小網裂孔ヘルニア

先天性，後天性に小網内に生じた間隙より，腸管が嵌入する内ヘルニアであり，まれな疾患である．北岸[25]は腸管が腹腔から小網裂孔を通り網嚢内に嵌入するⅠ型と，腸管が腹腔から胃結腸間膜の欠損部を経由して，胃背側から小網裂孔を通り，再度腹腔内へ入るⅡ型に分類している．安井ら[26]は自験例を含めた12例を総括しているが，年齢中央値は67.5歳（19〜89歳），男性7例（58%），術前診断は小網裂孔ヘルニア3例，内ヘルニア6例，絞扼性腸閉塞3例であり，手術歴は2例のみに認めた．ヘルニア内容は小腸10例，結腸1例，小腸・結腸1例，裂孔の径は平均3.1 cm（1.5〜5 cm）であり，北岸分類ではⅡ型が8例（67%）と多かった．術式は1例が小網開放であったが，残りの症例はいずれも裂孔閉鎖が施行されており，6例で腸切が必要であったと報告している．

3）大網裂孔ヘルニア

先天性，後天性に大網内に生じた間隙より腸管が嵌入する内ヘルニアである．嵌入する腸管としては小腸が圧倒的に多く，大腸は少ない．太和田ら[27]の報告によると，横行結腸網嚢内嵌入のわが国で報告はわずか3例である．大網裂孔ヘルニアの分類として山口分類（図3）[28]があり，A型（腹腔→大網→腹腔），B型（腹腔→網嚢→腹腔），C型（C0：腹腔→胃背側網嚢，C1：腹腔→網嚢→Winslow孔→腹腔，C2：腹腔→網嚢→小網→腹腔）に分類されている．また，診断法として宇高ら[29]はMDCTの有用性を報告している．彼らは2010〜2013年の間に大網裂孔ヘルニアを6例経験し，MDCTの冠状断・矢状断などの構築により3例に術前確定診断を，3例に内ヘルニアの診断をつけている．横行結腸の腹側に位置する拡張小腸，ヘルニア門に向かう腸間膜の収束などが重要な所見である．

土田ら[30]は188例を，木村ら[31]は203例の大網裂孔ヘルニアを詳細にレビューしている．木村らによると，平均年齢56.2歳，男性114例（56%），手術既往23例（11%），術前診断に至った症例は18例（9%），山口分類でtype A 120例（59%），type C 72例（36%），不明11例（5%）でありtype Bはいなかった．ヘルニア内容は小腸が圧倒的に多く186例（92%），大腸6例（3%），裂孔数は単孔118例（58%），多孔12例（6%），不明73例であり，裂孔の平均は3.3 cmであった．また77例（38%）に腸管切除が施行されていたが，嵌入腸管が壊死していなかった場合，腹腔鏡下手術も施行されている．その後，原田ら[32]がわが国初となる，山口分類type Bを報告している．堀江ら[33]はtype A 123例とtype C 46例を比較し，type Aは高齢であること（69.0歳 vs 51.6歳），裂孔処理は切離開放が86%であったのに対しtype Cでは縫合閉鎖が85%であったこ

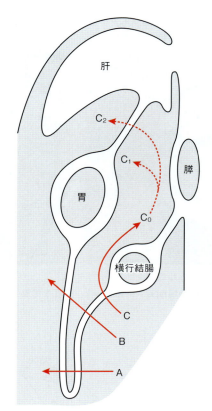

図3　大網裂孔ヘルニアの山口分類
（文献28より引用）

とを報告するとともに腹腔鏡下手術26例のレビューをしているが，完遂は14例（54%）であった．

自験例を図4に示す．

4）肝鎌状間膜内ヘルニア

肝鎌状間膜の欠損孔から腸管が嵌入した内ヘルニアである．奥村ら[34]は腹腔鏡下幽門側胃切除後の医原性に生じた肝鎌状間膜内ヘルニアを報告しているが，医原性での報告は初となるものである．論文の中でこれまでの8例を総括しているが，いずれも先天性欠損が原因と考えられている．全例，外科治療が施行されており，3例では腸管壊死が存在した．また，肝円索は全例で切離解放処置がとられている．妊娠後期の報告が2例あること，奥村の症例は術後吻合部出血に伴う腸管拡張があったことから，腹圧の異常上昇が内ヘルニア発症の一因としている．

c. その他の特殊な内ヘルニア

1）Y脚と挙上空腸間のヘルニア

胃切除後などのRoux-en Y再建では，図5に示すような間隙が生じる．この部位からの内ヘルニアの報告もある．奥野ら[35]はY脚吻合部腸間膜間隙内ヘルニア8例を総括しているが，術式は胃全摘5例（腹腔鏡4例），幽門側胃切除3例（腹腔鏡2例）で，Roux-en Y再建は結腸前と結腸後が各4例ずつであった．また手術からの発症時期は3日〜

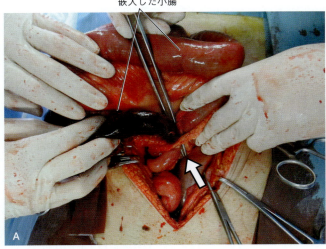
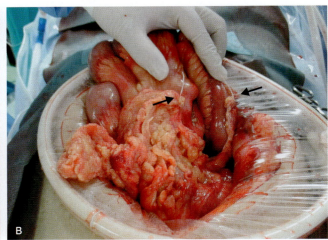

図4　大網裂孔ヘルニア
本症例では山口分類 type A に相当した．裂孔を開放したところ（B）．

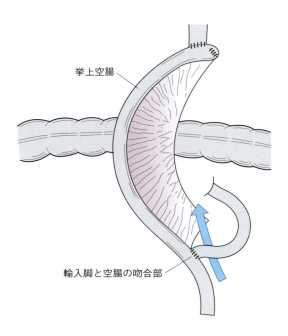
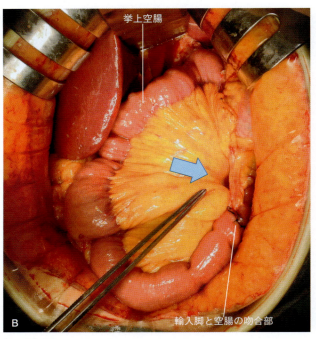

図5　胃切除後 Roux-en Y 再建における挙上空腸との間隙から生じた内ヘルニア

約3年と広範にわたっていた．
　自験例を図6，7に示す．

● 文献
1) Steinke CR: Internal hernia-three additional case reports. Arch Surg **25**: 909-925, 1932
2) 原　義和ほか：右旁十二指腸ヘルニアの1例．東医大誌 **49**：894-897, 1991
3) 今井健晴ほか：盲腸後窩ヘルニアの1例．日臨外会誌 **75**：2345-2349, 2014
4) 貴島　孝ほか：腸閉塞で発症した外側型盲腸周囲ヘルニアの1例．日臨外会誌 **76**：1064-1068, 2015
5) 高須香吏ほか：待機的手術を行った腸管気腫・門脈気腫を伴う傍上行結腸窩ヘルニアの1例．日臨外会誌 **83**：1496-1500, 2022
6) 呉山泰進ほか：悪性リンパ腫の化学療法中に大量下血をきたした横行結腸間膜窩ヘルニアの1例．外科 **55**：1025-1028, 1993
7) 高橋英世ほか：内ヘルニアによるイレウス．小児外科 **12**：447-453, 1980
8) 塚原哲夫ほか：十二指腸への逆行性腸重積を合併した横行結腸間膜窩ヘルニアの1例．日消外会誌 **53**：1002-1008, 2020
9) 大熊誠尚ほか：下行結腸間膜異常窩に生じた内ヘルニアの1例．日臨外会誌 **74**：3220-3224, 2013
10) 穂坂美樹ほか：傍下行結腸窩ヘルニアによる絞扼性腸閉塞の1例．日腹部救急医会誌 **39**：793-796, 2019
11) 矢澤武史ほか：術前診断したS状結腸間膜窩ヘルニアの1例．日臨外会誌 **72**：2676-2680, 2011
12) 和氣仁美ほか：腹腔鏡下に根治術を行ったS状結腸間膜窩ヘルニアの1例．日臨外会誌 **83**：112-116, 2022

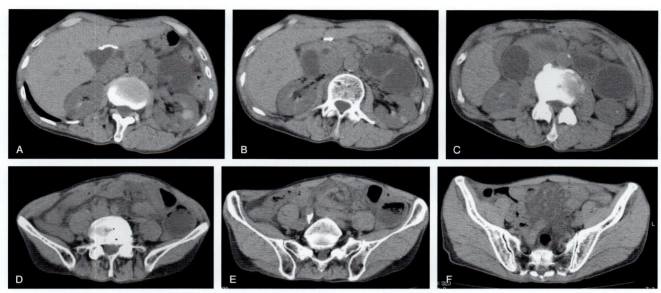

図6　胃切除後Roux-en Y再建における挙上空腸との間隙から生じた内ヘルニアのCT（軸位断）
十二指腸の拡張が認められたが，小腸の拡張所見はなかった．

13) 室谷知孝ほか：緊急手術を要した傍直腸窩内ヘルニアの1例．日臨外会誌 81：2134-2138, 2020
14) 渡辺洋平ほか：内膀胱上窩ヘルニアの1例．日臨外会誌 74：1408-1412, 2013
15) 岩城孝和ほか：内膀胱上窩ヘルニアの1例．日臨外会誌 82：460-465, 2021
16) 貝崎亮二ほか：腹腔鏡下手術が有用であった外膀胱上窩ヘルニア嵌頓の1例．日腹部救急医会誌 41：469-472, 2021
17) 平野利典ほか：小腸間膜内ヘルニアの1例．日消外会誌 47：790-795, 2014
18) 服部桜子ほか：右葉欠損型S状結腸間膜内ヘルニアの1例．日外科系連会誌 41：858-863, 2016
19) 中原健太ほか：妊娠，出産が発症の一因と思われたWinslow孔ヘルニアの1例．日腹部救急医会誌 35：457-461, 2015
20) 原田真吾ほか：右結腸曲が嵌入したWinslow孔ヘルニアの1例．日臨外会誌 74：2317-2320, 2013
21) 山崎史織ほか：経時的画像変化を捉えたWinslow孔ヘルニアの1例．日臨外会誌 80：1250-1254, 2019
22) 中林雄大ほか：術前MDCTで診断した横行結腸間膜裂孔ヘルニアの1例．日臨外会誌 81：1187-1192, 2020
23) 小野　仁ほか：S状結腸間膜裂孔ヘルニアの1例．日腹部救急医会誌 39：571-574, 2019
24) 中川　朋ほか：腹腔鏡下に解除・修復した上行結腸間膜裂孔ヘルニアの1例．日臨外会誌 80：2238-2242, 2019
25) 北岸英樹ほか：細菌性食中毒を契機に発症した小網裂孔ヘルニアの1例．消外 22：1817-1821, 1999
26) 安井友梨奈ほか：直腸癌術後の横行結腸人工肛門再造設術後に発症した小網裂孔ヘルニアの1例．日臨外会誌 83：1817-1821, 2022
27) 太和田昌宏ほか：術前診断可能であった横行結腸の網嚢内嵌入による大網裂孔ヘルニアの1例．日臨外会誌 75：2336-2340, 2014
28) 山口　隆：大網裂隙内S状結腸嵌入の1例．臨外 33：1041-1045, 1978
29) 宇高徹総ほか：術前MD-CTが有用であった大網裂孔ヘルニアの6例．日臨外会誌 75：3364-3368, 2014

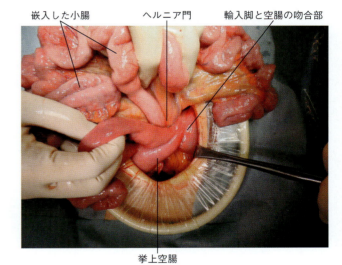

図7　図6と同症例の術中所見

30) 土田知史ほか：腹腔鏡が診断に有用であった大網裂孔ヘルニア嵌頓の1例―本邦報告188例の集計―．日消外会誌 37：440-445, 2004
31) 木村裕司ほか：術前診断し得た大網裂孔ヘルニアの1例―本邦報告203例の臨床病理学的検討．岡山医会誌 124：149-153, 2012
32) 原田真悠水ほか：稀な陥入様式を示した大網裂孔ヘルニア嵌頓の1例．日臨外会誌 74：572-575, 2013
33) 堀江博司ほか：内ヘルニアと術前診断し腹腔鏡下に修復した大網裂孔ヘルニアの1例．日臨外会誌 83：427-434, 2022
34) 奥村公一ほか：腹腔鏡下幽門側胃切除術後に肝鎌状間膜内ヘルニアを来した1例．日消外会誌 48：172-177, 2015
35) 奥野晃太ほか：胃切後にY脚吻合部腸間膜間隙内ヘルニアによる輸入脚閉塞症をきたした1例．日腹救急医誌 39：913-916, 2019

Appendix

ヘルニア診療・研究の
トピックス

1 日帰り手術

[宮崎　恭介]

「日帰り手術（day surgery）」とは患者が同一の日に入院，手術，退院をすることであるが[1]，広義には，患者が入院してから24時間以内に退院する場合［1泊2日の入院手術（overnight surgery）］も含まれる．また，日帰り手術は，外来手術（ambulatory surgeryまたはoutpatient surgery）といわれることもある．欧米において，鼠径部ヘルニアの日帰り手術はごく一般的であるが，日本ではなかなか普及していない．理由として，保険診療上，鼠径部ヘルニアの手術が短期滞在手術基本料3（4泊5日の入院手術）に属しており，diagnosis procedure combination（DPC，包括評価制度）対象病院以外の病院でしか認められていないことが挙げられる．しかしながら，日帰り手術に積極的な診療所においては，鼠径部切開法，TAPP法，TEP法など，あらゆる術式で日帰り手術を行うことが可能である．

a. 日帰り手術の歴史

1909年にJames W Nicholがグラスゴーの王立小児病院において，口蓋裂，鼠径ヘルニアなどの日帰り手術を行ったことが最初であると報告されている[2]．

b. 米国での日帰り手術

1980年代後半，米国では増え続ける国民医療費の削減を目的に，入院期間の短縮に取り組みはじめた．時を同じくして，鼠径部ヘルニアの手術は，創部に緊張がかかり痛みを伴う組織縫合法から，メッシュを用いたtension-free修復術への移行が進み，痛みが少なく，術後早期の退院が可能となった．このことにより，1990年代前半には，全米で約1,500施設の独立型日帰り手術センターが建設された[3]．

鼠径部ヘルニアに対するメッシュを用いたtension-free修復術は，独立型日帰り手術センターで行われる代表的な手術であり，2003年度の統計では全米の約80万例の鼠径部ヘルニア修復術のうち約90％が日帰り手術で行われた[4]．また，Prolene Hernia System法を考案したGilbert[5]，メッシュプラグ法を考案したRutkow[6]，Kugel patch法を考案したKugel[7]などの著名なヘルニア外科医は，それぞれの独立型日帰り手術センターで年間400～800例の鼠径ヘルニア修復術を行った．

c. 日本における日帰り手術

日本においては，1995年に湘南鎌倉総合病院が日帰り手術センターを開設し，鼠径ヘルニアに対するLichtenstein法を日帰り手術で行った[8]．また，診療所においては，1998年に執行が，鼠径ヘルニアに対するメッシュプラグ法を日帰り手術で行った[9]．しかしながら，当時は日帰り手術に診療報酬上の加算は何もなく，日帰り手術に情熱がある数少ない医療機関において，細々と行われているにすぎなかった．

d. 短期滞在手術基本料について

2000年，厚生労働省は医療の質の向上と効率化を図るため，短期滞在手術の環境整備を図りつつ，基本診療料，検査料，画像診断料，麻酔料などの全部または一部を包括した短期滞在手術基本料を新設した．これが，短期滞在手術等基本料1と2である[10]．短期滞在手術基本料1は入院を必要としない日帰り手術，つまり外来手術であり，その対象手術は乳腺腫瘍摘出術など13種類であった（**表1**）．短期滞在手術基本料2は1泊2日入院による手術であり，その対象手術は腹腔鏡下胆嚢摘出術など16種類であった（**表2**）．鼠径ヘルニアにおいては，12歳未満の鼠径ヘルニア手術が短期滞在手術基本料1の対象手術となっていた．短期滞在手術基本料1の施設基準を**表3**に，短期滞在手術等基本料の施設基準に係る届出書を**図1**に示す．当院は，鼠径ヘルニアでの12歳未満の枠が外れることを期待し，2003年に短期滞在手術基本料1の施設基準を満たす診療所を開設し，短期滞在手術基本料1の届出施設となった[11]．しかしながら，2008年の診療報酬改定では，短期滞在手術基本料3（4泊5日入院による手術）が新設され，15歳未満の鼠径ヘルニア手術が対象となった．つまり，鼠径ヘルニア手術は，外来手術から4泊5日までの入院手術の枠に入ることになり，各医療機関で日帰り手術を行うことの診療報酬上の加算が全くなくなったのである．また，短期滞在手術基本料3は届出が不要である．2014年の診療報酬改定では，短期滞在手術基本料3には，年齢に関係なく鼠径ヘルニア手術と腹腔鏡下鼠径ヘルニア手術が加わり，さらに腹腔鏡下鼠径ヘルニア手術の診療報酬が増額された．そのため，この年を境に鼠径部切開法から腹腔鏡下鼠径ヘルニア手術に術式を変更する施設が急激に増加した[12]．こ

表1　短期滞在手術基本料1が算定できる手術(2000～2008年)

Kコード	手術
K005	皮膚，皮下腫瘍摘出術(露出部)　3：長径4cm以上(6歳未満に限る.)
K006	皮膚，皮下腫瘍摘出術(露出部以外)　3：長径6cm以上(6歳未満に限る.)
K008	腋臭症手術
K068	半月板切除術(関節鏡下によるものを含む.)
K093	手根管開放術(関節鏡下によるものを含む.)
K282	水晶体再建術
K474	乳腺腫瘍摘出術(内視鏡下によるものを含む.)
K508	気管支狭窄拡張術(気管支鏡によるもの)
K510	気管支腫瘍摘出術(気管支鏡又は気管支ファイバースコープによるもの)
K633	ヘルニア手術　5：鼠径ヘルニア(12歳未満に限る.)
K653	内視鏡的胃，十二指腸ポリープ・粘膜切除術　1：早期悪性腫瘍粘膜切除術
K721	内視鏡的結腸ポリープ・粘膜切除術　1：早期悪性腫瘍粘膜切除術
K841-2	経尿道的レーザー前立腺切除術

表2　短期滞在手術基本料2が算定できる手術(2000～2008年)

Kコード	手術
K067	関節鼠摘出術(関節鏡によるものを含む.)
K069	半月板縫合術(関節鏡によるものを含む.)
K074	靭帯断裂縫合術(関節鏡によるものを含む.)
K196-2	胸腔鏡下交感神経節切除術(両側)
K453	顎下腺腫瘍摘出術
K454	顎下腺摘出術
K461	甲状腺部分切除術、甲状腺腫瘍摘出術
K617	下肢静脈瘤手術　1：抜去切除術
K672-2	腹腔鏡下胆嚢摘出術
K718-2	腹腔鏡下虫垂切除術
K743	痔核手術(脱肛を含む.)　4：根治術
K781	経尿道的尿路結石除去術(超音波下に行った場合も含む.)
K823	尿失禁手術
K867	子宮頸部(腟部)切除術
K873	子宮鏡下子宮筋腫摘出術
K888	子宮附属器腫瘍摘出術(両側)　2：腹腔鏡によるもの

表3　短期滞在手術基本料1の施設基準

(1) 術後の患者の回復のために適切な専用の病床を有する回復室が確保されていること.
ただし，当該病床は必ずしも許可病床である必要はない.
(2) 看護師が常時患者4人に1人の割合で回復室に勤務していること.
(3) 当該医療機関が，退院後概ね3日間の患者に対して24時間緊急対応の可能な状態にある.
又は当該医療機関と密接に提携しており，当該手術を受けた患者について24時間緊急対応が可能な状態にある医療機関があること.
(4) 短期滞在手術基本料に係る手術が行われる日において麻酔科医が勤務していること.
(5) 術前に患者に十分に説明し，別紙様式8を参考として同意を得ること.

れにより，鼠径ヘルニアに対する日帰り手術の流れは止まってしまうことになった. 2022年，短期滞在手術基本料は再度見直しが行われた. 2022年時点の短期滞在手術基本料1，2，3に関する詳細を**表4**に示す. 現在，鼠径ヘルニア手術において，短期滞在手術基本料3を算定できる施設は，DPC対象病院以外の病院となっている. 繰り返すが，鼠径ヘルニアを日帰り手術，もしくは，1泊2日の入院手術で行っている診療所においては，短期滞在手術基本料1または2の届出施設であっても，診療報酬上の加算は何もないのが現状である.

なお，DPC対象病院とは急性期入院医療を行う特定機能病院であり，1日あたり包括払い制度で算定することになっている. 短期滞在手術基本料とは別の診療報酬体系で

様式 58

短期滞在手術等基本料の施設基準に係る届出書添付書類

当該保険医療機関が満たす基準 (該当する区分に○)
・一般病棟入院基本料
・7対1入院基本料
・10対1入院基本料
・13対1入院基本料
・15対1入院基本料
・18対1入院基本料
・20対1入院基本料
・有床診療所入院基本料1
・有床診療所入院基本料4

当該保険医療機関に勤務する麻酔科標榜医

氏名	麻酔科標榜許可書		勤務開始日
	許可年月日	登録番号	
	年　月　日		年　月　日

自院における緊急対応	可・不可	
(不可の場合、密接に提携している保険医療機関名)		

当該回復室の概要	回復室の面積	病床数	1床当たり床面積	1日平均患者数
	㎡	床	㎡	名
当該回復室の従事者	看護師		日勤　名	準夜勤　名

[記載上の注意]
当該回復室の従事者及び概要は短期滞在手術等基本料1に係る届出の場合のみ記入すること。

図1　短期滞在手術等基本料の施設基準に係る届出書

表4 短期滞在手術基本料1，2，3の詳細

	短期滞在手術基本料1	短期滞在手術基本料2	短期滞在手術基本料3
外来手術か？ 入院手術か？	日帰り手術（外来手術）	1泊入院	1〜4泊入院
届出	届出が必要	届出が必要	届出は不要
算定できる施設	DPC対象病院 DPC対象病院以外の病院 DPC対象病院以外の診療所（無床又は有床）	DPC対象病院以外の病院 DPC対象病院以外の診療所（有床）	DPC対象病院以外の病院
診療報酬点数 （2014〜2022年）	2,947	5,075	鼠径ヘルニア（3歳未満） 31,835 鼠径ヘルニア（3歳以上6歳未満） 25,358 鼠径ヘルニア（6歳以上15歳未満） 22,597 鼠径ヘルニア（15歳以上） 24,975 腹腔鏡下鼠径ヘルニア手術（両側）（3歳未満） 62,344 腹腔鏡下鼠径ヘルニア手術（両側）（3歳以上6歳未満） 51,773 腹腔鏡下鼠径ヘルニア手術（両側）（6歳以上15歳未満） 40,741 腹腔鏡下鼠径ヘルニア手術（両側）（15歳以上） 50,328
診療報酬点数 （2022年〜）	イ）麻酔を伴う手術を行った場合　2,947 ロ）イ以外の場合　2,718	廃止	鼠径ヘルニア（3歳未満） 33,785 鼠径ヘルニア（3歳以上6歳未満） 24,296 鼠径ヘルニア（6歳以上15歳未満） 21,275 鼠径ヘルニア（15歳以上） 23,648 腹腔鏡下鼠径ヘルニア手術（両側）（3歳未満） 70,492 腹腔鏡下鼠径ヘルニア手術（両側）（3歳以上6歳未満） 53,309 腹腔鏡下鼠径ヘルニア手術（両側）（6歳以上15歳未満） 41,081 腹腔鏡下鼠径ヘルニア手術（両側）（15歳以上） 48,934

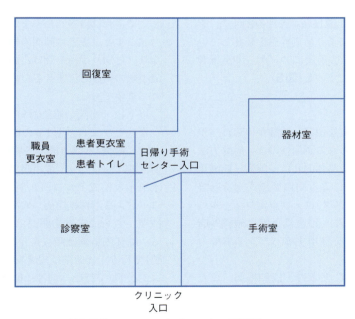

図2　みやざき外科・ヘルニアクリニックの平面図

あるため，ここでの説明は割愛する．

e. 当院における成人鼠径部ヘルニア日帰り手術

1）診療所の概要

当院は，札幌駅に直結するオフィスビルのメディカルモール内にある．日帰り手術を行ううえで，来院患者の交通の便がよいことは極めて重要である．診療所の図面を図2に示す．診察室に日帰り手術センターを併設した設計で，広さは98 m^{2}である．スタッフは筆者（外科医・麻酔科標榜医）と看護師3人，事務員1人である．

2）鼠径部ヘルニア日帰り手術のスケジュール

鼠径部の膨隆や痛みを主訴に来院した患者のうち，立位の診察で明らかに鼠径部に膨隆を認めた患者と，鼠径部に

Appendix ヘルニア診療・研究のトピックス

表5　当院の手術日のスケジュール

AM 7:00	朝から絶飲食，薬は7時前に内服
AM 9:00	クリニックに来院，術前準備
AM 9:30	手術開始
AM 10:30	手術終了後，回復室で安静，持参した昼食を摂取
PM 2:00	帰宅基準(表6)を満たしたら退院許可
PM 6:00	自宅で夕食

膨隆がなくても触診でsilk signを認めた患者を鼠径部ヘルニアと診断する．通常，特別な検査はしないが，女性では鼠径ヘルニアか大腿ヘルニアかの鑑別，または，鼠径ヘルニアとNuck管水腫の鑑別のために超音波検査を行う．非還納性ヘルニアや嵌頓ヘルニア，巨大ヘルニアではヘルニア内容の確認のために腹部CT検査を行う．当院での日帰り手術に同意が得られたら，術前検査(胸部単純X線検査，血液検査)を行い，手術日を決定する．

　手術は，毎日(月～土曜日)午前中に1，2例行っている．手術日のスケジュールを**表5**に示す．患者は手術30分前に来院し，手術終了後2時間以降に当院の帰宅基準(**表6**)を満たした時点で退院としている[13]．手術日から術後の行程は，すべてクリニカルパスにより管理している(**図3**)[14]．また，患者からの緊急連絡には，すべて筆者の携帯電話で24時間対応している．

　術後再診は，基本的に術後1週目と4週目の2回で，診察と来院時のアンケート調査により術後経過を確認している(**図4**)．その後は，半年後と1年後にアンケートを患者宅に郵送し，術後経過を確認している(**図5**)．

3) 麻酔方法

　日帰り手術では，術中に確実な鎮痛と鎮静が得られ，かつ術後早期に良好な覚醒が得られる調節性のよい麻酔方法を選択することが重要である．具体的には，酸素・亜酸化窒素混合ガスとセボフルランによる閉鎖循環式全身麻酔(マスクまたはラリンゲアルマスク)に，プロポフォールによる静脈麻酔を投与し，さらに，59歳以下では硬膜外麻酔を，60歳以上では局所麻酔を併用するバランス麻酔で行う[15]．

　硬膜外麻酔は，Tuohy針18Gを第11・12胸椎間，または第12胸椎・第1腰椎間から穿刺し，塩酸ロピバカイン(1％アナペイン®)を1回注入法で硬膜外腔に注入する．除痛効果が不十分な場合は，術野で局所麻酔を追加する．

　局所麻酔は，エピネフリン含有塩酸リドカイン(1％Eキシロカイン®)20 mLと塩酸ブピバカイン(0.25％マーカイン®)20 mLを混合し，さらに生理食塩水60～100 mLで希釈し局所に注入する膨潤麻酔(tumescent anesthesia)という方法で行う[16]．この方法では，術直後から歩行や排尿が可能である．

　また，当院では麻酔施行にあたり「日帰り麻酔の安全のための基準」[13]を厳守している．

表6　当院の帰宅基準

	modified post-anesthesia discharge scoring system(MPADSS)
バイタルサイン	2＝術前値の20％以内の変動
	1＝術前値の20～40％以内の変動
	0＝術前値の40％以内の変動
移動	2＝めまいがなく，しっかりとした歩行
	1＝介助があれば歩行可能
	0＝歩行不可能，または，めまいあり
悪心・嘔吐	2＝ほとんどない
	1＝軽度
	0＝強い
疼痛	2＝ほとんどない
	1＝軽度
	0＝強い
手術部位からの出血	2＝ほとんどない
	1＝軽度
	0＝多い

満点は10点で，帰宅には9点か10点が必要
(文献13より引用)

4) 感染対策

　日帰り手術を受ける患者の多くは，術後早期に社会復帰し，できれば再診したくないと考えている．手術部位感染を起こすと，患者は頻回の再診や自宅での創処置が必要となり，日帰り手術を受けた満足度が著しく低下する．必要最小限の再診で済ませるためにも，周術期の感染対策は極めて重要である．

　以下に，当院の感染対策[14]を列挙する．①抗菌薬は第一世代セフェム系薬1 gの術前1回投与とする．症例に応じて，術後1～3日間，内服抗菌薬を追加する．②除毛は術直前にバリカンで最小限のみ行う．③手術時手洗いは，水道水と擦式アルコール製剤で行う．④術野はポビドンヨードよる消毒乾燥後，穴あき滅菌ドレープで患者全体を被覆，さらに皮膚切開部は滅菌フィルムで完全に被覆する．⑤体内結紮は吸収糸(バイクリルプラス，エチコン社製)で行う．⑥閉創は皮膚表面接着剤(ダーマボンド，エチコン社製)で行い，創部は開放とする．術後消毒は一切行わない．⑦術後の入浴は，シャワーは当日から，湯船につかるのは術後3日目から許可する．

5) 手術術式

　手術術式は，術中に診断する2021年版鼠径部ヘルニア分類(新JHS分類)に応じて，各種の鼠径部切開法による鼠径部ヘルニア修復術を選択する．

　初発鼠径部ヘルニアの場合，L1型外鼠径ヘルニア(ヘルニア門1.5 cm以下，または第2指先端で1横指以下)では単純高位結紮術か内鼠径輪縫縮術を選択し，それ以外では各種メッシュによるtension-free修復術を行う．L1型以

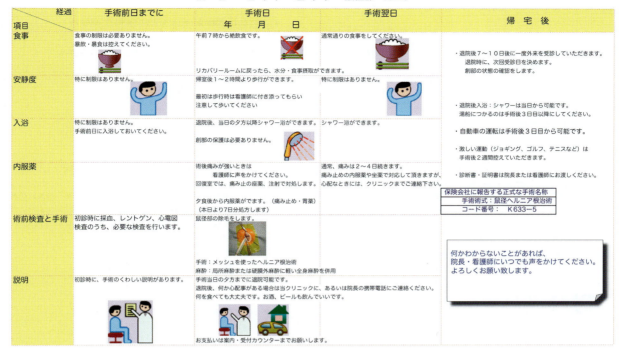

図3　鼠径部ヘルニアのクリニカルパス

外の外鼠径ヘルニアとM1-3型内鼠径ヘルニア，併存型ヘルニアでは，筋恥骨孔をすべて閉鎖するunderlayメッシュ法(direct Kugel法，Kugel法など)や，bilayer patch法(Prolene Hernia System法，Ultrapro Hernia System法，Ultrapro plug法)を選択する．F1～3型大腿ヘルニアでは，プラグ型メッシュを用いたプラグ大腿法を選択する．また，前立腺癌術後の外鼠径ヘルニアなど，腹膜前腔の剝離が困難な例では，onlayメッシュ法(Lichtenstein法)やplug and patch法(メッシュプラグ法，ProLoop mesh法，Tilene plug法)を選択する．

再発鼠径部ヘルニアの場合，ヘルニア嚢の高位剝離と横筋筋膜の全周切開を行ったのち，腹膜前腔が剝離されたときにはunderlay mesh法かbilayer patch法を選択し，剝離されないときにはLichtenstein法かplug and patch法を選択する．

6) 手術成績

2003年4月～2022年12月の19年9ヵ月間に，当院で施行した18歳以上の成人鼠径部ヘルニア修復術は7,824例であった．手術症例数の年次推移を**図6**に示す．男性6,513例，平均年齢61±15歳(18～101歳)，女性1,311例，平均年齢50±18歳(18～97歳)であった．初発鼠径部ヘルニア7,374例(両側86例，7,460病変)，再発鼠径部ヘルニア450例(両側5例，455病変)であった．部位は，右側4,536病変，左側3,379病変であった．

術中に診断した新JHS分類を**表7**に示す．初発鼠径部ヘルニアは7,460病変(男性6,178病変，女性1,282病変)であった．男性の内訳はL型(4,681病変，75.8％)が最も多く，次いでM型(1,325病変，21.5％)，併存型(151病変，2.4％)の順で，F型(21病変，0.3％)はごくまれであった．一方，女性の内訳はL型(1,092病変，85.1％)が最も多く，次いでF型(139病変，11.0％)であり，M型(31病変，2.4％)と併存型(20病変，1.5％)はまれであった．再発鼠径部ヘルニアは455病変(男性408病変，女性47病変)であった．男性の内訳はM型(236病変，57.8％)が最も多く，次いでL型(158病変，38.7％)，F型(8病変，1.9％)，併存型(6病変，1.6％)の順であった．一方，女性の内訳はL型(20病変，42.5％)とF型(19病変，40.4％)がほぼ同数で多く，M型(6病変，12.7％)は少なく，併存型(2病変，4.4％)はまれであった．

みやざき外科・ヘルニアクリニック　術後アンケート調査（術後1ヶ月目まで）

コード番号　　　　　　　　　　　2022 年　月　日

術後アンケート調査のお願い

みやざき外科・ヘルニアクリニックでは、より良い医療を提供できるよう、日々努力を続けております。その一環として、鼠径部ヘルニア手術を受けられた方を対象に術後アンケート調査を行っております。
つきましては、本調査への参加にご同意を頂ける方は、アンケートへのご記入をお願い致します。

以下の質問に対して、該当する箇所に○をつけてください。
1．手術の後、痛みはどれくらいでしたか？
　　痛みを0〜5の数字で教えてください。
　　（数字を○で囲んでください。）

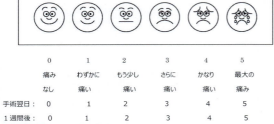

	0	1	2	3	4	5
	痛みなし	わずかに痛い	もう少し痛い	さらに痛い	かなり痛い	最大の痛み
手術翌日：	0	1	2	3	4	5
1週間後：	0	1	2	3	4	5
1ヶ月後：	0	1	2	3	4	5

2．手術後、皮下出血はありましたか？？
　　なし
　　あり

3．現在、しびれや感覚障害（冷たさや触った感じの異常など）はありますか？
　　なし
　　あり（生活に支障あり・気になるが生活に支障なし・ほとんど気にならない）

4．術後、再発の診断はありましたか？
　　なし
　　あり

5．現在、創部に痛みや違和感などはありますか？
　　なし
　　あり（生活に支障あり・気になるが生活に支障なし・ほとんど気にならない）

6．手術の後、手術前とほぼ同様の状態にまで回復するのにかかった期間を①〜⑥で教えてください。
　　日常生活（近所に買い物に行く、トイレに行くなど）・・・（　）
　　デスクワーク（座って長時間の仕事など）・・・・・・・・・・（　）
　　肉体労働、スポーツ・・・・・・・・・・・・・・・・・・・・・・・・・・・・・・（　）
　　①3日以内　　②4日〜1週間　　③1〜2週間
　　④2〜4週間　　⑤未だ復帰できていない　　⑥該当なし

アンケートは以上です。ありがとうございました。

医療法人社団　みやざき外科・ヘルニアクリニック　院長　宮崎恭介
電話：011-209-5283　e-mail: kyosukemiyazaki1@me.com

図4　術後アンケート調査（術後1ヵ月目まで）

みやざき外科・ヘルニアクリニック　術後アンケート調査（術後6ヶ月目または1年目）

コード番号　　　　　　　　　　　2022 年　月　日

（　）術後6ヶ月目、（　）術後1年目のアンケート調査のお願い

みやざき外科・ヘルニアクリニックでは、より良い医療を提供できるよう、日々努力を続けております。当院で受けられた鼠径部ヘルニア手術、その後の経過はいかがでしょうか？
今回、手術前にお願いしていた（　）術後6ヶ月目、（　）術後1年目のアンケートを郵送しました。ご記入の上、同封の封筒にてご返送頂ければ幸いです。お手数をおかけしますが、ご協力の程、どうぞよろしくお願い致します。

1．現在、手術部位に痛みはありますか？
　　現在の痛みを0〜5の数字で教えてください。
　　（数字を○で囲んでください。）

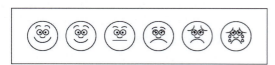

0	1	2	3	4	5
痛みなし	わずかに痛い	もう少し痛い	さらに痛い	かなり痛い	最大の痛み

2．現在、手術部位に違和感や異物感はありますか？
　　なし
　　あり（生活に支障あり・気になるが生活に支障なし・ほとんど気にならない）

3．現在、手術部位やその周囲にしびれや感覚障害（冷たさや触った感じの異常など）はありますか？
　　なし
　　あり（生活に支障あり・気になるが生活に支障なし・ほとんど気にならない）

4．現在、手術部位がまた腫れてくるなどの症状はありますか？
　　なし
　　あり

5．当院での手術に関して、満足度を教えてください。
　　a．非常に満足している　　b．満足している
　　c．満足していない　　d．全く満足していない

6．その他、コメントや何か訴えたいことがありましたら、以下に記載してください。

アンケートは以上です。ありがとうございました。
院長が1〜6の回答を見て、創部感染、神経痛、再発などの術後合併症が疑われる場合は、こちらから直接、電話連絡を致します。
どうぞ、よろしくお願い致します。

医療法人社団　みやざき外科・ヘルニアクリニック　院長　宮崎恭介
電話：011-209-5283　e-mail: kyosukemiyazaki1@me.com

図5　術後アンケート調査（術後6ヵ月目または1年目）

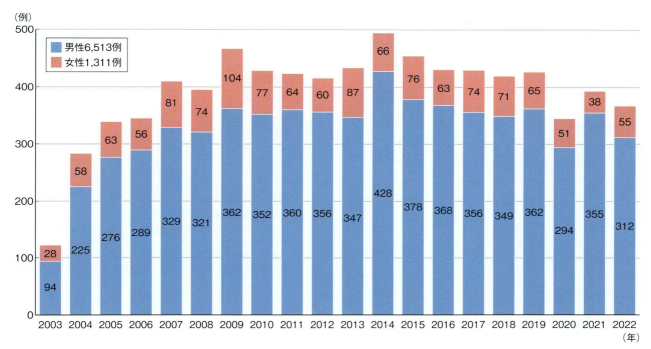

図6　成人鼠径部ヘルニア7,824例の年次推移

表7　成人鼠径部ヘルニアの術中診断の結果（新JHS分類）

新JHS分類		L型	M型	F型	併存型	合計
初発	男性	4,681 (75.8%)	1,325 (21.5%)	21 (0.3%)	151 (2.4%)	6,178
	女性	1,092 (85.1%)	31 (2.4%)	139 (11.0%)	20 (1.5%)	1,282
再発	男性	158 (38.7%)	236 (57.8%)	8 (1.9%)	6 (1.6%)	408
	女性	20 (42.5%)	6 (12.7%)	19 (40.4%)	2 (4.4%)	47
合計		5,951	1,598	187	179	7,915

L型＝lateral（外鼠径ヘルニア），M型＝medial（内鼠径ヘルニア），F型＝femoral（大腿ヘルニア）
併存型＝L型，M型，F型のうち，2つ以上が併存したヘルニア

　手術術式を**表8**に示す．新JHS分類でL1型と診断した外鼠径ヘルニア164病変（初発160病変，再発4病変）に対して，組織縫合法（高位結紮術157病変，内鼠径輪縫縮術7病変）を行った．また，L1型以外の鼠径部ヘルニアに対しては，各種メッシュによるtension-free修復術を行った．
　手術成績を**表9**に示す．手術時間52±13分（15〜220分）で，術後在院時間4.3±0.8時間（1〜9時間），日帰り帰宅率は99.9%であった．術後合併症は，血腫14例（0.17％）（穿刺吸引やドレナージ手術を要した症例），手術部位感染1例（0.01％），再発27例（0.3％）（初発鼠径部ヘルニア21例，再発鼠径部ヘルニア6例），リンパ瘻3例（0.03％），神経痛3例（0.03％）を認めた．
　手術の累計数と術後合併症が起こった時期との関係について，**図7**に示す何らかの処置や再手術等が必要となった術後合併症48例のうち，手術累計数2,000例以内が65％であった．手術累計数が2,000例を超えてからは，術後合併症は明らかに減少した．

7）鼠径部ヘルニア日帰り手術の医療費
　当院での成人鼠径ヘルニア日帰り手術の医療費を**表10**に示す．無床診療所であるため，入院費は不要である．患者の自己負担額は，このうち3割（69歳以下），または1割（70歳以上）である．これらの情報は，初診時に必ず患者とその家族に提示している．

g. わが国における日帰り手術の展望
　現在の日本では，保険診療上，鼠径部ヘルニア修復術を日帰り手術（外来手術または1泊入院手術）で行うことの利点は全くない．特に，診療所においては短期滞在手術基本料3すら算定できない状況である．また，4泊5日の入院

Appendix ヘルニア診療・研究のトピックス

表8 成人鼠径部ヘルニアの手術術式

手術術式	初発	再発
組織縫合法		
高位結紮術	153	4
内鼠径輪縫縮術	7	0
onlay mesh法		
Lichtenstein法	136	11
plug and patch法		
mesh-plug法	97	30
ProLoop mesh法	225	36
Tilene-plug法	119	5
bilayer patch法		
Prolene Hernia System法	516	48
Ultrapro Hernia System法	721	7
Ultrapro plug法	775	55
underlay mesh法		
3D Max mesh法	164	0
direct Kugel法	3,454	219
Freedom-I法	39	12
Kugel法	1,009	24
その他のメッシュ法	45	5
合計	7,460	456

表9 成人鼠径部ヘルニアの手術成績

手術成績と術後合併症	
手術時間(分)	52±13(15～220)
術後在院時間(時間)	4.3±0.8(1～9)
日帰り帰宅率(%)	99.9*
術後合併症	
血腫	14
手術部位感染	1**
再発	27***
リンパ瘻	3
神経痛	3

*: 8例が関連病院に入院
　（手術中断例3例，術後腹壁出血2例，癌性腹膜炎1例，患者の希望2例）
**: 表層切開創の感染
***: 初発鼠径部ヘルニア21例，再発鼠径部ヘルニア6例で再発

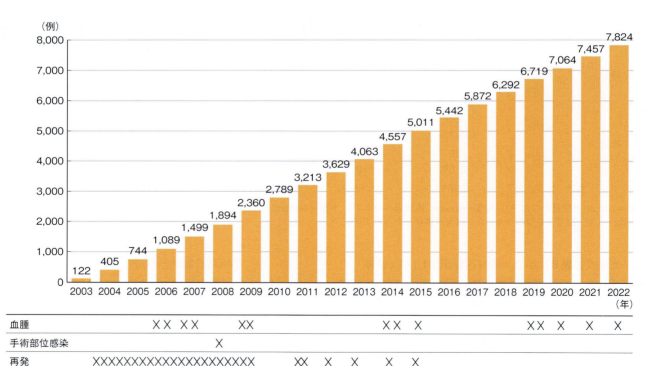

図7 成人鼠径部ヘルニアの手術累計数と術後合併症との関係

手術を短期滞在手術と表現することにも違和感を覚える．しかしながら，1998年に執行クリニックで始まった鼠径部ヘルニアの日帰り手術は，2000年代に入り，日本各地に広がっていった．2003年に筆者が札幌市で，2004年に今津[17]が名古屋市で，2005年に勝本[18]が北九州市で，そして，2014年に柳[19]が東京都で鼠径部ヘルニアの日帰り手術を始めた．これらはいずれも鼠径部切開法での日帰り手術であった．また最近では，腹腔鏡下鼠径ヘルニア手術

表10　成人鼠径部ヘルニア日帰り手術の医療費

初診日		手術日 （カッコは硬膜外麻酔併用時）		再診日（術後1，4週目）		4日間の合計 （カッコは硬膜外麻酔併用時）
初診料	2,880円	手術料	60,000円	再診料	730円	
術前検査		麻酔料	60,000円	外来管理加算	520円	
血液検査	8,250円		(67,500円)	明細書発行料	10円	
胸部写真	2,100円	薬剤料	6,910円			
		メッシュ料	19,500円			
		処方箋料	680円			
		再診料	730円			
		明細書発行料	10円			
13,230円		147,830円 (155,330円)		1,260円		163,580円 (171,080円)

でも，日帰り手術を行う診療所が出現してきた．松下ら[20]は2015年からTAPP法を，池田[21, 22]は2015年から単孔式TEP法を，坂本[23]も2017年からTEP法を日帰り手術で行っており，いずれも良好な成績を報告している．

NCDでは，2011〜2017年に，鼠径部ヘルニアの入院手術が707,643例（98.7％）であったのに対して，日帰り手術は9,582例（1.3％）にすぎなかった[24]．現在においても，まだまだ一般的とはいえない鼠径部ヘルニアの日帰り手術であるが，熟練した外科医が行えば，あらゆる術式で日帰り手術が可能なのである．入院せずに鼠径部ヘルニア手術を受けたいという患者の要望は多い．今後とも，保険診療上の加算は期待できないが，この要望に応える医療機関が少しでも増えていくことを期待したい．

●文献

1) 日本ヘルニア学会ガイドライン委員会（編）：鼠径部ヘルニア診療ガイドライン2015，金原出版，p79-81，2015
2) Jackson I et al: Day Surgery Handbook, International Association for Ambulatory Surgery(IAAS), 2006
3) Rutkow IM et al: Demographic, classificatory, and socioeconomic aspects of hernia repair in the United States. Surg Clin North Am **73**: 413-426, 1993
4) Rutkow IM: Demographic and socioeconomic aspects of hernia repair in the United States in 2003. Surg Clin North Am **83**: 1045-1051, 2003
5) Gilbert AI et al: A bilayer patch device for inguinal hernia repair. Hernia **3**: 161-166, 1999
6) Rutkow IM et al: Mesh plug hernia repair: A follow-up report. Surgery **117**: 597-598, 1995
7) Kugel RD: Minimally invasive, nonlaparoscopic, preperitoneal, and sutureless, inguinal herniorraphy. Am J Surg **178**: 298-302, 1999
8) 篠崎伸明：日帰り手術の勧め．治療 **80**：1198-1199，1998

9) 執行友成：ヘルニア日帰り手術の現況と展望．日臨外会誌 **78**：893-904，2017
10) 社会保険研究所（編）：社会保険・老人保健診療報酬−医科点数表の解釈（平成18年4月版），社会保険研究所，p113-116，2006
11) 宮崎恭介：独立型日帰り手術センターでの鼠径ヘルニア修復術．最新アッペ・ヘモ・ヘルニア・下肢バリックスの手術　改訂第2版．手術 **59**（別冊）：247-252，2005
12) 日本内視鏡外科学会：内視鏡外科手術に関するアンケート調査—第16回集計結果報告．日内視鏡外科学会，p25-29，2022
13) 日本麻酔科学会ほか（編）：日帰り麻酔の安全のための基準−ガイドブック．克誠堂，p45-57，2001
14) 宮崎恭介：鼠径ヘルニアのクリニカルパス．臨外 **58**（増）：221-225，2003
15) 宮崎恭介：メッシュ法—TIPP法．沖永功太（監），鼠径部ヘルニアの手術，へるす出版，p250-260，2018
16) 出口正巳ほか：Tumescent法．美容外科プラクティス2，市田正成（編），文光堂，p466-467，2000
17) 今津浩喜ほか：鼠径ヘルニアに対する日帰り手術．臨外 **63**：1385-1389，2008
18) 勝本富士夫：Lichtenstein法．手術 **75**：559-572，2021
19) 柳健ほか：鼠径部ヘルニアに対するONSTEP法の短中期成績．日臨外会誌 **80**：2136-2141，2019
20) 松下公治ほか：腹腔鏡下鼠径ヘルニア修復術（TAPP法）による日帰り手術の短期成績．日臨外会誌 **81**：1703-1709，2020
21) 池田義博：無床クリニックにおける日帰り単孔式TEP法の治療成績．日ヘルニア会誌 **3**：14-23，2016
22) Wakasugi M et al: Single-incision laparoscopic totally extraperitoneal inguinal hernia repair with tumescent local anesthesia: report of more than 2000 procedures at a day-surgery clinic. Surg Today **51**: 545-549, 2021
23) 坂本一喜：鼠径ヘルニア日帰り手術におけるリヒテンシュタイン法とtotally extraperitoneal repair（TEP）法の手術短期成績に関する比較検討．日鏡外会誌 **25**：81-86，2020
24) 宮崎恭介ほか：National Clinical Databaseにおける鼠径部ヘルニア手術〜Annual Report 2011-2017〜．日ヘルニア会誌 **5**：3-9，2019

Appendix　ヘルニア診療・研究のトピックス

② 精索脂肪腫の取り扱い

[嶋田　元]

　脂肪腫という表記を鼠径部で用いる場合，病理学的な異常を伴うか，精索や子宮円靱帯の正常脂肪か，腹膜前脂肪の脱出か，後腹膜脂肪の脱出か，女性に対しても精索脂肪腫と表現してよいかなど，いくつかの混乱を生じる.

　「脂肪腫」という用語は本来，良性腫瘍に用いられる用語であり，病理学的に正常な脂肪組織に脂肪腫という用語を用いることは誤称[1]である. しかし，鼠径管に滑脱した脂肪組織は歴史的に「精索脂肪腫」という用語が使用されている. 通常，内鼠径ヘルニア，大腿ヘルニアに伴って脱出する腹膜前脂肪組織は精索脂肪腫には含めない[2].

　鼠径部の脂肪腫には，病理学的に変性を伴わない正常脂肪で[3, 4]，腹膜外脂肪組織に由来する正常脂肪組織が内鼠径輪から脱出した脂肪腫と，鼠径管内に限定し，腹膜前脂肪，後腹膜脂肪から連続性のない「真の脂肪腫」の2種類がある[2]. 「真の脂肪腫」には病理学的に良性のものと悪性のものがある.

　本項では，腹膜外の正常脂肪組織が内鼠径から脱出したものを「精索脂肪腫」，病理学的に腫瘍性である「真の脂肪腫」と呼称する.

a. 症状

　精索脂肪腫は鼠径部膨隆や違和感など鼠径ヘルニアと同様の自覚症状を呈するだけでなく，これを放置しヘルニア修復術を行った場合，精索脂肪腫の残存による自覚症状の出現（pseudo-recurrence）[5, 6]のリスクとなる. 精索脂肪腫の頻度は決して低くないため，鼠径部ヘルニア手術を行う外科医は常にこの存在を意識しておく必要がある.

b. 頻度

　精索脂肪腫の頻度は21.1〜71.9％[4, 7]である. ヘルニア嚢を伴わない精索脂肪腫は1〜8.1％[7, 8]であり決して珍しいものではない. 一方，「真の脂肪腫（良性腫瘍）」は極めてまれである.

c. 診断

1) 画像検査

　術前診断において身体所見のみでの鼠径ヘルニアとの鑑別は困難である. 鼠径部膨隆を伴わない場合の超音波検査での精索脂肪腫の診断率は74％である[9]. CTも有用ではあるが，ヘルニア嚢を伴うか否かの診断は困難である. また，大きな脂肪腫では，腫瘍性か精索脂肪腫の鑑別としてMRIが有用である.

2) 術中診断

　鼠径部切開法における術中診断は，主にその局在と脂肪腫の形態から行われる. 内鼠径輪の外側から脱出すること

がほとんどで，周囲組織と容易に剝離でき先端が滴状の脂肪組織として認識される. 多くは内精筋膜に被覆されているが，被覆されていない場合もある（図1）.

　腹腔鏡における術中診断は，精索を包む疎性結合組織よりも1層腹壁側で精索とは異なる血管に栄養される脂肪組織として認識され，内鼠径輪外側部より脱出する. 鼠径部切開での観察と同様に腹腔側に牽引することで滴状の脂肪組織を確認することができる（図2）.

　わが国における腹腔鏡下鼠径ヘルニア修復術では腹膜のみの剝離や神経や血管損傷の危惧から，lateral triangleから脱出する腹膜外脂肪組織の存在を検索すらされていないことが多いと推察される.

　特にヘルニア嚢を伴わない鼠径部膨隆が術中に観察された場合には，ヘルニア嚢を伴わない精索脂肪腫（sacless cord lipoma）の存在を疑う. 腹腔鏡下手術において脂肪組織の局在がはっきりしない場合には体外から鼠径部を用手圧迫し鼠径管から脂肪組織が腹腔側に圧出される所見があるかを確認すること[6]も診断の一助となる（図3）.

　また，術前身体所見と術中所見の乖離も1つの判断材料となる. 術前に明らかな鼠径部膨隆があり，術中診断でヘルニア嚢が明らかに小さい場合には精索脂肪腫の存在を疑うことが重要である.

d. 積極的な精索脂肪腫の検索

　明確な鼠径部ヘルニアを伴っている場合には精索脂肪腫を見逃すリスクがある. 精索脂肪腫の頻度からも全症例において積極的に精索脂肪腫を検索する（図4）[10]. 鼠径部切

2. 精索脂肪腫の取り扱い

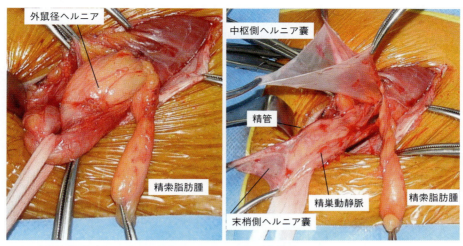

図1　鼠径部切開法における左外鼠径ヘルニア＋精索脂肪腫

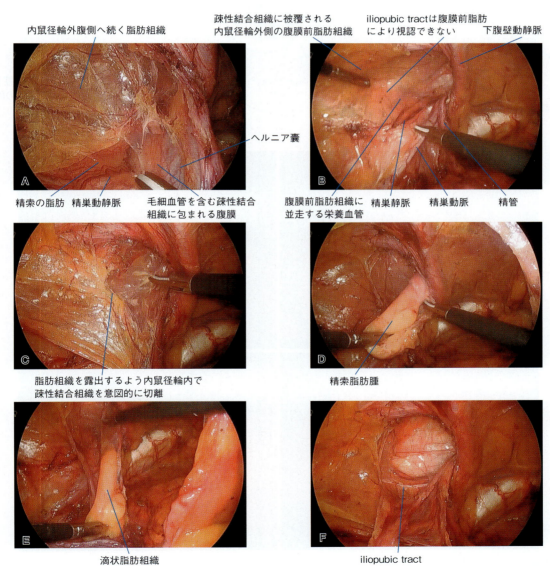

図2　腹腔鏡における左外鼠径ヘルニア＋精索脂肪腫

545

Appendix ヘルニア診療・研究のトピックス

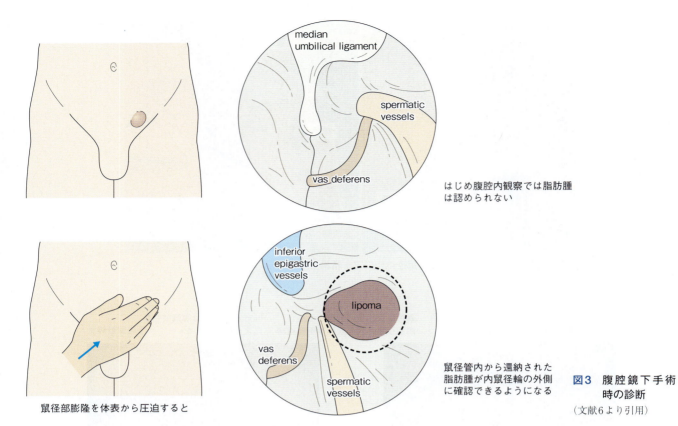

はじめ腹腔内観察では脂肪腫は認められない

鼠径部膨隆を体表から圧迫すると

鼠径管内から還納された脂肪腫が内鼠径輪の外側に確認できるようになる

図3 腹腔鏡下手術時の診断
（文献6より引用）

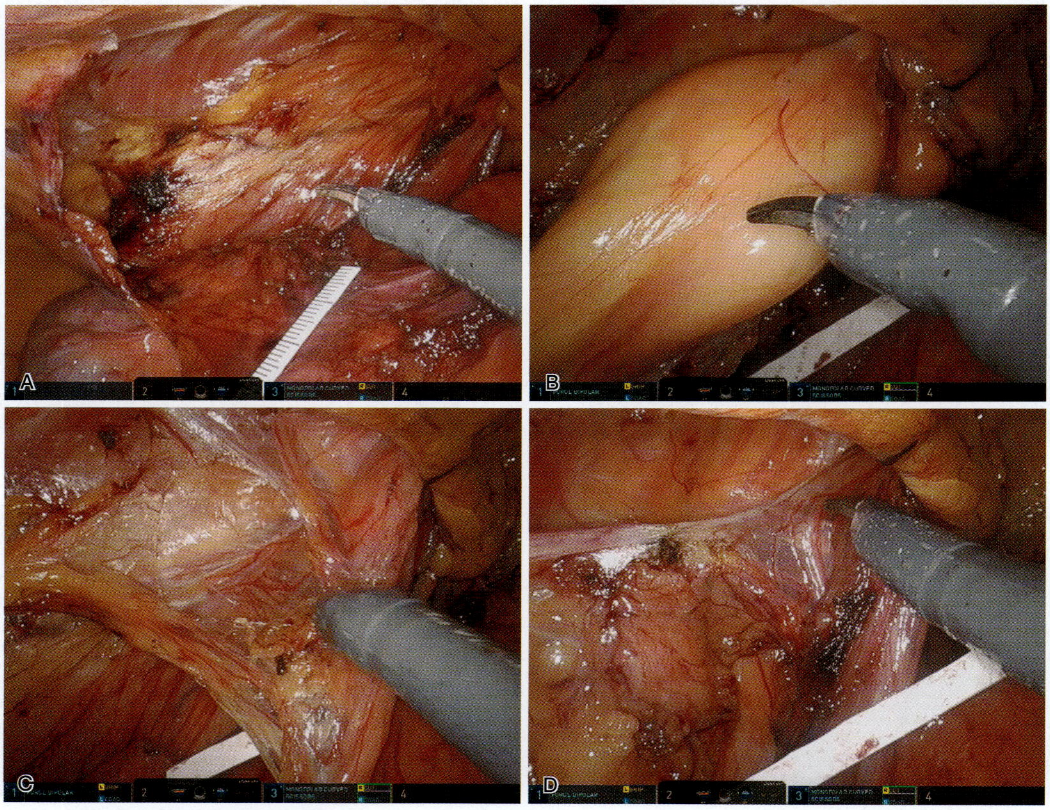

図4 積極的な精索脂肪腫の確認と切除
A：腹膜前腔剥離後（iliopubic tractを越える脂肪組織あり）．
B：鼠径管内に存在する滴状の精索脂肪腫．
C：iliopubic tractを越える脂肪組織の剥離．
D：精索の血管を温存し切除．

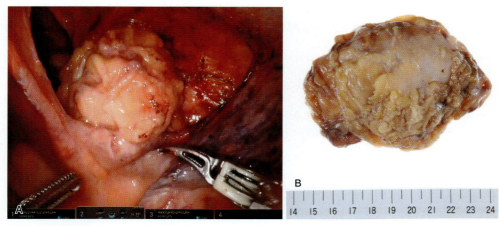

図5 真の脂肪腫
B：病理結果：脂肪腫．95×70×20 mm．腫瘤は菲薄な線維性被膜に被覆され，内部に異型の乏しい脂肪細胞が増殖．

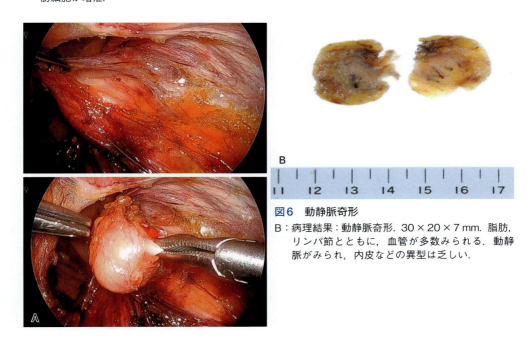

図6 動静脈奇形
B：病理結果：動静脈奇形．30×20×7 mm．脂肪，リンパ節とともに，血管が多数みられる．動静脈がみられ，内皮などの異型は乏しい．

開法では内鼠径輪処理の際に内鼠径輪外側から独立して脱出する脂肪組織を確認することが重要である．腹腔鏡下手術では，内鼠径輪下縁を構成するiliopubic tractが精巣動静脈の外側で視認できず血管を伴う脂肪組織に覆われている場合には精索脂肪腫を伴っていると考えてよい．

精索脂肪腫は，精索と疎な結合組織を介して内鼠径輪より脱出している．このため，この結合組織を切離し，脂肪を包む薄い膜ごと体内に牽引することで滴状の脂肪組織を認識することができる．時に精索脂肪成分そのものが多い，いわゆる「fatty cord」では精索脂肪腫との鑑別が困難な場合もあるため，脂肪を栄養している血管走行に注意を払うことで鑑別する．

内鼠径輪での脱出脂肪がごくわずかにみえても，鼠径管内では大きな脂肪組織として脱出していることもあるため，鼠径管内への探索を行うことが望ましい．

e. 治療方法

基本的には切除が原則である．切除する場合には内鼠径輪レベルで切離されることが多い．一方，腹腔鏡下手術でも切除が原則ではあるが，外背側まで精索脂肪腫を剥離し，メッシュと腹膜間に留置する方法もある．「真の脂肪腫」（図5）の場合には通常切開法で切除されることが一般的である．

鼠径部の脂肪腫には，病理学的に腫瘍性である「真の脂肪腫」と，病理学的に正常脂肪組織の内鼠径輪からの脱出であるいわゆる「精索脂肪腫」の2種類がある．前者は極めてまれであるが，後者は鼠径ヘルニア患者の20～70％と頻度が高い．術後の違和感や偽性再発，ヘルニア再発のリスクを軽減するために，精索脂肪腫を積極的に探索し，適切に処理することが重要である（図6）．

Appendix ヘルニア診療・研究のトピックス

●文献

1) 松原猛人ほか：特殊な鼠径部ヘルニアの診断と治療―精索脂肪腫を中心に．臨外 **74**：1284-1297，2019

2) Köckerling F, Schug-Pass C: Spermatic cord lipoma: a review of the literature. Front Surg **7**: 39, 2020

3) Heller CA et al: Inguinal canal "lipoma". Clin Anat **15**: 280-285, 2002

4) Carilli S et al: Inguinal cord lipomas. Hernia **8**: 252-254, 2004

5) Berney CR: Why spermatic cord lipomas must be treated as "true" inguinal hernias. Cureus **13**: e15781, 2021

6) Lilly MC, Arregui ME: Lipomas of the cord and round ligament. Ann Surg **235**: 586-590, 2002

7) Nasr AO et al: Lipoma of the cord and round ligament: an overlooked diagnosis? Hernia **9**: 245-247, 2005

8) Lau H et al: Management of herniated retroperitoneal adipose tissue during endoscopic extraperitoneal inguinal hernioplasty. Surg Endosc **21**: 1612-1616, 2007

9) Lilly MC, Arregui ME: Ultrasound of the inguinal floor for evaluation of hernias. Surg Endosc **16**: 659-662, 2002

10) Claus C et al: Ten golden rules for a safe MIS inguinal hernia repair using a new anatomical concept as a guide. Surg Endosc **34**: 1458-1464, 2020

3 ヘルニア手術の教育

[倉島　庸]

　鼠径部ヘルニア修復術は胆嚢摘出術，虫垂切除術と並んで，外科修練医が執刀する機会が多い手術である．腹腔鏡下手術教育の観点から考えた場合，初期段階で習得すべき適切な組織の牽引，切開，剥離，縫合結紮という腹腔鏡下手術基本手技のエッセンシャルが含まれているのが鼠径部ヘルニア修復術である．高難度手術と比較して難易度は高くないものの，腹腔鏡下手術の経験が少ない初心者が執刀する機会が多いという点で，指導者にとっては，何からどのように教えればよいのか，時に頭を悩ませるのが腹腔鏡下鼠径ヘルニア修復術である．本項では，腹腔鏡下鼠径部ヘルニア修復術，特にtransabdominal preperitoneal hernia repair（TAPP法）の教育目的に筆者が開発してきた教育ツールを，基本的な手術教育手法と合わせて紹介する．

a. 手術指導法の基本

　ヘルニア手術の教育は他の術式と同様，術中指導が中心であるが，その前後の準備とフォローも重要である．まず初めに北米の手術指導の標準手法とされているBID model[1]とフィードバックの基本について解説する．

1）3ステップによる手術指導法：BID model

　BID modelとはbriefing（ブリーフィング），intraoperative teaching（術中指導），debriefing（デブリーフィング）の3ステップからなる手術指導法であり，北米の指導者向け講習会では繰り返し講義される指導方法のモデルである．指導者が術中の各局面で指導するだけでなく，術前の打ち合わせ，術後の振り返りを加えることで，若手外科医への指導効果を強固にする手法である．表1にポイントをまとめ，さらにそれぞれのステップについて説明する．

❶ briefing（ブリーフィング）

　複雑な症例でなければブリーフィングは手術直前の麻酔導入中，もしくは手洗いをしながらの簡単な確認で十分である．指導医は修練医の執刀経験数や手術手順の確認をすることで修練医の術式に対する習熟度を把握し，加えて修練医からあらかじめ自身が感じている課題などを聞いておくことで，その課題を克服するための目標や術中指導ポイントを明確にすることができる．日頃から同じ手術に入ることが多い指導医と修練医であれば，1～2分の確認で済むであろう．

❷ intraoperative teaching（術中指導）

　指導医と修練医の経験値の差が大きいほど，同じ術野を共有しながら異なる認識をしていることがある．筆者は指導している際に手術中の状況把握とコンセプトを共有するため，手術のプロセスを可能な限り言語化しながら指導し，執刀医にも特に重要な局面では状況を説明しながら進めるよう指示している．ヘルニアの手術は基本手技を習得

表1　BID model 解説

BID	指導のタイミング	指導内容
briefing（ブリーフィング）	・手術前日 ・麻酔導入時，手洗い時	・修練医の習熟度確認 ・術中の手順確認 ・修練医の課題確認と目標設定
intraoperative teaching（術中指導）	・手術中	・言語化による各局面の指導 ・術前に設定した目標にフォーカス
debriefing（デブリーフィング）	・術直後麻酔覚醒時 ・術翌日～数日以内	・全体のパフォーマンスの評価 ・フィードバック

しておくことはいうまでもないが，鉗子やデバイスの難しい操作を要するテクニカルな場面は少なく，自立した術者となるには術中認識，判断などのノンテクニカル領域の技能を高めることが重要である．この言語化指導を基本としながら，ブリーフィングで確認しておいた修練医の課題にフォーカスした指導をすることで，限られた症例で最大限の指導効果を得ることが可能となる．

❸ debriefing（デブリーフィング）

　手術指導の中心は術中にあることは間違いないのであるが，初心者ほど術中に指導された内容の多くを覚えていない．術中のストレスのかかる状況下では，修練医はいわれたことを1から10まで理解できるほどの余裕がないのである．そこでデブリーフィングが重要となる．術中のポイントを振り返り，うまくいったことと修正が必要な点を整理してフィードバックし，次の課題を与えるのが指導医の役割である．

2）フィードバックの基本

　フィードバックは提供することが目的なのではなく，提

供される側のパフォーマンスの改善をサポートするためのプロセスである．フィードバックは提供される側に受け入れられることで初めて役に立つ．したがって，一方的に修練医の課題を指摘するだけでは不十分で，指導医はまず修練医の考えを聞く必要がある．また，フィードバックは課題の改善に加えて，できていることを強化する目的もあることを忘れてはならない．以下がフィードバック手順のポイントである．

- まず修練医から何がうまくできたのかを聴く
  → 指導医からみてうまくできていた点を述べる．
- 修練医からどの局面が難しく課題に感じたかを聴く
  → 指導医がみて課題であると思う点を指摘する．
- 次の症例に向けて課題をどう改善していくか修練医の目標を聞く
  → 指導医が意見を述べる．

修練医と指導医の認識には往々にしてギャップがある．はじめに修練医の想いや意見を聞くことでギャップを把握し，そのうえでフィードバックすることにより高い教育効果を得ることができる．

b. 手術指導の目標設定と手術技能評価の意義

先のBID modelのブリーフィングで述べた通り，手術を執刀する前には修練医と指導医で，課題と目標を明確にしておくことが重要である．たとえば，「精管の走行をきちんと確認する」「腹膜前腔の4方向の剝離範囲を理解して十分に行う」「腹膜縫合を10分以内で終わる」などが挙げられる．症例の課題に対する目標を具体的に設定しておくことで，指導内容が明確になり，さらに目標をどれくらい達成できたかの評価が可能になる．「評価なしに改善はない」といわれるように，評価は教育の重要な柱の1つであるが，目標がなければ評価できないのである．

c. 腹腔鏡下鼠径ヘルニア修復術技能評価スケール

手術手技の技能を評価して効果的な教育をするためには，各手術手技を分析・言語化しパフォーマンスに対する具体的なフィードバックを提供すると同時に，術者としての自立度を高めていく指導が必要である．

筆者らが開発した2種類の腹腔鏡下鼠径ヘルニア修復術技能評価スケールであるTAPP checklist[2]とGlobal Operative Assessment of Laparoscopic Skills-Groin Hernia（以下GOALS-GH）[3]を紹介し，実際の教育現場における使用方法を解説する．

d. 各手順の理解をするためのTAPP指導チェックリスト

図1に示したTAPP指導チェックリストはTAPP法初心者の教育を目的として筆者らが開発したものである[2]．このチェックリストにはTAPP法の各手順が列挙してあり，各手順を遂行するための基準が示されている．初心者は手術を行う際のガイドとして，指導医は初心者に指導す

る際の各手順と教えるポイントの確認に使用することができる．筆者らは北海道の複数の地域病院で研鑽を積んでいる外科修練医のTAPP法執刀ビデオをこのチェックリストで評価し，コメントを添えてフィードバックした．その教育効果について無作為比較試験で検討した結果，TAPP法初心者に対する遠隔フィードバック指導は効果的であることが示された[3]．修練医がTAPP法の手順および各手順完遂のための基準をよく理解できるようになった時点でこのチェックリストの使用は卒業となる．おおむねTAPP法10症例の経験が卒業の基準であろう．

e. 執刀医の自立度を評価するGOALS-GH（図2：和訳版）

前述したTAPPチェックリストの使用目的が，言語化したTAPP法の手順と完遂基準の理解であるとすれば，次のステップはTAPP法を指導医の助けなしに執刀できるように自立することである．TAPP法（およびTEP法）の執刀医としての自立度を評価するスケールがGOALS-GH[3]である．GOALS-GHはトロッカー留置からメッシュ配置，さらに全体の手術の理解と流れを手技の自立度を基準に評価する，各項目5点×5項目からなる25点満点のスケールである．指導医は執刀医である修練医のテクニカルスキルだけでなく，時には口頭で確認しながら解剖や術式の理解度を評価する．そして，術後のフィードバックとともに術者としての自立度を評価する．修練医自身も自己評価をして指導医の評価と照らし合わせながら，修練の一定期間で25点満点中20点以上となることを目標にするなど，ポートフォリオ材料としても利用することができる．

f. オンラインフィードバックシステム

北海道全域に存在する地域研修病院で研鑽を積む修練医のサポートをするために，筆者らは以前から教室内限定のコミュニティーSNSをオンライン教育プラットホームとして利用している．指導を受けたい若手が自分の手術動画をアップロードし，違う施設の指導医や同僚からチャット形式でコメントやフィードバックを受けたり，指導医が参考にすべき手技のビデオを提供するなど，さまざまな参加形式が可能なオンライン教育システムである．このプラットフォームでは特定の術式における手技の相談や議論がなされたり，日本内視鏡外科学会技術認定医試験に提出予定のビデオを評価し合うなど，目的も多様であるのが特徴である．このシステムはあくまで各修練病院で行われている指導の補助的な役割にすぎないが，当教室から毎年2～5名のヘルニア領域の内視鏡外科技術認定医合格者を出している結果に，一定の貢献をしているのではないかと考えている．

コミュニティーSNSは自由に参加できるのがよい点である一方で，モチベーションの高いメンバーしか自分の動画を投稿したり議論に参加せず，最終的に限られたメンバーだけの小さなコミュニティーになりやすいのが課題で

TAPP Checklist			
			点数（はい：1点、いいえ0点）
トロッカー挿入			
1	視野	安全な視野で挿入されている	
2	位置	適切な位置に挿入されている	
腹膜切開			
3	切開開始点	内鼠径輪外側の適切な位置で腹膜切開を開始している	
腹膜前腔剥離			
4	剥離開始	腹膜切開後，正しい層を出してから剥離を開始している	
5	剥離層の維持	適切な剥離の層を維持して剥離を進めている	
6	腹膜の牽引	剥離方向に合わせて腹膜を適切な角度で牽引している	
精管と精巣動静脈の腹壁化			
7	安全な剥離	精巣動静脈，精管を認識し，損傷せずに腹膜から剥離している	
ヘルニア嚢の還納			
8	還納	ヘルニア嚢の還納が確実に行われている。外鼠径ヘルニアで末梢のヘルニア嚢を残す場合，正確にヘルニア嚢のくり抜きが行われている	
剥離範囲			
9	内側	恥骨結合，クーパー靭帯，腹直筋背側まで十分剥離している	
10	頭側	腹直筋背側，下腹壁動静脈，腹横筋まで十分に剥離している	
11	外側	上前腸骨棘まで十分に剥離している	
12	背側	精巣動静脈，精管と腹膜を十分に剥離している	
メッシュの展開			
13	サイズ	適切なサイズのメッシュを選択している	
14	位置	メッシュを正しい位置に配置している	
15	進展	メッシュは十分に進展している	
16	固定	タッカーにより正しい位置に固定されている	
腹膜縫合			
17	針の動き	縫合のバイトとピッチは適切である	
18	最終形	腹膜が裂けず、糸の緩みなく、メッシュは露出していない	
手術全般			
19	エネルギーデバイス	余分な熱損傷を加えてない（使用していない場合は「はい：1点」とする）	
20	出血	不用意な出血を来していない	
21	鉗子操作	両手の鉗子を協調させ、目的とする組織を的確に把持できている	
22	組織の扱い	組織を愛護的に操作している	
23	手術進行	手術全体か円滑に進行している	
24	手術時間	手術時間は適切な範囲内である（90分）	
			総合点

図1　TAPP指導チェックリスト和訳評価シート

ある．このようなプラットホームを教室や病院など組織としての教育システムに導入するためには，教育を受ける修練医全員に一定数の手術動画を登録させ，指導医側も日常指導の一環として適切な評価ツールを利用しフィードバックすることが必要である．

メンバー限定であっても患者の個人情報としての手術動画の共有には細心の注意を払いたい．筆者は手術患者が入院する際の包括同意書の中に，画像情報や動画情報の研究，勉強目的の使用に関する項目を含めている．また，コミュニティーSNSはパスワードで限られたメンバーのみしかアクセスできないよう配慮している．

g. 腹腔鏡下ヘルニア修復術シミュレーショントレーニングのエビデンス

1990年代に入り腹腔鏡下手術が普及し始めてから現在まで，腹腔鏡下手術の基本手技に対するシミュレーショントレーニングの有効性を証明する多くの研究が報告されて

きた．一方で，術式そのものの複雑性に加えて特定の術式を練習するシミュレーター開発のハードルの高さから，術式に特化したシミュレーショントレーニングの有効性を示す論文は非常に少ない．その中で，これまで腹腔鏡下鼠径ヘルニア修復術に対するシミュレーショントレーニングの有効性を示す3つの無作為化比較試験（RCT）による研究結果が報告されている．その既報3論文に加えて，筆者が現在投稿中の報告を加えた4つの研究結果の要点を**表2**にまとめた．

現在のシミュレーショントレーニングの基本方略とされているcompetency-based trainingを採用していないものの，現在から20年以上前に術式（TEP法）に特化したシミュレーターおよびカリキュラムを開発し，その教育的有用性を世界で初めてRCTで証明したのがHamiltonらの報告である[4]．2011年に報告されたZendejasらの研究は[5]，TEP法のシミュレーショントレーニングが，術中パフォーマンスだけでなく，術中・術後の手術成績も向上さ

1）トロッカー挿入	
1点	トロッカーの種類とサイズの知識に乏しい．どの部位でどのように安全にトロッカーを挿入すればよいか理解していない．
3点	トロッカーの選択と挿入にある程度の知識を有する．適切なテクニックと良好な視野でトロッカー挿入を行っているがときに指導を必要とする．
5点	トロッカーの選択と挿入に明確な知識を有する．適切かつ安全にトロッカー挿入を行える．
2）腹膜前腔剥離（腹膜フラップの形成）	
1点	どこで腹膜切開を開始し腹膜前腔を剥離するか知識に乏しく組織の取り扱いが粗雑である．
3点	適切に腹膜前腔の剥離を行えるが，どこから腹膜切開を開始しどのように十分な腹膜前腔剥離を行うか，ある程度の指導を必要とする．組織の取り扱いはおおむね愛護的である．
5点	適切かつ安全に腹膜前腔剥離を行い，メッシュを配置するための十分な腹膜前腔スペースの確保を行える．
3）ヘルニア囊の同定と還納	
1点	ヘルニア囊の同定，剥離，還納を安全にできない．どのレベルまで精索のパリエタリゼーションを行えばよいか理解していない．
3点	ヘルニア囊の剥離，還納，精索のパリエタリゼーションを適切安全に行えるが，ときに指導を必要とする．
5点	ヘルニア囊の同定，剥離，還納に熟練している．どのレベルまで精索のパリエタリゼーションを行えばよいか理解し適切に行える．
4）メッシュの配置と固定	
1点	メッシュの種類とサイズの知識に乏しい．十分な範囲を覆うためにメッシュを適切かつ安全に配置・固定することができない．
3点	メッシュの種類とサイズに対する知識は有し，適切かつ安全にメッシュを配置・固定することができるが，ときに指導を必要とする．
5点	適切安全にメッシュを配置・固定することに熟練しており，メッシュによる修復の最終形も優れている．
5）解剖の理解と手技の流れ	
1点	解剖および手技の手順を十分に理解していない．常に危険な領域を避けるための指導を必要とし，指導医と執刀医が術中に交代することがある．
3点	解剖は理解しているが，手術手順についてときに指導を必要とする．
5点	解剖および手技の手順を明確に理解している．

図2　GOALS-GH和訳評価シート

GOALS-GH：Global Operative Assessment of Laparoscopic Skills-Groin Hernia
それぞれの手順において1，2，3，4，5点をつけ25点満点で採点する．

せる，というシミュレーショントレーニングの臨床成績へのインパクトを証明した唯一の研究である点が高い評価に値する．筆者らはTAPP法/TEP法両術式のポート挿入からメッシュ留置までの練習が可能な世界初のシミュレーターおよび技能評価スケールGOALS-GHを開発し，その有用性を証明した[6]．GOALS-GHは国内外のガイドラインにもヘルニアの教育ツールとして掲載され，多くの教育施設で採用されている．また，筆者らはTAPP法シミュレーターや評価スケールGOALS-GHおよびTAPPチェックリスト，双方向オンラインコミュニケーションツールを駆使した遠隔シミュレーショントレーニングシステムを開発し[7]（図3），さらにその教育的有効性を証明した．現在筆者らが投稿中の本研究報告は，コロナ禍・ポストコロナ時代において，指導医と修練医が離れている環境

下でも特定の術式の遠隔トレーニングが可能であることを示した点で，シミュレーショントレーニングの可能性を大きく飛躍させた研究である．

h. 手術シミュレーショントレーニング将来展望

腹腔鏡下手術の基本操作を習得するためのボックストレーナーにおける体内縫合結紮練習が広く普及した現在，シミュレーショントレーニングの有効性についての議論はもはや必要ないであろう．これから10年，ヘルニアを含めた一般外科手術がロボット支援下手術を中心に発展していくことは疑う余地がなく，シミュレーショントレーニングは新しい術式習得に対して，ますます重要な役割を果たしていくと考えられる．シミュレーターの形態に関しては，IT技術および人工知能による解剖画像，動作解析や

表2 TEP/TAPPシミュレーショントレーニングのRCT

論文	トレーニング術式	トレーニングカリキュラム	トレーニング時間	アウトカム
Hamilton EC Am J Surg 182 (2001)[4]	TEP法	・講義 ・シミュレーター	10回/2週間	臨床症例のTEP技能向上（評価：OSATS）
Zendejas B Ann Surg 254 (2011)[5]	TEP法	・オンライン講義 ・シミュレーター	・competency-based training（10回もしくは60分で達成）	・臨床症例のTEP技能向上（評価：GOALS） ・臨床成績向上（手術時間減少，術中術後合併症減少）
Kurashima Y Surg Endosc 28 (2014)[6]	TEP法	・シミュレーター	・時間制限なし ・competency-based training	臨床症例のTEP技能向上（評価：GOALS-GH）
Kiriyama K 論文投稿中 (2023)	TAPP法	・オンライン講義 ・遠隔シミュレーション指導	・1時間／回×3回 ・自己練習あり	シミュレーション環境下TAPP技能向上（GOALS-GH, TAPP checklist）

TEP：total extraperitoneal hernia repair
TAPP：transabdominal preperitoneal hernia repair
OSATS：Objective Structured Assessment of Technical Skills
GOALS：Global Operative Assessment of Laparoscopic Skills
GOALS-GH：Global Operative Assessment of Laparoscopic Skills-Groin Hernia

画像再構築能力が加速度的に発展し，仮想空間におけるトレーニングが可能になるであろう．しかし，シミュレーターを導入する前に指導医が再認識しておかなければならない点は，あくまでシミュレーターはトレーニングの道具にすぎないということである．教育カリキュラムに基づかずに，ただ修練医がシミュレーターを試すだけでは期待されるトレーニング効果は得られない．勤務時間，修練時間に制限が課せられるこれからの外科修練環境を考慮した場合，指導医は目の前の修練医にどれくらいの指導を提供できるのか，以下のカリキュラム項目を明確に意識して指導することが求められる．

【手術教育カリキュラムの基本】
1) ニーズの確認：修練医にとってどの術式を習得させることが必要とされているのか？
2) 目標設定：一定期間で対象とする術式をどのレベルまで習熟させることが可能か？
3) 方略：目標達成するためには，どのような指導方法が必要か？ 実際の症例を何例執刀させられるか？ シミュレーショントレーニングは可能か？ を考慮した指導計画
4) 実際の指導：目標を意識した指導（BID model，言語化，シミュレーション）
5) 評価とフィードバック：術中のパフォーマンス評価，目標達成へ向けた指導計画の再確認

手術教育カリキュラムの1〜5サイクルは指導医と修練医双方で修正しながら効果的に回していくのが原則である．したがって，指導医は定期的に修練医と話し合いながら，それぞれの修練医，外科チーム，施設に適した教育システムを創っていくのが理想である．

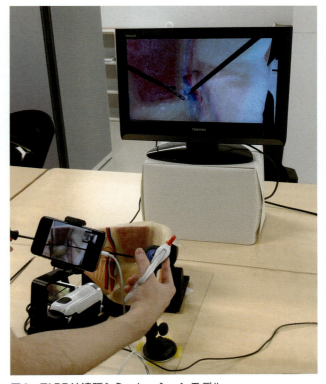

図3 TAPP法遠隔シミュレーションモデル
修練医はモニターをみながらTAPP法の練習を行い，スマートフォン画像を通して指導医と双方向コミュニケーションが可能で，リアルタイムの指導を受けることができる．

手術指導法の基本，フィードバック手法，手術技能評価法，オンライン教育プラットホーム，シミュレーショントレーニングの紹介とそのエビデンスを紹介し，シミュレーショントレーニングの展望および手術教育カリキュラムの

Appendix ヘルニア診療・研究のトピックス

重要性について解説した.

　われわれ外科医は1人の担当患者に外科治療を提供するにあたり，患者の病態を理解し，治療戦略を立て，術中ベストを尽くし，術後管理，フォローをしながら自らの手技と術後成績を振り返る．教育も同様である．指導医は目の前の修練医をよく理解し，成長するための目標を修練医とともに考え，情熱を持って指導し，指導方法や教育効果について振り返ることで，若手外科医の成長をサポートする．若手外科医の成長は外科チーム全体の成長を促し，最終的には患者への質の高い外科治療の提供につながると信じている.

● 文献

1) Roberts NK et al: The briefing, intraoperative teaching, debriefing model for teaching in the operating room. J Am Coll Surg **208**: 299-303, 2009

2) Poudel S et al: Development and validation of a checklist for assessing recorded performance of laparoscopic inguinal hernia repair. Am J Surg **212**: 468-474, 2016

3) Kurashima Y et al: A tool for training and evaluation of laparoscopic inguinal hernia repair: the Global Operative Assessment of Laparoscopic Skills-Groin Hernia (GOALS-GH). Am J Surg **201**: 54-61, 2011

4) Hamilton EC et al: Improving operative performance using a laparoscopic hernia simulator. Am J Surg **182**: 725-728, 2001

5) Zendejas B et al: Simulation-based mastery learning improves patient outcomes in laparoscopic inguinal hernia repair: a randomized controlled trial. Ann Surg **254**: 502-511, 2011

6) Kurashima Y et al: Simulation-based training improves the operative performance of totally extraperitoneal (TEP) laparoscopic inguinal hernia repair: a prospective randomized controlled trial. Surg Endosc **28**: 783-787, 2014

7) Kiriyama K et al: Development of a systematic telesimulation curriculum for laparoscopic inguinal hernia repair. Glob Surg Educ **1**: 52, 2022

4 ヘルニア研究のための臨床疫学・統計学

[康永　秀生]

　臨床研究は介入研究と観察研究に分けられる．臨床試験は介入研究の1つである．観察研究には横断研究・コホート研究・症例対照研究などがある．臨床試験で用いられる研究デザインである無作為化比較試験（RCT）は内的妥当性が最も高い．しかしRCTは倫理的・費用的な課題のため実現困難なことが多い．
　臨床研究を行う際に，誤差（error）の概念を知っておく必要がある．誤差には，偶然誤差と系統誤差がある．系統誤差には，選択バイアス・情報バイアス・交絡の3つがある．特に交絡は観察研究における最も深刻なバイアスである．多変量回帰分析の正しい実施方法や，傾向スコア分析などの応用的な統計手法を解説する．

a. 臨床疫学とEBM

　臨床医学は，個々の患者の情報を収集し，現在ある診療手段を利用して，患者の臨床上の問題を解決しようとする科学である．疫学（epidemiology）は，人間集団における疾病のリスク（risk），要因への曝露（exposure）と発生（incidence）の因果関係（causal relationship）などについて研究する科学である．
　臨床疫学（clinical epidemiology）は，臨床医学と疫学を融合した学問といえる．臨床疫学は，臨床的疑問（clinical question）に答え，現在得られる最良のエビデンス（evidence）に基づいた決断を促すという意味では「臨床」であり，これらの疑問に答えるための方法の多くが疫学者により開発され，かつ患者を含む母集団（population）という枠組みの中で個々の患者の診療を考えるという点では「疫学」である[1]．
　臨床疫学は，エビデンスに基づく医療（evidence based medicine：EBM）の根幹となる学問体系である．EBMとは，臨床疫学研究で得られたエビデンスを個々の患者に正しく適用する医療である[2]．

b. 臨床研究の分類

1）臨床研究の内容による分類

　表1に示すように，臨床研究はその内容によっても種々のパターンに分類される．このうち，「予防・治療効果の比較」は介入研究で行われることがあるものの，観察研究でも可能である．それ以外はすべて観察研究で行われることが通常である．
　「疾患の記述疫学」とは，特定の疾患について，疾患の罹患率や有病率などを推計する研究である．たとえば「がん登録」という患者レジストリを用いて，各がんの罹患率や死亡率が推計され，がん診療やがん対策にかかる医療政策に活用されている．

表1　臨床研究の内容による分類

1. 予防・治療効果の比較
2. 診断研究
3. 疾患の記述疫学
4. 疾病のリスク要因の同定
5. 疾病の予後予測
6. 診療実態分析
7. 医療経済評価

表2　臨床研究のデザインによる分類

Ⅰ．臨床研究の型による分類
1. 介入研究：治験，研究者主導臨床試験，など
2. 観察研究
（ⅰ）分析的観察研究：コホート研究，症例対照研究，横断研究など
（ⅱ）記述的観察研究：症例シリーズ，症例報告

　「診療実態分析」とは，保険データベースなどを用いてある疾病の実臨床における診療実態を記述的に明らかにする研究である．
　「医療経済評価」は，医薬品を含む種々の医療サービスの費用対効果を推計する方法論であり，広い意味での臨床研究に含まれる．

2）研究デザインによる分類

　表2は，臨床研究のデザインによる分類を示す．「臨床試験」は新薬の治験や医師主導臨床試験などの介入研究を指し，研究デザインとしては無作為化比較試験（randomized controlled study：RCT）を用いることが多い．
　「臨床研究」と「臨床試験」は同義ではない．「臨床研究」は介入研究と観察研究を含む幅広い概念である．臨床研究のうち臨床試験はごく一部であり，多くの臨床研究は観察研究に基づく．特に外科手術は薬物療法と異なりRCTの実

555

Appendix　ヘルニア診療・研究のトピックス

施がたいてい困難である．そのため外科における臨床研究の多くは観察研究である．

観察研究は記述的観察研究と分析的観察研究に分かれ，後者にはコホート研究，症例対照研究，横断研究などが含まれる．

3）ランダム化比較試験

ある治療の真の効果を測定するには，「他のすべての条件が同じ（ceteris paribus）」に設定したうえで，その治療を行った集団と行わなかった集団を比較することが理想である．

RCTはその意味で最良の方法であり，内的妥当性（internal validity）が最も高い研究デザインである．

並行群間RCTでは，対象者をランダムに2群以上に分け，治療効果を比較する．ランダムに対象者を分けることにより，群間の背景因子をほぼ均等にそろえることができる．また理論上，測定された背景因子だけでなく，未測定の交絡因子も群間でそろえられる．RCTの方法には，サンプルサイズ設計，標本抽出，介入群と対照群への割り付け，盲検化，統計解析というステップがある．

❶ サンプルサイズ設計

サンプル数を必要以上に増やすと，臨床的に意味のない差でも統計学的に有意差が認められることがある．たとえば，10万人の対象者を集めて，新薬と既存の降圧薬を比較し，新薬の方が1 mmHgだけ血圧を低下させたという結果が得られたとする．わずか1 mmHgの差であっても，被験者が10万人もいれば統計学的な有意差が認められてしまう．しかし，たった1 mmHgの差に臨床的な意義はない．

必要以上に多数の被験者を参加させること自体に倫理的な問題もある．また，多数の被験者を集めるには多額の費用がかかり，実施可能性（feasibility）も問題になる．以上の理由から，RCTでは事前に介入の効果サイズ（effect size）を見積り，最小限のサンプルサイズを設計するという手順が必須となる．

逆にサンプルサイズが不足すると，治療の効果を検出できなくなる．そのためサンプルサイズ設計に当たっては，先行研究などのデータを収集し，効果サイズを適切に見積る必要がある．さらにαエラーとβエラーの大きさを定義したうえで，研究に必要なサンプルサイズを計算する．αエラーとは，本当は差が「ない」のに「ある」と誤って判断するエラーであり，第一種の過誤ともいう．βエラーは，本当は差が「ある」のに「ない」と誤って判断するエラーであり，第二種の過誤ともいう．通常，$\alpha = 0.05$，$\beta = 0.20$に設定されることが多い．なお$1-\beta$を検出力（power）という．

❷ 対象者のリクルート

一般的に組み入れ基準（inclusion criteria）と除外基準（exclusion criteria）を事前に決めて，対象者を組み入れる．主に対象者の安全を確保するという理由で，高齢者，妊産婦，併存症のある患者，別の治療が行われている患者などが除外されることがある．そのため，対象者の特性が実臨床とはかけ離れてしまい，研究結果をリアルワールドの患者にあてはめるには注意が必要となる．

❸ 介入群と対照群

対象者は介入群（intervention group）と対照群（control group）に割り付けられる．介入は主に，注目している新規の治療などである．一方，対照群の選び方にはいくつかの方法がある．対照群の選び方によって，介入の効果の評価結果は異なる．

新薬の治験などでは，対照群にプラセボ（偽薬，placebo）を投与することが多い．

また，治療群には新規治療，対照群には従来型の治療を割り当てることもある．さらに，治療群は新規治療，対照群は無治療・経過観察とすることもある．

患者は薬剤を投与されただけで安心し，疼痛や不安などの症状が改善されることがある．これをプラセボ効果（placebo effect）という．プラセボ効果を除外するために，治療群に対して実薬，対照群に対してプラセボが投与される．

❹ ランダム割り付け

ランダム割り付け（random allocation）は，医療者でも被験者でもなく，第三者が行う．

介入群と対照群のサンプル数を均等化するために，ブロックランダム割り付け法（block randomization）が行われることがある[4]．多施設RCTでは，各施設をある決まったサイズのブロックとして，ブロック内で介入群と対照群のサンプル数が同じになるように割り付ける．たとえば，ブロックサイズが4（介入群2人，対照群2人）とすると，対象者を順に介入群と対照群に割り当て，どちらかの群が2人に達したら，そのあとはもう一方の群に割り当てられるようにする．この方法では，医療者はブロックの最後の人がどちらに割り当てられるかがわかってしまうため，割り当てが操作されてしまう可能性がある．このため，医療者にわからないように，ブロックサイズを（たとえば，4～10の範囲で）施設ごとにランダムに割り付ける．

❺ 盲検化

RCTでは被験者，医療者に可能な限り割り付けを知られないようにしなければならない．割り付けを知られるとバイアス（bias）が混入し，結果を誤った方向に導く可能性がある．被験者と医療者の両者に割り付けをわからなくする二重盲検（double-blind）が理想的である．

ただし，手術などの介入を行う場合は医療者に割り付けを知られないようにするのは困難なため，被験者にだけ割り付けを知られないようにする単盲検（single-blind）が行われる．また，被験者も医療者も盲検化が難しい場合は，盲検を行わないオープンラベル（open label）試験が選択されることもある．

❻ 統計解析

RCTでは最初に被験者を介入群と対照群に割り付ける．しかし被験者は，自分が割り付けられた群のプロトコール

を必ずしも遵守するわけではない．介入群に割り付けられた被験者が，副作用などの理由で服薬入を中止することもある．また，対照群に割り付けられたにもかかわらず，自分の意志で当該治療を受けてしまうコンタミネーション（contamination）が起こることもある．

治療の効果を群間で比較するには，最初の割り付けを元にする治療企図分析（intention-to-treat analysis：ITT）と，実際に行われた治療を元にする per-protocol 分析（per-protocol analysis）がある．ITT分析では，介入群の被験者が途中で介入を中止しても，最後まで介入群として扱う．対照群に割り付けられた被験者が途中で介入と同じ治療を受けても，最後まで対照群として扱う．ITT分析は，治療を行うか否かという疑問に対しては適切な答えを導くことができる．しかし，コンタミネーションが多い場合，治療の効果を正しく測定できないことがある．

per-protocol 分析は，介入群や対照群のプロトコールを遵守した対象者だけを解析対象とする．per-protocol分析はランダム化が崩れてしまっているためもはやRCTとはいえず，観察研究と同じく群間の背景因子のバランシングが保たれておらず，交絡の影響を排除できない．そのため，結果の解釈は慎重を要する．

❼ RCTの問題点

RCTにはいくつかの問題点がある．**表3**にRCTの「5つのToo」を示す．RCTは，超高齢者や，併存症や併用療法のある患者が除外されるなど，厳格な組入基準・除外基準が設定されるため，参加者はリアルワールドとはかけ離れた集団となり，研究結果の外的妥当性は乏しくなる．また，被験者数は少なく，追跡期間も短いため，真のエンドポイントではなく代替エンドポイントで評価されがちである．

RCTは，倫理的な制約，あるいは費用面の制約により，しばしば実施困難である．莫大な費用と手間がかかるRCTを計画する前に，本当にそのテーマについてRCTが必要かどうか，患者の同意が得られるか，患者のコンプライアンスを保てるかどうかなど，よく検討しなければならない．特に外科手術では，観察研究で十分に効果を明らかにできる場合，RCTをやる必要はあまりない．

❽ ヘルニア手術に関するRCTの例

ロボット支援下鼠径ヘルニア手術と腹腔鏡下鼠径ヘルニア手術のアウトカムを比較したRCTの1例を紹介する[3]．

背景：米国では鼠径ヘルニア修復術にロボット支援手術が急速に採用されているが，ロボット支援鼠径ヘルニア修復術と腹腔鏡下鼠径ヘルニア修復術を比較した厳密なRCTはこれまでない．この多機関共同RCTは，低侵襲性鼠径ヘルニア修復術におけるロボット支援アプローチと腹腔鏡アプローチを比較した初めての試験である．

方法：この多機関共同，単盲検，前向きRCTは，2016年4月～2019年4月に，6つの施設で，追跡期間30日間により実施された．片側の初発または再発鼠径ヘルニア患者113名が登録された．除外基準を適用後，102例が分析対象となった．ロボット支援鼠径ヘルニア修復術群と腹腔鏡

表3　RCT：5つのToo

too few：被験者数が少ない
too simple：併存症，併用療法がある患者は除外される
too median-aged：高齢者，小児，妊産婦は除外される
too narrow：薬物投与の方法が限定される
too brief：追跡期間が短い

下鼠径ヘルニア修復術群にランダムに割り当てられた．

主要評価項目は，創部合併症，疼痛（Visual Analog Scaleで測定），健康関連QOL（Short Form 36で測定）などとされた．副次評価項目には，手術時間，医療費，外科医の精神的負担（NASA Task Load Index Scaleで測定し，範囲は1～100，低いほど負担は軽い），外科医のエルゴノミクス（Rapid Upper Limb Assessment instrumentで測定）とされた．

結果：102人のうち，腹腔鏡群は54人（平均年齢57.2歳，男性48人），ロボット支援群48人（平均年齢56.1歳，男性44人）であった．術前，術後1週間，術後30日の各時点で，創部合併症，疼痛，健康関連QOLについて，両群間に差はなかった．ロボット支援鼠径ヘルニア修復術は腹腔鏡下鼠径ヘルニア修復術と比較して，手術時間が長く（中央値（四分位範囲）：75.5分[59.0～93.8]対40.5分[29.2～63.8]，$p < 0.001$），費用が高く（3,258ドル[2,568～4,118]対1,421ドル[1,196～1,930]，$p < 0.001$），精神的負担のスコアは高かった（平均[標準偏差]：32.7[23.5]対20.1[19.2]，$p = 0.004$）．外科医のエルゴノミクスには群間差はなかった．

結論：腹腔鏡アプローチと比較して，ロボット支援アプローチによる鼠径ヘルニア修復術の臨床的有用性は示されなかった．腹腔鏡アプローチと比較してロボット支援アプローチは，より長い手術時間とより高い医療費を要し，外科医のフラストレーションを増やす一方，外科医にとって人間工学的な利点はなかった．

4）観察研究

観察研究は，記述的観察研究と分析的観察研究に大別される（**表2**）．記述的観察研究には，症例報告や症例シリーズが含まれる．分析的観察研究には，コホート研究，症例対照研究，横断研究などが含まれる．

❶ 記述的観察研究

症例報告（case report）は，まれな症例，特に治療に難渋した症例などを克明に記録し，紹介する．

症例シリーズ（case series）は，できるだけ多くの症例を観察した記述を集め，患者を類型化するとともに，バリエーション（variation）を明らかにする．

❷ 分析的観察研究

コホート研究（cohort study）とは，対象となる集団を一定期間追跡し，疾患の発症や経過などを観察する研究である．コホート研究は，アウトカムの発生率（incidence）や相対危険度（relative risk）を算出できる．集団の人数，追

Appendix ヘルニア診療・研究のトピックス

表4 研究プロトコールの構成

> Ⅰ. リサーチ・クエスチョン
> Ⅱ. 研究の背景と目的
>   すでに明らかになっていることは何か？（What is already known?）
>   まだ明らかになっていないことは何か？（What remains unknown?）
>   研究の目的（The aims of the present study）
> Ⅲ. 研究の型
>   介入研究か観察研究か？　前向き研究か後向き研究か？
>   その他の型の研究か？
> Ⅳ. 研究期間
> Ⅴ. 対象者
>   対象者の組み入れ基準・除外基準
>   対象者のリクルート：実際にアクセスできる患者集団から，研究の組み入れ基準を満たす対象者をどのようにリクルートするか？
> Ⅴ. 測定項目
>   危険因子・予後因子，交絡因子，アウトカム
> Ⅵ. 統計分析
>   サンプルサイズの推計，データ加工・データ解析の計画
> Ⅶ. 期待される結果

跡期間の長短にかかわらない．前向きコホート研究（prospective cohort study）は現在を起点として，後向きコホート研究（retrospective cohort study）は過去のある時点を起点とする．たとえば既存のカルテをレビューし，患者集団の経過を過去から現在まで時系列で追跡すれば，立派な後向きコホート研究である．近年隆盛しつつある大規模なリアルワールドデータ（real world data）を用いた研究も，研究デザイン上は後向きコホート研究が多い．

症例対照研究（case control study）は，源集団（source population）からアウトカムが発生した症例（case）を集め，同じ集団から対照（control）を選び出して，曝露や危険因子との関連を調べる研究である．源集団（source population）からまずアウトカムが発生した症例を集め，同じ集団から同数かそれ以上の対照を集めるため，調査対象のサイズが小さくて済む．

横断研究（cross-sectional study）では経時的追跡は行われず，ある1時点でのみで各因子の測定が行う．発生率はわからないが，有病率（prevalence）はわかる．

c. 臨床研究の実践

1）CQからRQへの構造化

若手の外科医は，症例報告や症例シリーズなどの記述的観察研究の経験を積んだ後，分析的観察研究にチャレンジすることを推奨する．

臨床研究のテーマは，日常臨床の中に潜んでいる．日常の臨床的疑問（clinical question：CQ）を発掘することが，臨床研究の第一歩である．

CQからリサーチクエスチョン（research question：RQ）への定式化が必要となる．漠然としたCQを，検証可能なRQに整理する作業である．CQに含まれるさまざまな要素をPE（I）COという枠組みで整理し，研究の目的を明確にし，研究仮説を明示する．

PE（I）COとは，patient（患者），exposure（曝露）またはintervention（介入），control（対照），outcome（アウトカム）の略である．

次のステップとして，FINERをチェックする．FINERとは，研究が実施可能であること（feasible），興味深い内容であること（interesting），新規性があること（novel），倫理的であること（ethical），患者にとって切実な問題を扱っていること（relevant）を指す．臨床研究は，FINERすべてを満たしている必要がある[4]．

2）研究プロトコールの作成

CQを立て，PE（I）COを立案し，先行文献レビューを通してPE（I）COを洗練し，FINERをチェックし，CQをRQに整理できたら，次に研究プロトコールを作成する．

表4に一般的な研究プロトコールの構成を示す．

d. 臨床研究における統計学の基礎知識

1）誤差の分類

臨床研究を実施するにあたって，誤差（error）の概念の理解が大変重要である．誤差とは，真の値と研究結果との乖離をいう．誤差には，偶然誤差（random error）と系統誤差（systemic error）がある．

母集団（population）からランダムに標本（sample）を抽出しても，偶然によって発生するばらつきを偶然誤差という．偶然誤差を回避するには，症例数を増やす必要がある．

研究デザインやデータ収集など種々の段階で発生する誤差を系統誤差という．系統誤差は症例数を増やしても解消されない．系統誤差を大別すると選択バイアス（selection bias），情報バイアス（information bias），交絡（confounding）の3つがある（**図1**）．

選択バイアスは研究対象の選択の段階で発生する系統誤差である．測定バイアスは，比較する群間でアウトカム測定の方法や精度が異なる場合に生じる系統誤差である．ある因子がアウトカムに直接影響を与えるだけでなく，曝露・介入にも影響を及ぼすことを交絡（confounding）といい，そのような因子を交絡因子（confounding factor）という（**図2**）．

2）適応による交絡

特に，患者の背景要因が治療効果に直接影響を与えるだけでなく，治療選択にも影響を及ぼす場合を，適応による交絡（confounding by indication）という．治療Aと治療Bの効果を比較する場合を考えてみよう．新薬と既存薬の比較もあれば，外科的治療と内科的治療の比較もあるだろう．RCTではなく観察研究による場合，治療A群と治療B群の背景因子は大きく異なることが通常である．多施設データでは，施設の要因も群間で大きく異なる．患者の背

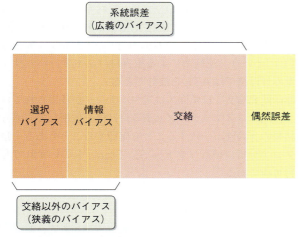

図1 偶然誤差と系統誤差

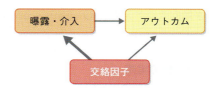

図2 交絡因子

景因子や施設の要因は，治療効果に直接影響するだけでなく，治療Aまたは治療Bの選択にも影響する．まさに適応による交絡が生じている．

適応による交絡を調整する最も確実な方法がRCTといえる．観察研究において，交絡は最も深刻なバイアスである．交絡を見逃すと，歪んだ結論が導かれる．そのため観察研究においては，交絡因子となりうる要因を事前に可能な限りリストアップし，それらを漏れなくデータ収集することにより，事後的に統計解析によって調整を試みることになる．

3）多変量解析の注意点
❶ 回帰分析の前提条件

回帰分析（regression analysis）は，曝露とアウトカムの関連を調べたり，疾患の転帰や予後を予測したり，患者背景を調整したうえで治療効果を判定したり，多用途で用いられる．

多変量回帰分析（multivariable regression analysis）では，1つの回帰式に1つの従属変数と多数の独立変数を投入する．従属変数のタイプによって回帰式の形は変えられる．連続変量の従属変数には重回帰（multiple regression），2値の従属変数の場合はロジスティック回帰（logistic regression），打ち切りのある2値変数の場合はCox回帰（Cox regression）を用いる．

Cox回帰は，従属変数に対する独立変数の効果が時間経過により変動しない，という強い仮定をおいており，これを比例ハザード性の仮定という．この仮定を満たしているかどうかは，二重対数プロットなどを用いて確認する．

❷ 独立変数の選択

重回帰分析では，症例数÷15が，投入できる独立変数の個数の限界である．仮に症例数が150例の場合，投入できる説明変数は10個が限界である．ロジスティック回帰やCox回帰では，アウトカム発生数÷10が投入できる独立変数の個数の限界である．限界を超える数の独立変数を投入すると，過剰適合（overfitting）のため結果が信頼できなくなる．

従属変数に影響を及ぼすと考えられる重要な独立変数が含まれていない場合，解析結果に歪みが生じる．逆に従属変数に影響を及ぼさない独立変数を多数投入した場合も，解析結果に歪みが生じる．

臨床研究における多変量回帰分析では，個々の臨床分野の文献的な知見や専門的な経験則を総動員して，臨床的に重要と考えられる独立変数を選択することが重要である．つまり，先行研究や臨床的判断に基づいて，従属変数との関連性が臨床的に示唆される独立変数をできるだけ多く投入すべきである．

データ収集より前の段階で，多変量回帰分析に投入すべき説明変数をリストアップし，実際にそのデータを収集しなければならない．重要な説明変数のデータが入手できない場合，それはそのまま研究の限界につながる．

4）多変量回帰分析以外の交絡調整法

臨床研究に用いられる統計手法が高度化している．従来の多変量回帰分析は現在も用いられるものの，それらに内在するモデルの誤設定や過剰適合といった問題点を克服する，新しい統計手法が次々に登場している．

近年，大規模なリアルワールドデータを用いた研究が世界的に増加している．リアルワールドデータとは多施設から恒常的に収集される患者情報の総称であり，患者レジストリ，保険データベース，電子カルテデータなどが含まれる[5]．リアルワールドデータは多数の症例数を確保できる利点がある．しかしリアルワールドデータを用いた治療効果比較研究は，RCTのような介入試験ではなく観察研究であるため，交絡の問題が不可避である．それらに対処するために種々の統計手法が提案されている．

臨床のトップジャーナルに掲載されている論文で実践されている統計手法は，傾向スコア分析，操作変数法，マルチレベル分析，競合リスクモデル，多重代入法，不連続回帰デザイン，差の差分析，時間依存性交絡に対する周辺構造モデル，自己対照デザイン，など多彩である[6]．本項ではこれらのうち，臨床研究で最も汎用されている傾向スコア分析と，近年とみに増加しつつある操作変数法について解説する．

e. 傾向スコア分析

観察データを用いた治療効果比較において，群間の背景因子を均質化し適応交絡を調整するために，最もよく用い

られる手法が傾向スコア分析(propensity score analysis)である.

1) 傾向スコア分析の実際

個々の患者が2つの治療のうちの一方の治療を受ける確率を,傾向スコア(propensity score)という.傾向スコアの算出には,治療選択を従属変数,交絡となりうる因子を独立変数としたロジスティック回帰モデルを用いる.独立変数は,治療選択よりも前に決定している要因でなければならない.独立変数は連続変数でもカテゴリー変数でもかまわない.投入する独立変数の個数に制限はない.

計算した傾向スコアの識別能を確認するために,ROC(receiver operating characteristic)曲線を描き,曲線下面積(area under curve:AUC)を求める.このAUCはc統計量と呼ばれ,0.5〜1.0の範囲にある.

傾向スコアによる群間比較の手法として,傾向スコアマッチング(propensity score matching),逆確率による重み付け法(inverse probability of treatment weighting:IPTW),オーバーラップ重み付け法(overlap weighting)などがある.

傾向スコアマッチングでは通常,治療A群・B群から傾向スコアが近接している対象者を1:1(または1:n)で抽出する最近傍マッチングが行われる.ペアとして抽出される2人の傾向スコアの差の絶対値が一定のキャリパー(caliper, 閾値)の範囲内に収まるようにする.キャリパーは全対象患者の傾向スコア(PS)をロジット変換した値[log PS/(1−PS)]の標準偏差の0.2倍に設定されることが多い.c統計量が高すぎる場合,傾向スコアマッチングではマッチできるペアが少なくなり,結果の一般化可能性が低下する.二群の患者背景が均一化されていることを確認するには,標準化差(standardized mean difference)を用いる.標準化差<0.1の場合,その変数は均一化されていると判断される.

逆確率による重み付け法は,治療A群では傾向スコアの逆数,治療B群では(1−傾向スコア)の逆数により重み付けを行うことにより,治療A群と治療B群間で患者背景が均一化された集団を作成する手法である.オーバーラップ重み付け法は,治療A群では(1−傾向スコア),治療B群では傾向スコアにより重み付けを行うことにより,治療A群と治療B群間で患者背景が均一化された集団を作成する手法である.オーバーラップ重み付け法の特徴は,重みが0と1の間で計算されるため,極端な重み付けがなされることはない点である[7].この方法は,マッチングや逆確率重み付けなどの従来の傾向スコア法と比べて,測定変数の正確なバランシングを達成し,治療とアウトカムの関連の推定の精度を最適化するといわれる[8,9].

実際には治療Aを受けた患者が仮に治療Bを受けたと仮定した場合の,治療Aと治療Bの効果の差を,「治療群における平均処置効果(average treatment effect on the treated:ATT)」という.傾向スコアマッチングで推定し

ている効果はATTである.一方,すべての患者が治療Aを受けた場合と,すべての患者が治療Bを受けた場合の効果の差を,「平均処置効果(average treatment effect:ATE)」という.逆確率による重み付け法やオーバーラップ重み付け法ではATEを推計できる.

臨床研究論文では傾向スコアマッチングが多用されている.傾向スコアマッチングと重み付け法を併用して,両方の結果の方向性が一致することを確認することもある.傾向スコア分析は統計ソフトSPSS, Stata, Rのいずれでも実行可能である[10].

2) 傾向スコア分析の実例

傾向スコア分析の実例として,腸管切除を要する嵌頓性鼠径ヘルニア(incarcerated inguinal hernia)または絞扼性鼠径ヘルニア(strangulated inguinal hernia)に対して,合成非吸収性メッシュ修復を実施した群とメッシュ修復を実施しなかった群の間で手術部位感染の割合などを比較した研究を紹介しよう[11].

背景:合成非吸収性メッシュは一般に待機的な鼠径部ヘルニア修復に用いられる.手術部位感染(SSI)の懸念から,腸管切除を要する嵌頓性鼠径ヘルニアまたは絞扼性鼠径ヘルニアにはあまり使用されていない.本研究では,嵌頓および絞扼性鼠径ヘルニアで腸管切除を要した患者において,合成非吸収性メッシュ修復の安全性を非メッシュ修復と比較検討することを目的とした.

方法:日本の大規模リアルワールドデータの1つであるdiagnosis procedure combination(DPC, 包括評価制度)入院患者データベースを用いて,2012年4月〜2017年3月に腸管切除術を施行した嵌頓または絞扼性鼠径ヘルニア患者を対象とした.

メッシュ修復を受ける傾向スコアを算出するための多変量ロジスティック回帰分析には,独立変数に性別,年齢,肥満度,喫煙指数,糖尿病,Charlson comorbidity index, Barthel index, 病院タイプを投入した.さらに病院内クラスタリングを一般化推定方程式により調整した.傾向スコアのオーバーラップ重み付け法を行い,両群間でSSI, 麻酔時間,術後3日以上の抗菌薬使用,術後在院日数,30日以内再入院を比較した.

結果:対象となる患者668例を特定した.メッシュ修復群は223例,非メッシュ修復群は445例であった.傾向スコアによるオーバーラップ重み付けにより,メッシュ修復群は325例と非メッシュ修復群は322例に構成された.

SSIについて,メッシュ修復群は8例(2.5%),非メッシュ修復群は9例(2.8%)であり,両群間に有意差は認められなかった(p = 0.79).メッシュ修復群と非メッシュ修復群の平均麻酔時間(193.4分対189.6分),術後3日以上の抗菌薬使用(54.9%対62.3%),術後平均在院日数(16.5日対18.0日),30日以内再入院(12.0%対12.5%)のいずれも有意差を認めなかった.

結論:腸管切除を必要とする陥入または絞扼性の鼠径ヘ

ルニアに対して，合成非吸収性メッシュによる修復は非メッシュ修復と比べて安全性の点で有意な差がないことが示された．

f. 操作変数法

1）操作変数法とは

傾向スコア分析は，未測定交絡因子を調整することはできない．これに対して操作変数法（instrumental variable method）は理論上，未測定交絡因子にも対処可能である[2]．近年は臨床研究でも操作変数法が応用される機会が増加している．

RCTではくじ引きの原理で治療を割り当てる．RCTのくじ引きは，以下の3つの条件を満たす（図3）．

（i）くじ引きは治療の割り当てと強く関連がある．

（ii）くじ引きはアウトカムに直接関連しない（治療を介してのみアウトカムと関連がある）．

（iii）くじ引きは交絡因子とは関連がない．

観察データを用いた治療比較研究においては，すでに患者の治療は完了しているため，改めてくじ引きで治療の割り当てを行うというわけにはいかない．そこで，既存の患者データから，上記の3条件にあてはまる変数を新たに見つけ出して，あたかもRCTを行ったのと同様の状況を人工的に作り出す方法を，操作変数法という．

2）操作変数法の実際

以下のような2段階の分析を行う．まず，治療の割り当て変数Z（治療Aを1，治療Bを0とする二値変数）を従属変数，交絡因子Xiと操作変数Wを独立変数に投入した線形回帰分析を行い，各患者が治療Aを受ける確率を求める．次に，治療Aを受ける確率を独立変数，アウトカムを従属変数とする線形回帰分析を行う．各患者が治療Aを実際に受けたかどうかではなく，「治療Aを受ける確率」を独立変数に投入することにより，「治療Aを受ける確率ゼロ」の患者を対照とした，「治療Aを受ける確率1」の患者におけるアウトカムの差分（＝治療効果の推計値）を求められる．

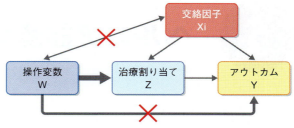

図3　操作変数の3つの条件

● 文献

1) Fletcher GS: Clinical Epidemiology: The Essentials, 6th Ed, 2020
2) 康永秀生：できる！臨床研究　最短攻略50の鉄則，金原出版，p125-137，2017
3) Prabhu AS et al: Robotic inguinal vs transabdominal laparoscopic inguinal hernia repair: the RIVAL randomized clinical trial. JAMA Surg 155: 380-387, 2020
4) 木原雅子，木原正博：医学的研究のデザイン．研究の質を高める疫学的アプローチ，第4版，メディカル・サイエンス・インターナショナル，p19-22，2016
5) 康永秀生ほか：超入門！スラスラわかるリアルワールドデータで臨床研究，金芳堂，2019
6) 康永秀生ほか：超絶解説 医学論文の難解な統計手法が手に取るようにわかる本，金原出版，2019
7) Desai RJ, Franklin JM: Alternative approaches for confounding adjustment in observational studies using weighting based on the propensity score: a primer for practitioners. BMJ 367: l5657, 2019
8) Thomas LE et al: Overlap weighting: a propensity score method that mimics attributes of a randomized clinical trial. JAMA 323: 2417-2418, 2020
9) Li F et al: Balancing covariates via propensity score weighting. J Am Stat Assoc 113: 390-400, 2017
10) 康永秀生ほか：できる！傾向スコア分析　SPSS，STATA，Rを用いた必勝マニュアル，金原出版，2018
11) Sakamoto T et al: Comparison of postoperative infection after emergency inguinal hernia surgery with enterectomy between mesh repair and non-mesh repair: a national database analysis. Hernia 26: 217-223, 2022

5 ヘルニア診療の評価に用いる調査票

[嶋田　元]

　分類や合併症や調査票の定義が定まらなければ，ヘルニア診療の評価比較検討や正しい評価を行うことは困難である．このような背景から European registry for abdominal wall hernias (EuraHS) では，術中合併症や急性期，早期合併症，晩期合併症，手術合併症，手術死亡（表1），漿液腫（表2）や慢性疼痛（表3）の定義を定めている．

表1　EuraHS 合併症 定義（EuraHS definitions of complication, morbidity, and mortality）

Intra-operative complications	Are complications occurring during the time of the patients' arrival in the operating room and the patient leaving the operating room
"Acute" or "early" post-operative complications	Are complications occurring during the hospitalisation or within 30 days postoperatively
Late post-operative complications	Are complications related to the hernia repair occurring after discharge and more than 30 days postoperatively
Operative morbidity	The percentage of patients treated who had at least one complication occurring during the operation, during the hospitalisation or 30 days postoperatively
Operative mortality	The percentage of patients treated who died during the operation, during the hospitalisation or within 30 days postoperatively

（文献1より引用）

表2　腹壁ヘルニア術後漿液腫分類

Type 0	No clinical seroma		No clinical seroma
	0a	neither clinical nor radiological seroma	
	0b	no clinical seroma, but it can be detected by radiological exams	
Type Ⅰ	Clinical seroma lasting less than 1 month.		INCIDENT
Type Ⅱ	Clinical seroma lasting more than 1 month: seromas with excessive duration		
	Ⅱa	between 1 and 3 month	
	Ⅱb	between 3 and 6 month	
Type Ⅲ	Minor seroma related-complications: symptomatic seromas that may need medical treatment		COMPLICATION
	Ⅲa	Clinical seroma lasting more than 6 month.	
	Ⅲb	Esthetic complaints of the patient due to seroma	
	Ⅲc	Important discomfort which does not allow normal activity	
	Ⅲd	Pain	
	Ⅲe	Superfitial infection with cellulitis	
Type Ⅳ	Mayor seroma related-complication: seromas that need to be treated		
	Ⅳa	Need to puncture the seroma to decrease symptoms	
	Ⅳb	Seroma drained spontaneously（applicable to open approach）	
	Ⅳc	Deep infection	
	Ⅳd	Recurrence related to seroma	
	Ⅳe	Mesh rejection related to seroma	

（文献2より引用）

表3 術後3ヵ月持続する慢性疼痛分類

Pain class	Definition
No pain	No discomfort experienced
Mild pain	Was defined to the patient as an occasional pain or discomfort that did not limit activity, with a return to prehernia lifestyle
Moderate pain	Was defined as pain preventing return to normal preoperative activities (i.e. inability to continue with prehernia activities such as golf, tennis and other sports, and inability to lift objects, without pain, that patient had been lifting before the hernia occurrence)
Severe pain	Pain that incapacitated the patient at frequent intervals or interfered with activities of daily living (i.e. pain constantly present or intermittently present but so severe as to impair normal activities, such as walking)

（文献3より引用）

表4 Hernia-Related Quality of Life Survey (HerQLes) Form

For the following statements, please circle the number that is most appropriate for you.	Strongly Disagree	Moderately Disagree	Slightly Disagree	Slightly Agree	Moderately Agree	Strongly Agree
1. My abdominal wall has a huge impact on my health	1	2	3	4	5	6
2. My abdominal wall causes me physical pain	1	2	3	4	5	6
3. My abdominal wall interferes when I perform strenuous activities, e.g. heavy lifting	1	2	3	4	5	6
4. My abdominal wall interferes when I perform moderate activities, e.g. bowling, bending over	1	2	3	4	5	6
5. My abdominal wall interferes when I walk or climb stains	1	2	3	4	5	6
6. My abdominal wall interferes when I dress myself, take showers and cook	1	2	3	4	5	6
7. My abdominal wall interferes with my sexual activity	1	2	3	4	5	6
8. I often stay at home because of my abdominal wall	1	2	3	4	5	6
9. I accomplish less at home because of my abdominal wall	1	2	3	4	5	6
10. I accomplish less at work because of my abdominal wall	1	2	3	4	5	6
11. My abdominal wall affects how I feel every day	1	2	3	4	5	6
12. I often feel blue because of my abdominal wall	1	2	3	4	5	6

（文献4より引用）

　ヘルニア手術の目的の1つにQOLの改善が含まれることから，患者の主観やQOLを評価することは極めて重要である．

　健康関連QOLを評価するうえで尺度は欠かせない．尺度には，目的に応じて「プロファイル型尺度」と「価値付け型尺度」の2つがある．

　「プロファイル型尺度」はShort Form 36 (SF-36) やWHO QOLなどの，どのような疾患にも適用可能なように一般的な状態を評価する「包括的尺度」と，疾病に特異的な症状などを評価する「疾患特異的尺度」に分けられる．

　「価値付け型尺度」は選好に基づく尺度，インデックス型尺度などとも呼ばれ医療経済学に由来する健康効用値を測定し，費用対効用（費用対効果の1つの形）評価を目的としており，EQ-5D（英国），SF-6D（米国），HUI (Health Utilities Index)（カナダ）などがある．

　ヘルニア関連の疾患特異的尺度にはHernia-Related Quality of Life Survey (HerQLes)（**表4**）や，EuraHSが開発したEuraHS QOL，カロライナ大学で開発されたCarolinas Comfort Scale（**表5**）などがよく用いられている．またAbdominal Core Health Quality Collaborativeではこれらを合わせた評価表なども用いられている．

　さらに腹壁ヘルニアに対する介入試験の報告ガイドライン[9]も発行されており，腹壁ヘルニアの治療成績報告の際にはこれらの項目に準拠した報告が求められるようになってきている（**表6，7**）．

　主にこれらの尺度には別途，使用許諾が必要なものもある．使用にあたってはその発行団体や著者より使用許可を得て使用すること．

● **文献**

1) Muysoms F et al: EuraHS: the development of an international online platform for registration and outcome measurement of ventral abdominal wall hernia repair. Hernia 16: 239-250, 2012

2) Morales-Conde S: A new classification for seroma after laparoscopic ventral hernia repair. Hernia 16: 261-267, 2012

Appendix ヘルニア診療・研究のトピックス

表5 Carolinas Comfort Scale

Please answer ALL questions for each of the 8 activities.

Use N/A if an activity was not performed.

0 =	No Symptoms
1 =	Mild but not bothersome symptoms
2 =	Mild and bothersome symptoms
3 =	Moderate and/or daily symptoms
4 =	Severe symptoms
5 =	Disabling symptoms

1.	While laying down, do you have							
a)	sensation of mesh	0	1	2	3	4	5	N/A
b)	pain	0	1	2	3	4	5	N/A
2.	While bending over, do you have							
a)	sensation of mesh	0	1	2	3	4	5	N/A
b)	pain	0	1	2	3	4	5	N/A
c)	movement limitations	0	1	2	3	4	5	N/A
3.	While sitting up, do you have							
a)	sensation of mesh	0	1	2	3	4	5	N/A
b)	pain	0	1	2	3	4	5	N/A
c)	movement limitations	0	1	2	3	4	5	N/A
4.	While performing activities of daily living (i.e. getting out of bed, bathing, getting dressed), do you have							
a)	sensation of mesh	0	1	2	3	4	5	N/A
b)	pain	0	1	2	3	4	5	N/A
c)	movement limitations	0	1	2	3	4	5	N/A
5.	When coughing or deep breathing, do you have							
a)	sensation of mesh	0	1	2	3	4	5	N/A
b)	pain	0	1	2	3	4	5	N/A
c)	movement limitations	0	1	2	3	4	5	N/A
6.	While walking, do you have							
a)	sensation of mesh	0	1	2	3	4	5	N/A
b)	pain	0	1	2	3	4	5	N/A
c)	movement limitations	0	1	2	3	4	5	N/A
7.	When walking up the stairs, do you have							
a)	sensation of mesh	0	1	2	3	4	5	N/A
b)	pain	0	1	2	3	4	5	N/A
c)	movement limitations	0	1	2	3	4	5	N/A
8.	While exercising, do you have							
a)	sensation of mesh	0	1	2	3	4	5	N/A
b)	pain	0	1	2	3	4	5	N/A
c)	movement limitations	0	1	2	3	4	5	N/A

（文献6より引用）

5. ヘルニア診療の評価に用いる調査票

表6 腹壁ヘルニアのミニマムデータセット

	Definition	Detection method
Preoperative variables		
Age[*]	Years since birth	Age on day of surgery
Sex[*]	M; F	Sex on day of surgery
BMI[*]	Weight (kg) /height^2 (m^2)	Calculated on day of surgery
COPD[*]	Diagnosis of COPD	Taking repeat COPD medication
Smoker[*]	EuraHS (never smoker, ex-smoker > 12 months; occasional smoker; daily smoker)	Status on day of surgery
Diabetes (types 1 or 2)[*]	Diagnosis of type 1 or 2 diabetes	Taking repeat diabetic medication
Immunosuppression/steroids[*]	Diagnosis requiring immunosuppression or chemotherapy	Immunos uppression or chemotherapy taken regularly on day of surgery
ASA fitness grade[*]	ASA fitness grade	Score on day of surgery
Hernia variables		
Hernia width[*]	Maximum defect width; EHS classification	Preoperative CT
Loss of domain[*]	Volumetric measurement: Sabbagh Method	Preoperative CT
European Hernia Score[*]	EHS classification; primary ventral hernia	Clinical examination
No. of hernia defects[†]	No. of defects in anterior abdominal wall	Preoperative CT
Divarification[†]	Separation > 2 cm between rectus muscles	Preoperative CT
Reducibility[†]	Reducible; irreducible, no skin changes; irreducible, with skin changes; irreducible, causing bowel obstruction	Clinical examination +/− preoperative CT
Previous abdominal operations[‡]	No. of midline, subcostal, and transverse incisions	Clinical records
No. of previous hernia repairs +/− mesh[‡]	No. of previous hernia repairs and mesh	Clinical records; ICAP nomenclature
Previous wound infection (SSI)[‡]	Previous SSI at site of hernia repair (yes; no)	Clinical records
Hernia defect area[‡]	Defect area where hernia sac passes through abdominal wall	Preoperative CT (area of an ellipse)
Stoma present[‡]	Abdominal wall ostomy present (yes; no)	Clinical records; intraoperative details
Previous component separation[‡]	Previous anterior component/transversus abdominis release	Clinical records; intraoperative details
Current mesh infection[‡]	Chronic infection, sinus or abscess at location of mesh	Purulent discharge or positive fluid culture
Perioperative variables		
Mode of surgery[*]	Mode of surgery (laparoscopic; open; robotic)	Intraoperative details
Mesh or suture[*]	Method of repair	Intraoperative details
Ventral Hernia Working Group assessment[*]	Low risk; co-morbid; contaminated; dirty	Clinical records; intraoperative details
CDC assessment[*]	Clean; clean-contaminated; contaminated; dirty	Intraoperative details
Preoperative botulinum toxin[‡]	Preoperative injection of botulinum toxin to strap muscles	Clinical records
Component separation[‡]	Anterior component/transversus abdominis release	Intraoperative details
Concomitant gastrointestinal procedure[‡]	Bowel resection; cholecystectomy; stoma formation	Intraoperative details
Mesh repair		
Exact mesh name[*]	Trade name and mesh type (biological; biosynthetic; synthetic)	Intraoperative details
Mesh fixation technique[*]	Sutures or tacks (absorbable; non-absorbable)	Intraoperative details
Position of mesh[*]	ICAP nomenclature	Intraoperative details
Mesh size[*]	Intraoperative measurement (cm²)	Intraoperative details
Bridging versus fascial closure[*]	EHS definitions. Anterior fascia completely closed or not completely closed	Intraoperative details
Mesh overlap[‡]	Mesh overlap area/defect area ratio. Ellipse: Overlap = $\pi A B - \pi \alpha b$	Intraoperativedetails
Suture repair		
Suture type[*]	Absorbable or non-absorbable material used	Intraoperative details
Postoperative outcomes		
SSI[*]	CDG definition of SSI[15]: a) Superficial; b) deep; c) organ space	Wound infection involves a) skin and subcutaneous tissue b) muscle or fascia of the abdominal wall c) tissue deep to abdominal wall
SSO[*]	Any adverse wound event. SSI, seroma, haematoma, fistula, etc.	Clinical records; clinical examination
SSO requiring intervention[*]	SSOs requiring procedural intervention	Clinical records; clinical examination
Mesh infection[*]	Chronic infection, sinus or abscess at location of mesh	Purulent discharge or positive fluid culture
Chronic pain[*]	Pain lasting longer than 3months after surgery	Clinical records
Hernia recurrence[*]	EHS definition: a protrusion of the contents of the abdominal cavity or preperitoneal fat through a defect in the abdominal wall at the site of a previous repair of an abdominal wall hernia	Clinical examination +/− CT
Clavien-Dindo grade[*]	Grades Ⅰ-Ⅴ. Grade Ⅲb: intervention under general anaesthesia	Clinical records
30-day reoperation rate[*]	Abdominal operation under general or regional an- aesthesia within 30 days of primary ventral hernia repair	Clinical records

Variables marked with [*] should be collected for primary and incisional ventral hernia trials, variables marked with [†] should be collected for primary ventral hemia trials only, and those marked with [‡] should be collected for incisional ventral hernia trials only. COPD, chronic obstructive pulmonary disease; Eura HS, European Registry of Abdominal Wall Hemias; EHS, European Hernia Society; ICAP, Intemational Classification of Abdominal Wall Planes; SSI, surgical site infection; CDC, Centers for Disease Control and Prevention; SSO, surgical-site occurrence.

（文献9より引用）

Appendix ヘルニア診療・研究のトピックス

表7 腹壁ヘルニア修復術の介入試験のための患者報告アウトカム

Pain at hernia site	Score/response
Pain at rest (lying down)	0-10
Pain during activities (walking, cycling, sports)	0-10
Pain felt during the last week	0-10
Restriction of activities because of pain or discomfort at hernia site	
Restriction in daily activities (inside the house)	0-10
Restriction outside the house (walking, biking, driving)	0-10
Restriction during sports	0-10
Restriction during heavy labour	0-10
Cosmetic discomfort	
Shape of abdomen	0-10
Site of hemia	0-10
General health questions	
In general, would you say your health is	Excellent, very good, good, fair, poor
Moderate activities, such as moving a table, getting dressed, cooking, bowling, or playing golf	Yes, limited a lot, yes, limited a little, no, not limitedat all
Climbing several flights of stairs	Yes, limited a lot, yes, limited a little, no, not limited at all
Due to physical health problems over the past 4 weeks, have you accomplished less than you would like?	Yes; no
Due to physical health problems over the past 4 weeks, have you been limited in the kind of work/other activities?	Yes; no
Due to emotional health problems over the past 4 weeks, have you accomplished less than you would like?	Yes; no
Due to emotional health problems over the past 4 weeks, have you been limited in the kind of work/other activities?	Yes; no
During the past 4 weeks, how much did pain interfere with your normal work	Not at all; a little bit; moderately, quite a bit, extremely
Over the past 4 weeks, have you felt calm and peaceful?	All of the time; most of the time; a good bit of the time; some of the time; a little of the time; none of the time
Over the past 4 weeks, did you have lots of energy?	All of the time; most of the time; a good bit of the time; some of the time; a little of the time; none of the time
Over the past 4 weeks, have you felt downhearted and blue?	All of the time; most of the time; a good bit of the time; some of the time; a little of the time; none of the time
Over the past 4 weeks, how much have your physical or emotional problems interfered with your social activities?	All of the time; most of the time; a good bit of the time; some of the time; a little of the time; none of the time
My mental health currently is	Awful poor; fair; good; very good; excellent
My sexual activity currently is	Awful poor; fair; good; very good; excellent
Having the operation was the right decision	Strongly agree; agree; neither agree or disagree; disagree; strongly disagree
I would go for the same choice if I had to do it over again	Strongly agree; agree; neither agree or disagree; disagree; strongly disagree

A combination of European Registry of Abdominal Wall Hernias quality-of-life score, Short Form 12, and expert patient questions.
（文献9より引用）

3) Cunningham J et al: Cooperative hernia study. Pain in the postrepair patient. Ann Surg **224**: 598-602, 1996

4) Krpata DM et al: Design and initial implementation of Her-QLes: a hernia-related quality-of-life survey to assess abdominal wall function. J Am Coll Surg **215**: 635-642, 2012

5) Muysoms FE et al: A prospective, multicenter, observational study on quality of life after laparoscopic inguinal hernia repair with ProGrip laparoscopic, self-fixating mesh according to the European Registry for Abdominal Wall Hernias Quality of Life Instrument. Surgery **160**: 1344-1357, 2016

6) Heniford BT et al: Comparison of generic versus specific quality-of-life scales for mesh hernia repairs. J Am Coll Surg **206**: 638-644, 2008

7) Collaborative A.C.H.Q. Combined Preoperative Assessment. Resources ¦ ACHQC 2023; Available from〈https://achqc.org/resources〉

8) Collaborative A.C.H.Q. Combined Postoperative Assessment. Resources ¦ ACHQC 2023; Available from〈https://achqc.org/resources〉

9) Parker SG et al: Reporting guideline for interventional trials of primary and incisional ventral hernia repair. British Journal of Surgery, 2021

索　引

略　語

ACS　336, 404, 474

CPIP　224
　──の危険因子　227
　──の予防　243
CS法　293

eMILOS法　388
e-TEP法　348, 375, 393, 401
　──の合併症　402

IPOM法　325, 341, 399, 407, 419, 446
　──修復術後の合併症　400
IPOM-Plus法　341

LPEC法　261

MILOP法　388
MILOS法　388

TAPP法　176, 188, 365, 446
TAR（法）　278, 321, 348, 375, 382, 407
TEP法　191
TIPP　146

欧　文

A

abdominal compartment syndrome
　（ACS）　336, 404, 474
accessory obturator artery　38
Activity Assessment Sacle（AAS）　293
acutely irreducible hernia　217
adductor-related groin pain　79
advanced LPEC法　266
Allenn-Wrenn法　468
Amid　121
Ammaturo and Bassi分類　282
anterior component separation法　306,
　310
anterior iliopubic tract repair　104
anterior superior iliac spine（ASIS）　6
attenuated posterior rectus sheath　17,
　35, 37, 176

attenuated posterior rectus sheath
　（APRS）　277
attenuated transversus abdominis
　aponeurosis　11
autoimmune syndrome induced by
　adjuvants（ASIA）　69

B

Bassini　3
　──法　99
BID model　549
bilayer patch法　158
biological メッシュ　71
Bogros腔　18, 19, 280
botulinum toxin　482
broad ligament hernia（BLH）　516

C

Camper筋膜　6
Carolinas Comfort Scale（CCS）　293,
　563
Cheatle-Henry法　504
Chevrel分類　282
chronic postoperative inguinal pain
　（CPIP）　224
　──の危険因子　227
　──の予防　243
chronically irreducible hernia　217
Cilley分類　516
cleft sign　81
Colles' ligament　7
component separation（CS）法　293, 303,
　310
Condon　4
continuous fascial traction（CFT）　338
Conze分類　283
Cooper　3
　──靱帯　12, 35
Cooper ligament repair　109
corona mortis　31, 38
cremasteric fascia　9
crossover　351, 370

D

da Vinci Surgical Platform（dVSS）Xi
　203
damage control surgery　336
dermatome mapping　230

Desarda法　118
Dietz分類　282
Douglas窩腹膜欠損ヘルニア　517
Dowd法　445

E

e-TEP法　348, 393, 401
　──の合併症　402
e-TEP Rives-Stoppa/TAR法　375
eMILOS法　388
endoabdominal fascia　11
endoscopic anterior component separa-
　tion法　313, 361
EuraHS-QOL　293
European Association of Endoscopic
　Surgery（EAES）　50
European Hernia Society（EHS）分類
　46, 283, 407

F

FADIR（flexion-adduction-internal-
　rotation）test　81
Fallopio　3
falx inguinalis　10
fatty triangle　279
femoral hernia orifice　27
femoral ring　27
femoroacetabular impingement（FAI）
　81
flank bulge　412
flank hernia　410

G

genitofemoral nerve genital branch
　（GFN-GB）　9
Gimbernat's ligament　7
Global Operative Assessment of Laparo-
　scopic Skills-Groin Hernia（GOALS-
　GH）　550
groin pain syndrome　79
Grynfeltt三角　440

H

heavy weight メッシュ　70
Hernia-related QOL Survey（HerQLes）
　293, 563
Hesselbach三角　14, 35
Hesselbach靱帯　11

Hunt分類　516

I

iliac hernia　410
iliohypogastric nerve　6
ilioinguinal/iliohypogastric nerve block
　（II-IHB）　91
iliopectineal arch　8
iliopsoas-related groin pain　80
iliopubic tract　7, 12, 34, 35
incarceration　217
inguinal-related groin pain　80
innominate fascia　6
interfoveolar ligament　11
International Endohernia Society（IEHS）
　49
interparietal fascia　8
intra-abdominal hypertension（IAH）
　404, 474, 336
intraparietal hernia　401
intraperitoneal onlay mesh（IPOM）法
　325, 341, 399, 407
　――修復術後の合併症　400
investing fascia　6
IPOM-Plus法　341

J

Japanese Hernia Society（JHS）　47

K

Keel法　303
keyhole法　419
Klingeの分類　71
Korenkov分類　282
Kugel法　134

L

lacunar ligament　7
lamp post sign　349
lateral hernia　410
lateral triangle　10, 35
Lichtenstein　4
　――法　121
light weightメッシュ　70
LION procedure（laparoscopic implanta-
　tion of neuroprosthesis）　236
loss of domain（LOD）　471
　――のマネジメント　477, 482
LPEC（laparoscopic percutaneous
　extraperitoneal closure）法　261
lumbar hernia　410

M

Marcy法　103
matrix metalloproteinases（MMP）　67
Mayo法　303
McVay　4
　――法　109
meralgia paresthetica　235
mini- or less-open preperitoneal mesh
　（MILOP）法　388
Mizrachy法　116
MRI　80
multimodal analgesia（MA）　89
myopectineal orifice　14, 35, 134

N

NDBオープンデータ　56
needle-scopic surgery　197
neuromodulation　235
neurovascular bundle（NVB）　407
non-vascularized tissue graft　331
Nuck　3
Nuck管嚢胞　75, 154
Nyhus　4
　――法　117

O

occult hernia　77, 170
onlayパッチ　132
ONSTEP法　140
open abdomen（OA）　336
open book variation of component
　separation法　304
overlap法　303

P

PainDETECT日本語版　230
paravertebral block（PB）　91
parietalization of the cord components
　18, 177
patent processus vaginalis（PPV）　65
patient optimization　295
Pauli法　420
peripheral nerve field stimulation　235
peripheral nerve stimulation　235
Périssier　146
periumbilical perforator sparing（PUPS）
　312
Petersenヘルニア　520
Petit三角　440
posterior component separation法　310
posterior lamina of transversalis fascia
　（PLTF）　146

posterior rectus space　13, 18
Potts法　256
primary ventral hernia　429, 435
progressive preoperative pneumoperito-
　neum（PPP）　477
prosthesis　69
pubic fascicle of the cremaster muscle
　9
pubic-related groin pain　80

Q

QOL評価ツール　293

R

radiofrequency ablation（RFA）　235
Radoievitch's angle　66
rectus fascia　12
rectus sheath block（RSB）　91
rectus turnover flap法　303
reduction en masse　219
reflected inguinal ligament　7
retroparietal spermatic sheath-superior
　layer（RSS-SL）　146
Retzius腔　20, 279
Rives-Stoppa法　316
Royal College of Surgeons of England
　47

S

S状結腸間膜窩ヘルニア　527
Sabbagh index　471
sacless cord lipoma　544
Scarpa筋膜　6
Schuster法　468
semilunar line　13
sentinel fat　279
Sharma分類　282
shelving edge　7
shelving portion　7
shoelace darn repair法　304
Shouldice法　113
single incisional laparoscopic surgery
　（SILS）　197
sling　11
small stitch　289
spermatic sheath　16
Spigel筋膜　13
Spigel線　13
Spigelianヘルニア　450
spinal cord stimulation　236
SSI　212
standard IPOM　341

索　引

standardized preperitoneal dissection (SPD)　146
Steinke分類　526
step-by-step法　89
strangulated hernia　217
sub-xiphoidal incisional hernia (SIH)　407
subcostal hernia　410
Sugarbaker法　420
suture length wound length ratio (SL/WL)　287

T

Tanaka index　471
TAPP法 (transabdominal preperitoneal approach)　176, 365, 446
TAPP法 (高位腹膜切開)　188
temporary abdominal closure (TAC)　336
tension-free hernioplasty　121
tension-free repair　129
tensor fascia lata flap　333
TEP法 (totally extra-peritoneal approach)　191, 199
the circle of death　31
trans-abdominal partial extra-peritoneal technique (TAPE)　446
transabdominal diagnostic laparoscopy (TADL)　171
transabdominal rectorectus法　370
transabdominal TAR法　382
transabdominal transversalis fascial/preperitoneal法　365
transinguinal preperitoneal repair (TIPP)　146
transversalis fascial　365
transversus abdominis muscle　321
transversus abdominis muscle release (TAR)　278, 321, 348, 407
transversus abdominis plane block (TAPB)　91
trapro plug (UPP)　158
triangle of doom　30, 39
triangle of pain　30, 39
triple neurectomy　237

U

Ultrapro Hernia System (UHS)　158
umbilico-prevesical fascia　16, 277
underlayパック　134
upside down stomach　487

V

vascularized tissue graft　331
vest-over-pants法　303

W

watchful waiting　86, 155, 295
watchful waiting strategy (WWS)　87
watershed fat　279
Winslow　3
Winslow孔ヘルニア　528

和　文

あ

アワアワの層　41

い

異常裂孔ヘルニア　528
異所性閉鎖動脈　38
Ⅰ型／Ⅲ型コラーゲン比　66
陰部大腿神経陰部枝　9

え

会陰ヘルニア　510
疫学　56

お

横隔膜ヘルニア　498
横筋筋膜　9, 277
　　──のsling　11
横行結腸間膜窩ヘルニア　527
欧州ヘルニア学会　46

か

外性子宮内膜症　154
外側臍ヒダ　30, 33
外側三角　35
外鼠径ヘルニア　35
　　──の解剖　24
外鼠径輪　7, 7
外腸骨静脈　35
外腹斜筋　7, 276
外腹斜筋腱膜　7
窩間靱帯　11
下行結腸間膜窩ヘルニア　527
梶川法　462
滑脱型食道裂孔ヘルニア　487
合併症　399
下腹壁動静脈　35
下腰三角　440
肝鎌状間膜内ヘルニア　529

完全吸収型メッシュ　71
嵌頓　217
嵌頓ヘルニア　54, 86

き

偽還納　218
救急領域における腹壁閉鎖　336
弓状線　12, 277
急性期腹壁再建法　338
急性非還納性ヘルニア　217
　　──の治療方針　221
胸骨後ヘルニア　498
胸腹裂孔ヘルニア　498
局所麻酔法　89
巨大腹壁瘢痕ヘルニア　473
筋膜弁　331

く

区域麻酔法　90

け

経過観察による戦略　87
形成外科的再建　331
経腸間膜ヘルニア　528
血管損傷　211
血腫　402
剣状突起下腹壁瘢痕ヘルニア　407
剣状突起下ヘルニア　407
原発性腹壁ヘルニア　282

こ

抗菌縫合糸　290
抗血栓薬内服中の手術適応　296
高周波熱凝固法　235
後方会陰ヘルニア　510
硬膜外麻酔　95
絞扼性ヘルニア　54, 86, 217
股関節関連鼠径部痛　81
コラーゲン代謝異常　66
混合型食道裂孔ヘルニア　487

さ

臍帯内ヘルニア　467
臍帯ヘルニア　467
再発　53, 400
再発鼠径部ヘルニア　54
臍ヘルニア　429, 460
臍輪の分類　430

し

死冠　31, 38
子宮円索　38
子宮円靱帯　156

569

――静脈瘤　154
子宮広間膜ヘルニア　516
子宮内膜症　154
周術期合併症　210
手術適応　86
術後疼痛　400
術後慢性疼痛　214
術中腸管損傷　400
漿液腫　213, 400
鞘状突起の開存　166
上前腸骨棘　6
小児鼠径ヘルニア　253
　　――手術　51, 256
小児の腹壁ヘルニア　460, 467
上腹壁ヘルニア　435
小網裂孔ヘルニア　529
上腰三角　440
食道裂孔ヘルニア　487
女性鼠径部ヘルニア　152
女性のヘルニア　86
侵害受容性疼痛　248
神経血管束　407
神経障害性疼痛　228, 248
神経障害性疼痛スクリーニング質問票
　230
神経焼灼術　235
神経破壊法　235
人工膜　69
真皮移植　331

す

錐体筋　276
スポーツ選手の鼠径部痛　79

せ

臍下部弧状切開　461
精管　35, 38
　　――損傷　210
性機能障害　215
精索　13
精索脂肪腫　75, 544
精巣挙筋　9
精巣挙筋膜　9
精巣痛　235
精巣動静脈　35
正中臍ヒダ　30, 33
脊髄くも膜下麻酔　94
脊髄後根ガングリオン刺激療法　236
脊髄硬膜外電気刺激療法　236
浅腹筋膜　6
前方会陰ヘルニア　510
前立腺全摘除術　61

そ

創哆開　290
創傷の治癒過程　287
創部感染　212
側腹部ヘルニア　410
鼠径鎌　10
鼠径管　13
鼠径管後壁の再建　115
鼠径靱帯　7
鼠径部関連鼠径部痛　80
鼠径部腫瘤　77
鼠径部切開法　6, 53, 99, 256
鼠径部痛　78, 234
鼠径部痛症候群　79
鼠径部の外側三角　10
鼠径部の末梢神経　24
鼠径部ヘルニア手術　86
　　――の麻酔　89
　　――の歴史　3
鼠径部ヘルニア術後慢性疼痛　51
鼠径部ヘルニア診療ガイドライン　53
鼠径部ヘルニアと鑑別すべき疾患　78
鼠径部ヘルニアの分類　46
鼠径部ヘルニア発生の危険因子　60
鼠径部ヘルニア日帰り手術のスケジュール
　537
鼠径ヘルニア術後慢性疼痛　224
組織縫合法　53, 99, 301
疎性結合組織　41

た

体幹部ブロック　90
胎生期 cul de sac　510
体性痛　228
大腿管　26
大腿血管鞘　26
大腿骨寛骨臼インピンジメント　81
大腿ヘルニア　36
大腿ヘルニア孔　27
大腿輪　26, 35
大網裂孔ヘルニア　529
ダイレクトクーゲル法　146
多角的疼痛管理　89
棚状部　7
短期滞在手術基本料　535
単純縫合閉鎖法　301

ち

恥骨関連鼠径部痛　80
恥骨弓　8
　　――の高さ　65
恥骨上ヘルニア　413

中條法　468
超音波検査　75
腸管損傷　210, 357
腸間膜内ヘルニア　527
腸間膜裂孔ヘルニア　528
腸骨下腹壁神経　6
腸骨鼠径・腸骨下腹神経ブロック　91
腸骨部ヘルニア　410, 413
腸閉塞　212
腸腰筋　36
腸腰筋関連鼠径部　80

と

疼痛の三角　30, 39
ドーハ分類　79
徒手整復術　218
トライデント　349

な

内視鏡下 Pauli 法　423
内精筋膜　11
内側臍靱帯　38
内側臍ヒダ　30, 33
内鼠径ヘルニア　35
内鼠径輪　11, 34
内転筋関連鼠径部痛　79
内腹筋膜　11
内腹斜筋　8, 276
内ヘルニア　526

に

日本ヘルニア学会　4, 47
　　――の分類　47
ニューロモデュレーション治療　251
尿閉　212

は

ハイブリッド手術　388
白線　277
白線ヘルニア　435
創閉鎖法　287
半月線　13, 278
半月線ヘルニア　450
半月線より外側に局在するヘルニア　410
反対側鞘状突起開存　166
反転靱帯　7

ひ

日帰り手術　535
非還納性ヘルニア　54, 86
皮膚被覆法　467
皮弁　331
皮弁法　461

ふ

不運の三角　30, 39
腹横筋　36, 277
腹横筋腱膜　9
腹横筋膜面ブロック　91
腹腔鏡下Sugarbaker法　421
腹腔鏡下手術　166
腹腔鏡下鼠径ヘルニア根治術　261
腹腔鏡下腹膜前修復術　433
腹腔鏡下ヘルニア修復術シミュレーション
　　トレーニング　551
腹腔内修復法　53
腹腔内容積　472
複雑ヘルニア　284
腹直筋　37, 275
腹直筋後鞘　12, 37
腹直筋後腔　13
腹直筋鞘ブロック　91
腹直筋前鞘反転法　305, 331
腹直筋前鞘への減張切開　109
腹直筋離開　455
腹部CT　76
腹部コンパートメント症候群　336, 404, 474
腹壁機能の評価　292
腹壁再建のための解剖　275
腹壁切開腹膜前修復法　432
腹壁切開法　301
腹壁瘢痕ヘルニア　275, 282
　　——の原因　287
腹壁ヘルニア術後漿液腫分類　562
腹壁ヘルニアの手術適応　295
腹膜窩ヘルニア　526
腹膜高位切開　179
腹膜鞘状突起の遺残・開存　65
腹膜前筋膜　277
　　——深葉・浅葉　30
腹膜前腔剝離　146
腹膜穿孔　195
腹膜前脂肪層　278

腹膜前脂肪の分布　349
腹膜前修復法　53
腹膜前到達法　6
　　——によるiliopubic tract repair　117
不顕性ヘルニア　77, 166

へ

閉鎖孔ヘルニア　501
閉鎖動静脈　38
ペインクリニック的アプローチ　248
ヘルニア偽還納　219
ヘルニア手術症例　56
ヘルニア手術の教育　549
ヘルニア囊の剝離困難　195
ヘルニア囊を伴わない精索脂肪腫　544
ヘルニア門背側腹膜低位環状切開　179
ヘルニオグラフィー　77

ほ

傍下行結腸窩ヘルニア　527
膀胱上窩　33
膀胱上窩ヘルニア　527
膀胱損傷　210
傍十二指腸ヘルニア　522
傍上行結腸窩ヘルニア　526
傍食道型食道裂孔ヘルニア　487
傍ストーマヘルニア　417
傍脊椎ブロック　91
傍直腸窩ヘルニア　527
ポートサイトヘルニア　214
ボツリヌス毒素注射法　482

ま

末梢神経ブロック　90
マトリックスメタロプロテアーゼ　67
慢性疼痛　69
　　——分類　563
慢性非還納性ヘルニア　217

む

無名筋膜　6

め

メッシュ感染　69, 214, 400
メッシュ除去　237
メッシュ腸管瘻　400
メッシュの合併症　69
メッシュの収縮　69
メッシュの分類　71
メッシュプラグ法　129
メッシュ法　53
メッシュ癒着　69
メッシュ留置部位　283

も

盲腸周囲ヘルニア　526

ゆ

有茎真皮（脂肪）弁移植　332
有茎大腿筋膜弁移植　333
遊離大腿筋膜（皮）弁移植　334
遊離大腿筋膜移植　332

よ

腰神経叢　24
腰ヘルニア　410, 440

り

両側腹直筋鞘前葉反転法　304, 339
臨床疫学　555
臨床研究　555

れ

裂孔靱帯　7

ろ

肋弓下ヘルニア　410
肋骨弓下ヘルニア　413
ロボット支援手術　203, 365

ヘルニアの外科（第2版）

2017年12月5日　　第1版第1刷発行	総編集　栅瀬信太郎，諏訪勝仁
2021年5月20日　　第1版第2刷発行	発行者　小立健太
2024年10月20日　　第2版発行	発行所　株式会社 南 江 堂

〒113-8410　東京都文京区本郷三丁目42番6号
☎（出版）03-3811-7236　（営業）03-3811-7239
ホームページ https://www.nankodo.co.jp/
印刷・製本　公和図書
装丁　諏訪絢花

Hernia Surgery, 2nd Edition
© Nankodo Co., Ltd., 2024

定価はカバーに表示してあります．
落丁・乱丁の場合はお取り替えいたします．
ご意見・お問い合わせはホームページまでお寄せ下さい．

Printed and Bound in Japan
ISBN978-4-524-20429-8

本書の無断複製を禁じます．
JCOPY〈出版者著作権管理機構 委託出版物〉

本書の無断複製は，著作権法上での例外を除き禁じられています．複製される場合は，そのつど事前に，
出版者著作権管理機構（電話 03-5244-5088，FAX 03-5244-5089，e-mail: info@jcopy.or.jp）の許諾
を得てください．

本書の複製（複写，スキャン，デジタルデータ化等）を無許諾で行う行為は，著作権法上での限られた
例外（「私的使用のための複製」等）を除き禁じられています．大学，病院，企業等の内部において，業
務上使用する目的で上記の行為を行うことは私的使用には該当せず違法です．また私的使用のためであ
っても，代行業者等の第三者に依頼して上記の行為を行うことは違法です．